Gerd Klaus Steigleder

Dermatologie und Venerologie

für Ärzte und Studenten

mit 122 Prüfungsfragen

5., überarbeitete Auflage

242 Abbildungen, 62 Tabellen

1987
Georg Thieme Verlag Stuttgart · New York

Prof. Dr. med. G. K. Steigleder, Direktor der Universitäts-Hautklinik Köln,
Joseph-Stelzmann-Straße 9, 5000 Köln 41

CIP-Kurztitelaufnahme der Deutschen Bibliothek

Steigleder, Gerd Klaus:

Dermatologie und Venerologie für Ärzte
und Studenten : mit 122 Prüfungsfragen /
Gerd Klaus Steigleder. – 5., überarb. Aufl. –
Stuttgart ; New York : Thieme, 1987.

Wichtiger Hinweis: Medizin als Wissenschaft ist ständig im Fluß. Forschung und klinische Erfahrung erweitern unsere Kenntnisse, insbesondere was Behandlung und medikamentöse Therapie anbelangt. Soweit in diesem Werk eine Dosierung oder eine Applikation erwähnt wird, darf der Leser zwar darauf vertrauen, daß Autoren, Herausgeber und Verlag größte Mühe darauf verwandt haben, daß diese Angabe genau dem **Wissensstand bei Fertigstellung des Werkes** entspricht. Dennoch ist jeder Benutzer aufgefordert, die Beipackzettel der verwendeten Präparate zu prüfen, um in eigener Verantwortung festzustellen, ob die dort gegebene Empfehlung für Dosierungen oder die Beachtung von Kontraindikationen gegenüber der Angabe in diesem Buch abweicht. Das gilt besonders bei selten verwendeten oder neu auf den Markt gebrachten Präparaten und bei denjenigen, die vom Bundesgesundheitsamt (BGA) in ihrer Anwendbarkeit eingeschränkt worden sind.

1. Auflage 1972
2. Auflage 1975
1. japanische Auflage 1975
1. englische Auflage 1980
3. Auflage 1979
4. Auflage 1983

Printed in Germany
Satz: Setzerei Lihs, Ludwigsburg, gesetzt auf System 4, Linotron 202
Druck: Druckerei Karl Grammlich, Pliezhausen

ISBN 3-13-487305-2 1 2 3 4 5 6

Vorwort

In diesem Buch soll ein Überblick über das Spezialfach der Dermatologie und Venerologie gegeben werden. Traditionsgemäß gehören in Deutschland zu diesem Fachgebiet wesentliche Teile der Proktologie, Stomatologie und Andrologie. Ich habe versucht, dieses Taschenbuch im Hinblick auf die medizinische Praxis zu schreiben. Die Zahl der Bilder mußte begrenzt bleiben. Von Bildern wird man keine Dermatologie lernen, ein „schlechter Fall" ist besser als ein gutes Lehrbuch.

Für den Anfänger ist der erste Teil des Taschenbuches besonders wesentlich, der von der Erhebung des Befundes handelt. Eine kurze Zusammenfassung am Ende eines jeden größeren Kapitels dient der raschen Information und der Rekapitulation. Die Fragen am Ende des Buches sind unter dem Aspekt der Wissenskontrolle und Rekapitulation ausgewählt. Um maximale Information zu gewährleisten, sind sie nicht in Art der schriftlichen Prüfung für das Staatsexamen geformt.

Ergänzt wird dieses Taschenbuch durch meine Therapie der Hautkrankheiten mit Hinweisen zur Differentialdiagnose, 3. Aufl. (Thieme, Stuttgart 1986) und durch den Taschenatlas der Haut- und Geschlechtskrankheiten, 2. Aufl. (Thieme, Stuttgart 1984), der den „Ruf nach dem Buntbild" hoffentlich beantwortet.

Dank schulde ich wiederum zahlreichen Kollegen für ihren Rat und ihre Unterstützung, im besonderen Herrn Professor Dr. Carl Schirren, Hamburg, für die Durchsicht des Kapitels Andrologie, Frau Professor Dr. I. Anton-Lamprecht, Heidelberg, für die Durchsicht der Kapitel Ichthyosen und Epidermolysis bullosa, weiterhin Herrn Professor Dr. H. Merk, Herrn Oberarzt Dr. Groth, Herrn Dr. Kuhn und anderen Mitarbeitern der Klinik. Frau Gabriele Müller hat mich beim Lesen des Manuskriptes und der Korrekturen, Frau Dr. med. Christiane Wagner beim Lesen der Korrekturen ausgezeichnet unterstützt. Ich danke den Mitarbeitern des Georg Thieme Verlages, im besonderen Frau Elwing, für die gute Zusammenarbeit. Dankbar bin ich auch für die wichtigen Hinweise zahlreicher Leser, im besonderen Herrn Klaus Oster, Arnsberg, und Herrn Dr. med. Hermann Köstler, Neu-Ruppin. Konstruktive Kritik ist sehr erwünscht.

Köln, Frühjahr 1987 Gerd Klaus Steigleder

Inhaltsverzeichnis

Grundlagen

Struktur und Funktion der Haut

Hautschichten

Die Haut besteht aus verschiedenen Geweben (Abb. **1**), deren Anteil in den einzelnen Hautabschnitten erheblich variiert. Dadurch ergibt sich eine Folge von unterschiedlich aufgebauten Schichten, die sich in ihrer Funktion ergänzen. So wird z. B. die Energie eines Stoßes zwar von der obersten Hautschicht, der Hornschicht, aufgenommen, aber durch die Fasern der tiefer gelegenen Epithelien und der Bindegewebsschicht in ihrer Richtung umgeleitet und schließlich von dem verschieblichen Fettgewebe und dem darunterliegenden Muskelgewebe endgültig aufgefangen.

Die Haut bildet also mit ihren unterschiedlichen Schichten ein Funktionssystem mit einer Anzahl von Aufgaben für den Organismus (Tab. **1**).

Die Hautoberfläche wird nach Ansicht mancher Autoren von einem Film bedeckt, der, je nach den gegebenen Verhältnissen, als eine Öl-in-Wasser- oder eine Wasser-in-Öl-Emulsion anzusehen ist und darüber hinaus zahlrei-

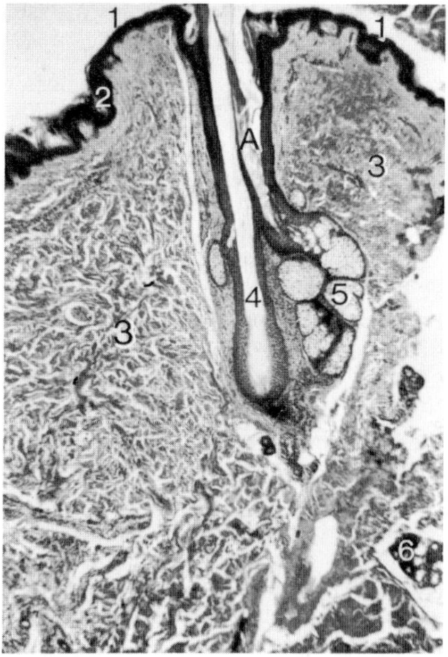

Abb. **1** Normale Haut, Oberarm, ♂ 42 J., 1 = Hornschicht, 2 = Epidermis, 3 = Lederhaut mit Kollagenfaserbündeln, 4 = telogenes Haar in Haarfollikel, 5 = Talgdrüse, ungewöhnlicherweise mit eigenem Ausführungsgang (A), 6 = ekkrine Schweißdrüse

Tabelle **1** Funktionen der Haut

A. Abwehr von Schädigungen	
1. physikalische	thermisch mechanisch (Druck, Reibung, Trauma) Strahlen
2. chemische	toxische Produkte Allergene biologisch wirksame Substanzen
3. biologische	fremde Organismen und deren Stoffwechselprodukte
B. Anpassung und Vermittlung	
1. Anpassung	Temperatur Druck physikalisch-chemisches und chemisches Milieu
2. Vermittlung	Haut als Sinnesorgan Druck – Schmerz – Temperatur – Tastempfindung – Juckreiz Haut als Organ der Repräsentation Oberfläche, Farbe, Haare, Nägel, Fettpolster, Eigengeruch
C. Stoffwechsel	
Aufgaben für den Gesamtorganismus	z. B. Cholesterin-, Vitamin-D_2-Synthese, Speicherung von Blutserum in der Dermis, Umbau von Kohlenhydraten in Fette und umgekehrt in der Subkutis
D. Immunorgan	
Vermittlung von Immunreaktionen	Starterfunktion für Spätreaktionen, Ausreifung und Aktivierung von Lymphozyten durch Interleucin 1 von Keratinozyten (ETAF = epidermaler T-Lymphozyten-aktivierender Faktor) und Langerhans-Zellen

che wirksame Stoffe, z. B. Enzyme, enthält. Diese Emulsion dringt auch in die obere Hornschicht ein. Auf der Haut siedeln Mikroben; Trockenheit wirkt sich negativ auf deren Wachstum aus. Wird die Hautoberfläche feucht, z. B. bei entzündlichen Veränderungen im Sinne eines Ekzems, so nimmt die Mikrobenbesiedlung zuweilen um das Tausendfache zu. Die Hautoberfläche hat mit Ausnahme der Körperfalten ein saures pH zwischen 5 und 6. Die Bedeutung dieses „Säuremantels“ ist lange Zeit überschätzt worden.

Epidermis

Die Epidermis besteht aus unverhornten, verhornenden und vollständig verhornten Keratinozyten. Sie enthält mindestens 3 Gruppen von dendritischen Zellen: Melanozyten, Langerhans-Zellen und Merkel-Zellen. Langerhans-Zellen sind sessile, spezialisierte Makrophagen, die eine Vermittlerfunktion bei Immunvorgängen haben; sie stimulieren die T-Lymphozyten durch die Abgabe von Interleucin 1, das allerdings auch von den Keratinozyten als epidermaler lymphozytenaktivierender Faktor (ETAF) produziert wird. Die Merkel-Zellen gehören zum Nervensystem. Lymphozyten durchwandern auch die normale Epidermis, T-Lymphozyten werden offenbar von einem aus den Keratinozyten stammenden Faktor beeinflußt und gelangen durch diesen zur funktionellen Reife (Tab. **1**). Möglicherweise sind neben Keratinozyten, Langerhans-Zellen und Zellen des peripheren Blutes, die die Haut durchwandern, noch weitere Zellen vorhanden, die immunologisch bedeutsam sind.

Hornschicht

Die Hornschicht (Stratum corneum) besteht aus verschieden gebauten Lagen, meist zwei, einer sehr lockeren oberflächlichen Schicht, dem Stratum disjunctum, und einer dichteren tieferen Schicht, dem Stratum compactum. Das Stratum corneum enthält wasserlösliche Stoffe, die ihrerseits wiederum Wasser binden können. Dieser Wassergehalt macht die Hornschicht geschmeidig. Die Fettung der Hautoberfläche schützt vor dem Entzug wasserlöslicher Substanzen und ist zugleich für die Durchlässigkeit der Epidermis mitbestimmend. Entfernt man Hornlagen, so wird die Haut für Wasser und andere Stoffe, wie Glucocorticoide und Ionen, durchgängiger. Bereits ein Einschnitt in das Stratum corneum erhöht die Permeabilität für manche Substanzen, auch für Gifte. Wird das Stratum corneum neu gebildet, so stellt sich die normale geringe Durchdringbarkeit wieder ein.

Das Keratin selbst ist ein Skleroprotein, dessen Hauptketten durch Brükken zusammengehalten werden (Disulfidbrücken [–S–S–], Wasserstoffbrücken [hydrogen bonds], Van-der-Waals-Kräfte und andere Bindungen).

Intermediärzone

Unter der Hornschicht zwischen verhornter und unverhornter Epidermis liegt die Intermediärzone. Sie ist eine schmale, nur mit Spezialverfahren erkennbare, im elektronenmikroskopischen Bild deutlich charakterisierte Schicht. In manchen Körperregionen, im besonderen an Palma und Planta, sieht man über der Intermediärzone eine weitere Schicht, das Stratum lucidum, das sich histochemisch von der Intermediärzone unterscheidet.

Stratum granulosum

Auf die Intermediärzone folgt nach innen das Stratum granulosum, das in den einzelnen Körperregionen unterschiedlich ausgebildet ist, aber nur an wenigen Stellen vermißt wird, z. B. am inneren Präputialblatt. Bei Fehlen des Stratum granulosum ist die Verhornung meist krankhaft; auch die anomale Ausbildung von Keratohyalinkörnern in den Zellen des Stratum granulosum, etwa zu groben Körnern, weist auf eine Fehlverhornung hin.

Stachelzellenschicht (Stratum spinosum)

Dem Stratum granulosum folgt nach der Tiefe hin die Stachelzellenschicht, so genannt wegen der Zytoplasmafortsätze, die diese Zellen ihren Nachbarn entgegenstrecken. In diese Fortsätze ragen Zellfasern hinein, denen die der Nachbarzelle entgegenkommen. Nach unserem heutigen Wissen befindet sich ein nur mit dem Elektronenmikroskop wahrnehmbarer Spalt zwischen den Zellfortsätzen, der durch eine knötchenartige Struktur überbrückt wird. Dieses Desmosom besteht wahrscheinlich aus Kittsubstanz, Proteoglykanen, zwischen die Lamellen eingelagert sind, die senkrecht zu den Fasern in den Fortsätzen der Epidermiszellen verlaufen. Die Stachelzellen nehmen nicht nur über die Desmosomen, sondern auch durch „gap junctions", also vorübergehende Öffnungen, Kontakt miteinander auf. Die Außenfläche der Stachelzellen ist von einer Verbindung aus Proteoglykanen und Fetten überzogen.

Stratum basale

Zur Epidermis gehört als tiefste Schicht das Stratum basale. Zwischen den Epithelzellen im engeren Sinne liegen hier pigmentbildende Zellen (Melanozyten), die mit den Epithelzellen in die höhere Schicht wandern, aber dort die Fähigkeit zur Pigmentbildung verlieren. Die Basalschicht und die untersten Stachelzellager bilden die eigentliche Keimschicht der Epidermis. In der Basalschicht werden wahrscheinlich auch Chalone produziert, die das Wachstum der Epidermis durch Hemmung der Mitosen steuern.

Epithelleisten

Im histologischen Schnitt sieht man den wellenförmigen Verlauf der Epidermis (Abb. **1**). Es handelt sich um Epithelleisten, die in Kreisen in unterschiedlichem Abstand um die Anhangsgebilde (Haare, Schweißdrüsen usw.) verlaufen. Ihr Muster ist für die einzelnen Hautregionen charakteristisch. Durch die Epithelleisten wird die Basis der Epidermis größer als die eigentliche Hautoberfläche. Ein Trauma an der Oberfläche, z. B. durch Entfernung weniger Hornschichtlagen mit Tesafilm, kann durch eine geringe Steigerung der Mitoserate an der Basis kompensiert werden (Abb. **2**). Mechanische, thermische, chemische oder durch Strahlen verursachte Schäden werden außerdem mit einer Verdickung der Epidermis und dem Aufbau einer dickeren Hornschicht beantwortet. Gleichzeitig wird die Leistenbildung der Epidermis verstärkt und damit die Nachschubbasis der Epithelzellen weiter verbreitert. Die Epidermis stülpt sich dabei glockenartig über die ernährenden Gefäße, die Kapillaren, und das diese umgebende Bindegewebe, den Papillarkörper. Diesen Prozeß bezeichnet man als *Akanthose*.

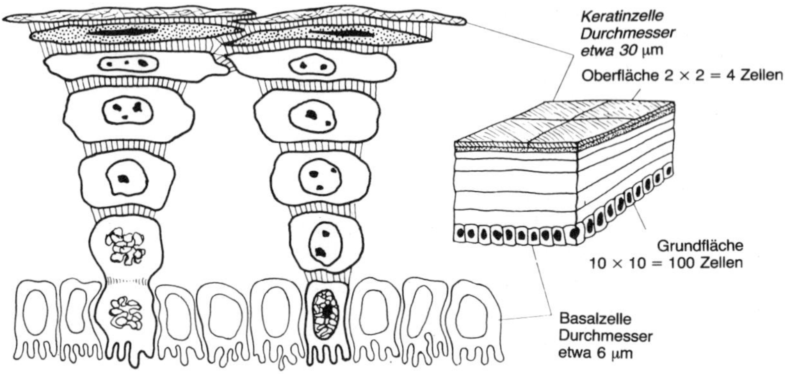

Abb. **2** Schema der pilzförmigen Klone, aus denen die Epidermis sich infolge der zunehmenden Flächendurchmesser der Keratinozyten zusammensetzt. Vergleich der Zellzahl an der Hautoberfläche mit der Zellzahl einer als Fläche angenommenen basalen Matrix (aus PINKUS, H., in: Handbuch der Haut- und Geschlechtskrankheiten, Ergänzungswerk Bd. I/2. Springer, Berlin 1964)

In der schmalen Altershaut sind nach Verlust der Epithelleisten daher mehr Mitosen pro cm^2 nötig, um den Verlust der Hornzellen auszugleichen.

Zusammenfassung

Für die Epidermis oder Oberhaut liefert die Basalschicht Energie und Zellen. Durch Ausstülpung von Epithelleisten steht eine große Unterfläche einer relativ kleinen Oberfläche gegenüber; wenige Mitosen garantieren den Nachschub. Das Stratum corneum zerfällt in 2 Schichten: eine tiefe, sehr feste und eine oberflächliche, lokkere. Die Hornzellen sind von einer festeren Substanz eingehüllt, die Lipoide enthält und die wasserlösliche Substanzen, z. B. Aminosäuren, Milchsäure, Harnstoff, zurückhält. Diese binden Wasser an der Hautoberfläche und verleihen ihr damit ihre Elastizität. Bei Entfernung oder Schädigung der Hornschicht wird die Haut durchlässiger für zahlreiche Substanzen.

Basalmembranzone (Haftzone zwischen Epidermis und Dermis)

Die Basalzellschicht der Epidermis ist durch die Basalmembranzone von dem Stratum papillare getrennt. Elektronenmikroskopische Untersuchungen haben gezeigt, daß diese lichtmikroskopisch als PAS-positive Schicht unterhalb der Epidermis verlaufende Zone sich aus mehreren Komponenten zusammensetzt, die isoliert erkranken können.

Direkt an die Plasmamembran der Basalzellen schließt sich die von ihnen synthetisierte Basallamina an. Diese besteht elektronenmikroskopisch aus einer zur Epidermis hin gelegenen Lamina lucida, die neben einem hochmolekularen Glykoprotein, dem Laminin, das Antigen des bullösen Pemphigoids (BP-Antigen) enthält. Darunter schließt sich die 2. Schicht der Basallamina, die Lamina densa, an, die aus Kollagen vom Typ IV besteht und von der aus sog. Anchoring-Filamente in die Dermis einstrahlen und zu einer intensiven Verhaftung von Epidermis und Dermis führen.

Eine Reihe von Erkrankungen ruft charakteristische Veränderungen gerade in diesem Bereich hervor, so der Lupus erythematodes, der Lichen ruber planus und Erkrankungen mit subepidermaler Blasenbildung.

Die Basalzellen der Epidermis sind mit Fortsätzen, den Wurzelfüßchen, in die Haftzone eingelassen. Epitheliale Fasern durchlaufen die Basalzellen und leiten Zugkräfte über die Haftzone an kollagene Fasern weiter (s. S. 1).

Dermis (Kutis)

Unterhalb der Epidermis beginnt die Dermis, auch Kutis oder Korium (Lederhaut) genannt (Abb. **1**). Das von den Epithelleisten (s. S. 4) eingeschlossene Bindegewebe bezeichnet man als Papillarkörper (Stratum papillare). Ihm folgt nach der Tiefe das Stratum subpapillare und diesem das Stratum fibrosum, Stratum reticulare oder die Lederhaut im eigentlichen Sinne.

Die Dermis besteht aus einer oberflächlich gelegenen Schicht mit *feinen Fasern* und einer tieferen, die durch *gröbere Fasern,* vor allem relativ dicke Kollagenbündel, gekennzeichnet ist. Zwischen den Kollagenbündeln, besonders in Gefäßnähe und in den oberflächlichen Hautschichten, liegen feine Fasern, die Retikulumfasern, bei denen es sich, wenigstens zum Teil, um Vorstufen der kollagenen Faserbündel handelt. Welche Bedeutung die elastischen Fasern für die Elastizität der Haut haben, ist bis heute nicht bekannt. Ihr Verhalten spielt eine besondere Rolle bei der feingeweblichen Differentialdiagnose von Hauterkrankungen, da sie bei manchen Krankheiten zerstört werden, bei anderen aber besonders lange erhalten bleiben. Elastose s. S. 130.

Zwischen den Bindegewebsfasern findet man amorphes Material, die Grundsubstanz. Sie besteht aus verschiedenen Komponenten und enthält im besonderen Proteoglykane (Proteine plus Mucopolysaccharide [Glucosaminoglykane] wie Hyaluronsäure, Chondroitin-A-Sulfat u. a.). Auch die Herkunft ist verschieden (Absonderungsprodukte der Fibrozyten, Blutplasma). Wahrscheinlich können erhebliche Mengen von Blutplasma im Bindegewebe der Lederhaut abgelagert werden. Die Grundsubstanz und die Architektur der Faserbündel bestimmen entscheidend das physikalische Verhalten, auch die sog. Elastizität der Dermis.

Zellen in der Dermis: 1. ortsständige Zellen, 2. eingewanderte Zellen und 3. Nachbarzellen durch eingelagerte Anhangsorgane (Schweißdrüsen, Talgdrüsen, Haarfollikel, Haarbalgmuskeln) und von der Dermis umschlossene

Fettläppchen. Auch Nervenkörperchen und Nervenzellen sind in der Dermis zu finden, ebenso die Elemente der Gefäßwände. Ortsständige Bindegewebszellen der Dermis sind die Fibrozyten und Fibroblasten, ferner die Mastzellen. Nach neuen Befunden muß man annehmen, daß die bisher als ortsständige Histiozyten angesehenen Zellen in Wirklichkeit zu Makrophagen umgewandelte Monozyten sind, die zusammen mit Lymphozyten die Dermis durchwandern. Die Makrophagen gehören zum mononukleär-phagozytotischen System, dem früheren retikuloendothelialen System (RES) im Sinne von Aschoff. Dieses System umfaßt alle Zellen mit *besonderer* Fähigkeit zur Speicherung. Makrophagen nehmen als Melanophagen Melanin von den Melaninbildnern auf (melaninbildendes System, S. 10). Unter krankhaften Bedingungen enthalten sie Hämosiderin und seine Abbauprodukte.

Zusammenfassung

Epidermis und Dermis sind durch eine komplizierte Grenzschicht verbunden. Die Dermis ist nicht nur ein großes Lager kollagenen Bindegewebes. Sie ist ein kompliziertes System aus Retikulumfasern, elastischen Fasern, Kollagenfasern und Grundsubstanz, das mit der Epidermis und der Subkutis zusammenwirkt. Die Dermis enthält ferner Nerven, nervöse Rezeptoren, Gefäße, glatte Muskelfasern und Bindegewebszellen verschiedener Art (Fibroblasten, Fibrozyten, Makrophagen, Mastzellen). In die Dermis sind die epithelialen Anhangsgebilde (Schweißdrüsen, Haare, Talgdrüsen) eingelagert. In ihr werden auch Anteile des Blutserums deponiert.

Subkutis

Zwischen der Dermis und den Faszien der Muskulatur liegt die Subkutis. Sie ist Verschiebe- und Verbindungsschicht zwischen Haut und Unterlage mit Septen aus kollagenem Bindegewebe, zwischen denen die Fettläppchen liegen. Diese bestehen aus den Fettzellen, die normalerweise voll mit Fett beladen sind. An den Fußsohlen sind regelrechte Druckpolster ausgebildet, die sich nach Zerstörung nicht mehr in der alten Form entwickeln.

Die Ausbildung der Subkutis, im besonderen des Fettpolsters, hängt von Geschlecht, Alter, Körperregion, Beanspruchung, hormonellen Einflüssen, Ernährung und zahlreichen weiteren Faktoren ab. Die Subkutis isoliert das Körperinnere gegen thermische Einflüsse, sie hat aber auch metabolische Funktionen im Fett- und Kohlenhydratstoffwechsel. Bei der *Fettsucht* werden hypertrophische Formen mit Zunahme der Größe der Fettzellen und hyperplastische Formen mit Zunahme der Anzahl der Fettzellen unterschieden. Auch trennt man eine *gynoide* Form mit Manifestation vor allem in der unteren Körperhälfte von der *androiden Fettsucht* mit Manifestation vor allem in der oberen Körperpartie. Cortisol soll in erster Linie eine

Zunahme der Größe der Fettzellen in der oberen Körperpartie bewirken. Bei dystrophischen Formen der Fettsucht ist die grobe Störung der topographischen Verteilung des Fettgewebes charakteristisch, z.B. bei der Gesäßfettsucht (Steatopygie).

In der Subkutis verlaufen größere Gefäße zur Körperoberfläche. In wenig verschieblichen Hautregionen dienen die bindegewebigen Scheidewände der Druckkammern des Fettgewebes den Gefäßen als Schutz vor zu starker Verlagerung. Andererseits liegen Gefäße aber auch im Fettgewebe, z.B. am Handrücken. Der Schwund des Fettgewebes führt im Alter zur schlaffen, faltigen Haut. Bei zu schnellem Schwund des Fettgewebes bei Abmagerung vermag sich die Dermis nicht anzupassen; im Abdominalbereich hängt sie dann in großen Falten herab. Verpflanztes Fettgewebe unterliegt noch der Steuerung des ursprünglichen Standortes. Vom Bauch verpflanztes Fettgewebe entwickelt sich so an unerwünschter Stelle zu regelrechten Fettpolstern, etwa am Handrücken. Bei Nachlassen des Turgors, besonders bei adipösen Frauen, entsteht oft schon in jugendlichem Alter die *Apfelsinenhaut,* fälschlich Zellulitis genannt. Bei Störungen an den größeren Gefäßen in der Subkutis, aber auch durch rückläufige ernährende Gefäße von der Dermis, wird das Fettgewebe bei entzündlichen Prozessen in Mitleidenschaft gezogen. In den Fettzellen ist das Fett stabilisiert; gelangt es frei in das Gewebe, wird es ranzig und ruft eine charakteristische Entzündung hervor, nämlich Lipogranulome mit Epitheloiden, Schaumzellen und Riesenzellen.

Zusammenfassung

Die Subkutis besteht aus Fettläppchen zwischen bindegewebigen Septen und wird von größeren Gefäßen durchzogen. Aufbau und Ausbildung hängen von Körperregion, Alter, Geschlecht und zahlreichen weiteren Faktoren ab. Die Subkutis ist Verschiebe- und Verbindungsschicht zwischen Haut und Unterlage, isoliert das Körperinnere gegen thermische Einflüsse und hat metabolische Funktionen im Fett- und Kohlenhydratstoffwechsel.

Gefäßsystem der Haut

In der Dermis breiten sich die Gefäße in Art eines komplizierten Systems aus, hauptsächlich in 3 Gefäßgeflechten angeordnet. Manche Strukturen werden rückläufig versorgt oder haben einen eigenen Gefäß- und Nervenplexus wie die Haarfollikel. Die unterschiedliche Morphologie pathologischer Veränderungen erklärt sich teilweise daraus, daß bestimmte pathologische Vorgänge vornehmlich einer bestimmten Stufe des Gefäßsystems zugeordnet sind und sich damit vorzugsweise in einer bestimmten Etage der Haut abspielen.

Für den Austritt von Substanzen sowie für allergisch bedingte Reaktionen vom humoralen und zellulären Typ (S. 178ff.) sind die subpapillären Gefäße, vor allem die Venolen, besonders wichtig.

Man kann die Gefäße der Haut als ein System von Rohren mit zahlreichen Anastomosen auffassen, das der Kühlung des Organismus durch Wärmeabgabe dient. Sie werden darin durch die Verdunstung des Schweißes unterstützt.

Zusammenfassung

Das Blutgefäßsystem der Haut besteht aus kapillaren, prä- und postkapillaren und größeren Gefäßen. Die Hautanhangsgebilde werden z. T. retrograd versorgt; daher werden tiefere Schichten von höher gelegenen Prozessen in Mitleidenschaft gezogen. Die Ernährung der Epidermis erfolgt von dermalen Gefäßen aus; Gefäße dringen nicht in die Epidermis ein.

Nervensystem der Haut

Die Haut verfügt über ein reiches System an teils markhaltigen, teils marklosen Nervenfasern. Besonders um die Haarfollikel ist ein dichtes Nervengeflecht anzutreffen. Wahrscheinlich stehen Haarfollikel auch beim Menschen im Dienste der Sinneswahrnehmung. Die Funktion der Nervenendkörperchen, denen man früher die Aufnahme bestimmter Sinnesqualitäten zuschrieb, ist umstritten; man kommt heute wieder auf die alten Vorstellungen einer funktionellen Spezialisierung zurück. An der Haut des Ohres fehlen diese Endkörperchen, und trotzdem sind alle Sinneswahrnehmungen erhalten. Die Haut vermittelt *mehrere* Sinnesqualitäten (Tab. **1**): Wärme- und Kältegefühl, Tastsinn, Schmerzsinn und Empfindung des Juckreizes; Lichtreize sollen unbewußt durch die Haut aufgenommen werden.

Störungen der normalen Hautfunktion stellen einen pathologischen Reiz für das Nervensystem dar, der sich nachteilig auf die Psyche des Patienten auswirkt. Hinzu kommt, daß ein Patient mit auffallenden oder „abstoßenden“ Hautveränderungen aus sozialen Gründen psychisch leidet.

Zusammenfassung

Die Haut verfügt über ein gut ausgebildetes Nervennetz, das Sinnesqualitäten vermittelt, und zwar weniger über nervöse Endkörperchen, deren Funktionen uns weiter unbekannt bleiben, als über Nervennetze, die sich um Epithelleisten und Hautanhangsgebilde, vor allem die Haare, ausbreiten. Diese werden damit in den Dienst der Sinneswahrnehmung gestellt.

Pigmentbildung in der Haut

Die Hautfarbe ist durch verschiedene Komponenten bedingt, wie Dicke und Beschaffenheit von Hornschicht, Epidermis und Bindegewebe, Durchblutung, Blutfarbe, Anwesenheit von Carotin, wesentlich aber durch Melanin. In der Epidermis und Dermis finden sich Zellen, die zur Melaninsynthese befähigt sind: die Melanozyten. Die Melanozyten geben mit Hilfe ihrer Fortsätze das Pigment an andere Zellen weiter. Diese Melanindepots werden dann aufgelöst und die Granula in der Zelle in Gruppen verteilt. Die Melanozyten stammen wahrscheinlich von der Neuralleiste ab. Die Melaninpigmentierung der menschlichen Haut ist genetisch determiniert. Der Dunkelhäutige unterscheidet sich vom Hellhäutigen durch die Zahl der Melaningranula in den Melanozyten, aber nicht durch die Anzahl der Melanozyten; die Haut des Schwarzhäutigen enthält also ebensoviele Melanozyten wie die des Weißen. Die Pigmentbildung in den Melanozyten wird beeinflußt von 1. der Aminosäure Tyrosin, 2. dem kupferhaltigen Enzym Tyrosinase und 3. Sauerstoff. Tyrosinase oxidiert das Tyrosin über die Zwischenstadien Dihydroxyphenylalanin (Dopa) über Dopachinon und weitere Zwischenstufen zum Melanin. Während die erste Oxidationsstufe Anwesenheit aktionsfähigen Enzyms, nämlich der Tyrosinase, erfordert, werden weitere Schritte durch andere, auch durch mehr oder weniger unspezifische Faktoren induziert. Vorstufen des Melanins können durch unspezifische Faktoren, wie Wärmestrahlen, selbst noch an der Leiche in Melanin umgewandelt werden (Pigmentdunkelung). Verschiedene Faktoren fördern die Bräunung, z.B. Substanzen, die die Sulfhydrylgruppen inaktivieren, wie Arsen, Röntgenstrahlen, entzündliche Prozesse oder auch übergeordnete Faktoren (wie Stoffwechselkrankheiten, Hormone). Eine verstärkte Pigmentierung bei Leberleiden erklärt man durch die vermehrte Anwesenheit von Tyrosin im Blut. Das Fehlen von Tyrosin bei der Phenylketonurie führt zu einer verminderten Pigmentierung. Die Bedeutung des melanozytenstimulierenden Hormons (Melanotropin) ist beim Menschen noch nicht völlig geklärt. ACTH, das dem Melanotropin chemisch verwandt ist, induziert eine vermehrte Pigmentierung; Cortisol und seine pharmakologisch verwandten Substanzen bremsen die Ausschüttung von Melanotropin und ACTH und damit auch die Pigmentierung. Der Ausfall der Nebennierenrinde, etwa bei der Addison-Erkrankung, verursacht eine vermehrte Hormonausschüttung, da die Aktivität der Hypophyse nicht mehr gebremst wird. Bei manchen brünetten Frauen mit dunklem Teint pigmentiert sich die Haut im Bereich der Orbita, der Brustwarzen, der Stirn und der Umgebung des Mundes unmittelbar vor dem Einsetzen der Menstruation stärker.

Oxidierung über das normale Maß hinaus führt wieder zu einer Umwandlung des Melanins in eine nicht mehr pigmentierte Form, ein Vorgang, der bei der Bleichung der Haare kosmetisch genutzt wird. Strahlen werden nach dem Aufprall auf die Haut nur geringfügig abgelenkt. Unpigmentierte menschliche Epidermis läßt Strahlen im Bereich von 400–1000 nm passieren, also sichtbare Strahlen und solche nahe dem Infrarot; ihre Durchlässigkeit für Infrarot ist variabel. Die pigmentierte Haut von Schwarzhäutigen ist bei gleicher Dicke weit weniger durchlässig für UV-Strahlen.

Ultraviolettstrahlen (S. 31) werden toleriert, indem die Hornschicht breiter wird und die Pigmentierung zunimmt. Am Strahlenschutz beteiligen sich eine Reihe von Substanzen; vornehmlich absorbiert die Haut Strahlen durch 1. Keratin, 2. wasserlösliches Material im Keratin (Urocaninsäure), 3. Melanoproteine, 4. Nucleinsäuren, 5. Lipide, 6. Carotine, 7. Porphyrine.

Schon Minuten nach der Bestrahlung ruft langwelliges UV (UVA) eine Pigmentierung hervor (Sofortpigmentierung, direkte Pigmentierung). Sie hält wochenlang an, tritt aber nicht bei allen Menschen auf. Der Mechanismus entspricht dem der Pigmentdunkelung (s. o.); Sauerstoff ist zu dieser Reaktion nötig, mangelnde Blutzufuhr unter Druck hemmt sie. Das kurzwellige UV hingegen führt zunächst zu einem Erythem (S. 37 ff.); einen Tag später folgt die Bräunung, die erst nach Tagen ihren Höhepunkt erreicht und nur langsam über Monate abblaßt (indirekte oder Spätpigmentierung).

Zusammenfassung

Die Pigmentierung der Haut hängt vornehmlich von der Aktivität, nicht von der Anzahl der Pigmentbildner ab. Man nimmt an, daß diese der Neuralleiste entstammen. Melanin allein reicht zum Strahlenschutz nicht aus; vielmehr bedarf es dazu auch einer Verdickung der Hornschicht und anderer Faktoren.

Epitheliale Anhangsgebilde

Haare (s. S. 434), Talgdrüsen (s. S. 453), Schweißdrüsen (s. S. 473), Nägel (s. S. 479).

Allgemeine Dermatologie und Effloreszenzenlehre

Untersuchung des Hautkranken

Die Untersuchung eines Hautkranken schließt eine sorgfältige Examination der gesamten Hautoberfläche und der angrenzenden Schleimhäute ein (Tab. **2**). Wenn irgend möglich, sollte der Patient völlig ausgezogen sein. *Niemals sollte Eile des Untersuchers Grund sein, eine Inspektion der gesamten Haut und der angrenzenden Schleimhäute zu unterlassen.* Zuweilen läßt sich eine Diagnose nach der Inspektion der vom Patienten vorgezeigten Hautbezirke nicht stellen, ja führt sogar zu einer Fehldiagnose, während die

Tabelle **2** Schema der Befundaufnahme für Hautkrankheiten (nach Ø. GANS)

Befund	Beispiel: sekundäres Syphilid
1. Sitz:	am Rumpf Beugeseite der Arme
2. Effloreszenztyp	
a) primäre Effloreszenz:	Flecke, Papeln
b) sekundäre Effloreszenz:	Schuppen, Krusten
3. Form	
a) Größe:	erbsengroß
b) Umriß:	rund
c) Abgrenzung:	scharf
d) Umgebung:	unverändert
4. Farbe (Tönung):	Papeln braunrot, Flecke blaßrosa
5. Oberfläche (Basis bei Defekten):	schwach schuppend, mit Krusten bedeckt
6. Konsistenz:	Papeln derb
7. Zahl	
a) Gesamtverteilung:	zahlreich, gleichmäßig verteilt
b) Prädilektionsstelle(n):	Bauch

Ganzinspektion die Effloreszenzen offenbart, die die Diagnose sichern. Sollte die Inspektion am 1. Tage nicht durchzuführen sein, so ist sie zu verschieben, aber nicht zu unterlassen. Nicht nur die Haut, der *Patient als Gesamtpersönlichkeit* ist zu beurteilen. Entspricht das Aussehen dem Lebensalter des Patienten? Weisen Störungen der Bewegung, Paresen, Narben, Haar- und Nagelveränderungen auf wichtige vorausgehende Krankheiten hin? Es empfiehlt sich, *erst die Haut zu inspizieren* und dann *gezielt* zu fragen, da der Untersucher auf diese Weise dem Patienten und sich Zeit und unnötige Untersuchungen erspart.

Folgendes Untersuchungsschema hat sich mir bewährt: Zunächst wird die Allgemeinbeschaffenheit der Haut registriert, im besonderen beurteilt, ob die Haut trocken oder fettig ist; diesbezüglich wechselt das Verhalten der Haut allerdings in den einzelnen Regionen (S. 453). Dann wird der Sitz der Hautveränderungen festgelegt (Beuge- oder Streckseite? Regionen mit Vorherrschen der Talgdrüsen, apokrinen Drüsen oder der ekkrinen Drüsen? Schleimhaut befallen oder nicht? Behaarter Kopf befallen oder nicht? Befall der Nägel?) Oft läßt sich die Diagnose bei einer uncharakteristischen Hautveränderung leicht stellen, wenn die Prädilektionsstellen in charakteristischer Weise befallen sind. Schließlich wird der Effloreszenztyp festgelegt.

Effloreszenztypen

Man unterscheidet gewöhnlich zwischen primären und sekundären Effloreszenzen. Die letzten treten im Gefolge der ersten auf und sind weniger charakteristisch. *Die dermatologische Klassifizierung beginnt mit der Suche nach der Primäreffloreszenz.*

Primäre Effloreszenzen sind:

Makel (Fleck), Urtika (Quaddel), Papel (Knötchen), Tuber (Knoten), auch Nodulus genannt, Plaque (schildartige, meist flach erhabene Effloreszenz), Vesikula (Bläschen), Bulla (Blase), Pustel (Eiterbläschen).

Sekundäre Effloreszenzen sind:

Squama (Schuppe), Hyperkeratose (übermäßige Verhornung), Krusta (Kruste), Nekrose (Schorf), Nekrobiose (langsamer Gewebsuntergang), Erosion (oberflächlicher Gewebsdefekt), Exkoriation (Schrunden, bis an den Papillärkörper reichende Gewebsdefekte, meist Abschürfungen), Ulkus (Geschwür), Atrophie (Gewebsschwund), Zikatrix (Narbe).

Einige der Effloreszenzen sind im folgenden kurz skizziert und schematisch dargestellt.

Makel

Fleck (Abb. **3**). Reine Farbänderung, keine Konsistenz- und Niveauänderung. Flächenhafte Rötung = Erythem (S. 32ff., Tab. **4**). Erythrodermie: Rötung der gesamten Haut plus zusätzliche Veränderungen (S. 54).

Urtika

Quaddel (Abb. **4**). Flüchtige, über das Hautniveau erhabene Effloreszenz durch Ödem in der oberen Dermis. Farbe weiß oder rot (Abb. **87, 92**).

Papel (Tuberkulum)

Knötchen. Über das Hautniveau erhaben, bis 0,5 cm Durchmesser („erbsgroß"), bedingt durch Verdickung der Epidermis (epidermale Papel) (Abb. **5a**), der Dermis (dermale Papel) oder beider Hautschichten. Sonderform: metabolisch bedingte Papel durch Einlagerung von Substanzen (Abb. **5b**).

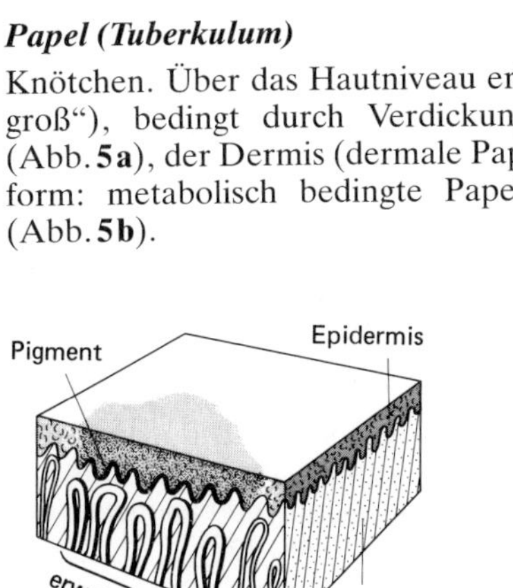

Abb. **3** Makel durch Pigmenteinlagerung und/oder Gefäßerweiterung

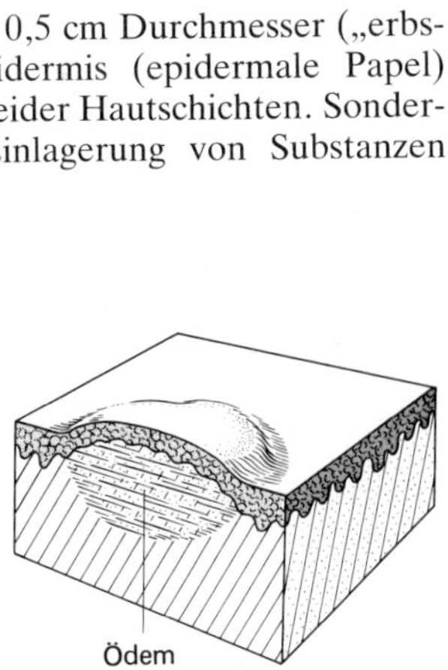

Abb. **4** Quaddel

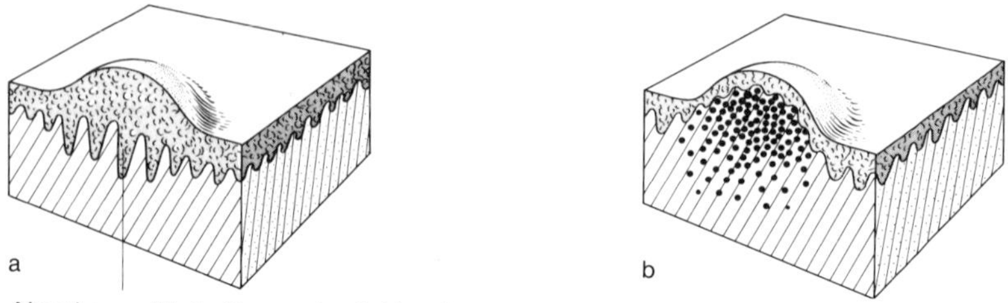

Abb. **5a** u. **b** **a** Epidermale Papel, **b** Papel durch Infiltrat und/oder Einlagerung

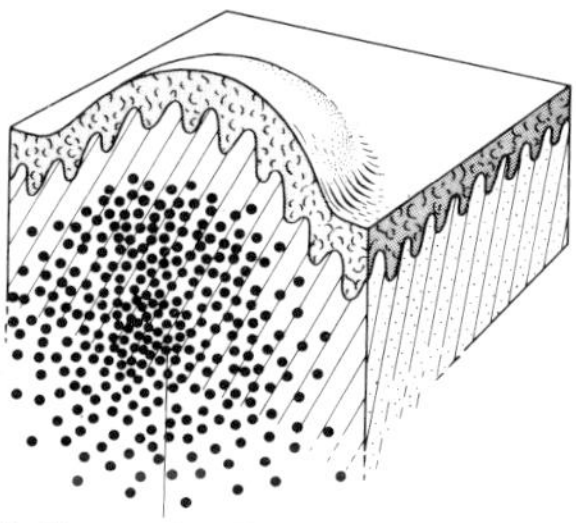

Abb. **6** Tuber, Nodus

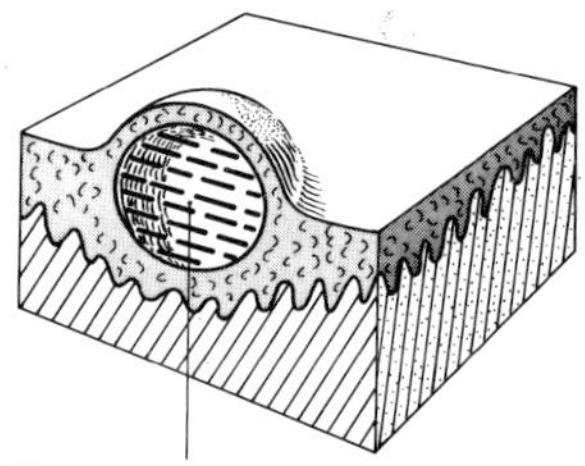

Abb. **7** Vesikula

Tuber, Nodus

Knoten (Abb. **6**). Über erbsgroße Konsistenzzunahme, meist erhaben über die Haut, manchmal auch unter dem Hautniveau, durch Zunahme von Substanz in der Epidermis, meist aber Dermis und Subkutis.

Plaques

Flach erhabene, schildartige Effloreszenzen.

Vesikula

Bläschen (Abb. **7**). Im Hautniveau liegende oder erhabene Effloreszenz bis 0,5 cm (Erbsgröße), mit Flüssigkeit gefüllt. Sonderform: spongiotisches Bläschen (S. 210), z. B. beim Ekzem (Abb. **99**), Bläschen mit ballonierender Degeneration (S. 288) bei Viruserkrankungen (Abb. **146, 147**).

Bulla

Blase. Mit Flüssigkeit gefüllte, meist erhabene Effloreszenz über 0,5 cm Durchmesser. Unterformen: unter der Hornschicht gelegene subkorneale Blase, intraepidermale Blase (Abb. **8a**), subepidermale Blase (Abb. **8b**,

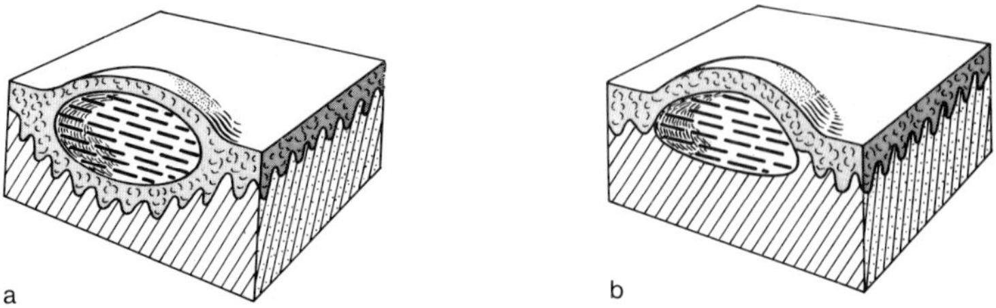

Abb. **8a** u. **b** **a** Intraepidermale Blase, **b** Subepidermale Blase

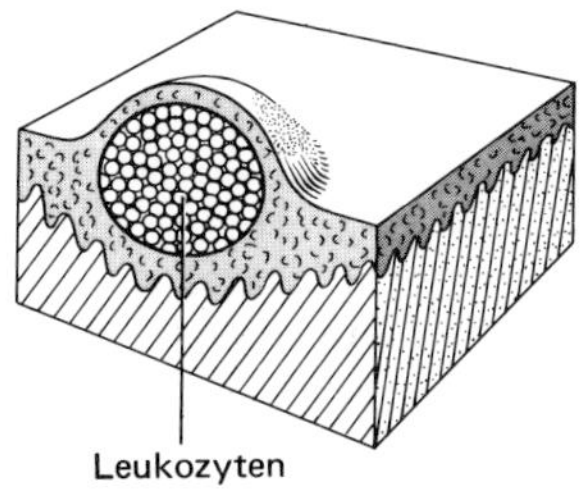

Abb. **9** Pustel

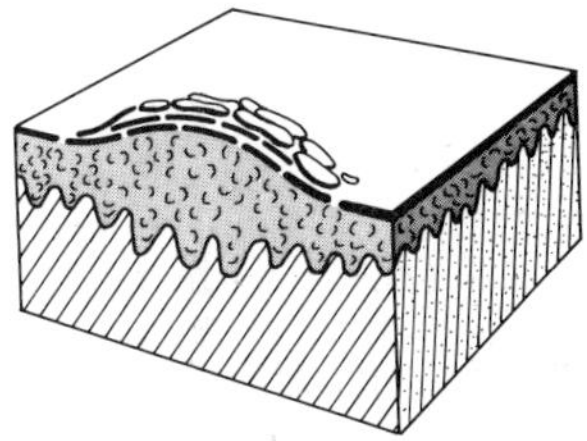

Abb. **10** Mit Schuppen bedeckte Papel

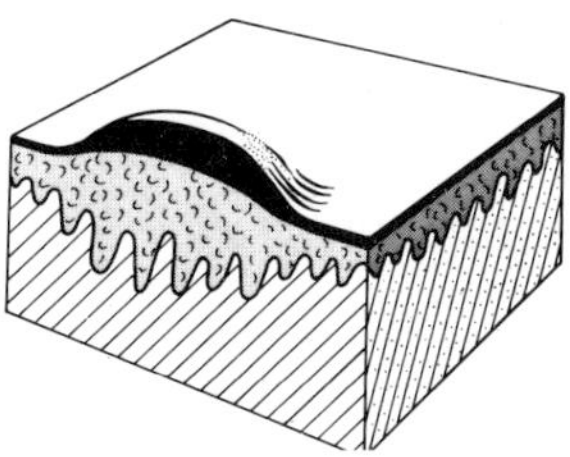

Abb. **11** Hyperkeratose über epidermaler Papel

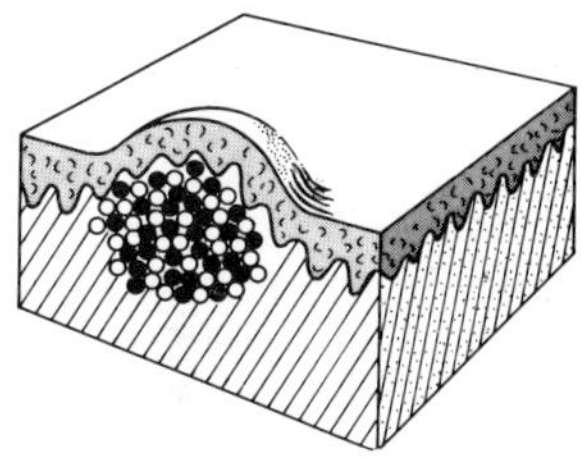

Abb. **12** Pseudopustel

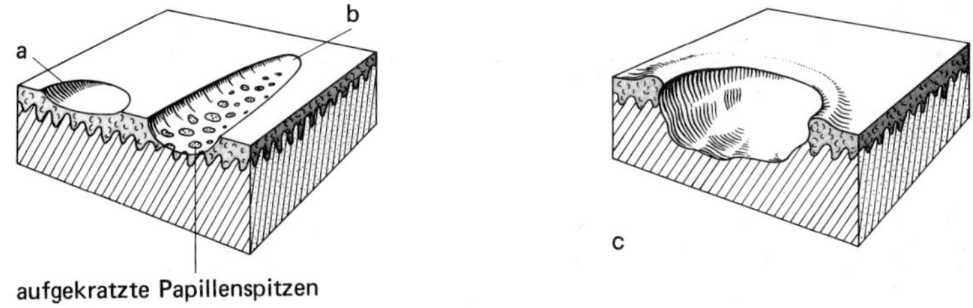

Abb. **13a–c** **a** Erosion, **b** Exkoriation, **c** Ulkus

Abb. **82**) unter oder in den verschiedenen Lagen der Basalmembranzone (S. 5).

Pustel

Mit Eiter angefülltes Bläschen (Abb. **9**) in der Epidermis oder in der Öffnung des Haarfollikels.

Squama

Schuppe (Abb. **10**). Meist leicht lösliche Hornzellen oder Gruppen von Hornzellen (weißliche, silberglänzende Schuppen = Hinweis auf Psoriasis).

Hyperkeratose

Verdickte Hornschicht (Abb. **11**) über der Epidermis und/oder in den Follikeleingängen (follikuläre Hyperkeratosen).

Eine warzenartige Umwandlung der *Oberfläche* wird als verrukös bezeichnet. Ist die Oberfläche glatt, besteht aber der Tumor aus lauter fingerförmigen, eng zusammengefaßten Einzeltumoren, so spricht man von einer papillomatösen Wucherung. Zu beachten ist, ob Hyperkeratosen auf der Effloreszenz gleichmäßig verteilt sind oder in den Haarfollikelöffnungen oder Schweißdrüsenporen stecken.

Pseudopustel

Durch die Epidermis in Art von Eiter durchschimmernde Infiltrate oder Eiteransammlungen (Abb. **12**).

Hautdefekte

a) Erosion (Abb. **13a**):
oberflächlicher Defekt noch innerhalb der Epidermis.
b) Exkoriation (Abb. **13b**), Abschürfung:
meist durch Kratzen hervorgerufener Defekt bis an die Grenzschicht zwischen Epidermis und Dermis.
c) Ulkus (Abb. **13c**), Geschwür:
bis in die Dermis hineinreichender Defekt; heilt mit Narbe ab.

Ein dauernder Schwund der Hautstrukturen heißt *Atrophie;* hält man einen Schwund für vorübergehend, spricht man besser von einer *Pseudoatrophie.* Die Atrophie ist also eine besondere Form der Narbe nach einem Trauma oder einer Hauterkrankung.

Einzeleffloreszenzen soll man ausmessen bzw. auf durchsichtiges Papier (Durchschlagpapier) durchpausen oder auch mit einem danebengelegten Maßstab photographieren.

Die *Begrenzung* der Effloreszenz ist zu beachten. Sie kann scharf oder unscharf, regelmäßig oder unregelmäßig, rund, polygonal oder elliptisch sein. Findet man am Rand eine Schuppenkrause, die oft auf eine vorausgegangene Blasenbildung hinweist? Heilt der Herd im Zentrum oder an einer

Seite ab und breitet sich peripherwärts aus? Ist im abheilenden Bezirk die Haut zerstört oder nicht? Bei peripherer Ausbreitung mit Rötung, Schuppen-, Bläschen- oder Pustelbildung ist eine Mykose auszuschließen, bei Zerstörung der Haut ein Lupus erythematodes, eine Syphilis und eine Tuberkulose.

Die *Konsistenz* der Effloreszenzen prüft man durch Betasten mit Daumen und Zeigefinger. Ist sie fester oder weicher als die umgebende Haut? Manche Effloreszenzen sind durch ihre Konsistenz charakterisiert (bretthart: Aktinomyzesknoten; der Primäraffekt der Syphilis ist oft hart, aber nicht immer, Ulcus durum!).

Exantheme und Id-Reaktion s. unten bzw. S. 18.

Lokalisation

Es ist darauf zu achten, ob die Effloreszenzen bestimmte Verteilungsmuster erkennen lassen, ob sie in lichtexponierter Haut zu finden sind oder in Regionen mit bestimmten Anhangsgebilden der Haut, wie apokrine Drüsen. Wenn die Effloreszenzen Nervenausbreitungsgebieten entsprechen, ist zu unterscheiden zwischen dem Verlauf eines Nerven, sensibler Innervation von einem Rückenmarkssegment aus und autonomer Innervation. Sind die Effloreszenzen einem Herpes entsprechend gruppiert, nennt man die Verteilung *herpetiform* (Abb. **79 b**).

Hautveränderungen können einem bestimmten Gefäßgebiet zugeordnet sein. Die Durchblutung ist zu kontrollieren: Einfache Hinweise sind: 1. die Farbe (Vergleich der Extremitäten), 2. die Temperatur der Haut, 3. die Pulse der peripheren Gefäße, 4. die reaktive Hyperämie nach Belastung und Umlagerung.

Begleitsymptome

Wichtige anamnestische Angaben sind: Verschlechterung bei Kälte (Raynaud-Anfall) und bei Wärme. Bei arteriellen Durchblutungsstörungen führt Hochlagerung der Beine zu verstärkten Beschwerden, bei venösen Abflußstörungen vermindern sie sich dagegen.

Weiterhin ist zu prüfen, ob die Hautveränderungen von neurologischen Symptomen begleitet (Einschränkung der Sensibilität, Störungen der Innervation oder des zentralen Nervensystems) und ob sie mit Störungen der Schweißabsonderung oder der Talgsekretion verbunden sind.

Bestandsdauer

Entscheidend ist auch die Bestandsdauer der einzelnen Effloreszenzen. Flüchtige erhabene Effloreszenzen sind Quaddeln. Sie ändern ihr Erscheinungsbild rasch. Tritt plötzlich eine Aussaat von Einzeleffloreszenzen am ganzen Körper oder in großer Ausdehnung auf, spricht man von einem **Exanthem,** womit der Typ der Effloreszenz *nicht* festgelegt ist. Entspricht das Exanthem bekannten Infektionskrankheiten, so kann man etwa von einem skarlatiniformen oder varizelliformen Exanthem sprechen. Die Diagnose der zugehörigen Infektionskrankheit ist mit dem Auftreten eines entsprechenden Exanthems nicht gestellt; weitere Kriterien sind zur Sicherung der Diagnose erforderlich. Bei allen Exanthemen ist auf das Bestehen eines **Enanthems** (Exanthem der Mundschleimhaut) zu achten (s. auch S. 18, 32 u. 52).

Id-Reaktionen sind Streueffloreszenzen, also Exantheme, ausgehend von einem Primärherd ohne direkte äußere Einwirkung oder Neuinfektion; sie lassen sich auch nicht in ein anderes Krankheitsbild einordnen und enthalten nicht notwendig Erreger. Die aus dem Griechischen hergeleitete Nachsilbe deutet eine Vater-Sohn-Beziehung an.

Zusammenfassung

Hautveränderungen müssen den wenigen Primär- und Sekundäreffloreszenzen zugeordnet werden, unter denen sich alle Hautkrankheiten äußern. Anhiebsdiagnosen sind bei Hautkrankheiten besonders oft falsch. Erst ein guter Befund ermöglicht, Lehrbücher zu Rate zu ziehen und rückblickend ein Krankheitsbild richtig zu beurteilen. Nur die gründliche Kenntnis der Primäreffloreszenzen erlaubt dem Arzt, auf der Haut zu lesen.

Verfärbungen der Haut

Die Hautveränderungen unterscheiden sich von der normalen Haut vor allem durch Farbe und Konsistenz. Besteht eine Hautveränderung ausschließlich in einer Farbänderung, so sprechen wir von einer *Makel* (S. 13). Die Farbe der Effloreszenz gibt wichtige Hinweise für die Diagnose (Abb. **14**). Zu beachten ist die Tatsache, daß bei Menschen mit verschiedener Hautfarbe die Effloreszenzen verschieden aussehen. Die folgenden Hinweise beziehen sich auf weißhäutige Menschen.

Die *rote Verfärbung* der Haut (Erythem, S. 13, 32) ist am häufigsten, und zwar als Folge einer Hyperämie durch aktiven Zufluß (Temperaturerhöhung der Haut) oder durch eine Blutstauung (passive Hyperämie, Zyanose, keine Temperaturerhöhung, vielmehr Temperatursenkung). Bei dieser letzten Gruppe ist auch an eine zyanotische Verfärbung durch Änderung der Zahl und Art der roten Blutkörperchen oder des Blutfarbstoffes zu denken (Innenkörperanämie durch Unverträglichkeit von Medikamenten, Methämoglobinbildung usw., Polyglobulie) (Tab. **3**). Eine rote Verfärbung der Haut findet man ferner bei *Blutungen* in die Haut *(Hämorrhagie)*. Liegen die Blutungen tief, so wirken sie blau, bei massiver Blutung manchmal schwarz, ähnlich wie auch die Venen durch die Haut blau erscheinen, obwohl sie rotes Blut enthalten. Im Gegensatz zur Hyperämie läßt sich bei der Hämorrhagie durch Bestreichen mit dem Glasspatel oder der Lupe die rote Färbung nicht wegdrücken.

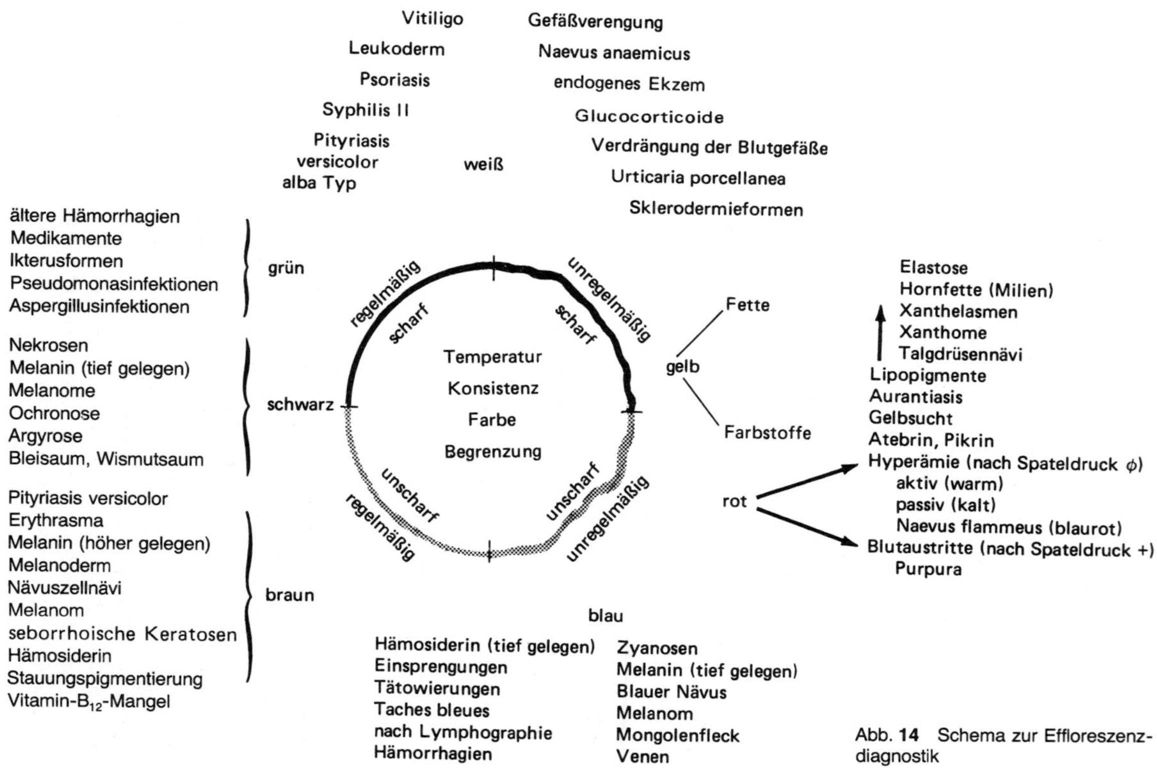

Abb. **14** Schema zur Effloreszenzdiagnostik

Tabelle **3** Zyanosen (nach Geisler)

A. Hämoglobinzyanosen
   1. pulmonale Zyanose (mangelnde Arterialisierung des Blutes)
   2. Mischblutzyanose (arteriovenöser Shunt)
   3. periphere Zyanose
      a) reduziertes Herzzeitvolumen (Herzinsuffizienz, Schock)
      b) verlangsamter Rückstrom (Herzinsuffizienz, lokale Venenerkrankung)
      c) mangelnde arterielle Durchblutung
      d) Akrozyanose bei „vegetativen Störungen"
      e) Störungen der Mikrozirkulation (Schock, Kälteagglutinine, Morbus Moschcowitz, Verbrauchskoagulopathie)

B. Hämoglobinzyanosen
   1. primäre Methämoglobinämie
   2. sekundär-toxische Methämoglobinämie (Medikamente [Sulfone], gewerbliche Intoxikationen), dabei Heinz-Innenkörper (aschgraue bis schmutziggraue Zyanose)

C. Pseudozyanosen
   Vortäuschung einer Zyanose durch Ablagerung von Pigmenten

Eine *weißliche Verfärbung* der Haut kommt durch Minderdurchblutung, sei es durch verminderten Gefäßdurchfluß, durch Reduzierung oder Verdrängung der Gefäße oder durch Mangel an rotem Blutfarbstoff zustande. Eine weitere Möglichkeit ist eine Depigmentierung als Folge von Hauterkrankungen (Leukoderm, z.B. nach Syphilispapeln und Psoriasis [aber völliger Pigmentschwund bei Vitiligo], umschriebener Pigmentschwund bei erblichen Erkrankungen: Morbus Darier, tuberöse Sklerose). Eine weißliche Verfärbung entsteht auch durch die Einlagerung stark lichtbrechenden Materials in die Hornschicht (Psoriasis) oder lediglich durch eine Verdickung der Hornschicht der Übergangsschleimhäute (Leukoplakie). Auch durch die Auflagerung von Heferasen werden Haut und Schleimhaut weißlich verfärbt (Soor, S.268).

Die *bräunliche Verfärbung* der Haut wird durch Einlagerung oder vermehrte Bildung von Melanin hervorgerufen. Differentialdiagnostisch ist die Einlagerung von Hämosiderin und seinen Abbauprodukten zu erwägen (S.81). Eine verstärkte Pigmentierung tritt nach Sonnenbestrahlung ein; die Intensität der Bräunung ist anlagebedingt unterschiedlich. Umschriebene Störungen der Pigmentierung treten auf als Erbanlage (von Recklinghausensche Erkrankung = Café-au-lait-Fleck, Naevus spilus, Lentigo) und als Folge von Hauterkrankungen (Melanoderm). Es gibt umschriebene Hyperpigmentierungen nach Einwirkung von Medikamenten (z.B. Phenothiazinpräparate, Arsen), nach Anwendung von Salben, quecksilberhaltigen

Schönheitscremes und parfümierten Hautpflegemitteln (Berloque-Dermatitis, Melanodermitis toxica) und im Rahmen von hormonellen Störungen (s. S. 82ff.). Ein brauner Farbton wird durch die Einwirkung von Kaliumpermanganat auf die Haut, aber auch durch die Einwirkung von Schwefelsäure hervorgerufen, im letzten Falle mit Übergängen von grünlicher bis zu schwarzer Verfärbung. PUVA-Lentigines s. S. 383.

Eine *goldgelbe* Verfärbung tritt bei übermäßiger Zufuhr der Vorstufen des Vitamin A auf, etwa in Möhrensaft bei Kindern (Aurantiasis, Karotinosis); dies wird zum Strahlenschutz bei manchen Porphyrieformen ausgenutzt.

Eine *gelbe* Verfärbung der Haut finden wir nach Gabe bestimmter Medikamente (Atebrin), beim Ikterus in den verschiedenen Schattierungen bis zum Grün, bei der Einlagerung von Fett in die Haut (besonders bei Xanthelasmen, Xanthomen, bei der Altersdegeneration des Bindegewebes in lichtexponierter Haut mit Fetteinlagerung und bei der Necrobiosis lipoidica), beim Durchscheinen ektopischer Talgdrüsen durch die Oberhaut, besonders an den Schleimhäuten, bei Zysten der Talgdrüsen, bei Einlagerung von Fetten in Hornmaterial, etwa in Milien, bei Verfettung von epithelialen und bindegewebigen Tumoren der Haut, im besonderen in Dermatofibromen. Epitheloidzellknötchen scheinen unter Glasspateldruck gelblich durch die Haut, wahrscheinlich aufgrund ihres Gehalts an Fetten und Lipopigmenten; der Farbton wird mit Apfelgelee verglichen. Gelblich kann die Haut auch durch die Wirkung von Pikrinsäure und Salpetersäure werden.

Eine *grüne* Verfärbung der Haut sieht man bei länger bestehendem Ikterus und möglicherweise auch unter der Einwirkung mancher Medikamente (z. B. Phenothiazinpräparaten). Grüne Verfärbung der Fingernägel ist z. B. durch Pseudomonas aeruginosa (Bacterium pyocyaneum) bedingt.

Eine *schmutziggraue* Verfärbung der Haut tritt bei Verhornungsanomalien durch vermehrte Hornbildung mit Melanineinlagerung auf, wie bei den Ichthyosisformen, bei Dyskeratosis follicularis vegetans Darier, bei Palmoplantarkeratosen, Arsenkeratosen, senilen Keratosen und seborrhoischen Keratosen.

Eine *schiefergraue* Verfärbung der Haut ist charakteristisch für die Argyrie, bläuliche Hautverfärbung sieht man durch Goldablagerungen (Chrysosis).

Eine *blaue* Hautverfärbung finden wir bei tief eingelagerten Farbstoffen. Blaue Nävi z. B. enthalten braunes Melanin. Ebenso erscheinen Melanome blau, wenn das Melanin tief in die Haut eingelagert ist. Entsprechendes gilt für Hämangiome, Glomustumoren, durchscheinende tiefliegende Blutgefäße (Venen), Fibrome mit Hämosiderinspeicherung und pigmentierte Basaliome. Eine bis heute ungeklärte Blaufärbung findet sich bei Befall mit Filzläusen (Taches bleues). Einsprengungen von Fremdkörpern wirken blau, wenn sie tief in der Haut liegen.

Verschiedene Farbtöne kombinieren sich gelegentlich, so daß das reine Bild verwischt wird.

Zusammenfassung

Bei der Untersuchung der Hautkranken soll man möglichst zuerst die Hautveränderungen ansehen, dann den Patienten gezielt fragen. Alle Haut- und Schleimhautregionen sind zu untersuchen, der Befall von Prädilektionsstellen ist zu beachten. Es ist unentschuldbar, sich lediglich auf die Angaben des Patienten zu verlassen. Die Farbe der Hautveränderungen allein gibt wichtige Hinweise auf die Ursache (Abb. **14**).

Pruritus

Ein wichtiges Symptom bei Hautkrankheiten ist der Juckreiz (Pruritus). Pruritus bedeutet im engeren Sinne Juckreiz ohne Hautveränderungen. Juckende Knötchen bezeichnete man früher als Prurigo. Dieser Name hat sich noch in einigen wenigen Krankheitsbezeichnungen erhalten. Der Untersucher hat zu prüfen, ob ein Juckreiz Folge einer Hautveränderung oder einer internen Ursache ist.

Als *innerliche Ursachen* kommen in Betracht: Schwangerschaft, Lebererkrankungen (besonders primär biliäre Zirrhose), Leukämie, Karzinome des Körperinneren, Diabetes mellitus, chronische Nierenleiden, Prostatahypertrophie, evtl. mit Urämie, Myxödem, Eisenmangelanämien, psychische Veränderungen, darunter besonders Wahnvorstellungen und Phobien, bei denen sich die Patienten vorstellen, von irgendwelchen kleinen Lebewesen befallen zu sein, bzw. Angst haben, befallen zu werden.

Folgende *Hautveränderungen* führen zu starkem Juckreiz: die Epizoonosen, vor allem die Skabies, das endogene Ekzem, das allergisch bedingte Kontaktekzem, die Urtikaria, der Lichen sclerosus et atrophicus unter dem Erscheinungsbild der Craurosis vulvae, die Miliaria rubra, der Lichen ruber planus, manche Arzneiexantheme, zuweilen die Dermatitis herpetiformis Duhring, Kontakt mit Histaminliberatoren, zu starke Austrocknung der Haut, besonders bei Altershaut.

Eine Sonderstellung nehmen der Pruritus ani und der Pruritus vulvae ein. Sie werden an anderer Stelle besprochen (S. 515, 512).

Zusammenfassung

Juckreiz kann ohne Hauterkrankung aufgrund innerer Störungen auftreten. Eine Sonderstellung nimmt der Anal- und Genitalpruritus ein, der auch, falls sich keine andere Ursache findet, als ein Symptom depressiver Gemütslage gedeutet wird.

Gesichtspunkte zur Therapie

Innerliche Therapie

Grundsätzlich können Hautveränderungen innerlich und äußerlich behandelt werden. Die Therapie innerer Grundleiden ist Voraussetzung für die Heilung: Erst die Behandlung eines Diabetes führt zur Rückbildung von eruptiven Xanthomen, die Beseitigung eines Eisenmangels zur Besserung eines krankhaften Haarausfalls, die Therapie eines Diabetes, einer Leukämie, einer Lymphogranulomatosis Paltauf-Sternberg (Morbus Hodgkin), einer Nieren- oder Lebererkrankung zur Besserung des Pruritus, die Therapie einer Anämie zur Heilung eines Ulcus cruris.

Bei anderen Hauterkrankungen ist eine innerliche Therapie zwar möglich und aussichtsreich, wie etwa die eines Erythrasmas mit Erythromycin oder Tetracyclin oder einer Tinea mit Griseofulvin oder Ketokonazol (S. 257), es wirft sich aber die Frage auf, ob wegen relativ geringfügiger oder auch äußerlich wirksam zu bekämpfender Hautveränderungen eine Belastung des Organismus gerechtfertigt ist. Deshalb bevorzugt der Hautarzt die äußerliche Behandlung, wenn er damit ohne Gefährdung des Patienten und unter Umständen schneller und besser zum Ziel kommt. Bei wieder anderen Hauterkrankungen ist die innerliche Therapie die einzige Möglichkeit, den Patienten zu retten.

Von besonderer Bedeutung in der Dermatologie ist die immunsuppressive Therapie, vor allem mit Glucocorticoiden, aber auch Zytostatika, im besonderen Azathioprin, Cyclophosphamid und Methotrexat. Retinoide sind Abkömmlinge der Vitamin-A-Säure (Tretinoin). Das aromatische Retinoid Etretinat ist als Tigason im Handel zur Behandlung von Verhornungsstörungen, einschließlich Psoriasis und Lichen ruber. Ausgeschieden wird es nur langsam. Wegen der teratogenen Wirkung (Dysmorphiesyndrom) wird daher ein Konzeptionsschutz bis 2 Jahre nach Absetzen gefordert. Unerwünschte Wirkungen sind ferner Cheilitis, Trockenheit der Schleimhäute, Abschälung von Handflächen und Fußsohlen, Verdünnung der gesunden Haut und damit leichte Verletzlichkeit, Juckreiz, gesteigerter Haarausfall u. a. Erhöhung der Leberfunktionswerte und Anstieg der Blutfette, vor allem der Triglyceride, werden beobachtet und müssen daher in regelmäßigen Abständen kontrolliert werden. Die 13-cis-Retinsäure (Isotretinoin, Roaccutan) dient zur Therapie schwerer Formen der Akne und der Rosazea: Sie bremst die Talgproduktion. Ein sicherer Konzeptionsschutz wird – auch nach Absetzen des Isotretinoins mindestens für 8 Wochen – gefordert. Unter hohen Dosen und nach langer Anwendung des Isotretinoins wurden Hyperostosen und Knochenbildungen an pathologischer Stelle beobachtet, Kalzifizierungen in Sehnen und Gelenken nach Langzeitanwendung von Etretinat. Andere Retinoide stehen noch am Anfang der Erprobung, so die Arotinoide.

Medikamentöse äußere Therapie

Die Anwendung von Externa spielt bei der Behandlung von Hauterkrankungen sowie in der Körperpflege und Kosmetik eine entscheidende Rolle. Halbseitenbehandlung oder verschiedenartige Behandlung der Extremitäten und Vergleich der Wirksamkeit erleichtert die Beurteilung therapeutischer Verfahren bei einem bestimmten Individuum. Doch ist damit zu rechnen, daß sich die behandelten Hautareale gegenseitig beeinflussen, z.B. durch Aufnahme von Pharmaka in den Körper und deren Allgemeinwirkung. Auch eine nervöse Beeinflussung von einem Hautbezirk auf symmetrisch gelegene Hautareale wurde angenommen. In der Tat beobachtet man bei allergischen Reaktionen die Mitreaktion bestimmter Hautbezirke, etwa von Handtellern und Fußsohlen. Der natürliche Verlauf von Dermatosen, die Wahrscheinlichkeit der spontanen Abheilung oder der Verschlechterung sind zu berücksichtigen. Allergisch oder toxisch bedingte Dermatosen heilen ab, wenn das auslösende Allergen oder die toxische Substanz nicht mehr einwirken; es sei denn, die Haut wird zusätzlich irritiert.

Trägerstoffe (Grundlagen von Externa)

Bei der äußeren Behandlung unterscheiden wir zwischen dem Trägerstoff oder der Grundlage (Abb. **15**) und den zugefügten Wirkstoffen. Es ist eine Kunst, für einen bestimmten Patienten und eine bestimmte Hauterkrankung die richtige Grundlage auszuwählen. Eine alte Regel besagt, daß stark irritierte feuchte Hautflächen auch feucht behandelt werden sollen, etwa mit Umschlägen, durch Bäder, durch Abbrausen, mit Schüttelmixturen oder mit Sprays. Die Grundlagen selbst entfalten oft schon eine therapeutische Wirkung, etwa durch Aufnahme von Sekret, Kühlung der entzündeten Hautoberfläche, Entfernung von Krusten und Schuppen oder Schutz der Haut, z.B. gegen Wasserverlust.

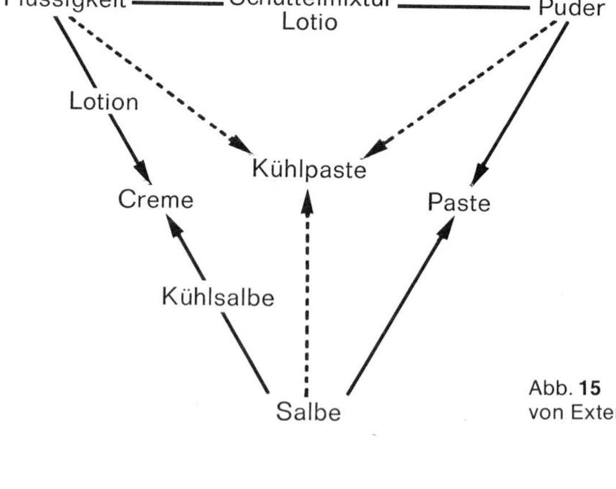

Abb. **15** Trägerstoffe = Grundlagen von Externa (nach SIEMENS)

Ausgangsstoffe

Flüssigkeiten kommen als Grundlage in Betracht, im besonderen Wasser und Alkohol (Äthylalkohol und der billigere Isopropylalkohol). Tinkturen und Lösungen, z. B. von Farbstoffen, sind bewährte Behandlungsmittel. Durch Zusatz von Lösungsvermittlern kann man sonst nur schlecht lösbare Substanzen in Flüssigkeiten lösen oder aufgeschwemmt halten.

Salben sind plastische Gele verschiedener Konsistenz; meist bestehen sie aus Pflanzenfetten, tierischen Fetten, Mineralölen und heute auch aus synthetisch oder halbsynthetisch hergestellten Substanzen.

Die Haupttypen von Salbengrundlagen sind:

1. Fette, 2.Vaseline, 3. Emulsionen vom Typ Wasser-in-Öl (w/o), 4. Emulsionen vom Typ Öl-in-Wasser (o/w), 5. Schleime und 6. Kunststoffe.

Die häufig verwandte Wollwachsalkoholsalbe (Eucerin) besteht aus 6 % Wollwachsalkoholen, 93,5 % weißer Vaseline und 0,5 % Cetylstearylalkohol.

1. *Fette* sind meist gut verträglich und geben Medikamente leicht an die Tiefe ab; Nachteile sind der relativ niedrige Schmelzpunkt, das geringe Wasseraufnahmevermögen und die begrenzte Haltbarkeit.

2. *Vaseline* eignet sich besonders für Substanzen, bei denen eine oberflächliche Wirkung erwünscht ist, etwa Dithranol, Salicylsäure, aber kein rasches Eindringen in die Tiefe. Vaseline ist neutral, chemisch indifferent, billig, fast unbegrenzt haltbar und bei entsprechender Qualität von angenehmer Konsistenz. Nachteile sind die Wasserundurchlässigkeit und die geringe Wasseraufnahme; aus den Haaren läßt es sich nur schlecht entfernen.

3. *Emulsionen* vom *Wasser-in-Öl-Typ* eignen sich besonders für fettlösliche Medikamente, für wasserlösliche Medikamente dann, wenn eine langsame, prolongierte Wirkung gewünscht wird. Emulsionen können beträchtliche Mengen Wasser aufnehmen. Sie erlauben eine feine Dispersion der Wirkstoffe. Manche Medikamente wie Phenole, ätherische Öle, Lokalanästhetika bringen je nach Menge, Kombination und Wassergehalt der Grundlage die Emulsion zum Zusammenbruch.

4. Die *Öl-in-Wasser-Emulsionen* eignen sich besonders für wasserlösliche Medikamente. Diese Emulsionen werden meist gut vertragen, sind auf der Haut wenig sichtbar und leicht abwaschbar. Die wasserlöslichen Wirkstoffe geben sie rasch an die tiefere Haut ab. Die Stabilität allerdings variiert. Bei schlecht schließendem Salbentopf, oder falls die Wand des Topfes wasserdurchlässig ist, trocknen sie rasch aus. Hier gilt besonders, daß sich nicht alle Stoffe zusetzen lassen und daß die Haltbarkeit durch den Zusatz von Antiseptika verbessert werden muß.

5. Schleime (= Gele im engeren Sinne) sind wieder als Grundlage beliebt.

6. Kunststoffe sind Grundlagen zugesetzt oder alleiniger Träger.

Puder sind weitere Ausgangsstoffe, sie enthalten mineralische Stoffe, z.B. Zinkoxid, Titandioxid, Talkum oder pflanzliche Stoffe, wie Stärke (Amylum).

Kombinationen der Grundlagen

Schüttelmixtur (Lotio). Durch Mischung von Puder und Wasser entsteht nach Schütteln eine Aufschwemmung, die Schüttelmixtur oder Lotio. Die bekannteste Lotio ist die Lotio alba aquosa, ein Gemisch von Zinkoxid, Talkum, Glycerin und Wasser zu gleichen Teilen. Will man diese Schüttelmixtur schneller zum Abtrocknen bringen, wird Alkohol zugesetzt (Lotio alba spirituosa). Auch eine Reihe von industriell gefertigten Schüttelmixturen stehen zur Verfügung (z.B. Lotio Hermal). Sie sind z.T. hautfarben erhältlich und zeichnen sich durch gleichbleibende Beschaffenheit aus, während die rezeptierten Schüttelmixturen jeweils angefertigt werden müssen und daher oft verschieden ausfallen. Auf der anderen Seite enthalten die käuflichen Schüttelmixturen Zusätze (z.B. zur Konservierung), die unter Umständen von Patienten nicht vertragen werden. Schüttelmixturen und Pasten sollten nicht in behaarten Hautregionen angewendet werden; in den Körperfalten, z.B. in der Genitalregion, vermeide man Lotio alba, es kommt zu Follikulitiden.

Pasten. Sie sind Suspensionen von Pudern in Salben. Die bekannteste Paste ist die Zinkpaste. Sie besteht nach dem DAB zur Hälfte aus Puder, nämlich zu gleichen Teilen aus Zinkoxid und Weizenstärke und zur anderen Hälfte aus Vaselinum album. Durch den Zusatz von Vaseline ist diese Paste fast wasserundurchlässig geworden. Heute werden Pasten fast nur noch zum Abdecken der Haut, etwa zum Schutz gegen die Einwirkung von Sekreten, verwendet. Eine andere, noch häufiger verordnete Paste ist das *Zinköl,* das gleiche Teile Zinkoxid und Oleum olivarum enthält.

Cremes. Durch Zusatz von Lösungsvermittlern ist es möglich, in die Salben in verschieden großem Maße Wasser einzuführen (s. Emulsionen S. 25). Es entstehen Cremes, die bei extrem hohem Wasserzusatz als Lotion, bei geringerem Wasserzusatz als Kühlsalbe oder Feuchtigkeitscreme bezeichnet werden. Es empfiehlt sich gerade bei Cremes, fertige Substanzen oder vorgefertigte Ausgangsgrundlagen zu bevorzugen, die inzwischen als Basiscremes oder Basissalben reichlich zur Verfügung stehen, und nur solche Rezepte zu verwenden, die von den Herstellern derartiger Grundlagen empfohlen werden, um die gewünschte Konsistenz und Haltbarkeit zu garantieren.

Bei der Anwendung von Umschlägen, Schüttelmixturen und Cremes über größere Körperflächen ist die *Abkühlung* zu berücksichtigen, die unter Umständen von Patienten mit Hauterkrankungen und damit gestörter Wärmeregulation, im besonderen von alten Menschen, schlecht vertragen wird.

Applikationsformen

Auftragen des Externums. Nie dürfen Patient, Arzt oder Pflegekraft mit bloßer Hand in einen Salbentopf fassen, da dieser sonst mit Mikroben kontaminiert wird. Gefäße, die Externa enthalten, sind erst unmittelbar vor Gebrauch zu öffnen; die Substanz ist mit einem Spatel in ein weiteres sauberes Gefäß zu bringen, aus dem dann etwa mit einer Bürste, einem Pinsel, einem Spatel oder der mit einem Einmalhandschuh bedeckten Hand das Externum entnommen und auf die erkrankte Haut übertragen wird. Nach Entnahme von Substanz aus dem Originalgefäß ist dies sofort wieder zu schließen, da auch in der Luft Keime suspendiert sind, besonders in Patientenzimmern. Es empfiehlt sich, nur Externa zu verwenden, deren Zusammensetzung genau bekannt und eindeutig auf dem Gefäß oder der Tube verzeichnet ist; auch sollte das Herstellungs- bzw. Verfallsdatum angegeben sein. Manche Externa werden im Laufe der Zeit ranzig oder zersetzen sich. Auch bei Einhaltung der genannten Vorsichtsmaßnahmen wird die Keimbesiedlung eines Externums begünstigt, wenn es zu lange aufbewahrt wird.

Verbände. Nach der Applikation wird je nach Art des Externums, aber oft auch nach Schule des Arztes, ein Verband angelegt oder die Haut freigelassen. Es empfiehlt sich, entweder einen lint-, flanell- oder leinenartigen Baumwollstoff zur Abdeckung zu nehmen und diesen dann durch einen weiteren Verband zu befestigen. Zeitsparend sind fertige Schlauchverbände. Vor allem Glucocorticoidsalben entfalten eine vielfach stärkere Wirkung unter *Plastikfolien,* werden jedoch auch in erhöhtem Maße resorbiert. Durch gründliche Reinigung der Haut mit einem Detergens oder Vorbehandlung, etwa mit 2%igem Salicylspiritus, wird die Wirkung noch weiter gesteigert. Die Plastikfolie darf keine Giftstoffe enthalten, es sollten daher Folien verwendet werden, die zum Einwickeln von Fleisch empfohlen oder direkt für den therapeutischen Gebrauch hergestellt werden.

Umschläge. Für Umschläge genügt vielfach einfaches Leitungswasser; der Patient bevorzugt abgekochtes Wasser oder Wasser, dem Kaliumpermanganat etwa in einer Verdünnung 1:10000 zugesetzt ist. Es empfiehlt sich, beim Rezept ausdrücklich zu vermerken, daß die Kaliumpermanganatpartikel vor Anlage von Umschlägen gelöst sein müssen, da durch hochkonzentrierte Permanganatlösung oder durch Kontakt mit angefeuchteten ungelösten Partikeln die Haut verätzt werden kann. Oft bewährt es sich, unter *Umschlägen* eine Salbe aufzutragen („unterfetten").

Bäder. Mit Bädern läßt sich die Haut in sehr unterschiedlicher Weise beeinflussen, z.B. fetten oder austrocknen. Man kann Wirkstoffe, z.B. Chemotherapeutika, im Badewasser lösen oder suspendieren, so daß die Haut während des Bades mit dem Wirkstoff Kontakt hat (rasche, sichere Totalbehandlung), oder auch den Wirkstoff sich in Art eines Ölfilms auf der Badewasseroberfläche ausbreiten lassen. Verläßt dann der Patient das Bad, so legt sich beim Aufstehen der Wirkstoff wie ein Film auf die Haut. Dadurch ist eine hohe Wirkungskonzentration bei relativ geringer Menge zu erreichen.

Man kann Patienten auch dauernd in einer Badewanne lagern (Wasserbett), etwa bei ausgedehnter Blasenbildung.

Seifen und Syndets (Tenside). Medikamenten können auch Seifen und Syndets (Shampoos) zugesetzt werden, vor allem Teer und Schwefel.

Lacke, Gele, Sprays. Beliebt ist auch die Applikation von Wirksubstanzen in Lacken und Gelen. Sehr elegant ist die Anwendung von Sprays, denen eine Grundlage (z.B. Puder) oder eine Wirksubstanz (z.B. Glucocorticoide) zugesetzt ist.

Zusatzstoffe zu den Grundlagen

Der Zusatz von Stoffen zu einer Grundlage vermag deren Farbe, Geruch, Konsistenz und Haltbarkeit zu ändern. Die *Geschwindigkeit der Aufnahme* eines Wirkstoffes durch die Haut in den Körper hängt von der *Art der Grundlage* ab. Die Applikation größerer Mengen einer toxischen Substanz auf die Hautoberfläche kann bei entsprechender Grundlage zu einer Vergiftung führen, indem plötzlich mehr Wirkstoff aufgenommen wird.

Bei der äußeren Therapie ist zu bedenken, daß es sich kaum lohnt, eine teure Substanz in der Verdünnung von 1:10000 anzuwenden, wenn eine billige ohne weiteres in hoher Konzentration aufgebracht werden kann und das gleiche leistet.

Bei Zusatz von *mehreren* Substanzen zu einer Grundlage kann sich durch die Kombination von Substanzen deren Wirkung 1. potenzieren, 2. aufheben oder 3. ändern. Das Externum wird durch den Zusatz potenter Stoffe leichter zum Allergen. Überempfindlichkeit gibt es auch gegen Grundlagen, im besonderen solche, die Wollalkohole und -wachse enthalten, ferner gegen Konservierungsmittel, die vor allem in käuflichen Präparaten enthalten sind, da diese mindestens 2 Jahre stabil bleiben müssen.

Die Zahl der als Zusatz empfohlenen Stoffe ist verwirrend groß. Eine gute Therapie ist jedoch unter Beschränkung auf wenige Substanzen möglich.

Teerpräparate bestehen aus mineralischen oder pflanzlichen Teerprodukten und deren Gemischen. Auch farblose Teerpräparate, wie Liquor carbonis detergens oder Anthrasol, haben den charakteristischen Teergeruch. Die Anwendung anderer Teerpräparate führt – besonders in reiner Form – zu einer starken Verschmutzung der Wäsche. Der starke Geruch belästigt oft den Patienten und macht die Umgebung erst auf die Hauterkrankung aufmerksam. Kohlenteere sensibilisieren gegen Sonnenstrahlen (Goeckerman-Therapie, S.31, 66). Teerpräparate lindern den Juckreiz; sie bremsen die Proliferation z.B. der psoriatisch veränderten Oberhaut.

Je nach der Herkunft sind Teere unterschiedlich zusammengesetzt, im besonderen der Steinkohlenteer. Daher lassen sich Therapieergebnisse nur dann vergleichen, wenn Teere gleicher Zusammensetzung verwandt wurden. Wegen einer möglichen toxischen Wirkung auf die Niere ist unter Teertherapie auf die Nierenfunktion zu achten, andere Komplikationen sind die Teerakne und Pustelbildungen.

Beim Menschen ist, soweit wir bisher wissen, die karzinogene Wirkung einer Therapie mit Steinkohlenteer gering. Unter Kranken mit Plattenepithelkarzinomen der Haut waren Patienten mit Hautkrankheiten, die üblicherweise mit Teer behandelt werden, nicht auffallend häufig.

Salicylsäure ist als Zugabe sehr beliebt, da sie in einer Konzentration von 2% und mehr Hornmaterial auflöst. Bei hoher Konzentration wird das Gewebe beträchtlich in Mitleidenschaft gezogen, außerdem besteht die Möglichkeit einer renalen Schädigung durch Resorption der Salicylsäure. Bei der Psoriasis ist die Kombination von Dithranol mit Salicylsäure oder die wechselweise Anwendung eine ausgezeichnete Behandlung, wenn sie nicht schematisch, sondern individuell angepaßt ausgeführt wird.

Schwefelpräzipitat wird oft den Externa zugesetzt, meist in einer Konzentration von 2%, besonders beim „seborrhoischen Ekzem“ und bei der Akne. Zu bedenken ist, daß Schwefel in dieser Form nicht wasserlöslich ist.

Farbstoffe sind bewährte Therapeutika. Vioform (1–2%) und chemisch verwandten Präparaten setzt man auch Fertigsalben zu. Farbstoffe anderer Art sind Triphenylmethanverbindungen, z.B. Gentianaviolett, Brillantgrün, die als 1- bis 2%ige Lösungen in Wasser oder Alkohol, selten einmal in Schüttelmixturen oder Pasten aufgetragen werden, ferner kompliziertere Lösungen wie die Castellani- oder die Arning-Lösung, ausgezeichnete Präparate zur Therapie resistenter Mykosen. Hefemykosen sind auch durch die altbewährte Jodtinktur günstig zu beeinflussen (nach Überempfindlichkeit fragen!). Die Applikation von *Schwermetallsalzen* aller Art, darunter auch Quecksilbersalzen, wird heute möglichst vermieden. Borsäure sollte äußerlich wegen der Vergiftungsgefahr nur in besonderen Fällen angewendet werden.

Harnstoff ist wegen seiner keratolytischen Wirkung ein beliebter Zusatz zu Externa. Auch dem Tannin kommt wieder mehr Interesse zu. Anstelle von Glucocorticoiden versucht man auf Stoffe mit Antihistaminwirkung auszuweichen (z.B. auf Bufexamac). Vitamin-A-Säure (Tretinoin) ist geeignet zur äußeren Aknetherapie und zur Behandlung von Verhornungsstörungen; Benzoylperoxid ist in zahlreichen Aknemitteln enthalten.

Antibiotika, Chemotherapeutika, darunter antimykotisch wirkende Substanzen, und die *Glucocorticoide* haben die älteren Mittel, vor allem die stark färbenden, weitgehend verdrängt. Als grundsätzliche Regel sollte folgendes gelten: Antibiotika, besonders häufig sensibilisierende, sollten nicht äußerlich angewandt werden, wenn sie in der inneren Therapie unersetzlich sind. Hier sind zu erwähnen: Streptomycin, Penicillin, Gentamicin und Chloramphenicol. Manche Antibiotika können nur lokal angewendet werden, wie Tyrothricin und Bacitracin. Einige derartige Mittel haben vielleicht wegen der sehr ausgedehnten Anwendung auch zu einer verbreiteten Sensibilisierung vor allem bei Patienten mit Ulcus cruris geführt, so daß sie heute nur mit besonderer Vorsicht verwendet werden dürfen, so Neomycin. Sulfonamide sensibilisieren offenbar je nach Art unterschiedlich häufig.

Die stark wirksamen *Glucocorticoide* sollten nur dann angewendet werden, wenn man mit den schwächeren nicht auskommen kann. Als Faustregel gilt: Kurzfristig stark wirksame Glucocorticoide, langfristig schwächer wirksame Glucocorticoide, im besonderen Hydrocortison verordnen; Ausnahme Psoriasis, weil hier die schwachen Glucocorticoide nicht wirksam sind. Besonders die stark wirksamen Glucocorticoide führen u.a. zu Atrophie, Striae, Blutungen in die Haut und Teleangiektasien. Durch die Auswahl der Grundlage läßt sich der Glucocorticoideffekt steuern, etwa in Schüttelmixturen (Volon-A-Schüttelmix). Neuerdings werden Glucocorticoide mit gutem lokalen therapeutischen Effekt eingesetzt, die örtlich und systemisch nur noch geringe unerwünschte Auswirkungen haben, so Prednicarbat und Alclometasondiproprionat.

Wechseltherapie zwischen glucocorticoidhaltigem Präparat und freier Grundlage (Intervall- oder Tandemtherapie) oder Auftragen des Glucocorticoidpräparates nur für wenige Minuten (Kurzzeittherapie) setzen das Risiko unerwünschter Wirkungen herab.

Die Glucocorticoide ersetzen auch in der Dermatologie die Diagnose und die Suche nach einem Allergen nicht.

Zusammenfassung

Bei der äußeren Therapie muß man zwischen Grundlage und Wirkstoff unterscheiden, wobei die Grundlage allein oft schon eine therapeutische Wirkung entfaltet. Wichtige Grundlagen sind Wasser, Alkohol, Sprays, Lacke, Schüttelmixturen, Cremes, Salben, Pasten. Wechsel der Grundlage ändert die Aufnahme von Wirkstoffen durch die Haut (Gefahr der Vergiftung!). Die Applikationsart, etwa die Anwendung unter einem Okklusionsverband, beeinflußt den Effekt wesentlich. Auch mit Seifen, Syndets und Bädern läßt sich die Haut behandeln. Die wichtigsten Wirkstoffe sind Salicylsäure, Schwefel, Teerpräparate, Glucocorticoide, Chemotherapeutika, Antibiotika. Wichtige Stoffe, die innerlich angewendet zur Behandlung bedrohlicher Krankheiten unentbehrlich sind, sollten nicht äußerlich angewendet werden, um eine Sensibilisierung über die Haut oder Resistenzentwicklung zu vermeiden. Obwohl sich viele Stoffe bei der Behandlung von Hautkrankheiten bewährt haben, läßt sich mit einer Auswahl nur weniger Substanzen eine wirksame Therapie betreiben.

Physikalische Therapie

Röntgentherapie

Zur Behandlung von Hautveränderungen kommt die Röntgenweichstrahltherapie in Frage, für die besondere Apparaturen erhältlich sind. Die weichste Form der therapeutisch angewendeten Strahlen bezeichnet man auch als *Grenzstrahlen.* Auch *Isotope* werden zur Bestrahlung von Hautkrankheiten angewendet, z.B. als Strontium-90-, Yttrium-90-Präparate. Mit der *Hochvolttherapie* lassen sich manche Formen von Hauttumoren behandeln; der Vorteil liegt in der Schonung des umgebenden und darunter liegenden Gewebes, da im Gegensatz zur konventionellen Therapie die Strahlenwirkung nahezu vollständig auf ein genau abgegrenztes Gebiet beschränkt bleibt.

Die Ganzkörperbestrahlung mit einem *Elektronenbeschleuniger* erscheint als günstige Behandlung bei fortgeschrittenen Lymphomen der Haut, im besonderen bei der Mycosis fungoides (s. dort).

UV-Strahlen

Wellenlängen der UV-Strahlen:
UVA = 320–400 nm UVB = 290–320 nm UVC = 100–290 nm

Die Behandlung mit Ultraviolettstrahlen dient zur Schälung der Haut bei Akne; sie ist eine Standardtherapie bei der Parapsoriasis en plaques, bei frühen Formen der Mycosis fungoides und vor allem bei der Psoriasis.

Gesteigert wird die Strahlenwirkung durch Vorbehandlung mit Bädern, mit Teer, auch Teerbädern, (Goeckerman-Therapie, neuerdings umstritten) oder mit photosensibilisierenden Psoralenen in Verbindung mit UVA (Photochemotherapie, PUVA). Die selektive Ultraviolettphototherapie (SUP) mit UVB an der Grenze zu UVA ist eine Alternative zur PUVA-Therapie.

Operative Therapie

Die operative Behandlung, im besonderen die Anwendung von *Verschiebeplastiken* und *Hautverpflanzungen,* hat ebenso wie in anderen Fächern auch in der Dermatologie große Bedeutung gewonnen. Ein besonderes Verfahren ist das maschinelle *Abschleifen* der Haut mit Fräsen und Bürsten (hochtouriges Schleifen). Durchgesetzt hat sich die Exzision kleiner Hautstücke mit scharf geschliffenen Stanzen von etwa 0,3–0,6 cm Durchmesser. Das große Feld der operativen Maßnahmen in der Dermatologie kann hier nicht abgehandelt werden. Hinweise finden sich bei der Besprechung der einzelnen Krankheitsbilder. Instrumente und Vorgehen müssen den besonderen Bedingungen der Dermatologie angepaßt sein, um ein erfolgreiches und nicht unnötig aufwendiges Arbeiten zu ermöglichen.

Die Erkrankungen der Haut

Erkrankungen, die sich vorwiegend durch Farbänderungen manifestieren

Erytheme (Tab. **4**)

Unter Erythem versteht man eine flächenhafte, plötzlich auftretende Hautrötung (S. 13, 18) durch äußere und innere Einflüsse. Von den Erythemen sind eine konstitutionell und/oder familiär bedingte Weitstellung der Gefäße, vor allem im Wangenbereich, und die dauernde blaurote Verfärbung, die Zyanose (Tab. **3**, S. 20), zu unterscheiden. Erytheme treten z. B. bei Temperaturerhöhung, aber auch seelischer Erregung auf. Als „fliegende Hitze" sind sie ein bekanntes Symptom der Menopause. Seelisch bedingte Erytheme irritieren den Patienten zuweilen sehr, zumal wenn sie fleckig und auffallend sind. Erytheme entstehen nach der Einnahme gefäßerweiternder Mittel, z. B. hoher Dosen von Nicotinsäure, oder nach der Injektion von Calciumpräparaten. Sie sind oft das erste Anzeichen einer Arzneiunverträglichkeit (s. u.) oder der Ausdruck von Infektionskrankheiten und deshalb sorgfältig zu beachten. Hartnäckige Erytheme mit Teleangiektasien bleiben nach längerer Therapie mit stark wirksamen Glucocorticoiden zurück. Erytheme sind Auftakt von Hautkrankheiten, so von allergisch bedingten Kontaktekzemen, toxisch bedingten Ekzemen, des Zosters, und wesentliches Symptom des Erysipels. Hautkrankheiten klingen auch häufig mit einem Erythem ab. Fleckige Exantheme (S. 52) können zu Erythemen zusammenfließen.

Physikalisch bedingte Erytheme

Schäden durch Hitzeeinwirkung

Das einfache Erythem durch Hitzeeinwirkung (Erythema e calore) führt oft zu netzförmiger Rötung der Haut, die mit der Cutis marmorata verwechselt werden kann. Ihr folgt zuweilen eine hartnäckige Pigmentierung, die an der netzförmigen Zeichnung und an der scharfen Begrenzung erkennbar ist, auch wenn der Patient sich nicht mehr an die Wärmeeinwirkung erinnert (Abb. **39**, S. 80).

Leichte Hitzeschäden können sich völlig zurückbilden. Unter stärkerer Einwirkung von leitender oder strahlender Wärme (auch durch Laserstrahlen, die freiwerdende Energie bei Kernreaktionen und durch elektrischen Strom) kommt es zu allen Kennzeichen der Entzündung und Verbrennung: nämlich zu starker Schmerzhaftigkeit, örtlicher Temperaturerhöhung und zu einem Ödem, bei dem die Epidermis von der Unterlage blasenartig abgehoben wird. Diese Blasenbildung ist die Folge der Denaturierung der

Tabelle 4 **Erytheme** = flächenhafte Hautrötungen

Hyperämie	aktiv (warm, hellrot) passiv (kühl, blaurot)

1. Erytheme durch physikalische Einwirkung (Reibung, Wärme, Strahlen, Kälte), Dermographismus, Verbrennung, Sonnenbrand, Erfrierung
2. Erytheme durch chemische Einwirkung (hautreizende toxische Stoffe, Kampfstoffe)
3. Erytheme durch pharmakologische Einwirkung (hyperämisierende Substanzen, innerlich, äußerlich)
4. Erytheme durch Aufnahme bestimmter Nahrungsmittel oder heißer Getränke und Speisen
5. Erytheme durch Freisetzung körpereigener Substanzen (Flushs, Hitzewallungen, z. B. in der Menopause)
6. Erytheme als erstes Stadium verschiedener Hautkrankheiten (Erysipel, allergisch bedingtes Kontaktekzem u. a.)

Fleckige Exantheme, S. 52:
- Masern, Rubeolen, Fleckfieber, Scharlach, Typhus
- Kawasaki-Krankheit, toxisches Schocksyndrom u. a.
- Syphilis II (Roseolen)
- Arzneiüberempfindlichkeiten
- Graft-versus-host-Erkrankung

Substanzen und Strukturen, die Epidermis und Dermis zusammenhalten (S. 5f.). Bei noch stärkerer Schädigung verkohlt schließlich das Gewebe (Abb. **16, 17**).

Der plötzliche Untergang körpereigener Substanz bei Verbrennungen führt zum Auftreten biologisch hochwirksamer Substanzen, im besonderen auch biogener Amine, mit schweren Allgemeinsymptomen (Verbrennungskrankheit). Bei Kindern bedingen auch umschriebene Verbrennungen toxische Fernwirkungen, so Schädigung des Herzmuskels, vor allem dann, wenn weitere schädigende Komponenten hinzukommen. Sofortmaßnahmen bei Verbrennungen sind: Beseitigung aller Gegenstände, die der Haut Hitze zuführen, im besonderen erhitzte Kleidungsstücke; sofortige Abkühlung der Haut mit kaltem Wasser, um der Hitze entgegenzuwirken; Pudern der befallenen Hautpartien (aber nicht mit bakteriell kontaminierten Substanzen wie Mehl), um die Wärmeabgabe durch Vergrößerung der Oberfläche zu fördern.

Verbrennungen sind sehr schmerzhaft. Schmerzstillende Mittel, auch Morphinpräparate, sind daher angezeigt. Bei geringfügigen Verbrennungen sollten kühlende Glucocorticoidcremes aufgebracht werden, bei ausgedehnteren muß der Patient *sofort* in ein Krankenhaus gebracht werden. Sollte eine Einweisung nicht sofort möglich sein, so ist an den starken Flüssigkeitsverlust des Verbrannten durch Ödeme und eröffnete Blasen zu

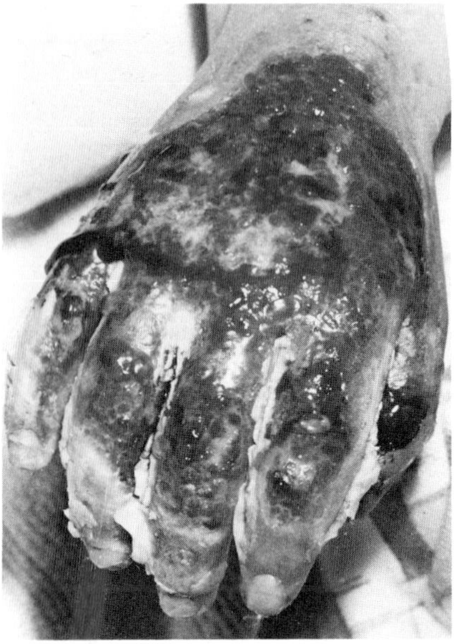

Abb. **16** Verbrennung II. und III. Grades

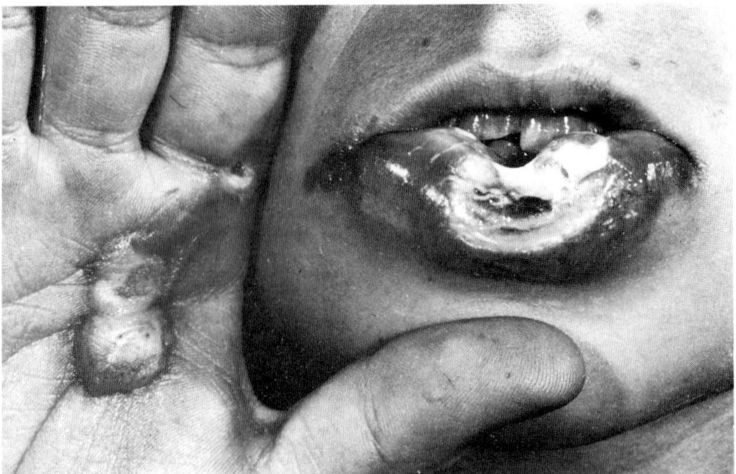

Abb. **17** Strommarke (Nekrose) an der Lippe und Blase an der rechten Handfläche bei einem Kind, das die nicht isolierten Enden eines Stromkabels in den Mund gesteckt hatte denken. Reichliche Zufuhr von elektrolythaltiger Flüssigkeit per os ist notwendig, eventuell Wasser, dem eine Prise Salz zugesetzt wurde. Infusion von Blutersatzmitteln an Ort und Stelle ist, falls möglich, angezeigt; Vollblut dagegen sollte nur der in der Behandlung von Verbrennungen erfahrene Arzt in der Klinik geben, da die Transfusion zu unerwünschten Nebenwirkungen führen kann. Die intravenöse Flüssigkeitszufuhr richtet sich nach der individuellen Situation und nach den Laboratoriumsbefunden, vor allem den Elektrolytspiegeln im Serum.

Tiefere Verbrennungswunden hinterlassen Narben mit De- und Hyperpigmentierungen und Keloiden, auch bei Personen, die sonst nicht zur Keloidbildung neigen. Die Keloide bilden sich im Laufe von Jahren oft weitgehend zurück; ihre Rückbildung wird durch Bewegungsübungen und Massage und durch das Aufbringen von Glucocorticoidsalben und -folien begünstigt. Durchtrennung von Narbenzügen mit Hilfe einfacher plastisch-operativer Maßnahmen verbessert oft rasch die behinderte Muskelfunktion.

Schäden durch Kälteeinwirkung

Entsprechend den Veränderungen unter Wärmeeinwirkung kann es durch Kälte zu Erythem, Ödem, Blasenbildung und schließlich zur Gangrän kommen. In frühen Stadien ist eine völlige Rückbildung möglich. Genauso wie bei der Verbrennung muß man Patienten mit ausgedehnter Erfrierung stationär behandeln. Einreiben mit Schnee unterlassen! Keine Belastung durch aktive Bewegung. Nach rascher Erwärmung von innen (warme Infusionen, Kernerwärmung, evtl. durch extrakorporalen Kreislauf – „künstliche Niere“, Getränke) und von außen, evtl. am Körper der Begleiter, möglichst Freiluftbehandlung unter Wahrung steriler Bedingungen. Sympathektomie kann helfen, wenn 24–48 Stunden nach der Erfrierung vorgenommen. Vasodilatatoren sind von zweifelhaftem Wert, der Nutzen von Antikoagulantia ist umstritten.

Der Prophylaxe von Erfrierungen dienen folgende Maßnahmen: Vor, bei und nach Kälteexposition *nicht* rauchen; warme, aber locker aufsitzende Kleidung tragen, Hände und Füße sollen trocken sein.

Pernionen. Eine Sonderform der Kälteschädigung sind die Frostbeulen (Pernionen) (Abb. **18**), die im frühen Stadium ebenfalls nur in einer Rötung der Haut, im späteren in einer schmerzhaften beulenförmigen Auftreibung bestehen. Pernionen treten nicht unter dem Einfluß von starker Kälte, sondern unter langdauernder geringgradiger Kälteeinwirkung auf, im besonderen bei disponierten Personen, und zwar im Bereich von Fingern und Zehen, bei Frauen auch unmittelbar über dem warmen Schuhwerk im Bereich der dünnen Strümpfe (submalleoläre Pernionenbildung). Das Wohnen in zentral geheizten Räumen ist eine gute Therapie der Pernionen. Differentialdiagnostisch sind von den Pernionen abzugrenzen: rheumatische Ödeme, Schwellung und Rötung der Finger bei Psoriasis arthropa-

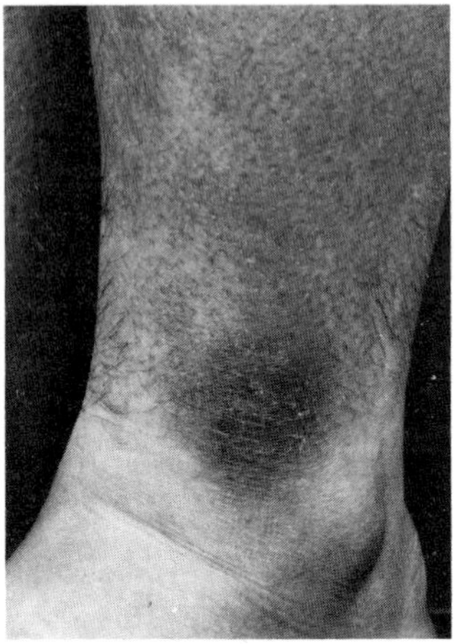

Abb. **18** Pernio bei einer jungen Frau

thica, das Erythema nodosum (oft symptomatisch als Arzneiexanthem, als Schwangerschaftstoxikose, zusammen mit Infektionskrankheiten, im Rahmen einer Sarkoidose Boeck), Pannikulitiden, Vaskulitiden, im besonderen Phlebitiden, Gummen, Erysipele. Schwellung und Rötung im Bereich der Knöchel haben auch Personen, die viel stehen und bei denen gleichzeitig das Verhältnis der Bluteiweißkörper gestört ist, z. B. infolge von Alkoholismus (Cellulitis orthostatica vagantium). Ferner ist an Hauttumoren, im besonderen Metastasen und Lymphome, zu denken.

Die **Erythrozyanose** (Akrozyanose) von Gesicht und distalen Extremitäten ist konstitutionell bedingt und vor allem bei jüngeren Mädchen und Frauen zu finden, an den Armen und Beinen oft zusammen mit follikulären Hyperkeratosen und einer Hypertrophie des Fettgewebes (Erythrocyanosis crurum puellarum). Die Betroffenen leiden oft an einer Hyperhidrose von Handteller und Fußsohlen, neigen zu Pernionen, zu Viruswarzen und zu Mykosen (Nagelmykosen). Ein anderes Begleitsymptom ist die Cutis marmorata (Livedo reticularis e frigore). Durch Gefäßspasmen bedingt, treten auch weiße Hautareale auf.

Ständiger Aufenthalt in der Kälte fördert die Ausbildung der Erythrozyanose. Sie ist daher besonders ausgeprägt bei disponierten Menschen, die in der Kälte oder mit kaltem Material arbeiten (Metzger) (s. auch Tab. **3**, S. 20). Innere Störungen mit Zyanose müssen ausgeschlossen werden, auch ein Phäochromozytom (Blutdruck!). Erythrosis faciei s. S. 470.

Schäden durch Ultraviolettstrahlen (s. S. 31) ***und andere Strahlen***

Sonnenbrand

Die akuten Veränderungen unter dem Einfluß von Sonnenstrahlen entsprechen denen der Verbrennung (s. o.).

Als erste Auswirkung eines Sonnenbrands ist eine Reduktion der Aktivität bestimmter Enzyme in den Epidermiszellen nachgewiesen. Erst nach einigen Stunden folgt eine Vasodilatation mit Entwicklung des Erythems. Im Experiment sind Strahlen zwischen 250 und 300 nm Wellenlänge besonders wirksam; im Sonnenlicht sind allerdings Strahlen unter 285 nm an der Erdoberfläche nicht enthalten. Das Erythem entsteht wahrscheinlich durch das Eindringen gefäßerweiternder Substanzen aus der Epidermis in die Dermis.

Das Hitzeerythem setzt unmittelbar nach Erhitzen der Haut über 38 °C ein. Es wird zunächst als angenehm, bei höherer Temperatur als unangenehm empfunden und ist ein wichtiges Warnzeichen. Nach Aussetzen der Hitzeeinwirkung verschwindet das Hitzeerythem nicht sofort, sondern erst nach 1–2 Stunden. Das Ultravioletterythem hingegen tritt erst nach einer Latenzperiode (meist 1–3 Std.) auf und hängt von der Dosis der Ultraviolettstrahlen ab. Nach der das Ultravioletterythem auslösenden Minimaldosis beträgt die Latenzzeit etwa 8–10 Stunden.

Bei ausgedehntem Sonnenbrand treten gelegentlich Allgemeinsymptome mit hohem Fieber ohne die schweren Folgen einer Verbrennung auf. Die Therapie der Wahl ist heute die Behandlung mit Glucocorticoidcremes (bei Schmerzen helfen Kompressen mit gekühlter Milch [+ 4 °C]). Eine Gewöhnung tritt durch einen einmaligen starken Sonnenbrand nicht ein, da durch die starken entzündlichen Veränderungen die oberen Epidermisschichten abgestoßen werden und die Hornschicht sich nicht verdickt.

Wir müssen von der akuten Wirkung der Sonnenstrahlen in Form des Sonnenbrands die irreparablen Wirkungen unterscheiden, die schließlich nach jahrelanger Exposition zur Degeneration des Bindegewebes (Elastose, S. 130) und zu Präkanzerosen und Geschwülsten an der Haut führen. Die Neigung zu Spätfolgen ist individuell verschieden; besonders ausgeprägt ist sie bei hellhäutigen Menschen mit heller Augenfarbe.

Offenbar erleiden Zellbestandteile, im besonderen des Kerns (DNS), unter dem Einfluß der Ultraviolettstrahlen Veränderungen, die beim Gesunden meist wieder „repariert“ werden, bei besonders Veranlagten aber zu einer Entartung der Haut führen (Xeroderma pigmentosum, S. 395).

Schutz gegen Sonnenstrahlen. Zum Schutz gegen Sonnenbrand wird eine Reihe von Strahlenschutzpräparaten mit unterschiedlichem Lichtschutzfaktor empfohlen. Diese können nur wirken, wenn sie die Haut in einer genügend dicken Schicht gleichmäßig bedecken. Durch Schweiß, Abfließen bei Erwärmung, Abwaschen beim Schwimmen wird ihre Wirkung eingeschränkt. Die Kombination verschiedener Strahlenschutzmittel wird angeraten. Manche zum Strahlenschutz eingesetzten Substanzen können selbst Lichtdermatosen auslösen (s. Tab. **6**).

Bei pathologischen Veränderungen helfen Sonnenschutzpräparate oft nicht, da nur das UVB absorbiert wird, das einen Sonnenbrand hervorruft, Strahlen anderer Wellenlängen aber nicht. Hier muß von Fall zu Fall geprüft werden, welche Maßnahmen in Betracht kommen, z. B. bei der Sonnenstrahlenurtikaria. Inzwischen stehen auch Präparate zur Verfügung, die gegen UVA schützen. Die beste Prophylaxe eines Sonnenerythems besteht in der langsamen Gewöhnung an die Ultraviolettstrahlen. Auch im Schatten treffen uns erhebliche Mengen von Sonnenstrahlen, die z. B. von Sand oder Wasser reflektiert werden. Der Unerfahrene unterschätzt oft die Strahlenwirkung, so daß selbst nach einer Strahlenexposition, die der Betroffene für harmlos hält, Symptome seitens des zentralen Nervensystems auftreten (Meningismus, Sonnenstich, meist auf Infrarotstrahlen zurückzuführen).

Die Sonnenstrahlung unterscheidet sich in verschiedenen Klimaten. In Seehöhe enthält die Sonnenstrahlung relativ wenig Ultraviolett- und auch nicht allzuviel Infrarotstrahlung. Entscheidend für die Beeinflussung der Haut ist auch der Einfallwinkel. Es ist also ein Unterschied, ob der Mensch sich im Stehen oder Liegen der Sonne exponiert. Beim stehenden, bekleideten Menschen wird vorwiegend der Wangenbereich (Schmetterlingsbereich) von den Strahlen getroffen. Dadurch werden manche Dermatosen gerade hier durch Sonnenstrahlen hervorgerufen (Tab. **5**).

Die Strahlenempfindlichkeit kann gesteigert sein, und zwar quantitativ und qualitativ, also etwa gegenüber Wellenlängen des sichtbaren Lichtes, bei Stoffwechselstörungen (Porphyrien, polymorphen Lichtdermatosen, s. dort), bei manchen Erkrankungen (Tab. **5**) (Provokation, z. T. ohne nachweisbar erhöhte Strahlenempfindlichkeit, etwa durch Herabsetzung der zellulären Immunität unter UV-Strahlen [Herpes]) oder durch äußerliche oder innerliche Anwendung von Substanzen, und zwar durch Erhöhung der Strahlenwirkung *(phototoxisch)* oder aufgrund einer immunologisch *bedingten Reaktion (photoallergisch)* (Tab. **6**, Abb. **19**).

Unter dem Einfluß von Strahlen kann aus einem in den Körper aufgenommenen Hapten eine neue Substanz entstehen, aus der sich mit körpereigenen Eiweißen ein Vollantigen mit Entwicklung von Antikörpern bildet. Die Antigen-Antikörper-Reaktion löst dann erkennbare krankhafte Veränderungen aus.

Die Photoallergie verläuft im Sinne einer Reaktion vom Typ IV (S. 179). Einfache Kontaktsensibilisierung, entsprechend dem allergisch bedingten Kontaktekzem, tritt häufiger gemeinsam mit der Photoallergie auf, so daß sich beide Vorgänge überschneiden. Bei einer Strahlenüberempfindlichkeit ist an die äußerliche oder innerliche Applikation von den in Tab. **6** aufgeführten Substanzen zu denken.

Tabelle **5** Durch Sonnenstrahlen provozierbare Dermatosen

Herpes (solaris)
Lupus erythematodes (systemisch, integumental)
Polymorphe Lichtdermatosen
Porphyrien
a) hepatische Porphyrien
b) erythropoetische Porphyrie
Rosazea
Chromatekzeme
Waschmittelekzeme (optische Aufheller)
Manche Arzneiexantheme
Psoriasis im Ausbruchsstadium
Bloom-Syndrom
Dyskeratosis follicularis vegetans Darier
Pellagra
Xeroderma pigmentosum

Tabelle **6** Sonnenstrahlenüberempfindlichkeit durch Arzneien und verwandte Stoffe

1. Sulfonamide und abgeleitete Substanzen (antibakterielle, antidiabetische, diuretische Therapeutika)
2. Phenothiazine (bei den einzelnen Präparaten sehr unterschiedliches Risiko)
3. Abkömmlinge des Tetracyclins (besonders Demethylchlortetracyclin [Abb. **19**] und Doxycyclin, aber sehr selten Tetracyclin; auch Tetracycline in Futtermitteln)
4. Antiseptika und bakterizide Substanzen, im besonderen halogenierte Salicylsäurederivate (in Seifen und Antimykotika)
5. Lichtfilter (Para-Aminobenzoesäure, inklusive davon abgeleitete Antihistaminika), Furocumarine (Pflanzen und Extrakte, Psoralene: Therapie der Vitiligo, Psoriasis), Porphyrine, Teer und Derivate
6. Farbstoffe, z. B. Akridinfarbstoffe wie Rivanol
7. Zahlreiche weitere Medikamente, aber selten, so Östrogene, Progesteron, Griseofulvin, Methotrexat, Zyklamate, Nalidixinsäure, Laxantien (Triacetyldiphenolisatin [TDI])

Pflanzen, die zu einer Photosensibilisierung führen können (Phytophotosensibilisierung), sind Hahnenfuß, Johanniskraut, Bärenklau, Petersilie, Meisterwurz, Brustwurz, Rispengras, Feigen, Odermennig, Raute, Zitronen, Bergamotten, Orangen. So erklärt sich die Wiesengrasdermatitis.

Bei Persistieren des Kontakts mit Photosensibilisatoren, etwa mit Resinen von Mitgliedern der Pflanzenfamilie der Korbblütler (Compositae), aber

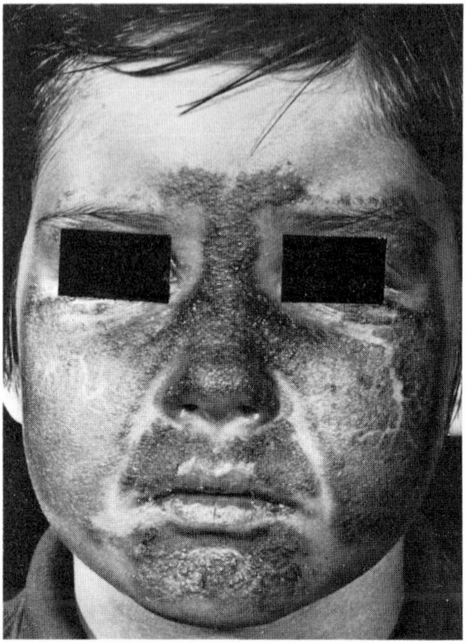

Abb. **19** Sonnenstrahlenüberempfindlichkeit, ausgelöst durch Demethylchlortetracyclin

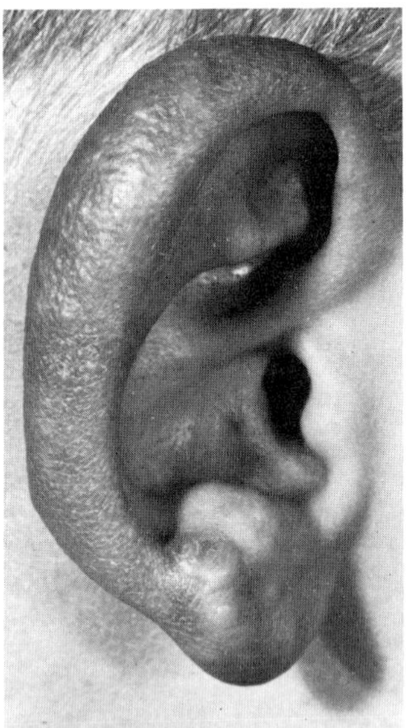

Abb. **20** Strahlendermatose, sog. Frühlingsperniosis, am Ohr bei einem 8jährigen Jungen

auch mit Inhaltsstoffen von Parfums, mit Chromaten oder mit Gummikomponenten, kann es zu schweren und ausgedehnten Hautveränderungen kommen, die an Lymphome erinnern („persistent light reactors"). Die Ursache wird oft nicht gefunden, man spricht dann von einer strahlensensitiven Dermatitis, bei lymphomartigen Veränderungen von einem aktinischen Retikuloid.

Strahlenurtikaria

Strahlen führen bei manchen Personen unmittelbar nach der Exposition zu einem Erythem, dem innerhalb von 10 Minuten eine Quaddelbildung folgt; die Hautveränderungen klingen in der Regel im Verlauf einer Stunde wieder ab. Es gibt aber auch verzögerte Reaktionen. Die Wellenlänge der auslösenden Strahlen liegt im UV- und im sichtbaren Bereich; sie ist individuell verschieden. Selbst Röntgenstrahlen können in seltenen Fällen eine Urtikaria verursachen.

Eine einwandfrei gesicherte Strahlenurtikaria ist selten. Die Diagnose wird durch Phototestung gestellt. Abzugrenzen von der Strahlenurtikaria sind urtikarielle Effloreszenzen, die im Rahmen folgender Erkrankungen durch Sonnenstrahlen provoziert werden: polymorphe Lichtdermatosen, Porphyrien, Lupus erythematodes, photoallergisches Kontaktekzem.

Therapie. Sonnenschutzmittel, prophylaktische Sonnenbräunung durch UV-Strahlen.

Polymorphe Strahlendermatosen (polymorphe Lichtdermatosen)

Bei den polymorphen Lichtdermatosen sind 2 Formen zu unterscheiden, die meist verwechselt werden: eine akute, auch Photodermatitis multiformis acuta Ippen, benigne Sommersonneneruption, papulovesikulöse Lichteruption genannt, nach plötzlicher starker Sonnenexposition an den exponierten Hautarealen, oft bei einem Urlaub im Süden; üblicherweise tritt nur ein Schub pro Jahr auf, manchmal aber ein Rezidiv bei erneuter starker Strahlenexposition nach einem längeren Intervall. Überwiegend sind Frauen befallen. Meist läßt sich keine Überempfindlichkeit gegen UV-Strahlen nachweisen (Abb. **20**). Die zweite Form, die chronisch-polymorphe Strahlendermatose dagegen persistiert über Monate. So polymorph die Effloreszenzen bei verschiedenen Patienten sein können, beim selben Individuum sind sie meist gleich. Stunden oder manchmal auch erst Tage nach starker Sonnenbestrahlung kommt es zu Juckreiz und zum Auftreten von Effloreszenzen, die in roten Flecken, Quaddeln, Papulovesikeln, hämorrhagischen Papeln und insektenstichartigen Papeln bestehen können. Auch plaqueartige Erytheme und Erythema-exsudativum-multiforme-artige Effloreszenzen werden beobachtet. Frauen sind etwa doppelt so häufig befallen wie Männer, auch eine familiäre Häufung kommt vor.

Die Effloreszenzen treten bei Dunkel- und Hellhäutigen gleich häufig auf. Die Histologie ist nicht für die Erkrankung charakteristisch, sondern entsprechend dem klinischen Bild sehr variabel.

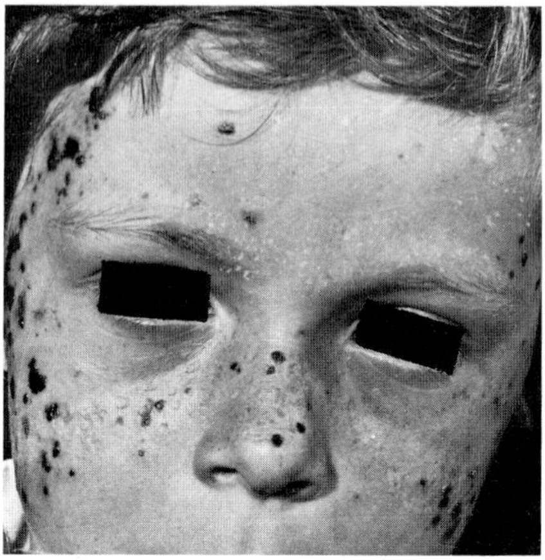

Abb. **21** Hidroa aestivalia (vacciniformia)

Die Ursache ist unklar, möglicherweise ein bisher unbekannter Photosensibilisator. Obwohl die Angaben darüber schwanken, sprechen neue Untersuchungen und klinische Beobachtungen dafür, daß vornehmlich das UVA auslösend ist. Teste sollen an den betroffenen Hautregionen ausgeführt werden.

Differentialdiagnostisch muß man die Strahlenurtikaria (s.o.) und die Hidroa aestivalia (Hidroa vacciniformia, Abb. **21**) mit kleinen, umschriebenen nekrotischen Papeln, vor allem im Gesicht, und entsprechenden Narben abgrenzen. Bei dieser Strahlendermatose wurden bisher keine Porphyrin- oder andere Stoffwechselstörungen nachgewiesen. Weiterhin ist die Protoporphyrie auszuschließen (S. 159).

Therapie. Prophylaktische Erzeugung einer Strahlenschwiele durch PUVA- oder SUP-Bestrahlung, Lichtschutzmittel, die UVA absorbieren (z.B. Contralum ultra), prophylaktische Gabe von Antihistaminika, Nicotinsäureamid (3 × 1 g/die, Beginn 2 Tage vor Strahlenexposition).

Schäden durch ionisierende Strahlen

Bei den ionisierenden Strahlen ist vor allem an Röntgenstrahlen, von Isotopen abgegebene Strahlen und bei Kernreaktionen (Atombombe usw.) freiwerdende Strahlen zu denken. Auch hier ist zwischen einer akuten und latenten Strahlenwirkung zu unterscheiden.

Akute Hautveränderungen durch ionisierende Strahlen

Die akuten Veränderungen verlaufen bei den verschiedenen Strahlenarten prinzipiell gleichartig, obwohl Unterschiede bezüglich der Latenzperiode und der Intensität der Veränderungen bestehen. Das Röntgenerythem tritt nach einigen Stunden oder Tagen auf. Es erscheint um so früher, je empfindlicher der Patient und je größer die Intensität der hautschädigenden Strahlen ist. Man unterscheidet Früh-, Haupt- und Späterytheme. Auch bei wenig ausgedehnten Bestrahlungen kommt es nicht selten zu subjektiven Beschwerden (Röntgenkater). Dem Röntgenerythem geht eine erhöhte Irritabilität voraus, die sich in einem gesteigerten Dermographismus äußert: Reiben, Klopfen oder Wärmeapplikation führen zu einem rapiden Auftreten einer Hyperämie. Das Röntgenerythem verläuft nicht gleichmäßig, sondern in Wellen mit An- und Abstieg. In leichter Form kommt es etwa 3 Wochen nach Bestrahlung zu einer Abschuppung der Haut mit Haarausfall. Bei entsprechend hoher Dosierung, falls mehr als etwa 3–4 Gy (Gray) die Haarwurzeln treffen, ist der Haarverlust möglicherweise endgültig. Bei stärkerer Einwirkung treten Rötung, Schwellung, örtliches Hitzegefühl und Haarausfall und bei noch stärkerer Schädigung Bläschen- und Blasenbildung mit Zerfall der oberflächlichen Hautschichten auf; nur noch eine narbige Ausheilung ist möglich. Bei stärkster Reaktion entzünden sich nach wenigen Tagen tiefere Hautbezirke und zerfallen; Ulzera bilden sich, die nur schwer heilen.

Bei entsprechender *Überempfindlichkeit* werden durch Röntgenstrahlen bestimmter Wellenlänge auch Veränderungen im Sinne von Strahlendermatosen (z. B. Urtikaria, polymorphe Lichtdermatosen) hervorgerufen oder auch Dermatosen, wie der Lupus erythematodes, provoziert.

Dem Röntgenerythem folgt häufig eine Pigmentverschiebung mit auffälliger *Hyperpigmentierung.* Diese Hyperpigmentierung ist oft nach Grenzstrahlbehandlung, einer extrem weichen Strahlung, besonders deutlich. Sie stört manchmal kosmetisch erheblich und ist schwer beeinflußbar.

Strahlenschutz gegen Röntgenstrahlen

Eine Abschwächung der Strahlenwirkung ist durch bestimmte Medikamente möglich, im besonderen durch Substanzen mit freien Sulfhydrilgruppen. Diese müssen bereits *vor* der Bestrahlung gegeben sein. Um die Veränderungen der Haut bei Bestrahlung innerer Organe gering zu halten, werden weiche Röntgenstrahlen abgefiltert, die sich vor allem an der Haut auswirken. Tiefentherapie mit harten Strahlen ist zur Behandlung von Hauterkrankungen ungeeignet, da sich diese Strahlen an anderer Stelle auswirken. Das innere Organ wird meist von mehreren Feldern aus bestrahlt, so daß sich die Gesamtdosis zwar an einem Organ auswirkt, aber nur ein Teil der Strahlendosis das jeweilige Hautfeld belastet. Manche Therapeuten empfehlen Trockenhalten der Haut durch Puder, andere raten zur Anwendung von Salben nach der Bestrahlung. Bäder mit Syndets halte ich für erlaubt, wenn nachher die Haut durch Abtupfen getrocknet und mit einem Puder behandelt wird. Bei Allgemeinsymptomen kommen die therapeutischen Maßnahmen in Betracht, die bereits bei der Behandlung der Verbrennung erwähnt wurden.

Chronische Hautveränderungen durch ionisierende Strahlen

Die chronischen Hautveränderungen nach Röntgenbestrahlungen treten erst nach Jahren, zuweilen nach Jahrzehnten auf. Gleichzeitig mit Rötung und Schwellung der Haut bestehen Atrophie mit Verhärtung des Kollagens, Schwund der Hautanhangsgebilde und Ulzerationen bei Reduzierung der Gefäße, Pigmentverschiebungen mit De- und Hyperpigmentierungen, Teleangiektasien (Abb. **22, 23**), Röntgenkeratosen (Präkanzerosen), Basaliome, Plattenepithelkarzinome.

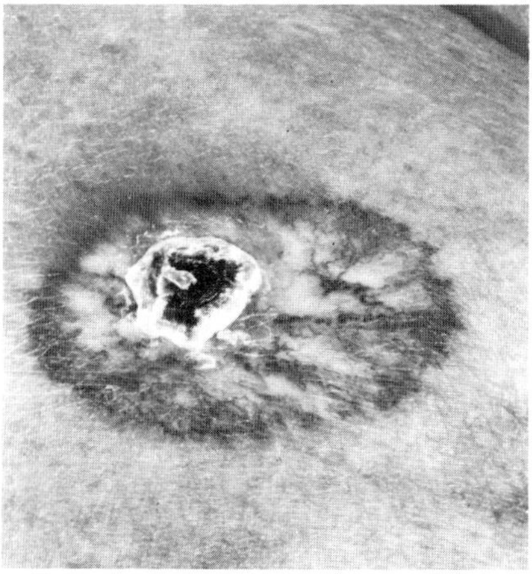

Abb. **22** Röntgennarbe mit Depigmentierung, Atrophie, Teleangiektasien (Röntgenpoikilodermie) und Ulkus

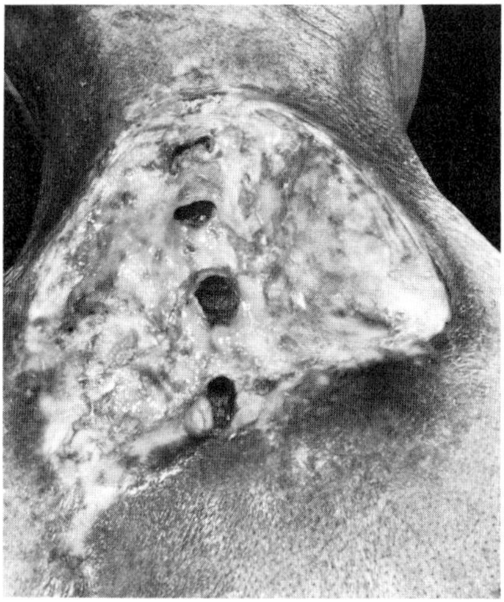

Abb. **23** Röntgenulkus 40 Jahre nach Erstbestrahlung wegen Syringomyelie

Jede höher dosierte Bestrahlung mit ionisierenden Strahlen hinterläßt eine Narbe. Bei sorgfältiger Beachtung von Vorsichtsmaßnahmen sind ernstere Folgen nicht zu befürchten. Im Bereich von Knochenwachstumszonen bei Kindern sollte man nicht bestrahlen, da sonst Wachstumsstörungen und Atrophie der Knochen folgen können, auch nicht in Nähe der Brustdrüsen bei Mädchen, da die Entwicklung in der Pubertät ausbleiben kann. In Nachbarschaft der Gonaden und auch der Schilddrüse sind, vor allem beim Kind, Bestrahlungen nur unter besonderen Umständen und mit entsprechender Vorsicht auszuführen.

Röntgenstrahlen treffen das Gewebe direkt oder durch Reflexion. Von härteren Geweben wie Knorpel und Knochen werden Strahlen reflektiert; die darüberliegende Haut ist also stärker belastet.

Außerdem absorbieren Knorpel und Knochen mehr Strahlen als die Haut. Spätfolgen treten daher in Hautbezirken über Knorpel und Knochen häufiger auf als in anderen Bezirken. In solchen Hautregionen wie Nase, Ohrmuschel, behaarter Kopf, Fußsohle ist die Indikation zur Bestrahlung mit besonderer Vorsicht zu stellen.

Die Spätfolgen einer Röntgenbestrahlung und *erst recht die einer Röntgenuntersuchung* bei ordnungsgemäßem Vorgehen sind *überschätzt worden.* Bei richtiger Indikation und vorschriftsmäßig durchgeführter Bestrahlung sollten ernste Schäden heute nicht mehr vorkommen.

Die beste *Behandlung von Röntgenspätfolgen* besteht in der Beseitigung des kranken Gewebes durch operative Maßnahmen. Röntgenulzera schließen sich nur sehr langsam und neigen dazu, wieder aufzubrechen. Eine karzinomatöse Entartung des Ulkus oder die Entwicklung einer sekundären Amyloidose mit tödlichem Ausgang sind möglich.

Schäden durch Strahlung bei Kernspaltungen (Kernwaffen)

Strahlenverbrennungen durch radioaktiven Niederschlag, vor allem an unbedeckten Hautpartien (sofortige Reinigung!). Sie treten ab Dosen von mehr als 70 Gy auf, oft nach einer Latenz von 10 Tagen.

Haarausfall nach 10–12 Tagen unter Dosen von mehr als 4–5 Gy; Partielle Trübung der Linse des Auges.

Ulzerationen der Mundhöhle nach Einwirkung von ca. 5 Gy und mehr nach 10–14 Tagen Latenz.

Störungen des Zentralnervensystems mit Bewußtlosigkeit und Schockzuständen.

Gastrointestinale Symptome mit Beteiligung aller Darmabschnitte, wie Diarrhö mit blutigem Stuhl.

Atrophie des Knochenmarks (bereits nach 2 Gy).

Lymphknotenatrophie nach 4 Gy und mehr, irreversible Schäden bei höherer Dosierung.

Zusammenfassung

Plötzlich auftretende flächenhafte Rötungen der Haut nennt man Erytheme. Sie sind zu unterscheiden von einer dauernden blauroten Verfärbung (Zyanose, Akrozyanose). Die Hauttemperatur erleichtert die Differenzierung. Seelische Einflüsse oder bestimmte Nahrungsmittel können zu Erythemen führen. Kälte und Wärme lösen zunächst reversible Erytheme aus; bei intensiver Einwirkung kommt es zu Entzündung und schließlich Zerstörung des Gewebes. Pernionen und Erythrozyanose treten bei disponierten Personen infolge langdauernder geringgradiger Kälteeinwirkung auf. Unter dem Einfluß von Sonnenstrahlen kommt es unmittelbar zum Hitzeerythem, Stunden später zum Ultravioletterythem. Außer akuten Schäden rufen Sonnenstrahlen Spätfolgen hervor: Degeneration des Bindegewebes, Präkanzerosen und Hauttumoren. Die Neigung zu Spätfolgen ist individuell verschieden. Ionisierende Strahlen (Röntgenstrahlen) verursachen akute und chronische Hautveränderungen. Die akuten ähneln denen nach UV-Einstrahlung. Spätfolgen, die erst nach Jahren auftreten, sind Atrophie, Verhärtung, Teleangiektasien, Ulzerationen und Tumoren. Strahlungen bei Kernspaltungen (nukleare Waffen) führen zu Strahlenverbrennung der Haut, Haarausfall und Ulzerationen der Mundschleimhaut. Flächenhafte Rötung der Haut und hohes Fieber finden sich beim Erysipel, aber auch viele andere Hauterkrankungen beginnen mit einem Erythem oder klingen mit diesem ab.

Chemisch bedingte Erytheme

Säuren und Basen führen neben der Entstehung einer Dermatitis zu einer Denaturierung der Hauteiweiße mit einer charakteristischen Verfärbung der Hautoberfläche, etwa grau-weiß, braun-schwarz, zuweilen auch grünlich unter dem Einfluß von Schwefelsäure, gelb unter dem Einfluß von Pikrin- und Salpetersäure. Basen führen zu einer Verquellung des Gewebes mit weißlicher Verfärbung der Hautoberfläche. Als Sofortmaßnahme ist die Entfernung der Säuren oder Basen von der Hautoberfläche, am besten mit Hilfe von Syndets und das Aufbringen eines Glucocorticoids angezeigt. Es ist jedoch darauf zu achten, daß durch solche Maßnahmen die Resorption hochgiftiger Stoffe nicht gefördert wird. Eine Entscheidung muß von Fall zu Fall getroffen werden. Schon bei Verdacht auf Resorption von Substanzen mit hochtoxischer Wirkung, etwa Insektiziden, welche die Acetylcholinesterase blockieren, ist die sofortige Einweisung in eine Spezialabteilung notwendig. Bei Verätzung mit Flußsäure ist evtl. die Exzision des verätzten Gebietes angezeigt. Lokale Injektion von 5 ml 10% Calciumgluconat zusammen mit 5 ml 2% Lidocain, intraarterielle Infusion mit 10 ml 20% Calciumgluconat in 80 ml 0,9% NaCl-Lösung.

Kampfstoffe wirken z. T. ähnlich auf die Haut. Die Lostgruppe (Gelbkreuz) ruft Blasen infolge Enzymhemmung hervor. Hier ist evtl. die intramuskuläre Injektion von 2,3-Dithiopropanol (BAL = British anti-lewisite) angezeigt. Das Präparat wird auch bei Schwermetallvergiftung gegeben (cave Abszesse! Nicht mehrere Injektionen an der gleichen Stelle!). Es ist gegen Lewisit, aber *nicht* gegen N- oder S-Lost wirksam. Bei Lostvergiftung *sofort* Natriumthiosulfat (100–500 mg/kg KG) injizieren oder infundieren. Immer Giftstoffe sofort entfernen (Kleidung, Waschen mit Syndets, evtl. Chloramin-T-Lösung 5–10%, 10% Sodalösung, Calciumhypochloritlösung [Paracaporit], bei Lewisit BAL auch lokal).

Nervengifte (Tabun, Sarin, Soman) werden leicht durch die Haut aufgenommen. Sofortige Entfernung mit Wasser und Seife, Alkalien entgiften, innerlich Antidots!

Erytheme durch Pharmaka

Pharmaka, die zu einem Erythem der Haut infolge Hyperämie führen, können innerlich oder äußerlich gegeben werden. Am deutlichsten ist die Wirkung von Nicotinsäureestern, nach deren äußerer Applikation es zu Gefäßerweiterungen mit Erythem auch über den Bereich der Applikation hinaus kommen kann. Fleckige Erytheme werden nach der Einnahme von Nicotinsäure, Amylnitrit, Nitroglycerin, Atropin u. a. beobachtet. Der Sinn zahlreicher therapeutischer Maßnahmen liegt in der Erzeugung einer Hyperämie; seit Jahrtausenden sind derartige Maßnahmen bekannt (Senfpflaster, Kantharidenpflaster usw.).

Erytheme durch körpereigene Substanzen

Erytheme sind auch Folge der Freisetzung *körpereigener Substanzen.* Ein Teil der bereits erwähnten Erytheme entsteht, indem die Agenzien zunächst das Gewebe schädigen und dann erst unter dem Einfluß körpereigener Substanzen ein Erythem auftritt. Es gibt aber auch Substanzen, die, innerlich oder äußerlich gegeben, ohne faßbare Zwischenprozesse zur Freisetzung gefäßerweiternder Substanzen, oft nur bei *disponierten* Personen, und damit zu einer Hyperämie führen (Histaminliberatoren wie Neomycin in hohen Dosen, Perhydrole, Acetylsalicysäure). Manche Tumoren produzieren gefäßerweiternde Substanzen. So kommt es z. B. zu Hitzewallungen beim Karzinoidsyndrom durch Abgabe von Serotonin; Erytheme, zuweilen mit schockartigen Symptomen, entstehen durch Freisetzung von Histamin bei Urtikaria, Angioödem, Urticaria pigmentosa (Mastzellnävi). Bekannt ist das Palmarerythem bei chronischer Hepatitis und Leberzirrhose.

Zusammenfassung

Säuren und Basen führen zu charakteristischen Hautveränderungen und Nekrosen. Ähnlich wirken Kampfstoffe. Pharmaka können, innerlich oder äußerlich angewendet, Erytheme auslösen; der Effekt ist oft, aber nicht immer erwünscht. Durch Freisetzung körpereigener Substanzen können Erytheme auftreten; so produzieren z.B. manche Tumoren gefäßerweiternde Substanzen. Erytheme sind also zuweilen Symptome ernster Veränderungen, zuweilen harmlose Reaktionen; in jedem Fall ist der Ursache nachzugehen.

Figurierte Erytheme

Hier handelt es sich um meist seltene Krankheitsbilder, die von den verschiedenen Formen des Arzneiexanthems, von der Cutis marmorata, dem Erysipel, dem Erysipeloid und von Erythemen im Rahmen beginnender Hauterkrankungen abgetrennt werden müssen (Abb. **24**).

Die *Livedo (Vasculitis) racemosa* (S. 133) unterscheidet sich von der Cutis marmorata (= Livedo *reticularis*) dadurch, daß sie ständig vorhanden ist, wenn auch verschieden stark ausgeprägt, und umschriebene Körperab-

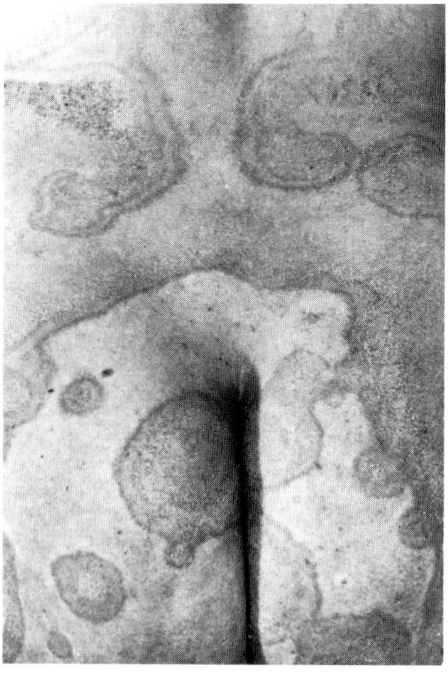

Abb. **24** Erythema figuratum repens bei einer 28jährigen Frau; kein Nachweis eines Tumors im Körperinnern bei dieser Patientin

schnitte befällt. Eine Sonderform ist die Livedovaskulitis mit weißer Atrophie (Atrophie blanche), meist in der Knöchelgegend, die sehr schmerzhaft ist.

Erythema chronicum migrans (S. 233)

Figurierte und Lupus-erythematodes-artige Erytheme bei Karzinomen im Körperinnern: Diese Erytheme sind klinisch schwer einzuordnen. Histologisch, zuweilen auch klinisch, sind es nicht Makeln, sondern Papeln, verursacht durch perivaskuläre Infiltrate lymphadenoiden Aufbaus. Es fehlt aber die charakteristische Zerstörung der tieferen Epidermis und der Grenzschicht wie beim Lupus erythematodes (S. 112). Therapeutisch sprechen die Erytheme zuweilen gut auf Antimalariamittel an, die auch beim Lupus erythematodes wirksam sind. Die Erytheme imitieren Arzneiexantheme oder die lymphozytäre Infiltration von Jessner und Kanof (S. 112). In manchen Fällen läßt sich kein Tumor nachweisen.

Figurierte Erytheme sind Auftakt schwerer Schübe bei blasenbildenden Erkrankungen (prämonitorisches Erythem).

Seltene figurierte Erytheme

Bei Kindern mit Endokarditis und anderen schweren Störungen soll man das *Erythema anulare* mit zarten, hellrosafarbenen, ringförmigen und serpiginösen Figuren finden. *Erythema anulare centrifugum* und *Erythema elevatum et diutinum* (s. S. 135).

Zusammenfassung

Figurierte Erytheme sind zuweilen Signum mali ominis (Bluteiweißstörungen, Karzinome im Körperinneren, Endokarditis), manchmal auch Ausdruck eines Arzneiexanthems. Einige Hautveränderungen hat man zwar Erytheme genannt, es handelt sich aber um Papeln und Knoten.

Erythema exsudativum multiforme

Klinisches Bild. Das Erythema exsudativum multiforme tritt symmetrisch an den Streckseiten der oberen, seltener der unteren Extremitäten auf. Die ersten Effloreszenzen sind Flecke und Papeln von roter, später im Zentrum mehr blauroter Farbe. Das blaurote Zentrum wandelt sich oft zu Blasen um (Abb. **25**). Die Herde fließen manchmal zusammen; in anderen Fällen entwickelt sich ein neuer hellroter Rand um den alten bräunlich-bläulich gewordenen. So entstehen Kokarden aus mehreren Ringen. Die Blasenbildung ist zuweilen besonders ausgesprochen und betrifft vor allem Mund- und Genitalschleimhaut. Diese letzte Form hat man als Stevens-Johnson-Syndrom, Dermatostomatitis Baader, Ectodermose érosive pluriorificielle

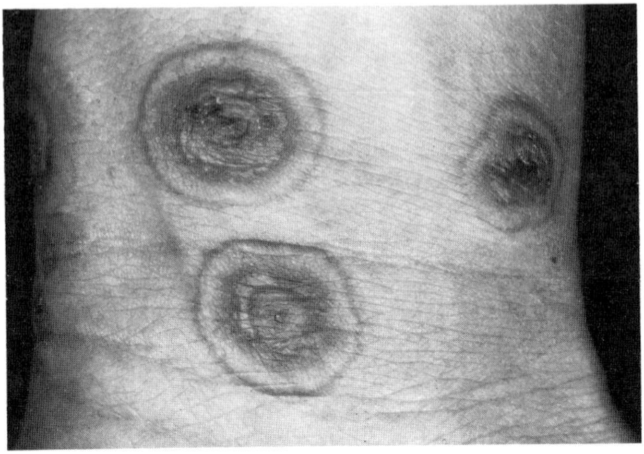

Abb. **25** Erythema exsudativum multiforme: kokardenförmige Effloreszenzen, z.T. mit zentraler Blasenbildung

von Fiessinger und Rendu abgegrenzt. Sie ist wahrscheinlich aber nur eine besonders schwere Form des Erythema exsudativum multiforme mit hohem Fieber. Oft treten gleichzeitig mit den Hautveränderungen Gelenkschmerzen auf. Das Erythema exsudativum multiforme neigt zu Rückfällen, besonders im Frühjahr und Herbst; Kinder und jüngere Menschen werden vorwiegend befallen.

Feingeweblicher Bau. Die Blasen liegen beim Erythema exsudativum subepidermal. Die Krankheit beginnt mit einem Ödem in dieser Region.

Ursache. Die Ursache der Erkrankung ist unklar. Einen Teil der Veränderungen schreibt man dem Herpes-simplex-Virus zu, andere stehen offenbar in Zusammenhang mit anderen Viruserkrankungen (s. u.); auch eine Beziehung zum Rheumatismus hat man angenommen. Vielfach sind Arzneien auslösende Ursache; doch unterscheiden sich die Erythema-exsudativum-multiforme-artigen Arzneiexantheme insofern vom echten Erythema exsudativum multiforme, als die Kokardenform weniger typisch ausgebildet ist. Immunkomplexe sind in den kleineren Gefäßen der Dermis nachgewiesen worden.

Differentialdiagnose. Bei der Differentialdiagnose sind andere Erkrankungen mit Blasen abzugrenzen (S. 162), im besonderen Arzneiexantheme und die toxische epidermale Nekrolyse (S. 189). Leider wird von Nicht-Dermatologen die Diagnose Erythema multiforme gestellt, auch wenn die morphologischen Kriterien nicht erfüllt sind. Erythema-multiforme-artige Effloreszenzen sind bei Virusinfektionen (Herpes simplex, Lymphogranuloma inguinale, Psittakose, Variola, Vakzinia, Melkerknoten, Orf, Mumps,

Poliomyelitis), Mykoplasmainfektionen, Histoplasmose, Syphilis, bakteriellen Infektionen einschließlich Typhus, Diphtherie und fokaler Sepsis, nach Röntgentherapie, beim Lupus erythematodes, bei der Polyarteriitis nodosa, der Wegenerschen Granulomatose, Karzinomen und Lymphomen und auch in der Schwangerschaft beschrieben worden. Wahrscheinlich lösen alle diese Ursachen nur Schübe des Erythema exsudativum multiforme aus, oder es handelt sich um Arzneiexantheme. Manchmal kommt das Erythema exsudativum multiforme gemeinsam mit dem Erythema nodosum vor. Die akute febrile neutrophile Dermatose (Sweet-Syndrom) mit gut begrenzten, roten urtikariellen Papeln und Plaques folgt meist Infekten unter Fieber, erhöhter BSG und Leukozytose. Vor allem sind Frauen mittleren Lebensalters an Gesicht, Nacken, oberem Stamm und Extremitäten befallen. Rasches Abheilen unter systemischen Glucocorticoiden.

Komplikationen. Als Komplikationen werden die Beteiligung anderer Schleimhäute und Organe beobachtet, einschließlich Magen-Darm-Kanal, Augen, Bronchien und Lungen. Gefürchtet sind Ulzerationen der Kornea, Uveitis und Panophthalmie bei den schweren Formen, narbige Abheilung mit Verwachsungen vor allem im Bereich der Augenlider (Synechien). Die Erkrankung kann über 2–3 Wochen unter hohem Fieber schubweise verlaufen und lebensbedrohlich sein; Übergänge zur toxischen epidermalen Nekrolyse sind möglich (S. 189).

Behandlung. Bei schweren Formen ist die innerliche Anwendung von Glucocorticoiden entsprechend einem Prednisonäquivalent von 30 mg und höher notwendig, evtl. Infusionen, Kontrolle der Elektrolyte entsprechend der toxischen epidermalen Nekrolyse (S. 189). Im übrigen behandeln wir symptomatisch: lokal Schüttelmixtur, evtl. Franzbranntwein, innerlich Analgetika, Antipyretika unter sorgfältiger Berücksichtigung der Anamnese, damit nicht etwa das Allergen zugeführt wird, das die Veränderungen ausgelöst hat.

Zusammenfassung

Das Erythema exsudativum multiforme ist durch münzenartige, kokardenförmige, rote Flecke, später oft durch zentrale Blasenbildung gekennzeichnet. Man unterscheidet leichtere und schwerere Formen. Die schweren Formen befallen Mundschleimhaut, Konjunktiven und Genitalien mit großen Blasen; schwere Allgemeinveränderungen bringen den Patienten in Lebensgefahr (Ectodermosis erosiva pluriorificialis): Indikation zur inneren Glucocorticoidtherapie. Gefahr der Verwachsung besonders im Bereich der Augen. Arzneiexantheme ahmen das Erythema exsudativum multiforme nach, Übergänge zwischen Erythema exsudativum multiforme und toxischer epidermaler Nekrolyse (S. 189) kommen vor.

Makulöse (fleckige) Exantheme

Ein *Erythem* ist eine flächenhafte Rötung, beim makulösen (= kleinfleckigen) *Exanthem* dagegen treten Einzeleffloreszenzen weit über den Körper verstreut plötzlich auf und schwinden ebenso (Tab. **4**, S. 33). Folgende seien erwähnt:

1. fleckige Arzneiexantheme,
2. Syphilis II,
3. fleckige Exantheme bei anderen Infektionskrankheiten, z. B. bei Scharlach, Masern und Röteln; aber auch bei Fleckfieber und Typhus, Graft-versus-host-Erkrankung, Kawasaki-Erkrankung, toxischem Schocksyndrom, HIV-Infektion u. a. kommen sie vor. Oft sind auch rötliche Flecke auf den Schleimhäuten zu beobachten (Enanthem).

Die Exantheme bei Masern und Scharlach sind so bekannt und charakteristisch, daß sie auch zur Beschreibung von Exanthemen anderer Genese, aber gleichen Aussehens herangezogen werden: Handelt es sich um kleinfleckige Exantheme mit Neigung zur Konfluation und flächenhafter Rötung im Gesicht unter Aussparung des zentralen Gesichtsdreiecks, so spricht man von einem *skarlatiniformen Exanthem.* Beim skarlatiniformen Arzneiexanthem fehlen andere Kennzeichen des Scharlachs wie Himbeerzunge, Tonsillitis und hohes Fieber. Schuppung der Handflächen und Fußsohlen tritt gelegentlich auch bei Arzneiexanthemen auf. Scharlachartige Ausschläge werden beim *toxischen Schocksyndrom,* fast immer einer Staphylokokkeninfektion, beobachtet, das häufiger, aber keineswegs ausschließlich, bei jungen Frauen während der Menstruation auftritt, besonders bei Benutzung eines Tampons oder Pessars, aber auch von kutanen Infektionen ausgehen kann (infizierte Verletzungen). Die wesentlichen Symptome sind neben dem scharlachartigen Ausschlag hohes Fieber (40°C und höher), niedriger Blutdruck, Himbeerzunge, Konjunktivitis, Pharyngitis, Diarrhö, Myalgien, Erbrechen, Ausfluß. Versagen der Lungenfunktion, des Kreislaufes und der Nieren sind gefürchtet: Die Behandlung besteht in Gabe von staphylokokkenwirksamen, penicillaseresistenten Antibiotika, Humanimmunglobulinen mit möglichst hohem Gehalt an Antikörpern gegen toxische Schocksyndrom-Toxine, Infusionen und Bekämpfen der jeweilig genannten Symptome.

Das *Kawasaki-Syndrom (mukokutanes Lymphknotensyndrom)* ist eine akute febrile Erkrankung, vornehmlich von Kleinkindern, mit Befall der Haut und der Schleimhäute (ulzerative Gingivitis, Rhinitis) bei Lymphadenopathie. Die Hautveränderungen bestehen in einem skarlatiniformen Exanthem mit hellrotem Erythem und Ödem der Handflächen und Fußsohlen, gefolgt von einer entsprechenden Schuppung wie bei Scharlach. Gewöhnlich ist der Verlauf gutartig, aber bei 1–2% der Kranken kommt es zu fatalen Komplikationen, meist als Folge einer Vaskulitis der Herzkranzgefäße. Andere Symptome sind Photophobie, Arthralgie, Proteinurie, Pyurie, Diarrhö, Leukozytose mit Linksverschiebung und manchmal eine Thrombozytose. Die Therapie mit Glucocorticoiden hat sich eher nachteilig als vorteilhaft ausgewirkt.

Fließen kleine Flecke zu größeren, etwa pfenniggroßen Herden zusammen, die aber isoliert stehenbleiben, so nennt man das Exanthem *morbilliform*. Andere Kennzeichen der Masern wie Lichtscheu, Konjunktivitis und Koplik-Flecken fehlen beim morbilliformen Arzneiexanthem.

Zusammenfassung

Fleckige Exantheme finden wir als Arzneiexantheme, bei Syphilis II, bei Scharlach, Masern, Röteln, Fleckfieber, Typhus u.a., oft mit einem Enanthem, also roten Flecken an den Schleimhäuten. Zur Differentialdiagnose sind Lymphknotenlager, Milz, Leber und Schleimhäute zu untersuchen.

Erythematosquamöse Dermatosen

Ein großer Teil der Hauterkrankungen führt zur Rötung und Schuppung, ist doch die Rötung der Haut Kardinalsymptom der Entzündung. Wird bei einer Entzündung die oberste Etage der Dermis, also das unmittelbar unter der Epidermis gelegene Gefäßbindegewebe, in Mitleidenschaft gezogen, kommt es zu epidermalen Veränderungen: Die Epidermis wird verbreitert (Akanthose) (S. 4). Flüssigkeit und Entzündungszellen dringen ein; es entstehen häufig nur mikroskopisch erkennbare Bläschen und Pusteln, sichtbar aber wird die Abschilferung der Hornschicht, eben die Schuppenbildung, und eine Rötung der Haut. Während bei zahlreichen Erkrankungen diese Symptome passager auftreten, sind bei einigen *Rötung und Schuppung wesentliches Kennzeichen* des Krankheitsbildes. Im Grunde könnte hier ein Großteil der *Mykosen* abgehandelt werden, wenn man von dem klinisch-morphologischen Erscheinungsbild ausgeht. Diese sind jedoch unter dem Gesichtspunkt der Erreger an anderer Stelle eingeordnet.

Als erythematosquamöse Erkrankungen im *engeren* Sinne werden hier folgende Krankheitsbilder besprochen: 1. die Psoriasis, 2. das seborrhoische Ekzem, 3. die Pityriasis rosea, 4. die Parapsoriasisgruppe.

Psoriasis

Häufigkeit: Die Psoriasis gehört zu den häufigsten Hauterkrankungen überhaupt; in leichter Form tritt sie öfter auf, als bisher vermutet wurde (S. 55). Ihr Vorkommen wird für die einzelnen Bevölkerungsgruppen zwischen 0,2 und 4% geschätzt. In Europa dürfte sie so häufig sein wie Diabetes. Die unterschiedliche Zusammensetzung der Bevölkerung und die Beachtung oder Nichtbeachtung geringer psoriatischer Merkmale (psoriatische Stigmata) führen zu diesen sehr differierenden Zahlenangaben (Tab. **7, 8**).

Tabelle **7** Kennzeichen der Psoriasis

Roter Fleck, Papel, silberweiße Schuppung, Pusteln, punktförmig, münzenförmig, girlandenförmig, landkartenartig, flächenhaft; Erythrodermie

Prädilektionsstellen: Streckseiten der Extremitäten, Sakralregion, behaarter Kopf, Analregion

Nagelveränderungen (Grübchen [„Tüpfel"], Ölflecke, Verdickung, Gelbfärbung)

Komplikationen:
Provozierte Psoriasis
Erythrodermie

Sonderformen:
Psoriasis arthropathica
  HLA-Antigene – peripherer Typ, HLA wie Psoriasis
  – axialer Typ, HLA B 27
Psoriasis pustulosa
Psoriasis inversa
Psoriasis plantaris et palmaris

Tabelle **8** Differentialdiagnose der Erythrodermien

Erythrodermien*
als Folge von
1. Psoriasis
2. endogenem Ekzem (atopischer Dermatitis)
3. Kontaktekzemen
4. Arzneiexanthemen (allergisch, toxisch)
5. Lichen ruber planus (Rarität)
6. Lymphomen, im besonderen T-Zell-Lymphomen, Sézary-Syndrom, Mycosis fungoides
7. kongenitaler Ichthyosis und ichthyosiformer kongenitaler Erythrodermie mit und ohne Blasen

Melanoerythrodermie:
Symptom im Rahmen anderer Erythrodermien

Lymphknotenschwellung bei Erythrodermien:
1. dermopathische Lymphadenitis (S. 433) (gutartig)
2. Lymphknotenveränderungen bei malignen Lymphomen

---

* Die Trennung, primäre Erythrodermien bei Entstehung auf unveränderter Haut, sekundäre bei Entstehung auf bereits veränderter Haut, erscheint entbehrlich.

Auftrittsalter. Die Psoriasis wird von den Patienten selbst meist zwischen dem 20. und 60. Lebensjahr bemerkt. Bei etwa der Hälfte aber beginnt sie bereits zwischen dem 10. und 30. Lebensjahr, zuweilen schon im Säuglingsalter unter dem Bilde der seborrhoischen Dermatitis (s. dort) oder des psoriasiformen Windelekzems. Auch unter der Diagnose „seborrhoisches Ekzem" verbirgt sich oft eine Psoriasis.

Eine statistische Analyse des Beginnalters bei Psoriasispatienten der Universitäts-Hautklinik Kiel zeigte, daß es 2 Zentralwerte für das Auftreten der Psoriasis gibt: beim männlichen Geschlecht bei 27,5 und 54,5 Jahren, beim weiblichen bei 15,5 und 54,5 Jahren. Bei der ersten Gruppe könnte die erbliche Disposition, bei der letzten könnten äußere Faktoren eine größere Rolle spielen.

Erblichkeit. Es häufen sich die Anhaltspunkte dafür, daß die Psoriasis eine genetisch bedingte Funktionsstörung der Haut ist; aber der Vererbungsmodus ist umstritten (hohe Konkordanz bei eineiigen Zwillingen). Wenn beide Eltern Psoriatiker sind, soll die Wahrscheinlichkeit, daß ein Kind an Psoriasis erkrankt, 60–75% betragen. Die genetische Basis ist offenbar nicht einheitlich (multifaktorielle Vererbung, Summation genetischer Faktoren). Die HLA-Antigene B 13, BW 17, BW 37 und CW 6 sind bei Patienten mit Psoriasis vulgaris häufiger als in einer Vergleichsgruppe.

Bemerkenswerterweise ist HLA CW 6 besonders bei Patienten anzutreffen, bei denen die Psoriasis in jugendlichem Alter auftritt. Die Angaben bezüglich der HLA-Antigene sind von der ethnischen Zusammensetzung der Bevölkerung abhängig und daher bei den einzelnen Autoren unterschiedlich.

Manche Patienten haben die Veranlagung zur Psoriasis, sie wird aber nicht manifest *(genotypische Psoriasis)*. Bei anderen finden sich Hinweise auf eine Psoriasis (*subklinische Psoriasis* oder geno-phänotypische Psoriasis), wie Kopfschuppung, geringe Schuppung an den Ellbogen und Knien, angedeutete psoriatische Nagelveränderungen. Die manifeste Psoriasis, die *phänotypische Psoriasis,* äußert sich mit einem chronisch-statischen Typ und einem eruptiv-exanthematischen Typ. Während der erste Typ intensiv behandelt werden kann, bedarf es bei dem zweiten eines vorsichtigen Vorgehens; während sich beim ersten im besonderen mit der innerlichen Gabe von Glucocorticoiden nur wenig erreichen läßt, sind diese beim zweiten vorübergehend angezeigt. Andere Hauterkrankungen zeigen bei Patienten mit dem subklinischen Typ der Psoriasis einen entsprechenden Wandel im klinischen Erscheinungsbild: Das Ekzem z. B. hat die Erscheinungsform des seborrhoischen Ekzems oder des psoriasiformen Ekzems.

Ursachen. Der Name „Psoriasis" leitet sich von dem griechischen Wort Psora = feine kleieförmige Schuppung = Krätze oder Räude her. Bis zu Beginn des vorigen Jahrhunderts ist die Psoriasis dementsprechend mit anderen Hautkrankheiten zusammengeworfen worden, hauptsächlich mit der Lepra (Lepra war ursprünglich die Bezeichnung für eine bestimmte Art der Schuppung). Keine der bei der Psoriasis besonders häufig und mit modernsten Mitteln durchgeführten Untersuchungen hat bisher einen Anhalt dafür erbracht, daß die Psoriasis ansteckend ist. Nicht nur an der Haut, sondern im gesamten Organismus lassen sich beim Psoriatiker Abweichungen nachweisen. Psoriasis disponiert zu okklusiven Gefäßleiden, wie Thrombophlebitis, Myokardinfarkt, Lungenembolie und zerebralen Insulten; besonders gefährdet sind Patienten mit ausgedehnter Psoriasis und solche höheren Alters.

Im Stratum corneum finden sich gegen dieses gerichtete Autoantikörper, die zwar normalerweise im Blut vorkommen, aber beim Gesunden offenbar nicht an die Hornschicht gelangen. Ferner wurden auf den Lymphozyten der Psoriatiker Antikörper nachgewiesen, die gegen die Kerne des Stratum basale gerichtet sind, sowie andere immunologische Abweichungen. Bei sehr ausgedehnter Psoriasis sind die Immunreaktionen vom zellulären Typ geschwächt. Das Lymphadenopathiesyndrom und das erworbene Immundefizit-Syndrom (AIDS) fördern das Auftreten der Psoriasis.

Der Eindruck, daß Diabetes bei Psoriatikern gehäuft vorkommt, ist nach neueren Untersuchungen nicht bewiesen. Auch die Kombination chronischer Leberstörungen mit Psoriasis bedarf der Überprüfung. Leberstörungen, insbesondere durch hohen Alkoholkonsum, verschlechtern die Prognose bei Psoriasis. Die Harnsäure ist bei ausgedehnter Psoriasis im Blutserum erhöht. Der Cholesterinspiegel im Blutserum liegt im oberen Normbereich. *Exanthemartiges Auftreten nach Anginen ist häufig,* daher ist bei solchen Patienten, vor allem bei Jugendlichen, eine Tonsillektomie rechtzeitig anzuraten. Zahlreiche Psoriatiker geben an, daß sich unter seelischer Belastung ihre Hautveränderungen verstärken; der Grad der seelischen Belastung hängt nicht von den äußeren Ereignissen, also objektiven, sondern von der Reaktionsweise, also subjektiven Faktoren ab.

Einige Befunde sprechen dafür, daß beim Psoriatiker das ganze Integument in mancher, wenn auch nicht in jeder Hinsicht, von der Norm abweicht. Insgesamt kann man das Wesen der Psoriasis als eine Fehlreaktion der Haut auf Traumen deuten; statt der üblichen Schwielenbildung (S. 4) steigert sich die Mitoserate in der Epidermis auf etwa das 5fache des Normalen unter Ausbildung einer krankhaften Hornschicht. Dementsprechend finden sich auch Veränderungen an den Zellmembranen, im Zellzyklus und im Zellstoffwechsel (Prostaglandine, cAMP, Calmodulin, Elektrolyte).

Klinisches Bild. Die Psoriasis ist im typischen Falle leicht, bei atypischen Veränderungen schwer zu diagnostizieren: Im Kindesalter treten hauptsächlich exanthemartige Formen der Psoriasis auf (Abb. **26**). Im Gegensatz zu einem Exanthem, das der Definition gemäß über größere Körperregionen verteilt plötzlich auftritt und auch rasch wieder verschwindet, bleiben die exanthemartigen Veränderungen bei der Psoriasis meist bestehen. Bei Leberkranken, im besonderen nach übermäßigem Genuß von Alkohol, wirken die Psoriasiseffloreszenzen bereits klinisch ödematös durchtränkt. Am Unterschenkel sind Psoriasisherde, wie die Effloreszenzen anderer Dermatosen auch, häufig verrukös. In seltenen Ausnahmefällen ist die Wucherung der Epidermis so stark, daß klinisch regelrechte Tumoren vorgetäuscht werden. Die Psoriasiseffloreszenz kann stecknadelkopf groß sein,

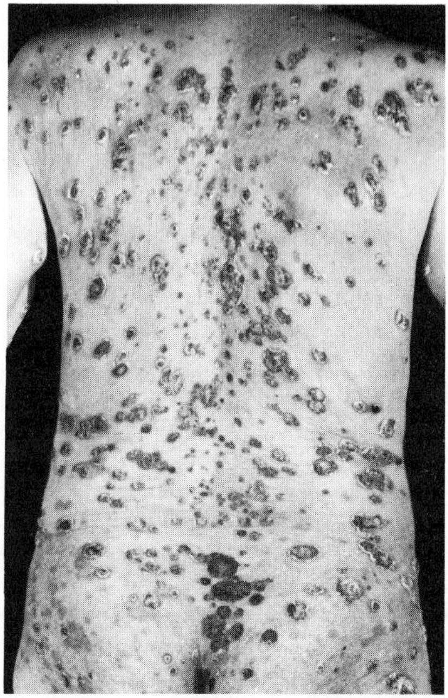

Abb. **26** Exanthemartige Aussaat der Psoriasis

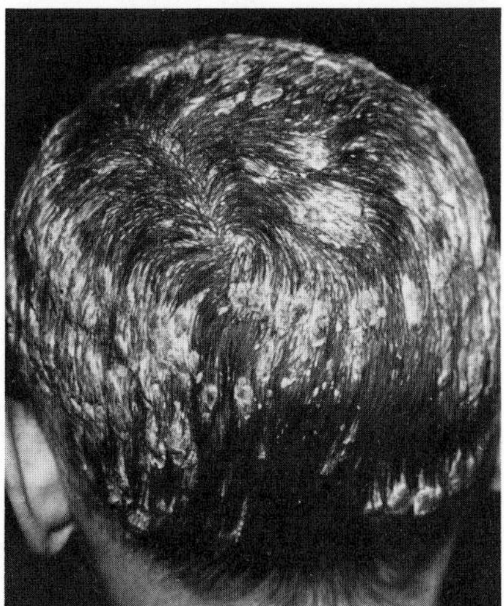

Abb. **27** Psoriasis des behaarten Kopfes mit asbestartiger (spelzenartiger) Schuppung

kann sich aber auch, besonders bei älteren Menschen, über das gesamte Integument ausdehnen *(psoriatische Erythrodermie)*. Die Schleimhaut ist nur ausnahmsweise, die Kopfhaut häufig befallen. Oft überschreitet die Psoriasis die Haargrenze 1–2 cm breit. Wenn auch die äußerste Keratinlage der Haare pathologische Züge aufweist, so führen Psoriasisherde an der Kopfhaut gewöhnlich nicht zu Haarausfall. Manchmal umkleiden asbestartige Schuppen die Haare (Abb. **27**). Isolierte Herde dieser Art nannte man früher fälschlich Tinea amiantacea. Weißliche und gelbliche Schuppung auf dem Kopf, meist als seborrhoisch bezeichnet, ist oft ein Stigma, ein Minimalsymptom der Psoriasis (subklinische Psoriasis). (Psoriasis palmoplantaris s. S. 61, Psoriasis pustulosa S. 61, Psoriasis arthropathica S. 62). Juckreiz wird gelegentlich empfunden, häufiger in der Analregion.

Psoriasispapel: Beim weißhäutigen Menschen besteht die psoriatische Veränderung in einem eigentümlich intensiv roten Fleck oder einer Papel mit silberweißer Schuppung. Die rote Verfärbung kommt nicht nur durch stärkere Füllung der hautnahen Gefäße, sondern auch durch Austritt von Erythrozyten aus den Gefäßen zustande. Die Effloreszenz ist rundlich bis oval und meist scharf begrenzt, zuweilen lichenifiziert (S. 217). Sie neigt zu zentraler Abheilung unter Pigmentverschiebung und zu peripherer Ausbreitung. Die verbreiterte Epidermis ist von der Psoriasisschuppe bedeckt.

Die Schuppung der Psoriasiseffloreszenz ist so eigentümlich, daß man von einer psoriasiformen Schuppung auch bei anderen Hauterkrankungen spricht.

Die *Psoriasisschuppe* ist nicht nur eine verdickte Hornschicht; sie enthält abweichend vom normalen Stratum corneum vielfach noch Kerne (Parakeratose), Reste von Blutserum, Leukozyten (Mikroabszesse) und andere Einschlüsse, darunter stark lichtbrechende Körnchen. Diese Körnchen und nicht etwa Lufteinschlüsse, wie manche Untersucher geglaubt haben, verursachen den eigentlichen silbrigen Glanz der Psoriasisschuppe. Im Gegensatz zu allen Erwartungen hat die Hornschicht der Psoriasisschuppe trotz einer überstürzten Verhornung eine höhere physikalische Dichte als die normale Hornschicht, sie ist härter. Die Psoriasisschuppe kennzeichnet ferner eine Abnahme der wasserlöslichen Substanzen, ein hoher Gehalt an Sulfhydrilgruppen, ein niedriger Gehalt an freien Aminosäuren, ein erhöhter Gehalt an Pentosen, eine Zunahme von Glucosaminoglykanen und eine Aktivität von Enzymen der tiefer gelegenen Epidermis, die in der normalen Hornschicht nicht mehr oder kaum zu finden ist. Zuweilen ist die Psoriasisschuppe durch den hohen Anteil an Leukozyten mit reichlich Fetten gelblich gefärbt.

Feingewebliches Bild der Psoriasispapel. Die Epidermis unter der Hornschuppe ist verbreitert, die Zellen sind vermehrt und vor allem auch ödematös geschwollen, also vergrößert. Die Epithelleisten der verdickten Epidermis (Akanthose S. 4) stülpen sich wie eine Glocke über die hautnahen Kapillaren. Diese sind bei der Psoriasis eigentümlich geschlängelt und erweitert, ein charakteristischer Befund, der sich gele-

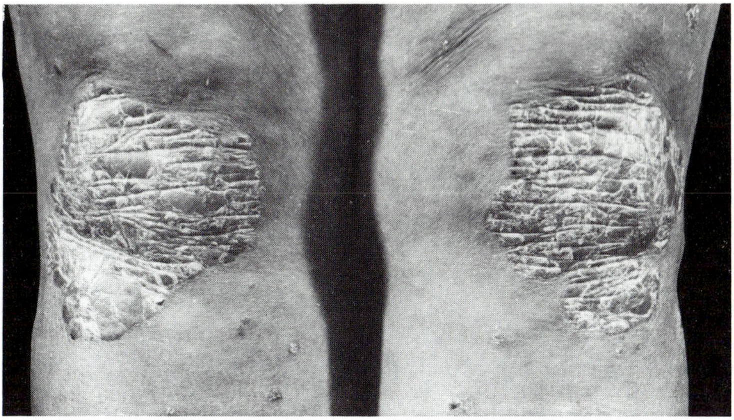

Abb. **28** Typische Psoriasisherde an den Knien mit Lichenifikation und silberweißer Schuppung

gentlich auch außerhalb der Herde, so an der Schleimhaut von Psoriatikern, nachweisen läßt. Von den Kapillaren her wandern neutrophile Leukozyten in die Epidermis ein und durchdringen diese. In den Spalten zwischen den Epithelzellen findet man kleine Ansammlungen dieser Leukozyten (Munro-Mikroabszesse). Bei den pustulösen Formen der Psoriasis (S. 61) werden diese Abszesse makroskopisch sichtbar.

Psoriatischer Hof. Um die psoriatische Papel sieht man häufig einen „Hof". Er besteht klinisch aus einer blassen Zone, deren Ausmaß je nach dem Durchblutungszustand der Haut, also auch abhängig von der äußeren Temperatur, wechselt. Wahrscheinlich aufgrund einer veränderten Struktur der Hornschicht haften Farbstoffe auf dem Hof und auf dem psoriatischen Pseudoleukoderm (S. 80) schlecht, so daß man sie im Gegensatz zur Papel und zur Umgebung leicht abwischen kann.

Prädilektionsstellen. Prädilektionsstellen der Psoriasis sind die Streckseiten der Extremitäten (Abb. **28**), im besonderen Arme und Ellenbogen, an denen schon beim Normalen die Epidermis ähnlich der Psoriasiseffloreszenz gebaut ist. Ferner werden bei der Psoriasis häufig der seitliche behaarte Kopf, der behaarte Hinterkopf, die Rima ani, besonders die Perianalregion, die Haut der Streckseiten der Interphalangealgelenke der Finger (Herde hier schwielenartig) sowie die Finger- und Fußnägel befallen.

Spezielle Diagnostik. Kratzt man mit einem Spatel an einer Psoriasispapel, so heben sich silbrige Schuppen ab, auch wenn zunächst die Oberfläche glatt und rot erscheint. Dieses Phänomen erinnert an das Abkratzen von Wachs von einer Kerze und wurde auch von manchen Autoren bei unvollständiger Ablösung der Schuppen mit dem Hängen von Wachstropfen an

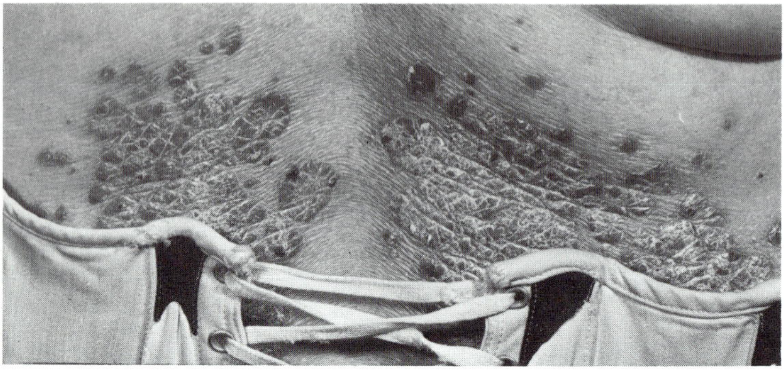

Abb. **29** Psoriasisherde, provoziert durch Korsett

der Kerze verglichen (Kerzenwachs- oder Kerzenphänomen). Kratzt man weiter, so stößt man auf eine glänzende, feuchte Epithelschicht, von der sich keine Schuppen mehr ablösen lassen. Mit etwas stärkerer Kraft läßt sich auch diese Schicht als kontinuierliches Häutchen von der Unterlage abheben. Dadurch wird die schmale Epidermis von den Bindegewebspapillen zwischen den dicken Epithelleisten völlig entfernt. Die Kapillarspitzen sind eröffnet, die Oberfläche wird aber nicht sofort von Blut bedeckt wie bei anderen Hauterkrankungen, sondern es treten punktförmig Bluttropfen aus, ähnlich Tautropfen (Auspitz-Phänomen). Diese Miniaturblutung ist durch krankhafte Veränderung der Kapillaren zu erklären. Die eben geschilderten Phänomene sollte vor allem der Anfänger nicht mit dem Fingernagel auslösen: Es könnte z. B. eine psoriasiforme syphilitische Papel oder auch eine Scabies crustosa vorliegen. In dem durch Kratzen provozierten Reizserum sind bei der Syphilis Treponemen vorhanden; die Scabies crustosa (S. 230) sieht psoriasiform aus, enthält aber massenhaft Skabiesmilben.

Provozierte Psoriasis. Äußere Traumen rufen psoriatische Effloreszenzen hervor (isomorpher Reizeffekt, Köbner-Phänomen). Eine der wichtigsten Erkenntnisse für die Diagnose der Psoriasis ist die Beobachtung, daß nur nach Schädigung der Epidermis und nicht nach isolierter Schädigung der Lederhaut Psoriasiseffloreszenzen auftreten. Das Köbner-Phänomen läßt sich nur in aktiven Phasen der Psoriasis, dann aber in allen Körperregionen auslösen. Beim Disponierten kann also die Psoriasis durch Traumen aller Art, z. B. durch Kleidungsstücke (Abb. **29**), hervorgerufen werden. Ekzeme und Exantheme können, müssen aber nicht, sich im Sinne einer Psoriasis umwandeln. Exantheme bei Infektionskrankheiten, besonders bei Masern, löschen zuweilen die Psoriasiseffloreszenzen aus, zuweilen provozieren sie neue Herde. Bei ungewöhnlich lokalisierten Effloreszenzen ist zu prüfen, ob die Psoriasis durch äußere Faktoren (Schuhwerk, Prothesen,

Kontaktallergene, Mykosen) unterhalten wird. Alle Annäherungen und Übergänge zwischen dem üblichen Erscheinungsbild des Ekzems und dem Bild der Psoriasis (psoriasiformes Ekzem, Eczema in psoriatico, „seborrhoisches Ekzem") sind möglich, wenn ein Ekzem einen Psoriatiker befällt. Man muß daher nach provozierenden Faktoren suchen und diese ausschalten. Auch bei der psoriatischen Erythrodermie findet sich häufig ein Provokationsfaktor (umgewandeltes Arzneiexanthem, Sonnenerythem, umgewandeltes Kontaktekzem, evtl. durch zu intensive äußere Therapie). Offenbar können manche Medikamente psoriatische Effloreszenzen provozieren (Chloroquin, Practolol, Bleomycin). Lithiumpräparate können eine Psoriasis auch bei Patienten hervorrufen, bei denen keine psoriatische Veranlagung nachweisbar ist; nach Absetzen schwinden die Hautveränderungen wieder. Bei Kranken mit Lymphadenopathiesyndrom und erworbenem Immundefekt infolge einer HIV-Infektion (S. 358) kommt es zum Ausbruch einer Psoriasis oft vom seborrhoischen Ekzemtyp (Seborrhiasis). Therapeutische Verfahren, welche die Immunabwehr schwächen (Glucocorticoide, UV-Bestrahlung, Methotrexat, s.u.), sind u.E. bei HIV-Infizierten kontraindiziert.

Befall der Nägel. Es handelt sich um eine besonders therapieresistente Komplikation der Psoriasis (s. auch S. 481 ff.). Im Nagel bilden sich kleine *Grübchen* (fälschlich Tüpfel genannt) (S. 485, Abb. **229**); ferner sind die Nägel zuweilen gelblich-weiß verfärbt und haben häufiger einen Rand, der an einen Ölfleck erinnert (S. 486, Abb. **231**). Diese *Ölflecke* treten auch isoliert im Nagel auf. Solche Nagelveränderungen sind manchmal der einzige Hinweis auf eine Veranlagung zur Psoriasis. Die Fingernägel wachsen bei Psoriatikern schneller als bei Gesunden, besonders Fingernägel mit Grübchen.

Sonderformen und Differentialdiagnose

Die *Psoriasis palmoplantaris,* häufig als Psoriasis inversa bezeichnet, ist eine Sonderform der Psoriasis mit ausschließlichem oder vornehmlichem Befall von Handtellern und Fußsohlen.

Die *Psoriasis pustulosa* kennzeichnet das Auftreten von Pusteln in der Psoriasiseffloreszenz. Die Mikroabszesse (S. 58) sind in wesentlich verstärkter Form vorhanden. Auch Handteller und Fußsohle können mitbefallen, gelegentlich auch allein betroffen werden. Differentialdiagnose: Pustulosis palmaris et plantaris.

Eine ernste Komplikation der pustulösen Psoriasis besteht im *generalisierten Befall* des Körpers unter Pustelbildung. Nicht nur die angrenzenden Schleimhäute, die Konjunktiven, Wangenschleimhaut, Gingiva, der harte Gaumen, die Zunge, hier ähnlich der Exfoliatio areata linguae (Lingua geographica), sondern auch die Atemwege, der Magen-Darm-Kanal und sogar die Leber können beteiligt sein. Im Bereich der Vulva findet sich ein Erythem, an der Eichel eine Balanitis erosiva. Therapeutisch kaum beeinflußbar, bilden sich die Veränderungen der Schleimhäute aber gleichzeitig mit

Tabelle **9** Differentialdiagnose zwischen Psoriasis arthropathica und Reiter-Syndrom (nach HORNSTEIN)

	Psoriasis arthropathica	Reiter-Syndrom
Geschlechtsverteilung	fast gleich	fast nur Männer (90–98%)
Urogenitalbeteiligung (Urethritis, Prostatitis usw.)	meist fehlend (gegebenenfalls Prostatitis)	in 95–100% (als Prostatitis in 55–95%)
Augenbeteiligung (Konjunktivitis, Iritis, Uveitis usw.)	meist fehlend (gegebenenfalls Iridozyklitis)	in 48–83%
Polyarthritis	fast stets	nur in 20% (häufiger Oligarthritis)
Prädilektionsgelenke	kleine > große Gelenke	
Befall der Wirbelsäule	in 10–25%	selten (3–5%)
Fasciitis plantaris	meist fehlend	in über 20%
Bleibende Gelenkversteifungen	häufig	selten
Hauterscheinungen	meist vorhanden (zumindest temporär)	Balanitis in 20–50%, an der Haut Veränderungen in 10%
HLA-Antigene	HLA B27 häufig bei axialem Typ (S. 54, Tab. **7**)	HLA B27 häufig

der Psoriasis zurück. Treten Gelenkveränderungen hinzu, so ist die Differentialdiagnose gegenüber dem *Reiter-Syndrom* mit Urethritis, Gelenkveränderungen, Konjunktivitis, vorausgehender Diarrhö und pustulösen Herden, ähnlich psoriatischen Papeln (Abb. **30**), besonders schwierig (Tab. **9**). Diese pustulösen Schübe bei Psoriasis sollen durch verschiedene Faktoren provoziert werden, wie die Gabe von bestimmten Medikamenten, darunter Arsenpräparaten, Antimalariamitteln, Glucocorticoiden, aber auch durch deren Absetzen, bei hormonellen Störungen, bei Steatorrhö und nach Infekten.

Psoriasis arthropathica. Eine ernste Komplikation bei etwa 5% der Psoriasispatienten sind Gelenkveränderungen, zunächst vornehmlich an den Endgelenken der Extremitäten. Bei etwa 30% dieser Patienten treten die Gelenkveränderungen bereits *vor* den Hautveränderungen auf, bei etwa 10% gleichzeitig und bei etwa 60% erst später.

Mindestens 0,5% der Psoriatiker haben eine Psoriasisspondylarthritis. Die psoriatische Arthropathie besteht in einer gelenknahen Osteoporose und einer Weichteilentzündung im Gelenkbereich. Das Iliosakralgelenk ist häufig beteiligt (Tab. **10**). Im Bereich der Wirbelsäule macht die Psoriasis ar-

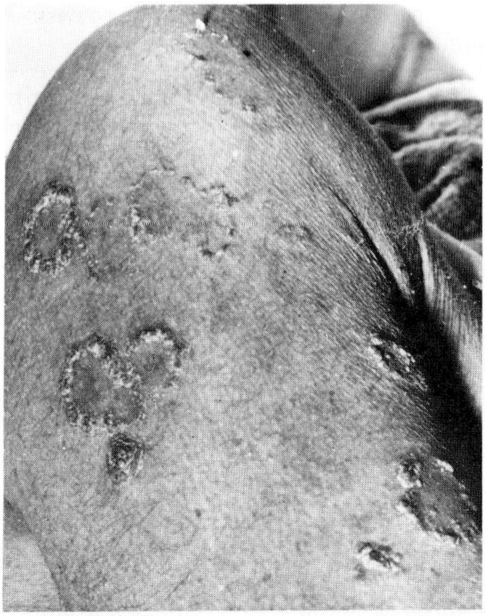

Abb. **30** Typische psoriasiforme Herde mit Pusteln bei Reiter-Syndrom

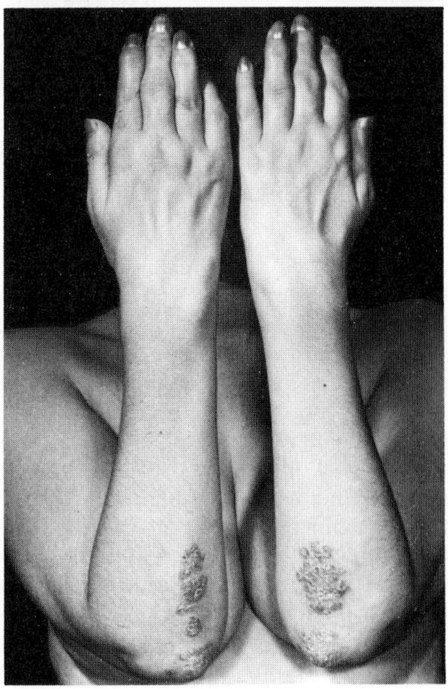

Abb. **31** Typische Psoriasisherde an den Ellenbogen, Veränderungen der Hand- und Fingergelenke (negative Rheumaserologie), Muskelatrophie im Handbereich (Inaktivitätsatrophie)

Tabelle **10** Differentialdiagnose zwischen Psoriasis arthropathica und rheumatoider Arthritis (nach HORNSTEIN)

	Psoriasis arthropathica	Rheumatoide Arthritis
Häufigkeitsmaximum des Krankheitsbeginns	3. und 4. Lebensjahrzehnt	bei Männern 4. Lebensjahrzehnt, bei Frauen 4. und frühes 6. Lebensjahrzehnt
Geschlechtsverteilung	fast gleich (analog zur Psoriasis vulgaris)	mehr Frauen als Männer (♀ : ♂ = 3 : 1)
Symmetrie der Polyarthritis	meist erst in Spätstadien	meist schon in Frühstadien (70%)
Interphalangeale Prädilektionsgelenke	häufiger distal als proximal	meist proximal, nur selten distal
Beteiligung der Wirbelsäule oder der Sakroiliakalgelenke	relativ häufig (zusammen etwa 30%)	selten (Ausnahme Still-Krankheit)
Subkutane Knoten	fehlend	relativ häufig vorhanden (15–25%)
Psoriatische Hautveränderungen	meist vorhanden, zuweilen atypisch, sehr häufig mit Nagelbeteiligung	in Einzelfällen (gemäß statistischer Erwartung)
Serologischer Nachweis der „Rheumafaktoren"	negativ (selten mit niedrigem Titer positiv), γ-Globuline meist vermindert	mit hohem Titer meist positiv (70–95%), γ-Globuline vermehrt
HLA-Antigene	HLA B27 bei axialem Typ überdurchschnittlich häufig	HLA B27

thropathica ähnliche Veränderungen wie die Spondylarthritis ankylopoetica. Gefürchtet ist die Psoriasis arthropathica deswegen, weil selbst geringe Veränderungen nicht mehr rückbildungsfähig sind. Ein Großteil der Psoriasispatienten ohne arthropathische Beschwerden in der Anamnese hatte in entsprechenden Untersuchungen leichtere und schwerere Gelenkveränderungen (Osteoarthropathien). Besonders wenn die Gelenkveränderungen vor den Hautveränderungen auftreten, ist die Abtrennung von einer rheumatoiden (Poly-)Arthritis schwierig (Tab. **10**, Abb. **31**). Negativer Ausfall der Rheumateste spricht für eine Psoriasis. Psoriasis schützt aber den Patienten nicht vor einer Polyarthritis, so daß beide Krankheiten bei demselben Patienten vorkommen können. Im besonderen die Spondylarthritis ankylopoetica tritt gemeinsam mit Psoriasis auf.

Differentialdiagnose. In typischen Fällen ist die Differentialdiagnose der Psoriasis leicht, in atypischen sehr schwierig. Mykosen, das „seborrhoische Ekzem" (s. u.), Parapsoriasisformen und die Syphilis muß man abtrennen.

Die Differentialdiagnose der Psoriasis arthropathica ist dort besprochen; von der pustulösen Psoriasis ist das Reiter-Syndrom abzugrenzen.

Die *Pustulosis palmaris et plantaris* entspricht klinisch dem Bilde einer pustulösen Psoriasis der Handteller und Fußsohlen ohne weitere psoriatische Stigmata. Sie erinnert an eine Mykose oder an eine bakterielle Streureaktion; sie wurde daher pustulöses Bakteriid oder Pseudomykose genannt und lange Zeit auch mit der Psoriasis identifiziert. Manche Autoren glauben, daß dieses Krankheitsbild durch Foci, besonders im Bereich der Tonsillen, unterhalten wird. Die HLA-Antigene und das Fehlen eines gehäuften Vorkommens von Psoriasis in der Verwandtschaft dieser Patienten sprechen gegen die Auffassung, daß die Pustulosis palmaris et plantaris nur eine monosymptomatische Form der Psoriasis sei. Entsprechendes gilt für eine hartnäckige Pustelbildung im Bereich der Endglieder der Finger, die *Acrodermatitis continua* Hallopeau. In Ausnahmefällen ist die Veränderung mit einer multifokalen Osteomyelitis verbunden.

Therapie. Die *äußerliche Behandlung* besteht vor allem in der Prophylaxe psoriatischer Schübe: Die Haut ist durch regelmäßige Ölbäder geschmeidig zu halten, z. B. 1 Teelöffel Olivenöl auf 1 Glas Milch, umrühren und in das Badewasser eingießen, oder einreiben mit einer fetthaltigen Körperlotion, evtl. unter Zusatz eines Körperöls. Bei geringfügigen, wenig ausgedehnten Veränderungen hat sich die Behandlung mit stark wirksamen Glucocorticoiden in Creme- und Salbenform bewährt. Diese wirken nach Entfettung der Haut stärker als ohne vorherige Entfettung. Der therapeutische Effekt kann gesteigert werden, wenn die Salben unter Plastikverbänden (S. 27) appliziert werden. Bei großflächiger Anwendung über längere Zeit muß man auf systemische Glucocorticoidwirkungen achten, evtl. Intervall- oder Kurzzeittherapie (S. 30). Teerpräparate sind oft durch subjektiv angenehmere Mittel zu ersetzen. Der Teergeruch macht die Umgebung manchmal erst auf die Krankheit aufmerksam. Das wirkungsvollste Mittel ist Dithranol (Cignolin); dabei muß die Behandlung mit *schwächster* Konzentration (anfangs 0,1 und 0,2%!) begonnen werden. Der Effekt hängt nicht nur von der Konzentration, sondern auch von der Trägerbasis ab. In Kombination mit Salicylsäure ist es besonders wirkungsvoll. Bei zu schwacher Anwendung und zu langsamer Steigerung ist der Erfolg gering; bei zu starker Anwendung kommt es zu erheblichen Komplikationen, z. B. zur Erythrodermie. In die Augen gebracht, löst es zuweilen eine Keratitis aus! Wegen der starken und dauernden Verfärbung von Wäsche und Kunststoffen (Plastikboden, Türen usw.) kann man diese Behandlung fast nur in der Klinik durchführen. Falls keine stationäre Aufnahme möglich ist, kommt die Kurzzeitbehandlung („Minutentherapie") in Frage, die die Übernacht- oder Übertagtherapie verdrängt. Die Patienten werden mit etwas höher konzentrierten Dithranolsalben eingerieben, diese nur kurzfristig auf der Haut belassen und wieder abgewaschen. Durch Zusatz von Harnstoff zu Dithranol ist es auch gelungen, ein weniger färbendes Präparat herzustellen

(Psoradexan). Der Zusatz von Steinkohlenteer macht die Cignolintherapie angenehmer, weil weniger hautreizend. Bei der Mehrzahl der Psoriatiker bessert sich das Leiden unter starker Sonnenbestrahlung, oft aber nur kurzfristig. Die Strahlenqualität der einzelnen Klimata ist anscheinend für den Erfolg ausschlaggebend. Urlaub in sonnenreichem Klima ist also zu empfehlen – ausgenommen sind die 10% der Psoriatiker, die keine Sonne vertragen. Ein oft empfohlenes Verfahren ist die Ultraviolettbestrahlung nach vorausgegangener Teerbehandlung (Therapie nach Goeckerman), wobei allerdings die Rolle des Teers umstritten ist, oder nach einer anderen Vorbehandlung, die die Haut lichtempfindlich macht.

Eine besondere Bedeutung hat die äußerliche und besonders die innerliche Behandlung mit Psoralenen mit anschließender UVA-Bestrahlung (PUVA) erlangt. Die selektive Ultraviolettphototherapie (SUP) bedient sich dagegen ausgewählter UVB-Strahlen mit hoher Intensität im Bereich zwischen UVB und UVA (s. S. 31).

Zur *innerlichen Behandlung* kommt bei schweren und entsprechend ausgewählten Fällen Methotrexat in geringer Dosis in Betracht. Glucocorticoide innerlich sind nach unserer Auffassung fast immer kontraindiziert: Die erforderliche Dosierung ist so hoch, daß Glucocorticoidschäden eintreten. Nach Verringerung der Dosis kommt es häufig zu schweren Ausbrüchen der Psoriasis, die nur äußerst schlecht therapeutisch zu beeinflussen sind. Unterspritzung einzelner Herde mit einer Kristallsuspension fluorierter Glucocorticoide ist dagegen vertretbar. Zuweilen läßt sich durch die vorsichtige und sehr gering dosierte innerliche Anwendung von Glucocorticoiden in den Händen des Kenners ein Ausbruch der Psoriasis bremsen oder eine Psoriasis pustulosa oder eine Psoriasis arthropathica so weit beeinflussen, daß das Dasein für den betroffenen Patienten wieder erträglich wird. Die psoriatische Erythrodermie hingegen ist nach unserer Erfahrung keine Indikation für Glucocorticoide! Derivate der Vitamin-A-Säure, Retinoide, im besonderen Tigason, werden innerlich, auch zusammen mit PUVA und SUP, angewendet (S. 23, 31).

Andere innerliche Behandlungsverfahren sind von zweifelhaftem Wert. Arsen darf heute nach meiner Auffassung bei der Psoriasis innerlich *nicht* mehr gegeben werden. Eine fettarme Diät bringt vorhandene Effloreszenzen nicht zur Rückbildung, kann aber vielleicht die Häufigkeit psoriatischer Schübe verringern. Allgemeine Maßnahmen zur Verbesserung der körperlichen Kondition, besonders Reduktion einer Adipositas, sind von Vorteil. Während der Schwangerschaft darf man bei einem Teil der Psoriatikerinnen, etwa 30%, mit einer Besserung rechnen, bei etwa 20% mit einer Verschlechterung. Entsprechend sind hormonelle Kontrazeptiva wahrscheinlich kontraindiziert bzw. als therapeutischer Versuch angezeigt. Die Neigung der Psoriasis zur Spontanremission ist bei der Beurteilung therapeutischer Erfolge zu berücksichtigen. Aufgrund zufälliger Häufung spontaner Remissionen sind immer wieder Maßnahmen empfohlen worden, die sich dann bei systematischer Anwendung nicht bewährt haben. Die Plasmapherese hat bei der Therapie der Psoriasis enttäuscht.

Bei Psoriasis arthropathica kommen neben Glucocorticoidinjektionen in die Gelenke auch chirurgisch plastische Eingriffe in Frage (Arthroplastik). Hilfreich ist physikalische Therapie. Bei weitgehender, möglichst vollständiger Abheilung der Hautherde soll es manchmal auch zu einer Besserung der Gelenkveränderungen kommen, so daß der Behandlung der Gelenke immer eine entsprechende intensive Therapie der Hautveränderungen parallel gehen sollte.

Analgetika, im besonderen Indometazin, werden bei der Psoriasis arthropathica gegeben, Prostaglandinhemmer sollen sich jedoch nachteilig auf die Psoriasis auswirken. Kleine Dosen von Glucocorticoiden innerlich helfen manchmal (4–8 mg Triamcinolon tgl.). Bei schweren Fällen ist eine Therapie mit Methotrexat zu erwägen (etwa 25 mg einmal wöchentlich i. m.).

Die *psoriatische Erythrodermie* bedarf im allgemeinen der stationären Behandlung unter den gleichen Prinzipien wie andere Formen der Psoriasis (s. o.). Die *generalisierte pustulöse Psoriasis* (sog. von-Zumbusch-Typ) ist ein therapeutisches Problem; Retinoide (S. 23) werden als besonders wirksam angesehen, doch ist die hohe Spontanheilungsrate zu berücksichtigen.

Zusammenfassung

Die Psoriasis ist eine anlagebedingte Fehlreaktion (erbliche Dispositionskrankheit) der Haut. Besonders an den Prädilektionsstellen – Ellenbogen, Knien, seitlichem behaartem Kopf und Perianalregion – treten scharf begrenzte, rote Herde mit silberweißer Schuppung auf. Reizung der Haut durch Traumen führt zu neuen Herden (Köbner-Phänomen, isomorpher Reizeffekt, provozierte Psoriasis). Komplikationen: Befall der ganzen Haut = psoriatische Erythrodermie; Pustelbildung, besonders an Handtellern und Fußsohlen; Nagelbefall; Gelenkbefall (Psoriasis arthropathica). Die Psoriasis arthropathica wird leicht mit der rheumatoiden Arthritis verwechselt (meist negative Rheumaserologie bei Psoriasis!). Schleimhautbefall ist bei der Psoriasis selten. Erste Äußerung der Psoriasis beim Säugling ist möglicherweise die psoriasiforme Windeldermatitis (Differentialdiagnose: Soormykose). Wichtigste therapeutische Maßnahmen bei Psoriasis: äußerlich Dithranol, in geringster Konzentration beginnend (0,1 %), Teerbehandlung mit nachfolgender Ultraviolettbestrahlung (Goeckerman-Therapie), UVA-Bestrahlung nach Photosensibilisierung (PUVA) und als selektive Ultraviolетttherapie (SUP), stark wirksame Glucocorticoide enthaltende Cremes und Salben in und unter Plastikfolie. Glucocorticoide innerlich sind meist kontraindiziert. Unterstützend wirken bestimmte Retinoide (S. 23). In schweren Fällen: Methotrexat innerlich.

Seborrhoisches Ekzem

Als „seborrhoisches" Ekzem hat man zirkumskripte, oft ziemlich scharf begrenzte Herde von bräunlich-gelblicher bis rötlicher Farbe am behaarten Kopf, im Gesicht, hier vor allem in den Nasolabialfalten, der vorderen und hinteren Schweißrinne (besonders Sternum) (Abb. **32**), aber auch in anderen Lokalisationen, bezeichnet. Dem seborrhoischen Ekzem wird die Tendenz zugeschrieben, sich mit bräunlich-rötlichen Flecken über den Körper auszubreiten. Es wurde in Bereichen beschrieben, in denen die Talgdrüsen klein und selten sind. Man sprach auch von einem „dysseborrhoischen Ekzem", da eine verstärkte Talgsekretion nicht nachweisbar war; in manchen Fällen war sie sogar vermindert. Eine fehlerhafte Zusammensetzung des Talges (*dys*seborrhoisch) wurde aber bisher nicht gefunden. Mikroben an der Hautoberfläche hat man ebenfalls für das Zustandekommen des seborrhoischen Ekzems verantwortlich gemacht. Schließlich hat man als neutrale Bezeichnung den Namen Morbus Unna nach dem Erstbeschreiber vorgeschlagen. Die therapeutische Wirksamkeit von Imidazolpräparaten spricht dafür, daß Mikroben, im besonderen Hefen, wie Pityrosporum ovale, ein Faktor für das Auftreten des seborrhoischen Ekzems sind. Bei unseren Patienten gelang es fast immer, das „seborrhoische Ekzem" anderen Krankheitsbildern zuzuordnen, z. B. photoallergischen Ekzemen im Kopfbereich, Ekzemen nach Haarwässern und anderen Kosmetika, Arzneiexanthemen, mikrobiellen Infektionen der Haut, etwa einem Erythrasma in ungewöhnlicher Lokalisation, einer Pityriasis versicolor mit unüblichen entzündlichen Veränderungen, einer Kandidainfektion im Bereich von Nase und Augenbrauen, nummulären Ekzemen durch Überempfindlichkeit

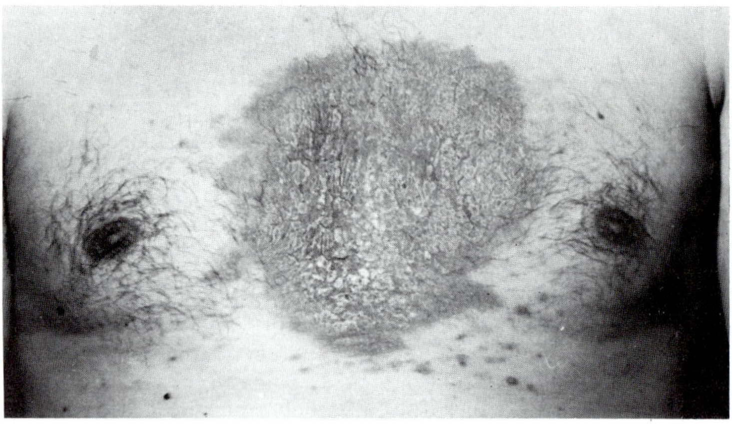

Abb. **32** Seborrhoisches Ekzem an Prädilektionsstelle (Sammlung Prof. Dr. W. Schneider, Tübingen)

gegen Chromat- und Nickelverbindungen, Exanthemen infolge Unverträglichkeit von Medikamenten und vor allem auch Ekzemen und anderen Hauterkrankungen bei Psoriatikern (provozierte Psoriasis, Eczema in psoriatico). Seit eh und je war das gemeinsame Vorkommen von psoriatischen Effloreszenzen und seborrhoischem Ekzem und Übergangsformen bekannt (Seborrhiasis). Die Dermatitis seborrhoides der Kinder (Dermatitis psoriasioides, Moro 1932) entspricht dem psoriasiformen Windelekzem (S. 503) oder gehört zu anderen Ekzemformen. Das gehäufte Auftreten eines seborrhoischen Ekzems, im besonderen in Form der Seborrhiasis, bei Kranken mit Lymphadenopathiesyndrom und AIDS spricht für eine mikrobielle Provokation einer Psoriasis im Sinne eines isomorphen Reizeffektes (S. 60, 361).

Die klassische *Therapie* des seborrhoischen Ekzems war die Behandlung mit Schwefel-, Resorcin- und Teerpräparaten. Heute gilt die lokale Anwendung von Glucocorticoiden als Mittel der Wahl. Auch Imidazolpräparate, also antimykotisch wirkende Pharmaka, haben einen Effekt. Patienten mit fettiger Haut vertragen schlecht Salben, reagieren aber auf Austrocknung mit einer Dermatitis unter Rötung und Schuppenbildung. In erster Linie wird es darauf ankommen, die Ursache der Erkrankung im genannten Sinne zu finden und zu behandeln.

Zusammenfassung

Unter Seborrhö versteht man vermehrten Talgfluß; bei erythematosquamösen Veränderungen mit bräunlichen oder rötlichen, blattartigen Herden in der vorderen und hinteren Schweißrinne, auf dem behaarten Kopf sowie in den Nasolabialfurchen spricht man von einem seborrhoischen Ekzem. Oft sind derartige Veränderungen mit Anzeichen einer Psoriasis kombiniert (Seborrhiasis). Eine tatsächliche Steigerung der Fettsekretion oder eine fehlerhafte Zusammensetzung der Fette hat sich beim seborrhoischen Ekzem nicht nachweisen lassen. Die klassische Therapie bestand in Teer- und Schwefelpräparaten, heute ist sie die lokale Anwendung von Glucocorticoiden.

Pityriasis rosea

Die Pityriasis (kleieförmige Schuppung) rosea gehört ebenfalls zu den erythematosquamösen Dermatosen (Abb. **33**). Sie imitiert eine Mykose; Pilze konnten allerdings nie nachgewiesen werden. Eine örtliche und zeitliche Häufung von Erkrankungen hat immer wieder an ein infektiöses Agens, im besonderen eine dermotrope Virusinfektion, denken lassen. Die Pityriasis rosea beginnt meist unauffällig mit einem medaillonartigen Primärherd (Primärplaque), oft am seitlichen Stamm. Er wird auch in anderen Regio-

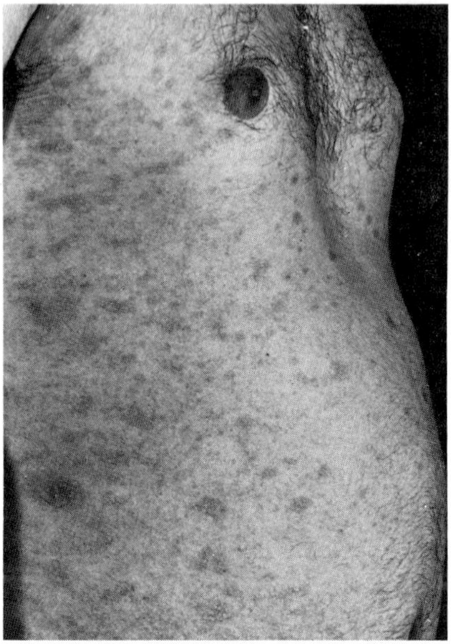

Abb. **33** Pityriasis rosea, links Mitte Medaillon (Primärherd oder -plaque)

nen des Körpers gefunden und hat einen Durchmesser von etwa 1–5 cm und ist rot, schuppend, mit einer Tendenz zur Ringbildung durch Abheilung im Zentrum mit bräunlicher Verfärbung (Pseudoatrophie). An der Mundschleimhaut sollen gelegentlich ulzerös-aphthöse Veränderungen zu finden sein, die spontan mit den Hautveränderungen schwinden. Einige Tage später, oft auch erst nach 3–4 Wochen, schließt sich in Schüben das allgemeine Exanthem an, das vor allem die oberen Partien des Rumpfes befällt, Gesicht, Hände und Füße aber meistens frei läßt. Die roten Papeln sind rundlich bis oval und folgen in ganz charakteristischer Weise den Hautspaltlinien. Sie entwickeln eine feine silbergraue Schuppung. Durch zentrale Abblassung werden sie den Medaillons ähnlich. Selten verursachen die Effloreszenzen Juckreiz. Durch intensives Waschen werden die Herde ödematös und infiltriert; der stärkeren Entzündung folgt Juckreiz.

Daher ist die Erkrankung oft besonders hartnäckig bei Patienten, die eine übermäßige Körpferpflege betreiben. Läßt man die Haut in Ruhe, so heilt die Pityriasis rosea nach etwa 3–6 Wochen ab. Zur Beruhigung des Patienten und um ihm eine Behandlung mit differenten Medikamenten zu ersparen, die evtl. zu einer Sensibilisierung führen, empfiehlt es sich, Ölbäder zu verordnen oder zu raten, anschließend die Effloreszenzen mit flüssigem Puder einzureiben.

Differentialdiagnostisch muß man andere exanthemische Erkrankungen ausschließen, vor allem eine Syphilis. Auch eine Mykose kann mit einer Pityriasis rosea verwechselt werden. Ekzeme, hervorgerufen unter dem Einfluß synthetischer elastischer Fasern, imitieren ebenfalls eine Pityriasis rosea.

Zusammenfassung

Die Pityriasis rosea tritt vor allem am seitlichen Stamm auf und ist gekennzeichnet durch rötlich schuppende Herde in den Hautspaltlinien. Der eigentlichen Ausbreitung geht ein medaillonartiger Primäraffekt voraus mit der Tendenz, sich ringförmig zu vergrößern und zentral unter Schuppung abzuheilen. Die Ursache ist unklar. Früher wurde das Tragen neuer Kleidungsstücke angeschuldigt. Differentialdiagnose: Syphilis, Pilzkrankheiten, Ekzeme, etwa durch Unverträglichkeit synthetischer elastischer Fasern.

Parapsoriasisgruppe

Bei der Parapsoriasisgruppe handelt es sich um eine Reihe von Erkrankungen, die mit der Psoriasis nicht verwandt sind, mit großer Wahrscheinlichkeit auch untereinander nicht zusammengehören. Unterschiedlich große Effloreszenzen, Rötung, bräunliche Verfärbung und Schuppung zeichnen diese Krankheiten aus.

Parapsoriasis guttata (Pityriasis lichenoides chronica)

Diese Erkrankung ist gekennzeichnet durch rötliche bis braune Papeln, die manchmal an ein syphilitisches papulöses Exanthem erinnern. Auf den Papeln liegen Schuppen, die fest zusammenhaften, so daß sie sich mit einem Holzspatel mit einemmal abheben lassen. Der Verlauf dieser Erkrankung ist chronisch. Manchmal entwickeln sich hämorrhagische und nekrotische Papeln. Man spricht dann von einer Parapsoriasis varioliformis Mucha-Habermann.

Parapsoriasis lichenoides varioliformis acuta

Von der Parapsoriasis guttata zu unterscheiden ist die Parapsoriasis lichenoides varioliformis acuta, eine akut verlaufende Erkrankung mit oberflächlich nekrotisierender Vaskulitis und entsprechenden papulonekrotischen Papeln. Sie läßt in erster Linie an ein Arzneiexanthem denken, täuscht dem Unerfahrenen aber auch Windpocken oder sogar Pocken vor. Die *lymphomatoide Papulose,* ein Pseudolymphom mit sehr vielfältigem Erscheinungsbild, wird von manchen Autoren mit dieser Form der Parapsoriasis identifiziert.

Parakeratosis variegata

Sehr selten ist die Parakeratosis variegata, verwirrenderweise auch Parapsoriasis lichenoides genannt und daher häufig mit der Pityriasis lichenoides

(s. o.) verwechselt. Hier ist besonders an eine frühe Form der Lymphome zu denken.

Parapsoriasis en plaques (Brocq)

Die häufigste Form der Parapsoriasis ist wohl die Parapsoriasis en plaques. Es handelt sich um rötliche oder bräunliche, oft münzengroße Herde, die aber auch handtellergroß und größer werden können und im Niveau der Haut liegen oder leicht erhaben sind. Innerhalb der Herde ist die Haut oft leicht gefältelt, sie wirkt häufig etwas atrophisch. Auf den Herden erkennt man eine leichte Schuppung (Abb. **34**). Die Parapsoriasis en plaques kann den gesamten Körper befallen, meist unter Aussparung von Kopf, Gesicht und Genitale, und zu De- und Hyperpigmentierung mit Hämorrhagien und Teleangiektasien führen. Es entsteht dann ein sehr vielgestaltiges Bild, eine Poikilodermie (poikilos = vielgestaltig). Die Poikilodermie ist ein Symptom, das auch bei anderen Erkrankungen gefunden wird, so bei der Dermatomyositis, der Mycosis fungoides und bei anderen Lymphomen. Die Mycosis fungoides beginnt zuweilen unter dem klinischen Bild der Parapsoriasis en plaques. Großfleckige und poikilodermatische Formen, im besonderen mit Juckreiz, gelten als verdächtig, erst recht natürlich mit Infiltration oder gar Lymphknotenschwellungen. Man hat Patienten mit Parapsoriasis en plaques beobachtet, bei denen die Erkrankung nach Jahren abgeheilt ist.

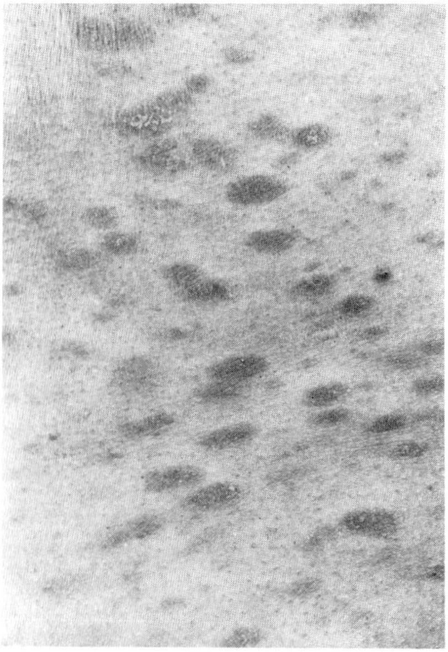

Abb. **34** Parapsoriasis en plaques: Effloreszenzen in den Hautspaltlinien

Die Parapsoriasis en plaques reagiert gut auf Bestrahlung mit Sonnenstrahlen, PUVA und SUP (S. 31, 66), schlechter auf Höhensonne.

Differentialdiagnostisch muß man Pilzerkrankungen, eine Pityriasis rosea oder Herde eines nummulären Ekzems ausschließen.

Zusammenfassung

Zur Parapsoriasisgruppe gehört eine Reihe von Erkrankungen, die nicht mit der Psoriasis und möglicherweise auch nicht untereinander verwandt sind: die Parapsoriasis guttata, die Parapsoriasis lichenoides varioliformis acuta, die Parakeratosis variegata und die Parapsoriasis en plaques. Die Parapsoriasis en plaques ist die häufigste und wichtigste dieser Hautveränderungen. Eine Mycosis fungoides kann unter dem Bilde der großfleckigen und poikilodermatischen Parapsoriasis en plaques beginnen.

Hautblutungen

Oberflächliche Hautblutungen sehen rot, tiefe blau aus. Diese blauen Hämatome sind ein Symptom, wenn sie sich nicht durch Traumen erklären lassen. Es handelt sich meist um schwere Störungen der Blutgerinnung, oft als Folge von Allgemeinerkrankungen (Leber!). Die Blutung kann durch primäre und sekundäre Knochenmarkerkrankungen (Panmyelopathie, Leukosen, ausgedehnte Metastasen im Knochenmark usw.) oder durch thrombozytoklastische Vorgänge, also durch vermehrten Abbau der Blutplättchen bedingt sein. Verminderte Produktion und vermehrter Abbau der Thrombozyten sind auch Auswirkungen einer Unverträglichkeit von Medikamenten. Flächenhafte schmerzhafte Blutungen mit Nekrosen hat man als Sanarelli-Shwartzman-Phänomen gedeutet.

Purpura

Die Purpura ist meist Folge einer Wandschädigung kleiner und kleinster Gefäße mit oberflächlich in der Haut gelegenen, punktförmigen Blutaustritten (Abb. **35**); s. dazu Vasculitis allergica superficialis, anaphylaktoide Purpura (S. 136). Häufig ist eine Überempfindlichkeit gegen Arzneien die Ursache.

Jedoch ist auch nach Störungen der Blutgerinnung und nach einer veränderten Blutzusammensetzung, im besonderen bei Leukämien, zu fahnden. Bei Kindern muß eine Meningokokkensepsis ausgeschlossen werden. Schädigungen der Gefäßwand treten oft vereint mit Veränderungen im Gerinnungssystem auf, z. B. kommt es neben einer Schädigung der Kapillarwände unter der Einwirkung von Medikamenten auch zu einem Abfall der Thrombozyten. Zuweilen bleibt die Ursache der Thrombozytopenie unklar – idiopathische Form.

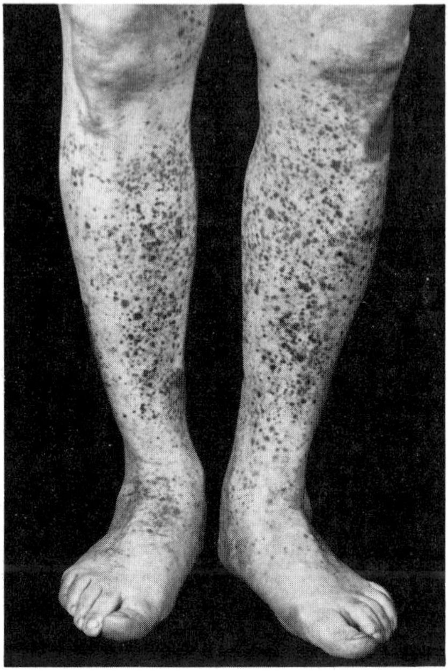

Abb. **35** Purpura, wahrscheinlich durch Arzneiunverträglichkeit

Oberflächliche Blutungen findet man in der Altershaut, ganz besonders auf der Streckseite der Unterarme, vor allem bei Patienten, die Glucocorticoide erhalten.

Pigmentpurpura (progressive Pigmentpurpura)

Purpura mit Teleangiektasien in braunroten Flecken sieht man vornehmlich unter dem Einfluß von Karbromal (Adalin), aber auch nach Apronalid (Sedormid) und anderen Schlaf- und Beruhigungsmitteln (Abb. **36a** u. **b**) und ferner Chinin. Früher wurden derartige Veränderungen unterteilt, je nachdem ob sie papulös, fleckig oder anulär waren (Dermatite lichénoide purpurique et pigmentée von Gougerot und Blum, Purpura pigmentaria progressiva Schamberg, Purpura anularis teleangiectodes Majocchi). Auch Störungen der Blutgerinnung bei diesen Krankheiten dürften Auswirkungen der Medikamente sein. Sehr selten werden solche Veränderungen ohne erkennbare Ursache beobachtet. Zusatzstoffe in Nahrungsmitteln sollen eine Pigmentpurpura auslösen oder unterhalten können.

Die *Angiodermite purpurique et pigmentaire* Favre und Chaix ist eine häufige Veränderung bei Status varicosus mit und ohne Ulzeration und Sklerose der Haut des Unterschenkels.

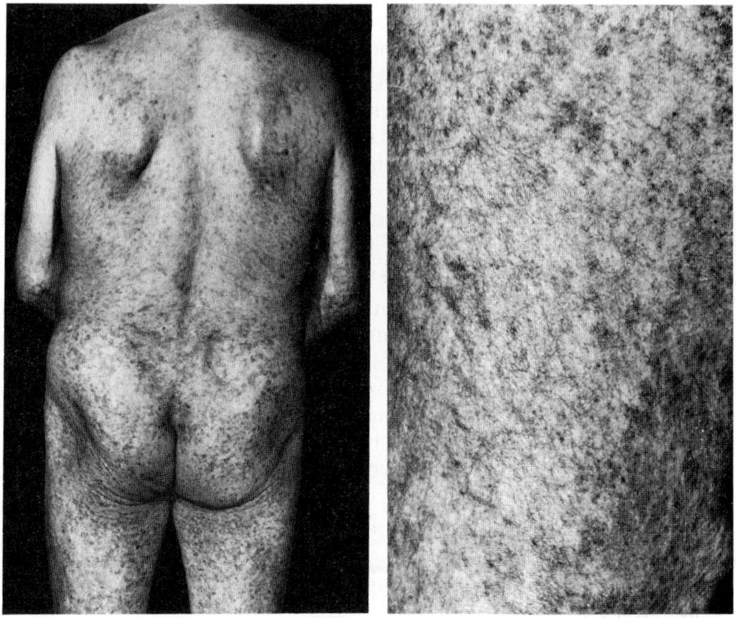

a b

Abb. **36a** u. **b** Pigmentpurpura, sog. Adalin-Purpura, mit braunroten Tupfen wie roter Pfeffer in bräunlichen Pigmentflecken. **a** Übersicht, **b** Ausschnitt

Zusammenfassung

Hautblutungen sind zu unterteilen in oberflächliche, kleinfleckige Blutungen z. B. als Begleitsymptom bei Arzneiexanthemen und bei inneren Krankheiten und in flächenhafte Hämorrhagien, die, falls nicht durch ein Trauma bedingt, meist auf schwere Störungen im Blutgerinnungssystem hinweisen. Purpura mit Pigmentierung am Unterschenkel ist oft bedingt durch Stauung bei Venenleiden oder auch durch Medikamente, im besonderen Chinin und Kabromal.

Weißliche Verfärbung der Haut

Weißliche Verfärbung durch Minderdurchblutung der Haut

Eine weißliche Verfärbung der Haut kann grundsätzlich auf einem Mangel an Gefäßen, einem verminderten Blutdurchfluß, einem Mangel an rotem

Blutfarbstoff oder einem verminderten Durchscheinen des roten Blutfarbstoffs durch die Haut beruhen. Hier kommen in Frage:

1. Umschriebene Anämie durch Engstellung der Gefäße; a) beim Naevus anaemicus: bleibende umschriebene Engstellung eines oberflächlichen Gefäßbezirks durch veränderte Ansprechbarkeit der Gefäßnerven; b) bei manchen Erkrankungen, wie beim Scharlach, weißliche Verfärbung der zentralen Gesichtspartien. Auch für die umschriebene Abblassung bei Atopikern, im besonderen Patienten mit endogenem Ekzem (S. 214), wird dieser Mechanismus angenommen; c) unter Einwirkung gefäßverengender Mittel (H_2O_2, Adrenalingruppe, Glucocorticoide) und unter Kälte.

2. Fehlen von Gefäßen oder mangelndes Durchscheinen der Gefäße; a) durch Verdrängung, Zerstörung, Einlagerung von Substanzen (Lichen myxoedematosus), Veränderung (Lichen sclerosus et atrophicus) oder Vermehrung des Bindegewebes (Sklerodermie), Ödeme (endogenes Ekzem?); b) durch die Ein- oder Auflagerung stark lichtreflektierender Substanzen in Hornmaterial (Wickham-Streifen bei Lichen ruber [S. 98, Abb. **46**], Schuppung bei Psoriasis [S. 58], Leukonychie [S. 481], Leukoplakie [S. 398], Soor).

3. Blaß-weißliche Verfärbung der Haut durch Mangel an rotem Blutfarbstoff (Anämie).

Depigmentierung durch Mangel an Melanin

Zu den Depigmentierungen im eigentlichen Sinne gehören:

Angeborener Pigmentmangel, Vitiligo, mangelnde Pigmentbildung bei angeborenen Stoffwechselstörungen, mangelnde Pigmentierung unter dem Einfluß von Medikamenten, Depigmentierung als Folge von Hauterkrankungen (Leukoderm), Pigmentschwund in Narbenbereichen (Röntgennarben, Verbrennungsnarben, Unterschenkelnarben bei Gefäßinsuffizienz, besonders der Venen, Atrophie blanche), weißliche Verfärbung der Haut im Verein mit nervösen Ausfallserscheinungen (Lepra, Syringomyelie).

Angeborener Pigmentmangel

Beim *Albinismus* vermißt man das Pigment fast völlig, und zwar in Haut, Haaren, Iris und Chorioidea. In den Melanozyten ist nämlich das für die Pigmentbildung entscheidende Enzym Tyrosinase (S. 10) nicht aktiv. Die rötlich schimmernde Pupille, die Lichtscheu, die weißen Haare weisen auf die Diagnose hin. Nach anderen Störungen ist zu suchen; z.B. Oligophrenie, Aniridie und familiärer juveniler Makuladegeneration (Stargardt-Syndrom). Der *Albinoidismus* ist ein inkompletter Albinismus.

Bei der *umschriebenen Form des Albinismus* (achromatischer Nävus) fehlt das Pigment fleckweise. Im Haarbereich fallen weiße Strähnen auf (Poliosis circumscripta congenita). Differentialdiagnostisch abzugrenzen sind depigmentierte Bezirke um Pigmentzellennävi (Sutton-Nävus) und die Vitiligo, die aber nicht von Geburt an vorhanden ist.

Vitiligo (Weißfleckenseuche)

Die Vitiligo besteht in einem meist fleckigen, oft symmetrischen Pigmentschwund; sie tritt familiär gehäuft auf und wird oft zuerst in Hautabschnitten bemerkt, die der Sonne exponiert sind, oder auch in dem stärker pigmentierten Genitoanalbereich.

Klinisches Bild. Die Vitiligo kommt bereits im Säuglings- und Kleinkindesalter vor. Erste Herde werden oft übersehen oder fehlgedeutet, so daß Angaben über das Auftreten mit Vorbehalt zu werten sind. Im Sommer fallen die weißen runden Flecken besonders auf, da die umgebende Haut zu übermäßiger Pigmentierung neigt (Abb. **37**). Die Herde halten sich oft an Bezirke, die als Ausbreitungsgebiet von Gefäßen und Nerven gedeutet werden können. Sie neigen zur Konfluation; daher sind ihre Ränder zuweilen unregelmäßig gezackt.

Die Melaninproduktion bleibt um die Haarfollikel am längsten erhalten; darum ist hier am Rande von Vitiligoherden noch eine geringe Pigmentierung zu erkennen. Bei Abheilung tritt das Pigment um die Follikel zuerst auf; dadurch sehen die abheilenden Herde gesprenkelt aus.

Ursache. Die Ursache der Störung ist ungeklärt. Am ehesten ist an eine immunologische Reaktion (Autoantikörper) zu denken; am Anfang finden sich geringe perivaskuläre Infiltrate. Man glaubt, daß die Tyrosinaseaktivität gehemmt ist und daher kein Pigment gebildet wird. Nach anderen Un-

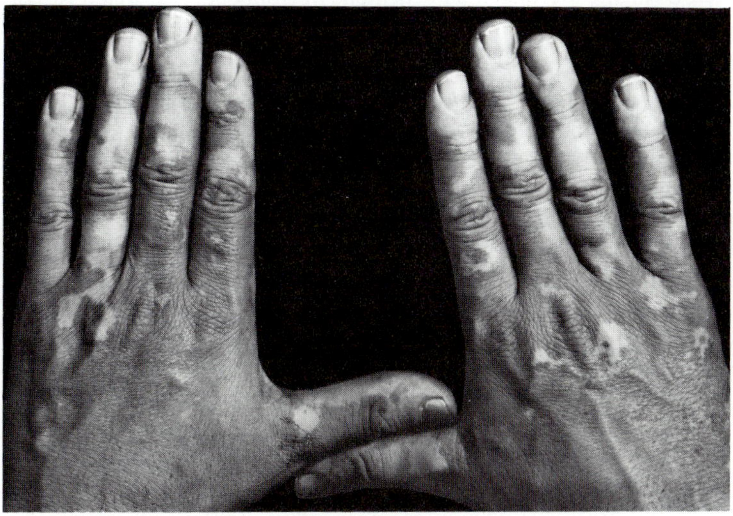

Abb. **37** Vitiligo

tersuchern sind die Melanozyten im Vitiligoherd geschwunden und nur noch Langerhans-Zellen vorhanden, die man früher als Melanozyten ohne Tyrosinaseaktivität verkannt hat.

Eine Vitiligo ist überdurchschnittlich häufig bei Kranken mit Vitamin-B_{12}-Resorptionsstörung (Vitamin-B_{12}-Mangelanämie) zu beobachten. Auch über eine Häufung von Alopecia areata, Diabetes mellitus, Hepatosen, Schilddrüsenstörungen bei Vitiligo wird berichtet. Antikörper gegen Thyreoglobulin sollen bei Patienten mit Vitiligo vermehrt sein. Bei Vitiligopatienten treten – durch Saugbiopsie nachweisbar – Gastritiden früh und häufig auf, besonders die atrophische Form. Positive Parietalzellen-Antikörperbefunde bei Vitiligo werden mit der chronischen Gastritis in Zusammenhang gebracht, nicht direkt mit der Vitiligo. Ob es sich bei gemeinsamem Vorkommen von Vitiligo und Addison-Erkrankung (S. 82f.) wirklich um eine Vitiligo im eigentlichen Sinne handelt, ist vorläufig nicht zu entscheiden. Das Auftreten einer Vitiligo wurde auch gehäuft bei Patienten mit Uveoenzephalitis, beim uveokutanen Syndrom, hier besonders mit symmetrischer Vitiligo an den Händen, mit prämaturer Alopezie und Ausfall der Wimpern, sowie beim Mafucci-Syndrom (Dyschondroplasie und multiple Angiomatose) beobachtet.

Mechanische (Trauma und Druck) und chemische Einflüsse (besonders Substanzen mit Phenol- und Thiogruppen [auch Inhalation!]) provozieren Vitiligoherde.

Differentialdiagnose. In der Differentialdiagnose sind die bereits erwähnten Depigmentierungen zu beachten. In tropischen Regionen ist vor allem eine Verwechslung mit dem Leukoderm bei Lepra möglich. Vitiligo hat in Ländern, in denen die Lepra endemisch ist, eine große soziale Bedeutung. Abzutrennen ist auch die Depigmentierung durch Hydrochinonmonobenzyläther, einem Zusatzstoff zu Gummi. Bei Weißhäutigen finden sich solche Depigmentierungen am Penis als Auswirkung des Kondomgummis. Depigmentierungen unter der Einwirkung depigmentierender Stoffe (s. u.) kommen zusammen mit Vitiligoherden vor, Vitiligokranke sind dazu prädisponiert. Besonders im Bereich des Perineums und des Afters kann man auch Herde des Lichen sclerosus et atrophicus (Lichenatrophie, Weißfleckenkrankheit) mit einer Vitiligo verwechseln (beachte: *Vitiligo = Weißfleckenscheckhaut*). Im Gegensatz zur Vitiligo ist beim Lichen sclerosus et atrophicus das Bindegewebe verändert; entsprechendes gilt auch für die umschriebene Sklerodermie.

Therapie. Eine wirksame Therapie der Vitiligo ist nicht bekannt. Der Patient sollte Sonnenexpositionen möglichst meiden, um die Pigmentierung der gesunden Haut zu verhindern. Kosmetisch kann man die Vitiligoherde überdecken oder anfärben (Dihydroxyaceton, Carotin). Die innerliche und äußerliche Anwendung von Lichtsensibilisatoren (Photochemotherapie, S. 31, 66) brachte trotz monatelanger intensiver Behandlung nur einen bescheidenen Erfolg, vor allem bei jungen Patienten mit frischen Herden.

Es wurde auch die Unterspritzung einzelner Herde mit Glucocorticoid-Kristallsuspension empfohlen; man nimmt damit die unerwünschten Wirkungen in Kauf (etwaige Dellenbildung [S. 146f.], Belastung des Organismus). Ferner ist die lokale Therapie mit Glucocorticoiden mit und ohne Plastikverbände besonders bei ausgedehnten frischen Herden empfohlen worden. Im Hinblick auf das gehäufte Auftreten der chronischen Gastritis, besonders in der atrophischen Form, und damit einer möglicherweise mangelhaften Resorption von Vitamin B_{12} sollte man einer Vitamin-B_{12}-Avitaminose vorbeugen (Schilling-Test, Blutbildkontrollen). Die Ausdehnung der Vitiligo geht der Schwere der Magenschleimhautveränderungen nicht parallel.

Zusammenfassung

Bei der Vitiligo fehlt die Pigmentbildung in umschriebenen Bereichen, während die angrenzenden Partien meist zu einer übermäßigen Pigmentierung neigen. Man faßt heute die Vitiligo als Autoimmunstörung auf, zumal sie mit anderen Autoimmunkrankheiten kombiniert auftritt. Die Melanozyten schwinden in den betroffenen Arealen oder die Tyrosinaseaktivität ist aufgehoben. Vitamin-B_{12}-Mangelanämie und Schilddrüsenstörungen sind bei Kranken mit Vitiligo überdurchschnittlich häufig. Von der Vitiligo ist die Depigmentierung infolge anderer Hautveränderungen, das Leukoderm, abzugrenzen.

Mangelnde Pigmentbildung bei angeborenen Stoffwechselstörungen

Bei auffallender Pigmentarmut sollte immer nach anderen Symptomen gefahndet werden; denn eine Reihe von seltenen angeborenen Stoffwechselstörungen geht mit mangelnder Pigmentbildung einher: die Phenylketonurie, das Chediak-Higashi-Syndrom, die Ahornsirupkrankheit, seltene Fehlentwicklungen des zentralen Nervensystems, verbunden mit Störungen des Haarwuchses und fehlender Pigmentbildung (Kinky-hair-[Menkes-]Erkrankung). Bei Pigmentmangel des Haares, der bei spärlichem Haarwuchs der Kleinkinder oft schwer zu erkennen ist, sollten die Haare stets unter dem Mikroskop betrachtet werden. Die Symptome des Simmonds-Sheehan-Syndroms (Hypophyseninsuffizienz, oft postpartal infolge ischämischer Nekrosen in der Adenohypophyse) sind Amenorrhö, Adynamie, Hypoglykämie, Hypothermie, Hypotonie, Verminderung der Achsel- und Schambehaarung, blasse gelbliche Haut, Pigmentverlust; auch die Psyche ist verändert. Es fehlt die Stimulierung der Nebennierenrinde durch die Hypophyse.

Depigmentierung unter dem Einfluß von Medikamenten und äußerlichen Noxen

Durch manche Medikamente wird die Pigmentierung unterdrückt. Bekannt ist das Blondwerden von Haaren unter Behandlung mit Chloroquin (Resochin). Unter Triparanol und Mephenesin wurden die Haare weiß. Phenol-, Catechol- und Thioverbindungen können zur Depigmentierung führen. Catechole werden als Antioxidans in Industrieölen, Phenole bei der Herstellung von Kunstharzen und als keimabtötende Substanzen in Seifen und anderen Waschmitteln verwandt.

Depigmentierung als Folge von Hauterkrankungen (Leukoderm)

Einige Hauterkrankungen hinterlassen eine Depigmentierung, die aber weniger ausgesprochen als bei der Vitiligo ist (Abb. **14** u. **38**). Besonders bekannt ist das Leukoderm bei der Syphilis (Leucoderma colli, Halsband der Venus), bei der Psoriasis und der Pityriasis versicolor. Das Leukoderm ist von der Entfärbung des abgeheilten Psoriasisherdes und des psoriatischen Hofes durch dessen mangelnde Haftfähigkeit für Farbstoffe zu unterscheiden (*Pseudoleukoderm,* S. 59). Die Incontinentia pigmenti beginnt im frühen Kindesalter mit Blasen, meist bei Mädchen, und hinterläßt bizarre

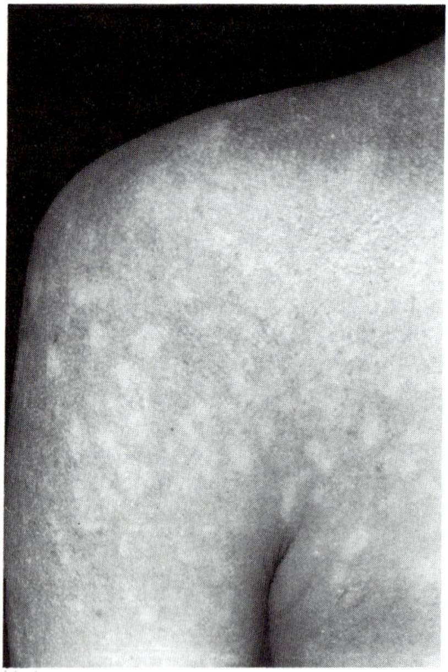

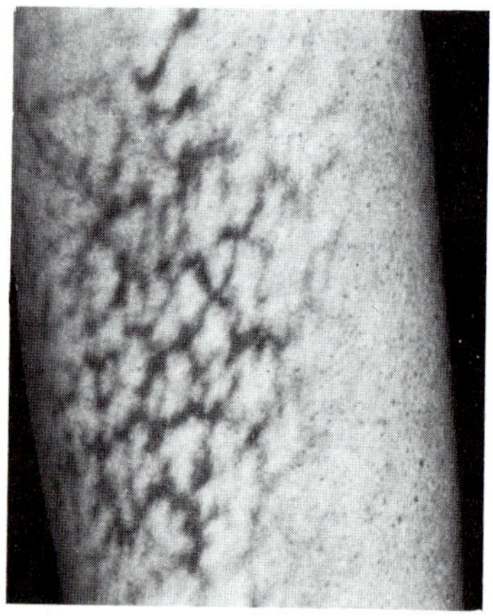

Abb. **39** Netzförmige Pigmentierung nach Wärmeeinwirkung (Melanosis reticularis calorica)

◀ Abb. **38** Leukoderm nach Parapsoriasis guttata (sog. leukodermische Parapsoriasis) unregelmäßige Hyperpigmentierungen, manchmal mit linearem oder bandartigem Verlauf. Andere ektodermale Störungen werden bei 60% der Betroffenen gefunden.

Zusammenfassung

Depigmentierung kann, besonders bei Kindern, Folge ernster Stoffwechselstörungen sein, die sofort behandelt werden müssen. Manche Medikamente führen zur Depigmentierung, auch der Haare. Auch äußere Noxen (Phenole, Substanzen mit Thiogruppen) depigmentieren. Zahlreiche Hauterkrankungen, vor allem Syphilis und Psoriasis, hinterlassen eine Depigmentierung (Leukoderm). Differentialdiagnose: Vitiligo, Naevus anaemicus, Naevus depigmentosus, partieller Albinismus, Albinoidismus, Lepra.

Dunkle Verfärbung der Haut

Eine Dunkelverfärbung der Haut beruht auf einer vermehrten Ansammlung von Melanin und/oder Hämosiderin bzw. dessen Abbauprodukten. Hämosiderin stimuliert offenbar die Melaninsynthese, so daß beide Pigmente gemeinsam vorkommen. Die Melaninansammlung kann sich aus einer verstärkten Pigmentbildung oder einem verminderten Pigmentabfluß oder beiden erklären. In hyperpigmentierter Haut sind nicht die Pigmentbildner vermehrt, sondern ihre Aktivität ist verstärkt. Auch mechanische Faktoren, z.B. Druck, führen zur Pigmentierung, wohl durch Kapillarschädigung, Blutung und Hämosiderinbildung. Die Pigmentierung nach Einwirkung von Sonnen- und Wärmestrahlen wurde bereits erwähnt (Abb. **39**).

Übermäßige Pigmentierungen sind zu unterteilen in:

1. anlagebedingte, 2. innerlich bedingte, 3. durch Medikamente bedingte, 4. durch Lichtsensibilisatoren bedingte, 5. Folge- und Begleiterscheinungen bei Hautkrankheiten (Melanoderm).

Anlagemäßig bedingte Hyperpigmentierungen

Epheliden

Harmlose, anlagebedingte, aber durch Licht provozierte, fleckige Pigmentierungen sind die Epheliden oder Sommersprossen (Abb. **40**). Prophylaxe: Lichtschutz.

Therapie. Versuch mit Depigman (p-Benzyloxyphenolmonobenzon), eventuell mit quecksilbersalzhaltigen Präparaten (toxisch! Allergien), z.B. Unguentum (hydrargyri) praecipitati album 2%, Perhydrolen, z.B. Benzoylperoxid, oder Kombinationspräparaten, z.B. Vitamin-A-Säure 0,1%, Hydrochinon 5%, Dexamethason 0,1% in hydrophiler Salbengrundlage.

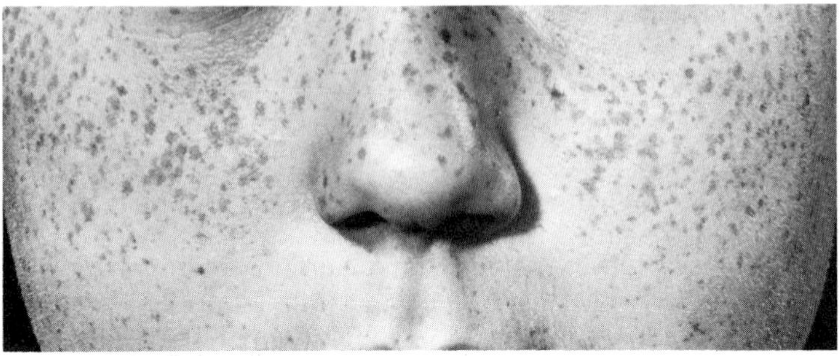

Abb. **40** Epheliden, schmetterlingsartig am stärksten in dem Bereich ausgebildet, in dem bei aufrechtem Gang Sonnenstrahlen am intensivsten einwirken

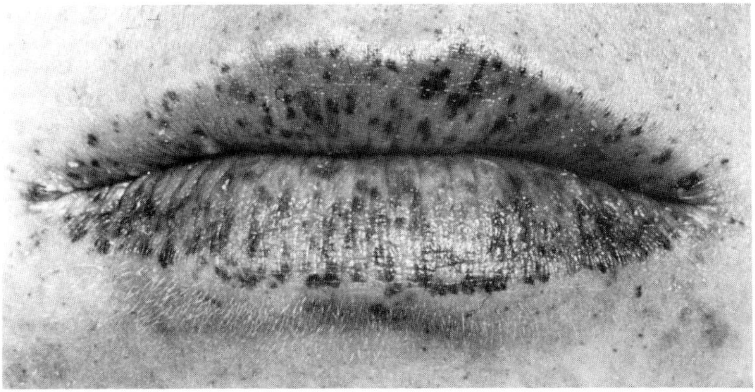

Abb. **41** Pigmentflecke auf den Lippen bei Peutz-Jeghers-Syndrom (gleichzeitiges Vorkommen von Polypen im Magen-Darm-Trakt)

Differentialdiagnose. Braune Flecken an den Lippen: Peutz-Jeghers-Syndrom (Abb. **41**), juvenile Warzen, Xeroderma pigmentosum, PUVA-Lentigines (S. 383).

Innerlich bedingte Hyperpigmentierung

Morbus Addison

Der Morbus Addison ist eine oft kaum merklich beginnende, langsam fortschreitende Erkrankung. Meist ist die Ursache unklar. Manchmal handelt es sich um eine Unterfunktion oder Zerstörung der Nebennierenrinde durch eine Geschwulst, eine Tuberkulose, eine Amyloidose oder andere entzündliche Prozesse. Man nimmt als Ursache der Pigmentierung auch eine verstärkte Ausschüttung des Melanotropins aus der Hypophyse an.

Allgemeinsymptome sind zunehmende Schwäche, Gewichtsverlust, niedriger Blutdruck, Dehydratation, gastrointestinale Beschwerden und periodische Hypoglykämie. Die gesteigerte Pigmentierung findet sich an lichtexponierten und nicht lichtexponierten Hautabschnitten, besonders an Druckstellen, wie über Knochenvorsprüngen, in Hautfalten und Narben, auf den Streckseiten stärker als auf den Beugeseiten. Fleckige Pigmentierung sieht man an Stirn, Gesicht, Nacken und Schultern. Auch depigmentierte Bezirke mit kleinen zentralen Flecken treten auf. Eine blauschwarze Verfärbung der Areolae mammae und aller an die Haut angrenzenden Schleimhäute, also nicht nur der Lippen und der Mundschleimhaut, sondern auch des Rektums und der Scheide, werden beobachtet. Ein wichtiger Hinweis auf die Diagnose sind die Verschiebung der Relation zwischen Natrium und Kalium im Serum und der niedrige Nüchternblutzuckerwert.

Bei Vitamin-B_{12}-Mangel wird eine fleckige Hyperpigmentierung beschrieben, brillenartige Lidpigmentierung bei Leberzirrhose und bei Hyperthyreose.

Schwärzliche Verfärbung der Haut findet man bei der *Ochronose.*

Hyperpigmentierung durch Medikamente

Bei der Pigmentierung von Haut und Schleimhaut durch Medikamente ist die Ablagerung von Metallen, so Blei, Silber (Argyrie), Quecksilber, Gold, Arsen und Wismut, zu berücksichtigen. Die Farbänderung der Haut kommt durch die Farbe des abgelagerten Metalls, aber auch durch optische Phänomene wie Strahlenrefraktion und Streuung zustande. Daneben wird durch die Anwesenheit von Metallen, auch in Form des Hämosiderins, die Melaninbildung gefördert. Die Metalle nämlich binden die Sulfhydrilgruppen, die ihrerseits normalerweise das für die Pigmentierung entscheidende Enzym Tyrosinase hemmen (S. 10). Die Pigmentierung variiert von graphitgrau bis blauschwarz, bei manchen Substanzen ist sie in den lichtexponierten Hautregionen akzentuiert, zuweilen ist sie gleichmäßig, manchmal spart sie auch Flecke aus, z. B. beim Arsen. Blei, Silber und Wismut werden in der Mundschleimhaut oder in den Nägeln abgelagert (Bleisaum, Wismutsaum, aber Quecksilberstomatitis!). Auch Präparate der Phenothiazingruppe, Antimalariamittel, Busulfan (Myleran), Hydantoine und ACTH stimulieren offenbar die Aktivität der Melanozyten. Mit einer Pigmentierung durch hormonelle Kontrazeptiva ist bei Frauen zu rechnen, bei denen es auch in der Gravidität zu einem Chloasma kam. Die Pigmentierung ist oft sehr hartnäckig und schwindet nicht ohne weiteres nach Absetzen des Ovulationshemmers.

Die Pseudomelanosis recti ist die Folge jahrelangen Laxanzienabusus mit Anthrachinonderivaten.

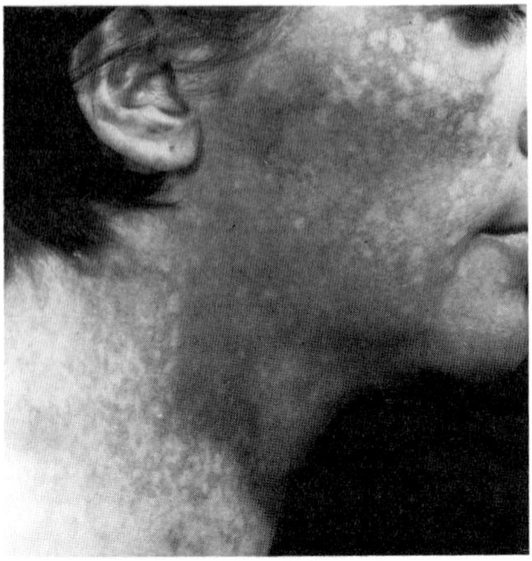

Abb. **42 a** u. **b** Pigmentkontaktdermatitiden
a Melanodermitis toxica in Art einer Poikilodermie des Gesichtes und des Halses mit Hyper- und Depigmentierungen, wahrscheinlich äußerlich bedingt (Kosmetika?). In der Hyperpigmentierung konfettiartige Depigmentierung, wie sie nach Applikation hydrochinonhaltiger Therapeutika auftreten kann

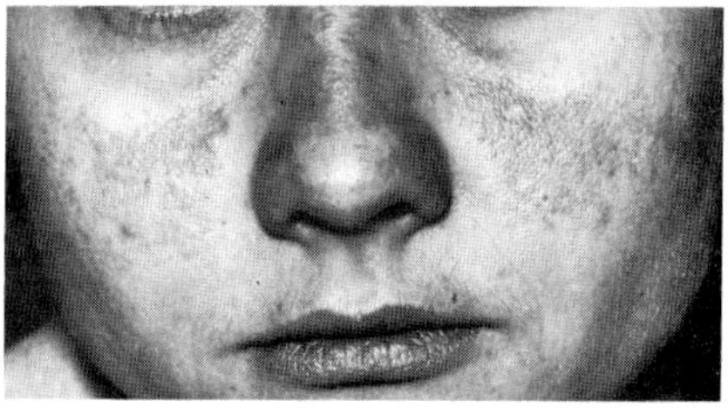

b Chloasma der Nase und Wangen (Schmetterlingskonfiguration, S. 38), wahrscheinlich bedingt durch parfümierte Körperpflegemittel bzw. Kosmetika; seltenere Ursache: Ovulationshemmer

Hyperpigmentierung durch Lichtsensibilisatoren (Pigmentkontaktdermatitiden)

Nach Einwirkung von Fetten, Mineralölen, Salben und salbenartigen Zubereitungen sowie Sonnenstrahlen kommt es zur Entzündung und Pigmentierung der Haut. Auch Salben und Cremes, die beim Laien als harmlos gelten und zur Hautpflege, vor allem auch bei Kindern, verwandt werden, lösen gelegentlich solche Hyperpigmentierungen aus. 2 Formen werden unterschieden: die *Melanosis Riehl,* bei der entzündliche Veränderungen zu Beginn fehlen, und die *Melanodermitis toxica* (Abb. **42 a**), bei der Zeichen einer Entzündung vorhanden sind. Oft ist das klinische Bild sehr vielgestaltig, Rötung und Pigmentierung wechseln miteinander ab und vermischen sich; auch depigmentierte Bezirke sind vorhanden (Poikilodermie). Wahrscheinlich handelt es sich bei Melanosis Riehl und Melanodermitis toxica um eine besondere Form der Sensibilisierung unter dem Einfluß von Fetten, Ölen, Parfüms und Teerprodukten. Bei den Patienten sind Hautteste positiv, wenn man die verdächtige Substanz auf die Haut aufbringt *und* belichtet. Zuweilen sind mehrfaches Aufbringen und Belichten notwendig. Der übliche Epikutantest ist negativ. Differentialdiagnostisch kommen das Chloasma uterinum bei Gravidität und das Chloasma nach hormonellen Kontrazeptiva in Frage. Therapeutisch ist vor allem wichtig, daß die schädigende Substanz aufgefunden und weggelassen wird. Das durch Kosmetika und Körperpflegemittel hervorgerufene „Chloasma" (Abb. **42b**) ist etwa 5- bis 10mal häufiger als das nach hormonellen Kontrazeptiva.

Hyperpigmentierungen entstehen im Anschluß an entzündliche Veränderungen und nach dem innerlichen oder äußerlichen Einfluß von Lichtsensibilisatoren (S. 84). Hier sind in erster Linie pflanzliche Stoffe (Wiesengrasdermatitis), die Furocumarine (Psoralene), die auch therapeutisch zur Behandlung des Pigmentschwundes, im besonderen der Vitiligo, empfohlen werden, sowie Parfümbestandteile (Berloque-Dermatitis) zu nennen. Pigmentflecke, vor allem im Hüftbereich, findet man nach Photochemotherapie (S. 383).

Melanoderm

Entsprechend dem Leukoderm bezeichnet man als Melanoderm die Folge- und Begleitpigmentierung bei Hautkrankheiten.

Zusammenfassung

Übermäßige Pigmentierung der Haut ist vornehmlich durch die Einlagerung von Melanin oder Hämosiderin bedingt. Sie kann innerlich oder äußerlich verursacht sein. Manche Medikamente induzieren eine vermehrte Pigmentierung, z.B. chloasmaartig unter der Einnahme von hormonellen Kontrazeptiva. Stoffwechsel- und hormonelle Störungen führen zu verstärkter Melaninpigmentierung. Auch äußerlich auf die Haut aufgebrachte Substanzen veranlassen eine Pigmentbildung, z.B. Parfüms und Salben (Pigmentkontaktdermatitiden, Melanoderm, Vaselinoderm, Melanodermitis toxica; Differentialdiagnose: Argyrie, Hydrargyrose). Anlagebedingte, durch Licht provozierbare, fleckige Pigmentierungen sind die Epheliden. Lichtsensibilisatoren können Hyperpigmentierungen provozieren.

Verhornungsstörungen

Die unbemerkte Abstoßung von Hautschuppen ist ein meist als selbstverständlich hingenommenes Phänomen. Offenbar besitzen die Epidermiszellen beim Gesunden ein sorgsam gesteuertes, mit einer Art Zeitzünder versehenes Haftsystem, so daß die Epidermiszellen sich im richtigen Moment in der richtigen Quantität voneinander lösen. Der Mechanismus versagt bei Entzündungen der Haut, wenn die Epidermis mitbetroffen ist.

Angeborene Verhornungsstörungen sollten den Arzt veranlassen, nach anderen Fehlanlagen zu suchen.
Zu den angeborenen Verhornungsstörungen gehören:
1. die primären Formen der Ichthyosis,
2. die Dyskeratosis follicularis vegetans Darier,
3. umschriebene Verhornungsstörungen, vor allem an Handteller und Fußsohle.

Erythrokeratodermien sind seltene Krankheitsbilder mit wechselndem Auftreten von Keratosen und Rötungen der Haut.

Ichthyosis

Der Name Ichthyosis wurde in Anlehnung an die Schuppenhaut des Fisches (Ichthys) gebildet. Im Grunde ist die Benennung falsch; bei starker Ausbildung der Ichthyosis liegen nämlich die Schuppen wie Pflastersteine nebeneinander. Die Haut erinnert eher an die eines Alligators oder einer Schlange. Die verschiedenen Formen der Ichthyosis unterscheiden sich im klinischen Befund, nach der feingeweblich erkennbaren Verhornungsart und im Vererbungsmodus (Tab. **11**). Bei der Einteilung wird neuerdings meist der Vererbungsmodus zugrundegelegt; deshalb klassifizieren auch wir entsprechend; es ist jedoch zu beachten, daß klinisch Übergangsformen zwischen den einzelnen Krankheitsbildern beschrieben worden sind und daß für ein und dasselbe Krankheitsbild verschiedene Namen verwandt wurden.

Die verschieden starke Ausbildung der Hornschuppen und die Intensität der Anfärbung des Hornmaterials von grau bis schwarz erklären die zahlreichen Namen, die den einzelnen Varianten gegeben wurden (s. Klassifikation). Die schmutzige Verfärbung der Hornschicht erklärt sich einmal aus der Zunahme des Hornmaterials, zum anderen aber aus der Tatsache, daß vermehrt Melanin an die Hornschicht abgegeben wird.

Vererbte Formen der Ichthyosis

Eine exakte Klassifikation der einzelnen Ichthyosisformen ist notwendig, um den Patienten bzw. seine Angehörigen über den Vererbungsmodus zu informieren und damit aufzuklären, ob bei Geschwistern, Kindern und anderen Verwandten ähnliche oder schwerere Störungen zu erwarten sind.

Ichthyosis-vulgaris-Gruppe

In der *Ichthyosis-vulgaris*-Gruppe unterscheiden wir zwischen der autosomal dominant vererblichen Ichthyosis und der geschlechtsgebundenen rezessiv vererblichen Ichthyosis Wells Kerr.

Autosomal dominant vererbliche Ichthyosis (Ichthyosis vulgaris). Die Veränderung ist relativ häufig. Sie äußert sich meist erst nach dem 3. Lebensmonat. Bei leichten Fällen ist die Haut einfach trocken oder leicht schuppend schmutziggrau (Abb. **43**) (Verkennung als Schmutz!). Kratzt man

Tabelle **11** Hereditäre Ichthyosen (nach ANTON-LAMPRECHT)

Gruppe und Typ	Erbgang	Histologischer Typ	Epidermopoese	Ultrastruktur	Defekt
Ichthyosis-vulgaris-Gruppe					
Ichthyosis vulgaris (oft Atopiker, S. 179)	autosomal dominant	Retentionshyperkeratose	normal	Keratohyalin atypisch	Keratohyalindefekt
Ichthyosis Wells Kerr (Korneaveränderungen)	X-chromosomal rezessiv	Retentionshyperkeratose	normal	quantitative Abweichungen	Steroidsulfatasemangel
Refsum-Syndrom	autosomal rezessiv	Retentionshyperkeratose	?	Lipidspeicherung	Defekt der α-Oxidation: Phytansäurespeicherung
Ichthyosis-congenita-Gruppe					
Ichthyosis congenita, 1. congenitale ichthyosiforme Erythrodermie	autosomal rezessiv	Proliferationshyperkeratose	gesteigert	heterogen: quantitative Abweichungen, Lipidspeicherung im Horn	heterogene Störungen im epidermalen Lipidstoffwechsel
2. lamelläre Ichthyosis	autosomal rezessiv autosomal dominant	Retentionshyperkeratose	normal	?	?
Sjögren-Larsson-Syndrom (geistige Defekte, Tetraplegie, Retinadegeneration)	autosomal rezessiv	Proliferationshyperkeratose	?	quantitative Abweichungen	?
Ichthyosis linearis circumflexa Comel	autosomal rezessiv	Para- und Orthohyperkeratose, spezifische Histologie, Exosercse	?	phasenweise Bildung unbekannter Substanzen, spezifische Ultrastruktur	?
Ichthyosis-hystrix-Gruppe					
Bullöse kongenitale ichthyosiforme Erythrodermie	autosomal dominant	Akanthokeratolyse	gesteigert	Tonofibrillen-Klumpen	Alkane erhöht
Ichthyosis hystrix im engeren Sinne					
– lokalisiert – generalisiert	seltene Formen z. T. Einzelfälle	extreme Hyperkeratosen			

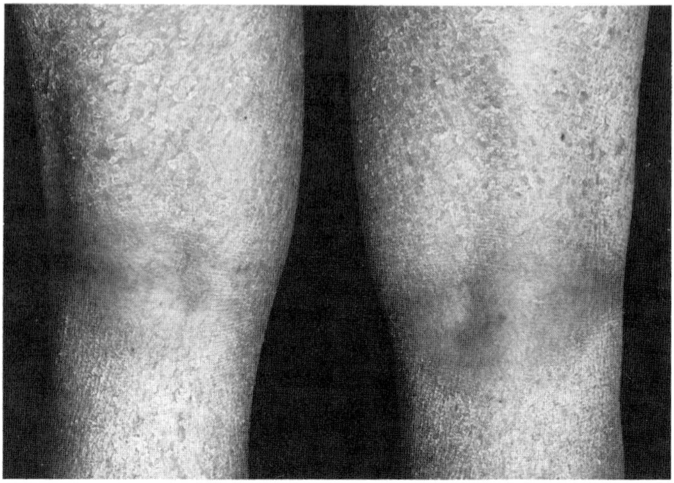

Abb. **43** Ichthyosis vulgaris, feine Schuppung der trockenen Haut. Man beachte die Aussparung der Kniekehlen!

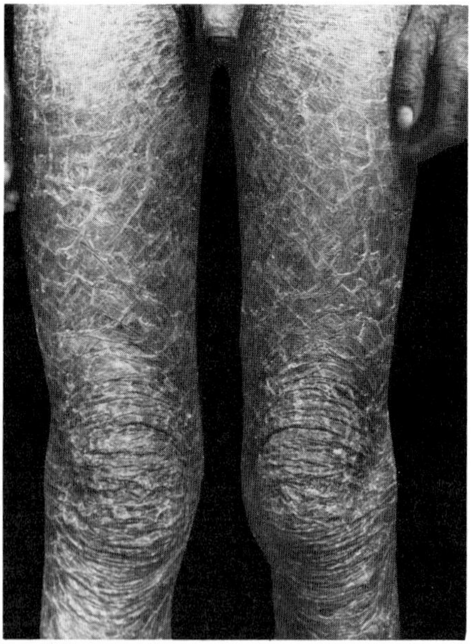

Abb. **44** Ichthyosis congenita, plattenartige Verhornung

über eine solche Haut, so erscheint die Kratzspur weiß, wie mit Mehl oder Kleie bestäubt. Charakteristisch sind die sog. Ichthyosehände und die follikulären Hyperkeratosen auf den Streckseiten der Extremitäten und auf den Glutäen. Die Hände sind trocken und lichenifiziert, d.h. die feinen Hautfalten treten zurück und die gröberen hervor. Auch auf dem behaarten Kopf ist vielfach eine weißliche Schuppung festzustellen. Differentialdiagnostisch ist sie gegen die silberweiße Schuppung bei Menschen mit Veranlagung zur Psoriasis abzugrenzen.

Die **geschlechtsgebundene rezessiv vererbliche Ichthyosis** findet sich in voller Entwicklung nur bei Männern und ist durch eine Verdickung von Hornschicht und Stratum granulosum gekennzeichnet. Im Gegensatz zur nicht geschlechtsgebundenen Ichthyosis vulgaris sind die Hornschuppen größer, häufig schwärzlich (Ichthyosis nigricans). Axillen und Ellbeugen sind ausgespart, die Kniekehlen bis auf einen kleinen Streifen befallen. Der vordere Stamm, besonders der Bauch, ist stärker betroffen; Korneatrübungen, Kryptorchismus und Hypogenitalismus können mit dieser Form der Ichthyosis verbunden sein. Die Aktivität der Steroidsulfatase ist gehemmt.

Ichthyosis-congenita-Gruppe

Die Ichthyosen dieser Gruppe werden autosomal rezessiv vererbt. In der schwersten Form, der *Ichthyosis congenita gravis,* überlebten die Kinder früher nur kurze Zeit. Die Prognose ist trotz innerlicher und äußerlicher Anwendung von stark wirksamen Glucocorticoiden und von Retinoiden (S. 23) schlecht. Glücklicherweise ist diese schwere Form selten. Eine universell panzerartige Hornschicht bedeckt die Haut dieser Neugeborenen, meist Frühgeburten.

Als Folge davon sind die Körperöffnungen aufgeworfen, der Mund wirkt fischmaulartig, die Augenlider sind ektropisch, die Ohrmuscheln klumpig verdickt. Abschnürungen von Gliedmaßen kommen vor. Bei Mädchen ist die Vulva wulstig verdickt und weit geöffnet. Nägel und Haare der Kinder sind wenig entwickelt oder fehlen. Das Gesicht erinnert an das eines Froschs oder Fischs; insgesamt lassen solche Neugeborenen an die Figur eines Harlekins denken, deshalb sprach man von einem Harlekin-Fetus. Die Fähigkeit zu saugen ist bei den Kindern durch die stark eingeschränkte Beweglichkeit behindert oder aufgehoben. Eine Immunschwäche prädisponiert zu Infekten der Haut und des Organismus.

Eine leichtere, häufigere Form, die *Ichthyosis congenita larvata* (mitis), weist die eben genannten Veränderungen weniger ausgeprägt auf (Kollodiumbaby, S. 90), und eine *dritte Form* schließlich setzt erst längere Zeit nach der Geburt ein. Das Krankheitsbild entspricht dann der ebenfalls erst nach der Geburt auftretenden *kongenitalen ichthyosiformen Erythrodermie* (s. Tab. **11**).

Während aber bei der letzten meist eine Hyperhidrosis und, möglicherweise dadurch bedingt, ein vermehrter Talgfluß im Gesicht und am Kopf bestehen, fehlen bei der Ichthyosis congenita mitis die Hautanhangsgebilde oder sind reduziert.

Wegen der Übergangsformen wurden die spät auftretende Ichthyosis congenita und die kongenitale ichthyosiforme Erythrodermie identifiziert, genetisch liegen auch hier mehrere Typen vor. Die Leitsymptome der kongenitalen Ichthyosen, nämlich diffuse Rötung und ausgedehnte Schuppung, wechseln in ihrer Intensität von einer einfach trockenen Haut bis zu Veränderungen im Sinne der Panzerhaut von Reptilien (Abb. **44**). Eine Rötung, vor allem des Gesichts, ist bei beiden Erkrankungen ausgebildet. Im Gegensatz zur Ichthyosis vulgaris (s. o.) sind bei den kongenitalen Ichthyosen die Gelenkbeugen, manchmal in Form kammartiger Hornleisten, wie bei der Ichthyosis hystrix (s. u.), befallen. Die stärksten Hyperkeratosen finden sich meist in den Achseln, in den Leisten, im Handbereich, in den Knie- und Ellenbeugen, bis zu einer warzenartigen Umwandlung der Hautoberfläche mit dunkel-graubraunen, manchmal schwärzlichen Hornleisten. Die Haut reißt ein, durch Schweißbildung und andere Absonderungen kommt es zu einer Mazeration mit entsprechend fötidem Geruch. Handteller und Fußsohlen sind oft wie von einer durchgehenden Hornschwiele bedeckt. Umschriebene Hyperkeratosen sind aber ebenfalls zu finden. Die glänzende Haut im Gesicht mit Ektropium der Unterlider ist ein weiteres charakteristisches Symptom. Bei manchen dieser Patienten wachsen die oft verdickten Nägel schneller als bei Gesunden und ebenso die Haare, bei anderen ist das Wachstum retardiert. Geistige Minderentwicklung, epileptische Anfälle, Anomalien der Zähne, der Ohren, Katarakte, Veränderungen der Hornhaut der Augen und andere Veränderungen können gemeinsam mit einer Ichthyosis congenita auftreten.

Verlauf. Gewöhnlich verschlechtert sich das Krankheitsbild bis zur Pubertät, dann bleibt es stationär. Manchmal heilt es sogar bis auf Restsymptome, wie eine Rötung des Gesichts, ab.

Die *Exfoliatio oleosa neonatorum* oder *Kollodiumhaut* ist ein Symptom bei verschiedenen Ichthyosisformen. Die Haut des Kindes ist mit einer Schicht bedeckt, die einen Harzfilm, Kollodium, imitiert (Kollodiumbaby).

Ichthyosis-hystrix-Gruppe

Bullöses kongenitales ichthyosiformes Erythroderm

Dieses Krankheitsbild entspricht in wesentlichen klinischen Symptomen der kongenitalen ichthyosiformen Erythrodermie (s. o.), aber mit Blasenbildung und stärkerer, manchmal kammartiger Hyperkeratose (hystrixartig, Hystrix = Stachelschwein). Die Blasenbildung tritt nicht immer und nur zeitweise auf. Die Verletzlichkeit der Haut ist gesteigert, besonders dann, wenn man das Hornmaterial mit einer entsprechenden „abschuppenden" Therapie entfernt. Bei Neugeborenen kann eine Epidermolysis bullosa vorgetäuscht werden („verbrühtes Kind").

Die *Ichthyosis hystrix* tritt gewöhnlich lokalisiert als epidermaler Nävus auf. Manchmal ist sie jedoch weiter über das Integument ausgebreitet (Tab. **11**). Charakteristisch sind kammartige, schmutziggraue bis schwarze Hyperkeratosen. In den Tälern zwischen den Hornkämmen sammelt sich Sekret, das die Haut mazeriert, wodurch sich vermehrt Mikroben ansiedeln können. Im Gegensatz zur der Ichthyosis vulgaris finden sich Hyperkeratosen auch in den Gelenkbeugen.

Sekundäre Ichthyosis

Bei malignen Tumoren, im besonderen malignen Lymphomen, aber auch Leber- und Nierenleiden, tritt wahrscheinlich durch Austrocknung eine symptomatische Ichthyosis auf (paraneoplastisches Syndrom). Bei Ichthyotikern mit Erkrankung des Zentralnervensystems verstärkt sich die Ichthyosis in den Bezirken mit Nervenschädigung.

Ein ichthyosisartiger Zustand wird durch zu starken Entzug wasserlöslichen Materials von der Hautoberfläche, im besonderen durch Wasch- und Bademittel bei mangelnder Durchfeuchtung der Hornschicht, verursacht. Vor allem ältere Menschen neigen zu diesen Veränderungen, die durch klimatische Faktoren, vor allem kalte, trockene Witterung, gefördert werden. Pflege der Haut mit Cremes und Ölbädern und die Verwendung rückfettender Detergenzien dienen zur Prophylaxe.

Bei Patienten mit endogenem Ekzem, Asthma und Rhinitis vasomotorica, also bei Atopikern (S. 179), ist die Haut trocken infolge mangelnder Schweißsekretion (Xerosis). Häufig liegt aber auch eine autosomal dominante Ichthyosis vor (S. 86).

Feingeweblicher Bau der verschiedenen Ichthyosisformen

Feingeweblich ist der Bau der Oberhaut bei den einzelnen Arten der Ichthyosis unterschiedlich. Bei der autosomal dominant vererblichen Ichthyosis vulgaris sieht man eine Retentionshyperkeratose, d. h. eine verbreiterte Hornschicht bei schmalem oder sogar fehlendem Stratum granulosum. Elektronenmikroskopisch ist ein Defekt des Keratohyalins nachzuweisen. Die Proliferationsrate der Epidermis ist normal. Bei der geschlechtsgebundenen Ichthyosis sind Hornschicht und Stratum granulosum verbreitert, die Epidermis ist akanthotisch. Bei der Ichthyosis congenita ist das Stratum granulosum breit, mit Keratohyalinkörnern wechselnder Größe. Bei der bullösen kongenitalen ichthyosiformen Erythrodermie kommt es neben einer Verklumpung der Tonofibrillen im Stratum granulosum zu einer Zytolyse oder Akantholyse der Epithelzellen, d. h. einer Lösung der Zellen voneinander (granulöse Degeneration, akantholytische Hyperkeratose). Bei diesen Proliferationshyperkeratosen wird offenbar ein abnormes Hornmaterial ausgebildet, das Ähnlichkeit mit dem der Psoriasis und der Dyskeratosis follicularis vegetans Darier hat.

Therapie der Ichthyosisformen

Die Therapie der anlagemäßig bedingten Formen der Ichthyosis ist besonders unbefriedigend und beschränkt sich auf symptomatische Maßnahmen. Neuerdings wird die äußerliche Behandlung mit Tretinoin empfohlen; sie ist jedoch nur bei Ichthyosisformen mit Proliferationshyperkeratose wirksam und auch dort nur symptomatisch. Die innerliche Gabe des Retinoids Etretinat (S. 23) ist in manchen Fällen erstaunlich wirksam, aber nur solange man es gibt, eine Heilung bewirkt es nicht.

Bei der Ichthyosis congenita, besonders bei den schweren Formen, ist die innerliche und lokale Anwendung stark wirksamer Glucocorticoide unmittelbar nach der Geburt indiziert. Bei anderen Formen gelingt es, durch Bäder mit Detergenzien die Hornschicht geschmeidiger zu machen. Während manche Patienten mit Ichthyosis gerade fettige oder fettartige Salbengrundlagen als angenehm empfinden, wird von anderen die Pflege der Haut mit Cremes bevorzugt. Der Zusatz von Harnstoff hat sich bewährt. Ich verordne z.B. 20–100 ml einer 5% Harnstofflösung, evtl. mit 20 ml einer Tretinoincreme, eingearbeitet in 100 g Unguentum Cordes. Stärkere Hornmassen müssen mit höherprozentigen Salicylsäuresalben abgelöst werden (cave Nierenschädigung durch Resorption).

Follikuläre Hyperkeratosen

Unter follikulären Hyperkeratosen verstehen wir die Entwicklung von Hornstacheln in den Haarfollikelöffnungen. Zum Teil betrachtet man solche Hornstacheln als abortive Form der Ichthyosis. Auch im Zusammenhang mit anderen Erkrankungen, unter toxischen Einflüssen und unter UV-Bestrahlung kommt es zum Auftreten follikulärer Hornstacheln (Eindruck des „Reibeisens").

Die *Keratosis pilaris,* meist bei jungen Mädchen mit Akrozyanose, vor allem an Oberarm- und Oberschenkelstreckseiten, ist möglicherweise erblich.

Die *Keratosis spinulosa* (Lichen spinulosus) ist eine herdartig auftretende Variante der Keratosis pilaris, vor allem bei Jungen, besonders am Nacken, am Gesäß, an den Streckseiten der Arme, an den Hüften, am Abdomen und in den Kniekehlen.

Follikuläre Hyperkeratosen treten bei *Vitaminmangel,* im besonderen bei Fehlen von Vitamin A oder auch der essentiellen Fettsäuren (Phrynoderm) auf. Hier sind vorwiegend die Follikel der Streckseiten der Extremitäten befallen; die Haut ist pigmentiert und schuppend. Möglicherweise kommen noch pellagroide Veränderungen bei Mangel an Nicotinsäureamid hinzu.

Zu den selteneren, hier in Differentialdiagnose abzugrenzenden Entitäten gehören die Poro- (besser: Para-)keratosis Mibelli (charakteristische Histologie), aber auch andere Erkrankungen, die zwar an follikuläre Hyperkeratosen erinnern, jedoch anderer Natur sind, z.B. das perforierende Elastom, bei der elastische Fasern durch die Epidermis oder den Haarfollikel eliminiert werden (transepidermale Elimination, auch für andere Substanzen und Zellverbände möglich).

Von den zahlreichen Krankheitsbildern dieser Gruppe seien noch erwähnt:

Pityriasis rubra pilaris

Die ersten Veränderungen treten oft auf dem Kopf und im Gesicht in Form von Rötung und Schuppung auf; Hyperkeratosen bedecken Handteller und Fußsohlen. Am Körper, vor allen Dingen auf der Streckseite der Finger, finden sich follikuläre Hornstacheln, umrandet von roten Papeln. Daneben bestehen psoriasiforme Herde. Übergänge zur Psoriasis kommen vor, so daß manche Untersucher das Krankheitsbild der Psoriasis zurechnen. Ein autosomal dominantes Gen wird angenommen, besonders dann, wenn die Krankheit vor der Pubertät beginnt.

Therapie. Umstritten, am ehesten wie Psoriasis, Versuch mit Retinoiden.

Dyskeratosis follicularis vegetans (Morbus Darier)

Bei dieser Krankheit handelt es sich um eine nicht allzu seltene autosomal dominante Verhornungsstörung mit der Ausbildung von Hornstacheln in einer bräunlichen Papel (Abb. **45**). Oft findet man auch ein Leukoderm in Form kleinster Flecken.

Befallen sind die vordere und hintere Schweißrinne, die Stirn, die Nasolabialfalten und die Achseln und Leisten („seborrhoische Lokalisation"). Auf den Handflächen finden sich umschriebene und flächenhafte Hyperkeratosen. Die Papillarleisten, besonders deutlich an den Fingerkuppen, sind bei der Dyskeratosis follicularis vegetans unterbrochen. Die Kranken sind besonders empfänglich für bakterielle und Herpesinfektionen. Bei Infektion mit dem Herpesvirus tritt, allerdings sehr selten, das Eczema herpeticatum (S. 289) auf. Mit den Hautveränderungen sind gelegentlich Störungen des Zentralnervensystems und Fehlbildungen anderer Organe, z. B. Knochenzysten, verbunden.

Feingewebliches Bild. Die Zellen verlieren in der Epidermis vorzeitig ihren Zusammenhang, dadurch kommt es zu einer Verhornung von Einzelzellen oder kleineren Zellkomplexen ohne die in der Epidermis übliche Abplattung. Diese rundlichen Zellen mit Granula aus Kernresten (grains) und oft doppelter Zellkontur (corps ronds) sind für den Morbus Darier charakteristisch. Die mangelnde Abflachung der Zellen bedeutet ein unökonomisches Verhalten der Oberhaut, das durch eine vermehrte Proliferation der Keimschicht ausgeglichen werden muß. Diese Proliferation ist gelegentlich so stark, daß im feingeweblichen Bild ein Tumor vorgetäuscht wird.

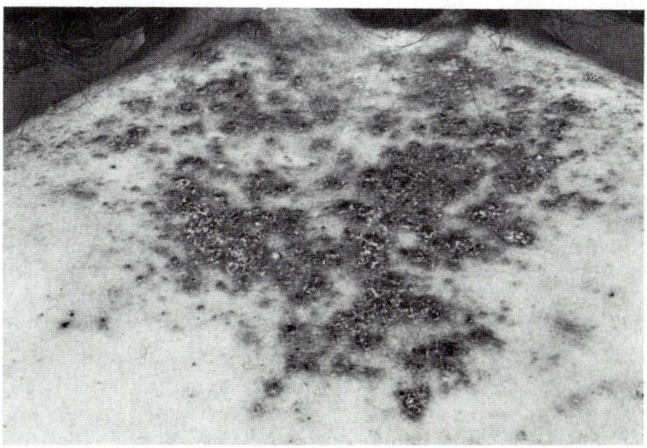

Abb. **45** Dyskeratosis follicularis vegetans, braune Papeln mit Hornstacheln in der hinteren Schweißrinne

Differentialdiagnose. Eine bullöse Variante der Dyskeratosis follicularis vegetans ist beschrieben, doch handelt es sich möglicherweise um die familiäre Form des Pemphigus (Morbus Gougerot und Hailey, S. 178), der vor allem in Achseln und Leisten auftritt. Diese Form wird durch Mikroben (Bakterien und Pilze) provoziert. Umschriebene Herde im Sinne des Morbus Darier *(warzige Dyskeratosen)* werden beobachtet. Die umschriebenen Veränderungen entsprechen in ihrem klinischen Bild seborrhoischen oder aktinischen Keratosen. Auch in striären epidermalen Nävi findet man gelegentlich dem Morbus Darier entsprechende Veränderungen. Die transiente papulovesikulöse Dermatose (Morbus Grover), meist am Stamm von Männern, ist histologisch dem Morbus Darier ähnlich; fast immer heilen die Papulovesikeln spontan binnen weniger Monate ab.

Therapie. Bei der Dyskeratosis follicularis vegetans ist es lediglich möglich, die Symptome zu mildern, etwa durch die Erweichung und Entfaltung von Hornmaterial mit Salicylsäuresalben, Harnstoff- und Tretinoincremes, Bädern und Detergenzien, entsprechend der Ichthyosis (S. 91 f.). Das Retinoid Tigason erwies sich in vielen Fällen als wirksam, aber nur solange es gegeben wurde (S. 23).

Eine Bekämpfung der bakteriellen Infektion ist sinnvoll, etwa durch den Gebrauch desinfizierender Seifen. Eine genetische Beratung ist wegen der Schwere des Leidens dringend angezeigt.

Umschriebene Hyperkeratosen

Flächenhafte und umschriebene Hyperkeratosen an Handtellern und Fußsohlen, auch mit Übergreifen auf Ferse und Knie, sind z. T. verbunden mit anderen Fehlanlagen. Darüber hinaus gibt es umschriebene Keratosen in Form von Nävi (S. 367 ff.) verschiedener Art, etwa als umschriebene Form der Ichthyosis hystrix oder als lineare Form eines verrukösen epidermalen Nävus, der oft streifenförmig entlang den Extremitäten einem Nervenverlauf zu folgen scheint. Umschriebene Hyperkeratosen mit Anomalien von Haaren, Nägeln und Zähnen bei leukoplakieartigen Veränderungen der Mundschleimhaut sind in den verschiedensten Varianten, z. T. nur an wenigen Kranken, beobachtet worden. *Palmoplantarkeratosen* gehen mit solchen Fehlbildungen einher, aber auch mit Störungen des Haarwachstums, der Schweißbildung, der Augen, des Gehörs und *Karzinomen der inneren Organe.* Erworbene Hyperkeratosen von Handtellern und Fußsohlen wurden in Verbindung mit dem Auftreten von Karzinomen im Körperinneren gebracht, im besonderen kleine, punktförmige, perlartige, papulöse Hyperkeratosen an Thenar und Hypothenar.

Genaue Untersuchung der Betroffenen und Klassifikation der Keratosen anhand von Tabellen in den Handbüchern ist daher notwendig (Tab. **12**)!

Differentialdiagnostisch sind palmoplantare Hyperkeratosen abzugrenzen, wie sie bei manchen Krankheiten auftreten, etwa der Psoriasis, dem Lichen ruber planus, dem Kontaktekzem, der Syphilis, der Frambösie und der Reiterschen Erkrankung, ferner die Arsen-Keratosen.

Tabelle **12** Einteilung der Palmoplantarkeratosen (PPK)

Idiopathische PPK	Symptomatische PPK
A *Hereditäre PPK* 1. Hereditäre PPK im engeren Sinne – dominant vererbte PPK *ohne* assoziierte Symptome (z. B. Keratosis palmoplantaris *Unna-Thost*) – dominant vererbte PPK *mit* assoziierten Symptomen (z. B. Pachyonychia-congenita-Syndrom) – autosomal-rezessiv vererbte PPK (z. B. Meleda-Krankheit) 2. Hereditäre PPK im weiteren Sinne – Erythrodermia congenitalis ichthyosiformis bullosa – Erythrokeratodermien – hereditäre Epidermolysen – hidrotische Ektodermaldysplasie – Ichthyosis congenita – Ichthyosis vulgaris (autosomal-dominante Form) – Incontinentia pigmenti, Typ Franceschetti-Jadassohn – Morbus Darier – Pityriasis rubra pilaris B *Nichthereditäre PPK* Porokeratosis papillomatosa palmaris et plantaris (Mantoux)	*Hormonell* – Gravidität, Hypothyreose, Klimakterium *Infektiös* – Syphilis II, Mykosen, Scabies crustosa, Verrucae vulgares *Mechanisch* – Klavi, Schwielen *Paraneoplastisch* – viszerale Karzinome *Toxisch* – Arsen, Gold *Trophisch* – Zervikalarthrosen, Lymphödeme, Syringomyelie *Unbekannt* – Eczema tyloticum, Lichen ruber, Morbus Reiter, Sézary-Syndrom, Psoriasis palmoplantaris

(Aus Voigtländer, V., U. W. Schnyder, in Korting, G. W.: Dermatologie in Praxis und Klinik, Bd. I. Thieme, Stuttgart 1980)

Zusammenfassung

Die Verhornungsstörungen kann man einteilen in anlagebedingte (primäre) und Folgeerscheinungen (sekundäre). Zu den anlagebedingten gehören sehr unterschiedliche Krankheitsbilder, die sich bisher nur symptomatisch behandeln lassen. Vererbungsmodus (Tab. **11**) und Feinstruktur des Stratum granulosum sind für die Diagnose entscheidend. Follikuläre Hyperkeratosen treten als Abortivform der Ichthyosis, als Symptom mancher Hauterkrankungen (Lichen ruber), aber auch bei Vitamin-A-Mangel und als Symptom toxischer Einflüsse auf den Organismus auf. Gelegentlich führt die Psoriasis bei Kindern zu follikulären parakeratotischen Hornpfröpfchen. Es bestehen Übergänge zur Pityriasis rubra pilaris, die von manchen als Variante der Psoriasis gedeutet wird. Ein nicht allzu seltenes Krankheitsbild dieser Gruppe ist die Dyskeratosis follicularis vegetans (Darier) mit bräunlich-schmutzigen Effloreszenzen vor allem in vorderer und hinterer Schweißrinne, Achseln und Leisten. Umschriebene Fehlverhornungen sind, wie auch manche Ichthyosisformen, mit anderen Fehlbildungen und Störungen verbunden (Haare, Nägel, Zähne, Schleimhäute, Augen, EEG, Stoffwechsel; Tab. **12**).

Erkrankungen mit Papeln

Zahlreiche Hauterkrankungen gehen mit Papeln einher (Tab. **13**), die meisten sind jedoch in anderen Kapiteln besprochen.

Manche sind in ihrer Natur völlig ungeklärt, wie die *Prurigo nodularis* mit stark juckenden, braunen, derben Knötchen vor allem an der Streckseite der Extremitäten, Haarverlust und Lymphknotenschwellung. Der *Lichen nitidus* mit weißlichen Knötchen und Epitheloidzellgranulomen unter der Epidermis ist vielleicht eine Sonderform des Lichen ruber oder des Granuloma anulare. Stark juckende, bräunliche Knötchen im Bereich apokriner Drüsen, also an Achseln, Nabel und Genitale, findet man bei der *Fox-Fordyce-Erkrankung,* die heute meist als Störung der apokrinen Drüsen aufgefaßt wird (S. 478).

Lichen ruber planus

Der Lichen ruber planus ist der Prototyp einer mit Papeln einhergehenden Hauterkrankung (Abb. **46**). Eine in Schweden durchgeführte Untersuchung ergab, daß etwa 0,13–0,34% der Bevölkerung von Lichen ruber planus betroffen waren und daß Männer 3mal häufiger als Frauen befallen wurden; in der Altersgruppe zwischen 25 und 29 Jahren war die Erkrankungshäufigkeit am höchsten. Wegen der eigenartigen Ausbreitungsform der Papeln in Art des Wachstums von Flechten auf Steinen wurde der Name „Lichen" (Flechte) gewählt. Der Lichen ruber planus der Haut juckt meist stark. Die

Tabelle **13** Erkrankungen, die durch Papeln charakterisiert sind oder sein können

1. **Papulöse Dermatosen im engeren Sinne:**
   Lichen ruber planus
   endogenes Ekzem (atopische Dermatitis)
   Neurodermitis circumscripta
   Prurigo nodularis
   Strophulus, Lichen urticatus
   manche Formen von Insektenstichen und parasitären Erkrankungen
   Rosazea, lupoide Form
   rosazeaartige Dermatitis
   Miliaria

2. **Viruserkrankungen:**
   Verruca vulgaris
   Verruca plana juvenilis
   Condyloma acuminatum
   Molluscum contagiosum

3. **Exantheme und exanthemartige Erkrankungen:**
   Arzneiexantheme
   Syphilis II, papulöses Exanthem, breite Kondylome
   Tuberculosis cutis lichenoides
   Tuberculosis miliaris disseminata faciei
   papulonekrotische Tuberkulide
   anaphylaktoide Purpura, oberflächliche Vaskulitiden
   Gianotti-Crosti-Syndrom

4. **Stoffwechselstörungen:**
   Xanthome
   Xanthelasmen
   Lichen myxoedematosus
   Mucinosis papulosa
   Lichen amyloidosus

5. **Bindegewebserkrankungen:**
   Lupus erythematodes
   Lichen sclerosus et atrophicus
   Dermatomyositis
   Granuloma anulare

6. **Follikuläre Erkrankungen:**
   Akneformen
   follikuläre Hyperkeratosen
   Mucinosis follicularis

7. **Granulomatöse Erkrankungen:**
   Tuberculosis cutis luposa
   Tuberculosis cutis verrucosa
   papulöse Sarkoidose
   Lepra

8. **Papulöse Tumoren:**
   Urticaria pigmentosa
   Fibrome
   Syringome
   Neurofibrome
   Lymphadenosis cutis benigna (Lymphozytom)
   maligne Lymphome

Veränderungen der Schleimhaut dagegen bleiben oft unbemerkt, da sie keine Beschwerden hervorrufen.

Offenbar gibt es 2 Formen: eine relativ schnell verlaufende mit einer durchschnittlichen Dauer von 1–2 Jahren und einer dementsprechend hohen Rate spontaner Abheilungen und eine andere, die sich über Jahre hinzieht und sehr therapieresistent ist. Insgesamt darf man rechnen, daß bei zwei

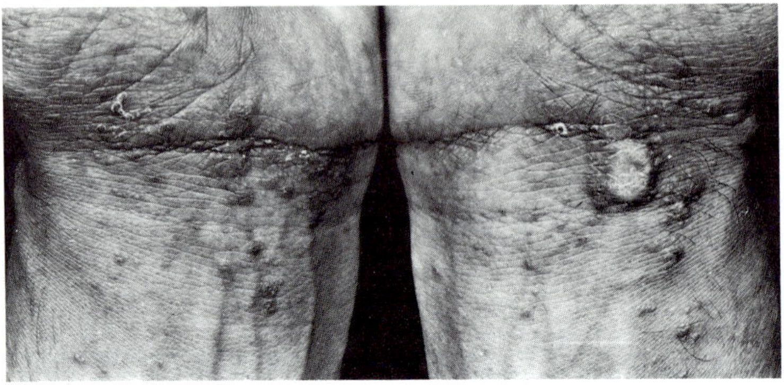

Abb. **46** Lichen ruber planus, typische Papeln auf der Beugeseite des Handgelenks. Am rechten Handgelenk angedeutet anuläre Papel mit Wickham-Streifen

Dritteln der Patienten der Lichen ruber planus durchschnittlich nach 15 Monaten abheilt.

Klinisches Bild. Es handelt sich um polygonale, leicht erhabene, livide, oft zentral gedellte, meist nicht schuppende Papeln mit einer glänzenden, glasartigen Oberfläche. Die Primäreffloreszenzen sind bis zu 2 mm klein. Fließen sie zusammen, so entstehen größere Papeln und Komplexe von Papeln (Plaques). Die ursprünglichen Papeln sind fast hautfarben, die größeren blaurot oder auch braun und schuppend, zuweilen anulär (Abb. **47**), manchmal hyperkeratotisch warzenartig (Lichen ruber verrucosus). Auf den Papeln sieht man feine Streifen, besonders wenn man Öl oder Wasser auf die Oberfläche bringt, die sog. Wickham-Streifen (Abb. **46**). An den Handflächen und Fußsohlen können klavusartige Papeln vorkommen. Selten befällt der Lichen ruber auch die Nägel mit Verformung der Nägel und des Nagelbettes in sehr verschiedener Art. Die Mundschleimhaut ist häufig betroffen, zwischen 25 und 57%. Wangenschleimhaut, Zunge, Lippen, Gingiva und Gaumen werden von netzartigen weißen Streifen, weißen Papeln und ringförmigen Herden bedeckt (Abb. **48, 49**), die leicht mit Leukoplakien anderer Genese verwechselt werden (S. 398f.). Das Genitale und der Analring können ebenfalls befallen sein. Auch hier zeigen sich statt der eben beschriebenen Herde des Integuments ähnliche Veränderungen wie an der Mundschleimhaut (Abb. **47**). Atrophie der Mundschleimhaut und Blasenbildung sind mit der Entwicklung von Leukoplakien beim Lichen ruber pemphigoides verbunden (s. u.). Krankhafter Haarverlust ist ein seltenes Ereignis beim Lichen ruber follicularis, aber charakteristisch beim Lichen planopilaris (s. unten). Eine sehr seltene Komplikation ist der Befall des ganzen Körpers (Lichen-ruber-Erythrodermie).

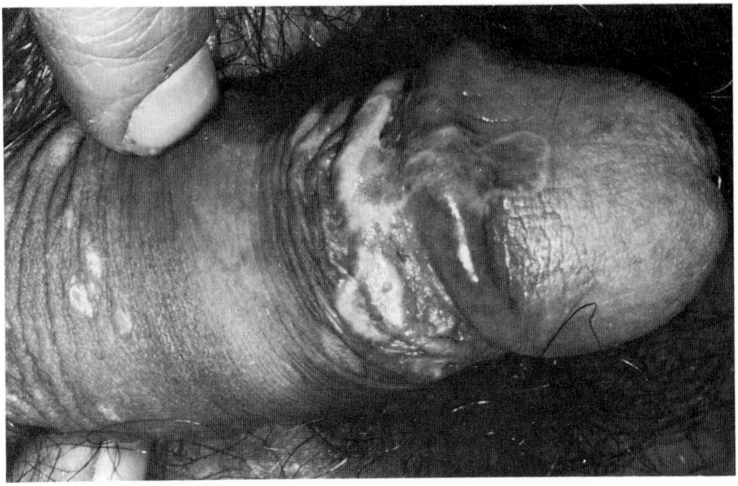

Abb. **47** Lichen ruber planus der Glans penis und des Präputiums. Beachte die Ringform des einen Herdes auf der Glans. Vgl. Abb. **61**

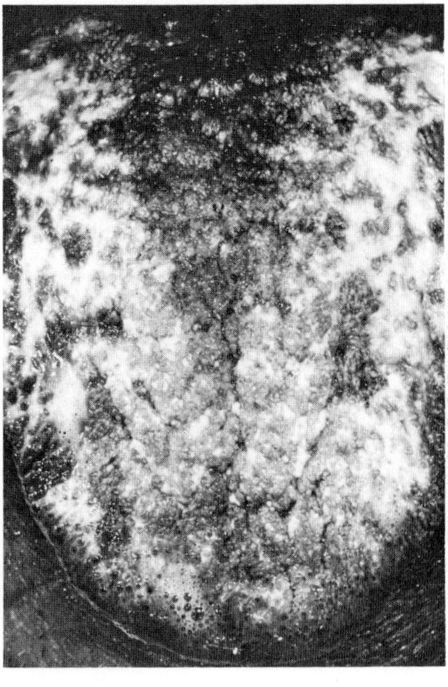

Abb. **48** Lichen (ruber) planus, netzförmige Herde auf der Zunge

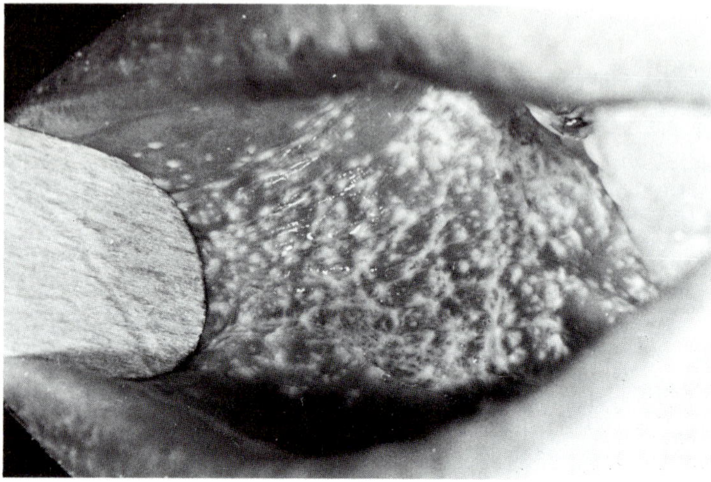

Abb. **49** Lichen (ruber) planus, netzförmige Streifen auf der Mundschleimhaut

Sonderformen: Der *Lichen planopilaris* (Lasseur-Graham-Little-Syndrom) ist wahrscheinlich eine Variante des Lichen ruber planus, die mit dem Untergang von Haarbälgen und Talgdrüsen – besonders auch im Bereich des behaarten Kopfes, der Achsel- und Schamgegend – zu Haarausfall führt, der an eine Pseudopelade Brocq erinnert (s. dort).

Seltene Varianten des Lichen ruber planus sind: Blasenbildung auf den Papeln *(Lichen ruber pemphigoides),* die einen Pemphigus oder eine diesem verwandte Erkrankung imitiert und an der Mundschleimhaut zu Atrophie und Karzinomen führen kann; der *Lichen ruber pigmentosus,* der netzartige oder fleckige, bräunliche Pigmentierungen an der Haut ohne Papeln hervorruft (Symptom der aschgrauen Haut); der *Lichen ruber verrucosus* mit warzenartigen Herden vor allem an den Unterschenkeln; der *Lichen ruber moniliformis* an den Streck- und Beugeseiten der Gelenke mit streifen- und strangartig angeordneten Knötchen; der *Lichen ruber anularis* mit anulären Herden und zentraler Atrophie; der *Lichen ruber acuminatus* mit ausschließlich an die Haarfollikel gebundenen Papeln.

Im subtropischen Bereich tritt eine exanthematische, rasch verlaufende Form auf (Lichen ruber actinicus).

Prädilektionsstellen. Vorzugslokalisationen des Lichen ruber planus sind die Beugeseiten der Handgelenke, die Lumbalregion und die Knöchel; hier werden die Papeln oft verrukös.

Isomorpher Reizeffekt. Beim Lichen ruber läßt sich ein isomorpher Reizeffekt durch äußere Traumen hervorrufen. Im Extremfall kann es so zu einem Befall des ganzen Körpers im Sinne einer Erythrodermie kommen. An der Mundschleimhaut sitzen Lichen-ruber-Herde meist dort, wo sie durch

Traumen provoziert werden (schlecht sitzendes Gebiß, verschiedene Metalle im Mund, besondere Rauchgewohnheiten).

Feingewebliches Bild. Beim Lichen ruber findet sich um die Gefäße ein bandförmiges lymphohistiozytäres Infiltrat in der obersten Dermis unmittelbar unter der Epidermis, das diese kuppelförmig vorwölbt. Die unteren Abschnitte der Epidermis werden zunächst zur Wucherung angeregt, aber dann zerstört. Es treten eigentümliche hyaline Schollen in der Epidermis und der betroffenen Dermis auf. Die Epidermis selbst zeigt eine Hyperkeratose bei verbreitertem Stratum granulosum. Das feingewebliche Bild erinnert insgesamt an einen chronischen Lupus erythematodes. Bei der Abheilung entsteht wegen der ausgedehnten Zerstörung von Epidermis und Bindegewebe eine Narbe, die oft noch lange an ihrer Pigmentierung erkannt werden kann, später aber meist klinisch nicht mehr sichtbar ist.

Ursachen. Zur Ursache des Lichen ruber planus gibt es mehr Theorien als Fakten. Eine Virusgenese wurde angenommen, zumal manchmal Erkrankungsfälle in bestimmten Gegenden gehäuft vorkommen. Bei Arbeitern in Betrieben, die Farbfilme entwickeln, sah man das Auftreten typischer Lichen-ruber-Effloreszenzen. Arzneiexantheme können Lichen-ruber-artig verlaufen, zumal wenn diese die Schweißsekretion blockieren. Wegen Ähnlichkeiten im histologischen Bild mit dem Lupus erythematodes wird der Lichen ruber planus von manchen Autoren auch als eine Erkrankung betrachtet, bei der immunologische Vorgänge, möglicherweise auch Autoantikörper, eine entscheidende Rolle spielen. Bemerkenswerterweise wurde das Auftreten Lichen-ruber-planus-artiger Veränderungen, auch der Mundschleimhaut, nach Knochenmarksübertragungen als chronische „Graft-versus-host"-Erkrankung beobachtet. Die Häufung bestimmter HLA-Antigene und das, wenn auch seltene, familiäre Vorkommen sprechen dafür, daß auch genetische Faktoren bedeutsam sind. Ein latenter Diabetes soll bei Patienten mit Lichen ruber planus gehäuft sein.

Differentialdiagnose. Differentialdiagnostisch sind Lichen-ruber-artige Exantheme abzugrenzen, wie sie durch schwermetallhaltige Medikamente, vor allem Gold- und Arsenpräparate, Antimalariamittel, aber auch durch Aminophenazon, Chlorothiazid und zahlreiche andere Präparate hervorgerufen werden, im besonderen, wenn sie die Schweißentleerung aus den Schweißdrüsengängen blockieren.

Der Lichen ruber pemphigoides ist als ein Pemphigoid, an der Mundschleimhaut als zikatrisierendes Pemphigoid, zu verkennen.

Differentialdiagnostisch sind auch die umschriebene Neurodermitis und der Lichen amyloidosus abzugrenzen. Besonders schwierig wird die Differentialdiagnose dann, wenn der Lichen ruber planus bei einem Patienten mit Psoriasis auftritt.

Der Lichen ruber der Schleimhäute, im besonderen der Mundschleimhaut, ist von anderen Formen der Leukoplakien (s. dort) abzutrennen.

Therapie. Infolge der möglichen spontanen Abheilung ist die therapeutische Wirksamkeit von Medikamenten schwer zu beurteilen. Wir behandeln den Lichen ruber lokal mit stark wirksamen Glucocorticoidcremes, gegebenenfalls unter Plastikokklusivverbänden (S. 27), subkutaner Injektion mit Triamcinolon-Kristallsuspension oder bei schweren Fällen innerlich 3 Wochen lang mit einem Äquivalent von 30 mg Prednison täglich und anschließender langsamer Verminderung der Dosis. Etretinat (Tigason) hat sich als sehr wirksam erwiesen (1 mg/kg Körpergewicht, maximal 75 mg, S. 23). Auch die Gabe von Griseofulvin wurde empfohlen. Bei Veränderungen im Munde wird die innere Therapie durch oral anwendbare Haftsalben, z. B. Volon-A-Haftsalbe, unterstützt.

Umschriebene Neurodermitis – Lichen Vidal (Neurodermitis circumscripta)

Klinisches Bild. Die umschriebene Form der Neurodermitis (generalisierte Form: Neurodermitis constitutionalis = endogenes Ekzem, S. 214) tritt meist im Nacken, in den Ellenbeugen, Kniekehlen, in der Umgebung der Genitalien, am Unterschenkel, aber auch an anderen Stellen des Körpers auf. Die rundlichen bis ovalen Herde bestehen aus weißlich glänzenden, bräunlichen bis rötlichen Papeln, die oft schwer von Lichen-ruber-Papeln zu unterscheiden sind. Die Papeln fließen zu größeren Herden zusammen; die befallene Haut wird deutlich lichenifiziert, d. h. die grobe Hautfelderung ist verstärkt, die feinen Hautfalten sind geschwunden (Abb. **50**). Die Papeln sind zum Teil zerkratzt, dadurch kommt es zu einer Hyper- oder auch Depigmentierung.

Feingewebliches Bild. Feingeweblich sieht man eine verdickte Hornschicht, zuweilen mit Parakeratose, eine verbreiterte Epidermis, darunter ein Ödem und geringe lymphozytäre Infiltrate in der oberen Dermis.

Die **Ursache** dieser Veränderungen ist unklar. Aufgrund von immunbiologischen Befunden (Erhöhung von IgE im Blutserum) wird der Lichen Vidal wieder als Variante des endogenen Ekzems betrachtet (S. 214 ff.); er ist aber im Gegensatz zu diesem nicht mit Asthma und Rhinitis allergica überdurchschnittlich häufig verbunden.

Differentialdiagnose. Abgrenzen muß man Lichen-ruber-planus-Herde, vor allem am Unterschenkel der Lichen amyloidosus, im Nacken Psoriasisherde. Als verwandte Erkrankungen werden andere Prurigoformen, im besonderen die Prurigo nodularis, betrachtet (S. 96).

Therapie. Die umschriebene Neurodermitis erweist sich als therapieresistent und neigt zu Rezidiven. Die Therapie der Wahl besteht in der Lokalbehandlung mit Glucocorticoiden; oft ist die Unterspritzung mit einer Glucocorticoid-Kristallsuspension notwendig. Am Unterschenkel heilen die Herde manchmal erst ab, wenn gleichzeitig mit der äußeren Therapie ein

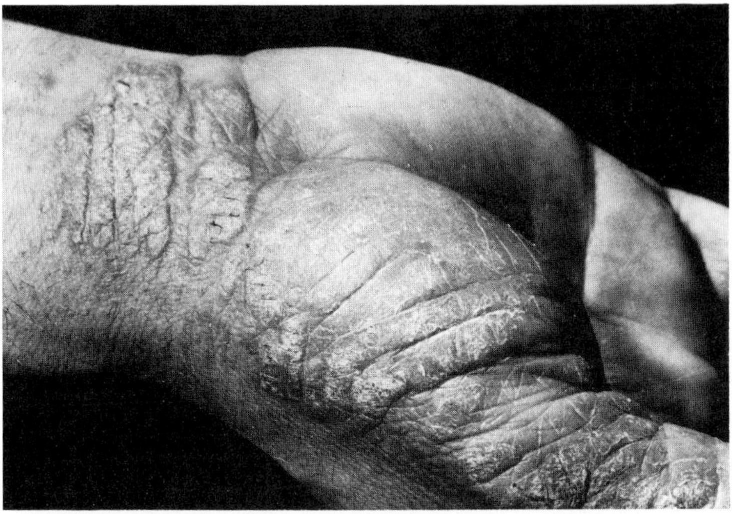

Abb. **50** Umschriebene Neurodermitis, Lichen Vidal. Lichenifizierte Hautbezirke an Handgelenk und Daumenballen

Druckverband angelegt wird. Die lokale Anwendung von Teer- und teerähnlichen Präparaten wird angenehm empfunden.

Strophulus (Prurigo simplex acuta, Lichen urticatus)

Am Rumpf und an den Extremitäten treten beim Strophulus, vor allem bei Kindern, kleine Quaddeln auf, in deren Mitte sich eine Kruste entwickelt. Nach einigen Stunden gehen die urtikariellen Veränderungen zurück, linsenförmige Papeln mit zentraler Kruste bleiben hingegen bestehen. An Handtellern und Fußsohlen soll es gelegentlich zur Bläschenbildung kommen. Heute faßt man den Strophulus als ein Symptom bei Epizoonosen auf.

Prurigo simplex subacuta (Strophulus der Erwachsenen)

Die *Prurigo simplex subacuta* (Urticaria papulosa subacuta [perstans]) ist eine umstrittene Prurigoform. Sie beginnt mit kleinen Quaddeln und zentralen Bläschen, die, zerkratzt, sich in bräunliche Papeln umwandeln. Oft sind die Extremitäten bevorzugt befallen. Abends und nachts besteht starker Juckreiz, jahreszeitliche Bindung ist möglich.

Differentialdiagnose. Epizoonosen, andere Prurigoformen, unspezifische Veränderungen bei Leukämien und Lymphomen. Ausschluß von Prurigoformen durch Autoantikörper, etwa gegen Hormone (Zyklusabhängigkeit), im besonderen in der Schwangerschaft.

Therapie. Symptomatisch.

Granuloma anulare

Das Granuloma anulare ist eine Erkrankung unbekannter Ursache. Die Veränderungen treten in jedem Lebensalter auf. Kinder und junge Erwachsene sind aber vornehmlich befallen, fast 70% der Patienten sind unter 30 Jahre alt; Frauen sind häufiger als Männer betroffen.

Klinisches Bild. Klinisch äußert sich das Granuloma anulare zunächst in einem glatten, festen Knötchen von weißlicher Farbe oder Hautfarbe, das sich zentrifugal ausbreitet und zentral einsinkt. Der Rand ist deutlich härter als die umgebende Haut. Es entsteht ein Ring von oft mehreren Zentimetern Durchmesser, der wiederum aus kleinen Knötchen, entsprechend der Primäreffloreszenz, zusammengesetzt ist (Abb. **51**).

Meist handelt es sich um einzelne Herde, im besonderen an Fingern, Handrücken und den Armen; auch der gesamte Körper kann, allerdings selten, befallen sein. Diese generalisierten Formen des Granuloma anulare sind selten, oft atypisch; manchmal erinnern die Herde an ein Arzneiexanthem. Bei Kindern liegen die Knoten zuweilen in der Subkutis, besonders auf dem behaarten Kopf, und täuschen so Tumoren vor, die vom Knochen ausgehen. Mit typischen Veränderungen an den Händen sind manchmal blaurote Herde am Körper verbunden, die an ein Arzneiexanthem oder auch an ein Erythema exsudativum multiforme erinnern. Eine gehäufte Glukosurie unter Belastung mit Prednison, also eine Form des subklinischen Diabetes, wurde bei Granuloma anulare beobachtet, muß aber weiter erhärtet werden.

Histologisches Bild. Um eine eigenartige, an Glucosaminoglykanen (sauren Mucopolysacchariden) reiche Bindegewebsnekrose liegt ein Granulom aus

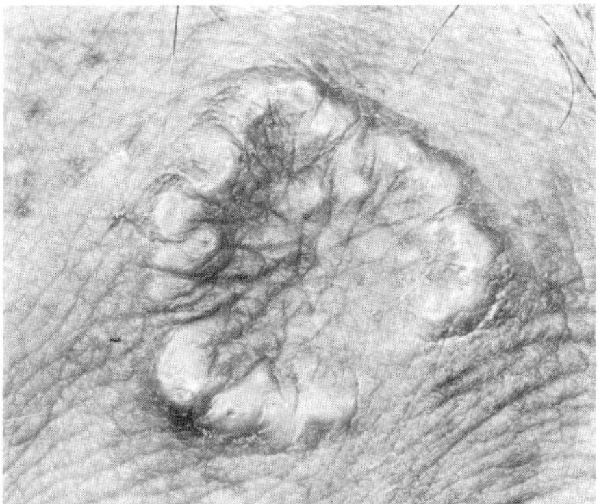

Abb. **51** Granuloma anulare auf dem Handrücken

größeren Bindegewebszellen und Lymphozyten. Im Gegensatz zur Necrobiosis lipoidica findet man in der Nekrose meist nur wenig oder kein Fett.

Differentialdiagnose. Die tiefliegenden Knoten des Granuloma anulare sind als Rheumaknoten bezeichnet und verkannt worden. Diese liegen meist in Gelenknähe und enthalten ebenfalls ein nekrotisches Zentrum mit Glucosaminoglykanen, umgeben von einer fibrotischen Bindegewebskapsel. Ähnliche juxtaartikuläre Knoten wurden bei der Acrodermatitis atrophicans Herxheimer und im 3. Stadium der Syphilis beobachtet.

Therapie. Das Granuloma anulare heilt spontan ab, meist ohne Narben, manchmal nach Monaten, oft aber erst nach Jahren. Die Hälfte der Patienten soll nach 2 Jahren erscheinungsfrei sein. Daher sind auch alle therapeutischen Maßnahmen schwer zu beurteilen. Das spontane Abheilen einiger Herde nach Probeexzisionen eines Teils ist bekannt. Versucht wurde die wöchentliche Behandlung der Knoten durch einfaches, öfter in regelmäßigen Abständen wiederholtes Anritzen. Die Anwendung von stark wirksamen Glucocorticoidcremes unter Plastikfolie wird empfohlen, ebenfalls die Injektion von Glucocorticoid-Kristallsuspension, bei generalisierten Formen sogar Zytostatika.

Granuloma faciale (eosinophilicum)

Das Granuloma faciale ist gekennzeichnet durch eine kutane Vaskulitis und lymphoretikuläre Infiltrate mit reichlich zerfallenden Eosinophilen. Klinisch handelt es sich um rötliche oder bräunliche Knoten, deren Follikel eingezogen sind und die daher ein apfelsinenschalenähnliches Aussehen haben. Die Ursache ist unklar; manche Autoren zählen dieses Granulom zu den Vaskulitiden. Therapievorschlag: Dapsone 100 mg tgl. über Wochen.

Zusammenfassung

Der Lichen ruber planus ist der Prototyp einer papulösen Dermatose. Typisch ist die vieleckige, livide bis bräunliche, glasartig glänzende Papel mit feiner weißlicher Zeichnung (Wickham-Streifen). Prädilektionsstellen sind Handgelenkbeugeseiten, Lumbalregion und Knöchel; relativ häufig sind die Schleimhäute von Mund und Genitale befallen. Durch äußere Traumen läßt sich ein isomorpher Reizeffekt hervorrufen. Spontane Abheilung ist verhältnismäßig häufig, andererseits ist ein therapieresistenter Verlauf über Jahre hin möglich. Zur Behandlung werden Glucocorticoide äußerlich, in schweren Fällen auch innerlich, sowie Retinoide (Etretinat) und Teerpräparate empfohlen. Vom Lichen ruber planus gelegentlich schwer zu unterscheiden ist der Lichen Vidal. Bei dieser umschriebenen Neurodermitis fließen die Papeln zu größeren Plaques zusammen, es kommt zu einer ausgeprägten Lichenifizierung. Lokal wird mit Glucocorticoiden, Teer und teerähnlichen Präparaten behandelt. Wie bei diesen Erkrankungen ist auch beim Granuloma anulare die Ursache unbekannt. Das Granuloma anulare tritt meist in einzelnen Herden bevorzugt am Handrücken auf. Durch zentrifugales Wachstum bilden sich münzengroße Ringe, die aus weißlichen oder hautfarbenen, glatten, festen Knötchen bestehen. Spontane Abheilung ist häufig; sie soll durch lokale Eingriffe, wie Probeexzision, Ankratzen, beschleunigt werden. Der Strophulus, der besonders bei Kindern auftritt, wird heute als Symptom bei Epizoonosen angesehen.

Bindegewebserkrankungen

Sehr verschiedenartige Erkrankungen betreffen vornehmlich das Bindegewebe der Haut. Der Name Kollagenerkrankung, der dann in *Kollagenosen* umgewandelt wurde, ist 1950 von KLEMPERER für Erkrankungen vorgeschlagen worden, die pathologisch-anatomisch durch generalisierte Veränderungen des Bindegewebes charakterisiert sind, im besonderen durch Abnormitäten seiner extrazellulären Komponenten.

Gewöhnlich werden rheumatisches Fieber, rheumatoide Arthritis, Panarteriitis nodosa, systemischer Lupus erythematodes, systemische Sklerose (progressive Sklerodermie) und Dermatomyositis eingeschlossen. Die eigentliche Ursache dieser Krankheitsbilder ist trotz nachgewiesener oder vermuteter Autoimmunphänomene, also der Ausbildung von Autoantikörpern gegen körpereigenes Gewebe, weiterhin unklar. Möglicherweise handelt es sich um eine Verfremdung des Gewebes durch vorausgehende Infektionen bei entsprechender Veranlagung.

Lupus erythematodes

Unter Lupus versteht man eine hautzerstörende Erkrankung. Der Lupus erythematodes, so benannt wegen der besonderen Hautrötung, wird in 2 Hauptformen unterteilt: 1. mit vorwiegendem Organbefall (akute, systemische Form – SLE), 2. mit vorwiegendem Hautbefall (integumentale, chronische Form – CLE). Die Bezeichnung systemischer Lupus erythematodes ist vorzuziehen, weil der SLE nicht nur akut, sondern auch chronisch verlaufen kann. Gekennzeichnet ist der SLE durch zahlreiche Autoimmunphänomene, im besonderen das Auftreten von Antikörpern gegen Zellkerne und deren Bestandteile (Tab. **14**).

Tabelle **14** Lupus erythematodes

- systemisch (akut-viszeral)
- subakut kutan
- LE-Pannikulitis
- chronisch (diskoid) integumental

Kriterien für das Vorliegen eines systemischen Lupus erythematodes (in Anlehnung an die Klassifikation der amerikanischen Rheumagesellschaft); mindestens 4 dieser Kriterien sollten vorliegen:

- schmetterlingsartiges Erythem im Gesicht
- diskoide Hautrötung mit Hyperkeratosen und Atrophie bei älteren Herden
- Photosensibilität
- Ulzera der Mund- und Nasopharyngealschleimhaut, gewöhnlich schmerzlos
- Arthritis, nicht erosiv, Befall von 2 oder mehr peripheren Gelenken
- Serositis (Pleuritis, Perikarditis)
- renale Störungen, persistierende Proteinurie, zelluläre Zylinder
- neurologische Störungen, Krämpfe ohne erkennbare andere Ursachen, Psychosen ohne erkennbare andere Ursachen
- hämatologische Störungen, Anämie mit Retikulozytose, Leukopenie, Lymphopenie, Thrombozytopenie
- immunologische Störungen, positives LE-Zell-Phänomen, Antikörper gegen native DNA in abnormal hohem Titer, Anwesenheit von Antikörpern gegen andere Komponenten des Zellkerns, sowie antizytoplasmatische Antikörper (Information über das komplizierte Gebiet dieser Antikörper in H. P. Seelig: Antikörper gegen Zellkernantigene. Fischer, Stuttgart 1983)
- antinukleäre Antikörper (ANA), abnormal hoher ANA-Titer ohne erkennbare andere Ursache, im besonderen Medikamente
- falsch-positive serologische Teste, im besonderen Komplementbindungsreaktionen gegen Syphilis
- positiver Lupusbandtest, d. h. die Anlagerung von Immunglobulinen entlang der dermoepidermalen Junktion, im besonderen in klinisch unveränderter Haut, nachgewiesen mit Hilfe der Immunhistologie

Systemischer Lupus erythematodes – SLE (akuter Lupus erythematodes, Lupus erythematodes visceralis)

Klinisches Bild. Die Haut ist bei 75 % der Kranken betroffen, doch können die Hautveränderungen unauffällig sein; oft steht die Beteiligung der inneren Organe im Vordergrund. Das Symptomenbild ist außerordentlich vielgestaltig. Vornehmlich sind Frauen (8:1) befallen, im besonderen jüngere. Der SLE beginnt manchmal plötzlich mit hohem Fieber, manchmal aber auch schleichend mit nur zeitweilig auftretendem Fieber und sehr unklaren Allgemeinsymptomen. Häufig sind Gelenkveränderungen in Art von Arthralgien bis zur akuten Polyarthritis. Tückischerweise ist bei ca. 20 % der Erkrankten der Rheumafaktor positiv. Andere Symptome sind rezidivierende Pneumonien, Pleuritiden, diffuse Myokarditis, Splenomegalie mit Lymphknotenvergrößerung, Enzephalitis und – besonders gefürchtet – Nierenbeteiligung. Oft besteht nur eine minimale, zeitweise vorhandene Proteinurie und eine sterile Pyurie. Psychische Veränderungen können so im Vordergrund stehen, daß der SLE völlig mißdeutet wird.

An der Haut finden sich manchmal nur fleckige Erytheme. Oft ist ein erstes Kennzeichen die bekannte schmetterlingsartige Rötung der Wangen, so daß der SLE mit einer Photodermatose verwechselt wird (Abb. **52**). Von diesen Erythemen kommen alle Übergänge bis zu den Hautveränderungen des chronischen Lupus erythematodes vor (s. dort). Sehr charakteristisch für den akuten SLE sind Rötung mit Atrophie und Teleangiektasien im Bereich des Nagelwalls und über den Interphalangealgelenken (Heuck-Gottronsches Zeichen). Auch die Schleimhäute können befallen sein; andere Symptome sind eine Alopezie, das Raynaud-Phänomen (s. dort), eine Purpura oder urtikarielle Effloreszenzen, so daß der SLE mit einer Urtikaria verwechselt wurde.

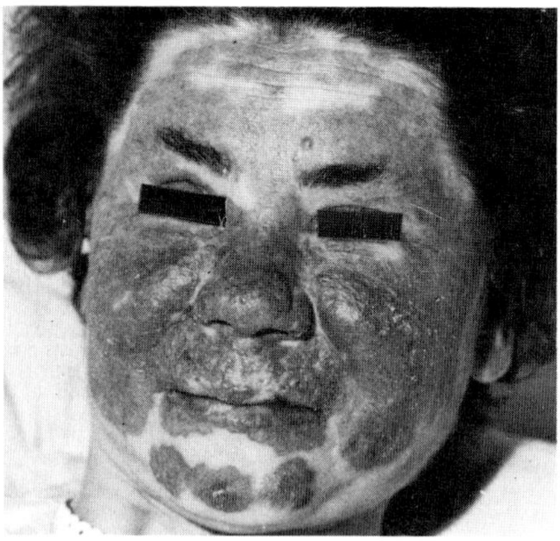

Abb. **52** Lupus erythematodes, akute Form, mit sehr ausgeprägten Herden, besonders im Wangenbereich (schmetterlingsförmig = Hinweis auf Provokation durch Sonnenstrahlen)

Feingewebliches Bild. Das feingewebliche Bild entspricht im wesentlichen dem des chronischen Lupus erythematodes, doch können die Veränderungen wenig ausgeprägt und damit sehr uncharakteristisch sein. In aktiven Herden und auch in unveränderter Haut lassen sich mit der Immunhistologie Immunkomplexe unmittelbar unter der Epidermis nachweisen *(Lupus-Band-Test)*.

Ursachen. Die Ursache für das Auftreten krankhafter Autoimmunreaktionen ist bis heute unbekannt; Infekte, im besonderen durch Viren, werden bei entsprechender genetischer Veranlagung als auslösend vermutet. Die DNA-Rezeptor-Funktion der Leukozyten soll durch einen Autoantikörper im Blutserum gestört sein. Die Einnahme bestimmter Medikamente kann zum Auftreten oder zu einer Exazerbation des SLE Anlaß geben, darunter sogar solche Stoffe, die zur Behandlung des SLE empfohlen werden. Ein Autoantikörper im Blutserum soll auf den Leukozyten die Rezeptoren vernichten, die DNA binden und abbauen. Neugeborene von Müttern mit Anti-Ro-(SS-A-)Antikörpern können SLE-artige Symptome entwickeln (LE neonatorum). Die Exposition gegen Sonnenstrahlen, künstliche UV-Strahlen und Kälte kann einen SLE verschlimmern.

Laboratoriumsbefunde. Beim SLE treten Antikörper gegen zahlreiche zelluläre Makromoleküle auf, so gegen nukleäre DNS, aber auch gegen andere Bestandteile des Zellkerns und des Zytoplasmas. Das Vorkommen antinukleärer Antikörper im Blutserum bei 96% der Patienten mit SLE ist ein wichtiger diagnostischer Hinweis. Die Höhe des Titers bei gleicher Technik gibt einen Anhalt, wie akut der SLE ist. Im Blutserum und in anderen Körperflüssigkeiten findet sich bei 80% der Patienten mit SLE der LE-Zellfaktor, wahrscheinlich antinukleäre Antikörper, unter denen sich Kerne von Leukozyten in homogene, runde Gebilde umwandeln und dann

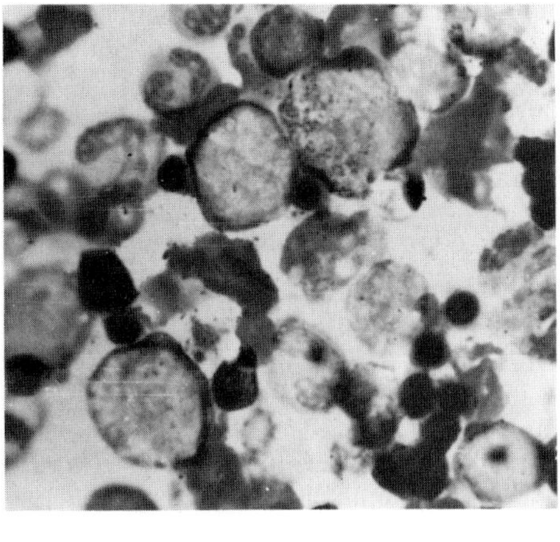

Abb. **53** LE-Zellen: Segmentkernige Leukozyten haben Kerne phagozytiert, das Kernmaterial ist homogenisiert

von segmentkernigen Leukozyten phagozytiert werden (LE-Zellen, Abb. **53**). Für einen SLE spricht die Ansammlung von Antikörpern gegen native DNA und denaturierte Einzelstrang-DNA. Weitere Befunde bei SLE sind falsch-positive Seroreaktionen gegen Syphilis und ein Mangel an Komplement.

Antizytoplasmatische und gegen Zellen gerichtete Antikörper verursachen wahrscheinlich bei 70% der Patienten eine Anämie, bei 56% eine Leukopenie und bei 10% eine Thrombozytopenie.

Differentialdiagnose. Differentialdiagnostisch sind vor allem der chronische Lupus erythematodes abzutrennen, ferner Lupus-erythematodes-artige Arzneiexantheme und anuläre Erytheme, auch als Paraneoplasie. Überschneidungen mit anderen Autoimmunerkrankungen dieser Gruppe kommen vor (Overlap-Syndrom, Mixed-connective-tissue-Syndrom = Sharp-Syndrom). Diese Patienten haben gleichzeitig Zeichen des SLE, der systemischen Sklerose und der Dermatomyositis (s. dort). Als charakteristisch gilt ein hoher Titer gegen die ribonucleaseempfindliche Komponente des extrahierbaren Kernantigens (ENA). Ein hoher Titer komplementbindender, antimitochondrialer Antikörper bei konstantem Fehlen von antinukleären Antikörpern spricht für ein arzneibedingtes Pseudo-Lupus-erythematodes-Syndrom.

Komplikationen. Besonders ernste Komplikationen sind der Befall von Nieren, Endokard, Myokard, Lunge und Zentralnervensystem. Schmerzhafte Ulzerationen können sich an den Schleimhäuten, aber auch an den Fingerspitzen entwickeln und bis zu einer Gangrän fortschreiten. Die Psychose beim SLE muß unter Umständen von einer glucocorticoidinduzierten Psychose abgegrenzt werden.

Therapie. Die Prognose ist beim SLE ernst, nur durch eine optimale Behandlung können die Patienten am Leben erhalten werden. Der SLE wird mit Immunsuppressiva, vor allem Glucocorticoiden, behandelt; die Dosis richtet sich nach dem jeweiligen Stand der Erkrankung. Die Therapie wird durch Antimalariamittel ergänzt. Nierensymptome verlangen im Gegensatz zu anderen Nierenleiden eine massive Erhöhung der Glucocorticoiddosis und evtl. eine zusätzliche Therapie mit Cyclophosphamid. Kälte, Sonnenbestrahlung sowie körperliche und seelische Belastung wirken sich negativ auf den SLE aus. Zahlreiche Medikamente (s. o.) können einen SLE provozieren oder verschlechtern, was bei der Therapie berücksichtigt werden muß.

Subakuter kutaner Lupus erythematodes (SCLE)

Der SCLE ist gekennzeichnet durch oberflächliche, nicht vernarbende Hautveränderungen ohne schwere systemische Veränderungen, häufig verbunden mit Arthralgie. Trotz der Bezeichnung „kutan" ist der SCLE wahrscheinlich eine Variante des SLE. Antinukleäre Antikörper kann man bei 81% der Patienten nachweisen. Der SCLE tritt mit 2 Unterformen auf: der papulosquamösen und der anulär-polyzyklischen. Bei Patienten mit der letzten Form finden sich häufig Anti-Ro-Antikörper im Blutserum.

Differentialdiagnostisch müssen ein seborrhoisches Ekzem und eine Psoriasis ausgeschlossen werden.

Die Therapie entspricht der des SLE und richtet sich nach dem Schweregrad der Veränderungen, evtl. Versuch mit Etretinat (S. 23).

Lupus-erythematodes-Pannikulitis

Bei Pannikulitiden kann es sich um ein Symptom des SLE, aber auch des Lupus erythematodes chronicus (s. u.) handeln, im besonderen auch in Form des Lupus erythematodes profundus. Das Vorliegen anderer Symptome und Laborbefunde eines Erythematodes weisen hier den Weg zur Diagnose. Differentialdiagnostisch sind andere Formen der Pannikulitis (s. S. 146) auszuschließen.

Die Therapie entspricht der jeweiligen Form des LE.

Lupus erythematodes chronicus, diskoider Lupus erythematodes (DLE), Lupus erythematodes integumentalis, Schmetterlingsflechte

Meist beginnt der DLE im 4. Lebensjahrzehnt, aber auch bei Kindern und bei Greisen ist er beobachtet worden. Frauen sind überwiegend betroffen (2:1, aber SLE 8:1).

Klinisches Bild. Der DLE ist durch leuchtend rote, scharf umschriebene Papeln verschiedener Größe mit vor allem follikulären Hyperkeratosen gekennzeichnet (Abb. **54**). Es folgt eine Zerstörung des Gewebes mit Atro-

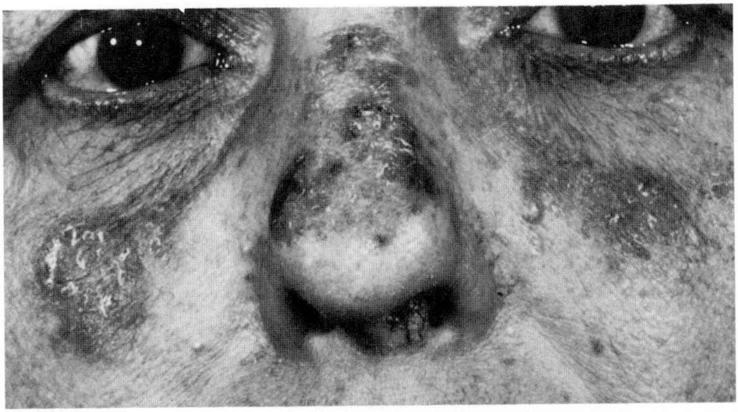

Abb. **54** Chronischer (diskoider) Lupus erythematodes mit Rötung, Schuppung, Hyperkeratosen und zentraler Atrophie. Schmetterlingsartige Anordnung im Gesicht (fehlt oft!) an den Stellen der stärksten UV-Einstrahlung bei aufrechtem Gang

phie, Narbenbildungen und Pigmentverschiebungen (Hyper- und Depigmentierung); vornehmlich ist das Gesicht befallen. Die follikulären Hyperkeratosen werden mit Tapeziernägeln verglichen. Der Versuch, die Hyperkeratosen, etwa durch Kratzen, zu entfernen, ist für den Patienten schmerzhaft.

Der *Lupus erythematodes profundus* ist eine seltene Variante, die zu Granulomen im Fettgewebe und zu dessen Zerstörung führt. Kennzeichnend sind die tief eingefallenen Narben, vor allem im Wangenbereich. Die Veränderungen im Fettgewebe treten zuweilen ohne typische Veränderungen an der Oberhaut auf. Dann ist die Verwechslung mit einer Pannikulitis anderer Art möglich.

Feingeweblicher Bau. Die feingeweblichen Veränderungen sind eine Steigerung der Befunde beim SLE. Sie bestehen in einer Atrophie der Epidermis mit Hyperkeratose, besonders follikulär, einer Degeneration des Stratum basale und der Haftzone unter der Epidermis, Gefäßerweiterung und Ödem sowie herdförmigen, überwiegend lymphozytären Infiltraten, vor allem in der oberen Dermis und um Haarfollikel und Talgdrüsen. Immunhistologisch läßt sich an der Haftzone unmittelbar unter der Epidermis die Ablagerung von Immunglobulinen (IgG, seltener IgM, IgA, außerdem C_1, C_3) nachweisen.

Differentialdiagnose. Die Abgrenzung gegenüber dem SLE kann schwierig sein, die Hautveränderungen beider Krankheiten entsprechen sich klinisch und histologisch. Gelenkveränderungen, Veränderungen im Sinne eines Raynaud-Phänomens (S. 134) und Zunahme der γ-Globuline werden bei beiden Erkrankungen gefunden. Beim DLE ist das LE-Zell-Phänomen nur bei 1–2 % der Patienten nachzuweisen, antinukleäre Faktoren werden beim chronischen Lupus erythematodes bis zu 35 % gefunden. Beim DLE ist eine Leukozytose wahrscheinlicher als eine Leukopenie. Offenbar ist die genetische Prädisposition beim DLE anders als beim SLE. Wird aus dem DLE ein SLE (in 2–5 %), so sind beide Anlagen gegeben; andernfalls findet kein Übergang statt, selbst dann nicht, wenn UV-Strahlen, Medikamente oder Infektionen den DLE irritieren.

Differentialdiagnostisch sind auch beim DLE die Veränderungen abzugrenzen, die bereits beim SLE angeführt wurden!

Die *Lymphocytic infiltration* beginnt ähnlich dem DLE, schreitet aber nicht bis zur Narbenbildung fort. Meist handelt es sich um Arzneiexantheme (Analgetika!). Das *Bloom-Syndrom* bei zwergwüchsigen Kindern mit vogelartiger Gesichtsform, Rötung und Teleangiektasien in strahlenexponierter Haut, verbunden mit anderen Entwicklungsstörungen, kann als DLE verkannt werden, ebenso das REM-Syndrom (s. S. 151).

Therapie. Schutz gegen Sonnenstrahlen ist notwendig, durch Strahlenschutzpräparate mit breitem Spektrum (UVA + UVB) oder durch abdeckende Grundlagen, etwa mit Titandioxid, ferner Vermeidung starker Sonnenexposition (Skiurlaub, Gletscherwanderung usw.). Lokal wird mit Glucocorticoiden als Salben oder durch Injektion von Glucocorticoid-Kristallsuspension in die Herde behandelt. Manche Therapeuten empfehlen auch noch die Applikation von CO_2-Schnee auf besonders hartnäckige hyperkeratotische Herde. Innerlich werden Antimalariamittel gegeben, im besonderen Chloroquin (Resochin). Nebenwirkungen der Antimalariamittel sind u. a. Veränderungen am Auge (dort besonders Einlagerung in die Hornhaut, Netzhautveränderungen, Chloroquin-Retinopathie, Makuladegeneration, Akkommodationsstörungen). Deshalb muß der Augenhintergrund vor der Behandlung und in regelmäßigen Abständen während der Behandlung kontrolliert werden. Auch das Blutbild ist zu überwachen.

Zusammenfassung

Wir unterscheiden den systemischen Lupus erythematodes (SLE) (visceralis, acutus) und den chronischen Lupus erythematodes (discoides, integumentalis); Übergangsformen sind selten. Der SLE, der meist bei jungen Frauen auftritt, stellt ein lebensbedrohliches Krankheitsbild mit schweren Allgemeinsymptomen dar; der chronische Lupus erythematodes hat eine bessere Prognose. Unter dem Einfluß von Sonnenstrahlen kann es aber zu einer Exazerbation mit ernsten Symptomen kommen. Der Lupus erythematodes besteht an der Haut im wesentlichen in Infiltraten lymphoretikulären Aufbaus und einer Zerstörung der oberen Dermis und unteren Epidermis. Charakteristisch ist der Nachweis von Immunglobulinen im Bereich der Haftzone unter der Epidermis (Lupus-Bandtest), für den SLE das Auftreten von antinukleären Antikörpern im Blutserum und als Folge davon das LE-Zell-Phänomen. Die Veränderungen an der Haut sind Rötung, Gefäßerweiterung, Hornpfröpfe und Hyperkeratosen bei Zerstörung der Haut, die den ersten Symptomen aber erst später folgt. In akuten Phasen des SLE ist die Therapie eine intensive Immunsuppression, in erster Linie mit Glucocorticoiden, vor allem bei Mitbefall innerer Organe, besonders der Nieren. Der chronische Lupus erythematodes kann meist und der SLE oft phasenweise mit Antimalariamitteln beherrscht werden.

Dermatomyositis

Bei der Dermatomyositis sind 2 Hauptformen zu unterscheiden: die *Dermatomyositis* bei *Jugendlichen* und die *Dermatomyositis* bei *älteren Menschen,* hier bei 10% als Begleitsymptom von Tumoren im Körperinnern, also als Paraneoplasie. Bei Kindern muß man nach einer Toxoplasmose fahnden und diese evtl. behandeln.

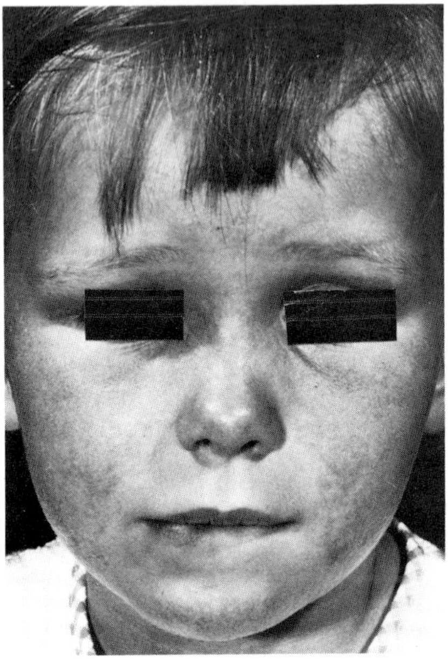

Abb. **55** Dermatomyositis. Schwellung des Gesichts, Ausdruck verhaltener Müdigkeit, Erythem über Stirn und Wangen

Klinik. Die Dermatomyositis erinnert klinisch in vielem an den systemischen Lupus erythematodes. Im besonderen kommt es zur Bildung flächenhaft konfluierender roter Papeln, zu Pigmentverschiebungen mit Gefäßerweiterungen (Poikilodermie) und auch zu sklerodermieartigen Veränderungen, zuweilen mit Kalkeinlagerungen.

Die Dermatomyositis beginnt mit Fieberanstieg und teigigen Ödemen über einer meist druckempfindlichen Muskulatur. Besonders im Gesicht und an den angrenzenden Partien finden sich unscharf begrenzte flächenhafte und flüchtige Erytheme. Ein blaurotes (lila, heliotropes = dem Sonnenlicht zugewandtes) Erythem im Gesicht, vor allem an den Oberlidern mit periorbitalem Ödem, ist ein diagnostischer Hinweis (Abb. **55**). Bei chronischem Verlauf kommt es zu einer schlaffen Atrophie der Haut mit Teleangiektasien und ausgedehnten, oft netzförmigen Pigmentierungen. Harte sklerodermieartige Ödeme finden sich im Bereich erkrankter Muskelmassen.

Charakteristisch ist die Muskelschwäche, häufig zuerst im Bereich des Hüftgürtels und der Oberschenkelmuskulatur. Oft fällt den Patienten als erstes Symptom auf, daß sie nicht mehr Treppen steigen können oder nicht mehr in der Lage sind, ein Glas über die Horizontale zu heben. Die mimische Armut im Gesicht, der weinerliche Gesichtsausdruck, der Eindruck mühsam offengehaltener Augen, Haarausfall, gelegentlich auch vermehrtes Haarwachstum und Brüchigwerden der Nägel sind weitere Symptome. Arthralgien findet man bei ca. ¼ der Patienten, nur selten werden Herz und Nieren betroffen.

Die Dermatomyositis verläuft oft rasch tödlich, in anderen Fällen zieht sich der Verlauf über Jahrzehnte hin. Die Letalität lag vor Einführung der Glucocorticoide zwischen 60 und 80%.

Feingewebliche Veränderungen. Die feingeweblichen Veränderungen in der Haut entsprechen im großen und ganzen denen des SLE. Charakteristisch sind im Frühstadium Schleimansammlungen in der Haut; im Muskel findet man Infiltrate um die Blutgefäße mit Zerstörung der Muskelfasern.

Differentialdiagnose. Die Differentialdiagnose gegenüber dem SLE ist schwierig, ebenso in Spätstadien manchmal gegenüber der progressiven Sklerodermie. LE-Zellen finden sich bei der Dermatomyositis so gut wie nie. Im Blutserum sind die von Muskeln her stammenden Enzyme erhöht, vor allem die Kreatinphosphokinase (CPK), SGOT, SGPT, LDH und die Aldolase, jedoch nicht immer. Im Urin wird mehr Kreatin ausgeschieden. Charakteristisch sind Veränderungen im Elektromyogramm. Diese helfen auch oft, erkrankte Muskeln aufzufinden und die Diagnose durch Muskelbiopsie aus dem erkrankten Muskel zu sichern.

Eine Überschneidung zwischen den einzelnen Erkrankungen des Bindegewebes, im besonderen der systemischen Sklerodermie, dem SLE und der Dermatomyositis, kommt vor (Overlap-Syndrom, Mixed-connective-tissue-Syndrom, S. 110). Zahlreiche andere Erkrankungen führen zur Muskelschwäche (alkoholische Myopathie, thyreoide Myopathie, arzneibedingte Myopathien, Trichinose: S. 249). Dermatomyositisartige Veränderungen wurden in Japan bei Arbeitern beschrieben, die bei der Polymerisation von Epoxyresinen beschäftigt waren.

Therapie. Immunsuppressorische Behandlung vor allem mit Glucocorticoiden. Versuch, Tumoren im Körperinnern aufzufinden und zu entfernen.

Zusammenfassung

Die Dermatomyositis geht mit Haut- und Muskelveränderungen einher. Die Hautveränderungen imitieren zuweilen den systemischen Lupus erythematodes. Das Krankheitsbild ist äußerst vielgestaltig. Als erste Symptome fallen oft die Muskelschwäche und die mimische Armut mit weinerlichem Gesichtsausdruck auf. Bei älteren Menschen muß man nach Tumoren im Körperinnern suchen (paraneoplastisches Syndrom). Diagnostische Maßnahmen sind das Elektromyogramm und die Muskelbiopsie. Therapie: Immunsuppression.

Sklerodermien

Die Sklerodermie besteht in einer Verhärtung des Bindegewebes, nicht nur der Dermis und Subkutis, sondern auch der glatten und quergestreiften Muskulatur und der inneren Organe. Wir unterscheiden 2 Hauptformen:

1. die progressive Sklerodermie (auch als systemische Sklerose [SCL] bezeichnet)
   a) mit primärer Stammsklerose: schlechte Prognose, früher Befall der inneren Organe, pathologisches Myokardszintigramm,
   b) Akrosklerose-Typ:
      - Sklerodaktylie-Typ,
      - Befall der Extremitäten und des Gesichts, aber Aussparung des Stammes,
2. die umschriebenen Formen der Sklerodermie,
3. die bandartige Sklerodermie.

Progressive Sklerodermie (systemische Sklerose, SCL)

Klinisches Bild. Die progressive Sklerodermie befällt vornehmlich Frauen (3:1) mittleren Lebensalters. Klinisch beginnt sie häufig mit Raynaud-Gefäßkrämpfen im Bereich der Hände, meist doppelseitig. Verhärtung der

anfallweise auftretende Ischämiezustände – zentralnervös bedingt

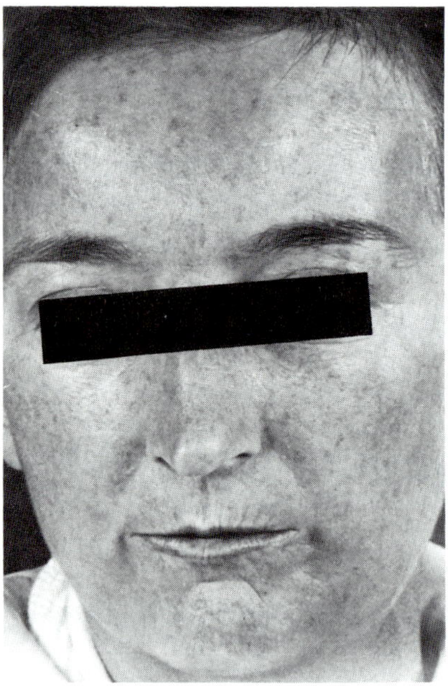

Abb. **56** Progressive Sklerodermie (SCL). Schmal ausgezogene Lippen, die Haut um den Mund ist wie ein Tabaksbeutel gefaltet. Die Gesichtshaut ist glänzend, maskenartig starr mit zahlreichen Teleangiektasien, die Haut der Nase geschrumpft, die Nase schmal

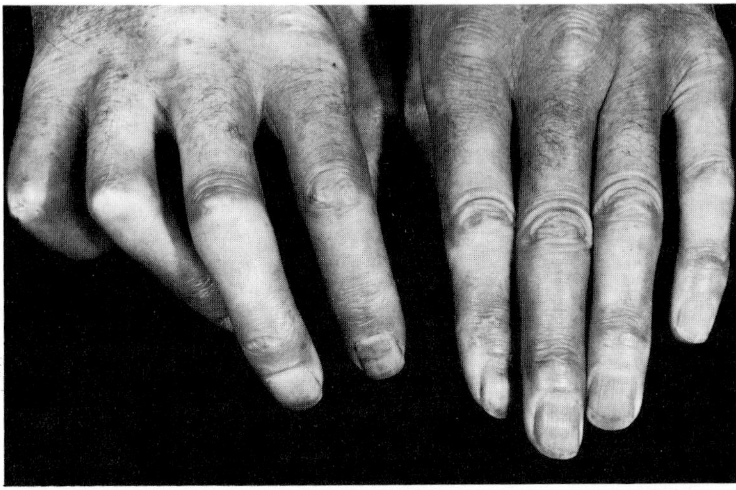

Abb. **57** Befall der Finger mit Gelenkskontrakturen bei progressiver Sklerodermie

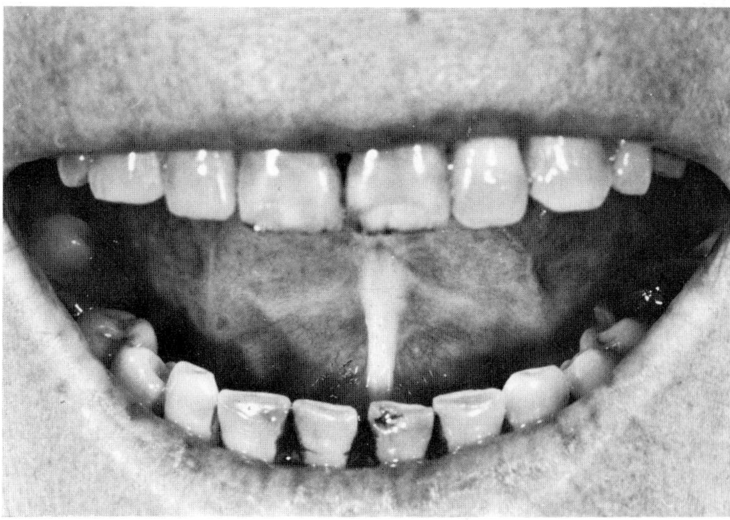

Abb. **58** Verdicktes und verhärtetes Zungenbändchen bei progressiver Sklerodermie

Haut der Finger mit besonders leichter Verletzlichkeit über den Gelenken, Verhärtung der Unterarmhaut, Verhärtung der Gesichtshaut mit maskenartiger Starre, tabaksbeutelartig eingezogenem Mund, Verhärtung des Zungenbändchens, Teleangiektasien im Gesichtsbereich und Pigmentverschiebungen folgen (Abb. **56–58**).

Später wird auch die Wand des Magen-Darm-Kanals starr durch Befall des Bindegewebes des Verdauungstraktes, besonders des Ösophagus. Bereits frühzeitig läßt sich im Liegen im Röntgenbild erkennen, daß der Schluckakt im Ösophagus nicht mehr normal verläuft. Vor allem Motilitätsstörungen im unteren Abschnitt des Ösophagus sind für die SCL charakteristisch, während auch bei der umschriebenen Sklerodermie der obere Anteil des Ösophagus betroffen sein kann. Verschlucken führt leicht zur Pneumonie. Deshalb sind manche therapeutische Maßnahmen bei der Sklerodermie umstritten, so höhere Glucocorticoid- oder Antibiotikagaben, die die Abwehrlage des Organismus herabsetzen, aber keinen sicheren Erfolg haben. Der Befall des Herzmuskels hemmt die Patienten in ihrer Aktionsfähigkeit. Gefürchtet ist auch die Beteiligung der bindegewebigen Grenzschichten in Lunge und Niere; bei 74% der Patienten findet sich bei der Obduktion eine Miterkrankung der Nieren!

Die Sklerodermie neigt zu vorübergehenden Verschlimmerungen und demnach auch zu vorübergehenden Teilremissionen. Manchmal führt sie rasch zum Tode, besonders dann, wenn sie frühzeitig Schulter- und Oberarmbereich einbezieht. Sie kann aber auch über Jahrzehnte verlaufen. Vornehmlich sind dann Hände und Beine befallen. Diese Form wird als Akrosklerosetyp von der foudroyanten Form abgetrennt. In seltenen Fällen schreitet die Akrosklerose nicht mehr fort, führt also nicht zum Tode. Auch diese Verlaufsform hat man als ein besonderes Syndrom aufgefaßt (CRST-Syndrom = Kalzinosis, Raynaud-Phänomen, Sklerodaktylie, Teleangiektasien; auch CREST, E für esophageal hypomotility).

Feingewebliches Bild. Das typische Gewebsbild der Sklerodermie besteht in einer Verdichtung, später Verminderung des kollagenen Bindegewebes. Der Beginn der Erkrankung ist ein perivaskuläres Infiltrat mit erheblichem Ödem, die Zahl der Kapillaren im Gewebe ist reduziert. Ausgedehnte Kalkeinlagerungen (Thibièrge-Weissenbach-Syndrom) werden zuweilen gefunden.

Ursache. Die Ursache ist unbekannt. Man nimmt an, daß durch eine Mutation der lymphatischen Stammzellen sich bei genetisch prädisponierten Personen „forbidden clones" entwickeln, welche Autoantikörper bilden; möglicherweise sind diese zellgebundenen Antikörper gegen die Gefäßendothelien gerichtet, denn Gefäßveränderungen, besonders eine Verminderung der Kapillaren, werden als primär angesehen. Bei den Patienten, aber auch deren klinisch gesunden Verwandten, findet man antinukleäre Antikörper. Proteoaminoglykane aus dem Urin Sklerodermiekranker sollen eine Bindegewebssklerose hervorgerufen haben.

Differentialdiagnose. Das Sjögren-Syndrom mit Trockenheit und Atrophie der Konjunktiven, der Hornhaut, der Wangenschleimhaut und Gelenkveränderungen tritt bei 6% der Patienten mit progressiver Sklerodermie auf. Selten wird eine kongenitale Hypogammaglobulinämie beobachtet. In Ausnahmefällen treten auch progressive Sklerodermie, umschriebene Sklerodermie und Lichen sclerosus et atrophicus gemeinsam auf. Andere Erkrankungen, die differentialdiagnostisch abgetrennt werden müssen, sind unter dem Kapitel „Pseudosklerodermie" erwähnt. Da die Sklerodermie manchmal nicht mit typischen Raynaud-Anfällen, sondern mit Schwellungen der Hände und Gelenkbeschwerden beginnt, ist im besonderen eine rheumatoide Arthritis auszuschließen. Antinukleäre Antikörper finden sich im Serum eines hohen Prozentsatzes der Kranken (bis 90%), aber bei weniger als 10% ein positives LE-Zell-Phänomen. Übergangsformen zu andern Krankheiten aus der Gruppe der „Kollagenosen" kommen vor (S.106, 110). Sklerodermieartige Veränderungen werden als Berufserkrankung bei Umgang mit Vinylchlorid, Perchloräthylen und Trichloräthylen und auch bei der Polymerisation von Epoxyresinen beobachtet.

Therapie. Eine wirksame Therapie ist nicht bekannt: Warmhalten, physikalische Übungen, Unterwassermassage sind hilfreich. Empfohlen werden Penicillin in Art von wiederholten Kuren, Penicillamin, Colchicin, Phenytoin, Progesteron u.a. über Jahre, die Kombination von Glucocorticoiden mit anderen immunsuppressiven Medikamenten und solche Medikamente, die die Kollagensynthese bremsen. Wie bereits erwähnt, sollten, abgesehen von Ausnahmesituationen, nur geringe Dosen von Glucocorticoiden gegeben werden, da hohe Dosen den Verlauf der Krankheit kaum positiv beeinflussen, die Patienten aber durch Komplikationen der Glucocorticoidtherapie besonders gefährdet sind.

Umschriebene Sklerodermie (Morphea)

Klinisches Bild. Die umschriebene Sklerodermie beginnt mit einem rosaroten bis blauroten Fleck, der sich dann in eine weißlich-gelbe, auch öfter bräunlich-graue, harte Hautplatte umwandelt, oft mit pigmentiertem oder rötlich-lila Rand (lilac ring) (Abb. **59**). Auch diese Form der Sklerodermie befällt vorwiegend Frauen. Meist tritt die umschriebene Sklerodermie in mehreren runden Herden auf, zuweilen entsprechen die Herde einem Nervenverlauf oder einem nervösen Segment; dann lassen sich manchmal *Lokalisationsfaktoren,* etwa knöcherne Veränderungen der Wirbelsäule im zugehörigen Bereich, nachweisen (Spina bifida).

Verlauf. Nur hin und wieder kommt es zu entsprechenden Veränderungen an inneren Organen (Magen-Darm-Kanal), die dann auch nur selten zu bedrohlichen Komplikationen führen. Ungewöhnlicherweise kann die umschriebene Sklerodermie sich einmal flächenhaft ausbreiten (generalisierte Morphea). Im Gegensatz zur progressiven Sklerodermie bleiben die Hände meist frei, und der Patient kann die Faust fest schließen.

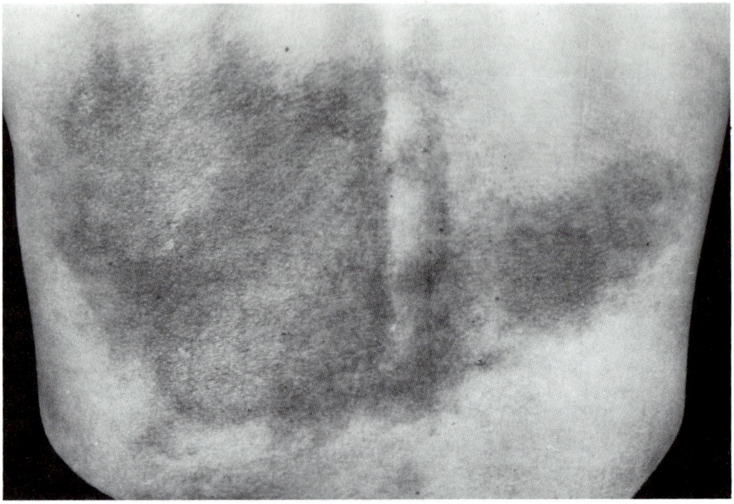

Abb. **59** Umschriebene Sklerodermie: weißlich-gelbliche, harte Hautbezirke, umgeben von lilafarbenem Erythem (lilac ring) und bräunlich pigmentierten Hautbezirken

Feingewebliches Bild. Das feingewebliche Bild ist dem der progressiven Sklerodermie ähnlich. Zu Beginn besteht eine Vermehrung der Grundsubstanz, der dann eine besonders ausgesprochene Verquellung und Zunahme des Kollagens folgt, das die Schweißdrüsen einmauert und zum Untergang der Haarfollikel führt. Die Elastika aber bleibt auch bei dieser Form der Sklerodermie erhalten. Beginn im Fettgewebe wurde behauptet, aber bisher nicht bestätigt; wohl werden die Bindegewebssepten im Fettgewebe miterfaßt.

Therapie. Eine wirksame Therapie ist nicht bekannt. Auch hier ist die physikalische Behandlung, im besonderen Gymnastik und Massage, wertvoll. Injektionen von Glucocorticoid-Kristallsuspension in die Herde, auch Glucocorticoidsalben werden empfohlen.

Bandartige Form der Sklerodermie, lineare Sklerodermie

Diese Sonderform weist bandartige Herde auf, manchmal im Verlauf eines Nerven. Die Haut ist hyper- oder hypopigmentiert. Der Befall ist oft unilateral; eine ganze Extremität oder Abschnitte des Stammes können befallen sein. Bei entsprechendem Befall im Kopfbereich spricht man von einer Säbelhiebsklerodermie (sclérodermie en coup de sabre) (Abb. **60**); besonders auffällig ist diese Form, wenn sie sich über den behaarten Kopf erstreckt und hier zur Alopezie führt.

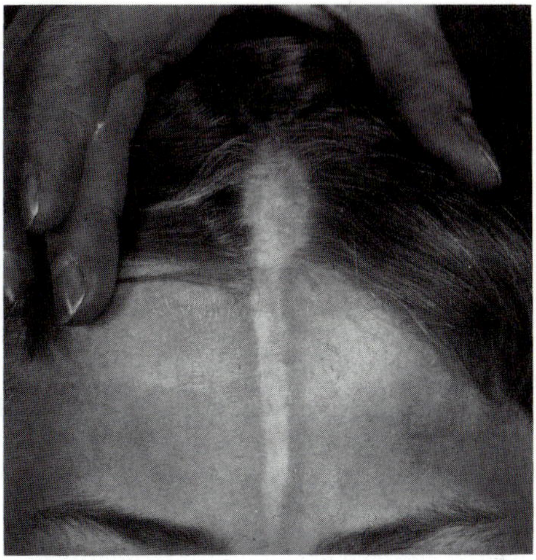

Abb. **60** Bandförmige Sklerodermie; Säbelhiebsklerodermie

Bei diesen Patienten finden sich nicht selten antinukleäre Antikörper (30–50%), der Rheumafaktor ist positiv, Symptome anderer Autoimmun-Bindegewebserkrankungen können sich einstellen, wie Nephritis, Myositis, Raynaud-Syndrom. Eine sorgfältige Verlaufsbeobachtung bei diesen Patienten ist notwendig.

Therapie. Eine wirksame Therapie ist nicht bekannt. Sie entspricht der umschriebenen Sklerodermie.

Zusammenfassung

Die Sklerodermie kommt in 2 Hauptformen vor: als progressive und als zirkumskripte Sklerodermie. Auch die zirkumskripte Sklerodermie befällt manchmal flächenhaft den Körper, läßt aber dann meist die Hände frei. Die progressive Sklerodermie beginnt hingegen meist an den Händen mit Raynaud-Anfällen. Unter Befall der inneren Organe (Magen-Darm-Trakt, besonders Ösophagus, Herzmuskulatur, Lunge, Nieren) führt die progressive Sklerodermie oft rasch zum Tode. Eine Sonderform bleibt manchmal bei der Sklerosierung, vornehmlich der Akren, stehen (Akrosklerose, CRST-Syndrom = Kalzinosis, Raynaud-Phänomen, Sklerodaktylie, Teleangiektasien). Eine wirksame Therapie der progressiven Sklerodermie ist nicht bekannt. Hohe Dosen von Glucocorticoiden sind nach unserer Auffassung kontraindiziert.

Pseudosklerodermien

Scleroedema (adultorum) Buschke

Diese Erkrankung kommt im Gegensatz zu dem ursprünglichen Namen in allen Altersgruppen vor. Sie besteht in einer sklerodermieartigen Infiltration, die vor allem Gesicht, Nacken und Stamm, aber auch Arme, seltener die Beine befällt. Die Haut ist derb, nicht eindrückbar. Oft beginnt das Sklerödem mit einer Schleimansammlung in der Haut im Anschluß an Infektionskrankheiten; häufig tritt es verbunden mit Diabetes, aber auch mit monoklonaler Gammopathie auf. Nur langsam heilen die Veränderungen nach Monaten, manchmal nach Jahren, ab. Eine spezifische Therapie ist nicht bekannt, evtl. Immunsuppressiva.

Differentialdiagnose. Sklerodermie, Myxödeme, Zustand nach Erysipelen, Amyloideinlagerungen, Shulman-Syndrom (eosinophile Fasziitis, möglicherweise Variante der Sklerodermie nach Überanstrengung, hohe Bluteosinophilie [bis 50%]).

Andere Formen der Pseudosklerodermien

Sclerema oedematosum (neonatorum). Es handelt sich um eine teigig-ödematöse Verhärtung von Dermis und Subkutis bei Kindern vom 2.–4. Lebensjahr an, meist in Kombination mit anderen schweren Störungen, so daß die Prognose außerordentlich ungünstig ist. Therapeutisch werden Glucocorticoide zusammen mit Antibiotika empfohlen; sie sollen lebensrettend sein.

Mit einer Sklerodermie können verwechselt werden: Bindegewebsveränderungen bei progressiv chronischer Polyarthritis, bei Porphyria cutanea tarda, bei der Acrodermatitis atrophicans Herxheimer, Bindegewebsverdichtung und entzündliche Veränderungen im Fettgewebe nach tiefen und oberflächlichen Venenentzündungen, Veränderungen beim Werner-Syndrom (Progeria adultorum), sklerodermieartige Veränderungen bei Dermatomyositis, harte Ödeme nach rezidivierenden Erysipelen, Myxödeme und Einlagerungen (Amyloide), Vinylchlorid-Krankheit mit Raynaud-Syndrom (berufsbedingtes Akroosteolysesyndrom), eosinophile Fasziitis, Karzinoidsyndrom und medikamenteninduzierte Sklerose (Bleomycin, Pentazocinlactat). Wenn bei einer Schwellung des Handrückens eine Sudeck-Erkrankung, ein Achselvenenverschluß und ein Lymphödem ausgeschlossen werden können, dann ist sie mit hoher Wahrscheinlichkeit durch einen Artefakt erzeugt. Die Ödeme schwinden, wenn man Manipulationen für einige Tage verhindert, etwa durch Anlegen eines Thorax-Arm-Gipsverbandes. Bei der chronischen *Graft-versus-host-Erkrankung* kommt es zu Veränderungen im Sinne der umschriebenen Sklerodermie (S. 119).

Zusammenfassung

Sklerodermieartige Veränderungen kommen bei verschiedenen Erkrankungen vor, so bei Rheumatismus, der Porphyria cutanea tarda, bei Krampfaderleiden an den Unterschenkeln, bei der Einlagerung von Amyloid (systemische Amyloidose, S. 149f.), bei Schleimeinlagerungen mit anschließender Bindegewebsverhärtung (Scleroedema [adultorum] Buschke), bei der Acrodermatitis atrophicans Herxheimer, bei der Dermatomyositis und bei anderen Erkrankungen.

Lichen sclerosus et atrophicus (Lichenatrophie)

(White Spot Disease, „Morphea" guttata)

Klinisches Bild. Dieses Krankheitsbild ist nicht selten, wird jedoch häufig nicht erkannt. Es beginnt mit kleinen roten Papeln, die rasch porzellanweiß werden. Die Haut erscheint atrophisch; da aber eine völlige Abheilung ohne sichtbare Narbe möglich ist, handelt es sich wahrscheinlich nicht um eine echte Atrophie. Die Papeln konfluieren zu größeren Herden (Abb. **61**). Auch die Schleimhäute werden befallen; gelegentlich sieht man weißliche Herde auf der Wangenschleimhaut, besonders im Bereich des 2. Molaren oben. Während die Herde am Körper seltener jucken, führen sie im Bereich des Genitales zu Juckreiz und Schrumpfung der Übergangshaut. Beim Mann äußert sich der Lichen sclerosus des Penis in einer Verengung und Verhärtung des Präputiums, einer weißlichen Verfärbung der Eichel und Verengung des Urethraleingangs (Craurosis penis) (Abb. **61**). Bei der Frau äußert sich der Lichen sclerosus et atrophicus unter Schwund der kleinen Schamlippen bei sehr starkem Juckreiz (Craurosis vulvae) (Abb. **62**). Besonders am Perineum sieht man die weißlichen Papeln, die

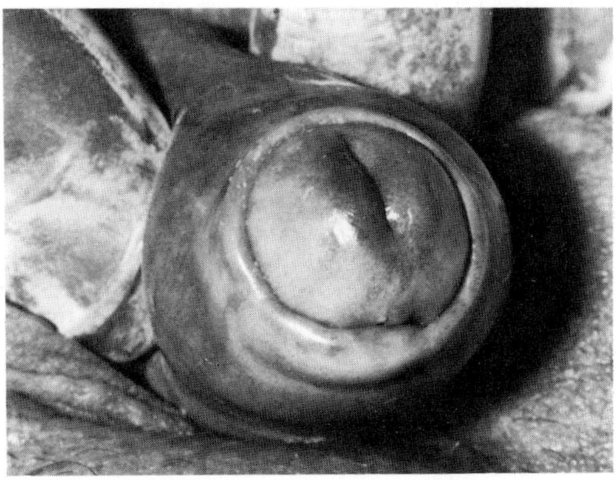

Abb. **61** Lichen sclerosus et atrophicus, Befall von Glans und Präputium mit Phimose. Schwellung und Rötung um das Orificium urethrae externum

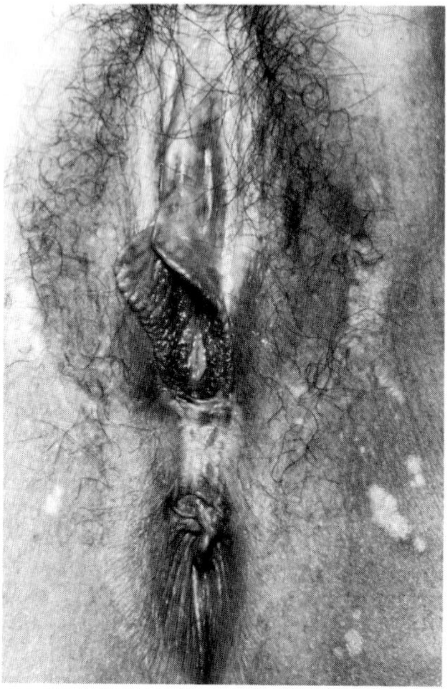

Abb. **62** Lichen sclerosus et atrophicus. Typische porzellanweiße Papeln auf der Haut, flächenhafter Befall von Schamlippen und Perineum (sehr charakteristisch!), Symptomenbild der Craurosis vulvae

eine Diagnose erlauben, auch wenn der Lichen sclerosus et atrophicus nur auf das Genitale beschränkt bleibt (Abb. **62**). Die Kraurosis ist also ein Symptom des Lichen sclerosus et atrophicus. Da die Craurosis vulvae zum Karzinom entarten kann, wird sie zu den Präkanzerosen gerechnet, bei Craurosis penis eine extreme Seltenheit!

Feingewebliches Bild. Eine Kolliquationsnekrose der oberen Dermis, durch ein schalenförmiges lymphoretikuläres Infiltrat gegen die tiefere Dermis abgegrenzt, ist charakteristisch. Die elastischen Fasern werden zerstört. Die Epidermis ist anfangs hypertrophisch, später atrophisch mit Auflösung der Basalschicht. Oft ist die Oberhaut hyperkeratotisch, besonders im Follikeleingang.

Prognose. Gewöhnlich verläuft der Lichen sclerosus et atrophicus über viele Jahre. Die Patienten werden durch die kosmetisch störenden Veränderungen, aber auch durch quälenden Juckreiz, vor allem im Genitalbereich, beeinträchtigt. Die Verengung des Präputiums, der äußeren Öffnung der Harnröhre, des Eingangs der Scheide führen zu Störungen. Doch ist quoad vitam die Prognose gut mit der Einschränkung, daß sich auf Herden im Genitalbereich Karzinome entwickeln können; Überwachung ist daher nötig.

Ursache. Die Ursache ist unklar. Autoantikörper sind bei diesen Patienten im Blutserum zu finden, aber nur selten entwickelt sich eine Autoimmunerkrankung.

Differentialdiagnose. Die Abtrennung des Lichen sclerosus von besonders oberflächlichen Formen der umschriebenen Sklerodermie ist schwierig. Oft ermöglicht erst das feingewebliche Bild die Entscheidung. Andere Erkrankungen, mit denen der Lichen sclerosus verwechselt werden kann, sind die Vitiligo, juckende Veränderungen im Genitalbereich, Leukoplakien; die sehr seltenen bullösen Formen des Lichen sclerosus et atrophicus muß man von anderen blasenbildenden Erkrankungen abtrennen (s. dort). Manchmal wird die weiße Farbe des Lichen sclerosus durch Hämorrhagien überdeckt.

Therapie: Örtlich kommen Glucocorticoide, lokale Injektionen von Glucocorticoid-Kristallsuspensionen und symptomatische Maßnahmen in Betracht. Bei Craurosis penis ist Zirkumzision des Präputiums angezeigt. Da es sich beim Lichen sclerosus et atrophicus um ein Allgemeinleiden handelt, führt eine begrenzte Vulvektomie zwar nicht zur Heilung, oft aber zu einer Linderung der Symptome; bei karzinomatöser Entartung muß operativ eingegriffen werden.

Induratio penis plastica

Diese eigentümliche Veränderung des Penis, zuweilen verbunden mit Dupuytren-Kontraktur, manchmal mit Leberzirrhose und Fibrosis mammae virilis, besteht in einer bindegewebigen Verhärtung der Tunica albuginea, die die Schwellkörper des Penis umgibt. Meist ist der dorsale Schwellkörper befallen. Bei der Erektion knickt das Glied ab. Ein Zusammenhang zwischen Urethritis und Induratio penis plastica wurde vermutet.

Auch an eine exogene Ursache durch Medikamente wurde gedacht (Propranolol).

Die Ursache ist bisher unklar, die Behandlung meist erfolglos. Empfohlen werden u. a. Röntgenweichstrahltherapie, Vitamin E innerlich, 200–300 mg täglich, Glucocorticoid-Kristallsuspension-Injektionen, p-amino-benzoesaures Kalium, Peroxinorm-Injektionen, Operation, Einlage erigierbarer Plastikkörper.

Zusammenfassung

Der Lichen sclerosus et atrophicus besteht in einer Verquellung des Bindegewebes, meist nur der oberen Dermis. Klinisch sieht man zuerst rote, später porzellanweiße Papeln, die zusammenfließen. Im Bereich des Genitales entwickelt sich das Krankheitsbild als Kraurosis, an der Vulva mit starkem Juckreiz. Auf einer Craurosis vulvae, extrem selten penis, können Karzinome entstehen. Therapie: örtliche Behandlung mit Glucocorticoiden, bei Craurosis penis Zirkumzision.

Die Induratio penis plastica besteht in einer Verhärtung der Schwellkörper des Penis – möglicherweise als Folge von Urethritiden – und Abknickung des Glieds bei der Erektion. Eine befriedigende Therapie ist bis jetzt nicht bekannt.

Seltene Fehlbildungen des Hautbindegewebes

Bei Neugeborenen findet man runde oder auch streifenförmige, scharf begrenzte Ulzerationen, oft auch am Kopf. Man bezeichnet sie als *Aplasia cutis circumscripta.* Auch eine totale Aplasie kommt vor – aber als extreme Rarität.

Hirnartige Faltungen der Haut, besonders auf dem Kopf, bezeichnet man als *Cutis verticis gyrata.* Die Cutis verticis gyrata tritt kombiniert mit anderen Fehlbildungen wie Hyperostosen, Hyperplasie der Talgdrüsen (Pachydermatoperiostose) auf.

Als *Pterygium* wird eine Hautfaltenbildung am Hals und an den Gelenken bezeichnet; in Kombination mit anderen Mißbildungen ist es Teilsymptom des Bonnevie-Ullrich-Syndroms.

Angeborene Poikilodermien

Hier sind verschiedene Syndrome zu besprechen, die mit Hautrötung, Pigmentverschiebungen und Atrophie einhergehen, z. B. das *Rothmund-Syndrom,* bei dem Katarakt, Kleinwuchs, Hypo- und Atrichie, Hyper- und Aplasie von Schweiß- und Talgdrüsen sowie hormonelle Störungen hinzukommen. Das *Thomson-Syndrom,* meist als Poikilodermia congenitalis bezeichnet, unterscheidet sich vom Rothmund-Syndrom dadurch, daß fast nur die Haut befallen ist. Die *Progeria adultorum* (Pangerie, *Werner-Syndrom*) ist eine vorzeitige Vergreisung bereits zur Zeit der Pubertät mit endokrinen Störungen (Hypogonadismus, Tendenz zum Diabetes mellitus), Atrophie, Sklerosierung von Haut und Muskulatur und trophischen Ulzerationen. Stehen die Muskelveränderungen im Vordergrund, so spricht man von einer Dystrophia myotonica (Steinert-Syndrom). Andere Prozesse mit Atrophie und vorzeitiger Vergreisung sind die *Progeria infantilis,* die *Akrogerie,* bei der im wesentlichen die Extremitäten Sitz der Hautatrophie sind, ferner die *Metagerie* mit Beginn in der frühen Kindheit und Entwicklung eines Diabetes mellitus. Zellkulturen von Patienten mit vorzeitiger Alterung der Haut ergaben nur zwischen 2 und 10 Verdoppelungen der Fibroblasten statt normal 20 bis 40 vor Absterben der Kulturen. Das Bloom-Syndrom (kongenitales teleangiektatisches Erythem) wurde bereits erwähnt (S. 112). Andere Formen der Poikilodermie treten als Folge von Hauterkrankungen auf (Parapsoriasis en plaques, Mycosis fungoides, andere Lymphome, Dermatomyositis).

Fingerknöchelpolster

Diese sind umschriebene schwielenartige Verdickungen an den End- und Interphalangealgelenken meist des 2.–5. Fingers, manchmal mit eingesunkenem Zentrum. Im Gegensatz zu den unechten Fingerknöchelpolstern, die eine Art Schwiele darstellen, handelt es sich um eine Bindegewebszunahme in der Dermis. Sie sind abzugrenzen von fest auf den Knochen aufsitzenden, knochenharten Heberdenschen Knötchen. Differentialdiagnostisch sind auch die gelblich-weißen Uratablagerungen bei *Gichttophi* zu erwähnen. Es empfiehlt sich, nach Tophi an der Helix zu suchen.

Morbus Bourneville-Pringle, tuberöse Sklerose, Epiloia

Die tuberöse Sklerose, erstmals von von Recklinghausen 1863 beschrieben, wurde früher als „Adenoma sebaceum“ bezeichnet, obwohl sich keine Talgdrüsenhypertrophie und kein Adenom finden. Umschriebene Bindegewebsverdichtungen mit Gefäßerweiterungen imponieren klinisch als multiple kleine, gelbliche bis rötliche, mäßig derbe, gut verschiebliche Knötchen mit glatter Oberfläche im zentralen Gesichtsbereich, besonders in Nähe der Nasolabialfalten (Abb. **63**). Hyper- und Depigmentierung, Poliosis und andere Bindegewebsnävi, im besonderen im Lumbosakralbereich, sind weitere Kennzeichen; diese Bindegewebsnävi haben eine apfelsinenschalenartige Oberfläche, die mit Chagrin-Leder verglichen wurde. Früheste Hinweise, oft schon bei Neugeborenen, sind ovale oder blattförmige, manchmal nur wenige Millimeter große, weiße Flecke. Im Nagelbereich, am Nagelwall und subungual, entstehen, vor allem an den Großzehen, Fibrome (Koenen-Tumoren). Bei einem hohen Prozentsatz der Betroffenen entwickelt sich schon in den ersten Lebensjahren eine Debilität. Andere ernste Symptome sind epileptische Anfälle (Mißbildungstumoren des Gehirns), spastische Lähmungen, Nierentumoren, Rhabdomyome des Herzens, Atrophie der Sehnerven und Retinatumoren. Die Prognose ist daher schlecht. Die Erkrankung ist autosomal dominant vererblich, tritt aber auch durch Spontanmutation auf. Zuweilen findet sich der Morbus Bourneville-Pringle kombiniert mit der Neurofibromatose von Recklinghausen.

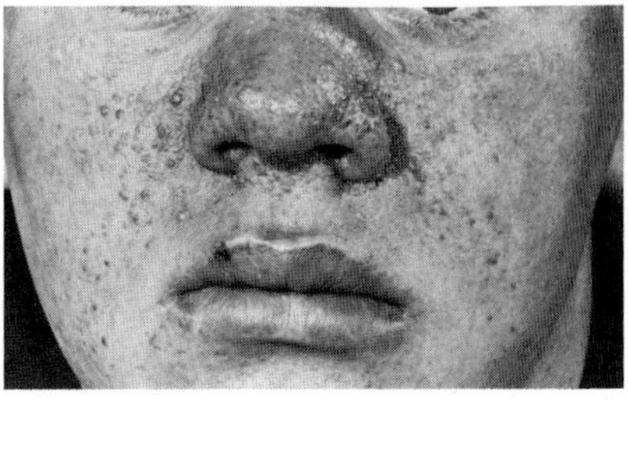

Abb. **63** Morbus Bourneville-Pringle. Früher als Talgdrüsenadenome aufgefaßt, tatsächlich Kollagenverdichtungen mit Gefäßerweiterungen in der Dermis

Zusammenfassung

Umschriebene Bindegewebszunahme findet man bei den echten Fingerknöchelpolstern, beim Morbus Bourneville-Pringle, der früher fälschlich als Adenoma sebaceum bezeichnet wurde, in Wirklichkeit aber eine Bindegewebsverdichtung in verschiedenen Organen darstellt, und bei der Dermatofibrosis lenticularis (s. u.).

Cutis hyperelastica, Gummihaut, Ehlers-Danlos-Syndrom

Dieses Krankheitsbild, auch Cutis laxa genannt und oft mit der Dermatochalasis verwechselt, zeichnet sich durch eine übermäßige Dehnbarkeit (Abb. **64a**) der besonders zarten und dünnen Haut und Brüchigkeit der Gefäße aus.

Dadurch kommt es zu Verletzungen, die nur schwer abheilen; besonders an Knien (Abb. **64b**) und Ellbogen sieht man breite Narben mit Hämorrhagien, die für das Krankheitsbild charakteristisch sind. Die Gelenke sind überstreckbar, die Muskeln hypoton, die Finger lassen sich so weit zurückbiegen, daß sie das Handgelenk berühren. Krankheiten mit anderen Mißbildungen sind mit der Cutis hyperelastica verbunden. Verwandte von Menschen mit Gummihaut haben oft auch eine Überstreckbarkeit der Gelenke, selbst wenn das Vollbild nicht erreicht wird. Das Syndrom ist heterogen; verschiedene Typen werden unterschieden, auch eine heterosomale, also an das X-Chromosom gebundene Vererbung kommt vor. Je nach Typ ist die Schwere der Erkrankung unterschiedlich. Bei einigen Formen sind Enzymdefekte im Kollagenstoffwechsel nachgewiesen.

Eine **Therapie** ist nicht möglich. Es ist daran zu denken, daß nicht nur das Bindegewebe der Haut, sondern das des gesamten Körpers befallen sein kann.

Pseudoxanthoma elasticum (systemische Elastorrhexis)

Das Pseudoxanthoma elasticum ist eine Fehlanlage des gesamten elastischen Gewebes des Körpers, d. h. der Fasern, die sich mit Elastikafarbstoffen anfärben. An der Haut finden sich meist symmetrisch netzartig angeordnete Papeln und Knoten mit xanthomartiger Gelbfärbung, vor allem am Hals (Abb. **65**), an den Beugefalten der großen Gelenke und am Rumpf, seltener an der Mundschleimhaut. Die Oberfläche ist glatt, meist erhaben, nicht gedellt. Feingeweblich handelt es sich um eine umschriebene Anhäufung von lipidhaltigen Fasern in der Dermis, die Elastikafärbung annehmen, zuweilen mit Kalkeinlagerungen.

Sind die elastischen Fasern der Aorta und anderer großer Gefäße betroffen, so sind die Patienten oft nicht zu körperlichen Anstrengungen in der Lage. Todesfälle durch Gefäßversagen bei Belastung sind bekannt. Durch Risse in der Membrana elastica choroideae kommt es zu angioider Streifenbildung der Retina (Grönblad-Strandberg-Syndrom). Oft sind es die Sehstörungen, die den Patienten zum Arzt führen. Differentialdiagnose makroskopisch und mikroskopisch: Dermatofibrosis lenticularis disseminata

a 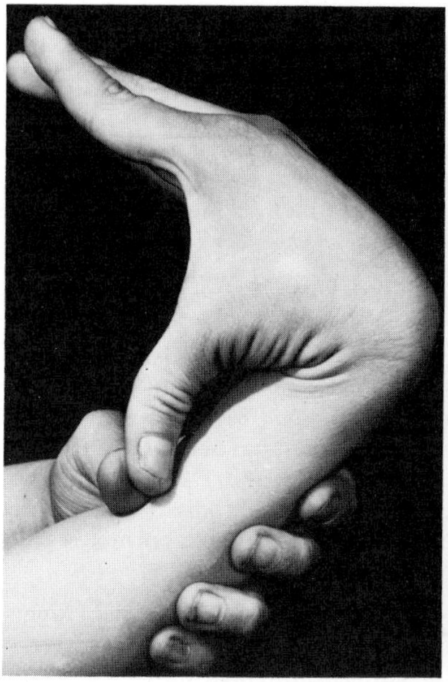 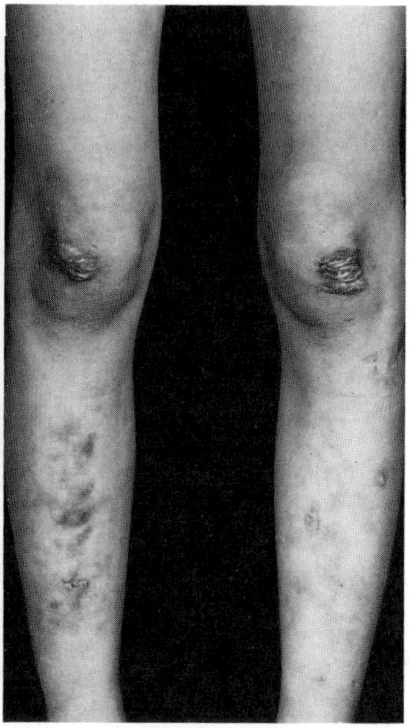 b

Abb. **64 a** u. **b** Cutis hyperelastica, Ehlers-Danlos-Syndrom. **a** Die Haut läßt sich wesentlich stärker dehnen als normal, die Gelenke sind überstreckbar (Schlangenmenschen), **b** Verletzungen führen zu charakteristischen Narben, wie hier an Knien und Unterschenkeln bei einem Jungen

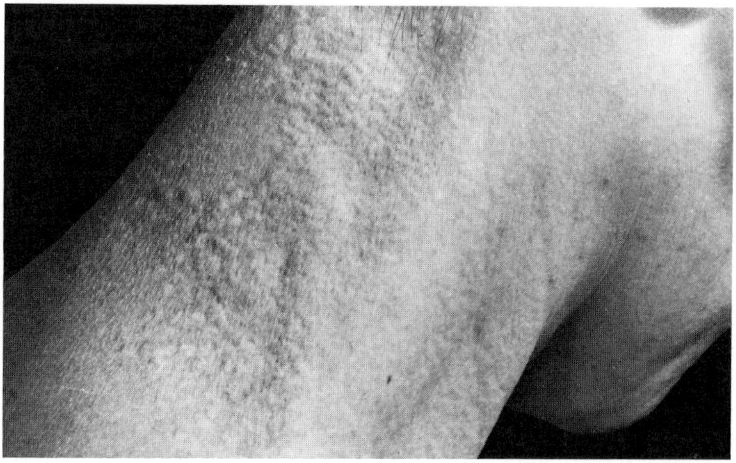

Abb. **65** Pseudoxanthoma elasticum: gelblich-weiße Knötchen am Hals

(Buschke-Ollendorff-Syndrom) mit Osteopoikilosis (Röntgenbild der Knochen, Becken!). Die toxische Einwirkung von Salpeter kann lokale Pseudoxanthoma-elasticum-artige Veränderungen an der Haut hervorrufen.

Man unterscheidet meist 2 dominante und 2 rezessive Formen. In jeder Gruppe können die Symptome verschieden stark ausgeprägt und mono-, bi- oder trisymptomatisch sein, also Haut, Augen und Gefäßsystem gemeinsam, einzeln oder zu zweit betreffen. In einer Familie sind oft die Symptome unterschiedlich stark ausgeprägt.

Dermatochalasis (Fallhaut)

Die *angeborene generalisierte Form* der Dermatochalasis ist sehr selten. Der Haut fehlt die normale Elastizität; sie hängt daher schlaff herab und wird nicht in ihre Ausgangsposition zurückgezogen. *Umschriebene Formen* sind etwas häufiger, besonders die Blepharochalasis, bei der dieses Symptom auf die Oberlider beschränkt ist. Eine umschriebene Dermatochalasis wird beim Rankenneurom im Rahmen einer Neurofibromatosis vorgetäuscht. Umschriebene, anetodermieähnliche und generalisierte Formen waren verbunden mit malignen Lymphomen und Gammopathien.

Erworbene Formen: Nach extremer Adipositas finden sich beim wieder abgemagerten Patienten manchmal am Bauch regelrechte Hautschürzen, die sich nur operativ entfernen lassen. Exanthemen durch Penicillin und Penicillamin folgte eine Dermatochalasis.

Elastose der Haut

In lichtexponierter Haut kommt es beim hellhäutigen Menschen als Spätfolge von Ultravioletteinwirkungen zu einer Umwandlung des Bindegewebes vorwiegend in der oberen Dermis unter Auftreten homogener Substanz und auch von Fasern, die sich wie elastische Fasern, teilweise auch wie Kollagen, färben. Wahrscheinlich wird minderwertiges Bindegewebe gebildet, das Züge der verschiedenen Bindegewebselemente der Haut trägt. Reichliches Auftreten solchen Materials weist auf häufige Sonnenstrahlenexposition oder besondere Strahlenempfindlichkeit hin, z. B. bei der Cutis rhomboidalis nuchae. Die Elastose wird als ein begünstigender Faktor für Präkanzerosen und Karzinome betrachtet. Bei manchen Menschen und manchen Krankheiten ist sie besonders ausgeprägt, z. B. bei Leberkranken und beim Klinefelter-Syndrom. Abschleifen der Haut führt zur teilweisen Neubildung gesunden Kollagens unter Verdrängung der Elastose in die Tiefe.

Zystenartige Anhäufung solchen Bindegewebes periorbital und an den Schläfen um Komedonen (Elastéidose cutanée nodulaire à kystes et à comédons) findet man bei älteren Männern (Alterskomedonen, s. Abb. **227**, S. 468), manchmal mit Leberschaden oder einer Porphyria cutanea tarda.

Striae (distensae)

Striae sind bandartige, zunächst rötliche, später weißliche Atrophien, die meist zahlreich, vor allem an Oberschenkeln, Bauch und Mammae, auftreten, so in und nach Pubertät, Gravidität, nach schweren Infektionen, bei Adipositas, endokrinen Störungen (Morbus Cushing), aber auch durch Medikamente (ACTH, Glucocorticoide – auch äußerlich, S. 30).

Zusammenfassung

Die Elastose der Haut besteht in einer Fehlbildung des Bindegewebes der oberen Dermis bei Weißhäutigen als Folge von Sonnen- bzw. Ultraviolettbestrahlungen. Nach Abschleifen der Haut wird dieses Bindegewebe z.T. wieder durch normales ersetzt.

Erkrankungen der Hautgefäße

Teleangiektasien

Teleangiektasien (s. auch S. 372) sind Symptom zahlreicher Veränderungen und Erkrankungen der Haut, z.B. der Altershaut, der Röntgenhaut, der Sklerodermie, der Acrodermatitis atrophicans, des Lupus erythematodes, der Rosazea, des Basalioms. Teleangiektasien mit unangenehmer Hautrötung finden sich nach längerer Therapie mit Glucocorticoiden, besonders nach äußerlicher Anwendung von stark wirksamen Glucocorticoiden. Teleangiektasien, vor allem der Wangen und Skleren, sind, wenn gleichzeitig eine Ataxie vorliegt, Teilsymptom des Louis-Bar-Syndroms, aber auch anderer Syndrome, z.B. des Bloom-Syndroms. Mit Teleangiektasien verbunden tritt auch die Erythrosis interfollicularis colli auf, eine Atrophie der Haut mit Rötung unter Hervortreten der unveränderten Talgdrüsen im Bereich von Hals und Ausschnitt. Die Behandlung von Teleangiektasien besteht in der Stichelung bzw. im Nachfahren des Gefäßes mit dem Kauter, evtl. Laser-Therapie.

Sternchenangiom, Naevus araneus

Von den einfachen Teleangiektasien sind die Sternchenangiome zu unterscheiden, deren zentrales Gefäß oft ein kompliziertes Schaltsystem, ähnlich einem Glomus, darstellt. Diese Sternchenangiome sind manchmal Symptome eines Morbus Rendu-Osler, einer progressiven Sklerodermie oder einer Leberzirrhose, manchmal nur ein Muttermal (Abb. **66**).

Differentialdiagnose. Senile Angiome (s. dort).

Therapie. Verödung mit dem Kauter, Exzision.

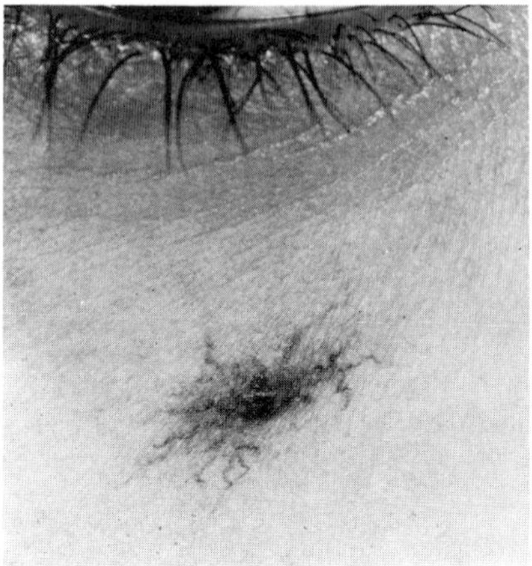

Abb. **66** Sternchenangiom (Spidernevus, Naevus araneus)

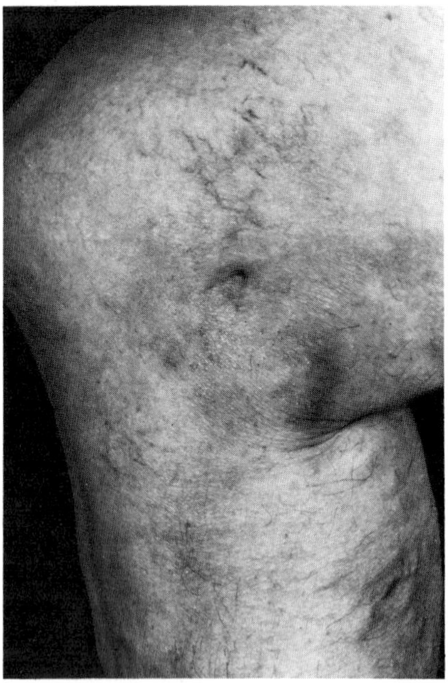

Abb. **67** Oben Besenreiservarizen, unten Varizen, am Gelenk Vorwölbung mit umgebender Rötung: oberflächliche Thrombophlebitis (nach Verödung)

Besenreiservarizen (kutane Phlebektasien)

Feine, besenreiserartige Varizen dürfen nicht mit einfachen Teleangiektasien verwechselt werden. Sie finden sich meist in der Knöchelgegend, im Bereich der oberen Wade und am Oberschenkel als Frühzeichen einer chronisch venösen Insuffizienz (Abb. **67**). Unter dem Thoraxbogen sind sie meist eine harmlose Fehlanlage.

Erythromelalgie

Bei der Erythromelalgie schwellen die Extremitäten, vor allem die Füße, schmerzhaft unter Anstieg der Hauttemperatur an. Sie ist ein Symptom bei Endangiitis obliterans, Hypertonie, Diabetes mellitus und Polyzythämie, oft aber ohne erkennbare Ursache. Ein verwandtes Syndrom ist das „burning-feet"-Syndrom.

Livedo (Vasculitis) racemosa, Livedovaskulitis, nekrotisierende Vaskulitis

Hier ist die Haut netzartig entlang oberflächlicher arterieller Gefäße gezeichnet. Es besteht der Verdacht auf eine arterielle Erkrankung (Panarteriitis nodosa, Endangiitis obliterans) oder auf schwerere Störungen in der Zusammensetzung der Bluteiweiße, auch auf Lepra; innere Veränderungen fehlen jedoch auch häufig. Bei der Livedovaskulitis treten besonders im Knöchelbereich Ulzerationen, aber auch Veränderungen im Sinne der Atrophie blanche auf (livedoide Vaskulitis, segmentale hyalinisierende Vaskulitis). Therapieversuch: Nicotinsäure 300–500 mg/Tag. Zu „Blitzschlagfiguren" kommt es nach arterieller Embolie infolge unglücklicher In-

Tabelle **15** Raynaud-Syndrom als sekundäres Phänomen (Leitsyndrom) beschrieben bei:

I. Bindegewebs- und Gefäßkrankheiten
   1. progressive Sklerodermie einschließlich Akrosklerose und CREST-Syndrom (S. 118) (häufig, fast obligatorisch, manchmal einseitig)
   2. vaskuläre Erkrankungen
   3. Dermatomyositis
   4. Lupus erythematodes (selten und meist nur bei SLE)

II. Zervikobrachialsyndrom

III. Kryoglobulinämie-Kälteagglutininkrankheit, Polycythaemia vera

IV. Intoxikationen
   1. Schwermetalle
   2. Mutterkornalkaloide
   3. bei der Herstellung bestimmter Kunststoffe (Vinylchlorid-Krankheit)

V. Posttraumatisch
   1. berufsbedingt (Preßlufthammer, Schreibmaschinenarbeit)
   2. nach Verletzungen oder Operationen

VI. Bei Dialysepatienten

jektion in ein Gefäß bei intramuskulärer Injektion vor allem öliger Lösungen (Therapieversuch: sofort wasserlösliche Glucocorticoide i. v., stationäre Einweisung). Die nekrotisierende Vaskulitis äußert sich mit schwärzlichen Nekrosen und Ulzerationen meist im Bereich von Fuß und Unterschenkeln (Autoimmunreaktion, S. 179). Therapie: Immunsuppressiva, evtl. Cyclophosphamid.

Raynaud-Syndrom

Das Raynaud-Syndrom ist ein anfallsweise auftretender Gefäßkrampf fast immer beider Hände, meist bei jüngeren Frauen. Die Finger werden blaß und steif, dann blau-rot und schließlich hellrot. Die Anfälle kommen im Zusammenhang mit anderen Erkrankungen vor (Tab. **15**).

Arteriitiden, arterielle Verschlußkrankheiten

Bei Arterienerkrankungen im Bereich der Beine vermindert das Herabhängenlassen der Beine die Beschwerden; die Symptome nehmen bei Hochlagerung zu. Die Beinpulse (A. dorsalis pedis, A. tibialis posterior, A. poplitea und A. femoralis) sind abgeschwächt, die Hauttemperatur ist meistens herabgesetzt. Oft besteht eine Zyanose. Oszillogramm, Plethysmogramm, Ultraschall-Doppler-Sonographie, Lichtreflexionsrheographie und andere Verfahren müssen den klinischen Befund bestätigen. Ort und Art des Gefäßverschlusses sind mit Hilfe der Arteriographie nachzuweisen. Wichtige Aufschlüsse lassen sich mit der Ultraschall-Doppler-Druckmessung im Hinblick auf die hämodynamische Auswirkung von Verschlüssen und Stenosen gewinnen. Die operative Umgehung oder Beseitigung eines solchen Stopps ist eine wirksame Therapie. Gefäßerweiternde Mittel sind von zweifelhaftem Wert. Bei Ruhigstellung des Beins kommt es meist zu einer vorübergehenden Abheilung von Hautveränderungen, bei Belastung zu erneuter Verschlechterung. Gegebenenfalls kann versuchsweise eine intraarterielle Infusionsbehandlung mit gefäßerweiternden Substanzen durchgeführt werden. Generell ist zu bedenken, daß eine Erweiterung peripherer Gefäße bei mangelhafter arterieller Zufuhr durch Erstarrung des entscheidenden zuführenden Gefäßrohres u. U. zu einer Verschlechterung führt. Bei langsamer und vorsichtiger Behandlung hingegen darf man erwarten, daß sich Kollateralgefäße schneller entwickeln. Einstellen des Rauchens, besonders des Zigarettenrauchens, ist vor allem bei Endangiitis eine lebensrettende Maßnahme; dieser Rat wird aber oft nicht befolgt.

Endangiitis obliterans (Arteriosclerosis obliterans, Thrombangiitis obliterans)

Die Haut wird bei arteriellen Verschlußerkrankungen verschiedener Art mitbetroffen, im besonderen bei der Endangiitis obliterans, die möglicherweise kein einheitliches Krankheitsbild, sondern ein polyätiologisches Syndrom darstellt. Grundsätzlich können alle Arterien betroffen sein; Befall eines Arteriengebiets läßt nicht ohne weiteres auf die Beteiligung anderer Gefäßbereiche schließen. Ein bekanntes Symptom dieser vorwiegend bei jüngeren Männern, seltener bei Frauen auftretenden Erkrankung ist die rasche Ermüdbarkeit des Beins mit Schmerz durch mangelnde Sauerstoffversorgung, die zum intermittierenden Hinken oder zu krampfartigen Schmerzen führt. Die Erkrankung beginnt gelegentlich mit einer *Thrombophlebitis saltans*. Bei Gangrän der Finger oder Zehen muß ein arterieller Gefäßverschluß durch Arteriosklerose oder diabetische Arteriitis ausgeschlossen werden.

Panarteriitis nodosa (Periarteriitis nodosa, Polyarteriitis nodosa, nekrotisierende Angiitis)

Die Panarteriitis nodosa besteht in einer fibrinoiden Nekrose der Gefäßwand mit entzündlicher Reaktion. Die Erkrankung verläuft meist tödlich. Da prinzipiell alle Gefäße befallen werden können, sind die Symptome äußerst vielfältig. Hautveränderungen sollen bei 25 % der Patienten vorkommen; sie bestehen vornehmlich in Knoten verschiedener Größe in Dermis und Subkutis, seltener in einer Purpura, Urtikaria, Bläschen und Blasen, skarlatiniformen Exanthemen und gangränösen Veränderungen. Überempfindlichkeiten gegen Arzneimittel können entsprechende Symptome hervorrufen. Eine kutane, relativ benigne Verlaufsform der Panarteriitis nodosa befällt vor allem die unteren Extremitäten, hauptsächlich die Unterschenkel, in Art der Livedo racemosa (S. 133) oder als Knoten, die zu Ulzeration und Narbenbildung neigen. Manchmal liegen die Knoten erkennbar im Verlauf oberflächlicher Arterien.

Differentialdiagnose. Noduläre Vaskulitis, nodöse Arzneiexantheme, Erythema induratum Bazin (s. dort).

Die *Arteriitis temporalis* ist eine sehr schmerzhafte entzündliche Arterienerkrankung, die nicht nur auf den Temporalbereich beschränkt ist.

Das *Erythema elevatum et diutinum* ruft als Vaskulitis Granulome ähnlich dem Granuloma anulare (S. 104f.) hervor, oft auf den Handrücken.

Infarktulkus (sog. Ulcus hypertonicum Martorell, ischämische Beinulzera)

Diese Ulzera entwickeln sich meist plötzlich mit zyanotischen Flecken, denen unter Abstoßung schwärzlicher Nekrosen Ulzera folgen, oft symmetrisch an beiden Unterschenkelvorderseiten. Es fehlen meist die Zeichen einer Obliteration der größeren arteriellen Gefäße; auch ist der venöse Kreislauf intakt. Dagegen sind aber Anzeichen einer allgemeinen Angiopathie vorhanden, die Nieren, Herzmuskel und Augen betrifft und zu einer zeitweiligen oder dauernden Blutdrucksteigerung führt. Die Ursache des Infarktulkus liegt wahrscheinlich in Spasmen angiosklerotisch veränderter, kleiner arterieller Gefäße der Haut.

Differentialdiagnose. Andere Formen der nekrotisierenden Vaskulitis; möglicherweise ist das Infarktulkus lediglich eine Unterform.

Therapie. Ruhigstellung, innerliche Gabe von Glucocorticoiden (Äquivalent 10–20 mg Prednison tgl.); Lokalbehandlung: Puder.

Wegener-Granulomatose

Bei der Wegener-Granulomatose (Granuloma gangraenescens, zentrofaziales Granulom) handelt es sich um einen Prozeß mit schweren Zerfallsherden im oberen und unteren Respirationstrakt. Sie verläuft meist tödlich, oft unter dem Endbild einer diffusen Glomerulonephritis. Zerfallende Tumoren mit lymphomartiger Zellwucherung im zentralen Gesichtsbereich, besonders an der Nase, sind auf diese Krankheit verdächtig.

Differentialdiagnose. Syphilis III. Das zentrofaziale Granulom (lethal midline granuloma) trennen manche Autoren von der Wegener-Granulomatose. Auch werden beide Erkrankungen als Variante der Panarteriitis nodosa angesehen.

Therapie. Glucocorticoide, Zytostatika, vor allem Cyclophosphamid, Plasmapherese.

Zusammenfassung

Bei Ulzerationen im Bereich der Akren, bei Livedo racemosa, bei Knoten der Haut, selbst bei rezidivierenden Phlebitiden (Phlebitis saltans) ist an Arterienkrankheiten zu denken. Bei solchen Prozessen an den Extremitäten sollten die Arterienpulse geprüft werden. Neben der schweren allgemeinen Form der Panarteriitis nodosa existiert eine gutartige Hautform.

Arteriolitiden

Vasculitis allergica superficialis (Arteriolitis allergica, anaphylaktoide Purpura, Purpura Schoenlein-Henoch)

Solche Vaskulitiden können sich in umschriebenen Hautblutungen, papulonekrotischen Veränderungen (Abb. **68**) und, bei Mitbeteiligung tieferer Gefäße, auch in Knoten äußern. Zur Purpura Schoenlein-Henoch gehören Fieber, Gelenkschmerzen, abdominale Symptome, wie Koliken, Erbrechen, Diarrhö und blutige Stühle, und Nierenbeteiligung mit Hämaturie. Feingeweblich handelt es sich um Nekrosen der Wand oberflächlicher Gefäße mit Ablagerung von Immunglobulinen, starken Ödemen, lymphozytären Infiltraten sowie Ansammlung und Zerfall von Leukozyten, besonders auch eosinophilen.

Als Ursache kommen Autoimmunreaktionen, im besonderen nach Streptokokkeninfektionen, häufig auch Arzneiunverträglichkeiten in Frage. Die Therapie besteht in der Bekämpfung der akuten Symptome möglichst nach Ausschaltung der Ursache, etwa durch Gabe von Glucocorticoiden.

Bei der *urtikariellen Vaskulitis* bleiben, im Gegensatz zur Urtikaria, die Quaddeln meist länger als 24 Stunden, aber meist kürzer als 72 Stunden

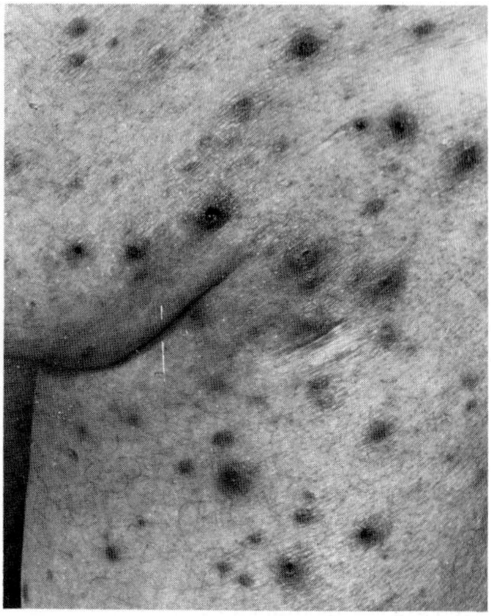

Abb. **68** Vasculitis allergica superficialis, papulonekrotischer Typ; oft nach Einnahme von Analgetika

bestehen. Die bei der Urtikaria sonst wirksamen Antihistaminika versagen hier. Differentialdiagnostisch sind weiterhin urtikarielle Veränderungen mit Vaskulitis beim systemischen Lupus erythematodes auszuschließen.

Die seltene *Papulosis maligna atrophicans* ist charakterisiert durch linsengroße Papeln mit auffallendem porzellanweißen Zentrum, das später nekrotisch wird. Entsprechende Veränderungen treten am Intestinaltrakt auf mit Infarkten im Darmbereich durch Endangiitis obliterans. Die Prognose ist meist infaust.

Pyoderma gangraenosum

Rote Flecken oder Knoten, die geschwürig zerfallen, bezeichnet man als Pyoderma oder Ecthyma gangraenosum, da man früher glaubte, daß die Veränderungen bakteriell bedingt seien.

Das Pyoderma gangraenosum tritt infolge von Arteriitiden bei Patienten mit Colitis ulcerosa, aber auch anderen Grundleiden (Morbus Crohn, rheumatoider Arthritis, chronischer Hepatitis, Leukosen, malignen Lymphomen u. a.) auf. Durch Wucherung des Epithels am Rande täuscht es manchmal Karzinome vor, die im Zentrum ulzeriert sind.

Differentialdiagnose. Infarktulkus (s. u.), nekrolytisches migrierendes Erythem bei glucagonproduzierenden Tumoren des Pankreas.

Therapie. Behandlung der Grundkrankheit, Immunsuppressiva.

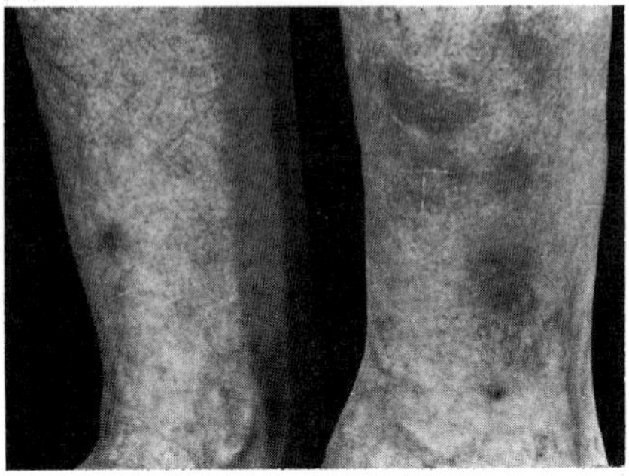

Abb. **69** Erythema nodosum: Knoten auf der Streckseite beider Unterschenkel

Tiefgelegene, vorwiegend venöse Vaskulitiden

Hierher gehört eine Gruppe von Erkrankungen, die überwiegend Folge einer Antigen-Antikörper-Reaktion in der Wand der Gefäße zwischen Dermis und Subkutis sind.

Erythema nodosum

Auf dem Schienbein, seltener auch in anderen Körperregionen, vor allem bei Frauen (♀ : ♂ = 6:1), bilden sich rote schmerzhafte Knoten (Abb. **69**) als Folge einer Vaskulitis venöser Gefäße an der Grenze zwischen Dermis und Subkutis.

Der Verlauf ist akut, meist kommt es binnen 3–6 Wochen zu einer Abheilung ohne Ulzeration und Narbenbildung. Besonders jüngere Menschen sind befallen (20–40 Jahre). Gewöhnlich treten die Knoten schubweise auf mit allgemeiner Abgeschlagenheit, Fieber- und Gelenkbeschwerden, aber auch mit Lymphknotenschwellung, Albuminurie und einer leichten sekundären Anämie.

Bei etwa 20% der Patienten mit Erythema nodosum läßt sich keine Ursache auffinden. Die übrigen Fälle stehen meist im Zusammenhang mit Arzneiunverträglichkeiten (bestimmte Sulfonamide, orale Kontrazeptiva, Jodide, Bromide, Salicylsäure, Phenacetin und andere), mit der Sarkoidose, mit bakteriellen Erkrankungen (vor allem Streptokokkenpharyngitis [Antistreptolysintiter], Yersiniainfektionen [insbesondere Yersinia enterocolitica: Bauchschmerzen, Diarrhö, Appendizitis-Symptome vorausgehend], Lepra [S. 322ff.], Gonorrhö, Katzenkratzkrankheit; bei Kindern evtl. Tuberkulose), mit Viruserkrankungen (Keuchhusten, Masern, Lymphogranuloma inguinale), mit Pilzerkrankungen (Trichophytien, Histoplasmose, Kokzidioidomykose) oder mit Autoimmunerkrankungen (Colitis ulcerosa, Morbus Behçet). Das Erythema nodosum tritt ferner zusammen mit Enteritiden, Kolitiden und Urethritiden (Chlamydien, Mykoplasmen) auf.

Differentialdiagnose. Noduläre Vaskulitis, Erythema induratum, Phlebitis saltans, Pannikulitiden, einschließlich Lipogranulomen, Kandidosen, Trichophytien.

Atypische Verlaufsformen des Erythema nodosum mit mehr plattenartigen Infiltraten können mit anderen Gefäßveränderungen oder Erysipelen verwechselt werden, das Erythema nodosum migrans mit einer Thrombophlebitis. Bei der Colitis ulcerosa kommen Erythema-nodosum-ähnliche Veränderungen vor, die aber dann ulzerieren (s. Pyoderma gangraenosum).

Therapie. Auffinden der Ursache, sonst symptomatisch; Bettruhe, an den Beinen Kompressionsverbände, innerlich Analgetika, evtl. Glucocorticoide.

Nodöse Vaskulitis

Die nodöse Vaskulitis, oft ohne Nachweis eines Allergens auch als allergische Vaskulitis bezeichnet, liegt tiefer in der Haut als das Erythema nodosum, nämlich in der Subkutis, meist mit Phlebitis, Periphlebitis und Lipogranulom. Offenbar sind Immunglobuline in der Gefäßwand für das Zustandekommen entscheidend. Manche Autoren identifizieren dieses Krankheitsbild mit dem Erythema induratum Bazin (S. 317ff. u. Abb. **164**). Vielfach werden Arzneimittel als auslösendes Agens angenommen. Differentialdiagnostisch ist eine Pannikulitis (S. 146ff.) oder eine Panarteriitis nodosa zu erwägen.

Therapie. Suche nach einem Allergen, im besonderen Medikament; evtl. Glucocorticoide oral.

„Eisendrahtphlebitis“ – sklerosierende Lymphangitis (strangförmig sklerosierende Periphlebitis, Mondor-Erkrankung)

Es handelt sich um Vaskulitiden, vornehmlich am seitlichen Thorax und im Bereich des Sulcus coronarius, die sich klinisch in einem roten oder hautfarbenen Strang äußern. Die Eisendrahtphlebitis bildet sich spontan zurück; ihre Ursache ist unbekannt. Wahrscheinlich sind nicht die Venen, wie man annahm, sondern die Lymphgefäße betroffen.

Eine sklerosierende Lymphangitis (Lymphangitis plastica E. Hoffmann) trat im Rahmen einer Chlamydien-Urethritis auf und heilte nach deren Behandlung ab.

Necrobiosis lipoidica

Die Necrobiosis lipoidica besteht in einer Vaskulitis mit Bindegewebsnekrose und Fetteinlagerung. Sie äußert sich klinisch anfangs mit braunroten Papeln, später in einem sklerodermieähnlichen, plattenartigen Infiltrat mit Teleangiektasien und einem gelblichen, atrophischen Zentrum, das manchmal ulzeriert. Durch Zusammenfließen benachbarter Herde entstehen größere mit polyzyklischer Begrenzung (Abb. **70**). Meist finden sich Einzelherde über den Schienbeinen. Doch kommen auch Herde an anderen Hautarealen, ja eine exanthemartige Aussaat, vor. Zu etwa 80% sind Frauen zwischen dem 20. und 60. Lebensjahr befallen.

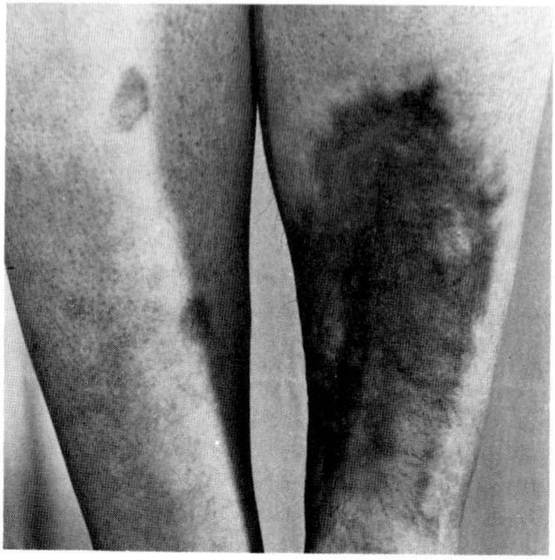

Abb. **70** Necrobiosis lipoidica, kleine Herde am rechten, ein großer Herd am linken Unterschenkel in Art einer umschriebenen Sklerodermie oder einer Sklerose bei varikös bedingter Durchblutungsstörung

Genese. Die Genese der Necrobiosis lipoidica ist bis heute unklar. Oft tritt sie in Zusammenhang mit einem Diabetes auf (bei 3‰ der Diabetiker). Mittels Spezialmethoden, z.B. nach Belastung mit Prednison, sind bereits Störungen im Kohlenhydratstoffwechsel nachzuweisen, wenn mit den üblichen Methoden ein Diabetes noch nicht festzustellen ist. Der Diabetes wird manchmal Jahrzehnte nach dem Auftreten der Nekrobiosis erst manifest.

Feingeweblicher Bau. Als Folge der Vaskulitis kommt es zu einer Bindegewebsnekrose, die fetthaltig ist und von einem tuberkuloiden Granulationsgewebe mit Fremdkörperriesenzellen umgeben wird.

Differentialdiagnose. Die feingewebliche Struktur ist einem Granuloma anulare sehr ähnlich, jedoch ist bei diesem das Zentrum durch den Reichtum an Glucosaminoglykanen (sauren Mucopolysacchariden) ausgezeichnet. Eine Variante der Necrobiosis lipoidica ist die Granulomatosis disciformis et progressiva mit sklerodermieartigen Veränderungen, die schon lange vor Beschreibung der Necrobiosis lipoidica unter der Bezeichnung „tuberkuloide Sklerodermie" in England und Schottland bekannt war.

Therapie. Eine befriedigende Therapie ist nicht bekannt; die Injektion von Glucocorticoid-Kristallsuspension in die Herde und Glucocorticoide lokal unter Plastikfolie werden empfohlen, ferner geringe Dosen von Acidum acetylosalicylicum (3,5 mg/kg KG alle 48 Stunden, später 72 Stunden).

Zusammenfassung

Oberflächliche Vaskulitiden äußern sich mit roten, oft hämorrhagischen, zentral nekrotischen Papeln (anaphylaktoide Purpura, Purpura Schoenlein-Henoch); sie sind oft Folge von Arzneiunverträglichkeiten, hier wiederum häufig von Analgetika. Die Papulosis maligna atrophicans hat Papeln mit porzellanweißem Zentrum. Die Prognose dieser seltenen Krankheit ist aufgrund der Infarkte im Magen-Darm-Kanal meist infaust. Das Pyoderma gangraenosum ist häufig mit einer Colitis ulcerosa verbunden.

Tiefer in der Haut gelegene Knoten entstehen vielfach durch entzündliche Prozesse an und um größere Gefäße in der Subkutis und an der Dermis-Subkutis-Grenze. Sie lassen sich oft nur schwer einem bestimmten Krankheitsbild zuordnen.

Das Erythema nodosum tritt mit rötlichen Knoten meist auf der Streckseite der Unterschenkel auf. Manchmal läßt sich eine Ursache dafür auffinden, z. B. eine Sarkoidose Boeck, manche Medikamente, darunter hormonelle Antikonzipienzien; bei Kindern muß man eine Tuberkulose ausschließen.

Abzugrenzen sind die tiefer gelegenen nodösen Vaskulitiden, manchmal Folge von Arzneiunverträglichkeiten, und das Erythema induratum Bazin.

Die Ursache der „Eisendrahtphlebitis" ist unbekannt; wahrscheinlich geht sie nicht von den Venen, sondern von den Lymphgefäßen aus.

Die Necrobiosis lipoidica ist eine Bindegewebsnekrose mit Fetteinlagerung als Folge von Vaskulitiden, überdurchschnittlich häufig bei Diabetes mellitus.

Veneninsuffizienz

Varizen sind so häufig, daß man von einer Volkskrankheit spricht. Oft treten sie als *primäre* oder *konstitutionelle Varikosis* meist ohne Beschwerden, aber kosmetisch störend, an den Beinen auf.

Selten ist die *sekundäre Varizenbildung Ausdruck eines Umgehungskreislaufs,* den der Organismus notwendig braucht. Wenn die Varizen aber einen Umgehungskreislauf darstellen, dürfen sie nicht beseitigt werden. Bekannt ist diese Varizenbildung bei Leberzirrhose (Ösophagusvarizen, Varizen im Rektumbereich, Caput medusae).

Die dritte Gruppe von Varizen entsteht als *Folge einer Insuffizienz der tiefen Venen* nach Thrombose oder Thrombophlebitis (postthrombotisches Syndrom).

Als Anhalt darf gelten: *primäre Varizen operieren,* Varizen als Ausdruck eines *Umgehungskreislaufes in Ruhe lassen* und Varizen als *Folge der Klappeninsuffizienz* der tiefen Venen *veröden, wenn die tiefen Venen durchgängig sind.*

Tiefe Phlebothrombose und Thrombophlebitis

Die tiefe Phlebothrombose ist ein meist symptomarmes Krankheitsbild mit hoher Emboliegefahr, da die Thromben nicht fest an der Venenwand haften. Die tiefe Thrombophlebitis verursacht starke Beschwerden, neigt aber weniger zur Embolie. Bei beiden Krankheiten, besonders der tiefen Thrombose, sind im allgemeinen Bettruhe und eine fibrinolytische bzw. gerinnungshemmende Therapie indiziert, evtl. Thrombektomie. Ödeme am Unterschenkel, besonders im Knöchelbereich, sind ein Hinweis auf tiefe Thrombosen (nicht veröden!). Ungeklärte Zunahme des Umfanges eines Beines und Schmerz in Wade und Kniekehle bei Dorsalflexion des Fußes sprechen für eine tiefe Thrombose. Oft lenkt leider erst eine Lungenembolie die Aufmerksamkeit auf die Ausgangsvenen an den Beinen. Bei Verlegung der großen Venen entwickeln sich rasch ein Ödem und eine Zyanose des Beines mit vermindertem Puls der Femoralarterie. Extremvariante dieses Prozesses bei Verlegung aller Venen: Phlegmasia alba et/sive coerulea dolens mit Verschwinden der Arterienpulse, Erkalten des Beines und manchmal rasch einsetzender Gangrän.

Oberflächliche Thrombophlebitis (Varikophlebitis)

Bei der oberflächlichen Thrombophlebitis (s. Abb. **67**) ist die Haut band- oder strangförmig entzündet und rot. Sie erfordert eine Behandlung, die der bei der tiefen Thrombose und Thrombophlebitis entgegengesetzt ist. Durch Stichinzision wird die Vene an einer Stelle eröffnet, der Thrombus wird ausgedrückt und ein Kompressionsverband angelegt; die innerliche Behandlung besteht in Antiphlogistika. Mit dem Kompressionsverband versehen, muß der Patient tüchtig laufen. Generell soll man thrombosegefährdete Patienten mit Übergewicht, Varizenbildung, Thrombosen und Thrombophlebitiden in der Anamnese möglichst nicht liegen, sondern laufen lassen, oder bei Bettruhe wenigstens durch Gymnastik die Blutzirkulation fördern, um der Thrombembolie vorzubeugen. Bei der *Thrombophlebitis saltans* gilt es, Grundkrankheiten auszuschließen (Endangiitis obliterans, Karzinome, z.B. in Lunge oder Pankreas). Eine oberflächliche Thrombophlebitis und eine tiefe Thrombose können gleichzeitig auftreten, vor allem bei Patienten ohne Varikosis, wenn es sich nicht um eine Thrombophlebitis saltans handelt.

Sekundäre Varikosis nach Erkrankung tiefer Venen

Als dritte Form der Varizen fassen wir die Erweiterung der oberflächlichen Venen mit Klappeninsuffizienz nach Verlegung des Durchflusses der tiefen Venen auf. Sie tritt nach tiefer Phlebothrombose oder nach einer tiefen Thrombophlebitis ein. Auch nach Rekanalisation der tiefen Venen bleiben deren Klappen meist dauernd insuffizient; das Blut strömt durch die Vv. perforantes an die Oberfläche und wird von den oberflächlichen Venen weitergeleitet. Da diese dem Anstrom nicht gewachsen sind, kommt es auch hier zur Erweiterung und Klappeninsuffizienz und damit zu einem

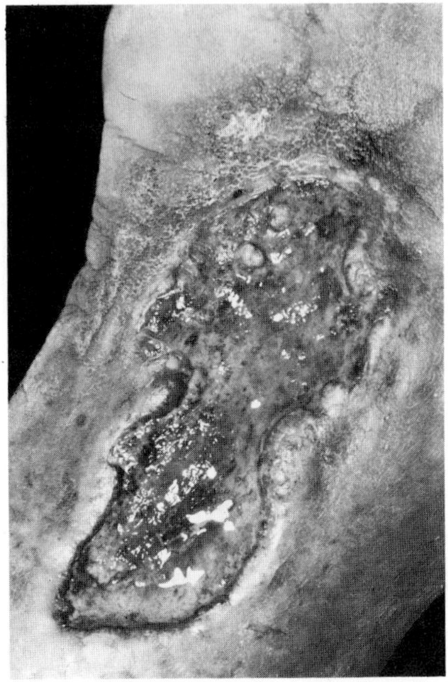

Abb. **71** Ulcus cruris venosum mit kallösem Rand in pigmentiertem (Hämosiderin und Melanin) und sklerosiertem Bindegewebe

Blutstrom in falscher Richtung. Gleichzeitig verändern sich auch die kleinen venösen Gefäße. Sie werden auffallend weit und wuchern, Blut tritt in das ödematöse Gewebe aus. Das Serum induziert die Bildung von neuem Bindegewebe, so daß es zu plattenartigen Verhärtungen mit Einlagerung von Hämosiderin in Bindegewebszellen kommt, was wiederum die Melaninsynthese stimuliert (Abb. **71**). Die Oberhaut wird atrophisch, manchmal auch narbig depigmentiert, ohne vorausgehende Ulzeration. Besenreiservarizen leiten oft eine Varikosis ein mit folgendem Ödem, Stauungspigmentierung und Sklerosierung des Bindegewebes, oft strangartig entlang eines Venenverlaufs, besonders im Anschluß an eine superfizielle Thrombophlebitis.

Therapie der Varikosis

Größere geschädigte Venen sind innerlich nicht mehr durch Medikamente zu beeinflussen.

1. Das Stauungsödem wird durch einen Kompressionsverband (Wickeln) mit elastischen Kurzzugbinden beseitigt, die vom Patienten morgens vor dem Aufstehen angelegt und den Tag über getragen werden müssen. Syste-

matisches Laufen (Wandern, nicht vom Fernsehapparat zum Küchenherd) fördert die Heilung. Manche Autoren empfehlen heute noch einen Zinkleimverband.

2. An die Behandlung mit Kompressionsverbänden kann sich das Tragen genügend fester, genau passender Kompressionsstrümpfe anschließen. Kompressionsverbände sollen das Bein „entstauen", die Kompressionsstrümpfe dagegen ein Wiederauftreten des Ödems verhindern. Auf die Dauer werden aber beide Maßnahmen, Kompressionsverband und -strümpfe, dem Patienten unbequem sein.

Zwei Verfahren bieten sich zur Verbesserung der Kreislaufsituation am Unterschenkel an:

a) Verödung der Venen. Diese darf nur erfolgen, wenn die Durchgängigkeit der tiefen Venen nachgewiesen ist. Verschiedene Teste werden empfohlen. Uns hat sich folgende Regel bewährt: Ist der Patient in der Lage, mit einem Kompressionsverband (s. o.) möglichst eine Woche lang zu laufen, so ist mit einer guten Durchgängigkeit der tiefen Vene zu rechnen. Eine genauere Beurteilung erlauben das Phlebogramm, das Ultraschall-Dopplerverfahren und neuerdings auch die Lichtreflexionsrheographie.

Die Verödung erfolgt von proximal nach distal möglichst im Bereich der Vv. perforantes. Diese kann man mit folgendem einfachen Test nach Albanese auffinden: Am stehenden Patienten streicht man mit dem Daumen dem Gefäß entlang nach kranial. Das Gefäß entleert sich daraufhin, bis man eine V. perforans mit dem Daumen überstrichen hat. Jetzt füllt sich von hier aus rückwärts das Gefäß. Bei Beklopfen der Varize wird die Druckwelle soweit nach oben fortgeleitet und ist so weit fühlbar, wie die Klappen insuffizient sind. Die Verödungstechnik im einzelnen kann hier nicht besprochen werden, sie hängt von den Ansichten des Behandelnden, aber auch von der Lage des Einzelfalles ab. Wahl und Konzentration des Verödungsmittels sowie die Art des Vorgehens müssen dem Kaliber der Venen entsprechen. Gefürchtet sind allergische Reaktionen nach der Injektion. Nach der Verödung wickelt man das Bein und läßt den Patienten laufen. Ruhe verstärkt offenbar den Verödungseffekt. Einige Autoren haben auf 100000 Verödungen nicht eine einzige Embolie gesehen. Unglückliches Zusammentreffen – falsche Mittel, falsche Technik, falsches Verhalten, z.B. tagelanges Liegen nach der Verödung – haben vielleicht in anderen Fällen zu Embolien geführt.

b) Operative Behandlung der Varizen. Während man netzartig angeordnete Varizen besser verödet, eignen sich die anlagemäßig bedingten Varizen (s. o.) besser zur Operation. Bei Stammvarikosis der V. saphena magna mit hoher Klappeninsuffizienz empfiehlt sich eine hohe Saphenaligatur mit anschließender Verödung der Restvarizen. Bei gleichzeitiger Insuffizienz der Vv. perforantes ist die operative Beseitigung der varikösen Vene durch Exhairese nach Babcock mit zusätzlichen Unterbindungen indiziert.

Venös verursachtes Ulcus cruris (Ulcus cruris venosum)

Wenn die Klappen in den geschädigten tiefen Venen versagen, wird das Blut der tiefen Venen nicht nur von distal, sondern auch von oben in die Vv. perforantes gedrückt. Durch diese Überlastung werden die Klappen der Vv. perforantes ebenfalls insuffizient, und Blut fließt aus den tiefen Venen mit erheblichem Druck ungehindert gegen die oft schon geschädigte Oberfläche. Nun kann z.B. ein kleines Trauma Gewebszerfall auslösen. Es bilden sich rundliche Geschwüre (Blow-out-Ulzera), vor allem in der Knöchelgegend. Beim Gamaschenulkus nimmt der Defekt fast den ganzen Unterschenkel gamaschenartig ein. Am oberen Rand sind die Venen stark erweitert, in ihnen findet man Mikrothromben. Nach zusätzlichen Störfaktoren oder anderen Ursachen (Diabetes, Anämien, Eisenmangel, arteriellen Durchblutungsstörungen) muß man suchen und diese evtl. behandeln.

Nach Beckenvenenthrombose sieht man Beinödeme, Stauungspigmentierungen im Bereich der Fußgelenke und der Unterschenkel und einen venösen Umgehungskreislauf in der Leiste. Es ist naheliegend, daß sich in dem vorgeschädigten Terrain leichter Ulzerationen und Erosionen entwickeln als in normaler Haut.

Sekundär werden solche Geschwüre von Mikroben, Bakterien und pathogenen Hefen, meist Candida albicans, besiedelt. *Die wirksamste Bekämpfung der Infektion liegt in der Wiederherstellung der normalen Blutzirkulation.* Dies gelingt durch fachgerechtes Anlegen eines Kompressionsverbandes mit elastischen Binden (S. 143). Um die Vv. perforantes zu verschließen, muß auf das Ulkus selbst ein Druck durch einen harten Gummi, nicht durch einen weichen Schaumgummi, ausgeübt werden. Oft drückt der Kompressionsverband nicht auf die entscheidende Stelle, wenn z.B. das Ulkus unmittelbar über oder hinter dem Knöchel liegt; auch hier ist dann ein zusätzlicher Druck, etwa durch Einlage einer genau angepaßten Schaumgummikompresse, zu erstreben. Das Anlegen eines Kompressionsverbandes ist eine Kunst, die man nur durch Anleitung und Übung lernt.

Das Ulkus selbst ist blande zu behandeln, möglichst mit einem indifferenten Puder. Der Kranke mit Stauungsveränderungen am Unterschenkel neigt zu Ekzemen mit Streuung (S. 210); er wird leichter als andere sensibilisiert, bis zu 90% gegen Medikamente. Selbst die üblichen Grundlagen werden zuweilen nicht vertragen. Der Rand der Ulcera cruris ist oft schwielenhart, häufig liegt das Ulkus nämlich in einem sklerosierten Hautbereich (s. Abb. **71**). Man kann dann den sklerosierten Rand *radiär* bis in das gesunde Gewebe durchtrennen, gelegentlich das Ulkus auch zirkulär umschneiden. Zeigt das Ulkus Heilungstendenz, so kann diese durch Hauttransplantat, sei es durch Hautläppchen, sei es durch ein freies Transplantat, sehr beschleunigt werden. Das Transplantat geht aber zugrunde, und es bildet sich ein neues Ulkus, wenn die Blutzirkulation nicht normalisiert ist. Eine Anämie begünstigt Ulcera cruris; daher ist immer das Blutbild sorgfältig zu kontrollieren.

Zusammenfassung

Die oberflächliche Thrombophlebitis wird durch Stichinzision, Entfernung des Thrombus, Analgetika und Kompressionsverband behandelt. Keine Bettruhe! Bei tiefer Thrombose und tiefer Thrombophlebitis Bettruhe, Antikoagulanzien, evtl. fibrinolytische Therapie oder Thrombektomie. Die Behandlung insuffizienter Venen mit und ohne Ulcus cruris liegt in der Beseitigung der Ursache, nämlich des pathologischen Blutkreislaufs, durch Kompressionsverbände, Stützstrümpfe, Verödung und Operation der Venen. Zusätzliche Leiden sind zu berücksichtigen. Kranke mit Ulcus cruris varicosum neigen besonders zur Sensibilisierung und zu allergischen Kontaktekzemen mit Streuung auf den übrigen Körper, auch Gesicht (periorbital) und Hände.

Erkrankungen des subkutanen Fettgewebes, Pannikulitiden

Erkrankungen, die sich auch im subkutanen Fettgewebe manifestieren

Eine Reihe von Erkrankungen führt zu Knoten im subkutanen Fettgewebe, besonders am Unterschenkel. Folgende Erkrankungen, die in anderen Kapiteln genauer besprochen werden, sind differentialdiagnostisch zu erwägen:

Gefäßprozesse (Panarteriitis nodosa, Churg-Strauss-Syndrom, Vasculitis nodosa, Thrombophlebitis, Morbus Behçet);

Granulome (Erythema nodosum, Lupus erythematodes profundus, Sarkoidose Boeck, Gummen [Syphilis III], tiefe Mykosen);

Tumoren (Lipome, Atherome, kalzifizierende Epitheliome, Metastasen).

Grabenartiger Fettschwund unbekannter Ursache mit Spontanheilung tritt an den Oberschenkeln junger Frauen auf *(Lipatrophia anularis* resp. *semicircularis).*

Umschriebenen Fettgewebsschwund sieht man nach der Injektion von Insulin als Unverträglichkeitserscheinung. Besonders bekannt ist dieses Phänomen nach der Injektion von Glucocorticoid-Kristallsuspension, fast ausschließlich bei weiblichen Patienten (Abb. **72**), vor allem an Gesäß und Oberarm, wo diese Substanz z. B. zur Behandlung des Heuschnupfens injiziert wurde. Ferner gibt es eine Glucocorticoid-Entzugspannikulitis und eine Aspartat-Pannikulitis.

Die *Lipodystrophia progressiva* hat mit den Pannikulitiden nichts zu tun; sie

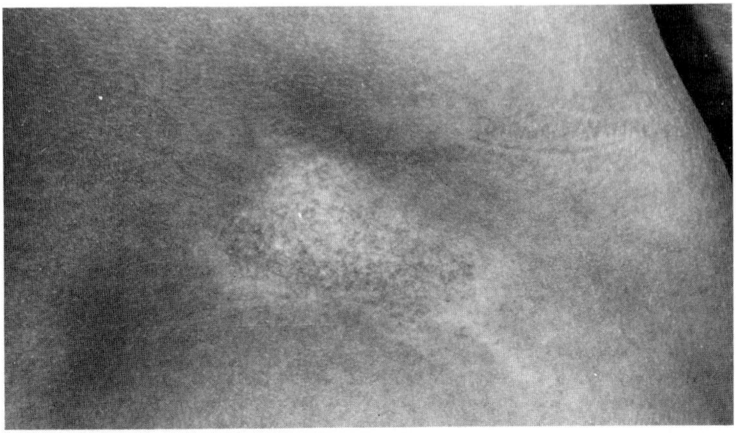

Abb. **72** Depigmentierung, Fettgewebsschwund und Verdünnung der Haut nach Injektion von Triamcinolon-Kristallsuspension. Differentialdiagnose: Zustand nach Pannikulitis, Lipatrophie nach Insulininjektionen, zirkumskripte Sklerodermie

ist ein echter Fettgewebsschwund, meist der oberen Körperhälfte, bei Frauen. Die Patienten sehen durch den Verlust des Fettgewebes gealtert aus; deshalb kann das Krankheitsbild mit der Progeria oder der Akrogerie verwechselt werden.

Erkrankungen des subkutanen Fettgewebes im engeren Sinne

Lipogranulom

Feingeweblich ist beim Lipogranulom das Fettgewebe durch Bindegewebszellen mit schaumigem Zytoplasma und Fremdkörperriesenzellen ersetzt. Da diese Granulome zu einer Verschmälerung des Panniculus adiposus führen und oft auch mit Narben enden, sprach man früher von einer Wucheratrophie (Abb. **72**). Die Schaumzellen bilden Rosetten um fettgefüllte Vakuolen.

Die Lipogranulome treten meist nach Injektion von Medikamenten auf, manchmal auch nach mechanischem Trauma.

Sie können entstehen nach Injektion von Ölen, ölhaltigen Präparaten und Paraffin, sei es als Träger von Medikamenten, sei es aus kosmetischen Gründen (z.B. Faltenglättung). Die Granulome schmelzen zuweilen ein und sind äußerst hartnäckig, da sich am Rande immer wieder neue Granulome entwickeln. Granulome im Fettgewebe sollen auch nach Absetzen innerlich gegebener Glucocorticoide aufgetreten sein; auch an Artefakte ist zu denken.

Die *disseminierte Lipogranulomatose* (Farber) ist eine seltene autosomal rezessive Speichererkrankung mit Ablagerung von Ceramid in verschiedenen Organen, auch der Haut (Sphingolipidose).

Adiponecrosis subcutanea neonatorum

Die Adiponecrosis subcutanea neonatorum, früher mit dem Sklerem der Neugeborenen (S. 122) verwechselt, ist eine harmlose Erkrankung, bei der sich Tage bis Wochen nach der Geburt einzelne Knoten tief im Unterhautfettgewebe entwickeln. Oft sind es Hautbezirke, die beim Geburtsakt mechanisch belastet werden. Manchmal sind die Infiltrate tatsächlich flächenhaft, so daß man an ein Sklerem denken kann. Die Hautoberfläche ist oft blau-rot verfärbt. *Feingeweblich* sieht man weniger ein Lipogranulom als die Einlagerung doppeltbrechender Kristalle in Fettzellen, wahrscheinlich als Ausdruck des Fettumbaus. Die *Ursache* ist unklar. Früher glaubte man, daß Kälteeinwirkung zu einer Erstarrung des Fetts bei noch nicht voll entwickeltem Fettgewebe führe, bis man erkannte, daß solche Granulome auch im Körperinnern vorkommen. Die *Prognose* ist gut, eine Behandlung erübrigt sich.

Kältepannikulitis

Die Kältepannikulitis ist eine durch stärkere Kältereize hervorgerufene Knotenbildung im Fettgewebe, 6–72 Stunden nach der Kälteexposition unter Schmerzen, besonders bei Säuglingen und Kleinkindern, seltener bei Schulkindern, Jugendlichen und Erwachsenen. Bei Säuglingen ist sie vornehmlich an Wangen und Doppelkinn lokalisiert, weil sich diese Regionen beim Liegen im Kinderwagen besonders abkühlen.

Pannikulitis bei Pankreaserkrankungen, auch Pankreaskarzinomen

Pannikulitiden findet man bei Pankreaserkrankungen, und zwar als Fettnekrosen mit Erythem, hauptsächlich im Kostovertebraldreieck und in der Nabelregion. Sie können mit einem Erythema nodosum verwechselt werden. Entsprechende Hautveränderungen entstehen durch Entzündung von ektopischem Pankreasgewebe.

Panniculitis nodularis non suppurativa febrilis et recidivans, Pfeifer-Weber-Christian-Erkrankung

Die seltene Veränderung verläuft unter allgemeinen Beschwerden und Fieber mit Knoten in der Subkutis. Diese erweichen, es bilden sich Fisteln. Die Knoten heilen mit Narben ab, die Dellen in der Subkutis hinterlassen. Die Krankheit tritt vorwiegend bei Frauen auf und verläuft über Jahre. Man unterscheidet eine auf die Subkutis beschränkte und eine systemische Form. Differentialdiagnose: Lupus erythematodes chronicus profundus, Artefakte durch Injektionen in das Fettgewebe (Fremdkörpernachweis!).

Lipogranulomatosis subcutanea Rothmann-Makai

Bei dieser ebenfalls seltenen Krankheit bilden sich knotenförmige und/oder plattenartige Lipogranulome im subkutanen Fettgewebe. Das Krankheitsbild ist wenig klar, meist nur eine Verlegenheitsdiagnose für Pannikulitiden, die sich anders nicht einordnen lassen.

Zusammenfassung

Lipogranulome im subkutanen Fettgewebe sind oft Folge von Vaskulitiden. Andere Granulome (chronische Infektionskrankheiten), aber auch Tumoren (Lipome, Atherome, Metastasen, z.B. von Melanomen) muß man differentialdiagnostisch ausschließen. Bei Neugeborenen ist an die harmlose Adiponecrosis subcutanea neonatorum zu denken. Bei Erwachsenen treten Entzündungen des Fettgewebes infolge von Injektionen auf, z.B. narbenartige Einsenkung nach Injektion von Glucocorticoid-Kristallsuspension. Granulome entstehen nach Injektion öliger Lösungen, Paraffingranulome nach kosmetischen Maßnahmen. Pannikulitiden können auch durch Kälte und durch Pankreaserkrankungen provoziert werden.

Stoffwechsel- und Einlagerungskrankheiten

Bei den Einlagerungskrankheiten werden nur Krankheiten durch Einlagerung körpereigener Stoffe besprochen. Der Ausdruck Stoffwechsel- oder Einlagerungskrankheiten erscheint mir besser als Speicherungs- oder Ablagerungskrankheit, da aktive Prozesse in der Haut beteiligt sind, etwa durch Produktion krankhaften Schleimmaterials von Fibrozyten und Fibroblasten.

Einlagerung von Amyloid

Amyloide sind pathologische Eiweiße, umgeben von Kohlenhydraten. Wahrscheinlich sind die Eiweiße krankhaft verändert, so daß sie nicht mehr von den Enzymen gespalten werden können und daher in den Organen abgelagert werden. Als Nebenbefund wird Amyloid manchmal bei verschiedenartigen Hautkrankheiten ohne allgemeine Stoffwechselstörung, aber auch in normaler, vor allem seniler Haut, gefunden.

Nachweis von Amyloiden in der Haut. Amyloid in der Haut ist kein einheitlicher Stoff, so daß manchmal Untersuchungen mit den für Amyloid empfohlenen Nachweismethoden keine eindeutigen oder negative Ergebnisse bringen. Von der Injektion von Kongorot in die Haut ist abzuraten, da es zu sehr lange bestehenden Verfärbungen kommen kann. Empfohlen wird die polarisationsmikroskopische Untersuchung mit Kongorot gefärbter Schnitte.

Systemische primäre immunozytische Leichtketten-Amyloidose

Das Parenchym der inneren Organe ist verschont. Das Amyloid wird in der gestreiften und glatten Muskulatur und in der Dermis und Subkutis abgelagert. Klinische Veränderungen an der Haut findet man bei bis zu 15% der Patienten, und zwar Purpura, Hämorrhagien, Papeln, subkutane Knoten und Infiltrate mit sklerodermieartigen Veränderungen der Haut. Blutungen treten besonders an den Augenlidern auf, die wie blutunterlaufen aussehen, aber auch im zentralen Gesichtsbereich, in den Achselhöhlen und am After. Verhärtung und Vergrößerung der Zunge und

Purpura am Körper sind charakteristische Symptome, ebenso Gelenkschmerzen, Muskelschmerzen, Atrophie von Muskelgruppen, Sensibilitätsstörungen. Die systemische Amyloidose tritt gemeinsam mit Plasmozytomen, anderen monoklonalen Gammopathien, aber auch der Agammaglobulinämie, auf. Therapieversuch: Zytostatika.

Verschiedene Formen von vererblichen (familiären) Amyloidosen sowie eine endokrin bedingte Amyloidose sind bekannt.

Sekundäre Amyloidose (periretikuläre generalisierte Begleitamyloidose, Amyloid-Protein-AA-Amyloidose)

Bei der sekundären Amyloidose wird Amyloid als Folge einer rheumatoiden Arthritis und von chronisch entzündlichen Prozessen im Parenchym innerer Organe eingelagert, aber auch in den tiefen Hautschichten; es entgeht so meist der klinischen Beobachtung.

Lichen amyloidosus

Besonders in tropischen und subtropischen Ländern werden stark juckende, derbe, transparente, halbkugelige und flache Knötchen vorwiegend auf der Streckseite der Unterschenkel beobachtet, die an eine umschriebene Neurodermitis oder einen Lichen ruber planus erinnern. Auch andere Hautregionen werden befallen; manchmal finden sich poikilodermieartige Veränderungen.

Hyalinosis cutis et mucosae, Lipoidproteinose

Es handelt sich um ein seltenes, der systemischen Amyloidose verwandtes, autosomal rezessiv vererbliches Krankheitsbild mit knötchenartigen, teils auch verrukösen Veränderungen an der Haut und regelmäßigen, gelblich-weißen Einlagerungen in der Mundschleimhaut. Der Kehlkopf ist befallen und die Zunge vergrößert und verhärtet. Seit früher Kindheit bestehende Heiserkeit ist ein charakteristisches Symptom. Leider gibt es bisher keine wirksame Behandlung.

Zusammenfassung

Bei der systemischen Amyloidose ist in der Haut mit Blutungen und plattenartigen Ablagerungen zu rechnen. Bei der sekundären Amyloidose tritt die tief in der Haut gelegene Amyloideinlagerung klinisch meist nicht in Erscheinung. Amyloid findet sich beim Lichen amyloidosus ohne Allgemeinveränderungen in Form von kleinen Knötchen, oft auf der Streckseite der Unterschenkel; es besteht starker Juckreiz. Die Hyalinosis cutis et mucosae oder Lipoidproteinose ist ein der Amyloidose verwandtes Krankheitsbild mit papulösen und verrukösen Veränderungen und gelblich-weißen Einlagerungen in der Mundschleimhaut. Heiserkeit seit Kindheit ist ein charakteristisches Symptom.

Myxödeme

Hauptformen von Schleimansammlungen in der Haut:

1. bei gestörter Schilddrüsenfunktion
   - diffuses (hypothyreotisches) Myxödem, echtes Myxödem;
   - meist prätibiales, umschriebenes Myxödem (mit oder nach behandelter Hyperthyreose);
2. ohne Störung der Schilddrüsenfunktion
   - Lichen myxoedematosus, Skleromyxödem mit Störungen der Bluteiweiße (Immunelektrophorese). Therapie evtl. Zytostatika;
   - Papulosis mucinosa
3. ohne nachgewiesene systemische Störungen
   - Plaque-like form of cutaneous mucinosis;
   - retikuläre erythematöse Muzinosis (REM)

Rote Flecken und Papeln in der vorderen und hinteren Schweißrinne mit Ausbreitung auf die Nachbarschaft findet man bei der retikulären erythematösen Muzinosis = REM-Syndrom, deutliche Papeln bei der plaqueartigen Form der kutanen Muzinosis. In der Dermis findet man Ansammlungen von Rundzellinfiltraten. Fibrozyten produzieren Schleim. Therapie: Antimalariamittel.

Vermehrte Schleimbildung in der Haut findet sich als Begleiterscheinung verschiedener Erkrankungen, so des Lupus erythematodes.

Die *Mucinosis follicularis* ist eine schleimige Auflösung der Haarbalg-Talgdrüsen-Einheit (s. S. 406f.).

Myxödeme bei gestörter Schilddrüsenfunktion

Diffuses (echtes) Myxödem

Das diffuse Myxödem ist manchmal durch anlagebedingte Unterfunktion der Schilddrüse von Geburt an vorhanden, tritt aber meist erst später auf. Besonders leicht wird es übersehen, wenn die Schilddrüsenfunktion durch Medikamente unterdrückt, die Unterfunktion also künstlich erzeugt ist. Klinisch besteht eine teigige Schwellung der Haut, vor allem an Händen und im Gesicht, hier besonders an den Augenlidern und an den Extremitäten. Später wird die Haut eher schlaff. Im Gegensatz zum Ödem bleiben Fingereindrücke nicht bestehen. Auffällig ist der rohe, stumpfe Gesichtsausdruck der Kranken. Oft wirkt die Haut gelblich (Erhöhung des Carotinspiegels im Blutserum), ist trocken und schuppt. Die Schweißsekretion ist herabgesetzt; die Patienten sind kälteempfindlich.

Prätibiales umschriebenes Myxödem

Dieses umschriebene Myxödem tritt bei Hyperthyreose, oft allerdings erst nach Strumektomie, meist an der Streckseite der Unterschenkel auf. Diese Lokalisation wird vom diffusen Myxödem gewöhnlich verschont. Plattenartige Infiltrationen von wachsartiger, bräunlicher oder auch livid-roter Farbe wölben die Haut vor (Abb. **73**). Sie sind derb-elastisch, nicht eindellbar. Der Haarwuchs ist verstärkt. In Ausnahmefällen sind die Unterschenkel insgesamt, ja die Beine, manchmal selbst die Arme befallen. Fast immer

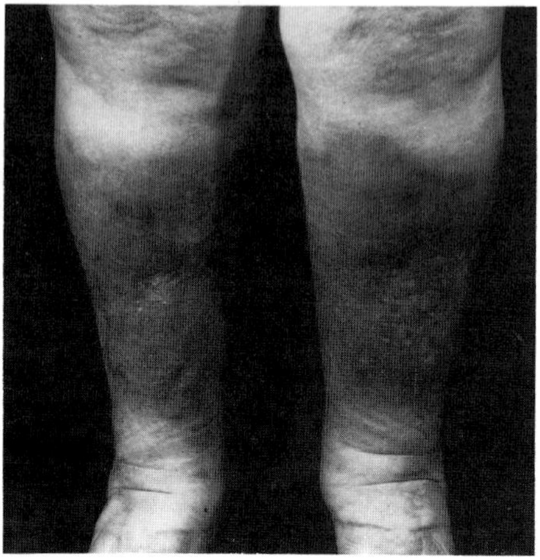

Abb. **73** Prätibiales Myxödem über der Tibia beider Unterschenkel

besteht ein Exophthalmus, bedingt durch eine Schleimansammlung hinter dem Auge. Offenbar stimulieren Substanzen im Blutserum, wahrscheinlich Autoantikörper, im besonderen die Fibroblasten der prätibialen Haut, zur Schleimproduktion. Zur Therapie der Hautveränderungen wird die lokale Applikation von Glucocorticoiden empfohlen.

Myxödeme bei normaler Schilddrüsenfunktion

Papulöse Muzinosis

Es handelt sich um eine seltene Erkrankung mit zahlreichen, oft gruppiert beieinanderliegenden Knötchen von gelblichweißer bis blaßrosa Farbe durch Ansammlung von Glucosaminoglykanen. Durch Injektion von Hyaluronidase in einzelne Knötchen soll man diese zur Rückbildung bringen können. Übergänge zum Skleromyxödem sind bekannt.

Lichen myxoedematosus, Skleromyxödem

Der Lichen myxoedematosus entspricht der papulösen Muzinosis klinisch, doch kommt es zum Auftreten von monoklonalen Antikörpern im Blutserum; beide Krankheitsbilder werden oft verwechselt oder auch zusammengeworfen.

Bei dem Skleromyxödem kommt es über den Lichen myxoedematosus hinaus zu einer flächenhaften Hautverdickung. In der Nähe der Gelenke erscheint die Haut zu weit mit grober Faltenbildung. Diese Erweiterung der Haut, die Verdickung und die leichte Verschieblichkeit auf der Unterlage unterscheiden im Anfang das Krankheitsbild von der progressiven Sklerodermie; später verwischen sich die Symptome, indem die Haut straff eng anliegend wird. Die Prognose ist noch unklar, im besonderen, inwieweit eine Rückbildung möglich ist.

Therapie: Versuch mit Zytostatika.

Zusammenfassung

Bei den Myxödemen sind zu unterscheiden: 1. Myxödeme mit Störungen der Schilddrüsenfunktion, und zwar das diffuse Myxödem, das hypothyreotische, echte Myxödem, und das prätibiale, umschriebene Myxödem bei Hyperthyreose. 2. Myxödeme ohne Störung der Schilddrüsenfunktion, nämlich die papulöse Muzinosis, der Lichen myxoedematosus mit gruppierten gelblichen Papeln und das Skleromyxödem mit plattenartiger Einlagerung von Schleim, die an eine progressive Sklerodermie erinnert. Im Blutserum werden bei den beiden letzten Veränderungen monoklonale Antikörper nachgewiesen.

Fetteinlagerungen in der Haut

Xanthelasmen

Xanthelasmen (Abb. **74**) sind zunächst knötchenförmige, dann plaqueartige, gelbliche Einlagerungen im Bereich der Augenlider. Die Feinstruktur entspricht der bei Xanthomen (s. unten). Xanthelasmen kommen unter 2 Bedingungen vor:

1. als *harmlose Fehlbildung*, manchmal zusammen mit Hyperpigmentierung um die Augen und Komedonen;

2. als Ausdruck von *Fettstoffwechselstörungen;* vor allem nach einer primären Hypercholesterinämie ist zu forschen (Herzinfarkte in der Familie?). Generalisierte Formen (diffuse plane Xanthomatosis) werden in Verbin-

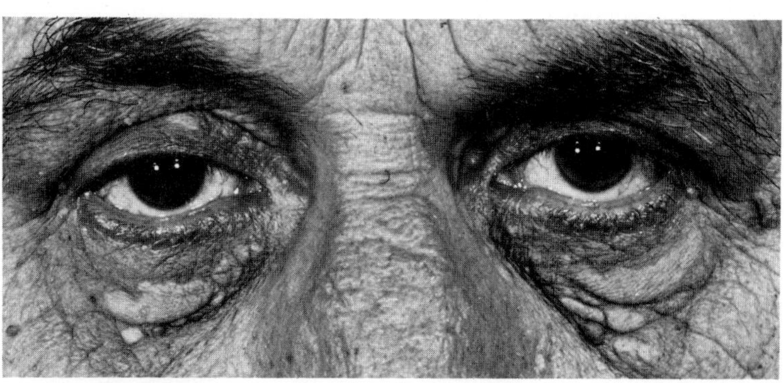

Abb. **74** Xanthelasmen, harmlose Fehlbildung oder Symptom folgenreicher Fettstoffwechselstörung

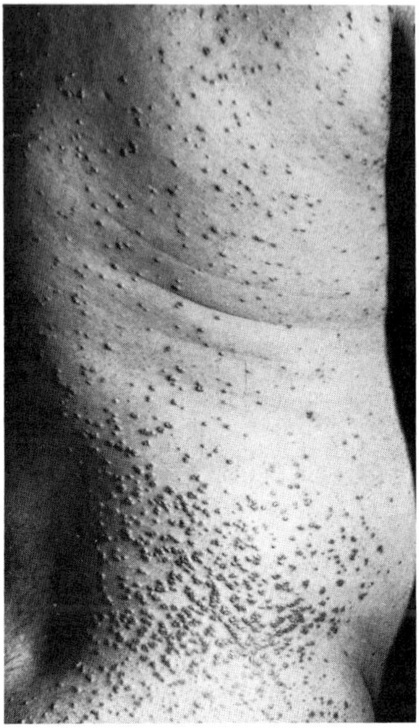

a

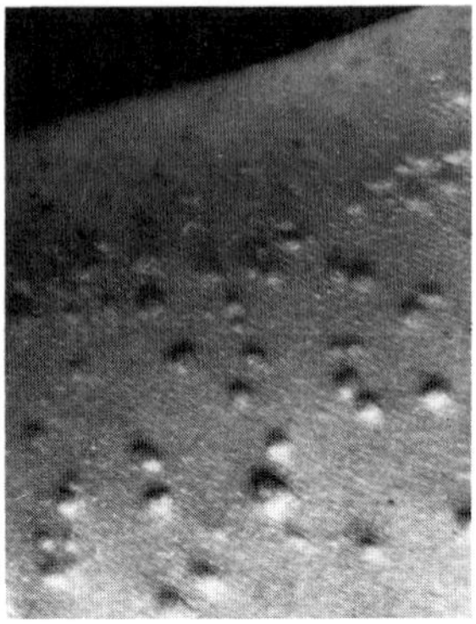

b

Abb. **75 a** u. **b**
Eruptive Xanthome,
a Übersicht, **b** Ausschnitt

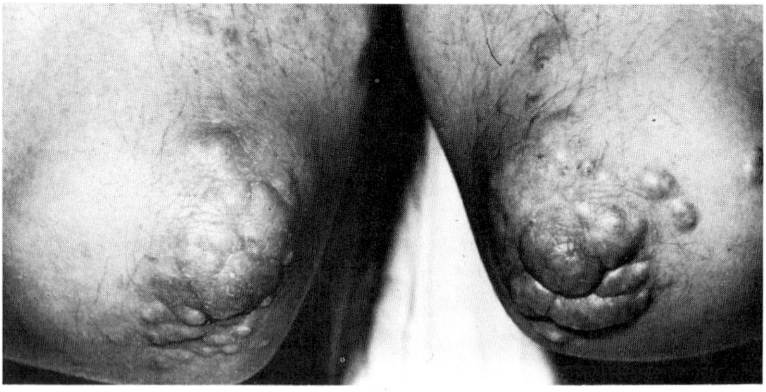

Abb. **76** Tuberöse Xanthome

dung mit Fettstoffwechselstörungen, aber auch bei Lymphomen beobachtet.

Therapie. Behandlung der zugrundeliegenden Stoffwechselstörung, besonders sorgfältige Überprüfung der Herzfunktion. Bestehen keine Stoffwechselstörungen, so können die Xanthelasmen, am besten durch Exzision, entfernt werden. Bei allgemeinen Fettstoffwechselstörungen (Hypercholesterinämie!) ist aber mit Rezidiven zu rechnen, die sich oft in der Narbe auffällig ausbreiten.

Xanthome

Bei den Xanthomen unterscheiden wir 2 Formen: die exanthemartig eruptiven Xanthome (Abb. **75a** u. **b**) und die großknotigen (tuberösen) Xanthome (Abb. **76**), die meist an Ellbogen und Knien zu finden sind. Ferner kommen Xanthome in den Sehnen vor und diffuse plane Xanthome, z. B. in den Spaltlinien an Handflächen und Fußsohlen. Die eruptiven Xanthome können zunächst wie rote Papeln aussehen, in denen sich gelbliche Zentren entwickeln. Später sind sie gelbliche, derbe Knötchen. Sie finden sich hauptsächlich an Ellbogen, Knien, über den Fingerknöcheln, in der Sakralregion, an Hand- und Fußgelenken in symmetrischer Anordnung. Die tuberösen Xanthome sind bis eigroß, oft durch Konfluenz mehrerer Knoten entstanden, besonders über den Gelenken sind sie von harter Konsistenz. Die Sehnenxanthome sind in die Sehnen (besonders Achillessehne) eingelagert und von unterschiedlicher Größe.

Bei Hyperlipämien unterscheidet man anlagebedingte primäre und sekundäre als Folge anderer Störungen (Tab. **16**).

Früher wurden die Hyperlipoproteinämien aufgeteilt in die Phänotypen I, IIa, IIb (a ohne, b mit erhöhten Triglyceriden), III, IV, V nach Fredrickson; heute wird größere Bedeutung bei der Diagnostik und Therapie auf die Quantität der einzelnen Lipoproteinklassen gelegt: im *14-Stunden-Nüchternserum* nämlich VLDL (very low density lipoproteins), LDL (low density lipoproteins), IDL (intermediate density lipoproteins), HDL (high density lipoproteins) und deren Cholesterin-, Triglycerin- und Eiweißanteile. Alter, Diät (Alkohol, Kaffee?), Medikamente (Steroide, Retinoide, S. 23), Änderungen des Körpergewichts, Krankheiten (Lupus erythematodes) beeinflussen die Blutfettwerte. Bei den familiären Lipoproteinstoffwechselstörungen ist weitgehend der Mechanismus des Zustandekommens und der Erbgang geklärt. Es hat sich gezeigt, daß die Art der Stoffwechselstörung und der Erbgang nicht notwendig den Phänotypen von Fredrickson entsprechen; vielmehr sind bei einem Phänotyp mehrere Möglichkeiten gegeben, etwa bei Typ IIa. Demnach muß auch die Therapie unterschiedlich sein.

Es bedarf also einer eingehenden Diagnostik, auf der dann die Therapie aufbaut (Tab. **16**). Eruptive Xanthome kommen bei Diabetes mellitus (häu-

Tabelle **16** Vorgehen zur Diagnostik und Therapie von Xanthomen (nach LaRosa)

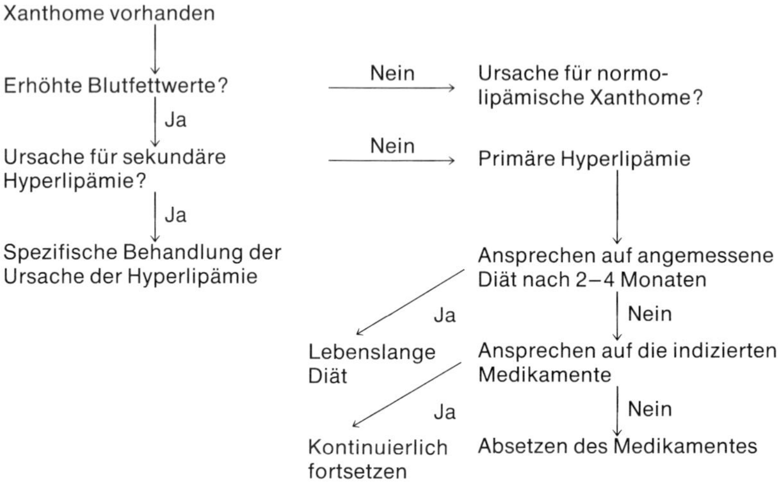

figste Form: Sahneserum; Sonderform: Diabetes mit Lipatrophie), Nephrose, Pankreatitis und alkoholinduzierter Lipämie vor, mit geringer Vermehrung von Cholesterin und deutlicher Vermehrung der Triglyceride. Eruptive, tuberöse und selten Sehnenscheidenxanthome finden sich beim Myxödem, bei Dysglobulinämie, Diabetes mellitus und Nephrose. Sehnenscheidenxanthome, tuberöse, aber keine eruptiven Xanthome sind bei Gallengangsverschluß als sekundäre Störungen des Lipoproteinstoffwechsels mit erheblicher Vermehrung des Cholesterins aufzufassen (Tab. **17**).

Feingeweblicher Bau. Perivaskulär liegen Schaumzellen mit doppeltbrechenden Cholesterinkristallen, dazwischen Riesenzellen (Touton-Riesenzellen).

Tabelle **17** Xanthome bei primärer Hyperlipämie

Xanthom-Typ	Lipoprotein-Phänotyp nach Fredrickson				
	I	II	III	IV	V
Eruptiv	+			+	+
Tuberös		+			
Tuberös/eruptiv			+		
Sehnen		+			
Xanthelasma		+	+		

Therapie. Sie besteht in der Behandlung der zugrundeliegenden Fettstoffwechselstörung, die je nach Typ anders sein muß; möglichst gilt es, falls erworben, deren Ursache abzustellen (Diabetes, Alkohol usw.). Meist handelt es sich um eine Kombination zwischen Diät und Medikamenten oder einer intensiven Behandlung des Grundleidens, z.B. des Diabetes (Näheres s. Steigleder, G. K.: Therapie der Hautkrankheiten). Trotz erfolgreicher Therapie schwinden die Xanthome oft nur langsam oder bleiben sogar bestehen, im besonderen die Sehnenscheidenxanthome.

Die folgenden Krankheiten werden auch als *normocholesterinämische Xanthomatosen* bezeichnet, da die Blutfettwerte unverändert sind.

Langerhans-Zell-Granulomatose, Hand-Schüller-Christian-Erkrankung, Histiozytosis X

Die akute Form ist die *Letterer-Siwe-Erkrankung.* Unter Fieber und allgemeiner Schwäche treten hämorrhagische, mit Schuppen und Krusten bedeckte Papeln und flächenhafte Erytheme bei Säuglingen und Kleinkindern auf. Bei akutem Verlauf täuschen der Ausschlag und das Fieber eine exanthematische Infektionskrankheit vor. Für die Diagnose Letterer-Siwe-Erkrankung sprechen eine Vergrößerung von Leber, Milz und Lymphknoten sowie Granulationsgewebe im äußeren Gehörgang unter dem klinischen Bild der Otitis externa oder der Mittelohrentzündung.

Ursache. Unbekannt. Manche Autoren sehen die Erkrankung unabhängig von der Hand-Schüller-Christian-Erkrankung oder glauben, daß unter der Bezeichnung Letterer-Siwe-Erkrankung auch ungewöhnliche maligne Lymphome, z.B. sog. histiozytäre, beschrieben wurden.

Therapie. Glucocorticoide, Zytostatika.

Hand-Schüller-Christian-Erkrankung im engeren Sinne (multifokale Langerhans-Zell-Granulomatose). Sie beginnt meist in den ersten Lebensjahren, kann aber auch erst im Erwachsenenalter auftreten. Die Haut ist bei einem Drittel der Patienten beteiligt; in manchen Fällen ähnelt das Krankheitsbild dem seborrhoischen Ekzem oder der Dyskeratosis follicularis Darier. Daneben bestehen disseminierte Xanthome in gruppierter Aussaat, besonders im Gesicht, am Hals, in den Axillen und an den Seiten des Rumpfes, mit runden oder ovalen, orangefarbenen Knötchen mit glatter Oberfläche, die auch an der Schleimhaut vorkommen. Osteolytische Herde, vor allem in den kranialen Knochen (Landkartenschädel), sind charakteristisch; weitere Symptome sind Exophthalmus und Diabetes insipidus (Trias: Defekt kranialer Knochen, Exophthalmus, Diabetes insipidus).

Eosinophiles Granulom der Knochen (unifokale Langerhans-Zell-Granulomatose). Das eosinophile Granulom der Knochen wird als monosymptomatische Form des Morbus Hand-Schüller-Christian aufgefaßt. Selten kommen entsprechende Knoten auch isoliert in der Haut vor. Granulomatöse Herde sieht man vor allem auch im Bereich der Vulva.

Feingewebliches Bild. Die Krankheitsbilder sind feingeweblich durch Infiltrate mit zahlreichen Langerhans-Zellen gekennzeichnet (S. 3). Fetteinlagerungen lassen sich nur selten nachweisen. Hinzu kommen andere Zellen, z.B. reichlich Eosinophile, die dem eosinophilen Granulom der Knochen den Namen gegeben haben.

Differentialdiagnose. Eine Verwechslung mit malignen Lymphomen, mit Pyodermien, besonders bei Befall der Vulva, mit dem „seborrhoischen Ekzem", mit Formen der Purpura, unter Umständen mit der Acanthosis nigricans muß man ausschließen. Das Granuloma faciale, das früher ebenfalls als eosinophiles Granulom beschrieben wurde, ist klinisch und feingeweblich nicht zu verwechseln (S. 105). Die juvenilen Xanthogranulome werden von manchen Untersuchern als eine Varietät der Hand-Schüller-Christian-Erkrankung angesehen (S. 389).

Epidermale Wucherungen über Xanthomzellen in Form epithelialer Plaques oder von Papillomen findet man an der Schleimhaut, selten an der Haut. Diese *verruziformen Xanthome* sind ebenfalls nicht mit einer Fettstoffwechselstörung verbunden.

Therapie. Glucocorticoide, Zytostatika, im besonderen Methotrexat, Vinblastin, ggf. Röntgenbestrahlung oder Hochvolttherapie oder auch operatives Angehen einzelner Granulome.

Zusammenfassung

Xanthelasmen können einem harmlosen Muttermal entsprechen oder ein Hinweis auf Fettstoffwechselstörungen sein. Derbe gelbe Papeln und Knoten mit Einlagerung von Cholesterin, Xanthome, treten bei verschiedenartigen Fettstoffwechselstörungen auf, die anlagebedingt oder Folge von Lipoidstoffwechselstörungen sind, meistens eines Diabetes.

Demgegenüber stehen xanthomatöse Wucherungen mit gelblicher Farbe, aber ohne krankhafte Veränderung der Blutfette; hierher gehören die Langerhanszell-Granulomatosen, nämlich die Hand-Schüller-Christian-Erkrankung, das eosinophile Granulom des Knochens und die Letterer-Siwe-Erkrankung, und das juvenile Xanthogranulom. Angiokeratoma diffusum Fabry S. 378.

Porphyrien

Porphyrien sind Folge von Enzymdefekten in der Hämsynthese; es kommt zu einer exzessiven Ansammlung von Porphyrinen oder deren Vorstufen. Ist die Porphyrinsynthese der erythropoetischen Zellen im Knochenmark betroffen, spricht man von erythropoetischen Prophyrien. Fast alle Hautsymptome lassen sich durch eine Ansammlung der lichtsensibilisierenden Porphyrine in der Haut erklären. Die Diagnose beruht auf dem Nachweis erhöhter Porphyrinmengen im Urin, Stuhl und Blut durch deren Rotfluoreszenz.

Erythropoetische Uroporphyrie (Morbus Günther)

Dieser seltene, autosomal rezessiv vererbte Defekt der Uroporphyrinogen-III-Kosynthetase manifestiert sich schon im frühen Kindesalter durch Blasenbildung, sklerodermieartige Vernarbung und schlechte Heilungstendenz in den lichtexponierten Hautarealen. Frühzeitig kommt es zur Verstümmelung der Akren. Gleichzeitig bestehen eine hämolytische Anämie und eine Splenomegalie.

Uroporphyrin I ist in großen Mengen in den Erythrozyten akkumuliert (Nachweis durch eine stabile Rotfluoreszenz im Fluoreszenzmikroskop), wird in fast allen Körpergeweben abgelagert (Zähne: Erythrodontie) und im Urin ausgeschieden.

Therapie. Lichtschutz, symptomatisch.

Protoporphyrie

Bei diesem unregelmäßig autosomal dominant vererbten Defekt der Hämsynthetase sammeln sich große Mengen von Protoporphyrin in den Erythrozyten (Nachweis durch instabile Rotfluoreszenz im Fluoreszenzmikroskop) und sekundär im Blutplasma an (Defekt der Ferrochelatase). Die Gefäßendothelien der Dermis nehmen das Protoporphyrin aus dem Blut auf und sind daher photosensibel. Bei Sonnenstrahlenexposition kommt es zu Ödem und Erythem, in schweren Fällen zu Blasenbildung. Wiederholte Strahlenschäden führen zu einer Ablagerung von Fibrin und anderen Plasmaeiweißen; in den lichtexponierten Arealen findet man klinisch eine Verdickung und Lichenifizierung, besonders am Handrücken.

Protoporphyrin kann sich bei Ausdehnung des Enzymdefektes auf die Leber auch dort ansammeln und zu einer Leberzirrhose führen. Gallenleiden treten gehäuft auf.

Therapie. Langzeittherapie mit hochkonzentrierten Erythrozytentransfusionen, Strahlenschutz, 50–75 mg β-Carotin/Tag oral erhöht die Lichttoleranz beträchtlich, führt allerdings zu einer Gelbfärbung (Aurantiasis) der Haut; Kontrolle der Leberfunktion.

Hepatische Porphyrien

Von größerer praktischer Bedeutung sind die hepatischen Porphyrien. Die wichtigsten sind 1. die akut intermittierende Porphyrie, 2. die Porphyria cutanea tarda sowie 3. die Porphyria variegata.

Akut intermittierende Porphyrie

Diese Form ruft mit Ausnahme von leichter Hyperpigmentierung *keine* Hautveränderungen hervor, auch keine Photosensibilität. Sie ist gekennzeichnet durch starke kolikartige Schmerzanfälle, die leicht verkannt werden, zumal sie mit einer Leukozytose verbunden sind. Der Leib bleibt aber meist weich! Ein weiteres wichtiges Symptom ist eine Nervenlähmung. Schließlich täuschen Symptome wie Halluzinationen, epileptiforme Anfälle und Verwirrtheitszustände neurologische und psychiatrische Krankheitsbilder vor.

Porphyria cutanea tarda

Klinisches Bild. Diese früher als selten angesehene Krankheit kommt heute häufig vor, überwiegend bisher bei Männern, aber zunehmend auch bei

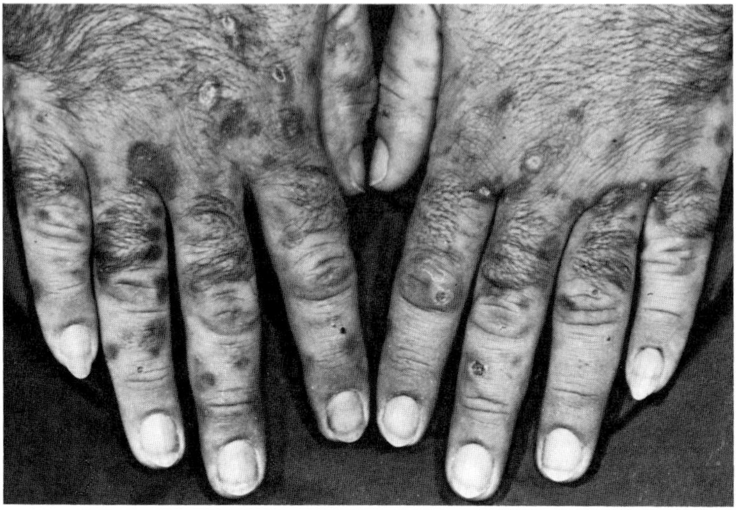

Abb. **77** Blasen und deren Residuen auf den Handrücken bei Prophyria cutanea tarda.

Frauen. Blasen an lichtexponierten Stellen, im besonderen im Gesicht und an den Händen (Abb. **77**), ferner Hyperpigmentierung und Hypertrichose sind charakteristisch. Die Haut ist empfindlich gegen Traumen aller Art. Sklerodermieartige Verhärtungen von Hautbezirken, auch solchen, die nicht strahlenexponiert sind, werden beobachtet. Die Gesichtshaut zeigt deutliche Anzeichen der strahlenbedingten Bindegewebsdegeneration (Elastose), oft mit groben Hautfalten, besonders an der Stirn, und Komedonen an den seitlichen Augenwinkeln (S. 130). Das Barthaar soll stärker und damit das Rasieren schwerer werden. Im Bereich der Blasen bleiben meist eine Depigmentierung, eine geringe Narbenatrophie zuweilen mit Milien, manchmal sogar ein Keloid zurück. So ist die Lokalisation der Blasen auch dann noch zu erkennen, wenn diese längst abgeheilt sind.

Ursache. Es handelt sich im Gegensatz zu anderen Porphyrien nicht um ein einheitliches Krankheitsbild mit bekanntem Erbgang, sondern um Veränderungen, die, z. T. nicht vererblich, alle zum gleichen Enzymdefekt führen, nämlich zu einer verminderten Aktivität der Uroporphyrinogen-Decarboxylase. Zur klinischen Manifestation kommt es erst durch eine zusätzliche Leberschädigung, am häufigsten durch Alkohol, Virushepatitis sowie Medikamente, wie Sulfonamide, Antimalariamittel, Griseofulvin, Östrogene, Isonicotinsäurehydrazid; aber auch die Aufnahme von Stoffen wie Herbizide, Arsen, Quecksilber, Eisen, Kobalt, lösen eine Porphyria cutanea tarda aus oder beeinflussen sie negativ. Besonders nachteilig ist eine Unter- oder Fehlernährung bei gleichzeitig relativ hohem Alkoholgenuß.

Daneben gibt es offenbar eine Form, bei der der Leberschaden ganz im Vordergrund steht und erst die Enzymstörung induziert.

Im Urin zeigt sich in der Dünnschichtchromatographie ein charakteristisches Ausscheidungsmuster der einzelnen Porphyrine, wobei Uroporphyrin I vorherrscht. Als Suchtest eignet sich die Betrachtung des Urins unter dem Wood-Licht (S. 254) nach Ausschütteln des Porphyrins mit Talkum; eine Rotfluoreszenz im Talkumbereich zeigt eine erhöhte Porphyrinkonzentration an.

Differentialdiagnose. Ähnliche Blasenbildung bei Dialyse-Patienten, bei umschriebenem Pemphigoid oder erworbener Epidermolysis bullosa (S. 165).

Therapie. Zunächst sind schädigende Faktoren auszuschalten: Ethanol, entsprechende Medikamente (s. o.), Berufsexposition gegen schädigende Stoffe. Bei erhöhtem Serumeisen haben sich Aderlässe bewährt, wahrscheinlich wirksam durch Eisenelimination, und zwar die Entnahme von 3–5 l Blut binnen 3–5 Monaten und später Aderlässe von 500 ml alle 4 Wochen.

Im Anschluß an die erste Phase der Aderlaßtherapie oder unabhängig davon wird Chloroquin (Resochin) gegeben, ½ Tablette (= 125 mg) 2mal wöchentlich. Wegen der dadurch bedingten Ausschwemmung von Porphyrinen aus der Leber empfiehlt sich der Anschluß an die Aderlaßtherapie, um die unerwünschten Wirkungen zu vermindern.

Insbesondere zu Beginn der Chloroquintherapie kann es durch das freigesetzte Porphyrin zu hohen Plasmakonzentrationen mit Auftreten von Fieber, Gelenk- und Kopfschmerzen sowie Krankheitsgefühl kommen.

Porphyria variegata

Hier liegt ein Protogenoxidase-Defekt vor. Klinisch kommen Symptome der Porphyria cutanea tarda und der akut intermittierenden Porphyrie kombiniert in wechselnder Ausprägung vor.

Zusammenfassung

Porphyrien sind durch Enzymdefekte in der Porphyrinsynthese bedingte Erkrankungen. Wegen der lichtsensibilisierenden Eigenschaft der Porphyrine ist ein wesentliches Merkmal die Photosensibilität. Am häufigsten ist die Porphyria cutanea tarda, wobei sich der Enzymdefekt erst durch einen zusätzlichen Leberschaden manifestiert.

Blasenbildende Erkrankungen

Blasen sind das Kardinalsymptom mancher Erkrankungen; bei anderen Krankheiten kommen sie nur gelegentlich vor, wie etwa beim Ekzem oder dem Erythema exsudativum multiforme.

Die bei Blasenbildung differentialdiagnostisch in Erwägung zu ziehenden Erkrankungen sind in Tab. **18** zusammengestellt.

Tabelle **18** Differentialdiagnose bei Blasenbildung an der Haut

1. Bullöse toxische Dermatitis (Verbrennungen, chemische Kampfstoffe, Wiesengrasdermatitis usw.)	
2. Bullöses allergisches Kontaktekzem	
3. Bullöses Arzneiexanthem	
4. Toxische epidermale Nekrolyse (Lyell-Syndrom, „akuter Pemphigus")	
5. Erythema exsudativum multiforme, bullöse Form	
6. Pemphigoide, einschließlich umschriebener Formen und des zikatrisierenden Pemphigoids	
7. Pemphigusformen	
8. Dermatitis herpetiformis Duhring, bullöse Formen	
9. Herpes gestationis	
10. „Chronisch-bullöse Erkrankung der Kinder"	
11. Blasenbildung durch bakterielle Infektion (Impetigo, Extremform: Dermatitis exfoliativa Ritter von Rittershain-Lyell)	
12. Porphyrien, im besonderen Porphyria cutanea tarda	
13. Porphyria-cutanea-tarda-ähnliche Blasenbildung bei Dialysepatienten	
14. Bullös umgewandelte Insektenstiche	
15. Blasenbildung bei Diabetikern, besonders an Fingern und Zehen	
16. Blasen bei Graft-versus-host-Erkrankungen	
17. Epidermolysis-bullosa-Formen (Tab. **19**)	
18. Syphilitisches Pemphigoid an Handtellern und Fußsohlen mit Paronychie (bei Neugeborenen)	(heute selten)
19. Lichen sclerosus et atrophicus, bullöse Form	(selten)
20. Lichen ruber, bullöse Form	(selten)
21. Bullöses ichthyosiformes Erythroderm	(selten)
22. Incontinentia pigmenti, Frühform mit Blasenbildung	(selten)
23. Bullöse Urticaria pigmentosa	(sehr selten)

Tabelle **19** Formen der Epidermolysis bullosa

Epidermolysis bullosa, vererbliche Formen

Nicht narbenbildend
ohne Atrophie, Blasen über BMZ
meist autosomal dominant
häufiger: Epidermolysis bullosa simplex
Epidermolysis bullosa tarda
(Weber-Cockayne-Syndrom, besonders nach Märschen bei warmem Wetter)
Mit Atrophie, Blasen innerhalb der BMZ
meist autosomal rezessiv
Herlitz-Typ, meist tödlich

Narbenbildend, Blasen unterhalb der BMZ
meist autosomal rezessiv
Epidermolysis bullosa dystrophica (mutilierend, manchmal Entwicklung von Karzinomen)

Epidermolysis bullosa acquisita

Narbenbildung mit Milien,
akrale Anordnung
meist keine Entzündung
Blasen unter BMZ unter Lamina densa
zirkulierende IgG-Antikörper
gegen eine Komponente unterhalb der Lamina densa
Immunglobulin- und Komplementablagerung unter Lamina densa
begleitende systemische Erkrankungen
Medikamente

BMZ = Basalmembranzone unter Epidermis

Epidermolysis-bullosa-Gruppe

Bei den erblichen Epidermolyse-Formen werden nichtvernarbende, atrophisierende und vernarbende, lokalisierte und generalisierte Epidermolysen unterschieden. Die Erbgänge können autosomal oder X-chromosomal, dominant oder rezessiv sein; es gibt mindestens 20 Unterformen.

Die Haut dieser Kranken reagiert selbst auf geringfügige Traumen mit der Bildung von Blasen. Die Blasen findet man meist vom 1. Lebensjahr an in den Hautregionen, die Traumen besonders ausgesetzt sind, also an den Fingern, Zehen, Fersen (Abb. **78**), Knien, Ellenbogen, Ohren, seltener auch an der Mundschleimhaut. Das Nikolski-Phänomen kann positiv sein, d.h. auf entsprechend starkes Verschieben lassen sich die oberen Hautschichten von den tieferen ablösen.

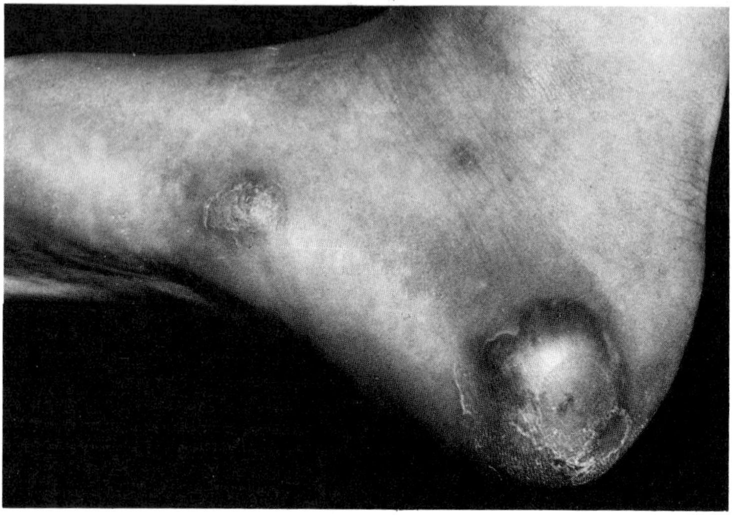

Abb. **78** Epidermolysis bullosa, Blase an der Ferse

Wichtig ist die Lage der Blase zur Basalmembranzone: über der Zone keine Vernarbung, darunter vernarbende Form der Epidermolysis bullosa, innerhalb der Zone Atrophie.

Die exakte Eingruppierung ist schwierig und nur mit Hilfe spezieller Methoden möglich (Elektronenmikroskopie, Immunhistologie). Sie ist für Eltern und Patienten sehr wichtig (Lebenserwartung, Aussicht auf weitere kranke oder gesunde Kinder) (Tab. **19**). Eine intrauterine Diagnostik am Fetus ist möglich und wichtig, da manche Epidermolysisformen mit dem Leben unvereinbar sind.

Wir können von den zahlreichen Unterformen nur wenige Formen erwähnen.

Epidermolysis bullosa simplex

Diese Formen sind dominant vererblich. Blasen findet man besonders oft an Händen und Füßen. Sie liegen oberhalb der Basalmembranzone in der Epidermis. Narbenbildung mit Verstümmelung bleibt daher aus; auch die Fingernägel sind nicht betroffen; Milien an der Stelle vorausgehender Blasen fehlen meist.

Eine praktisch wichtige Variante der Epidermolysis bullosa ist die *rezidivierende bullöse Eruption der Hände und Füße* (Weber-Cockayne), die meist am Ende der Kindheit auftritt. Hier entstehen vorwiegend bei warmem Wetter und unter stärkerem Trauma, etwa nach einem Marsch mit schwereren Schuhen, eher und mehr Blasen als beim Normalen. Den Betroffenen aber kann dieses Krankheitsbild, das oft in seiner Bedeutung nicht erkannt wird, sehr behindern.

Epidermolysis bullosa dystrophica

Die Blasen sitzen subepidermal unter der Basalmembranzone und hinterlassen Narben. Blasen entstehen in allen Regionen der Haut. Die Finger und Zehen kontrahieren sich unter Verlust der Nägel. An der Stelle früherer Blasen bilden sich De- und Hyperpigmentierungen. In seltenen Fällen kommt es zu vegetierenden Wucherungen oder übermäßiger Narbenbildung im Bereich eröffneter Blasen. Eine gesteigerte Synthese einer genetisch abnormen Kollagenase führt bei Belastung zur Auflösung des kollagenen Bindegewebes und somit zur Blasenbildung. Auch Karzinome können sich auf diesen wieder und wieder geschädigten Hautarealen entwickeln. Am Ort der Blase treten Milien auf, wahrscheinlich als sog. Retentionsmilien infolge einer Schädigung der Haarfollikel. Diese Milien sind zu unterscheiden von weißlichen Papeln bei einer sehr ungewöhnlichen Form der Epidermolysis.

Die früher zu dieser Gruppe gerechnete *Epidermolysis bullosa atrophicans generalisata gravis (Herlitz-Typ)* verläuft meist tödlich; die Kinder sterben meist kurz nach der Geburt. Heute wird dieses Krankheitsbild zu den atrophischen, aber nicht vernarbenden Epidermolysisformen gezählt (s. Tab. **19**).

Therapie: Bei den rezessiv vererblichen, vernarbenden Epidermolysis-bullosa-Formen läßt sich die Blasen- und Narbenbildung durch eine Therapie mit Phenytoin reduzieren. Sonst ist die Therapie symptomatisch, Traumen sind möglichst zu vermeiden, Sekundärinfektionen der Blasen zu bekämpfen. Auf die Vererbungsmöglichkeit sind die Eltern hinzuweisen (Konzeptionsverhütung, evtl. Sterilisation, Nachweis der Epidermolysisform am Fetus intrauterin möglich).

Epidermolysis bullosa acquisita (EBA)

Bei der EBA handelt es sich um nicht erbliche blasenbildende Veränderungen, die am Ort von Traumen, besonders an den Akren, erst nach der Kindheit auftreten. Die Blasen liegen subepidermal (s. Tab. **19**) und heilen mit Narben und Milien ab; sie stören bei entsprechender Lage das Nagelwachstum. Die EBA tritt zusammen mit oder auch als Vorläufer von Autoimmunerkrankungen auf, wird aber auch durch Arzneien hervorgerufen. Klinisch kann die EBA eine Porphyria cutanea tarda nachahmen; bei Dialyse-Patienten kommt es zu ähnlichen Veränderungen. Möglicherweise ist auch die durch die UV-Therapie, vor allem an den Unterschenkeln, hervorgerufene Blasenbildung hier einzuordnen; Autoantikörper finden sich jedoch nicht.

Zusammenfassung

Bei Patienten mit Epidermolysis bullosa bilden sich Blasen auf geringfügige äußere Traumen. Drei Gruppen sind zu unterscheiden: nichtvernarbende (EB simplex), atrophisierende (EB atrophicans) und vernarbende (EB dystrophica). Bei der Epidermolysis bullosa simplex kommt es nach Traumen zur Blasenbildung oberhalb der Basalmembranzone ohne Narbenbildung (Tab. 19). Häufiger ist eine Form der EB simplex, bei der bei warmem Wetter durch Reibung (Märsche) gehäuft und rezidivierend Blasen an den Füßen auftreten. Die häufigste der atrophisierenden Epidermolysen, der Herlitz-Typ, weist generalisierte junktionale Blasenbildung auf und verläuft fast immer innerhalb weniger Wochen oder Monate tödlich. Bei den vernarbenden Epidermolysen (EB dystrophica) führt die Bildung der Blasen unterhalb der Basalmembranzone zur Narbenbildung, bei den rezessiv vererbten mutilierenden Typen zur Kontrakturstellung der Finger und zum Verlust der Nägel, am Oesophagus zur Stenosierung. Die autosomal-rezessive EB dystrophica kann mit Phenytoinen behandelt werden. Die erworbene EB ist häufig mit systemischen Veränderungen verbunden. Differentialdiagnose: lokalisiertes Pemphigoid, Porphyria cutanea tarda, bullöse Arzneiexantheme, im besonderen durch Photosensibilisierung.

Dermatitis herpetiformis Duhring

Klinisches Bild. Leitsymptom der Dermatitis herpetiformis Duhring sind herpetiform (S. 17) gruppierte Bläschen und Blasen (Abb. **79a** u. **b**).

Sie treten vornehmlich auf der Streckseite der Unterarme und Unterschenkel, in der Sakralregion und in der Rima ani auf. Die Schleimhäute sind im Gegensatz zum Pemphigus selten befallen. Möglicherweise entgehen Bläschen dem Untersucher an der Mundschleimhaut häufiger, weil nicht mit einem vergrößernden Zahnarztspiegel untersucht wird. Meist gehen der Bläschenbildung Juckreiz, Brennen und eine Hautrötung, oft ähnlich einer Urtikaria, voraus. Die Erkrankung verläuft in Schüben, zwischen denen längere Remissionen liegen. Daher befinden sich die Bläschen und Blasen in verschiedenen Entwicklungsstadien. Die Herde hinterlassen oft ein Melanoderm. So entsteht ein polymorphes Bild (Abb. **79a** u. **b**), das, im Verein mit den Beschwerden, den französischen Dermatologen Brocq veranlaßt hat, von einer polymorphen schmerzhaften Dermatitis zu sprechen. Die Dermatitis herpetiformis Duhring befällt vornehmlich Männer im mittleren Lebensalter, und zwar 2mal so häufig wie Frauen. Bei Kindern (Abb. **80**) und älteren Menschen treten statt der Bläschen zuweilen fast ausschließlich große Blasen auf. Differentialdiagnostisch müssen diese Formen vom Pemphigoid und vom echten Pemphigus abgegrenzt werden (s. dort, Tab. **20**).

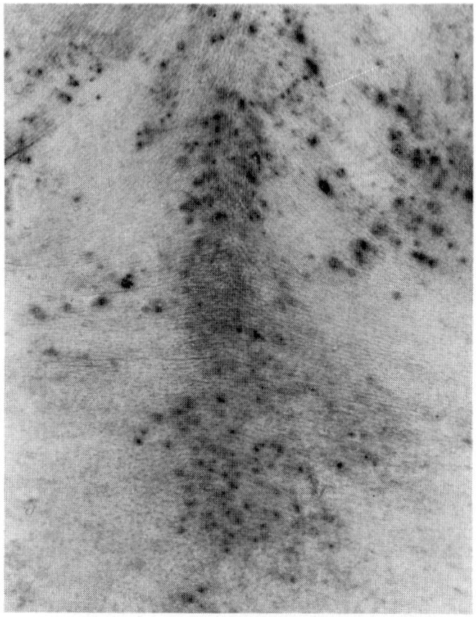

Abb. **79 a** u. **b** Dermatitis herpetiformis Duhring

a Erodierte Bläschen auf bräunlich-rötlich verfärbter Haut. Herpetiforme Gruppierung!

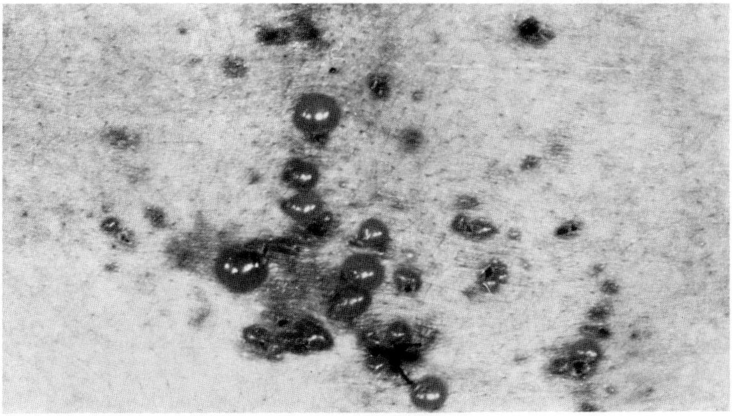

b Herpetiform gruppierte, prall gefüllte Blasen und Bläschen auf bräunlich verfärbter, leicht gefältelter Haut. Der Vergleich mit **a** und Abb. **80** macht verständlich, daß das Krankheitsbild Dermatite polymorphe genannt wurde und wegen des schmerzenden, brennenden Gefühls, das statt Juckreiz vorhanden sein kann, den Zusatz douloureuse erhielt

Kennzeichnend für die Dermatitis herpetiformis Duhring ist die Provozierbarkeit durch Halogene, im besonderen Jod, so durch den Genuß jodhaltigen Kochsalzes. Bei diesen Patienten wird auch das Auftreten von Blasen

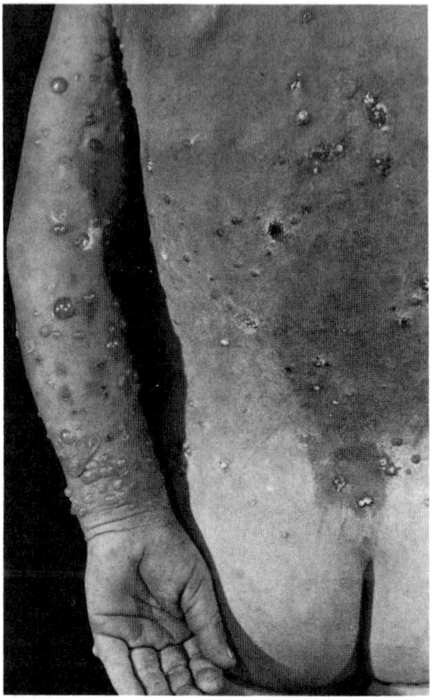

Abb. **80** Bullöse Form der Dermatitis herpetiformis bei Kind

nach Baden in jodhaltigem Seewasser berichtet, vor allem am Skrotum. Kleinste Dosen, 0,1–0,2 g einmalig (!), einer Jodkaliumlösung (10 g auf 150 ml) innerlich gegeben, provozieren die Dermatitis herpetiformis Duhring. Schwerste Exazerbationen nach Jodaufnahme, sogar mit tödlichem Ausgang, sind bekannt. Der ungefährlichere Epikutantest mit Jodkaliumsalbe wird in seiner Beweiskraft angezweifelt.

Eine Häufung bestimmter HLA-Antikörper weist auf eine genetische Disposition hin.

Veränderungen im Körperinneren. Veränderungen der Zotten des Jejunums (Abflachung verschiedenen Grades, lymphozytäre Infiltration) wurden bei der Dermatitis herpetiformis gefunden (Röntgendarstellung, Jejunumbiopsie), aber fast nur bei IgA-granulärem Ablagerungsmuster. Diese Veränderungen verhalten sich unabhängig vom Verlauf der Hautschübe. Das in der Haut granulär abgelagerte IgA soll von B-Lymphozyten des Magen-Darm-Kanals gebildet werden. Verschiedene Autoantikörper wurden gefunden, so gegen Schilddrüse, Parietalzellen, Retikulumfasern, besonders solche, an die Gliadin gebunden war.

Tabelle **20** Differentialdiagnose blasenbildender Erkrankungen

Krankheit	Sitz der Blasen	Antikörper im Serum – indirekte Immunhistologie	Immunglobuline im Gewebe – direkte Immunhistologie (zuverlässiger als indirekte)
Pemphigus vulgaris Pemphigus vegetans	intraepidermale suprabasale Akantholyse	gegen IC, vor allem IgG	interzellulär (meist IgG, auch Komplement)
Pemphigus foliaceus Pemphigus erythematosus	intraepidermale subkorneale Akantholyse	wie oben	wie oben wie oben, plus pos. Bandtest (S. 109)
Pemphigoid	subepidermal	gegen BMZ, vor allem IgG	an BMZ innerhalb der Lamina lucida, linear, vor allem IgG und/oder Komplement C_3
Zikatrisierendes Pemphigoid –20% Erblindung!	subepidermal	gegen BMZ, niedrigerer IgG-Titer als Pemphigoid, können fehlen	an BMZ, linear, IgG, C_3, auch in klinisch normaler Haut
Schwangerschaftspemphigoid	subepidermal	gegen BMZ	an BMZ, linear, IgG, Komplement
Dermatitis herpetiformis Duhring (meist Bläschen)	subepidermal	nicht krankheitsspezifisch, selten IgA gegen BMZ	IgA granulär in Papillen klinisch normaler Haut, seltener bandartig an BMZ (auch C_3, IgG und/oder IgM)
Chronisch bullöse Dermatose der Kinder (chronic bullous dermatosis of childhood)	meist subepidermal	teils wie Pemphigoid, teils wie Dermatitis herpetiformis	teils wie Pemphigoid, teils wie Dermatitis herpetiformis
Epidermolysis bullosa (s. Tab. **19**)			
Lyell-Syndrom (TEN, S. 189) bakteriell, SSSS medikamentös DTN	 intraepidermal subepidermal	 gegen IC und BMZ (nicht obligat)	
Erythema exsudativum multiforme	subepidermal	gelegentlich gegen BMZ	
Bullöse Arzneiexantheme	subepidermal	gelegentlich gegen IC oder BMZ	
Verbrennungsblasen	subepidermal	gegen IC und/oder BMZ	

BMZ = Basalmembranzone IC = Interzellularsubstanz

Es besteht eine Glutenunverträglichkeit, aber fast ausschließlich bei Patienten mit der granulären IgA-Ablagerung im Papillarkörper.

Feingewebliches Bild. Die Dermatitis herpetiformis Duhring ist durch subepidermale Blasenbildung gekennzeichnet, die mit kleinen Abszessen, vorwiegend aus Neutrophilen und Eosinophilen, in den Papillenspitzen beginnt. Selten werden auch subkorneale Pusteln beobachtet. Es fehlt die Akantholyse, d.h. die Loslösung der Epidermiszellen voneinander, wie beim Pemphigus.

Mit Hilfe der *Immunhistologie* können granulär und fleckig angeordnete Immunglobuline, vor allem IgA, in der Spitze des Papillarkörpers nachgewiesen werden, selten in der Effloreszenz, häufig nur an deren Rand und in klinisch unveränderter Haut. Bei 20% der Patienten werden bandartig angeordnete Immunglobuline entlang der Basalmembranzone gefunden. Manchmal entsprechen jedoch Histologie, Immunhistologie und therapeutisches Ansprechen nicht der klinischen Diagnose, und zwar nicht nur bei der Dermatitis herpetiformis Duhring.

Blasengrundausstrich. Trägt man die Blasen ab und macht einen Ausstrich vom Grund, so findet man reichlich Leukozyten, Monozyten und andere Zellen des peripheren Blutes sowie ortsständige Bindegewebszellen; es fehlen aber meist Keratinozyten, im besonderen solche mit ballonierender Degeneration bei Akantholyse (negativer Tzanck-Test, S. 176).

Differentialdiagnose. Kratzeffekte bei Pruritus, im besonderen Alters-Pruritus, auch Epizoonosen, Streuherde bei allergisch bedingten Kontaktekzemen (Unterschenkel, Nickelkrätze), *subkorneale pustulöse Dermatose* (Sneddon-Wilkinson). Bei dieser handelt es sich um eine über Jahre in Schüben verlaufende, gutartige, pustelbildende Hauterkrankung vorwiegend bei Frauen mittleren Lebensalters. Die Primäreffloreszenz ist im Gegensatz zur Dermatitis herpetiformis eine unter der Hornschicht gelegene Pustel mit polymorphkernigen Leukozyten, die sich rasch in eine Kruste umwandelt. Die Pusteln stehen gruppiert, finden sich aber hauptsächlich in den Leisten, Achseln, submammär und auf der Beugeseite der Extremitäten, gelegentlich auch an Handtellern und Fußsohlen. Gesicht und Schleimhäute werden nicht befallen, Immunglobulinablagerungen wurden nicht nachgewiesen. Therapieversuch: Dapsone (s. u.).

Therapie. Durch kleinste Dosen bestimmter Sulfonamide und Sulfone läßt sich die Dermatitis herpetiformis Duhring unterdrücken. Besonders bewährt hat sich das p,p'-Sulfonyldianilin (Dapsone, DADPS) in einer Dosis zwischen 50 und 400 mg täglich. Cave Neuritiden mit Lähmungen, besonders im Bereich des N. peronaeus! Vor Therapiebeginn evtl. Bestimmung der Erythrozyten-Glucose-6-Phosphatdehydrogenase. Die Dosen sind so gering, daß nicht mit einer chemotherapeutischen Wirkung gerechnet werden muß. Trotzdem tritt häufig eine Zyanose (S. 20) mit Methämoglobinbildung und Einschlußkörperanämie mit Heinz-Innenkörpern in den Erythrozyten auf. Regelmäßige Kontrolle ist notwendig. Die Suche nach Heinz-Einschlußkörpern verlangt eine Spezialfärbung! Ein Effekt einer glutenfreien Diät ist vornehmlich bei granulärer IgA-Ablagerung in den Papillen (s. o. u. Tab. **20**) aber erst nach Monaten zu erwarten.

Chronisch bullöse Dermatose der Kinder (chronic bullous dermatosis of childhood)

Blasenbildende Erkrankungen bei Kindern lassen sich oft schwer einordnen. Die Dermatitis herpetiformis Duhring (s. o.) verläuft bei Kindern oft mit Blasen (s. Abb. **80**). Auch ein dem Pemphigoid entsprechendes Krankheitsbild kommt bei Kindern vor und extrem selten ein echter Pemphigus. Darüber hinaus gibt es bei Kindern noch ein besonderes Krankheitsbild mit subepidermal und bandartiger Ablagerung von IgA an der Epidermis-Dermis-Grenze (IgA-lineare Dermatose).

Zusammenfassung

Die Dermatitis herpetiformis Duhring geht mit vorzugsweise auf der Streckseite der Extremitäten und in der Sakralregion lokalisierten Bläschen einher. Zuweilen kommt es zu ausgesprochener Blasenbildung. Die Dermatitis herpetiformis Duhring befällt nur sehr selten die Mundschleimhaut und läßt sich durch Dapsone unterdrücken. Im Grundausstrich von Blasen und Bläschen finden sich keine ballonierend degenerierten Keratinozyten (negativer Tzanck-Test). Immunhistologie S. 169, 170. Die Dermatitis herpetiformis Duhring läßt sich durch kleinste Joddosen provozieren. Über zwei Drittel der Patienten leiden an einer glutensensitiven Enteropathie, deren Schwere aber nicht den Hautveränderungen parallel läuft. Durch schubweise auftretende Pusteln ist die subkorneale pustulöse Dermatose gekennzeichnet.

Pemphigoid (Parapemphigus, bullöses Pemphigoid, Pemphigus alter Leute)

Früher wurde dieses Krankheitsbild teils als eine Variante des Pemphigus, teils als eine Erscheinungsform der Dermatitis herpetiformis Duhring aufgefaßt. Im Gegensatz zu beiden Erkrankungen sind vorwiegend Menschen über 60 Jahre (80 %) betroffen, nur selten Patienten unter 40 Jahren. Männer und Frauen werden gleich häufig befallen.

Klinik. Leitsymptom des Pemphigoids sind große, pralle, subepidermal gelegene Blasen, die daher wesentlich stabiler als die Pemphigusblasen sind (Abb. **81**). Der Blasenbildung geht oft ein prämonitorisches Erythem voraus, das an eine Urtikaria oder auch an ein sich akut entwickelndes Kontaktekzem oder Arzneiexanthem erinnert, zumal wenn die Blasen sich nicht voll entwickeln und auf dem Stand von Bläschen bleiben. Die

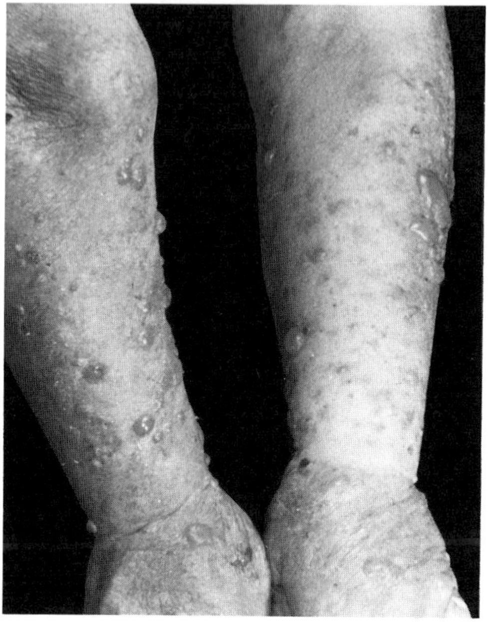

Abb. **81** Pemphigoid: straffe Blasen auf entzündeter Basis. Lage: subepidermal

Schleimhäute sind beim Pemphigoid meist frei. Die Blasenbildung kann so massiv sein, daß die Patienten an interkurrenten Erkrankungen oder auch an der Blasenbildung selbst zugrunde gehen. Die Blasen heilen zuweilen mit Pigmentierung und Ausbildung von Milien ab. Auch lokalisierte Formen des Pemphigoids kommen vor, im besonderen prätibial. Das dyshidrosiforme Pemphigoid befällt Handteller und Fußsohlen.

Die Bedeutung des Pemphigoids als Paraneoplasie ist umstritten, man sollte aber nach Tumoren im Körperinneren suchen.

Feingewebliches Bild. Die Blasen liegen subepidermal zwischen Grenzschicht und Epidermis und enthalten reichlich Eosinophile. Im Blasengrundausstrich sieht man vornehmlich Makrophagen und Zellen des peripheren Blutes, kaum Keratinozyten; der Tzanck-Test ist deshalb negativ (S. 176, Abb. **80**).

Die *Diagnose* bullöses Pemphigoid wird durch den immunhistologischen Nachweis von Immunglobulinen, meist IgG, im Bereich der Basalmembranzone gesichert (s. auch Tab. **20**).

Differentialdiagnose. Andere bullöse Erkrankungen s. Tab. **20**; schwierig bei umschriebenen Formen. Verwechslung mit erworbener Epidermolysis bullosa und zikatrisierendem Pemphigoid möglich.

Beim Pemphigoid und zikatrisierenden Pemphigoid liegen die IgG-Antikörper in der Lamina lucida, bei der erworbenen Epidermolysis bullosa unter der Lamina densa.

Therapie. Die Therapie besteht in der innerlichen Gabe von Glucocorticoiden, eventuell gemeinsam mit Immunsuppressiva (meist Azathioprin).

Zikatrisierendes Pemphigoid, benignes Schleimhautpemphigoid, Dermatite muco-synéchante, „gutartiger" Pemphigus der Augen

Dieses seltene Krankheitsbild befällt vorwiegend die Schleimhäute und Konjunktiven, aber auch die äußere Haut, mit subepidermalen Blasen. Sie heilen mit Verwachsungen (Synechien) und Narben ab und führen daher, wenn sie im Bereich der Augen auftreten, bei bis zu 20% der Betroffenen zur Erblindung. Die Immunhistologie ist ähnlich dem Pemphigoid; Glucocorticoide und andere Immunsuppressiva beeinflussen den Verlauf aber nur wenig. Eine Sonderform ist das Brunsting-Perry-Pemphigoid, beschränkt auf Kopf und Nacken. Umschriebene Formen sollen auf Dapsone ansprechen.

Schwangerschaftspemphigoid, Herpes gestationis

Es handelt sich um eine bullöse Schwangerschaftsdermatose, meist in der 2. Hälfte der Schwangerschaft oder auch nach der Entbindung mit prallen, herpetiform gruppierten, subepidermalen Blasen (Abb. **82**). Meist ist Komplement, seltener sind Immunglobuline an der Basalmembranzone nachweisbar (Tab. **20**).

Bei 20% der Patienten kann die Mundschleimhaut befallen werden; die Krankheit verläuft schubweise. In folgenden Schwangerschaften ist mit einem Rezidiv zu rechnen.

Differentialdiagnose. Juckende, urtikarielle, erythematöse und papulöse Schwangerschaftsexantheme, dem Schwangerschaftspemphigoid entsprechende Veränderungen als Paraneoplasie. Eine wirksame Therapie ist die innerliche Gabe von Glucocorticoiden. Progesteronhaltige Kontrazeptiva sollen ein Schwangerschaftspemphigoid provozieren können.

Zusammenfassung

Bei dem Pemphigoid (bullöses Pemphigoid, Pemphigus alter Leute), dem zikatrisierenden Schleimhautpemphigoid und dem Schwangerschaftspemphigoid liegen im Gegensatz zum Pemphigus die Blasen subepidermal. Schwangerschaftspemphigoid und Pemphigoid sprechen gut auf Glucocorticoide an, im Gegensatz zum zikatrisierenden Pemphigoid. Dieses zikatrisierende Pemphigoid führt zu Verwachsungen besonders der Schleimhäute und Konjunktiven, häufig mit Erblindung. Immunhistologie S. 169, Tab. **20**.

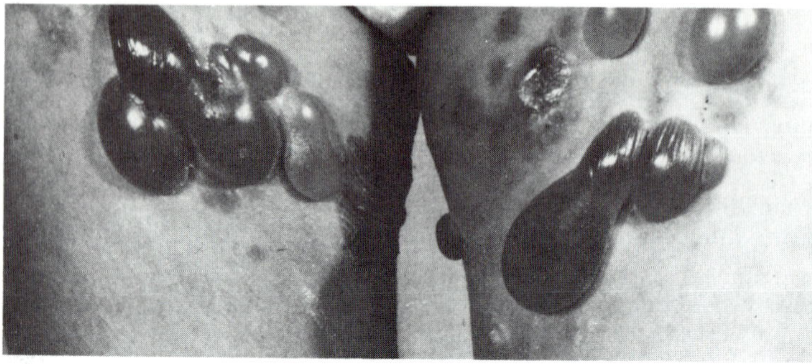

Abb. **82** Schwangerschaftspemphigoid, Herpes gestationis. Schwangerschaftsdermatose mit Blasen

Pemphigusgruppe

Die Krankheitsformen des echten Pemphigus sind durch Blasenbildung in der Epidermis gekennzeichnet. Die Zellen lösen sich voneinander (Akantholyse). Im Serum der Patienten kommen Antikörper vor, die gegen die Interzellularsubstanz der Epidermis gerichtet sind. Der Pemphigus ist eine Erkrankung, die unbehandelt meist tödlich verläuft, und zwar durchschnittlich binnen 1–2 Jahren. Erst seit Einführung der Glucocorticoide ist eine Unterdrückung möglich, die das Leben der Betroffenen um viele Jahre verlängert; bei manchen tritt sogar eine Heilung ein. Erfolg ist nur zu erwarten, wenn die Therapie frühzeitig und richtig dosiert begonnen wird. Die Patienten sollten unter allen Umständen von einem mit diesem Krankheitsbild vertrauten Arzt betreut werden. Bei jeder verdächtigen Blasenbildung sollten eine Probeexzision, ein Blasengrundausstrich (Tzanck-Test) und eine Autoantikörperbestimmung im Serum (Titer) sowie an befallener und nicht befallener Haut vorgenommen werden.

Pemphigus vulgaris

Klinisches Bild. Der Pemphigus vulgaris beginnt mit schlaffen Blasen, nicht selten an der Mundschleimhaut, im Pharynx oder Larynx. Oft sind auch die Hautfalten, also Achseln, Submammarregion und Leisten, primär betroffen. Die Blasen treten meistens auf nicht geröteter Haut auf und neigen zum Aufplatzen, so daß verkrustete Erosionen das Integument manchmal ganz bedecken (Abb. **83**). Durch Fingerdruck sind die Blasen verschiebbar; auch bei scheinbar nicht befallener Haut lassen sich die oberen Schichten wie ein Stück Papier von der Unterlage abschieben (Nikolski-Phänomen). Untersucht man einen solchen künstlich erzeugten Hautspalt feingeweblich, so zeigt sich, daß die Loslösung nicht subepidermal, sondern intraepidermal erfolgt ist (echtes Nikolski-Phänomen).

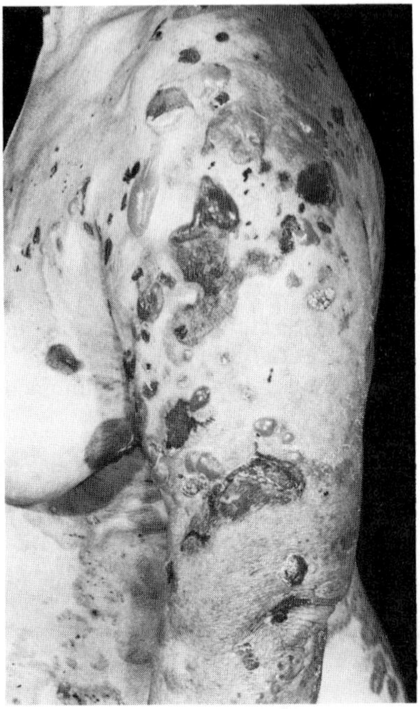

Abb. **83** Pemphigus vulgaris; schlaffe Blasen auf normaler Haut, Tendenz zur schichtweisen Hautabhebung

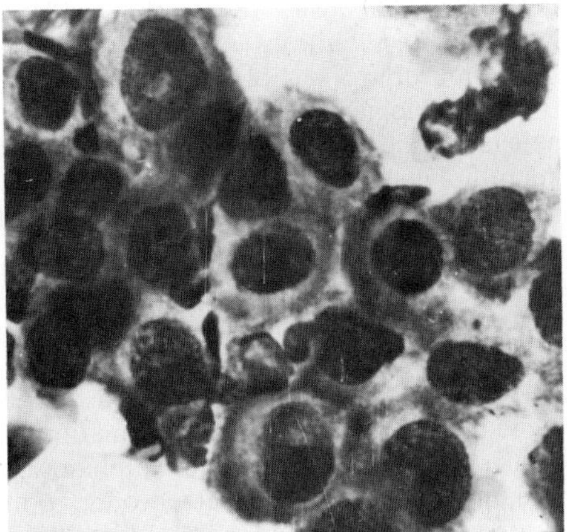

Abb. **84** Positiver Tzanck-Test bei Pemphigus vulgaris (Blasengrundausstrich): Ödem der Kerne, perinukleäre Aufhellung, dichtes Ektoplasma in ballonierend degenerierten epithelialen Zellverbänden

Feingewebliches Bild. Man sieht eine Lösung der Keratinozyten der Epidermis voneinander (Akantholyse), meist unmittelbar über der Basalzellschicht, da die Basalzellen im Gegensatz zu den übrigen Keratinozyten auf der Unterlage durch die Basalmembranzone festgehalten werden. Hinzu kommen ein Ödem und Infiltrate mit reichlich Eosinophilen in der oberen Dermis, die dann in die Epidermis einwandern.

Im Elektronenmikroskop sieht man als frühesten Befund, daß die interzelluläre Kittsubstanz zwischen den Epidermiszellen aufgelöst ist. Autoantikörper lassen sich an der Interzellularsubstanz der Epidermis mit Hilfe der Immunhistologie nachweisen (s. auch Tab. **20**).

Auf Gefrierschnitte, z. B. von Schleimhaut, läßt man das Serum der Kranken einwirken und weist dann die Antikörper mit markiertem Antiserum gegen menschliches γ-Globulin nach. Bei schwerem Verlauf fand man hohe Titer.

Blasengrundausstrich. Streicht man den Grund einer eröffneten Pemphigusblase aus, so findet man reichlich losgelöste Epithelien mit ballonierender Degeneration: Ödem um den Kern; das äußere Plasma ist verdichtet (*positiver Tzanck-Test,* Abb. **84**). Das Chromatin im Kern ist grobschollig.

Ursache. Auffälligerweise tritt der Pemphigus vulgaris bei Patienten jüdischer Herkunft öfter auf. Gelegentlich wurde auch eine familiäre Häufung festgestellt. Trotz intensiver Suche hat sich kein Anhalt für eine Virusinfektion nachweisen lassen, s. auch Pemphigus foliaceus.

Der Pemphigus wird als Autoimmunkrankheit aufgefaßt mit Antikörpern im Serum, die gegen die interzelluläre Kittsubstanz gerichtet sind; doch fand man solche Antikörper auch bei anderen Patienten ohne Blasen, z. B. nach Penicillinallergien.

Differentialdiagnose. Bei Beginn an der Mundschleimhaut sind in erster Linie ein fixes bullöses Arzneiexanthem, am Körper die toxische epidermale Nekrolyse (s. Abb. **91**) abzugrenzen. Manchmal stimmen klinisches Bild, Histologie, Immunbefunde und Verlauf nicht überein. Bullöse Arzneiexantheme können genuine blasenbildende Dermatosen nachahmen. Akantholytische Bläschen findet man bei der Dyskeratosis follicularis (S. 93f.) und bei der transienten akantholytischen Dermatose (S. 94).

Therapie. Der Pemphigus wird innerlich mit Immunsuppressiva, im besonderen Glucocorticoiden behandelt. Im Anfang wird hoch dosiert (etwa 180–360 mg Prednison bei schwerem Befall). Oft ist es nicht möglich, so hoch zu dosieren, daß alle Symptome der Krankheit unterdrückt werden. Es ist immer im Auge zu behalten, daß beim Pemphigus die Glucocorticoide nur schwer abgesetzt werden können. Man muß also so dosieren, daß der Kranke weder an seinem Pemphigus noch an den Glucocorticoidnebenwirkungen stirbt. Bei Absetzen oder zu niedriger Dosierung kommt es zu akuten Schüben, die an eine toxische epidermale Nekrolyse erinnern können (S. 189) und u.U. zum Tode führen, weil sie sich auch mit höchsten Glucocorticoiddosen nicht mehr beeinflussen lassen. Die Therapie wird durch zytostatisch wirksame Substanzen wie Azathioprin, Methotrexat, Cyclophosphamid und Goldpräparate ergänzt oder ersetzt, besonders bei Glucocorticoidunverträglichkeit, etwa bei Diabetes.

Sonderformen des Pemphigus

Pemphigus foliaceus

Bei dieser Erkrankung tritt die Blasenbildung zurück und die Schuppenbildung mit krustig blättriger Erythrodermie in den Vordergrund. Der Pemphigus foliaceus tritt in der Gegend von São Paulo in Brasilien gehäuft auf und befällt hier auch Einwanderer (Fogo selvagem), verläuft also unabhängig von Erbanlage und Volksstamm in Art einer Infektion.

Pemphigus vegetans

Es kommt zu einer Wucherung der Haut innerhalb der Blasen unter Ausbildung mächtiger Epithelleisten mit Pusteln voll mit eosinophilen Leukozyten, vor allem im Bereich von Hautfalten. In Ausnahmefällen treten derartige Veränderungen auch mit den immunhistologischen Kennzeichen des Pemphigoids auf (Pemphigoid vegetans).

Pemphigus erythematosus (Senear-Usher-Syndrom)

Die Herde sehen zum Teil einem Lupus erythematodes oder auch einem seborrhoischen Ekzem ähnlich, sind also vorwiegend durch Rötung und Schuppung gekennzeichnet. Diese Form wurde von manchen Autoren als eine benigne, oberflächlich in der Haut verlaufende Form oder Phase des Pemphigus foliaceus aufgefaßt (Pemphigus seborrhoicus); darüber hinaus gibt es aufgrund immunbiologischer Befunde ein eigenes Krankheitsbild, das zwischen Pemphigus und Lupus erythematodes steht (Pemphigus erythematodes im eigentlichen Sinne).

Zusammenfassung

Der Pemphigus vulgaris besteht in einer intraepidermalen Blasenbildung aufgrund der Wirkung von Autoantikörpern, die vor allem gegen die Interzellularsubstanz der Epidermiszellen gerichtet sind. Meist löst sich die Epidermis oberhalb der Basalschicht ab. Im Blasengrundausstrich findet man ballonierend degenerierte Epithelien (positiver Tzanck-Test). Der Pemphigus beginnt meist an der Mundschleimhaut. Die Prognose ist ohne Glucocorticoide und andere immunsuppressive Medikamente infaust. Differentialdiagnostisch sind bei allen blasenbildenden Erkrankungen bullöse Arzneiexantheme abzugrenzen, im besonderen die toxische epidermale Nekrolyse.

Gougerot-Hailey-Pemphigus (familiärer benigner chronischer Pemphigus)

Es handelt sich um eine seltene blasenbildende Dermatose, die auch als Morbus Hailey bezeichnet wird. Ein familiäres Vorkommen ist meist nicht nachweisbar, eine besondere Disposition ist aber gegeben.

Sie tritt in den großen Hautfalten (Achseln, Leisten) auf und wird offenbar durch mikrobielle Infektion provoziert. Feingeweblich stellt der familiäre chronische Pemphigus eine Kombination von Pemphigus vulgaris und Dyskeratosis follicularis vegetans dar, weshalb er auch als bullöse Verlaufsform der letzten Erkrankung aufgefaßt wurde. Die Therapie der Wahl ist die vorwiegende Bekämpfung der mikrobiellen Infektion, in manchen Fällen mit Solutio Arning.

Allergisch bedingte Reaktionen der Haut

Unverträglichkeiten, die sich an der Haut manifestieren, sind nicht unbedingt allergische Reaktionen. Von Allergie sollten wir nur sprechen, wenn es sich um eine Antigen-Antikörper-Reaktion handelt, die sich in eine oder

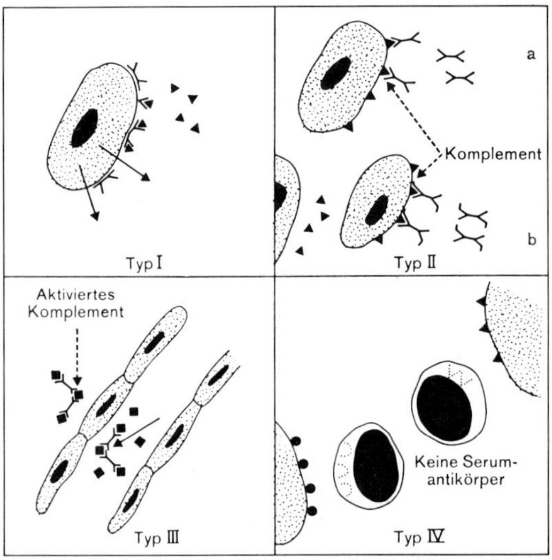

Abb. **85** Schema der allergischen Reaktionen, die für die klinische Überempfindlichkeit und die Entstehung von Krankheiten verantwortlich sind (aus COOMBS: Triangel 9/2 (1969), Sandoz-Zeitschrift f. med. Wissenschaft)
● ▲ ◆ Antigene, —▶ Freisetzung von Histamin und anderen pharmakologisch aktiven Substanzen > ≻≺ Antikörper, ---▶ Stelle der Beteiligung des Komplements, ⋗ ⋗ gegen 2 bestimmte Antigene gerichtete Mechanismen in Lymphozyten

mehrere der 4 Typen der Immunantwort nach GELL u. COOMBS einordnen läßt (Abb. **85**). Man muß sich jedoch darüber im klaren sein, daß Überschneidungen vorkommen.

Typen der Immunantwort

Bildung von Reaginen, Typ I

Bei dieser humoralen Überempfindlichkeit regt das Antigen die Produktion zirkulierender Antikörper an, die nicht präzipitieren, der sog. Reagine (Immunglobulin E). Die Reagine lagern sich an biologisch aktive Zellen an, vor allem an Mastzellen und basophile Leukozyten. Bei der Antigen-Antikörper-Reaktion werden von solchen Zellen zahlreiche biologisch aktive, im besonderen vasoaktive Stoffe, wie Histamin, freigesetzt; daraus erklären sich die Folgen der „Sofortreaktion" (Schock, Urtikaria). Solche Antikörper spielen nicht nur bei der Urtikaria sondern auch bei Heufieber, Asthma und beim endogenen Ekzem (S. 214ff.) eine Rolle. Doch können offenbar auch andere Antikörper Sofortreaktionen auslösen (z. B. IgM). Eine Allergie durch Reagine auf hereditärer Grundlage bezeichnet man als *Atopie.*

Bildung von gegen körpereigene Strukturen gerichteten Typ-II-Antikörpern

Es werden Antikörper gegen Zellen oder Zellkomponenten gebildet. Meist richten sich diese Antikörper gegen ein Fremdantigen, das an körpereigene Strukturen angelagert ist und diese verfremdet. Ein Beispiel ist die Sedormid-Purpura, bei der das Apronalid (Sedormid) offenbar an Bestandteile der Blutplättchen gebunden wird. Man kann hier auch manche Autoantikörper einreihen, wie sie beim Pemphigus, Pemphigoid, Lupus erythematodes, Vaskulitiden, Sklerodermie, Lichen sclerosus et atrophicus, Dermatomyositis, Alopecia areata und bullösen Arzneiexanthemen gefunden werden.

Bildung von präzipitierenden zirkulierenden Antikörpern, Typ III

Eine allergische Reaktion tritt ein, wenn diese Antikörper von einer übermäßig großen Menge von Antigenen getroffen werden. Toxische Immunkomplexe werden in der Wand kleiner Blutgefäße abgelagert und rufen über eine Komplementaktivierung eine Nekrose hervor. Derartige Reaktionen hält man für die verschiedenen Typen der immunologisch bedingten Vaskulitis und vielleicht auch für das Erythema nodosum verantwortlich.

Der Spättyp (verzögerter oder Tuberkulintyp), Typ IV

Bei dem Spättyp handelt es sich um eine durch Zellen vermittelte Form der Allergie. Im Mittelpunkt steht der T (= Thymus)-Lymphozyt, der zu einer Proliferation stimuliert wird, wenn er auf sein Allergen trifft. Diese Eigenschaft wird im *Lymphozytenstimulationstest* zur Erkennung von Allergenen ausgenutzt. Da die Proliferation Zeit erfordert, wird die Reaktion verzögert, setzt also relativ spät ein, im Gegensatz zu den von bereits präformierten humoralen Antikörpern getragenen Allergien.

Der Typ IV der Überempfindlichkeit gilt vor allem als verantwortlich für das allergisch bedingte Kontaktekzem, für die Abstoßung von Transplantaten, für die Tuberkulinreaktion, Trichophytinreaktion und für Granulome bei Insektenstichen; auch bei Arzneiexanthemen findet man Veränderungen im Sinne von Spätreaktionen, so auf halbsynthetische Penicilline.

Testmethoden

Epikutantest

Der Epikutantest (Abb. **86**) ist das Verfahren der Wahl beim Kontaktekzem, mit nachfolgender UV-Bestrahlung bei Photoallergien.

Früher wurde er als Läppchen-(Patch-)Test durch Auflegen von Läppchen mit der Testsubstanz vorgenommen, heute durch Aufbringen des fraglichen Allergens in kleinen Kammern, z. B. Finn-Kammern, die ein abgemessenes Volumen auf ein vorgegebenes Hautareal gelangen lassen. Für die zu testenden Stoffe sind Konzentration, Lösungsmittel bzw. Trägersubstanz meist vorgeschrieben. Unter den Testen kommt es nur ausnahmsweise zu relativ früh auftretenden positiven Reaktionen, die rasch schwinden; normalerweise entwickelt sich der positive Test erst langsam nach 48–72 Stunden und manchmal auch erst nach einer Woche. Spät auftretende Reaktionen, etwa nach 8 Tagen, können auch durch eine sich unter dem Test neu entwickelnde Allergie vorgetäuscht werden. Manche Stoffe lassen sich nur mit Einschränkung testen, da sie nicht nur als Allergene, sondern auch

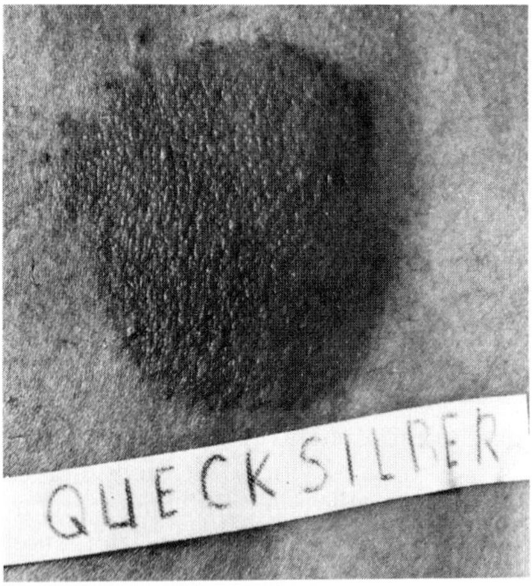

Abb. **86** Epikutantest, positive Reaktion unter quecksilberhaltiger Salbe (Ung. hydrargyri praecipitati alb. 2%).

toxisch oder als Histaminliberatoren auf die Haut wirken, z.B. Terpentin für den ersten Fall, Neomycin für den zweiten Fall. Der Test, und vor allem auch die Ablesung, sollen nur von Erfahrenen durchgeführt werden. Besonders bei Verwendung von Metallsalzen spricht die Entwicklung von Bläschen und Pusteln – vor allem in einem größeren Bereich als dem des Testareals – für eine allergisch bedingte Reaktion. Am Beispiel des Heftpflasters sei aber aufgezeigt, welchen Täuschungen man unterliegen kann.

Reaktionen auf Heftpflaster

1. Reflexerythem,
2. mechanisch oder durch Mazeration bedingte Dermatitis,
3. Provokation einer Miliaria, evtl. einer Miliaria rubra durch Schweißverhaltung,
4. Auslösung einer Follikulitis durch Bakterien oder Pilze,
5. kontaktallergische Reaktionen durch Bestandteile des Gummis, durch Zusätze zur Desinfektion u.a.

Jedem Test soll eine sorgfältig erhobene Anamnese vorausgehen; am besten wird dem Patienten ein Bogen mitgegeben, in dem nach den Kontaktstoffen in Beruf, Haushalt, Urlaub, Wochenende, Hobby gefragt wird. Selbst niedermolekulare Alkohole, Papiere aller Art, Kleidungsstücke und Gegenstände des täglichen Gebrauchs, wie der Stiel der Zahnbürste, Rasierapparate, Körperpflegemittel, kommen als auslösende Ursache eines Ekzems in Frage.

Bei Arzneiexanthemen ist der Epikutantest nur in Ausnahmefällen positiv, so bei der Sedormid-(Apronalid-)Purpura im befallenen Gebiet (Näheres s. allergisch bedingtes Kontaktekzem, S. 205ff.).

Pricktest

Beim Pricktest wird die verdächtige Substanz meist im Extrakt (z.B. Pollenextrakt) auf die Haut aufgebracht und durch den Tropfen hindurchgestochen. Prick- und Scratchtest sind Variationen des Intrakutantests.

Scratchtest

Beim Scratchtest wird durch die aufgebrachte Testsubstanz hindurch mit einer Lanzette oder einem Skalpell die Haut geritzt, aber so, daß es nicht zu einer Blutung kommt. Bei negativer Sofortreaktion kann der Scratchtest nach Einreiben der Testsubstanz durch Auflegen eines Epikutantestes auf die geritzte Stelle als kombinierter Scratch-Epikutantest fortgeführt werden.

Intrakutantest

Beim Intrakutantest (Abb. **87**) wird die Flüssigkeit in die Haut eingespritzt.

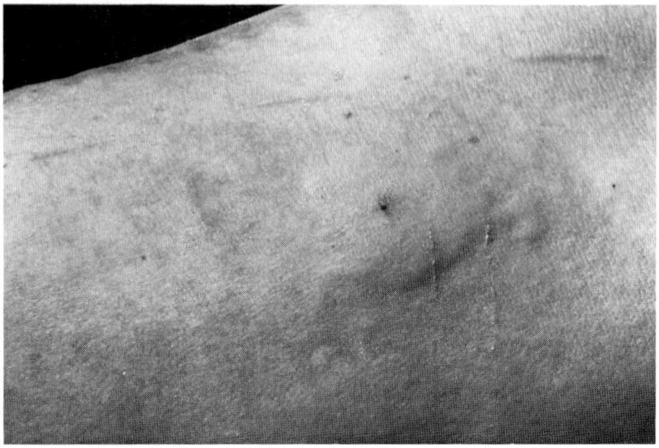

Abb. **87** Intrakutantest, typische Quaddel mit Pseudopodien

Konjunktivaltest

Der Konjunktivaltest besteht im Aufbringen der verdächtigen Substanz auf die Konjunktiven. Wahrscheinlich, weil das Epithel der Konjunktiven durchlässiger ist, entspricht dieses Verfahren einem *Intrakutantest*. Die unangenehme Irritation, die Gefahr der Allgemeinreaktion, die Unsicherheit in der Beurteilung haben uns veranlaßt, diesen Test nur selten anzuwenden.

Reibtest

Der Reibtest nach Gronemeyer erfolgt durch 8- bis 10maliges kräftiges Reiben des Antigens, z. B. Tierhaare, Pollen, Fisch, auf der Haut der Volarseite des Unterarms. Bei hochgradiger Sensibilisierung vom Soforttyp kommt es nach 2–3 Minuten zur Quaddelbildung vom Haarfollikel aus (Kontakturtikaria). Es handelt sich um ein Verfahren, das die anderen Testmethoden ergänzt.

Expositionstest

In besonderen Fällen, z. B. bei Verdacht auf Allergien gegen für den Patienten wichtige Arzneien, wird nach Ausschöpfung aller anderen Testmöglichkeiten die Substanz zunächst in kleinen und kleinsten Dosen meist oral gegeben und die Reaktion beobachtet.

Bei negativer Reaktion sind selbst diese Teste nicht beweisend, weil z. B. oft nicht die Medikamente selbst, sondern deren Abbauprodukte die Allergene darstellen. Diese Abbauprodukte fallen nicht immer gleich, sondern je nach Stoffwechsellage (hormonelle Einflüsse, Leberfunktion) unterschiedlich aus. Entsteht das richtige Zwischenprodukt nicht, bleibt die allergische Reaktion aus. Tödliche Zwischenfälle nach Expositionstesten sind bekannt; sie sollten daher möglichst unter stationärer Behandlung durchgeführt werden.

Anwendung der verschiedenen Testmethoden

Prick-, Scratch- und Intrakutantest sind die Testverfahren, mit denen man vor allem Allergien vom Soforttyp klären kann. Ihre Aussagekraft ist aber weniger sicher als die der Epikutanteste bei allergisch bedingten Kontaktekzemen; ihre Ergebnisse sind nur im Zusammenhang mit der Anamnese verwertbar! Besonders das endogene Ekzem zeichnet sich durch viele positive Reaktionen beim Intrakutantest aus; die Nachtestung führt oft zu anderen Resultaten, und meist vertragen die Patienten die positiven Substanzen, etwa Milch, bei oraler Zufuhr.

Die Domäne der Prick- und Intrakutantestung sind Rhinitis und Asthma potentiell allergischer Genese (Sonderfall: Heufieber). Ist der Patient deutlich gegen ein bestimmtes Allergen, etwa Gräserpollen oder Hausstaub, überempfindlich, so bietet sich die Möglichkeit einer Hyposensibilisierung an, fälschlich oft „Desensibilisierung" genannt: Die Überempfindlichkeit des Patienten gegenüber bestimmten Allergenen wird durch die meist langsam steigend dosierte Zuführung eines allergenspezifischen Hyposensibilisierungsextraktes herabgesetzt. Selbst bei polyvalenter Allergie sind durch die Hyposensibilisierung mit den nicht völlig meidbaren Allergenen Erfolge möglich, wenn andere ausschaltbare Allergene, etwa Federn und Tierhaare, gemieden werden.

Intrakutane Teste sind mit erhöhten Risiken behaftet. Besonders nach Testen mit Penicillin sind tödliche Zwischenfälle bekannt (Tab. **21**).

Tabelle **21** Therapie bei allergisch bedingtem Schock

1. Kontrolle von Atmung und Kreislauf
   künstliche Atmung, Herzmassage, Infusionen, Kreislaufmittel (z.B. Adrenalin, Noradrenalin), Absaugen der Atemwege
2. i.v. und i.m. Injektionen wasserlöslicher Glucocorticoide
3. Ausschaltung von Allergenen
4. Einwandfreie Lagerung (Gefahr des Dekubitus)

Bei einer solch risikoreichen Testung von hochwirksamen Allergenen und/ oder hochgradig sensibilisierten Patienten empfiehlt es sich, zunächst einen Epikutantest aufzulegen, um bei sehr hoher Sensibilisierung einen Schock durch intrakutane Testung zu vermeiden. Wir führen in solchen Fällen den Epikutan-, den Scratchtest und dann erst den Intrakutantest durch. Auch sollte man bei der Frage der Penicillinallergie zunächst den Penicillin-RAST (s. u.) ausführen lassen, der allerdings nur bei *positivem* Ausfall *und* entsprechender Vorgeschichte beweisend ist.

Man hat versucht, die intrakutanen Testmethoden durch andere Verfahren zu ersetzen, z.B. durch den *Lymphozytenstimulationstest,* Leukozyten-(Makrophagen-)Inhibitionstest, den Nachweis der Degranulation von Basophilen, den Sturz von Thrombozyten oder Leukozyten, den Histaminliberationstest; doch sind diese Verfahren für die klinische Routine bisher nicht geeignet.

Eine größere Bedeutung kommt der Bestimmung allergenspezifischer Immunglobuline E im Serum zu, also der Bestimmung von Allergenen vom Typ I der Antigen-Antikörper-Reaktionen z.B. im Radio-Allergo-Sorbens-Test (RAST) (Asthma, Rhinitis allergica, Nahrungsmittel-, Insekten- und Penicillinallergien). Der RAST ersetzt im allgemeinen nicht die Hauttestung (s.o. Penicillin-RAST). So sind zur Einleitung einer Hyposensibilisierung Anamnese, Hautteste und ggf. Provokationstest notwendig. Der RAST dient vorwiegend als ergänzende Untersuchungsmethode bei nicht möglicher Hauttestung und zur Verdeutlichung unklarer Hautteste. Da die IgE-Antikörper nicht immer durch den RAST nachgewiesen werden können, schließt ein negativer RAST eine Sensibilisierung auf das betreffende Allergen nicht aus.

Tabelle **22** Unterschiede zwischen Spät- und Sofortreaktion

	Spätreaktion (Tuberkulintyp)	Sofortreaktion (Arthus-Typ)
Auftreten der maximalen Reaktion	nach 24 bis 96 Stunden	nach 0 bis 8 Stunden
Makroskopisches Bild	Rötung, Ödem, Infiltration, Bläschen-, Papel-, Pustelbildung	Rötung, Ödem, Blutungen, Quaddeln
Histologie	lymphadenoide Infiltrate	im Beginn segmentkernige Leukozyten
Passive Sensibilisierung	Übertragung immunkompetenter lymphoider Zellen	Serum – übertragbar: Prausnitz-Küstner-Reaktion
Allgemeinreaktion	selten Umwandlung eines lokalisierten Ekzems zur Erythrodermie, Fernreaktion: Aufflammen von Ekzemherden und Teststellen, Allgemeinsymptome	anaphylaktischer Schock, urtikarieller Schub
Hautteste	Epikutantest beim Ekzem	Pricktest, Scratchtest, Intrakutantest, Konjunktivaltest, RAST

Grundsätzlich ist bei allen Allergietestungen an der Haut zu berücksichtigen, daß eine Reaktionsform die andere nicht ausschließt: Allergische Reaktionen der verschiedenen Typen kombinieren sich manchmal (etwa Sofortreaktion und Spätreaktion beim Insektenstich); gegen ein Allergen können gleichzeitig verschiedene Arten von Antikörpern gebildet werden. Die Teststelle soll in den nächsten Stunden und Tagen nach Applikation der Testsubstanz, wenn immer möglich, genau beobachtet werden, damit auch ein etwaiger zweiter Reaktionstyp registriert wird: Wenn beim Epikutantest nur nach *24 oder 48 Stunden* abgelesen wird, kann die Sofortreaktion nach Typ I übersehen werden. *Deshalb soll der Patient noch mindestens 20 Minuten nach Auflegen der Teste beobachtet werden.* Eine Spätreaktion beim Intrakutantest entgeht dem Nachweis, wenn der Patient nur in den nächsten Stunden nach Anlage des Tests beobachtet wird. Unmittelbar nach einer allergischen Reaktion besteht bei etwa 8% der Patienten eine unspezifische Überempfindlichkeit auch gegen andere Stoffe, etwa beim Ekzem (Trittbrettallergie, „angry back"). Manchmal schließt sich der allergischen Reaktion auch eine negative Phase an, z. B. an eine Penicillinurtikaria. Erst nach 3–5 Wochen werden die Intrakutanteste wieder positiv. Die Unterschiede zwischen Spät- und Sofortreaktion sind in Tab. **22** zusammengestellt, wobei diese nur als ein Hinweis – relativ, nicht absolut – angesehen werden müssen.

Zusammenfassung

Allergische Reaktionen an der Haut vom Soforttyp finden wir bei manchen Formen der Urtikaria, beim Heufieber und beim Asthma, wahrscheinlich auch beim endogenen Ekzem – eine Überempfindlichkeit vom Spät-, verzögerten oder Tuberkulintyp dagegen hauptsächlich beim Ekzem. Bei der ersten Gruppe müssen der Prick-, Scratch-, Konjunktival-, Intrakutantest oder RAST angewendet werden, beim Ekzem der Epikutantest.

Arzneiexantheme

Unerwünschte Reaktionen an der Haut nach Arzneien sind nicht immer allergisch bedingt (Tab. **23**); auch andere Mechanismen kommen in Betracht. Die Unterschiede erläutert Tab. **24**.

Imitation anderer Krankheitsbilder

Arzneiexantheme äußern sich in sehr verschiedener Weise an Haut, Schleimhaut, Haaren, Schweißdrüsen, Talgdrüsen und Nägeln; ihr Verlauf hängt von unterschiedlichen immunologischen Mechanismen ab.

Tabelle **23** Ursachen von Schäden der Haut durch Arzneien (nach Baer u. Meyer-Rohn)

Unerwünschte Reaktionen an der Haut durch Arzneien treten auf

1. durch die übliche pharmakologische Wirkung (Beispiel: Atrophie der Epidermis durch Glucocorticoide, Histaminliberatoren);
2. toxisch bedingt (Beispiele: Kumulation: Argyrie, Chrysosis, multiple Basaliome nach Arsen, Intoleranz, Überdosierung);
3. bei veränderter Ökologie (Überwuchern von Hefen nach Gabe von Antibiotika und Steroiden, „Pille");
4. als Sanarelli-Shwartzman-Phänomen (beim Menschen zur Erklärung hämorrhagisch nekrotischer Phänomene herangezogen);
5. als Jarisch-Herxheimer-Reaktion (Beispiel: Aufflammen eines Exanthems bei Syphilis II nach Gabe von Penicillin, Erythromycin);
6. als allergische Reaktion (Beispiel: fixes Arzneimittelexanthem nach Antipyretika, Antihistaminika usw.; Urtikaria nach ACTH oder Penicillinase).

Tabelle **24** Unterschiede zwischen nicht allergisch und allergisch bedingten Arzneiexanthemen (nach Baer)

Unterschied	nicht allergisch	allergisch
Klinisches Bild	ziemlich uniform	verschiedenartige Effloreszenztypen
Nötige Menge, um die Reaktion auszulösen	relativ groß	gewöhnlich gering bis minimal
Kumulationswirkung	oft nötig	gewöhnlich keine
Beziehung zwischen Effekt an der Haut und charakteristischer pharmakologischer Wirkung	oft vorhanden	keine Beziehung
Der gleiche Effekt wird durch pharmakologisch verschiedene Substanzen ausgelöst	selten	oft
Auftreten der Veränderung bei Menschen, die das Medikament einnehmen	tritt häufig oder bei allen auf	gewöhnlich nur bei wenigen

Arzneiexantheme ahmen unter Umständen Krankheiten nach, zu deren Behandlung die auslösenden Medikamente eingesetzt werden.

Besonders imitieren sie infektiöse Exantheme (morbilliform, skarlatiniform, rötelnartig, S. 17), das Erythema exsudativum multiforme, das Erythema nodosum (hormonelle Antikonzipienzien, bestimmte Sulfonamide!), den Lupus erythematodes, maligne Lymphome, blasenbildende Erkrankungen (Penicillamin, s. Pemphigus), die Dermatomyositis, eine Sarkoidose, eine temporale Arteriitis, eine Livedo racemosa, ein Sjögren-Syndrom u. a.

Arzneicharakteristische Exantheme

Meist läßt sich aus einem Exanthem nicht auf ein bestimmtes Medikament schließen. Ausnahmen sind z. B. die Adalinpurpura mit frischen Blutungen und lang anhaltender bräunlicher Pigmentierung, die hinweisend ist (S. 74, Abb. **36**), oder Exantheme durch halbsynthetische Penicilline, die zwischen Urtikaria und morbilliformem Exanthem stehen. Analgetika rufen vor allem am Unterschenkel Knötchen hervor mit zentralen Nekrosen infolge einer superfiziellen Vaskulitis, die der anaphylaktoiden Purpura (S. 136) entspricht. Sie können auch ein urtikarielles Exanthem auslösen (Abb. **88**) oder lymphomartige Veränderungen (lymphocytic infiltration). Jod- und bromhaltige Präparate führen zu Jodo- und Bromoderm mit Knoten in der Haut, die als Tumoren verkannt werden können.

Fixes Exanthem, Strahlenüberempfindlichkeit, Pigmentverschiebungen und Blasen durch Arzneimittel

Das fixe Arzneiexanthem hat meist Kokardenform mit rotem Rand und bläulich-braunem Zentrum, in dem sich oft Blasen bilden (Abb. **89**); es hinterläßt eine manchmal jahrelang bestehende Pigmentierung. An unge-

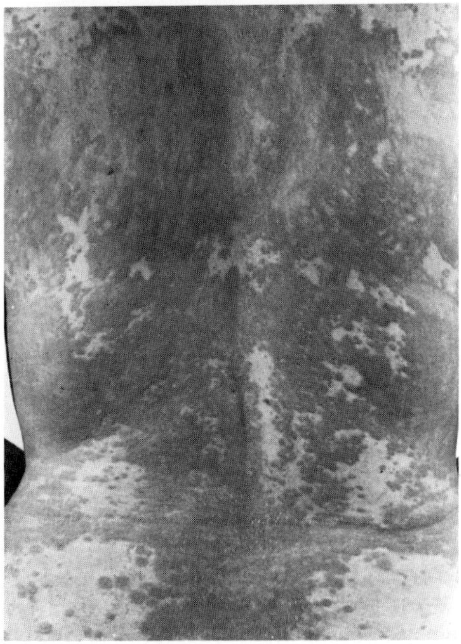

Abb. **88** Urtikarielles Arzneiexanthem nach Analgetikum

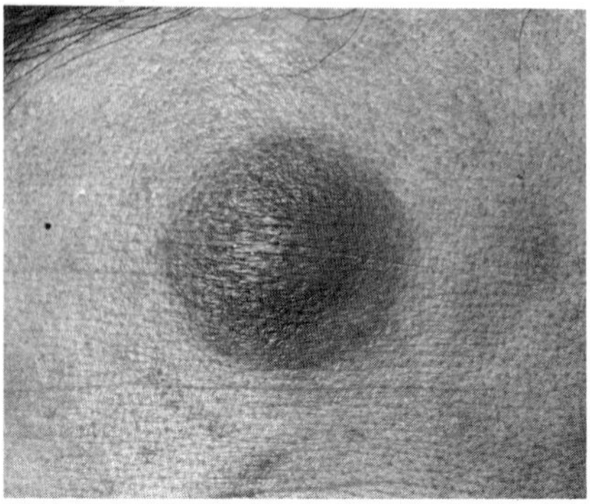

Abb. **89** Fixes Arzneiexanthem mit angedeuteter Blasenbildung im Zentrum. Rand rötlich, Zentrum bräunlich in Art einer Kokarde

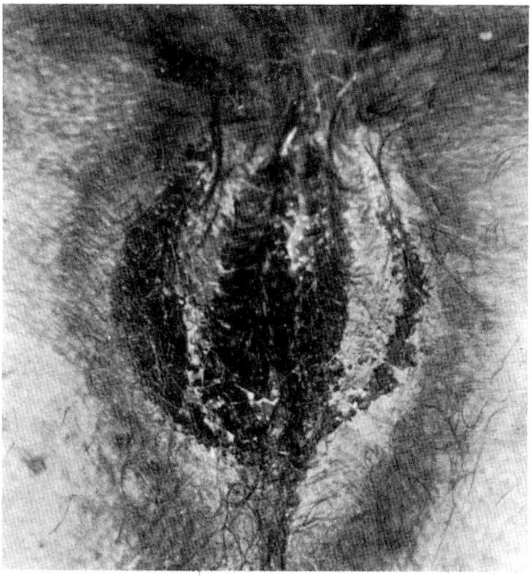

Abb. **90** Fixes Arzneiexanthem der Analregion nach Einnahme von Phenolphthalein

wöhnlicher Stelle, z. B. im Mund, perianal (Abb. **90**) oder periurethral, wird es leicht verkannt; man kann es z. B. mit der Initialblase beim Pemphigus verwechseln. Es gibt auch typische fixe „Arznei"-Exantheme, bei denen keine Arznei als Ursache nachweisbar ist, die aber von Nahrungsmitteln, wie etwa Linsen, ausgelöst werden. Einige Medikamente rufen Lichtüberempfindlichkeiten hervor (S. 38ff.), andere führen zu De- oder Hyperpigmentierung (S. 80, 83). Gefürchtet sind blasenbildende Arzneiexantheme in Art eines Erythema exsudativum multiforme mit Verwachsungen an der Mundschleimhaut, an den Konjunktiven und in den Hautfalten, z. B. zwischen den Zehen. Ausgedehnte blasenbildende Arzneiexantheme sind lebensbedrohlich, besonders in Form der toxischen epidermalen Nekrolyse.

Toxische epidermale Nekrolyse (TEN), Syndrom der verbrühten Haut, Lyell-Syndrom

Durch eine Veröffentlichung von Lyell sind Krankheitsbilder weithin bekannt geworden, die früher als akuter maligner febriler Pemphigus mit extensiven Blasenschüben, Fleischer-Pemphigus, besonders schwere Formen des Erythema exsudativum multiforme, bullöse Verlaufsformen des Lupus erythematodes und bei Kindern als Dermatitis exfoliativa neonatorum Ritter von Rittershain bezeichnet wurden. Das letzte Krankheitsbild wird im amerikanischen Schrifttum in Verkennung der deutschen Worte als „Ritter's Erkrankung" aufgeführt.

Zwei *Hauptformen* der epidermalen Nekrolyse sind zu unterscheiden, nämlich die *toxische epidermale Nekrolyse im eigentlichen Sinne (TEN)* mit schlechter Prognose und die *staphylokokkenbedingte epidermale Nekrolyse* mit guter Prognose, eine Variante der Impetigo (staphylococcal scalded skin syndrome = SSSS = superfizielles Staphylokokken-Schälsyndrom). Die TEN ist als Ausnahme auch bei einer Streptokokkensepsis beobachtet worden.

Die TEN wird wahrscheinlich durch Medikamente, aber auch durch medikamentenähnliche Stoffe, etwa in Genußmitteln, und zwar vornehmlich im Anschluß und im Zusammenhang mit vorausgehenden Infekten, hervorgerufen. Zuweilen liegen schwere Grundkrankheiten wie Leukämie, Lymphogranulomatose (Morbus Hodgkin) oder andere maligne Lymphome bei diesen Patienten vor. Es bleiben aber Krankheitsbilder übrig, deren Ursache völlig unklar ist. In dieser Gruppe soll die Letalität besonders hoch sein; vornehmlich sind Frauen betroffen (10:1). Auch bei der Graft-versus-host-Erkrankung (S. 122, 192f.) kommt es zur TEN.

Klinisches Bild. Oft gehen entzündliche Veränderungen der Übergangsschleimhäute 10–14 Tage der TEN voraus. Andere Prodromalsyndrome sind Brennen der Haut und der Übergangsschleimhäute, manchmal ein Hitzegefühl. Es folgen dann Erytheme und makulöse Exantheme ähnlich Masern, Scharlach oder Arzneiexanthemen (s. S. 32f.). Zuweilen beginnen die Erytheme in den Körperfalten. Auf diesen Erythemen entwickeln sich oft blitzartig die charakteristischen blassen und runzligen Blasen, die an einen Pemphigus erinnern. Die Hautveränderungen treten meist symmetrisch auf, vor allem an den dem Licht ausgesetzten Hautpartien, den Handrücken, Unterarmstreckseiten, dem Gesicht und Hals, können aber bei den schweren Formen auch den ganzen Körper befallen. Besonders bei Kindern ist der Berührungsschmerz ein Hinweis auf die TEN. Es kommt zu einer ausgedehnten oberflächlichen Ablösung der Epidermis, die wie ein feuchtes, „angeklatschtes" Tuch dem Körper anliegt (Abb. **91**). Das Nikolski-Phänomen (S. 174) ist auch in scheinbar unbefallener Haut positiv. Die durch festes Reiben abgehobene Haut kann man histologisch untersuchen und diese Form der TEN von der staphylokokkenbedingten epidermalen

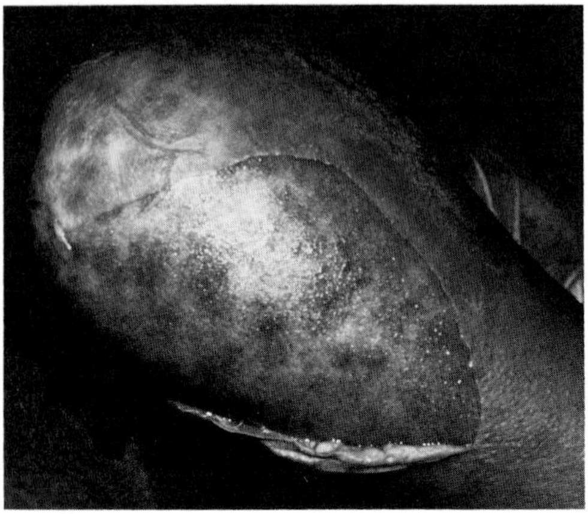

Abb. **91** Toxische epidermale Nekrolyse (TEN)

Nekrolyse abtrennen (s. u.). Das Allgemeinbefinden ist erheblich gestört, oft besteht hohes Fieber. Durch den massiven Verlust an Flüssigkeit und Elektrolyten und die Aufnahme toxischer Substanzen von der geschädigten Haut her sind die inneren Organe in Mitleidenschaft gezogen (Glomerulonephritis, Myokarditis).

Übersteht der Patient die akute Phase, setzt nach 2–3 Wochen die Abheilung ein. Blasen an den Übergangsschleimhäuten, besonders im Bereich der Glans penis und der Konjunktiven, heilen langsamer ab. Verwachsungen, und damit Schäden der Kornea, sind zu befürchten. Melanoderme, also Hyperpigmentierungen, zeigen oft noch lange den früheren Sitz der Blasen an. Insgesamt erinnert die akute Phase an eine Verbrennung 2. Grades (Syndrom der verbrühten Haut).

Feingewebliches Bild. Bei der TEN wird die Epidermis in voller Dicke oberhalb oder auch unterhalb der Basalschicht abgelöst. Mit Hilfe der Immunhistologie lassen sich Immunglobuline und Komplement im Interzellularraum der Basalzellschicht nachweisen (Tab. **20**, S. 169). Bei der staphylokokkenbedingten epidermalen Nekrolyse liegt die Blase dagegen unmittelbar subkorneal, beim Erythema exsudativum multiforme immer subepidermal. Ein Schnellschnitt ist daher für die Diagnose hilfreich.

Differentialdiagnose. Abzugrenzen ist die staphylokokkenbedingte epidermale Nekrolyse (S. 189). Sie wird hauptsächlich durch Staphylokokken vom Phagen-Typ 71 hervorgerufen. Je jünger die Patienten, um so empfindlicher ist die Haut gegen Staphylokokkentoxine. Diese SSSS ist identisch mit der Dermatitis exfoliativa Ritter von Rittershain; gemäß der Ursache spricht sie auf Antibiotika gut an. Die Prognose ist im Gegensatz zur TEN günstig. Weiterhin sind die schweren Formen des Erythema exsudativum multiforme (Fiessinger-Rendu-Syndrom, Stevens-Johnson-Syndrom) mit hohem Fieber, Bronchitis, atypischer Pneumonie, Endokarditis, gelegentlich sogar Enzephalitis, Exanthemen und Enanthemen mit Blasenbildung, vor allem an den Übergangsschleimhäuten („pluriorifiziell“, Dermatostomatitis) abzugrenzen. Auch hier können katarrhalische Erscheinungen der oberen Luftwege vorausgehen; ein tödlicher Ausgang ist möglich. Bullöse Arzneiexantheme, Graft-versus-host-Erkrankung (S. 192f.), Krankheitsbilder der Pemphigusgruppe, im besonderen auch das Pemphigoid, bullöse Impetigoformen, Eczema herpeticatum, Quecksilberdermatitis, Verbrennungen und Verätzungen müssen von der TEN abgegrenzt werden.

Therapie. Patienten mit TEN gehören ebenso wie andere Kranke mit ausgedehnter Blasenbildung in die Klinik! Relativ harmlose Symptome zu Beginn dürfen nicht über den möglicherweise tödlichen Verlauf täuschen. Bei TEN halten manche Autoren die Hautreaktion von einem bestimmten Zeitpunkt an für so vorprogrammiert, daß Glucocorticoide nicht mehr nützen und nur noch symptomatische Maßnahmen möglich sind. Deshalb empfiehlt es sich, frühzeitig hochdosiert Glucocorticoide zu geben. Todesursache ist eventuell der Flüssigkeits- und Elektrolytverlust; deshalb ist eine Therapie wie bei einer Verbrennung entsprechender Ausdehnung mit Ersatz von Flüssigkeit und Elektrolyten notwendig. Bei Verdacht auf die staphylokokkenbedingte epidermale Nekrolyse sind Antibiotika indiziert; die Auswahl ist besonders verantwortungsvoll, da Antibiotika als Ursache für die TEN angeschuldigt wurden. Mit einer Penicillinresistenz der Staphylokokken muß gerechnet werden.

„Arzneiexantheme“ bei Drogenmißbrauch

Den Arzneiexanthemen entsprechende Veränderungen sind manchmal ein Hinweis auf den Mißbrauch von Drogen. Dieser ist zuweilen ungewollt durch den Zusatz von Medikamenten oder ähnlichen Stoffen zu Genuß- und Nahrungsmitteln (etwa Chinin zu Limonaden und Tonic-Water, Methanol, Antibiotika in Milch und Fleisch; Farbstoffe z.B. in Süßigkeiten [Tartracin], Chemotherapeutika als Konservierungsmittel in Nahrungs- und Genußmitteln aller Art). Der bewußte Mißbrauch von Drogen wird von Süchtigen oft geschickt verschleiert. Die gesamte Haut und Schleimhaut sind sorgfältig zu inspizieren, einschließlich der Haut unter der Armbanduhr und Schmuckstücken, da sich hier Einstichstellen verbergen können. Hinweise auf Heroinmißbrauch sind: papulonekrotische Einstiche ähnlich Insektenstichen, 1–3 cm große, unter dem Hautniveau liegende oder im Sinne eines Keloids veränderte Narben mit Hyperpigmentierung im Bereich von Venen, Reste von Stichkanälen, Thrombophlebitiden mit persistierenden Ödemen, Verbrennungen an der Zigarette im Rausch, schlecht ausgeführte Tätowierungen, Pruritus besonders im Genitalbereich mit Kratzeffekten, Hyperpigmentierungen besonders in den den Sonnenstrahlen exponierten Hautgebieten, Cheilitiden, Pigmentierungen im Bereich einer Venenstauung durch Hemdenmanschette und Schnürriemen und

Symptome einer Pseudoacanthosis nigricans, also einer samtartigen Hyperpigmentierung der Körperfalten. Gelbsucht und Gynäkomastie sind Folge einer Virus-Hepatitis durch Injektionen bei mangelnder Sterilität, ebenso wie Infektionen mit dem HIV-Virus.

Zusammenfassung

Arzneiexantheme sind äußerst vielgestaltig; sie imitieren andere Dermatosen. Eine besondere Form ist das fixe, oft kokardenartige Arzneiexanthem, manchmal mit zentraler Blase. Es hinterläßt eine lang anhaltende Pigmentierung. Arzneien und arzneiartige Drogen können unbewußt mit der Nahrung aufgenommen werden und Hautveränderungen verschiedenster Art auslösen. Auch der Mißbrauch von Drogen führt zu derartigen Veränderungen. Bullöse Arzneiexantheme sind manchmal lebensbedrohlich, im besonderen in Art eines schweren Erythema exsudativum multiforme oder in Art der toxischen epidermalen Nekrolyse. Einweisung in ein Krankenhaus und Glucocorticoide schon bei Verdacht!

Graft-versus-host-Erkrankung (GVHE)

Die Graft-versus-host-Erkrankung tritt auf, wenn lymphoide Zellen eines immunkompetenten Spenders in den Organismus eines Empfängers gelangen, ohne daß dieser in der Lage ist, diese Zellen zu eliminieren, also bei immungeschwächten Patienten. In leichter Form wird die GVHE auch als GVH-Reaktion bezeichnet, zahlreiche Autoren machen aber keinen Unterschied. Im besonderen tritt die GVHE nach Knochenmarksübertragung auf, aber auch nach häufigen Bluttransfusionen bei immungeschädigten Patienten und bei Neugeborenen mit Immundefekt. Die genaue Pathogenese ist offenbar noch ungeklärt.

Man unterscheidet eine akute und eine chronische Form der GVHE; sie äußert sich in erster Linie an Haut, Leber, Gastrointestinaltrakt und Lunge. Intensiver Hautbefall gilt als Hinweis auf eine schwer verlaufende GVHE.

Die akute Form entwickelt sich 10–14 Tage nach einer Knochenmarkstransplantation mit lokalisiertem oder generalisiertem Juckreiz und Druckschmerz an Handflächen und Fußsohlen. Fleckige und papulöse Exantheme treten vor allem am oberen Stamm, dem Nacken, den Händen, den Füßen und besonders an Handtellern und Fußsohlen auf. Ein generalisierter Befall des Integuments mit Blasen ist möglich entsprechend einer toxischen epidermalen Nekrolyse (S. 189ff.); die Prognose ist dann besonders schlecht.

Die chronische Form der GVHE kann der akuten folgen oder unabhängig davon etwa 100 Tage nach der Transplantation, manchmal aber noch 2–3 Jahre später. Die chronische GVHE äußert sich an Haut und Schleimhäuten mit makulösen oder papulösen Veränderungen, z. B. in Art eines Lichen ruber planus, mit papulosquamösen Herden, retikulärer Pigmentierung, Poikilodermie, Atrophie, Verlust der Elastizität der Haut und Alopezie; weitere Symptome sind Xerophthalmie und Xerostomie. Auch Hautveränderungen ähnlich einer zirkumskripten Sklerodermie werden beobachtet. Erste Symptome können sich unter dem Bilde des Lichen planus an den Schleimhäuten entwickeln.

Im Blutbild zeigen sich Eosinophilie, Hypergammaglobulinämie und Autoantikörper. Ein Leberbefall äußert sich mit entsprechenden pathologischen Laborwerten. Symptome des Gastrointestinaltraktes sind Schluckbeschwerden, Diarrhö und Malabsorption. Muskeln und Gelenke können befallen sein; die Symptome sind Gelenkschmerzen, Gelenkkontrakturen, Serositis und Myositis. Der Befall der Lunge äußert sich mit verschiedenen Symptomen wie Husten oder asthmaähnlichen Beschwerden. In der Lunge entwikkelt sich eine Fibrose. Die Anfälligkeit für Infekte ist erhöht.

Histologisch findet man eine Vakuolisierung der Keratinozyten, eine Dyskeratose und ein geringes Rundzellinfiltrat um die postkapillären Venolen, im weiteren Verlauf auch Anzeichen einer subepidermalen Blasenbildung. Bei der chronischen GVHE sieht man eine Fibrose des Bindegewebes, die eine umschriebene Sklerodermie vortäuscht; die Haarfollikel schwinden, die Schweißdrüsen sind von dichtem Kollagen ummauert. In der Immunhistologie findet man bei der akuten Form im Bereich der Basalmembranzone Niederschläge von IgM, IgG und C_3, bei der chronischen Form von IgM in linearer und granulärer Form.

Differentialdiagnose. Arzneiexantheme, Lichen ruber planus, blasenbildende Dermatosen (Tab. **20**, S. 169), umschriebene Sklerodermie und andere sklerosierende Veränderungen der Haut (S. 122). Da die Patienten gewöhnlich Arzneien im Hinblick auf die Transplantation oder die Grundkrankheit erhalten müssen, ist die Differentialdiagnose schwierig und im Hinblick auf die notwendigen therapeutischen Maßnahmen verantwortungsvoll. Durch eine vorausgegangene Röntgenbestrahlung im Rahmen der Knochenmarkstransplantation ist die Haut zudem häufig verändert.

Therapie. Kombinierte Immunsuppression mit Glucocorticoiden und Zytostatika, i.v. Ciclosporin A.

Urtikaria, Nesselsucht

Das charakteristische Symptom der Urtikaria sind Quaddeln, wie sie bei Berührung mit einer Brennessel (lat. Urtica) hervorgerufen werden. Die Urtikaria ist meist, aber nicht immer, allergisch bedingt. Histaminliberatoren z. B. rufen Quaddeln durch die Freisetzung von Histamin, wohl vorwiegend aus Mastzellen, hervor. Nicht alle Personen aber sprechen auf die Histaminliberatoren in gleicher Weise an. Die Quaddeln bestehen in einem Ödem der oberen Dermis, meist unterhalb des Stratum subpapillare; deshalb bilden sich bei der Urtikaria nur sehr selten Blasen. Die Quaddeln sind rötlich, bei starkem Ödemdruck auch weißlich. Oft blaßt das Zentrum ab, während der Rand sich wallartig zentrifugal, manchmal girlandenartig, ausbreitet. Die Quaddeln können sich über größere Flächen ausdehnen (Abb. **92**). Mediatoren – am bekanntesten ist das Histamin – machen die kleinen Venolen und Kapillaren durchlässiger; so entsteht das Ödem.

Bei einer Dauer bis zu 6 Monaten spricht man von einer *akuten,* bei *längerem* Bestehen von einer *chronischen Urtikaria.* Während sich bei den akuten Formen die Ursache meist eruieren läßt, ist dies bei der chronischen Urtikaria schwierig, oft unmöglich.

Tabelle **25** Urtikaria

– akut	Ursachen: äußerlich
– chronisch	innerlich
	familiär-hereditär

Histaminliberatoren (Intoleranzphänomene), Allergene
- Medikamente
- Nahrungsmittel
- Genußmittel
- Farbstoffe
- Konservierungsmittel

Physikalische Urtikaria
- Kälte
- Wärme
- Cholinergische Urtikaria (Wärmereflexurtikaria)
- Strahlen
- Druck
- Reiben, Kratzen (Urticaria factitia)

Kontakturtikaria

Tritt die Urtikaria ohne Quincke-Ödem auf (Angioödeme, s.u.), so kann man in 50% der Fälle mit einer Abheilung binnen eines Jahres rechnen; 20% bleiben mehr als 20 Jahre bestehen. In Kombination mit Quincke-Ödem sind die Aussichten schlechter: In mehr als 75% dauern die Symptome über ein Jahr an.

Im allgemeinen wird die Urtikaria als eine Immunreaktion vom Sofort-Typ angesehen, also durch Reagine, meist IgE, vermittelt. Die Mediatoren, im besonderen Histamin, werden von Mastzellen, die in der Haut besonders reichlich vorhanden sind, freigegeben. Eine Mastzelldegranulation kann durch die Komplementfaktoren C_{3a} und C_{5a}, Kinine, Insektengifte und zahlreiche andere Substanzen, im besonderen auch Medikamente und Diagnostika, zustande kommen (Histaminliberatoren, Intoleranzreaktionen). Bei Narkosen (z.B. Tubocurarin, Suxamethonium) und Kontrastmittelgabe sind diese Intoleranzreaktionen besonders gefürchtet.

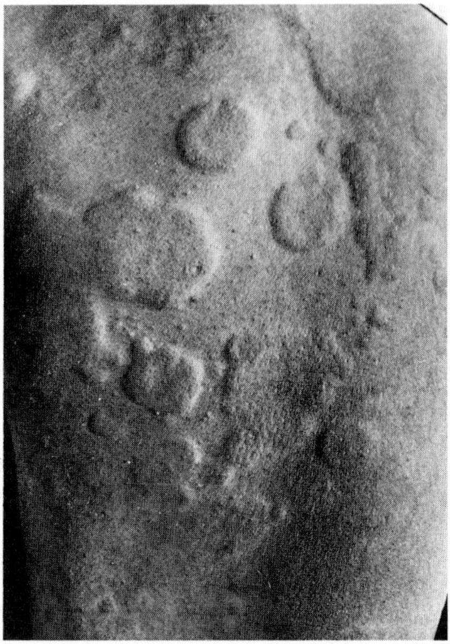

Abb. **92** Urtikaria, landkartenartige Figuration der Quaddeln

Zur Testung eines mutmaßlichen Allergens kommen daher Intrakutanteste (Prick-, Scratchtest, intrakutane Injektion) in Frage, doch ist ihre Bedeutung nach dem Gesagten unsicher; ein Urteil ist nur unter sorgfältiger Einbeziehung der Anamnese möglich. Selbstverständlich sagen die Testungen nur sehr wenig aus, solange noch Quaddeln spontan auftreten, oder bei einer Urticaria factitia. Auch die Ergänzung durch andere Testverfahren, z. B. den RAST (S. 184), führt bei der Urtikaria nur selten zum Auffinden der Ursache.

Spezielle Formen der Urtikaria

Durch Aufnahme von Substanzen in den Organismus und endogen bedingte Urtikaria

Das die Urtikaria auslösende Agens kann auf verschiedenen Wegen in den Körper gelangen, z. B. oral, auch durch Inhalation, parenteral durch Injektionen und Insektenstiche und durch Schleimhautkontakt, z. B. in Form von Suppositorien und Salben. Auch eine perkutane Aufnahme ist möglich. Auslösende Substanzen können im Körper verborgen liegen, wie etwa Amalgam-Plomben (bei älteren Plomben umstritten) oder bei operativen Maßnahmen verwandte Metalle oder auch Metallsplitter. Unter den Nahrungsmitteln werden im besonderen Erdbeeren, Fische, Eier und Krebse verdächtigt. Nahrungsmittel können selbst Histaminliberatoren sein oder solche enthalten, z.B. Stoffe, die der Acetylsalicylsäure verwandt sind. Besonders Zusatzstoffe, Farbstoffe und Konservierungsmittel in Lebens- und Genußmitteln sowie Arzneien werden heute mit Grund verdächtigt, so z.B. das Tartracin, ein gelber Farbstoff, der ähnliche Wirkungen wie die Acetylsalicylsäure hat. Arzneien können häufiger eine Urtikaria verursachen, und zwar auf allergischem und nicht-allergischem Wege (Intoleranzreaktionen), aber auch bei bereits vorhandener Urtikaria einen Ausbruch hervorrufen (Intoleranzprovokationen), so vor allem die Acetylsalicylsäure. Unter den Medikamenten ist besonders Penicillin zu erwähnen. Seren, aber auch Medikamente, die sich mit körpereigenen Eiweißen derart verbinden, daß sie wie Seren wirken (Penicillin), können neben der Urtikaria Fieber, Arthralgien, Myalgien und Lymphknotenschwellungen hervorrufen (Serumkrankheit). Oft entsteht eine Quaddel am Platz der Injektion.

Insektenstiche, vor allem durch Wespen und Bienen, lösen manchmal nicht nur an Ort und Stelle, sondern am ganzen Körper eine Urtikaria aus, eventuell mit Schockreaktion. Mikroorganismen, im besonderen Candida albicans, wurden als Ursache einer Urtikaria angesehen. Nach Parasiten, im besonderen Würmern, ist zu suchen (s. auch Trichinose). Akute eitrige Infekte, etwa der Nebenhöhlen, sollen Anlaß einer Urtikaria sein; ob dagegen Foci, d.h. Granulome im Zahnbereich, Eiterherde in Tonsillen, Gallenblase und Adnexen, eine Urtikaria auslösen oder unterhalten, ist umstritten. Eine Urtikaria begleitet gelegentlich innere Erkrankungen wie Virusinfektionen (Virushepatitiden), chronische Hepatitiden, den systemischen Lupus erythematodes und Neoplasmen, darunter auch maligne Lymphome. Bei Hepatitis B geht die Urtikaria der ikterischen Phase meist voraus, so daß bei rechtzeitiger Diagnose eine Hepatitisprophylaxe noch möglich sein kann.

Leider bleibt in einer großen Zahl der Fälle die Ursache der Urtikaria unklar.

Physikalische Urtikaria

Etwa 17 % der Urtikariapatienten leiden an einer physikalischen Urtikaria.

Kälte- und Wärmeurtikaria

Die Kälteurtikaria wird bei Abkühlung der Haut, meist bei einer bestimmten kritischen Temperatur, ausgelöst. Sehr selten wird sie als familiäres, dominant vererbliches Leiden beobachtet. Zuweilen ist die Kälteurtikaria mit dem Auftreten von Kryoglobulinen und dem vermehrten Vorkommen von Kältehämolysinen im Serum und anderen Grundleiden verbunden. Passive Übertragung im Sinne der Prausnitz-Küstner-Reaktion ist manchmal gelungen. Hin und wieder verschlimmert Kälte lediglich die Symptome einer chronischen Urtikaria. Der Arzt muß den Patienten vor der Gefahr der Kälteexposition warnen, besonders vor kaltem Wasser. Die Gefahr liegt im Schock bei plötzlicher Kälteexposition. Die Patienten werden bewußtlos; im Wasser können sie ertrinken. Eine Kälteurtikaria weist man nach, indem man durch Eintauchen in kühles Wasser Quaddeln provoziert. Aufbringen von Eisstückchen ist ein unsicheres Verfahren, es sei denn bei der Kältekontakturtikaria. Manchmal treten die Quaddeln erst verzögert auf. Antihistaminika unterdrücken die Symptome; Desensibilisierung durch langsame Adaptation an Kälte ist vorgeschlagen worden. Eine Penicillinbehandlung (etwa 1 Mega E/die Depotpenicillin an 10 Tagen) soll bei manchen Patienten zum Erfolg geführt haben. Auch lokale *Erwärmung* veranlaßt gelegentlich Quaddelbildung (Wärmekontakturtikaria).

Cholinergische Urtikaria (Wärmereflexurtikaria)

Diese Urtikaria zeichnet sich durch besonders kleine Quaddeln aus, die dann auftreten, wenn die Schweißdrüsen stimuliert werden, also auch bei Erregung. Ursprünglich wurde eine Überempfindlichkeit gegen Acetylcholin angenommen; der tatsächliche Mechanismus ist aber noch unbekannt. Der Austritt von Schweiß aus den Schweißdrüsen ist nicht für das Entstehen der cholinergischen Urtikaria notwendig, lediglich die Stimulierung. SHELLEY u. SHELLEY berichteten über cholinergische Urtikaria als Resultat einer Überempfindlichkeit gegen Kupfersalze (Spirale).

Das klinische Bild mit den kleinen Quaddeln und die Angabe des Auftretens bei Erregungen sind charakteristisch. Provozierte Auslösung führt manchmal zu einer Erschöpfung des Mechanismus und damit zur Symptomfreiheit für kürzere Zeit. Passive Übertragung im Sinne des Prausnitz-Küstner-Versuchs ist gelungen. Therapie: Antihistaminika, im besonderen Hydroxyzin.

Unter ähnlichen Symptomen wie die cholinergische Urtikaria soll die *adrenergische Urtikaria* verlaufen, mit Quaddelbildung unter Anstieg von Adrenalin und Noradrenalin im Blut. Adrenalin löst in geringer Dosierung Quaddeln aus, unterdrückt sie jedoch bei höherer. β-Blocker sollen die Quaddelbildung ebenfalls beeinträchtigen.

Strahlenurtikaria

s. S. 41

Druckurtikaria

Unter Druck entstehen Quaddeln, besonders unter den Fußsohlen und auf der Sitzfläche. Nach Abblassen der Reaktion kann diese einige Stunden später erneut in dem irritierten Bereich auftreten. Auch eine Spätreaktion nach einigen Stunden ist möglich. Gemeinsames Erscheinen mit anderen Formen der Urtikaria wurde nicht beobachtet.

Passive Übertragung ist manchmal möglich. Antihistaminika versagen häufig, evtl. Versuch mit Glucocorticoiden.

Urticaria factitia

Die Urticaria factitia stellt einen übersteigerten Dermographismus dar. Nach Bestreichen der Haut entstehen in diesem Bereich Quaddeln. Auch eine verspätete Reaktion, Quaddelbildung nach Intervall, ist bekannt.

Kontakturtikaria

Bei Aufbringen von Substanzen auf die Haut, auch bei physikalischen Reizen (Kälte, selten Wärme), kommt es manchmal zu Sofortreaktionen mit Quaddelbildung an Ort und Stelle, manchmal mit Ausbreitung über das Integument und sehr selten sogar mit systemischen Reaktionen.

Bei den durch die Haut aufgenommenen Stoffen kann es sich um Medikamente, pflanzliche Stoffe oder Proteine (Fisch und andere tierische Eiweiße, besonders bei Tierärzten) handeln. Eine Beschädigung der Haut fördert die Resorption oder ermöglicht sie erst. Selbst der Kontakt mit Wasser kann Juckreiz und Quaddelbildung hervorrufen (aquagene Urtikaria).

Chronische Urtikaria

Bei den meisten Patienten mit chronischer Urtikaria läßt sich ein auslösendes Agens nicht entdecken. Im Durchschnitt sind diese Patienten älter als die an akuter Urtikaria erkrankten. Bei den Betroffenen werden offenbar die ödemerzeugenden Stoffe in der Haut leichter freigesetzt als bei Gesunden. Daher kommen die Schübe durch verschiedenste Faktoren zustande, darunter auch durch Überempfindlichkeit gegen eigene Hormone; so erklärt sich vielleicht das vermehrte Auftreten vor den Menses. Das Krankheitsbild einer chronischen Urtikaria wird zuweilen vorgetäuscht durch die ständige Aufnahme der auslösenden Substanzen, z. B. durch die wiederholte Zufuhr von Acidum acetylosalicylicum in Nahrungsmitteln, durch Menthol in Pfefferminz und in Zahnpaste, durch den regelmäßigen Genuß von Chinin in Tonic-Water, Limonaden oder durch Azofarbstoffe (Tartracin) und Konservierungsmittel (Benzoate) in Lebensmitteln und Süßigkeiten. Stoffe wie Acidum acetylosalicylicum, Tartracin, Indometacin und Benzoate wirken möglicherweise durch eine Veränderung des Arachidonsäuremetabolismus oder durch Komplementmetabolisierung.

Auszuschließen sind bei chronischer Urtikaria maligne Lymphome oder andere Neoplasmen, ein systemischer Lupus erythematodes oder andere Autoimmunerkrankungen, im besonderen unter der Form der *urtikariellen Vaskulitis* (Histologie, beschleunigte BSG, Arthralgie).

Angioödem

Das Angioödem und das Quincke-Ödem sind Extremvarianten der Urtikaria mit ödematöser Umwandlung des subkutanen Gewebes. Oft tritt das Angioödem gemeinsam mit einer Urtikaria auf. Man findet es besonders an

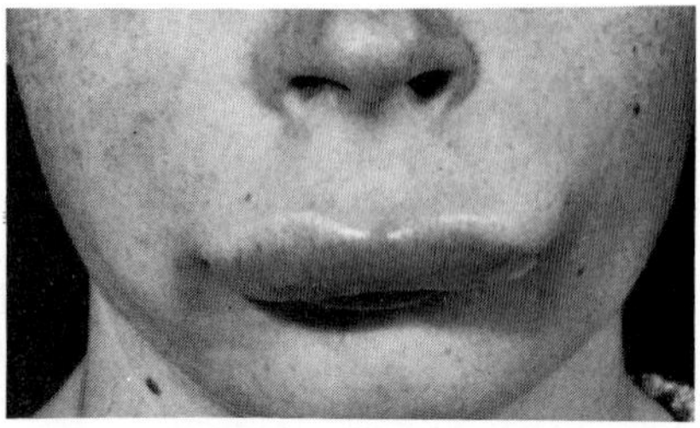

Abb. **93** Quincke-Ödem der Oberlippe

den Lippen (Abb. **93**), Augenlidern und Genitalien, auch an Zunge und Rachen. Juckreiz fehlt gewöhnlich. Binnen 2–3 Stunden sind die Veränderungen oft wieder geschwunden. Lebensbedrohlich ist der Befall des Kehlkopfes (Glottisödem).

Selten tritt das Angioödem verbunden mit angeborenen, familiären Defekten im Serumkomplementsystem auf, im besonderen bei mangelnder Aktivität des C_1-Esterase-Inhibitors. Bei den Patienten besteht eine akute Erstickungsgefahr; ein Viertel stirbt an Larynxödemen.

Als Therapie ist die Infusion von frischem Plasma oder C_1-Esterase-Inhibitor angezeigt, in Notfällen Tracheotomie. Androgenderivate (Danazol, Stanazol) sind die Dauertherapie der Wahl. Die Wirksamkeit von Glucocorticoiden ist umstritten.

Behandlung der Urtikaria

Die beste Therapie besteht darin, die Ursachen auszuschalten. Bei schwerer akuter Urtikaria ist der Patient zu beaufsichtigen, um Schocksymptomen und Erstickungsanfällen vorzubeugen. Gegebenenfalls ist eine Intubation oder, falls nicht möglich, eine Eröffnung des Kehlkopfs notwendig. Bei akuter Urtikaria sind intravenös und intramuskulär Glucocorticoide zu geben; bei schweren Symptomen soll man eine Dauertropfinfusion anlegen. Auch die Gabe von Adrenalin und verwandten Substanzen (Noradrenalin) ist bei Schockzuständen angezeigt. Bei weniger ernsten Symptomen sollten Antihistaminika injiziert oder eingenommen werden. In der Bundesrepublik ist die intravenöse Injektion von Calcium ebenfalls gebräuchlich, obwohl wissenschaftlich nicht untermauert.

Bei der chronischen Urtikaria wird man vor allen Dingen ein inneres Leiden (s. o.) ausschließen und nach Parasiten und Mikroben suchen. Da der Magen-Darm-Kanal häufiger (ca. 15–30%) von Candida albicans besiedelt ist, erscheint deren Nachweis bei chronischer Urtikaria und eine spezifische Behandlung von zweifelhaftem Wert. Eine Suchdiät (etwa nur gezuckertes Wasser oder Mineralwasser, Reis und Kartoffeln), d. h. der Ausschluß fraglich auslösender Nahrungsmittel, wird empfohlen und erscheint theoretisch einleuchtend. Bestimmte Gruppen von Nahrungsmitteln sollen über mehrere Tage weggelassen und nach Abklingen der Symptome dann die verdächtigen Substanzen wieder zugeführt werden. Leider hat eine solche Diät nur in seltenen Fällen Erfolg, wobei das „menschliche Versagen“ von Patienten, Verwandten, Pflegepersonen und das „Entgegenkommen“ der Ärzte eine Rolle spielen. Vielfach besteht eine chronische Urtikaria auch dann weiter, wenn der Patient nur Wasser oder Tee erhält. Die Anwendung von Antihistaminika über längere Zeit ist eine Ultima ratio. Individuell verschieden ist oft ein bestimmtes Antihistaminikum in der Lage, die Symptome zu unterdrücken, ohne unerwünschte Wirkungen auszulösen. Es empfiehlt sich, bei Therapieversagen auf ein Antihistaminikum anderen chemischen Aufbaus zurückzugreifen. Gefürchtet ist die Ermüdung als Folge der Antihistaminika, die im Einzelfall sehr unterschiedlich ist. Manche Menschen sind nach einer geringen Dosis geschäftsunfähig! Doch gibt es jetzt neue Antihistaminika ohne schlafmachende Wirkung (Astemizol, Terfenadin).

Zusammenfassung

Das Aufschießen von Quaddeln ist das typische Symptom der Urtikaria. Eine akute und eine chronische Form sind zu unterscheiden. Keineswegs ist immer ein allergischer Vorgang als Ursache nachzuweisen. Die Urtikaria wird nicht nur durch Nahrungsmittel und Arzneien, sondern auch durch physikalische Reize wie Kälte, Wärme, Strahlen ausgelöst. Eine besondere Form ist die cholinergische Urtikaria, die dann erscheint, wenn die Schweißdrüsen stimuliert werden. Die Behandlung der akuten Urtikaria besteht in der Eliminierung der auslösenden Noxen; im besonderen bei der chronischen Urtikaria sind diese oft nicht zu finden, dann muß man versuchen, die Hautveränderungen durch Antihistaminika in kleinsten Dosen zu unterdrücken. In bedrohlichen Situationen: Glucocorticoide. Besonders gefährlich: familiäres Angioödem (Inaktivität des C_1-Esterase-Inhibitors).

Ekzemgruppe

Legt man die Erkenntnisse der Immunologie zugrunde, kann man sich auf wenige Ekzemformen beschränken, mit einigen Varianten, wie sie Tab. **26** wiedergibt.

Statt Ekzem wird auch der Ausdruck Dermatitis verwendet, besonders im englischen Schrifttum. Früher wurde der Ausdruck Dermatitis auch nur für das toxisch bedingte Kontaktekzem gebraucht.

Manche Ekzeme werden aufgrund ihrer Lokalisation oder Morphe gesondert betrachtet, wie etwa das Hand- oder das Unterschenkelekzem, lassen sich aber dennoch in unsere Klassifikation, wie sie Tab. **26** wiedergibt, einordnen.

Tabelle **26** Differentialdiagnose Ekzem

I. Kontaktekzem Exogenes Ekzem	1. Toxisch *Sonderformen:* degenerativ (iterative Abnutzung) Exsikkations-Ekzematoid Eczéma craquelé phototoxisches Ekzem
	2. Allergisch (allergisch bedingtes Kontaktekzem, allergisch bedingte Dermatitis eczematosa) allergisches Ekzem vom Kontakttyp *Sonderformen:* photoallergisches Ekzem pustulöses in psoriatico in bestimmten Lokalisationen Streuherde (nummulär, „seborrhoisch", „mikrobiell", krätzeartig) hämatogenes Ekzem (Binder)
II. Endogenes Ekzem (atopische Dermatitis, Neurodermitis constitutionalis, Prurigo Besnier)	Minimalvarianten

Kontaktekzem, Kontaktdermatitis

Wahrscheinlich die häufigste Hautkrankheit ist das Kontaktekzem. Es wird im allgemeinen durch Kontakt des schädigenden Agens mit der Haut ausgelöst und besteht in Rötung, Schwellung, Bläschenbildung, Nässen, Krusten- und Schuppenbildung (Abb. **94**) und schließlich bei chronischem Verlauf auch in der Ausbildung von Hyperkeratosen (tylotisches Ekzem), beson-

Tabelle **27** Differentialdiagnose zwischen epikutan ausgelösten toxischen und kontaktallergischen Reaktionen (nach Bandmann u. Dohn)

Reaktion	toxisch	allergisch
Reaktion bei Kontrollprobanden	+	∅
Reaktion abhängig von der Testkonzentration und der Expositionszeit	+	bedingt
Reaktion überschreitet den Testort	∅	+
Fernreaktionen, z. B. Aufflammen alter Ekzemherde, allergisch bedingtes Exanthem	∅	+
Stärkerwerden der Reaktion Tage nach Abnahme des Testpflasters (Crescendo-Reaktion)	∅	+

+ spricht für, ∅ gegen eine toxische bzw. allergische Reaktion

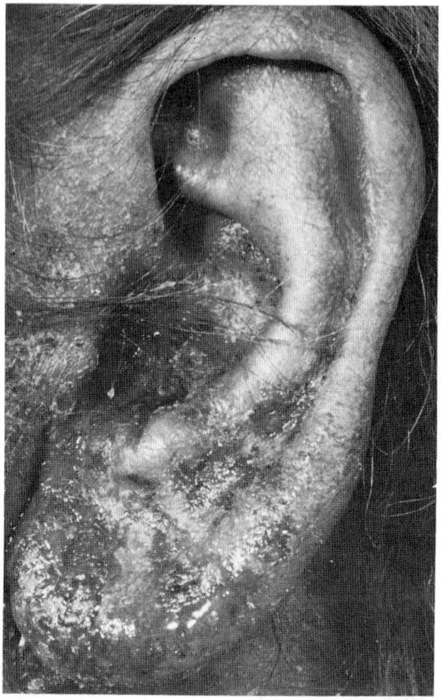

Abb. **94** Akutes nässendes Kontaktekzem des Ohres, ausgelöst durch Modeschmuck (Nickelsulfattest +), s. auch Abb. **185**, S. 383

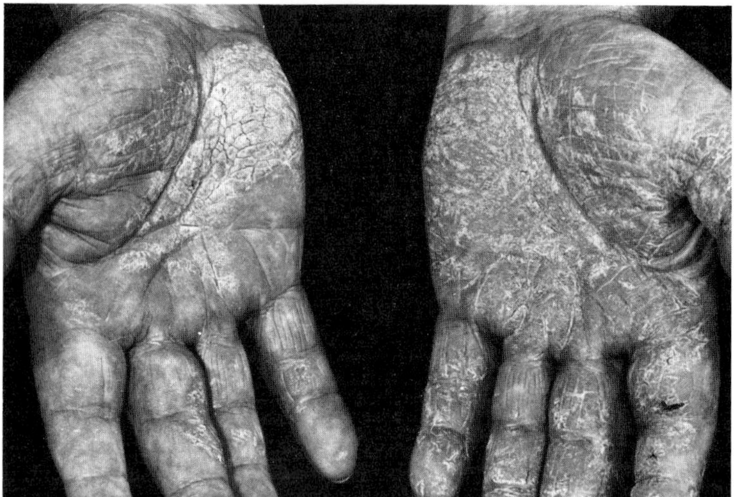

Abb. **95** Psoriasiformes tylotisches Ekzem der Hände bei einem Stukkateur (Epikutantest auf Berufsstoffe negativ)

ders bei entsprechend veranlagten Patienten (Psoriatiker, Abb. **95**). Differentialdiagnostisch ist zwischen toxischen und kontaktallergischen Reaktionen zu unterscheiden (Tab. **26** u. **27**).

Toxisch bedingtes Kontaktekzem

Auslösende Ursache sind toxische Substanzen. Wenn die toxische Substanz die Veränderungen nicht durch kurzfristige, sondern erst durch langdauernde Einwirkung auslöst, handelt es sich um ein *Abnutzungs- oder degeneratives* oder auch traumiteratives *Ekzem.* Das toxisch bedingte Ekzem findet sich an der Kontaktstelle der Haut mit der schädigenden Substanz. Die Reaktion ist dosis- und zeitabhängig, d. h. je länger und in je höherer Konzentration ein Stoff einwirkt, um so stärker ist die Reaktion. Beim Abnutzungsekzem nimmt man an, daß die Konzentration des Stoffes bzw. die Toxizität sehr gering, die Zeit der Einwirkung jedoch sehr lang ist, so daß das Produkt beider Faktoren doch ausreicht, um entzündliche Hautveränderungen hervorzurufen und zu unterhalten.

Handekzem

Ursache. Das Handekzem hat verschiedene Ursachen und betrifft dazu disponierte Personen. Dem in der Jugend durchgemachten endogenen Ekzem (S. 214) folgt später, im besonderen bei Frauen, überdurchschnittlich häufig ein Handekzem. Oft ist der auslösende Faktor deutlich erkennbar, z. B. beim Übergang von einer trockenen Tätigkeit zu einer starken Beanspruchung der Hände als Hausfrau mit Kindern. Zuweilen hängt das Auftreten des Handekzems mit einer zusätzlichen Belastung, wie der Geburt eines weiteren Kindes, zusammen. Die Rolle der Waschmittel beim Handekzem ist umstritten. Obwohl die Exposition gegenüber Waschmitteln sich manchmal sogar vorteilhaft auf ekzemkranke Haut auswirkte, legen manche Untersuchungen nahe, daß ihr ständiger Einfluß wichtig für die Auslösung des Handekzems ist. Handekzeme beginnen nicht selten unter dem Trauring, weil sich hier Waschmittel ansammeln und die Haut irritieren. Daneben kommen andere Faktoren in Frage, im besonderen auch Allergene, z. B. Spuren von Metallsalzen (Ni) in Waschmitteln und Handcremes, Bestandteile von Gummi- oder Plastikhandschuhen. Von deren Gebrauch ist daher abzuraten. Auch an Pflanzen (einschließlich Knollen oder Zwiebeln), Lacke, Kunstharze, Farbstoffe, Terpentin, Körperpflegemittel ist zu denken, selbst an die orale Aufnahme von Nickel mit der Nahrung. Einfluß auf die Entstehung eines Handekzems haben der Kalkgehalt des Wassers und die Witterung, hauptsächlich die Umgebungstemperatur. Bei Kälte ist die Haut offensichtlich empfindlicher. Auch bei dieser Ekzemform gibt es individuelle Unterschiede, bedingt durch Veranlagung und Gewöhnung. Einen Hinweis auf den Funktionszustand gibt der *Alkaliresistenz-* und *Alkalineutralisationstest,* durch den die Fähigkeit der Haut geprüft wird, sich mit einer Lauge auseinanderzusetzen. Die Bedeutung dieses Testverfahrens ist allerdings umstritten.

Prophylaxe. Eine wichtige Maßnahme zur Prophylaxe des Handekzems ist die Vermeidung unnötiger Exposition gegenüber Stoffen, die die Haut angreifen, im besonderen Wasch- und Reinigungsmitteln. Eine große Zahl der in Betrieb und Haushalt üblichen Reinigungsverfahren kann, statt mit der bloßen Hand, mit Bürsten oder Stielbürsten ausgeführt werden, so daß die Haut nicht exponiert wird. Unnötig hohe, unvorschriftsmäßige Konzentration von Waschmitteln ist zu vermeiden. Leider werden Wasch-, Spül- und Reinigungsmittel nur selten in der vorgeschriebenen Konzentration und nach Gebrauchsanweisung angewendet; dies gilt vor allem für stark wirksame Mittel zum Reinigen von Fußböden, Wannen und Wänden. Rückfettung mit einer geeigneten Creme nach Exposition der Haut ist ratsam. Es ist darauf zu achten, daß diese Creme selbst kein Allergen enthält. Gabe des Allergens innerlich führt zum Aufflammen mancher Handekzeme.

Therapie. Bei akutem Ekzem behandle ich mit einer Creme, die stark wirksame Glucocorticoide enthält; nachts soll unter speziell dafür geeigneter Plastikfolie messerrückendick eingecremt werden (S. 27). Der therapeutische Effekt ist noch besser, wenn man die Haut vorher mit einem Salicylspiritus, 2%, oder Volon-A- bzw. Extracort-Tinktur behandelt, die das Eindringen der Creme fördern. Die Creme muß dann unmittelbar nach der Tinktur auf die Haut aufgebracht werden. Nach Abheilung muß die Haut Gelegenheit zur Regeneration haben, mindestens 14 Tage, möglichst aber 6–8 Wochen. Während dieser Zeit soll sie weitestgehend geschont werden.

Austrocknungsekzem

Zu den toxischen Veränderungen an der Altershaut (durch Fettentzug schon trockene Haut) gehört das Austrocknungsekzem (Exsikkationsekzematoid, Eczéma craquelé [craquelé = Netz von feinen Rissen in der Glasur keramischer Erzeugnisse]), das meist durch in der Unterkleidung haftende Waschmittel oder übermäßige Anwendung von Reinigungsmitteln, im besonderen Syndets, entsteht (Abb. **240**). Hier hilft die Beseitigung der auslösenden Ursachen, also etwa gutes Auswaschen von Bett- und Unterwäsche, und Benutzen einer überfetteten Seife, Ölbäder, Rückfettung.

Dermatitis plantaris sicca bei Kindern

(Recurrent juvenile eczema, Winterfüße bei atopischen Kindern, peridigitale Dermatitis)

Sehr hartnäckige psoriasiforme Schuppung auf der Plantarfläche der Zehen und des Vorderfußes, besonders der großen Zehe und auf der Medialtrittfläche, im Winter stärker als im Sommer; Zehenzwischenräume normal. Epikutanteste negativ, kein negativer Dermographismus, Neigung zur Rhagadenbildung mit schwarzen Furchen an der Plantarfläche des Vorderfußes. Manchmal sind auch die Volarseiten der Hände mitbefallen.

Feuchtigkeit provoziert dieses Ekzem, im besonderen durch enganliegende

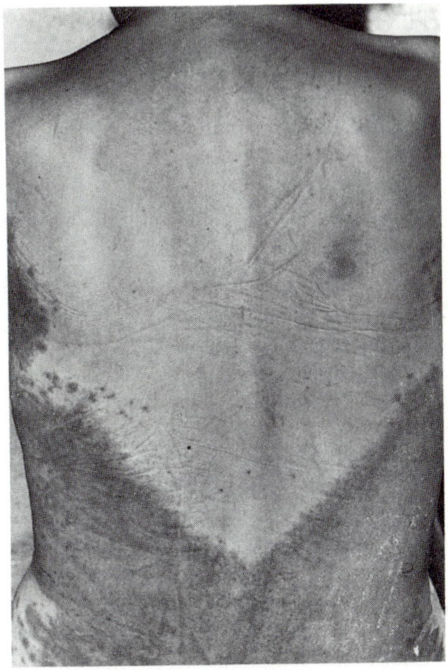

Abb. **96** Allergisch bedingtes Kontaktekzem durch Badeanzug

Gummischuhe, Gummisohlen und nicht feuchtigkeitsabsorbierende Nylonstrümpfe, die zu einem Verschluß der Schweißdrüsen-Ausführungsgänge führen sollen. Diese Ekzemform wird auch als Symptom oder Minimalvariante des endogenen Ekzems beobachtet.

Therapie. Unbefriedigend, Vermeiden der provozierenden Faktoren (s. o.), Versuch mit salicylhaltigen Glucocorticoidsalben.

Allergisch bedingtes Kontaktekzem (Dermatitis eczematosa)

Ursache. Dieser Ekzemtyp wird durch Allergene ausgelöst, die an, meist auf die Oberhaut gelangen. Es handelt sich um eine Allergie vom Spättyp (Typ IV, S. 178f.), die an T-Lymphozyten gebunden ist und durch Langerhans-Zellen vermittelt wird. Beim allergisch bedingten Kontaktekzem kommt das Allergen meist von außen auf die Haut; in seltenen Fällen ist es möglich, daß über den Blutkreislauf ein Allergen, etwa ein oral eingenommenes Arzneimittel, in genügend hoher Konzentration an die Epidermis gelangt und ein Ekzem auslöst (hämatogen bedingtes Kontaktekzem).

Art und Zahl der Allergene, die an die Hautoberfläche gelangen, werden von der Umwelt bestimmt, also auch von dem Grad der industriellen Entwicklung mit Einfluß auf das Berufs- und Privatleben (Abb. **96**), und nicht zuletzt auch von den therapeutischen Gepflogenheiten der Ärzte (Abb. **97**). In Europa sind wahrscheinlich weniger als 25 Allergene die vorwiegende Ursache von Kontaktekzemen. Dazu gehören Nickelsalze, Chromate (Zement), Kobaltsalze, Chemikalien in Gummi, Chinolinderivate, Benzocain, Wollfettester, Formaldehyd, Kolophonium, Perubalsam, Holzteer, Farbstoffe und Terpentin.

Kontaktekzeme der Fingerspitzen werden nicht selten durch Vegetabilien hervorgerufen, so von Knoblauch, Zwiebeln, Tomaten und Mohrrüben. Mit dem Saft läßt sich häufig ein positiver Epikutantest erzielen.

Besondere Formen des Ekzems sind phototoxische und photoallergische Prozesse (S. 38); manche Stoffe machen die Haut in dieser Hinsicht überempfindlich, z. B. Medikamente (S. 39).

Lokalisation. Das Kontaktekzem führt zunächst zu Rötung, Juckreiz, Ödem und Bläschenbildung am Ort der Einwirkung, und zwar manchmal streng begrenzt auf die Kontaktstelle. So ist z. B. die Haut unter dem Uhrarmband, dem Strumpfhalter, unter Hosenträgern, auf den Zehenrücken unter dem Plastiktunnel im Vorderteil des Schuhs, an der Stelle, an der der Patient auf den Kugelschreiber drückt, betroffen. In Tab. **28** sind die Allergene zusammengestellt, an die man bei Ekzemen in bestimmten Lokalisationen denken muß. Die Allergene können aber auch auf die Haut an einer Stelle einwirken, an der der Zusammenhang zwischen Ekzem und Allergen nicht ohne weiteres gegeben ist. Wenn z. B. der gegen Nagellack allergische Patient mit frisch lackierten Nägeln an Augenlidern und Hals reibt, so entsteht hier ein Ekzem. Ähnliches gilt von Haarfarben, die meist nicht auf der Kopfhaut, sondern auf den angrenzenden Partien zum Ekzem führen (Abb. **98**). Ätherische Öle und Kunstharze ziehen oft die Augenlider in Mitleidenschaft. Bei längerer Einwirkung bleibt das Ekzem nicht mehr auf den Ort der Einwirkung beschränkt, sondern streut in Art eines Exanthems zunächst in die Umgebung und dann über den ganzen Körper.

Streuherde, also Exantheme (= Id-Reaktion: Ekzematide), können von Ekzemherden ausgehen und andere Ekzemformen nachahmen. Durch Aufnahme des Allergens in das Körperinnere kommt es manchmal zu ekzem- und exanthemähnlichen Streuherden an der Haut unter mehr oder weniger schweren Allgemeinsymptomen (hämatogenes Kontaktekzem, „flare up") (s. S. 205 u. Tab. **26**, S. 201).

Metalle (Nickel, Chromate) können, aus Endothesen, Knochennägeln usw. gelöst, Hautveränderungen unterhalten.

Im Zustand einer solchen Erythrodermie ist der Patient nicht nur arbeits-, sondern auch gesellschaftsunfähig. Manchmal überspringt das allergisch bedingte Kontaktekzem eine Körperregion oder bevorzugt einige Abschnitte des Integuments. Ekzeme an den Füßen streuen z. B. auf die Hände, Ekzeme am Unterschenkel, die besonders zur exanthemischen Ausbreitung neigen, in das Gesicht.

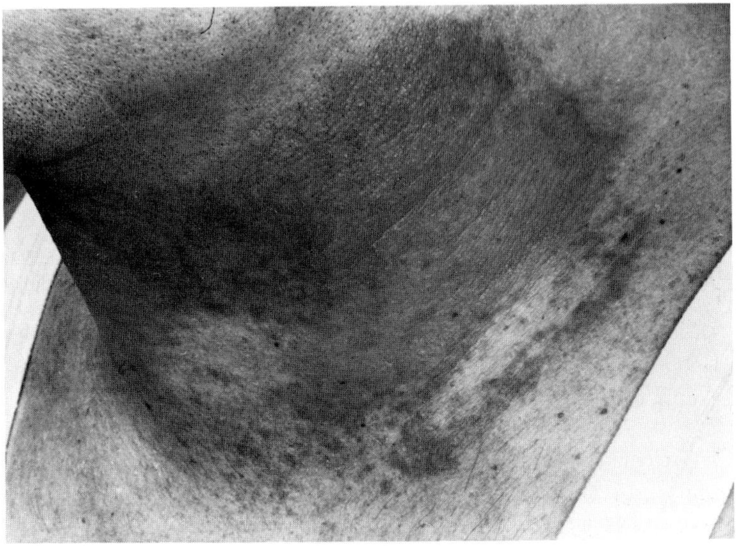

Abb. **97** Allergisch bedingtes Kontaktekzem nach Auftragen eines Desinfektionsmittels vor Angiographie

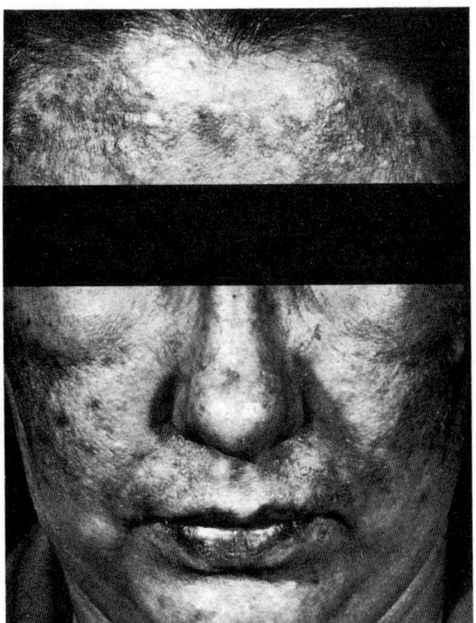

Abb. **98** Allergisch bedingtes Kontaktekzem mit starkem Ödem des Gesichts nach Haarfärben

Tabelle **28** Lokalisation und Ursache von Kontaktekzemen

Lokalisation	Ursache
1. Behaarter Kopf	Alle Kosmetika einschließlich Haarfärbe- und Haarpflegemittel. Die Kopfhaut ist besonders resistent gegen Allergene, deren unerwünschter Effekt sich oft in der benachbarten Haut (Augenlider, Ohren, Nacken, Gesicht [Abb. **98**]) und an den Händen äußert
2. Augenlider	Substanzen, die auf den behaarten Kopf, das Gesicht und die Hände gelangen, im besonderen Nagellack. Gasförmige Allergene wie Parfüme, Nasenspray, Insektenspray, Reinigungsmittel, Möbelpolitur, Pflanzenöle, Hölzer, Kunstharze, Reinigungsmittel für Kontaktlinsen
3. Stirn	Hutbänder (Chromat und Stoffe, mit denen Hüte präpariert werden, wie Lorbeeröl, Kunststoffe)
4. Gesicht	Alle Kosmetika, die im Gesicht und seiner Nachbarschaft benutzt werden. Stoffe, die von den Händen oder aus der umgebenden Luft auf das Gesicht übertragen werden
5. Glabella und retroaurikuläre Gegend	Brillenteile (Kobalt!), Hörgeräte
6. Ohrläppchen	Ohrringe, im besonderen bei Nickelüberempfindlichkeit (Modeschmuck)
7. Nasenregion	Nasensalben und -tropfen, Sprays, Parfüme, im besonderen auch in Taschentüchern (Menthol!)
8. Lippen und periorale Region	Zahnpasten, Mundwasser, Zitrusfrüchte und andere Nahrungsmittel, darunter Konservierungsmittel und Farben in Nahrungsmitteln, Lippenstifte, Lippensalben. Endstücke von Zigaretten, Zigarren, Zigarrenhalter
9. Nacken und Hals	Alle Arten von Kragen, Parfüm, Nagellack, Kosmetika, Farbstoffe in Kleidungsstücken (Trauerkleidung); Unverträglichkeit von tierischen Produkten (Wolle, Seide), Schmuck
10. Axillen	Desodoranzien, Anthidrotika, Enthaarungsmittel, Schweißblätter (oft unsichtbar eingenäht), Farbstoffe in Kleidungsstücken, andere Kleidungsmaterialien, Parfüms

Tabelle **28** (Fortsetzung)

Lokalisation	Ursache
11. Hände, Handrücken und Unterarme	Wasch- und Reinigungsmittel, Chromate (Zement), Nickel. Innenfläche der Hand: Plastik oder Farbstoff vom Steuerrad. Rückseite der Finger: Gummihandschuhe. Zeigefinger: Brillengestell, Schreibgeräte. Überempfindlichkeit gegen Salben und Zäpfchen, die mit den Fingern eingeführt werden. Überempfindlichkeit gegen Pflanzen, einschließlich Pflanzenzwiebeln, Knoblauch, Tomaten, Mohrrüben, Stoffe aus Beruf und Freizeit
12. Stamm	Kleidungsstücke, Bademittel, Seifen, Massagemittel, Tascheninhalt, Metalle in nicht unmittelbar der Haut aufliegenden Kleidungsstücken
13. Genitale	Antikonzeptionelle Maßnahmen, Stoffe der Intimhygiene, Parfüms, Therapeutika, Substanzen, die mit der Hand an die Genitalregion gebracht werden
14. Bauch	Knöpfe, Hosennieten
15. Gesäß	Klosettdeckel, Kissenbezüge, Unterlagen
16. Perianalregion	Hämorrhoidenzäpfchen und -salben, Substanzen, die über den Magen-Darm-Kanal an die Haut gelangen, Abführmittel
17. Oberschenkel	Strumpfhalter, Inhalt der Hosentaschen, Waschmittel in der Unterwäsche; Innenseite der Oberschenkelbekleidung
18. Bein	Strumpfmaterial, Strumpffarben, Ulkustherapie!, Wollfettester
19. Füße	Besonders bei Ekzem auf der Rückseite der Großzehe: Schuhmaterial (chromgegerbtes Leder, Farbe des Leders, Kunststoffe, Schuhcreme, Klebstoffe), Antimykotika, Anthidrotika, Mittel zur Prophylaxe gegen Fußpilze (Formaldehyd). Differentialdiagnose: Dermatitis plantaris sicca, S. 204f.

Prognose. Wenn ein Allergen immer weiter einwirkt, besteht die Gefahr, daß das Ekzem nicht auf die Stelle der Einwirkung beschränkt bleibt, sondern sich mehr und mehr ausbreitet und schließlich über den Körper in Art eines Exanthems *„streut"*. Als schwerste Konsequenz ist der Befall des gesamten Integuments in Form der *Erythrodermie* (s.o.) anzusehen. Befindet sich ein Ekzem einmal in Ausbreitung, so können es auch unspezifische Reize verschlimmern oder an einer neuen Stelle auslösen. Erfahrungsgemäß ist der Ekzemkranke, solange Hautveränderungen bestehen und unmittelbar nach deren Abklingen, hochempfindlich; zahlreiche Kontaktstoffe lösen im Epikutantest eine positive Reaktion aus; er ist „polyvalent sensibilisiert". Diese positiven Reaktionen sind aber bestenfalls als ein Hinweis zu werten. Ein Nachtest nach Beruhigung der Haut zeigt meistens, daß nur wenige der ursprünglich positiven Reaktionen bestehenbleiben. Ein Test in diesen akuten Stadien ist nicht ungefährlich: Er kann zu einem Rezidiv der Hautkrankheit, ja zu noch schwererer Erkrankung führen. Auch ein späterer Test schließt bei hohem Sensibilisierungsgrad das Risiko einer Exazerbation ein. Unter Epikutantesten kommt es gelegentlich zu einer Fernreaktion, d.h. mit oder selten sogar auch ohne Reaktion am Einwirkungsort flammen die Hautveränderungen im ehemaligen Bereich auf. Umstritten ist, ob ein gegen eine Substanz sensibilisierter Mensch leichter als ein anderer durch weitere Substanzen sensibilisiert wird. Wahrscheinlich entstand diese Vorstellung dadurch, daß bei – selten – einer positiven Testreaktion andere Stoffe unspezifisch mitreagieren können (angry back, S.185).

Feingewebliches Bild des Ekzembläschens. Das Ekzembläschen entsteht, im Gegensatz zu den Bläschen bei Viruserkrankungen, interzellulär durch den Einstrom eines Ödems und der Einwanderung von Lymphozyten von der Dermis her. Die Epidermis wird wie ein Schwamm (Spongis) umgewandelt, daher *spongiforme* Bläschen (Abb.**99**). Steht die Haut nicht in Kontakt mit Gefäßen und Lymphbahnen, so bleibt die Reaktion aus.

Differentialdiagnose. Differentialdiagnostisch ist vom Kontaktekzem ein vesikulöses Exanthem, im besonderen ein Arzneiexanthem, abzugrenzen. Mit Ekzemen werden Mykosen verwechselt, wobei sich bei *Überempfindlichkeit gegen ein Antimykotikum Ekzem und Mykose kombinieren.* Besonders bei Ekzemen an Handtellern und Fußsohlen wird zu häufig eine Mykose diagnostiziert, zumal auch bei gesunden Menschen nicht selten in der Hornschicht der Fußsohle Pilze nachweisbar sind. Auch ekzemartige Veränderungen mit eitriger Sekundärinfektion bei Skabies und bei Kopfläusen werden als streuendes allergisch bedingtes Kontaktekzem verkannt, ebenso pustulöse Formen der Psoriasis. Die Abgrenzung des Kontaktekzems vom endogenen Ekzem (S. 214ff.) ist manchmal schwierig, da der Kontakt mit tierischen Produkten das endogene Ekzem provoziert. Kontaktallergien findet man gelegentlich bei Patienten mit endogenem Ekzem noch zusätzlich (Neomycin, Nickelsulfat, Wollfettester!, Eucerin). Frühstadien des

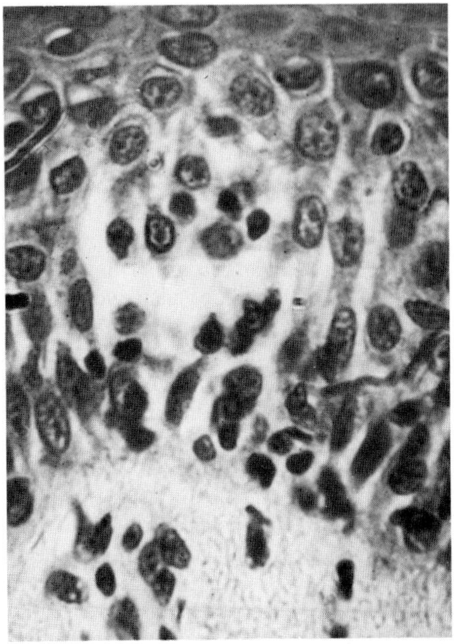

Abb. **99** Frisches Ekzembläschen: Lymphoide Zellen dringen in die Epidermis vor. Ein Ödem drängt die Interzellularräume auseinander (schwammartige Umwandlung, Spongiose) (aus STEIGLEDER, G. K., O. GANS, in: Handbuch der Haut- und Geschlechtskrankheiten, Ergänzungswerk I/2. Springer, Berlin 1964)

Kontaktekzems, also umschriebene Rötung und erste Ausbildung von Bläschen, täuschen manchmal einen Zoster oder ein Erysipel vor. Bei flächenhaftem Kontaktekzem eines Beins mit Rötung und Schwellung, z. B. bei Unverträglichkeit einer Salbe oder eines Stützstrumpfes, muß man eine Thrombose ausschließen. Photoallergische Reaktionen werden als einfaches Kontaktekzem, aber auch als seborrhoisches Ekzem verkannt.

Therapie. In akuten Stadien des Kontaktekzems müssen alle Stoffe vermieden werden, die die Haut zusätzlich irritieren. Es empfiehlt sich zunächst ein Bad mit Syndets, um alle Allergene von der Hautoberfläche zu entfernen. Anschließend werden bei stark nässendem Ekzem feuchte Umschläge mit abgekochtem Wasser, evtl. nach Auflösung einiger Körner Kaliumpermanganat, gemacht. Die Umschläge sollen ständig feucht gehalten werden; es muß die Möglichkeit zur Verdunstung gegeben sein. Bei Luftabschluß durch wasserdichte Verbände wird die Haut nur noch stärker mazeriert. Unterkühlung wird von älteren Patienten schlecht vertragen (Bronchopneumoniegefahr!). Um eine zu starke Austrocknung zu vermeiden, kann man die Haut unter den Umschlägen mit Vaseline einreiben, gegebenenfalls auch mit einer antibiotika- und konservierungsmittelfreien Glucocorticoidsalbe oder -creme. Anschließend, im besonderen nachts, sind Zinkschüttelmixtur oder Zinköl aufzutragen. Bei abklingendem Ekzem kann dann die Glucocorticoidsalbe oder eine Salbengrundlage allein weiter verwendet werden. Heute läßt sich vielfach die Ekzemtherapie von Beginn an mit Glucocorticoidpräparaten durchführen. Manche Autoren beginnen erst mit Lotionen, gehen dann auf Cremes und später auf Salben über. Wesentlich ist, daß diese Präparate keine Substanzen enthalten, gegen die der Patient überempfindlich ist; in extrem seltenen Fällen besteht Überempfindlichkeit sogar gegen Glucocorticoide. Die *nässende Haut des Ekzemkranken ist eine Kulturplatte für Bakterien,* auf der die Keimzahl gegenüber normaler Haut außerordentlich zunimmt. *Diese Keime sterben aber auf der gesund gewordenen Hautoberfläche ohne Antibiotikatherapie von selbst wieder ab.* Deshalb ist der Zusatz von Antibiotika zu Glucocorticoidpräparaten meist überflüssig, ja eine Gefahr, den Patienten zu sensibilisieren oder beim Sensibilisierten das Ekzem zu unterhalten. Ekzemkranke vertragen manchmal selbst einfache Salbengrundstoffe nicht, wie Wollfettester (Eucerin) oder sogar Vaseline und Zinkoxid. Verschlechtert sich ein Ekzem trotz Therapie, so muß ausgeschlossen werden, daß der Patient auf ein Therapeutikum allergisch reagiert oder daß das schuldige Allergen noch auf ihn einwirkt (Körperpflegemittel – Inspektion des Nachttisches, „Kultur"-Beutels, des Toilettentisches, des Badezimmers-, der Kleidungsstücke, Blumen!, Seifen, Zahnpasten, Süßigkeiten [Menthol], Getränke [Chinin, Farbstoffe]; Geruchsstoffe von anderen Patienten, Therapeutika von anderen Patienten bei Hochsensibilisierten). Die innerliche Anwendung von Glucocorticoiden ist so gut wie immer entbehrlich, die sedierende Wirkung von Antihistaminika manchmal nützlich. Auch bei Erythrodermie sind innerliche Glucocorticoidgaben umstritten. Hingegen erreicht man *manchmal* durch *Milieuwechsel* ohne jede Behandlung der Haut eine Abheilung. Auch für die Verhütung von Rezidiven wird ein Milieuwechsel unter Vermeiden der Kontaktstoffe über 4–6 Wochen als angezeigt erachtet. Eine Densensibilisierung ist bisher mit Sicherheit nur im Tierversuch gelungen. Kommt ein allergisch bedingtes Kontaktekzem nicht zum Abklingen, oder rezidiviert es bei fehlendem Kontakt, so ist an die Aufnahme des schädlichen Agens mit der Nahrung (Farbstoffe, Geschmackskorrigenzien, Konservierungsmittel, Nickelsalze, Chromate) zu denken.

Kontaktekzem als Berufskrankheit

Da bei allergisch bedingten Kontaktekzemen die Gefahr zunehmender Sensibilisierung und damit der totalen Arbeitsunfähigkeit besteht, sind prophylaktische Maßnahmen in vielen Staaten vorgeschrieben, in der Bundesrepublik in der Berufskrankheitenverordnung. *Berufsbedingte* Hauterkrankungen sind bereits bei *begründetem Verdacht meldepflichtig.* Prophylaktische Maßnahmen sollen das Eintreten einer Berufskrankheit verhindern. Bereits bei vermuteter beruflicher Hauterkrankung kann der Arzt den Patienten unter Verwendung eines Vordruckes zum Hautarzt überweisen, der dann den Kranken untersucht und dem Versicherungsträger (meist der Berufsgenossenschaft) einen Bericht in vorgeschriebener Form erstattet *(Hautarzt-*

Verfahren). Eine Berufskrankheit im Sinne der Verordnung liegt dann vor, wenn *schwere oder wiederholt rückfällige* Hauterkrankungen zur Aufgabe der beruflichen Beschäftigung oder jeder Erwerbstätigkeit gezwungen *haben.* Zur Prophylaxe gehören Schutzmaßnahmen am Arbeitsplatz (Vermeiden von Allergenen, etwa durch größere Reinlichkeit, durch andere Produktionsverfahren, durch Austausch von Substanzen, durch mildere Waschmittel, durch gründlichere Hautreinigung und durch Schutzsalben, die entsprechend der Tätigkeit ausgewählt sein sollen). Die Verordnung sieht auch eine hautärztliche Überwachung vor. Wenn es nicht möglich ist, den Patienten vor seinem Allergen oder Allergenen ausreichend zu schützen, muß ein Arbeitsplatzwechsel (evtl. im Betrieb) vorgenommen oder der Patient umgeschult werden, damit er nicht arbeits- und gesellschaftsunfähig wird. Bei allen Maßnahmen ist das Alter des Patienten zu berücksichtigen: Je jünger der Patient ist, um so eher wird man ihn umschulen. Vermeiden von Hautirritationen, im besonderen der Allergene, über 4–6 Wochen nach Abheilen des Ekzems, etwa im Rahmen einer Kur, hat sich als vorteilhaft erwiesen. Allergisierung gegen verbreitete Berufsallergene bedingt eine meßbare Erwerbsminderung auf dem „Allgemeinen Arbeitsmarkt". Eine (Teil-)Rente erhält aber nur der Patient, der die ursprüngliche Tätigkeit aufgegeben hat. Als besonders schwerwiegend ist die Sensibilisierung gegen Chromate anzusehen, da diese als Spurenstoffe in vielen Substanzen enthalten sind, so im besonderen in Zement (Maurerekzem).

Zusammenfassung

Das Kontaktekzem, die häufigste Hautveränderung, verläuft mit Rötung, Papel- und Blasenbildung, Nässen, Schuppung, Krustenbildung und Hyperkeratosen. Zwei Mechanismen liegen ihm zugrunde: 1. toxische Einflüsse auf die Haut. Sie können schwach sein, sich aber lange Zeit auswirken (degeneratives Ekzem); 2. allergische Reaktionen. Zunächst bleibt das Ekzem auf den Ort der Einwirkung beschränkt. Bei Irritation oder zunehmender Überempfindlichkeit streut es auf andere Körperregionen. Während ursprünglich nur eine oder wenige Substanzen ekzemauslösend wirken, wird der Patient allmählich polyvalent überempfindlich, ein Zustand, der meist wieder vorübergeht. Die Ursache des Ekzems wird durch eine gezielte Anamnese eruiert und durch Epikutanteste gesichert. In akuten Stadien soll nicht getestet werden, da mit Exazerbationen zu rechnen ist und die Resultate wegen der polyvalenten Empfindlichkeit nicht gewertet werden können. Nach Abheilung des Ekzems bedarf die Haut einer Regenerationszeit von mehreren Wochen, ehe sie wieder voll belastbar ist. Berufsbedingte Ekzeme sind schon bei Verdacht meldepflichtig. Die Gefahr der Ekzeme liegt in einer Generalisierung als Erythrodermie. Die Therapie des Ekzems besteht in der Vermeidung des auslösenden Agens und in einer Beruhigung der Haut möglichst durch indifferente Mittel, etwa Schüttelmixturen. Differente Medikamente werden selbst leicht zu Allergenen, die ein Ekzem unterhalten. Ekzembildung ist eine Komplikation von Hauterkrankungen, z. B. von Mykosen, wenn der Patient gegen das Therapeutikum überempfindlich wird.

Endogenes Ekzem, atopische Dermatitis, Neurodermitis constitutionalis

Das endogene Ekzem ist ein wichtiges, weil häufiges Krankheitsbild, das sich meist schon im frühen Kindheitsalter manifestiert; ausnahmsweise setzt es auch noch im Erwachsenenalter ein. Beim Kind hat das endogene Ekzem oft noch nicht sein typisches Bild. Daher sind Krankheitsbilder unter anderem Namen beschrieben, die in Wirklichkeit zum endogenen Ekzem gehören. Nach manchen Autoren werden 3,1% aller Ein- bis Fünfjährigen im 1. Lebensjahr von Ekzemen befallen, und 75% aller kindlichen Ekzeme sollen in Wahrheit Symptome des endogenen Ekzems sein. Knaben und Mädchen erkranken etwa gleich häufig. Die ersten Veränderungen sind als Milchschorf, Eczema flexurarum, Säuglingsekzem oder konstitutionelles Ekzem bezeichnet worden. Die manchmal vorhandene Kombination eines endogenen Ekzems mit einer durch Nahrungsmittel bedingten Urtikaria oder einer genetisch bedingten Stoffwechselstörung mit mangelhaftem Abbau von Fructose oder Milchzucker, ferner häufig positive Reaktionen intrakutaner Teste (s.u.) haben zu der u.E. falschen Annahme geführt, daß bei diesen Kindern eine Unverträglichkeit bestimmter Nahrungsmittel, vor allem gegenüber Milch, bestünde; dennoch werden diese Stoffe bei parenteraler Aufnahme gut vertragen; offenbar ist diese positive Reaktion eine besondere Eigenschaft des Atopikers (S. 179, 183).

Die Urtikaria, von der man früher annahm, daß sie bei diesen Patienten auch überdurchschnittlich gehäuft auftrete, findet sich dagegen nur bei etwa 5% der Patienten. Das gemeinsame Auftreten wird aber in der Literatur recht unterschiedlich angegeben.

Ausdrücklich sei jedoch darauf hingewiesen, daß neben dem endogenen Ekzem auch eine Nahrungsmittelallergie bestehen kann, die sich als Urtikaria, Quincke-Ödem oder mit gastrointestinalen Beschwerden äußert.

Anamnese. Das Auftreten von Ekzemen, besonders in charakteristischer Lokalisation, von früher Kindheit an, ist ein wichtiger Hinweis. Auch die Verwandten der Patienten leiden oft an einem endogenen Ekzem, Asthma oder Rhinitis allergica oder allen 3 Erkrankungen zugleich (Atopiker, S. 179). Manche Autoren sprechen von einer Kombinationshäufigkeit von 40–50%. Etwa 1% der Bevölkerung leidet an Asthma, 2% an einer Rhinitis allergica.

Prognose. Bei 80% der an einem endogenen Ekzem erkrankten Kinder heilen die Veränderungen innerhalb des 1. Lebensjahrzehnts ab. Bei 20% muß man jedoch mit einer sich über Jahrzehnte erstreckenden Krankheitsdauer rechnen. Es wirft sich die Frage auf, ob nur diese 20% der Kinder ein echtes endogenes Ekzem haben und die anderen bereits von vornherein ausgeschieden werden sollten. Nach Ansicht kritischer Autoren aber erlaubt die Morphologie allein nicht, die Kinder mit guter oder schlechter Prognose zu trennen. Je ausgedehnter das frühkindliche endogene Ekzem ist, desto länger und schwerer verläuft die Krankheit. Eine recht gute Prognose sollen die Säuglinge haben, bei denen nur Gesicht, Kopf und Hinterkopf befallen sind, und eine schlechte die, bei denen die Extremitäten zusätzlich oder allein betroffen werden, im besonderen entgegen dem üblichen Bild die Streckseiten. Ungünstig ist weiterhin, wenn in der Familie Asthma bronchiale, Heufieber oder andere Kranke mit endogenem Ekzem bekannt sind. Das Alter der Erstmanifestation und die familiäre Belastung gehen nicht parallel. Einen Höhepunkt erreicht die Manifestationshäufigkeit um den 3. Lebensmonat. Früher ist ein „Ekzemtod" bei solchen Kindern beschrieben worden, und tatsächlich neigen Kranke mit endogenem Ekzem, Heufieber und Asthma bronchiale offenbar zu einer Reaktion mit anaphylaktischem Schock nach der Injektion von Seren und u.a. Penicillin. Umfangreiche statistische Analysen haben jedoch gezeigt, daß die Letalität von an Ekzemen erkrankten Kindern nicht von der allgemeinen Mortalität abweicht.

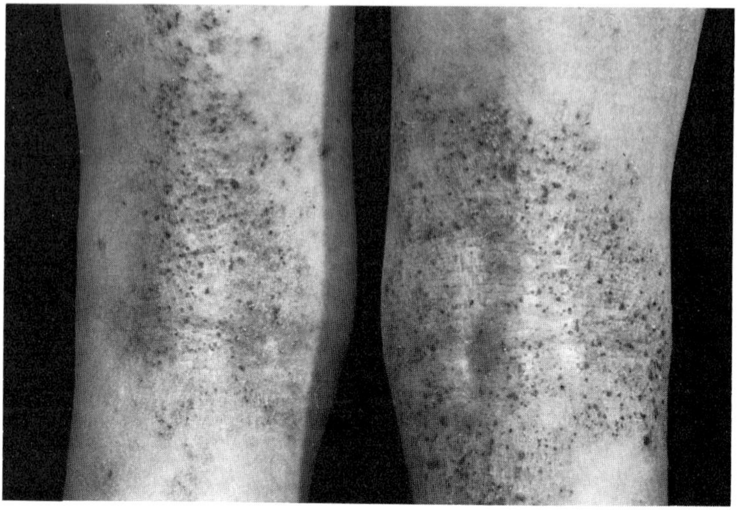

Abb. **100** Endogenes Ekzem, zerkratzte Papeln in den Kniekehlen. Verstreichen der feinen, Hervorhebung der groben Hautfalten, dadurch deutliche grobe Felderung (Lichenifikation)

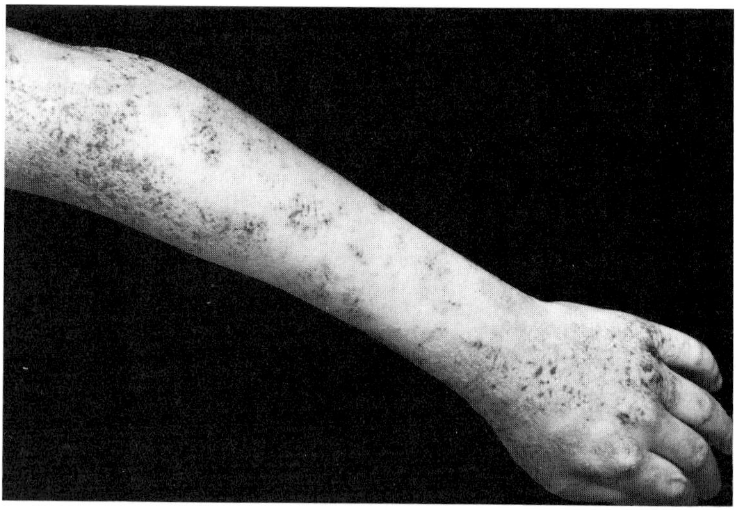

Abb. **101** Endogenes Ekzem. Befall von Ellenbeuge, Handgelenk und Handrücken in sehr charakteristischer Weise. Dieses Bild wird besonders bei Kindern oft beobachtet und wohl durch Reibung der Kleidung ausgelöst, vor allem solcher aus tierischen Haaren

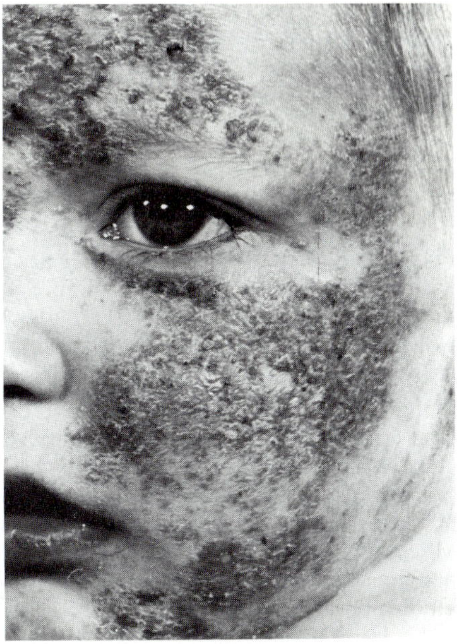

Abb. **102** Endogenes Ekzem bei einem Kind mit sekundärer bakterieller Infektion (sog. Impetiginisierung) der Haut

Klinisches Bild. Das endogene Ekzem ist selten von Geburt, oft von den ersten Lebenswochen an vorhanden. Derartige Frühfälle weisen zuweilen Symptome der Dermatitis seborrhoica mit Rötung und Schuppung auf und sind daher von dem endogenen Ekzem abgetrennt und bei statistischen Auswertungen nicht berücksichtigt worden.

Im 1. Lebensjahr sind vor allem Gesicht und behaarter Kopf betroffen; auch sind schon beim Kleinkind nicht selten Ellenbeuge und Kniekehle, die späteren Prädilektionsstellen des endogenen Ekzems, befallen. Mehr umschriebene, münzenartige Herde oder auch flächenhafter Befall bis zur Erythrodermie kommen vor.

Die Primäreffloreszenzen sind hautfarbene oder auch rötliche Papeln mit der Tendenz, unter Aufhebung der feinen Hautfelderung und Betonung der groben Hautfalten zusammenzufließen (Abb. **100**). Dadurch entsteht eine Hautveränderung, die man *Lichenifikation* nennt. Später werden die Papeln zerkratzt, mit Krusten bedeckt (Abb. **101**), oft eitrig infiziert, daher pustulös. Bei ganz jungen Kindern findet man anstelle der Papeln rote, unregelmäßig begrenzte, flächenhafte Herde, zuweilen von psoriasiformen Schuppen und Krusten bedeckt. Bläschen sind die Ausnahme, meist näßt das Ekzem aus Kratzeffekten und Ekzemporen. Sekundär kommt es zur Ansiedlung von Eitererregern und der Ausbildung von bräunlichen, schmutzigen Krusten (Abb. **102**). Die Haut mancher, aber nicht aller Kranker mit endogenem Ekzem neigt zur Pigmentverschiebung, vorwiegend zur Dunkelfärbung.

Die Patienten, vor allem Kinder und junge Frauen, mit endogenem Ekzem haben oft eine doppelte Lidfalte, es fehlt der seitliche Teil der Augenbrauen (Hertoghe-Zeichen). Die Fingernägel sind vom Schaben an der Haut glänzend, wie lackiert; auffallend ist die blasse manchmal graubräunliche, trockene Haut.

Folgende *weitere Symptome* sind für das endogene Ekzem charakteristisch: Kratzt man an der Haut mit einem Stab, kommt es zu einem *negativen Dermographismus*. Das Auftragen oder die Injektion von Stoffen, die gewöhnlich eine Rötung der Haut hervorrufen, führt bei einem hohen Prozentsatz der Patienten zu einer Abblassung.

Unter *Crusta lactea* versteht man eine ekzematöse Veränderung der Kopfhaut (Gneis), die oft den Auftakt des endogenen Ekzems darstellt und der ganzen Krankheit den Namen gegeben hat. Der Name *Milchschorf* leitet sich von dem Vergleich der Hautveränderungen mit geronnener Milch ab, nicht etwa von einer Milchunverträglichkeit. Abzutrennen von diesem Milchschorf ist der Befall des Kopfes mit einer Fettkruste oder mit Schuppen im Rahmen einer Dermatitis seborrhoides der Kinder oder einer frühkindlichen Psoriasis.

Xerosis und *Ichthyosis*. Die Haut ist bei der Mehrzahl der Patienten auffallend trocken und schuppt. Es handelt sich um eine mangelnde Durchfeuchtung infolge einer gestörten Schweißentleerung. Eine echte Ichthyosis, also eine anlagemäßig bedingte Verhornungsstörung, nämlich die autosomal dominante Ichthyosis, ist überdurchschnittlich häufig mit endogenem Ekzem kombiniert (S. 86f.). Auch diese Ichthyose läßt die Haut der Hände lichenifiziert erscheinen („Atopiker-Hände").

Juckreiz. Kennzeichnend für das endogene Ekzem ist der furchtbare, oft krisenhaft auftretende, also wechselnd starke Juckreiz, der den Patienten zum Zerkratzen der Haut zwingt. Eine orgasmusartige Kratzwut befällt den Patienten oft im Halbschlaf und führt zur Zerfleischung der Haut mit tiefen, blutenden Kratzeffekten. Nach solchen Anfällen läßt der Juckreiz nach, der Patient kommt zur Ruhe, aber in dem Bewußtsein, sich selbst schwer geschadet zu haben. Zuweilen treten die Anfälle regelmäßig zu bestimmten Tagesstunden auf. Kinder mit endogenem Ekzem zerkratzen sich häufig sofort, wenn man ihnen die Gelegenheit dazu läßt. Eine Abheilung ist manchmal nur zu erreichen, wenn man den Kindern Manschetten anlegt, die die Beugung des Ellenbogengelenks verhindern, so daß der Arm nicht an unbedeckte Körperstellen geführt werden kann.

Ursache. Die Pathogenese des endogenen Ekzems ist unklar. Zahlreiche Stoffwechselanomalien wurden bei den Kranken bemerkt, doch immer nur bei einem bestimmten Prozentsatz, nicht bei allen. Häufig findet man eine

Hypoproteinämie, möglicherweise durch eine primäre Eiweißstoffwechselstörung, und eine Eosinophilie, die aber nicht auf die Anwesenheit von Parasiten zurückzuführen ist. Bei Patienten mit endogenem Ekzem sind die E-Immunglobuline im Blutserum meist erhöht (S. 179); gleichzeitig besteht eine Störung der zellulären Immunität, die sich in der besonderen Anfälligkeit für Virus-, bakterielle und mykotische Infektionen äußert. Als Ursache angeschuldigt werden Defekte im Immunsystem, eine Dysregulation vasoaktiver Mediatoren, eine Blockade betaadrenerger Rezeptoren, wie sie beim Asthma bronchiale angenommen wird, oder auch eine erhöhte Durchlässigkeit von Haut- und Schleimhäuten.

Wie bereits erwähnt, ist die Reaktion auf manche Nahrungsmittel, im besonderen auf Eiklar und Milch, im Intrakutantest häufig positiv. Doch gibt die Anamnese oft keinen Anhalt für eine Sensibilisierung; auch fehlt manchmal die Exposition, d.h. ein vorausgehender Kontakt: Man findet z.B. beim Säugling eine positive Reaktion gegenüber Nährstoffen, die er bisher nicht bekommen hat. Intrakutanteste sind bei Kindern generell häufiger positiv als bei Erwachsenen. Häufig geben die Mütter der Kinder mit endogenem Ekzem an, daß nach dem Genuß von Zitrusfrüchten die Hautveränderungen und der Juckreiz zunehmen. Möglicherweise erklärt sich diese Zunahme auch durch die lokale Einwirkung bei der Aufnahme und bei der Ausscheidung der Zitrusfrüchte oder ihrer Reste. Beim Aufbringen von manchen Produkten wie Seide, Federn, Wolle oder menschlichen Kopfschuppen entwickelt sich eine Reaktion an der Haut, die weder urtikariell noch ekzematös ist, sondern ähnlich den Veränderungen des endogenen Ekzems. Inhalationsallergene sind im Epikutantest häufiger positiv.

Feingeweblicher Bau. Akanthose mit gelegentlicher Spongiose. Geringes Infiltrat, manchmal mit reichlich Eosinophilen; Ödem der Dermis.

Differentialdiagnose. Differentialdiagnostisch muß ein Kontaktekzem ausgeschlossen werden; bei Kindern vor allem Stoffwechselstörungen, die mit ekzemartigen Veränderungen einhergehen: Phenylketonurie, Ahornsirupkrankheit, Wiskott-Aldrich-Syndrom (Blutungsneigung bei Veränderungen entsprechend einem endogenen Ekzem, blutige Stühle, Blutungen im Bereich des Nabelstumpfes, Purpura, Neigung zu Infektionen, Thrombozytopenie). Da also Veränderungen ähnlich dem endogenen Ekzem auch bei angeborenen Stoffwechselstörungen auftreten, ist nach diesen zu fahnden.

Ekzemartige Veränderungen der Wangen sind als *Eczema faciale symmetricum* von dem endogenen Ekzem abgetrennt worden, da bei diesem Krankheitsbild die typische Anamnese des Kindes mit endogenem Ekzem fehlt: In der Familie sind keine Krankheiten des „atopischen" Formenkreises bekannt (S. 179, 215).

Komplikationen. Häufig kommt es zur *bakteriellen Besiedlung der Haut* mit Auftreten von Krusten und Pusteln. Es besteht eine Neigung zu Rezidiven. Außerordentliche Erhöhung des IgE („IgE-Athleten") mit Ekzem und besonderer Neigung zu bakterieller Infektion hat man als Job-(Hiob-)Syndrom bezeichnet.

Durch Erstinfektion, aber auch durch Reinfektion der Haut mit dem Herpesvirus, kommt es zum Eczema herpeticatum. Herpesbläschen (S. 286f.) breiten sich über Hautabschnitte oder das gesamte Integument aus, manchmal unter hohem Fieber. Bei sehr schwerem Befall kann das Eczema herpeticatum eine toxische epidermale Nekrolyse (S. 189ff.) vortäuschen. Ein Kontakt von Patienten mit endogenem Ekzem mit Trägern eines rezidivierenden Herpes (Pflegepersonal, Familienmitglieder, Berufskollegen) wird sich jedoch kaum vermeiden lassen. Die schweren Formen des Eczema herpeticatum können eine generalisierte Ausbreitung und Pockenvakzinepusteln auf der Haut hervorrufen.

Bei *Inokulation des Vakzinevirus* kommt es zu generalisierter Ausbreitung von Impfpusteln durch Verschmierung und/oder auf dem Blutwege. Die Impfung von Kindern mit Ekzemen ist gesetzlich untersagt. Geimpfte müssen von diesen Kindern ferngehalten werden. Die *Pockenschutzimpfung* ist ein Problem bei Patienten mit endogenem Ekzem (S. 194f., Abb. **152**). Warzen, im besonderen Dellwarzen (Molluscum contagiosum, s. dort), treten bei diesen Kindern gehäuft auf. Die Resistenzschwäche wird durch die notwendige Glucocorticoidtherapie noch verstärkt.

Eine *Alopecia areata* ist gelegentlich mit dem endogenen Ekzem assoziiert.

Zu den *Entwicklungsstörungen* beim endogenen Ekzem gehören Katarakt, einseitiger Keratokonus und Iridozyklitis; der Deszensus der Testes kann ausbleiben.

Umschriebene Neurodermitis s. papulöse Erkrankungen (S. 96ff.).

Therapie. Die Therapie besteht in der Bekämpfung der bestehenden Veränderungen und der Prophylaxe neuer Herde. Erfahrungsgemäß vertragen die Patienten tierische Produkte auf der Haut schlecht und reagieren auch auf Inhalationsallergene, besonders auf Hausstaub und tierische Haare. Auch Haustiere, wie Katzen, Hunde, Hamster, Kaninchen, Spielmäuse usw., kommen als Allergenträger in Betracht. Sie müssen aus der Umgebung des Patienten entfernt werden, im besonderen, wenn eine Allergie gegen die Tiere nachgewiesen ist. Einer besonderen Diät bedarf es bei den Kindern mit endogenem Ekzem *nicht,* es sei denn, entsprechende Allergien des Magen-Darm-Kanals oder der Haut (Urtikaria) kommen hinzu. Nahrungsmittel, von denen der Patient glaubt, daß er sie nicht verträgt, soll er dagegen meiden. Zitrusfrüchte und deren Säfte werden oft nicht vertragen.

Die übliche Therapie ist das Geschmeidighalten der Haut durch Ölbäder, die Linderung des Juckreizes durch Teerbäder, die Kombination von Öl- und Teerbädern und die Behandlung der Haut mit Glucocorticoidcremes und -salben. Die Auswahl der Salbengrundlage ist gerade bei diesen Patienten entscheidend und muß von Fall zu Fall anders sein. Manche Kinder reagieren vorzüglich auf salbenartige Grundlagen, während von anderen

Cremes sehr viel besser vertragen werden. Kurzfristig ist die Anwendung von Externa mit stark wirksamen Glucocorticoiden zu vertreten, im besonderen solcher, die nur eine geringe systemische Wirkung bei lokaler Applikation entfalten, z. B. Prednicarbat. Der Zusatz von Antibiotika zu solchen Präparaten ist meist überflüssig und nur bei ausgesprochener Sekundärinfektion mit Eitererregern angezeigt. Die Abheilung der Hautveränderungen genügt meist zur Bekämpfung der bakteriellen Infektionen. Langfristig soll man schwächere Glucocorticoidsalben oder -cremes verordnen. PUVA- und SUP-Therapie (S. 31) oder auch nur UV A-Bestrahlung wirken unterstützend.

Umgekehrt empfehlen manche Autoren eine Trockenbehandlung der Haut: nur Lotions, evtl. Schüttelmixturen, evtl. mit Glucocorticoidlotiones, keine Bäder, keine Detergenzien (Erhaltung der wasserlöslichen, aber wasserbindenden Stoffe in der Hornschicht), täglich maximal 1 Minute duschen; starkes Schwitzen, rauhe Kleidung vermeiden. Bei einigen Patienten hilft dieses Vorgehen nach Scholtz erstaunlich.

Zur *Unterdrückung* des *Juckreizes* haben sich Beruhigungsmittel als erfolgreich erwiesen, z. B. Alimemazin (oft genügt eine Tablette Repeltin à 5 mg). Die *innerliche* Gabe von Glucocorticoiden ist nur unter besonderen Umständen in geringster Dosis und vorübergehend berechtigt und sollte als Ultima ratio nach Versagen aller anderen Mittel dem Hautarzt vorbehalten bleiben.

Psychische Faktoren beeinflussen die Erkrankung; sie ist aber auch von Jahreszeit und Umgebung abhängig. Manchmal genügt eine Klinikaufnahme zur spontanen Abheilung. Andere Fälle, durchaus nicht alle, heilen bei radikalem *Klimawechsel,* im See- oder im Höhenklima über 1500 m. Auch hier ist offenbar bei vielen Patienten eine unterstützende Behandlung notwendig. Der Wert des Klimawechsels ist umstritten, da es nach Rückkehr in das alte Milieu oft rasch zu Rezidiven kommt. Anders ist eine Abheilung unter Klimawechsel dann zu beurteilen, wenn der Patient dort bleibt. Wiederholte längere Aufenthalte wirken sich günstiger aus.

Zusammenfassung

Das endogene Ekzem (atopische Dermatitis, Neurodermitis constitutionalis, Säuglingsekzem, Eczema flexurarum, Milchschorf usw.) ist eine anlagemäßig bedingte Hautveränderung mit Papeln, besonders in Ellbeugen und Kniekehlen, und krisenhaftem Juckreiz. Durch die Papeln werden die feinen Hautlinien aufgehoben und die gröberen verstärkt (Lichenifikation). Überdurchschnittlich häufig sind die Patienten, aber auch die Verwandten, an Asthma und allergisch bedingter Rhinitis erkrankt. Ein Verbot von Milch in der Nahrung ist nicht berechtigt. Komplikationen sind Ausbreitung auf den ganzen Körper, generalisierte Bläschen-Pustelbildung durch Infektion mit dem Herpes-simplex-Virus (Eczema herpeticatum) und besonders gefürchtet Infektionen mit dem Pockenimpfvirus (Eczema vaccinatum). Patienten mit endogenem Ekzem dürfen nicht Pocken-geimpft werden, solange sie noch Hautveränderungen haben, und auch in freien Intervallen nur unter besonderer Vorsicht. Sie dürfen auch nicht mit frisch Geimpften in Berührung kommen. Die äußere Therapie besteht in der Anwendung von Glucocorticoidpräparaten, in Teerbädern, Bädern mit Detergenzien; innerlich werden Beruhigungsmittel und in besonders schweren Phasen der Erkrankung Glucocorticoide gegeben (Gefahr des Mißbrauchs!). Kranke mit endogenem Ekzem haben eine besondere Konstitution (Atopiker); sie neigen zum anaphylaktischen Schock. Darum ist Vorsicht bei der Injektion entsprechender Präparate geboten, im besonderen von tierischem Serum.

Dyshidrotisches Ekzem (Dyshidrose, dyshidrotische Eruptionen, Cheiropompholyx)

Diese Sonderform des Ekzems ist gekennzeichnet durch Auftreten von Bläschen und Blasen auf den Handflächen (Abb. **103**), Fingerseitenflächen und Fußsohlen.

Folgende Ursachen kommen in Frage:

1. ein Kontaktekzem, evtl. provoziert durch innerliche Aufnahme des Allergens, im besonderen Nickel,
2. ein Arzneiexanthem,
3. eine Mykose der Fußsohlen mit Streuung auf die Hände,
4. eine Schweißverhaltung; doch ist diese Genese die Ausnahme, manche Autoren lehnen sie völlig ab,
5. ein vorwiegend auf Palma und Planta lokalisiertes vesikulöses Pemphigoid,
6. ein endogenes Ekzem.

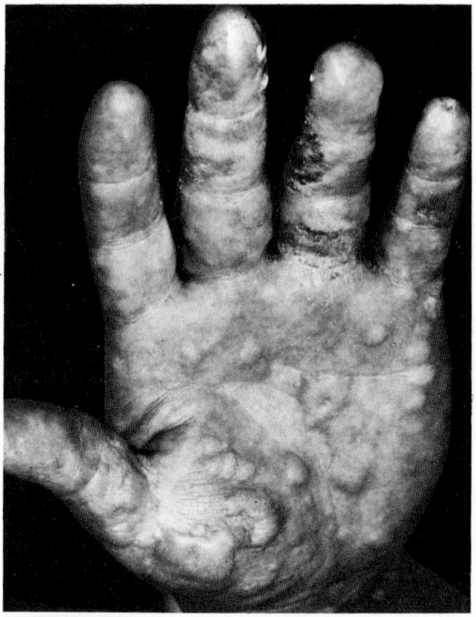

Abb. **103** Sog. dyshidrotisches Ekzem (Cheiropompholyx)

Bei zu intensiver Behandlung einer Fußmykose (Mykid oder Allergie gegen Antimykotikum) verläuft die Exazerbation zuweilen unter diesem Symptomenbild.

Häufig findet man nur geringe Bläschenbildung auf den Beugeseiten oder Seitenflächen der Finger, die sich meist spontan wieder zurückbildet. Zu intensive Behandlung solcher Veränderungen wirkt sich nachteilig aus, indem sich jetzt erst die Hautveränderungen zum Vollbild des Ekzems umwandeln. Feuchte Umschläge, Schüttelmixturen und eine fettarme oder -freie Creme mit Glucocorticoidgehalt, evtl. innerlich kurzfristig niedrige Dosen von Glucocorticoiden führen meist rasch zum Abklingen. Eine nikkelarme Diät ist nur schwer durchzuführen. Abheilende Bläschen hinterlassen eine Schuppenkrause (Dyshidrosis lamellosa sicca, Exfoliatio manuum areata).

Unterschenkelekzeme

Eine weitere Sonderform des Ekzems ist das Unterschenkelekzem bei gestörter venöser Blutzirkulation (S. 141 ff., Abb. **104**). Die Haut ist infiltriert, meist pigmentiert und oft narbig verändert (sklerosiert). Auf dieser Haut bilden sich Papeln, Bläschen, Pusteln mit Sekundärveränderungen in Form von Krusten und Schuppen. Es gelingt oft nur dann, diese Ekzeme zu

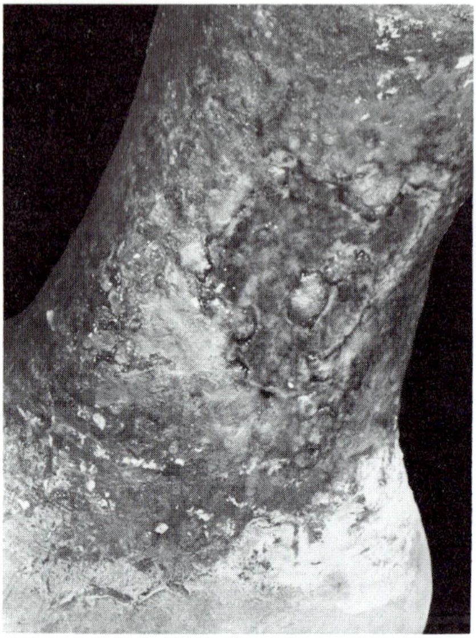

Abb. **104** Ulcus cruris venosum mit umgebendem nässenden Ekzem. Unverträglichkeit von Therapeutika

unterdrücken, wenn durch einen entsprechenden Kompressionsverband (S. 143) die Zirkulation wieder geregelt wird. Patienten mit diesen Ekzemen neigen zu Kontaktallergien und zum Auftreten von Streuherden über den ganzen Körper. Potentielle Allergene, also besonders auch Chemotherapeutika (Acridinfarbstoffe, manche Sulfonamide oder Antibiotika, Neomycin, Chloramphenicol!), sind zu meiden. Manchmal werden gerade von diesen Patienten die geläufigen Salbengrundlagen, im besonderen Wollfettabkömmlinge oder selbst Vaseline, nicht vertragen. Manche Autoren fanden bei bis zu 90% dieser Patienten Unverträglichkeiten gegen Lokaltherapeutika. Zuweilen bewährt es sich, lediglich einen inerten Puder zu applizieren.

Nummuläres Ekzem (diskoides Ekzem, sog. mikrobielles Ekzem)

Das nummuläre Ekzem tritt, wie der Name sagt, mit münzenförmigen, relativ scharf begrenzten, roten, schuppenden Plaques auf, die manchmal einen Durchmesser von 5 cm und mehr haben. Es kann auch nur ein Einzelherd vorhanden sein. Oft sind lediglich die Extremitäten befallen, bei älteren Menschen besonders die Unterschenkel, aber auch verhältnismäßig häufig der Stamm. Wegen der Neigung zur Krustenbildung hat man als Ursache Mikroben, besonders Staphylokokken, angesehen und das nummuläre Ekzem mit Bläschen, Pusteln und Krustenbildung auch als mikrobielles Ekzem bezeichnet. Möglicherweise unterhalten Mikroben den Prozeß.

Eine andere Form, die trockene Variante, sitzt vor allem auf den Streckseiten der Arme und Beine mit roten, schuppenden Herden ohne Tendenz zum Nässen oder zur Krustenbildung. Besonders diese Herde erinnern an eine Parapsoriasis en plaques, die aber vornehmlich am Stamm lokalisiert ist. Offenbar verbirgt sich unter dem Begriff „nummuläres Ekzem" eine Reihe von Erkrankungen: Eine Form tritt bei Kindern unter 10 Jahren im Rahmen des endogenen Ekzems auf; andere erweisen sich als Arzneiexantheme, Nickelekzeme oder Chromatekzeme, Streuherde bei Kontaktekzemen, im besonderen durch Arzneien. Bei wieder anderen Patienten, vor allem bei älteren Menschen, ist die Austrocknung durch Detergenzien, auch deren Reste in Bettwäsche und Kleidungsstücken, für die Entstehung verantwortlich. Körperpflegemittel, Pflanzen und schließlich die Unverträglichkeit von Salben können die Ursache sein.

Differentialdiagnostisch ist das nummuläre Ekzem gegenüber einer Dermatitis herpetiformis Duhring abzugrenzen, ferner von einem seltenen, fast ausschließlich bei jüdischen Patienten zwischen dem 40. und dem 60. Lebensjahr zu beobachtenden Krankheitsbild, der exsudativen diskoiden lichenoiden Dermatose.

Therapie. Ausschluß der unterhaltenden Faktoren, Aufdecken von Allergenen, vorsichtige Rückfettung der Haut, Glucocorticoidsalben.

Seborrhoisches Ekzem

Das seborrhoische Ekzem ist im Rahmen der erythematosquamösen Dermatosen besprochen worden (S. 68f.).

Zusammenfassung

Einige Ekzeme, deren Natur noch wenig geklärt ist, verdienen aufgrund klinischer Betrachtungen eine Sonderstellung. Blasen und Bläschen an Handtellern und Fußsohlen bezeichnet man als dyshidrotisches Ekzem, obwohl die im Namen implizierte Schweißverhaltung meist nicht nachgewiesen ist. Vielmehr handelt es sich um Streuungen (Id-Reaktionen), z. B. bei Mykosen, Kontaktekzemen oder Arzneiexanthemen. Die Unterschenkelekzeme prädisponieren offenbar den Patienten zum Auftreten von Überempfindlichkeiten. Blande Behandlung, d.h. Lokaltherapeutika ohne potentielle Allergene, sind daher die Mittel der Wahl, also etwa Lotio alba aquosa; aber selbst von Überempfindlichkeit gegen Zinkoxid oder Glucocorticoide wird berichtet. Das nummuläre oder sog. mikrobielle Ekzem tritt mit münzenförmigen, relativ scharf begrenzten, roten Herden von manchmal 5 cm und mehr Durchmesser auf. Zuweilen ist nur ein Einzelherd vorhanden. Bei älteren Menschen findet es sich häufiger an den Unterschenkeln. Sekundäre Veränderungen sind Nässen, Schuppen, Krusten und Pusteln. Wahrscheinlich liegen dem nummulären Ekzem Arzneiexantheme, Nickelekzeme (Nickelkrätze), Chromatekzeme, Austrocknung durch Detergenzien, Unverträglichkeit von Körperpflegemitteln, Pflanzen und Medikamenten zugrunde. Differentialdiagnostisch ist es oft schwer, eine Dermatitis herpetiformis Duhring auszuschließen (Immunhistologie).

Erkrankungen durch tierische Erreger

Epizoonosen (Epizootien)

Unter Epizoonosen, von manchen Autoren auch Epizootien genannt, verstehen wir krankhafte Veränderungen der Haut unter der Einwirkung von Tieren, die sich an oder in der Nähe der Hautoberfläche aufhalten. Die wichtigsten Erreger sind:

1. Arachniden (Spinnentiere): Milben, Trombididen, Zecken,
2. Insekten: Läuse, Flöhe, Wanzen.

Die von Tieren ausgelösten Reaktionen hängen nicht allein vom Erreger ab, sondern hauptsächlich von der Konstitution des Betroffenen. *Unter Konstitution ist die Summe aller ererbten und erworbenen Eigenschaften zu verstehen,* also auch die Immunitätslage, die besonders wichtig ist. Vom Mückenstich weiß man, daß bei disponierten Personen wenige Stiche zunächst zu einer Überempfindlichkeit im Sinne der Spätreaktion (Typ IV, S. 179) führen, daß es aber mit zunehmenden Stichen zu einer Überempfindlichkeit vom Soforttyp (Typ I, S. 178f.) kommt.

Tierische Erreger verletzen die Hautoberfläche und schaffen eine Eintrittspforte für andere Erreger. Akarinen, z. B. Zecken, und Insekten sind selbst Träger gefährlicher Krankheitserreger, besonders von Borrelien, Viren und Rickettsien. Von Mäusemilben wird auf Menschen eine Rickettsienerkrankung übertragen, die Rickettsialpox, die nach geringfügigen Primärpapeln mit Bläschen einen varizellenartigen Ausschlag hervorruft. Zoophobie und Epizoonosenwahn S. 22.

Ganz generell ahmen die Epizoonosen Dermatosen nach, im besonderen solche mit papulovesikulären, urtikariell-nodösen Effloreszenzen. Man nimmt heute an, daß der *Strophulus infantum* bzw. der *Lichen urticatus* meist eine Erscheinungsform einer Epizoonose ist.

Milben

Verschiedene Milbenarten rufen krankhafte Veränderungen an der Haut des Menschen hervor. Die wichtigste, die Skabies, wird durch Sarcoptes scabiei hominis (Abb. **105**) ausgelöst. Auch Milben, die man vorwiegend bei Tieren und in Lebensmitteln findet, befallen den Menschen. Sie verursachen meist Juckreiz, Papeln, Pyodermien (Paronychien) und ekzemartige Veränderungen, graben aber keine Gänge. An solche Milben wird selten gedacht, da der Übertragungsweg oft unklar ist. Z. B. können sich mit Milben befallene Vögel in einem Ventilatorschacht ansiedeln und die Milben sich von dort aus über einen Raum oder bei einer Klimaanlage sogar über ein ganzes Gebäude verbreiten; sie wandern oft erstaunlich weit. Milben im Mehl lösen Asthma bei Bäckern aus. Die Milben Dermatophagoides pteronyssinus und Dermatophagoides farinae sind wichtige Allergene im Hausstaub. Merkwürdigerweise siedelt eine Milbenart, der Demodex folliculorum, in den Ausgängen der großen Haarfollikel des Menschen, ohne krankhafte Veränderungen zu erzeugen. Manche Autoren glauben allerdings, daß sich

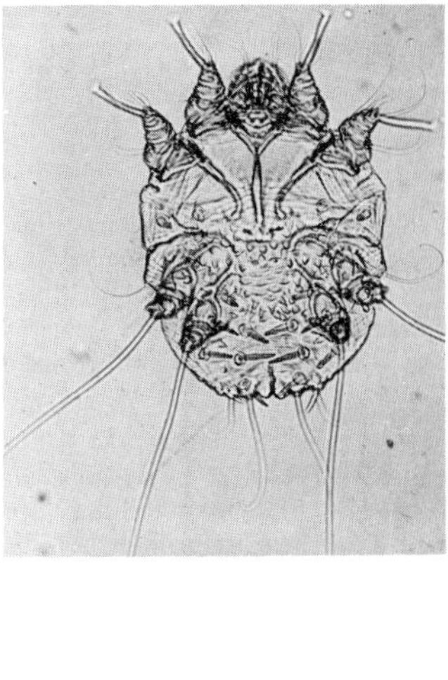

Abb. **105** Weibliche Skabiesmilbe (Sammlung Prof. Dr. A. WINKLER, Hamburg)

bei zu starker Vermehrung der Milben rosazeaähnliche Hautveränderungen im Gesicht entwickeln (S. 466ff.). Sie sollen vorzugsweise bei Patienten entstehen, die, um die Haut zu schonen, ihr Gesicht nicht mit Seife waschen.

Skabies, Krätze

Klinisches Bild. Die 0,3–0,4 mm großen weiblichen Skabiesmilben graben mit Hilfe proteolytischer Enzyme mehrere Millimeter lange, selten sogar zentimeterlange Gänge (Abb. **106**) in das Stratum corneum der menschlichen Haut und legen hier ihre Eier ab. Die kleineren männlichen Tiere (0,2 mm) und Larven halten sich ausschließlich an der Hautoberfläche auf; sie graben flache Mulden, aber keine Gänge. Die Metamorphose vom Ei über ein Larvenstadium (sechsbeinige Larve) und 2 Nymphenstadien (achtbeinige Nymphen) bis zum geschlechtsreifen Tier dauert durchschnittlich 14 Tage. Die Übertragung der Krätze erfolgt vornehmlich durch befruchtete weibliche Milben. Außerhalb der Hornschicht überleben die Milben nur 2–3 Tage. Es ist also nicht unbedingt nötig, Kleidungsstücke und Bettdecken von Skabieskranken zu entwesen, es genügt, sie mindestens 4 Tage nicht zu gebrauchen.

Die Ausbreitung der Skabies ist von der Immunitätslage abhängig. Geringe Durchseuchung der Bevölkerung begünstigt die Ausbreitung. Schlechte soziale Verhältnisse fördern die Verbreitung. Zur Übertragung ist meist ein intensiver Kontakt (gleiches Bett) nötig (Ausnahme: Scabies crustosa).

Das klinische Bild wechselt je nach der Immunitätslage des Befallenen (Tab. **29**).

Tabelle **29** Formen der Skabies bei unterschiedlicher Immunitätslage

Immunitätslage	Manifestationen der Skabies
Anergie	Scabies crustosa bei konsumierenden Erkrankungen und anderen Störungen des Immunsystems
Normergie	symptomloses Anfangsstadium von 5 Wochen
Hyperergie, Allergie	bei Erstinfektion nach etwa 5 Wochen und bei erneuter Infektion sofort: typische Skabies
Immunität	nahezu reaktionsloses Vorkommen der Skabies in Endemiegebieten

Skabies beim *Normergischen:* In der Inkubationsperiode von 4–6 Wochen hat der Patient kaum Beschwerden, wenn er nicht bereits eine Skabies durchgemacht hat und daher überempfindlich ist. Er sucht deshalb keinen Arzt auf, kann aber andere anstecken. Auf der Haut sieht man lediglich die Milbengänge. Erst mit erworbener Überempfindlichkeit, die sich in Intrakutantesten mit Milbenextrakten nachweisen läßt, setzen die klinischen Symptome ein.

Skabies beim *Hyperergischen* (Abb. **107**): Unter starkem, besonders nächtlichem Juckreiz bilden sich um die Milbengänge entzündliche Papeln. Außerdem tritt ein papulovesikulöses, pustulöses, wahrscheinlich allergisch bedingtes Exanthem auf. Nur in einem kleinen Teil der Papeln lassen sich Milbengänge mit Erregern nachweisen. Zu diesen ursprünglichen Veränderungen kommen Hauteiterungen hinzu; die

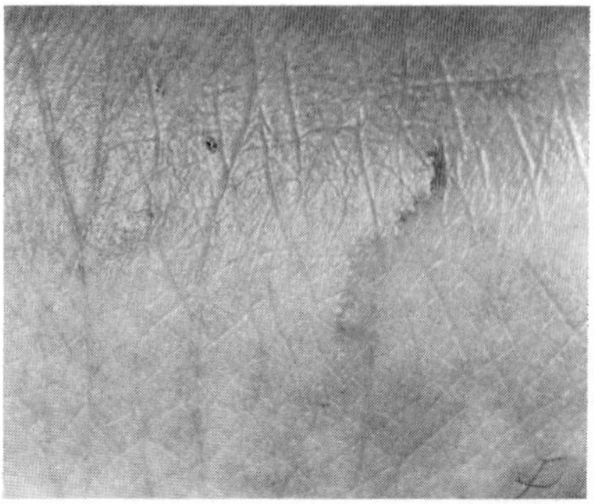

Abb. **106** Skabiesgang am Finger

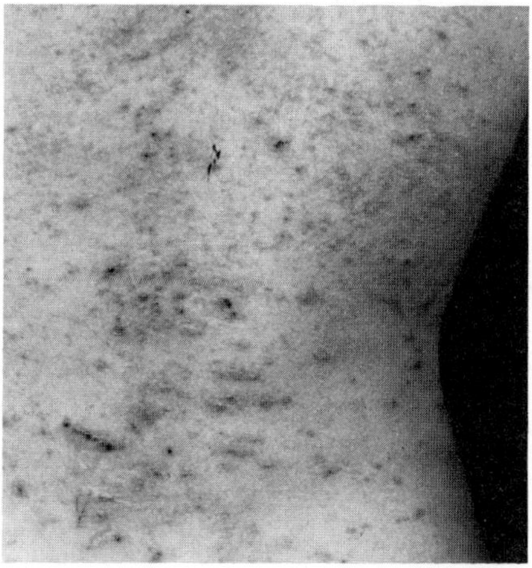

Abb. **107** Hautveränderungen bei Skabies

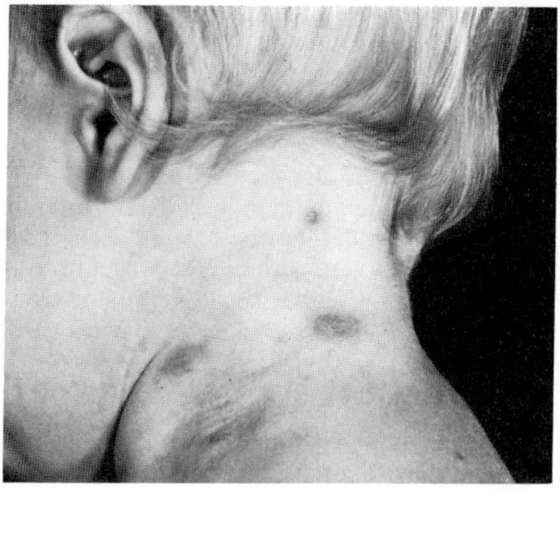

Abb. **108** Persistierende Knötchen bei Skabies

bakterielle Besiedlung hemmt die Ausbreitung der Milben. Die Frage, ob Skabiespapeln aufgrund direkter Milbeneinwirkung oder immunbiologischer Vorgänge persistieren, ist umstritten (Abb. **108**).

Bei *immunen* oder nahezu immunen Patienten vermehren sich die Milben zunächst auf der Haut, dann aber fällt ihre Zahl ab. Auch ohne Behandlung kommt es bei einem Teil der Patienten zur Abheilung; bei anderen bestehen noch Gänge, aber keine Beschwerden mehr.

Bei Patienten, die ihre Haut intensiv pflegen, sieht man oft nur einzelne Papeln, die sehr schwer der Skabies zuzuordnen sind („gepflegte Skabies").

Prädilektionsstellen. Bei Säuglingen sind bevorzugt Handteller, Fußsohlen, Glutäalgegend, Knöchelregion, Ellbogen und Fingerrücken befallen. Im Gegensatz zum Erwachsenen tritt die Skabies gelegentlich im Gesicht auf, wenn der Säugling sich durch Saugen an der Brust einer Infizierten ansteckt. Bei Erwachsenen sind Interdigitalräume, Fingerseitenflächen, Beugeseite der Handgelenke, Fußknöchel und Genitalregion betroffen. Hals und Gesicht sind stets ausgespart, brauchen also nicht behandelt zu werden (Ausnahme: Scabies crustosa). Effloreszenzen am Penisschaft, Skrotum und an den Mamillen sind auffallend groß. Warum bestimmte Regionen bevorzugt befallen werden, ist ungeklärt.

Nachweis der Milbe. Die Milbe sitzt am Ende des Ganges unter dem „Milbenhügel", einer kleinen Vorwölbung. Man fängt sie durch Eröffnung des Milbenganges mit einer Nadel, am besten einer Injektionskanüle, in deren Lumen sie haften bleibt. Es ist auch möglich, den Gang über der Milbe mit Tesafilm aufzureißen und den Streifen mit der verdächtigen Stelle auf einen Objektträger aufzukleben. Während man die weibliche Milbe noch gerade mit bloßem Auge erkennen kann, sind die Jugendstadien und die männlichen Tiere nur unter dem Mikroskop nachzuweisen.

Feingewebliches Bild. In der Dermis sieht man eine regelrechte Vaskulitis der kleineren Gefäße, manchmal sogar mit fibrinoider Umwandlung der Gefäßwand. Es bilden sich lymphoretikuläre Infiltrate. Die Gewebsveränderungen weisen auf einen immunologischen Vorgang hin.

Scabies crustosa. Die Scabies crustosa, früher Scabies norvegica genannt, wird von dem gleichen Erreger wie die gewöhnliche Skabies hervorgerufen; sie ist sehr selten und tritt hauptsächlich bei Patienten mit gestörter Immunabwehr auf (maligne Lymphome, konsumierende Erkrankungen, Störungen des zentralen Nervensystems, langdauernde Glucocorticoidbehandlung). Klinisch liegt ein erythrodermieartiges Krankheitsbild mit ausgeprägter Schuppenbildung vor, besonders an Kopf und Nakken, wo die Krätze normalerweise nicht vorkommt. Selbst in die Nägel dringen Milben ein und verursachen eine Nageldystrophie nach Art der Onychogrypose. In den Schuppen wimmelt es von Milben, daher ist diese Form der Skabies hochansteckend. Wegen des atypischen Bildes wird die Scabies crustosa meist verkannt. Manchmal leitet erst die Tatsache, daß sich mehrfach Pflegepersonen an den Kranken infizieren, auf die richtige Diagnose hin.

Differentialdiagnose. Juckreiz, der plötzlich, stark und besonders nachts bei Bettwärme auftritt, der Befall der Prädilektionsstellen und das Erkranken von Kontaktpersonen müssen den Arzt veranlassen, nach Milbengängen zu suchen. Das Finden der Milbe ist schwieriger, als man gewöhnlich annimmt, da oft nur in wenigen Hautveränderungen Milben vorhanden sind. Ausschließen muß man ein juckendes Arzneimittelexanthem, andere Krankheiten mit Pruritus, wie Diabetes, Leberleiden, Lymphome, Myelosen und Juckreiz bei Austrocknungsekzem, die Unverträglichkeit von Medikamenten und von elastischen Kunstfasern. Ferner Streuherde bei Kontaktekzemen („Nickelkrätze", „Bäckerkrätze").

Therapie. Die Therapie der Skabies zielt auf die Vernichtung der Erreger und ihrer Nachkommen, und zwar auf der Haut des Patienten, bei Kontaktpersonen und in Bett und Kleidung. Außerdem müssen die Sekundäreffloreszenzen, der Pruritus und die Sekundärinfektion behandelt werden. Das Mittel der Wahl ist das farb- und geruchlose Gammexan (Jacutin, Quellada). Es tötet die Nymphen und Milben und verhindert das Ausschlüpfen der Larve aus dem Ei.

Wegen der Gefahr der Resorption muß die Gebrauchsanweisung genau beachtet werden. Bei Kindern sollen die Einwirkungszeit und evtl. die Behandlungsfläche kleiner sein als bei Erwachsenen. Die Haut muß frei von Lösungsvermittlern sein (Salben). Ist dies der Fall, so soll vor der Einreibung auch kein Bad genommen werden, da dies die Aufnahme durch die Haut fördert. Ausweichpräparate sind Crotamiton und Benzylbenzoat. Bei Erwachsenen wird vom Hals bis zu den Füßen einschließlich eingerieben. Ältere Behandlungsverfahren mit stark schmierenden oder riechenden Mitteln, wie dem Mesulphen (Mitigal), sind überholt.

Die Leib- und Bettwäsche soll gekocht, die nicht kochbare Wäsche 4–5 Tage lang nicht benutzt und gut gelüftet werden; eine Entwesung ist überflüssig, eine chemische Reinigung der nicht waschbaren Kleidungsstücke dagegen angezeigt, um die Zahl der Eitererreger darin zu reduzieren.

Nach Vernichtung der Erreger werden die Sekundärveränderungen, im besonderen die bakterielle Infektion, behandelt, bei erheblicher Ausdehnung innerlich mit Antibiotika.

Bleibt der gewünschte Effekt aus, muß die spezifische Therapie nach einer Woche wiederholt werden.

Zusammenfassung

Starker, plötzlich auftretender Juckreiz und Befall der Prädilektionsstellen (Interdigitalräume, Fingerseitenflächen, Beugeseite der Handgelenke, Fußknöchel, Genitalregion) mit Milbengängen in der Hornschicht, Knötchen und Pusteln sind Symptome der Skabies. Bei Menschen, die sich pflegen, sind die Gänge oft sehr schwer zu entdecken. Der Erreger ist Sarcoptes scabiei hominis. Tierische Milben befallen ebenfalls den Menschen, graben aber keine Gänge in die Haut. Behandlung: Einreiben mit Gammexan. Eine besondere Variante der Skabies bei Menschen mit mangelnder Resistenz ist die Scabies crustosa oder norvegica, die eine Erythrodermie vortäuscht; zahlreiche Milben, hohe Ansteckungsgefahr!

Trombikulose (Trombididose), Infektionen mit Laufmilben

Zur Ordnung der Akarinen gehören die Trombididen, von denen mehrere Arten den Menschen unter dem Bild der Heu- oder Erntekrätze befallen. Veränderungen treten in unseren Breiten von Mai bis Oktober mit Höhepunkt im September vorwiegend bei Feld- und Gartenarbeitern, aber auch bei Spaziergängern auf. Die Weibchen der Trombididen legen ihre Eier auf die feuchte Haut; aus dem Ei entwickelt sich eine sechsfüßige Larve, die sich auf der Haut zahlreicher Wirbeltiere ernähren kann. Sie heftet sich an die Haut und bleibt hier etwa 2–10 Tage, bevor sie von selbst abfällt. In dieser Zeit löst sie mit einer Substanz die Hornschicht auf und nährt sich von diesem gelösten Material, also nicht von Blut. Bereits dieses Verdauungssekret verursacht einen Juckreiz, der bei sensibilisierten Personen entsprechend stärker ist. An der Saugstelle entstehen nach wenigen Stunden kleine rote Makeln von 1–2 mm Durchmesser. Beim Sensibilisierten entwickeln sich oft bereits in der 1. oder 2. Stunde Quaddeln, denen dann Papulovesikeln mit Lymphangitis folgen können. Auch Allgemeinsymptome werden beobachtet. Kinder werden von Trombididen gelegentlich universell befallen. Die Veränderungen imitieren manchmal ein Ekzem. Zunächst sind die Stellen der Haut betroffen, die von Kleidung nicht geschützt sind und deren Hornschicht dünn und feucht ist, oft die Fußknöchel, die Innenseite der Oberschenkel und die Leistenregion. Später sind gerade Hautbezirke unter eng anliegenden Kleidungsstücken flächenhaft befallen. Manche Arten von Trombididen sollen Rickettsien übertragen. Behandelt wird symptomatisch mit Glucocorticoidcremes und Schüttelmixturen.

Zusammenfassung

Trombididen befallen vor allem Feld- und Gartenarbeiter (Heu- oder Erntekrätze). An der Freßstelle bilden sich Papeln und Quaddeln; es folgen ekzematöse Veränderungen. Zuerst sind ungeschützte Stellen, später besonders Hautregionen mit eng anliegenden Kleidungsstücken flächenhaft befallen. Therapie: symptomatisch.

Erkrankungen durch Zecken

Auch die Zecken gehören wie die Skabiesmilbe zur Ordnung der Akarinen. Sie sind Überträger von Spirochäten (s. u.) und von Viruserkrankungen, die noch nach jahrelanger Inkubation das zentrale Nervensystem befallen (s. u.). Der Zeckenbiß wird meist nicht bemerkt. Man soll Zecken nicht aus der Haut ausreißen, da der Beißapparat sonst zurückbleibt. Unter Vaseline kann man die Zecken ersticken und dann leicht entfernen. Auch durch Herausdrehen lassen sich Zecken beseitigen. Am Ort des Zeckenbisses, wie auch an der Stichstelle anderer Insekten, entwickeln sich manchmal *Lymphozytome* (Lymphadenosis cutis benigna), d.h. es entstehen in der Haut lymphadenoide Infiltrate mit Keimzentren, also Infiltrate, die Lymphknoten nachahmen.

Bisse von Taubenzecken (nachts!) sind schmerzhaft und rufen ein Erythem, evtl. mit Lymphangitis und Lymphadenitis, hervor.

Das Erythema chronicum migrans und auch die Acrodermatitis chronica atrophicans Herxheimer (S. 235) folgen Zeckenbissen. Auch die Lymphozytome werden als Folge einer Borrelieninfektion angesehen.

Erythema chronicum migrans

Das Erythema chronicum migrans entwickelt sich meist an der Stelle eines Zeckenbisses, seltener an der eines Insektenstiches, und breitet sich über Monate zentrifugal aus (Abb. **109**). Meist heilt es spontan ab.

Das Erythema chronicum migrans wird durch Spirochäten, Borrelia burgdorferi oder verwandte Erreger, hervorgerufen, die vornehmlich durch Zecken übertragen werden. Ein direkter Spirochätennachweis ist möglich, aber schwierig; entsprechende serologische Reaktionen sind positiv, doch ist mit der Durchseuchung der Bevölkerung zu rechnen. Dem Erythema chronicum migrans können Kopfschmerzen, Nackensteifigkeit, Myalgien, Lymphknotenschwellung und allgemeines Krankheitsgefühl folgen; Wochen oder Monate später können sich eine Meningoenzephalitis, Neuropathien, Myokarditiden oder wandernde Muskelschmerzen einstellen, ferner über Jahre anhaltende Arthritiden, Lyme-Erkrankung. Man unterscheidet bei diesen 3 Stadien: 1. Erythema chronicum migrans, 2. neurologische und kardiale Störungen, 3. Arthritis.

Therapie. Trotz der meist spontanen Heilung ist wegen möglicher Allgemeinsymptome eine Behandlung anzuraten, und zwar über 10 Tage 1 Mega Depot Penicillin täglich, alternativ 2 g Tetracyclin/die (Kontraindikationen beachten!).

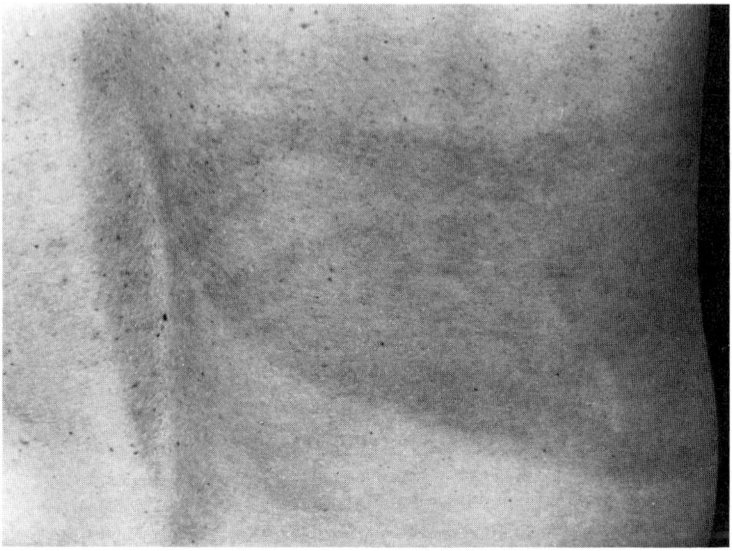

Abb. **109** Erythema chronicum migrans

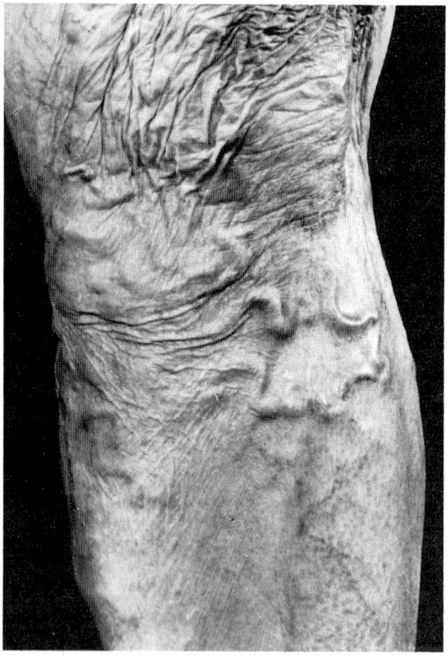

Abb. **110** Acrodermatitis atrophicans Herxheimer, zigarettenpapierartige Fältelung der Haut

Acrodermatitis (chronica) atrophicans Herxheimer, Dermatitis atrophicans chronica progressiva

Die Acrodermatitis atrophicans ist auch dort selten geworden, wo sie früher häufig war, wahrscheinlich durch den ausgedehnten Gebrauch von Antibiotika.

Die Acrodermatitis atrophicans besteht in einer blauroten Verfärbung und Schwellung vor allem im Bereich von Ellenbogen und Knien, Unterarmen und Unterschenkeln. Später wird die Haut atrophisch, die Gefäße scheinen durch die Haut durch, die Haut läßt sich wie Zigarettenpapier fälteln (Abb. **110**). Seltene Verlaufsformen sind eine Sklerosierung der Haut, besonders als sklerodermieartiger Ulnarstreifen, oder eine Entwicklung von Knoten an den Gelenken (juxtaartikuläre Knoten). Leider wird die Erkrankung oft fehlgedeutet, z. B. als Akrozyanose oder Folgezustand von Erfrierungen. Es handelt sich um eine Spirochäteninfektion (Borrelien), die vornehmlich durch Zeckenbiß übertragen wird (S. 233). Im Blutserum finden sich entsprechende Antikörper. Vornehmlich sind Frauen betroffen. Komplikationen sind neurologische Veränderungen, Muskelschwund und Knochenatrophien. Gelegentlich lassen sich auch pathologische Bluteiweiße (Makroglobuline, Kryoglobuline) nachweisen.

Als eine Sonderform der Acrodermatitis atrophicans Herxheimer wird die *Anetodermia erythematosa maculosa* angesehen, bei der es zu einem umschriebenen Schwund der Dermis kommt und das Fettgewebe sich hernienartig durch die Epidermis vorwölbt. Auch von einer, allerdings sehr seltenen Form dieser Ausstülpung ohne vorausgehende Entzündung wird berichtet.

Therapie. 12 Mega Penicillin, 1 Mega täglich, oder entsprechend andere Antibiotika, im besonderen Tetracycline, bringen die Erkrankung zum Stillstand; zerstörtes Gewebe wird natürlich nicht regeneriert.

Zusammenfassung

Zecken sind Überträger von Spirochäten (Borrelien) und Viren. Das Erythema chronicum migrans und die Acrodermatitis chronica atrophicans sind Folge dieser Borrelieninfektion.

Erkrankungen durch Läuse

Die Läuse werden in 2 Gruppen unterteilt, nämlich beißende und saugende; nur die saugenden finden wir auf der Haut des Menschen (Anoplura). Es handelt sich um kleine flügellose Insekten mit kurzen Antennen; mit den Beinen können sie sich an den Haaren festhalten (Abb. **111**).

Wir unterscheiden 3 Gruppen von Läusen, die den Menschen befallen: 1. die Kopflaus, 2. die Kleiderlaus, 3. die Filzlaus. Alle 3 gehören zur Spezies

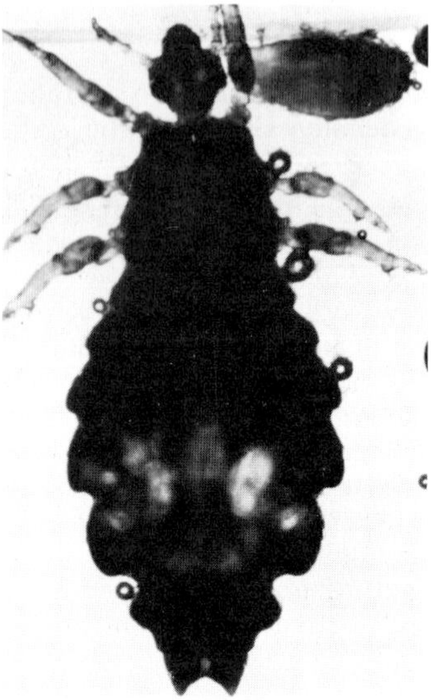

Abb. **111** Kopflaus mit Haar und Nisse

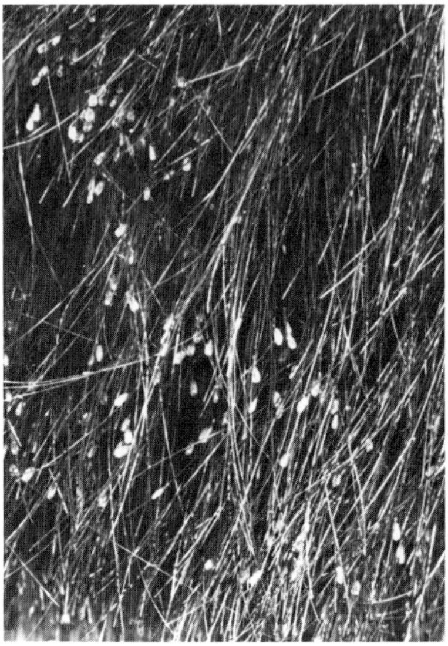

Abb. **112** Nissen bei Kopfläusen

Pediculus humanus, sie ernähren sich von menschlichem, nur in Notlagen von tierischem Blut.

Kopflaus (Pediculus capitis)

Die Kopflaus (Abb. **111**) hält sich im Kopfhaar auf, vor allem am Hinterkopf und hier wieder vorzugsweise im Ohrbereich. Sie ist etwas schmaler als die Kleiderlaus, das Männchen schmaler als das Weibchen. Kopf- und Kleiderlaus sind schwer zu unterscheiden. Die Kopflaus begibt sich nur in Ausnahmefällen in andere Regionen des Körpers, z. B. in den Bartbereich. Ihre Nissen klebt sie an die Haare (Abb. **112**, **113**), sehr selten an Textilfasern. Jüngere Menschen werden häufiger als ältere befallen. Ob ein Kopf schmutzig oder sauber ist, spielt hingegen keine Rolle. Menschen mit langem Haar sollen leichter und intensiver befallen werden als andere; deshalb wurden in Kriegszeiten gefährdeten Personen die Haare abrasiert.

Klinisches Bild. Nach der Infektion kommt es im befallenen Bereich zu Rötung, Bläschen, Pusteln, Blasenbildung mit Nässen, Schuppen und Krusten. Schließlich sind die Haare insgesamt in eine Krustenmasse einbezogen („Weichselzopf"). Charakteristisch sind die Nissen, die sich vor allem retroaurikulär finden. An der Spitze der Nissen findet man Poren, durch die die sich entwickelnde Larve oder Nymphe Luft einsaugt. Mit dem Läusebefall kann ein juckendes papulöses Exanthem verbunden sein (Pedikulid).

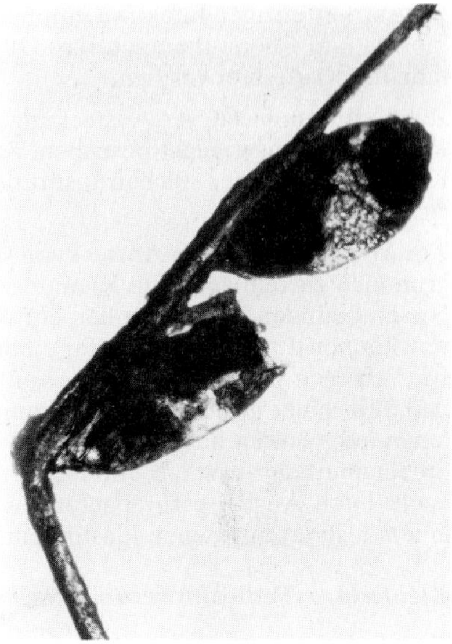

Abb. **113** Nissen am Haar unter dem Mikroskop

Die Nisse wandert mit dem wachsenden Haar von der Kopfhaut weg. Dadurch gelangt das Ei genau in die Temperaturzone, die für die ausschlüpfende Larve günstig ist. Die Larve sieht bereits der vollentwickelten Laus ähnlich. Oft findet man leichter Nissen an den Haaren als die Läuse selbst; zuweilen aber sind die Läuse in solcher Menge vorhanden, daß sie sofort in die Umgebung auswandern, wenn ein solcher Kopf eine Kopfstütze oder ein Kissen berührt. Kopfläuse sind also nicht notwendig ein Zeichen für mangelnde Körperpflege.

Therapie. Zunächst wird der Kopf intensiv mit einem Syndet gewaschen; dadurch werden früher aufgetragene Salben und Öle entfernt. Nach Auswaschen des Syndets werden gammexanhaltige Mittel aufgetragen, etwa Jacutin-Gel. Streng an die Gebrauchsanweisung halten, besondere Vorsicht bei Kindern! Säuglinge werden zur Therapie besser stationär aufgenommen. Pyrethrumextrakte, Crotamiton, Malathion (0,5% in Spiritus) und andere Präparate sind Therapiealternativen, zumal aus anderen Ländern über gammexanresistente Läuse berichtet wird. Die Behandlung soll man nach etwa 8 Tagen wiederholen, um noch aus den Nissen schlüpfende Läuselarven abzutöten. Auch wird ein Nachspülen der Haare nach dem Waschen mit lauwarmem 5%igem Essigwasser empfohlen; dadurch werden die Nissen beim Kämmen der Haare mit einem besonders engen Kamm (Läusekamm) leichter von den Haaren abgelöst. Ein älteres Mittel zur Behandlung der Kopfläuse ist Cuprex (feuergefährlich).

Bei starker eitriger Infektion empfiehlt sich die innerliche Gabe von Antibiotika und Chemotherapeutika. Durch Auftragen von 2% Salicylöl kann man die Krusten erweichen.

Zur Verhütung weiterer Ansteckungen dürfen befallene Personen Schulen, Kinderheime usw. nicht besuchen. Schon bei Verdacht des Auftretens von Kopfläusen in einer solchen Institution ist das Gesundheitsamt zu benachrichtigen.

Zur Vorbeugung gegen Ansteckung sind Kämme, Haar und Kleiderbürsten gründlich zu reinigen; alle Kleidungsstücke, in denen sich Kopfläuse oder Nissen befinden können, sollen entwest werden. Bei niedrigen Temperaturen können Läuse mehrere Tage ohne Nahrung überleben, schlupffähige Eier ablegen und so zur Quelle von neuen Ansteckungen werden. Daher bedarf es einer gründlichen Reinigung der Räume, in denen sich die Befallenen aufgehalten haben. Auch sind die Familienangehörigen, Mitschüler, Spielkameraden usw. zu untersuchen. Läuse in Kleidungsstücken können auch durch Aushungern abgetötet werden, indem man sie wochenlang in einem festverschlossenen Plastikbeutel beläßt.

Kleiderlaus (Pediculus vestimentorum)

Morphologisch ist die Kleiderlaus der Kopflaus ähnlich. Sie legt aber ihre Eier in die Säume und Falten der Unterwäsche. Das Ei wird als Nisse an die Woll- oder Baumwollfaser angeklebt. Das vordere Ende des Eies ist abgeflacht, in diesem Teil finden wir die feinen Luftkanäle. 6–19 Tage dauert es, je nach Temperatur, bis die Larve dem Ei entschlüpft. Meist kriechen die Larven bereits nach 7–9 Tagen aus. Ohne ständige Blutaufnahme überleben die Tiere bei 35 °C nur 24–48 Stunden, bei niedriger Umgebungstemperatur über 10 °C allerdings länger, manchmal sogar bis zu 10 Tagen. Hängt man die Kleidungsstücke über Nacht in die frische Luft, so wird zwar ein Teil der Eier abgetötet, die Läuse werden aber nicht vernichtet! Die Läuse suchen Temperaturen, die der der Hautoberfläche entsprechen. Dorthin nehmen sie ihre Marschrichtung. Sie bevorzugen Kleidungsstücke, die bereits von Artgenossen bewohnt werden und getragen sind, also „nach Mensch riechen". Läuse schätzen die Dunkelheit, bei Licht verhalten sie sich ruhig. Sie wandern während des Schlafes von einem Schläfer zum anderen. Läuse halten sich hauptsächlich in Betten auf, die jeden Tag belegt sind. Manche Personen werden von Läusen gemieden. Die heute übliche Hygiene wirkt der Ausbreitung der Kleiderläuse entgegen. Man sollte daran denken, daß Läuse gefährliche Krankheitserreger übertragen oder ihnen den Weg bahnen. So verbreiten sie das Fleckfieber und das Rückfallfieber, woran sie allerdings selbst zugrunde gehen.

Klinisches Bild. Das klinische Bild variiert je nach der Konstitution des Betroffenen. Bei manchen Menschen lösen bereits wenige Läuse starke Beschwerden, vor allem Juckreiz aus. Bei anderen muß die Besiedlung erst

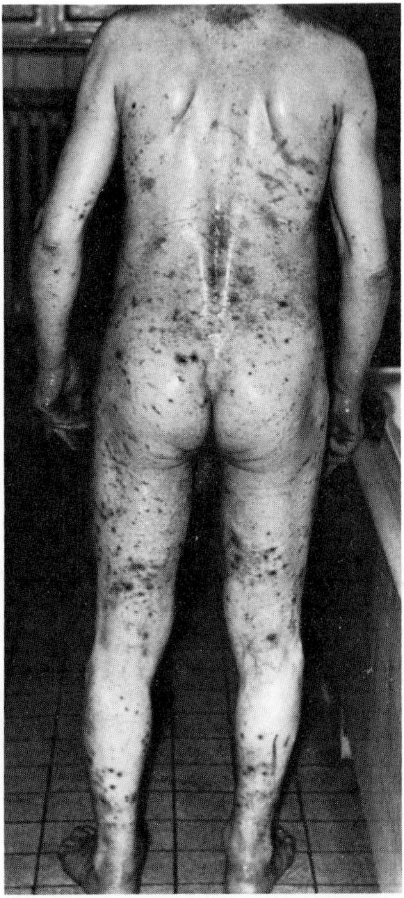

Abb. **114** Vagabundenhaut bei Stadtstreicher

einen erheblichen Grad erreichen, ehe sie die Infektion bemerken. Erstes Zeichen an der Haut sind umschriebene Hämorrhagien. Papeln können sich an der Saugstelle entwickeln. Diese Papeln sind immunbiologisch gesehen eine Spätreaktion. Quaddeln als Sofortreaktion, in seltenen Fällen selbst ein allergisch bedingter Schock nach Bissen, werden bei überempfindlichen Personen beobachtet. Als Folge der Kratzeffekte kommt es zu Pigmentverschiebungen, Verdickung der Haut und zum Auftreten von Pyodermien, einem Hautstatus, den man als Vagabundenhaut (Abb. **114**) oder wegen der Vielgestaltigkeit auch als Poikilodermie bezeichnet.

Therapie. Die Läuse werden mit Insektiziden abgetötet, auch Kleider und Betten müssen entwest werden. Ist das nicht möglich, so muß man diese entsprechend lange aus dem Gebrauch ziehen, gegebenenfalls länger als 10 Tage (Temperaturabhängigkeit!). Bei Läusen ist ein Schutz mit insektenabweisenden Mitteln (Repellents) möglich. Sekundärveränderungen, im besonderen die Pyodermien, werden symptomatisch behandelt.

Filzlaus, Pediculus (Phthirus) pubis

Die Filzlaus (Abb. **115**) unterscheidet sich von den bereits besprochenen Läusen schon morphologisch, ihr Abdomen ist breiter als lang. Filzläuse

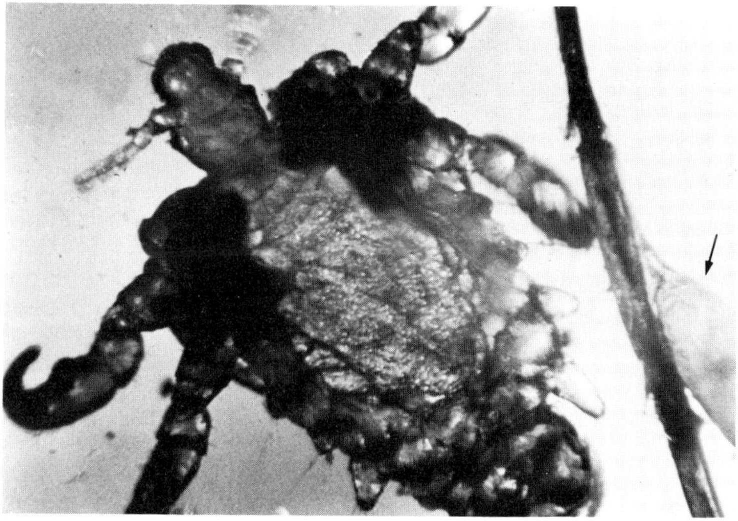

Abb. **115** Filzlaus mit Haar und Nisse

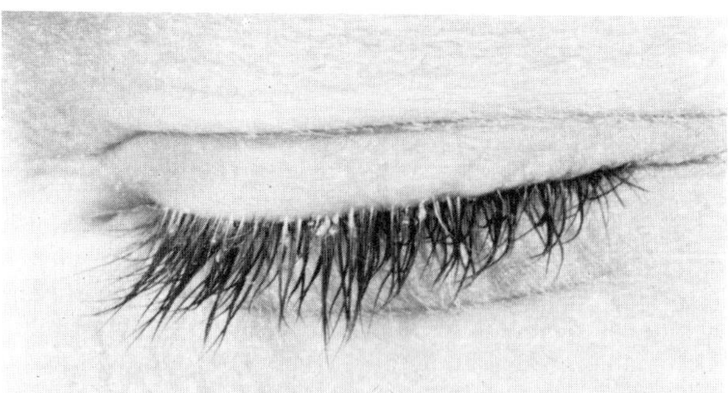

Abb. **116** Nissen von Filzläusen an den Wimpern eines Kindes

finden sich vornehmlich im Bereich der Schamhaare, kommen aber auch in der Axillarbehaarung, in den Haaren der Leistenregion, perianal, in den Haaren des Stammes und manchmal auch im Bereich von Augenbrauen und Wimpern, selten sogar auf dem behaarten Kopf vor. Bei Kindern findet man Augenbrauen, Wimpern (Abb. **116**) und Kopfhaar befallen, da im Bereich der Achseln und der Genitalregion noch keine Haare entwickelt sind. Filzläuse bevorzugen offenbar eine höhere Luftfeuchtigkeit als ihre Verwandten; ihre Nissen müssen sie daher mit mehr „Zement" an die Haare kleben. Die Besiedlungsdichte der Filzläuse bleibt meist relativ dünn, abgesehen von Augenbrauen und Wimpern. Andere Läuse können sich dort nicht halten, da sie sich an diesen dickeren Haaren nicht festklammern können.

Übertragen werden die Filzläuse meist bei intensivem Kontakt, im besonderen beim Geschlechtsverkehr. Bettwäsche und Handtücher werden jedoch auch angeschuldigt. Die Filzläuse bleiben im Gegensatz zu den anderen Läusen meist an Ort und Stelle. Die Übertragung erfolgt daher offenbar passiv.

Klinisches Bild. Die klinischen Veränderungen sind meist geringfügig und bestehen in kleinen Papeln mit Krusten und Kratzeffekten. Ferner treten eigentümliche *grau-blaue* Flecke, die *‚taches bleues'*, auf, deren Pathogenese bis heute nicht klar ist.

Therapie. Wir empfehlen gründliches Waschen mit einem Syndet und Einreiben mit Gammexan-Emulsion über mehrere Tage. Die Therapie mit Quecksilbersalzen wird wohl heute niemand mehr in Betracht ziehen, außer vielleicht im Bereich der Wimpern und Augenbrauen. Dort verwendet man Unguentum hydrargyri flavum. Möglicherweise ist der wirksame Faktor das Vaselin, das die Atmung der Läuse und Nissen behindert. Von den Augenwimpern der Kinder (Abb. **116**) muß man mit einer Pinzette die Läuse und Nissen Stück für Stück entfernen. Bei allen von Läusen Befallenen gilt es, auch die Kontaktpersonen zu erfassen.

Zusammenfassung

Kopfläuse äußern sich durch Juckreiz und Veränderungen im Sinne eines Ekzems oder von Pyodermien an der Haargrenze hinter den Ohren und im Nacken. Die Läuse sind oft schwer zu finden. Kleiderläuse rufen Papeln, Quaddeln, Pigmentverschiebungen und Hauteiterungen hervor (Vagabundenhaut). Die Pediculi pubis oder Filzläuse werden meist beim Geschlechtsverkehr übertragen. Sie sitzen in Scham- und Achselhaaren, bei Kindern vor der Pubertät auch in Augenbrauen und Wimpern. Ihre Bisse rufen in der Haut blaue Flecken, die „taches bleues", hervor. Behandelt wird mit Insektiziden; das Mittel der Wahl ist nach wie vor Gammexan.

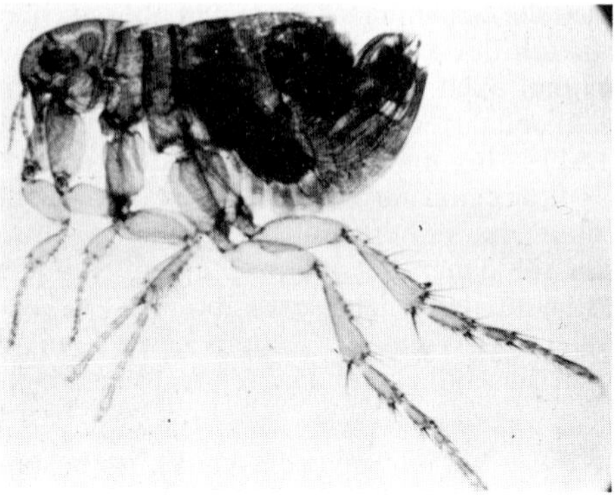

Abb. **117** Floh, wahrscheinlich Hundefloh

Erkrankungen durch Flöhe

Die Flöhe gehören der Ordnung der Siphonaptera an. Nur der erwachsene Floh (Abb. **117**) sucht die Haut auf; Ei und Larve entwickeln sich in Spalten des Fußbodens, Kleidungsstücken und an anderen Stellen. Flöhe haben je nach ihrer Art einen bevorzugten Wirt, halten sich aber nicht so streng an ihren Gastgeber wie die zuvor genannten Lebewesen. Bekannt ist das Beispiel des tropischen Rattenflohs, Xenopsylla cheopis, der die Ratte dann verläßt, wenn sie an der Pest stirbt, und so den Erreger Yersinia pestis auf den Menschen überträgt. Den Menschen befallen heute meist Hundeflöhe; Menschenflöhe sollen selten geworden sein. Andere Autoren bezweifeln diese Annahme mit der Begründung, daß Menschenflöhe auf Ratten und Hunde übergewechselt seien.

Pulex irritans

Der Menschenfloh, Pulex irritans, ist ein kleines flügelloses Insekt von ungefähr 3 mm Länge mit kurzen retrahierten Antennen. Er soll länger als ein Jahr leben, wenn er eine optimale Ernährung beim Menschen findet. Gewöhnlich beißt er an Stamm und Beinen. Klinisch sieht man dann kleine, oft gruppierte Flecke und Papeln, oft mit einem rötlichen Zentrum, nämlich der Bißstelle. Da der Floh nicht nur Blut entnimmt, sondern offenbar auch noch eine Substanz einspritzt, rufen die Bisse erhebliche Beschwerden hervor, im besonderen unerträglichen Juckreiz. Flohbisse begünstigen, wie auch das Saugen der Läuse, das Eindringen von Mikroben.

Therapie. Die Bekämpfung der Flöhe erfolgt am besten mit Insektiziden, die Anwendung von insektenabweisenden Stoffen (Repellents) ist möglich. Die Bisse selbst behandelt man mit einer Glucocorticoidlotio oder -creme. Auch Teerbäder und Schüttelmixturen werden als angenehm empfunden. Zum Fangen der Flöhe raten SUTTON u. a. zu folgender Methode: Ein klei-

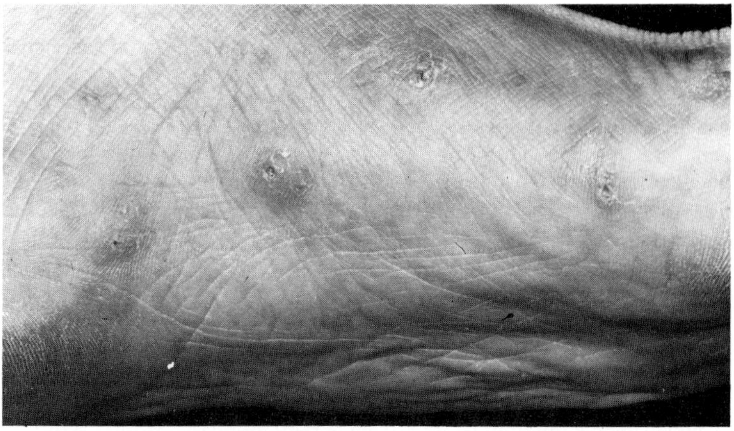

Abb. **118** Papeln nach Bissen von Sandflöhen

neres weißes Kleidungsstück wird in dem dunklen Raum ausgelegt. Plötzlich wird Licht gemacht: Der Floh soll dann auf das weiße Kleidungsstück springen.

Sandfloh, Tunga penetrans

Der Sandfloh kommt in Südamerika, Afrika und Westindien im Sandboden vor. Das Weibchen des Flohs bohrt sich in die Haut ein; nur das distale abdominale Segment ragt aus der Haut hervor. Jede Stelle der Haut kann befallen werden; hauptsächlich aber finden sich die Flöhe zwischen den Zehen, unter den Zehennägeln und auf der Haut der Fußsohle (Abb. **118**). Im Nagelbereich imitiert der Befall durch Sandflöhe eine Paronychie. An der Bißstelle der Sandflöhe entwickeln sich Ulzerationen. Diese sind Eintrittspforte für andere Erreger, darunter auch für die des Tetanus und des Gasbrands. Infolge der modernen Reisefreudigkeit werden auch in Mitteleuropa Erkrankungen durch Sandflöhe beobachtet, wenn sich die Patienten in entsprechenden Gebieten aufgehalten haben.

Zusammenfassung

An Stellen von Flohbissen entwickeln sich oft gruppierte Flecken und Papeln. Oft erkennt man noch im Zentrum den Stich an einer kleinen Blutung. Schutz vor Flohstichen durch insektenabweisende Substanzen ist möglich. In Südamerika, Afrika und Westindien kommt im Boden der Sandfloh vor, dessen Weibchen sich in die Haut einbohrt. Auch die Flöhe sind Überträger gefährlicher Krankheiten.

Erkrankungen durch Wanzen (Cimex lectularius)

Wanzen halten sich keineswegs nur im Bett, sondern hauptsächlich hinter Tapeten, in Spalten der Wände, hinter Schränken und Bildern und in Fugen der Betten auf. Sie lassen sich von der Decke auf den Schläfer im Bett fallen! Manchmal hausen sie in Polstern öffentlicher Verkehrsmittel und ernähren sich von den Passagieren. Sie werden durch Insektizide bekämpft. Meistens ist es auch nötig, die Wohnungen unter und über dem Zimmer und benachbarte Räume zu entwesen. Wanzen können bei entsprechend empfindlichen Personen erhebliche Beschwerden hervorrufen. Wanzenstiche werden lokal mit Schüttelmixturen oder Glucocorticoidpräparaten behandelt. Manche Autoren empfehlen auch die lokale Anwendung von Antihistaminika, deren Wirkung uns nicht überzeugt hat; es besteht zudem die Gefahr der Sensibilisierung; entsprechendes gilt für die lokale Anwendung von Anästhetika. Innerlich gegeben sind Antihistaminika nicht zuletzt aufgrund der sedierenden Wirkung manchmal von Nutzen.

Wanzenstiche kann man leicht mit einer Urtikaria verwechseln. Auf Glasspateldruck erkennt man in Wanzenstichen jedoch häufig *eine zentrale Blutung.*

Erkrankungen, hervorgerufen durch Mücken, Bienen und andere stechende Insekten

Manche Menschen vertragen deren Stiche, wenigstens scheinbar, reaktionslos, andere reagieren mit Quaddeln, manche mit Blasen. Gelegentlich hinterlassen Mückenstiche hartnäckige Granulome, selbst tuberkuloiden Aufbaus, die sich nicht selten in Dermatofibrome umwandeln. Besonders gefährlich ist ein allergischer Schock bei entsprechend sensibilisierten Personen nach Insektenstichen, vor allem nach Bienen- und Wespenstichen (Hummeln sind eine Bienen-, Hornissen eine Wespenart). Wiederholte Stiche können zu hochgradiger Sensibilisierung, aber auch zu einer Desensibilisierung führen, so meist bei Imkern. Wird ein Überempfindlicher gestochen, so sollte bei Stich an einer Extremität diese mit einem Stauschlauch leicht abgebunden werden. 0,5 ml Adrenalinhydrochlorid 1:1000 werden möglichst nahe der Stichstelle und zugleich noch in eine andere Körperregion subkutan injiziert. Allergiker sollten in einer Notfallpackung einen Aerosol-Bronchodilatator-Spray zusammen mit der Adrenalinlösung (Anaphylaxiebesteck-Tropon) und Glucocorticoiden (z. B. Celestan liquidum, Betnesol WL Tbl., injizierbare Präparate) mit sich führen, damit sofort Hilfe möglich ist. Bei Überempfindlichkeit ist eine therapeutische Hyposensibilisierung möglich, aber nicht ungefährlich (stationär als Schnellhyposensibilisierung). Insektenabweisende Mittel (Repellents) werden empfohlen, bieten aber nur einen relativen Schutz. Entsprechendes gilt für die innerliche Gabe von Vitamin B_1, doch sind mindestens 600 mg pro Tag erforderlich. Die Anlockung der Insekten hängt von Substanzen an der Hautoberfläche, wahrscheinlich Steroiden, ab; sie ist also auch beim gleichen Individuum nicht immer gleich groß, bei Frauen abhängig vom Menstruationszyklus. Die Feuchtigkeit der Hautoberfläche spielt eine Rolle. Es ist deshalb verständlich, daß manche Menschen häufiger von Insekten gestochen werden als andere. Die Beurteilung eines Repellents ist daher nicht einfach!

Auch durch die Stiche dieser Insekten können Krankheiten übertragen werden. Das Erythema chronicum migrans (S. 233) sowie die Lymphadenosis cutis benigna (Lymphozytom) (S. 233) sind im Anschluß an Mückenstiche beobachtet worden.

Varioliforme Veränderungen nach Insektenstichen geben zu Verwechslungen selbst mit Variola oder Variolois Anlaß.

Auch in Europa beobachtet man gelegentlich Beulen, die durch das Eindringen der Larven der *Tumbu-Fliege* in Afrika ausgelöst wurden, im besonderen bei Kindern. Im Zentrum dieser Beulen sieht man oft die Larve durchschimmern. Es entleert sich ein eitriges Sekret. *Stechmücken* übertragen Malaria, Gelbfieber, Denguefieber, Filariasis und andere Krankheiten; die *Sandfliegen* (Phlebotomen) Leishmaniasis, Sandfly-Fieber (Pappatacifieber) und die Carrion-Erkrankung. *Fliegen* legen ihre *Larven* manchmal auf Schleimhäuten und Wunden ab; die Maden entwickeln sich dort und richten zum Teil schwere Zerstörungen an. Bemerkenswerterweise hat das Abdauen von Nekrosen durch *manche* Fliegenmaden aber einen positiven Effekt auf die Wundheilung. Die *Dermatomyiasis linearis migrans* (Hautmaulwurf), eine Form der Creeping eruption, wird auch ausgelöst durch *Larven einer Bremse* des Pferdes oder Rindes, die die Haut in verschiedener Tiefe durchgraben, meist aber durch Würmer (S. 247 ff.).

Hautveränderungen durch Raupenhaare

Die Haare mancher Schmetterlingsraupen lösen auf der Haut Erytheme, Quaddeln, Papeln und Bläschen aus; die strichförmige Anordnung entsprechend dem Weg der Raupen weist auf die Diagnose hin. Manchmal sind auch noch die Raupenhaare in den Effloreszenzen nachweisbar, im besonderen in Bläschen. Die Haare wirken einmal als Fremdkörper, zum anderen durch die Abgabe von Sekreten.

Zusammenfassung

Insekten, im besonderen Stechmücken und Fliegen, rufen unterschiedliche Veränderungen an der Haut hervor, z. B. graben die Larven einer Bremse Gänge in der Haut; Haare von Schmetterlingsraupen führen zu ekzemartigen Veränderungen. Nach Insektenstichen, im besonderen Bienen- und Wespenstichen, tritt gelegentlich ein allergischer Schock bei entsprechend Empfindlichen auf.

Leishmaniasen (Leishmaniasis)

Die Leishmaniasen sind eine Gruppe von Erkrankungen, die durch Protozoen der Gattung Leishmania hervorgerufen und durch verschiedene Arten von Sandfliegen (Phlebotomen) übertragen werden; daher erwähnen wir sie hier. Wir unterscheiden je nach Art der Leishmanien die Orientbeule (Leishmania tropica), die amerikanische Leishmaniase (Leishmania brasiliensis) und den Kala-Azar (Leishmania donovani). Für den Dermatologen ist die Orientbeule (= Hautleishmaniase, Aleppobeule, Delhibeule oder Ulcus tropicum) wichtig, da sie jetzt häufiger von Reisenden aus dem Mittelmeerraum mit nach Hause gebracht wird. Die Orientbeule kommt nicht nur im Nahen Osten, in China, Indien und im nördlichen Afrika vor, sondern ist auch nach Süd- und Mittelamerika eingeschleppt worden. Sie darf nicht mit der amerikanischen Leishmaniase im eigentlichen Sinne verwechselt werden. Bei der Haut-Leishmaniase findet man Knoten an der Haut (Abb. **119**, **120**), die einen Knoten bei Sarkoidose Boeck, einen Frühherd

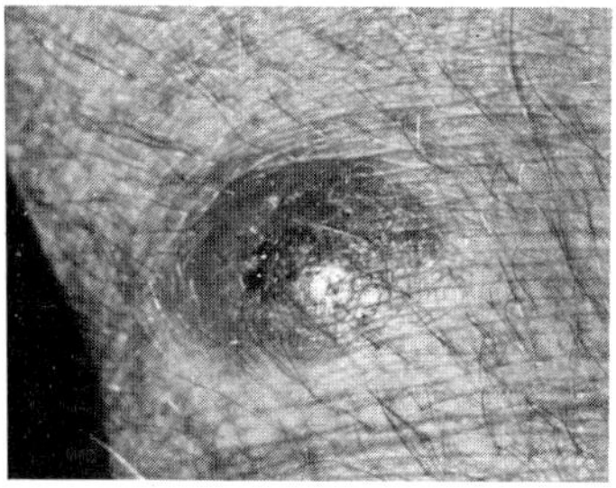

Abb. **119** Kutane Leishmaniase: Knoten am linken Handgelenk dorsal

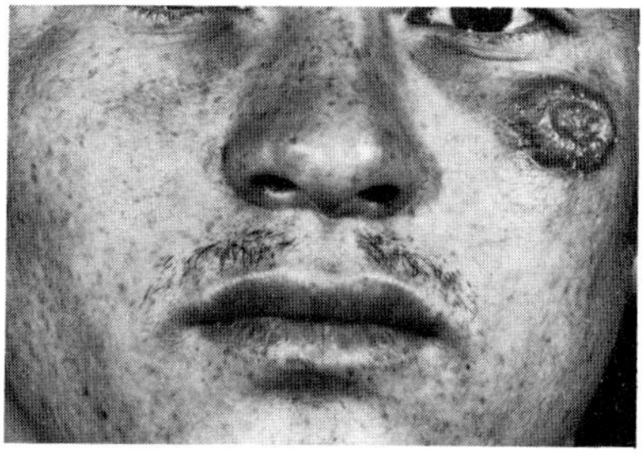

Abb. **120** Ulzerierter Knoten bei Leishmaniase

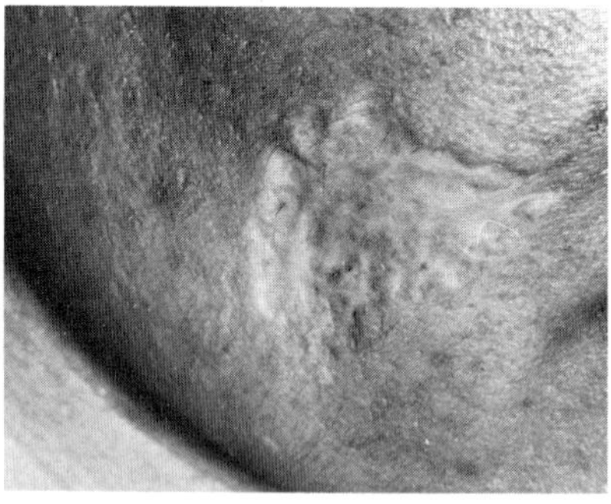

Abb. **121** Kutane Leishmaniase: typische Narbe bei Perserin

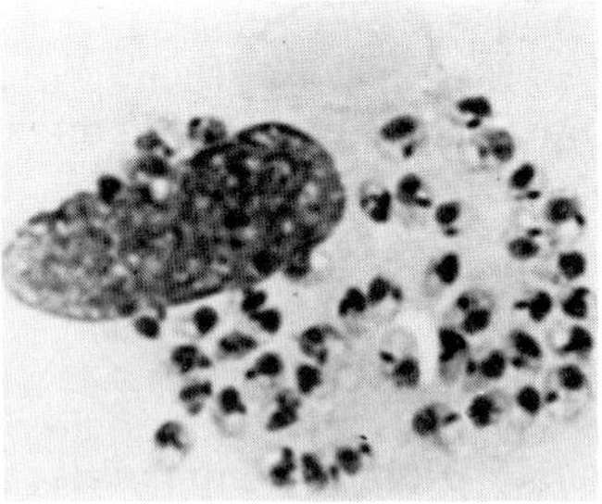

Abb. **122** Kutane Form der Leishmaniase: Erreger in Makrophagen, gewonnen aus einem Abstrich von einem ulzerierten Knoten (Abb. **120**)

des Lupus erythematodes oder eine Tuberkulose der Haut imitieren und mit charakteristischen Narben abheilen (Abb. **121**). Im Ausstrich findet man die Erreger in Makrophagen (Abb. **122**). Auch im Schnitt sind sie leicht erkennbar. Allerdings enthalten die Granulome der tuberkuloiden Formen so wenig Erreger, daß man auch feingeweblich an eine Tuberkulose denken könnte. Die Knoten heilen nach Monaten, manchmal Jahren, spontan ab; die Patienten sind dann immun. Auch bei scheinbar sicherer Haut-Leishmaniase ist durch Untersuchung der Organe und durch serologische Reaktionen eine systemische Leishmaniase auszuschließen; der Organbefall hängt offenbar weniger vom Erreger als von der Resistenz des Organismus ab.

Therapie. Exzision der Knoten, um unschöne Narben zu verhindern (Abb. **121**). Viele Therapieempfehlungen verdanken der Selbstheilung der kutanen Leishmaniase ihren Ursprung. Derzeit werden Co-Trimoxazol und Rifampicin empfohlen. In besonders schweren Fällen kommen Antimonpräparate (Glucantime, Pentostam) in Frage.

Die *amerikanische Leishmaniase* ruft Ulzerationen im Bereich von Nase und Pharynx hervor. Im Gegensatz zur Orientbeule führt die amerikanische Leishmaniase durch Sekundärinfektion manchmal zum Tode.

Zusammenfassung

Die Leishmaniasen (Leishmaniasis) werden durch Sandfliegen übertragen und durch Protozoen der Gattung Leishmania hervorgerufen. Patienten mit Orientbeule kommen aus dem Mittelmeerraum zu uns. Die Herde bestehen in Knoten, meist im Gesicht, die an eine Sarkoidose Boeck, einen Lupus erythematodes oder an eine Tuberkulose der Haut erinnern. Sie heilen mit charakteristischen Narben ab (Abb. **121**). Schon im Ausstrich findet man die Erreger in Makrophagen, so daß die Diagnose leicht zu sichern ist (Abb. **122**).

Erkrankungen durch Würmer

Viele Würmer, und zwar Nematoden (Rundwürmer) und Plathelminthen (Flachwürmer), verursachen Hautveränderungen. In diesem Taschenbuch sind nur einige Hinweise möglich.

Nematoden

Manche dieser Würmer benutzen die Haut als Eintrittspforte. Die reifen Larven bohren sich durch die Epidermis in die Haut und wandern in Blut- und Lymphgefäße der Dermis ein. An der Eintrittsstelle findet man eine Rötung und leichte Schwellung; beim Eindringen zahlreicher Larven kommt es zu papulovesikulären (ground itch) oder manchmal auch zu skabiesartigen Hautveränderungen, besonders an der Fußsohle und in den Zwischenzehenräumen.

Das Ankylostoma bohrt sich in die Haut ein und kann, wie auch andere in der Haut wandernde Larven (S. 245), das Krankheitsbild der *Larva migrans* (Hautmaulwurf, *creeping eruption*) an der Haut hervorrufen. Die Wanderwege der Larve, die vor der Wanderschaft gelegentlich Wochen und Monate ruhig liegt, sind an den drahtartigen Gängen makroskopisch zu erkennen. Die Gänge haben etwa 3 mm Durchmesser, jucken sehr und bilden gelegentlich serpentinenartige Muster. Bizarre Figuren kommen dann zustande, wenn mehrere Larven in der gleichen Gegend zur selben Zeit wandern. Die Geschwindigkeit beträgt zwischen wenigen Millimetern und Zentimetern pro Tag. Meist sterben die Larven von selbst ab, da der Mensch ein Fremdwirt ist. Eine Therapie ist trotzdem angezeigt, da sich gelegentlich ein Löffler-Syndrom als Fernreaktion an der Lunge einstellt. Behandlung durch Vereisen der Larven, die vor dem sichtbaren Gang liegen, mit Kohlensäureschnee oder flüssigem Stickstoff wird empfohlen, obwohl die Larven sehr kälteresistent sind und daher Zweifel an der Wirksamkeit dieser Methode erhoben wurden. Innerliche oder auch äußerliche Behandlung mit Thiabendazol soll die Larven vernichten.

Oxyuren (Madenwürmer)

Die Oxyuren sind wegen ihrer Häufigkeit von großer praktischer Bedeutung. Sie verursachen schleimigen Ausfluß aus dem After und rufen starken Juckreiz hervor, wenn sie nachts in die Umgebung des Anus auswandern. Sie können bis in die Inguinalfalten, ja sogar in die Regio hypogastrica und zwischen die oberen inneren Abschnitte der Oberschenkel gelangen. Neben Kratzeffekten kommt es bei jüngeren Mädchen oft zu einer Vulvovaginitis, bei Erwachsenen manchmal zu einem Kontaktekzem mit Mazeration der Epidermis. Gelegentlich soll auch als Fernreaktion eine Urtikaria ausgelöst werden, doch ist die Bedeutung der Oxyuren in dieser Hinsicht wohl überschätzt worden. Auch findet man bei Verwurmung von Kindern keineswegs regelmäßig eine Eosinophilie des Blutes. Diese ist für die Diagnose unwesentlich; sie ist durch den Nachweis der Würmer oder ihrer Eier zu sichern. Die Wurmeier findet man meist nicht im, sondern *auf* dem Stuhl, leichter in der Umgebung des Afters, wenn man dort die oberste Hornschicht mit Zellophanklebestreifen abzieht. Gelingt der Nachweis der Eier in Abrissen nicht, so empfiehlt es sich, den Klebestreifen über Nacht vor die Analöffnung zu kleben.

Therapie:

1. Oral mit geeigneten Medikamenten (s. Steigleder, G. K.: Therapie der Hautkrankheiten);
2. Verhütung der Übertragung von Wurmeiern vom After mit den Fingernägeln in den Mund;
3. Verhütung der Reinfektion durch andere Familienmitglieder. Es muß daher stets die Familie im weitesten Sinne untersucht und behandelt werden; Würmer sind auch von einem Sexualpartner auf den andern übertragen worden.

Ascaris lumbricoides (Spulwurm)

Spulwürmer sollen eine Eosinophilie und eine Nesselsucht auslösen können. Man muß also bei Patienten mit einer Urtikaria nach Würmern und Wurmeiern suchen.

Filarien

Filarien sind die Erreger von Hautveränderungen in den Tropen, im besonderen elephantiasisartiger Veränderungen der unteren Extremitäten und der Geschlechtsorgane, da die Würmer sich in den Lymphgefäßen aufhalten und die Reaktion des Organismus auf die Eindringlinge zu einer Bindegewebswucherung führt.

Der hierher gehörige Medinawurm läßt sich manchmal aus der Haut herausziehen, indem man ihn auf ein Holzstückchen aufwickelt. Auch eine innerliche Behandlung ist möglich. Eine andere Erkrankung dieser Gruppe ist die *Onchozerkose* in Mittelafrika und Mittelamerika.

Mikrofilarien findet man bei dieser Erkrankung im Bindegewebe, auch in scheinbar normaler Haut, doch entgehen die Würmer leicht im histologischen Schnitt dem Auge des Ungeübten! Die reaktiven Veränderungen auf die erwachsenen Würmer führen zu Hautveränderungen, die ein Erysipel, ein Ekzem, eine umschriebene Sklerodermie nachahmen oder als Elephantiasis imponieren. Besonders gefürchtet ist die Erkrankung der Augen.

Trichinosis

Zu den Rundwürmern gehören die Trichinen, die oft uncharakteristische Allgemeinsymptome beim Menschen hervorrufen.

Meist verläuft die Infektion symptomlos, tödlich dagegen bei schweren Reaktionen am Zentralnervensystem und Herzen.

Infektionsquelle ist meist unerhitztes Schweinefleisch, geräuchert oder gepökelt, oder auch Wurst.

Die akuten Stadien einer Trichinosis mit Muskelschmerzen, Fieber und urtikariellen Exanthemen sollen mit der Dermatomyositis verwechselt worden sein, ja die Dermatomyositis wurde als Pseudotrichinose (Hepp 1887) bezeichnet. Selbst die Eosinophilie ist beiden Krankheiten gemeinsam. Da bei beiden Erkrankungen die Muskulatur betroffen ist, sind auch entsprechende Laboratoriumswerte, wie die Erhöhung der Kreatinphosphokinase, der Myokinase und der Lactatdehydrogenase im Blutserum, bei beiden Krankheiten zu finden. Im Urin wird bei beiden Erkrankungen Kreatin vermehrt ausgeschieden. Bei der Trichinose handelt es sich meist um ein epidemisches Auftreten; aber auch hier gibt es Ausnahmen. Ein Beweis ist letztlich nur der Trichinennachweis im Muskel; die Parasiten soll man im Quetschpräparat suchen.

Ein Antigen für den Intrakutantest wird aus den Larven gewonnen. Auch serologische Testverfahren stehen zur Verfügung; sie sind dann beweisend, wenn sie zunächst negativ und im Verlauf der Erkrankung positiv ausfallen, was sie dann lebenslang bleiben.

Therapie. Antiwurmmittel so früh wie möglich nach der Infektion, bevorzugt Mebendazol, 200 mg tgl. über 4 Tage (nicht in der Schwangerschaft), sonst symptomatisch, evtl. Glucocorticoide plus Wurmmittel.

Plathelminthen

Zestoden

Zu den Zestoden gehören die Bandwürmer, deren Finnen gelegentlich im Unterhautzellgewebe abgelagert werden. Man kann sie mit Lymphknoten und anderen subkutan gelegenen Knoten verwechseln; manchmal sind sie knorpelhart.

Trematoden

Die *Bilharziose* ist eine Schistosomeninfektion mit vorwiegendem Befall des Urogenitalapparates, aber auch gelegentlich mit entzündlichen tumorartigen Veränderungen (Bilharziatumoren) an der äußeren Haut und der Schleimhaut. Das Eindringen der Parasiten durch die Haut in den Organismus ruft Erytheme und urtikarielle Veränderungen hervor.

Die durch *Zerkarien* ausgelöste *Badedermatitis,* der Juckreiz der Schwimmer, gehört ebenfalls hierher. Das Krankheitsbild wird durch verschiedene Zerkarienarten verursacht. Der normale Zwischenwirt ist meist ein Wasservogel, der Mensch ein Fehlwirt, in dessen Haut sich die Zerkarien mit Hilfe eines histolytischen Fermentes einbohren. Sie gehen dort zugrunde. Kommen Menschen erstmals mit ihnen in Berührung, entstehen kleine, unauffällige Papeln. Erst wenn eine Überempfindlichkeit vorliegt, treten juckende Papeln, Quaddeln und Bläschen als Sekundärreaktionen auf. Manche Seen in Mitteleuropa sind mit Zerkarien verseucht. Da es auch Zerkarien von Seevögeln gibt, ist das Auftreten eines entsprechenden Krankheitsbildes beim Baden im Meer beobachtet worden. Außerhalb von Europa kommen Zerkarien vor, deren normale Wirte Säugetiere sind.

Solche Hautveränderungen muß man von der *Dermatitis der Seebadenden* unterscheiden, die offenbar eine Reihe von nicht sicher bekannten Ursachen hat und meist auf die Region beschränkt ist, an der die Badekleidung getragen wird.

Differentialdiagnose. Kälteurtikaria, Infektionen mit Prototheca, einer Algenart.

Zusammenfassung

Würmer rufen direkt und indirekt Hautveränderungen hervor. Bei Rötung und Pruritus der Anal- und Genitalregion ist, besonders bei Kindern, an Oxyuren zu denken. Trichinen verursachen Exantheme, die zusammen mit den Muskelveränderungen an eine Dermatomyositis denken lassen. Zerkarien lösen die Badedermatitis bei Empfindlichen aus; nicht nur Seen, auch Küstengewässer sind verseucht.

Erkrankungen durch Pilze und verwandte Erreger (Dermatomykosen)

Die Erkrankungen der Haut durch Pilze und pilzartige Erreger werden wegen ihres verbreiteten Vorkommens als Volksseuche bezeichnet. Die Veränderungen unterscheiden sich nach dem klinischen Bild, dem biologischen Ablauf und der Art des Erregers.

Voraussetzungen für eine Pilzinfektion

Die Besiedlung der Haut mit pathogenen Pilzen führt nicht notwendig zu einer Erkrankung. Nach künstlicher Infektion siedeln die Erreger oft wochen- und monatelang symptomlos an der Hautoberfläche. Erst ein Trauma, etwa mit einer Blase, führt zu einer Auseinandersetzung des Organismus mit dem Erreger, also zur Erkrankung unter dem Bild der Mykose. Diese Auseinandersetzung wird von der Immunitätslage des Organismus und von der Art des Erregers bestimmt. Vom Tier auf den Menschen übertragene Dermatophyten führen im allgemeinen zu einer stärkeren entzündlichen Reaktion als von Mensch zu Mensch übertragene Erreger. Offenbar infizieren sich Menschen auch leichter an Tieren als an Menschen.

Wir unterscheiden die im Keratin wachsenden Dermatophyten (Fadenpilze), die pathogenen Hefen (Sproßpilze), fast immer Candida albicans, und die Schimmelpilze.

Ansiedlungs- und Ausbreitungsweise der Dermatophyten

Die Dermatophyten sind Pilze, die Mykosen der Haut und ihrer Anhangsgebilde (Nägel, Haare) bei Mensch und Tier hervorrufen. Sie enthalten kein Chlorophyll und sind daher nicht zur Photosynthese befähigt, sondern benötigen organisch gebundenen Kohlenstoff. Sie wachsen mit fadenartigen Vegetationsorganen, den Hyphen, die ein Geflecht, das Myzel, bilden, wie wir es auch von differenzierten Pilzen im Erdboden kennen. Auch die Dermatophyten tendieren zur kreisförmigen Ausbreitung, wie Pilze auf der Wiese oder im Wald („Hexenring"). Die Sporen sind nur schwer zu bekämpfen, jahrelang können sie sich lebend erhalten.

Die Häufigkeit und die örtliche Ausdehnung bestimmter Erreger wechseln in den einzelnen Regionen der Erde. Manche Pilzstämme, wie Trichophyton rubrum, haben sich in den letzten Jahrzehnten in Europa durchgesetzt; andere sind zurückgedrängt worden, wie das Epidermophyton floccosum. Auch die biologischen Eigenschaften der Erreger wechseln.

Menschenpathogene Pilze werden nicht nur von Menschen und Tieren verbreitet, sondern kommen auch im Erdboden vor (z.B. Gärtner-Mikrosporie; Erreger: Microsporum gypseum).

Einteilung der Dermatophyten

Die Aufteilung der Dermatophyten in Trichophyton-, Epidermophyton- und Mikrosporumarten beruhte auf der irrtümlichen Annahme, man könne aus der Lokalisation in der Haut auf die Art des Erregers schließen. Man sollte von einer Trichophytie nur sprechen, wenn die Haare betroffen sind, und sonst von einer Tinea mit Angabe der Lokalisation, z. B. einer Tinea pedis, axillaris, inguinalis usw. Die Gruppen Trichophyton, Epidermophyton floccosum und Mikrosporum unterscheiden sich aufgrund ihres makroskopischen und mikroskopischen Verhaltens und ihres Wachstums in der Kultur, der Pigmentproduktion und anderer Charakteristika. Alle zeichnen sich dadurch aus, daß sie sich nur im Hornmaterial, nicht aber in den Epidermiszellen und erst recht nicht in der Dermis ausbreiten. Ein systemischer Befall des Organismus, wie bei Candida albicans, kommt also nicht vor. Einige Fadenpilze erzeugen Sporen nur innerhalb des Haares und werden deshalb Endothrixformen, andere erzeugen Sporen in und auf dem Haar und werden Ektothrixformen genannt.

Die *Trichophyten* haben die weiteste Anpassungsmöglichkeit; sie rufen Mykosen am behaarten Kopf, in der Bartregion, zwischen den Zehen, auf der Fußsohle und in den Fingernägeln hervor.

Das *Epidermophyton floccosum* kommt fast nur am Fuß, in den Leisten und Axillen und in den Nägeln vor, fast immer, ohne das Haar zu befallen.

Die *Mikrosporumarten* sind weniger anpassungsfähig; sie befallen vorwiegend den behaarten Kopf, das Kopfhaar und die Körperhaut; selten werden sie auch an den Hautfalten und in den Nägeln gefunden.

Nachweis von Pilzen auf der Haut

Allgemeiner Pilznachweis im Nativpräparat

Am Rande eines Herdes findet man die Erreger am leichtesten und am häufigsten. Nach Reinigung der befallenen Stelle mit einem Alkoholtupfer werden vom Rand *Schuppen abgeschabt,* etwa mit einem Skalpell, und auf einem Objektträger gesammelt. Die Schuppen werden mit 10- bis 30%iger Kalilauge überschichtet und mit einem Deckglas bedeckt. Zur Beschleunigung des Prozesses kann der Objektträger vorsichtig erhitzt werden. Die Pilze werden unter dem Mikroskop bei herabgedrehtem Kondensor in abgeblendetem Licht oder mit Hilfe des Phasenkontrastmikroskops gesucht (Abb. **123**).

Das Auffinden von Pilzen ist eine Kunst. Der Anfänger ist Täuschungen, z. B. durch eine mosaikartige Umwandlung des Hornmaterials, ausgesetzt.

Die Kalilauge dient zur Aufhellung des Präparates und zur Zerstörung der Horngrenzen, die Pilze vortäuschen. Zur Aufhellung wurde auch Xylol empfohlen. Manche Autoren raten, das mit Kalilauge bedeckte Präparat in eine feuchte Kammer einzulegen, z. B. auf Streichhölzer in eine Petri-

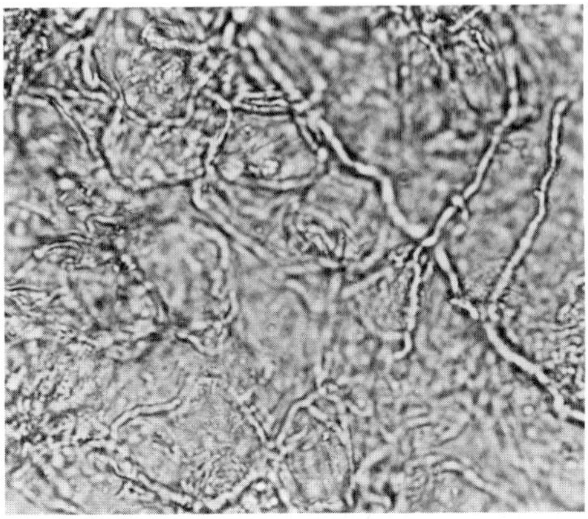

Abb. **123** Myzelfäden im Nativpräparat. Abgeschabte Hornzellen aufgehellt mit Kalilauge

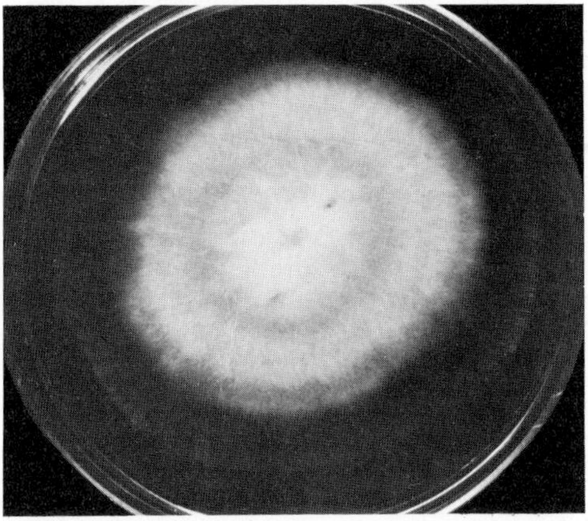

Abb. **124** Microsporum audouinii in der Pilzkultur

Schale, in der zugleich ein mit Wasser angefeuchteter Wattebausch liegt. Nägel und Haare werden entsprechend behandelt. Beim Nagel empfiehlt es sich, Material möglichst vom seitlichen Rand oder von den unteren Schichten der Nagelplatte zu gewinnen.

Falls es nicht gelingt, Schuppen zu gewinnen, und auch bei der Tinea versicolor, wird die *Abrißtechnik* angewendet. Mit transparenten Zellophanklebestreifen (Tesafilm kristallklar) wird Material von der Hautoberfläche abgezogen. Der Tesafilm kann dann direkt nach *Gram, Giemsa* oder mit der *Perjodsäure-Schiff-Reaktion* gefärbt werden. Nach dem Färben wird der Tesafilm auf einen Objektträger geklebt.

Kultureller Nachweis

Zur Klassifizierung der Pilze bedarf es meist der Pilzkultur (Abb. **124**). Dazu wird das sorgfältig zerkleinerte Material auf einen fertig erhältlichen Nährboden, meist eine Variation des von *Sabouraud* angegebenen Agarnährbodens, gebracht. Fast alle Pilze sind anspruchslos und entwickeln sich bei Zimmertemperatur. Raumsparend ist es, den Nährboden in Parfümflakons zu gießen und die Pilze darin zu züchten. Vor der Anwendung von Griseofulvin und Ketokonazol wird die Klassifizierung der Pilze in der Pilzkultur verlangt. Diese dauert je nach Art des Erregers zwischen 3 Tagen und 3 Wochen. Vorher sollte keine scheinbar negative Pilzkultur weggeworfen werden. Eine Resistenzbestimmung von Pilzen, im besonderen Kandidaformen, ist nur bei der Gabe von Flucytosin (s. u.) angezeigt, sonst überflüssig.

Untersuchung des Patienten im Wood-Licht

Die Wood-Lampe ist eine Quecksilberhochdrucklampe mit einem Filter mit Nickeloxid-gedoptem Glas, das vornehmlich Ultraviolettstrahlen um 365 nm und Infrarotstrahlen durchläßt. Manche Arten der Mikrosporien (nicht alle!) lassen sich aufgrund ihrer Grünfluoreszenz auffinden. Das Erythrasma fluoresziert rot, die Trichobacteriosis axillaris gelbgrün, die Pityriasis versicolor oft goldgelb.

Histologischer Nachweis

Der Nachweis von Pilzen in histologischen Präparaten gelingt am leichtesten mit der Perjodsäure-Schiff-Reaktion. Doch sind Pilze, besonders Hefen, oft erst bei der Aufarbeitung auf die Schnitte gelangt; manchmal sind sie in dem Eindeckmedium enthalten. Sie können sich auch zufällig an der Hautoberfläche befinden, ohne Ursache der Erkrankung zu sein; und schließlich sind sie bei den tiefen Mykosen (S. 274) nur sehr vereinzelt in den Granulomen enthalten, so daß sie schwer zu finden sind. Auch ist man durch ähnliche Gewebsstrukturen bei der Untersuchung feingeweblicher Präparate zahlreichen Täuschungen ausgesetzt; so sind z. B. Hornpartikel unter Umständen grampositiv und auch positiv in der Perjodsäure-Schiff-Reaktion.

Klinik der Dermatomykosen

Aufgrund der klinischen Veränderungen lassen sich die Dermatomykosen in folgende Formen einteilen:

1. Oberflächliche Formen mit geringer entzündlicher Reaktion
   - Tinea (Pityriasis) versicolor,
   - Mikrosporien (Übergangsformen mit erheblicher entzündlicher Veränderung sind möglich),
2. Formen mit stärkerer entzündlicher Reaktion

   - Tinea corporis, Tinea pedis, Tinea inguinalis und Tinea axillaris (Übergangsformen zu tieferreichender entzündlicher Reaktion sind möglich),
3. Formen auch mit tieferreichender entzündlicher Reaktion (Trichophytien)
   - Trichophytia barbae,
   - Trichophytia capillitii (Kerion Celsi [S. 266]),
   - Trichophytie der lanugobehaarten Haut (oberflächliche und tiefe Formen),
4. Nagelmykosen (s. Nagelerkrankungen),
5. Kandidainfektionen (Kandidosen, früher Kandidiasis),
6. Schimmelpilzerkrankungen,
7. Systemische Mykosen,
8. Mykide: exanthemartige Streuungen, bedingt durch Mykosen, aber ohne Erreger in den Streuherden (makulös, papulös, pustulös, vesikulös, nodös).

Diese Einteilung deckt sich nicht mit der Einteilung der nachweisbaren Erreger; vielmehr findet man bei verschiedenen klinischen Erscheinungsbildern den gleichen Erreger und umgekehrt. So wird z.B. die Zwischenzehenmykose, die häufigste Form der Tinea, durch Trichophyton rubrum, durch Trichophyton mentagrophytes, durch pathogene Hefen, aber nur selten durch Epidermophyton floccosum hervorgerufen.

Formen mit geringer entzündlicher Reaktion

Tinea (Pityriasis) versicolor

Klinisches Bild. Diese mehr parasitäre Pilzerkrankung befällt vorwiegend den oberen Stamm. Die Effloreszenzen bestehen in kleinen linsen- bis zehnpfennigstückgroßen, schuppenden, gelblich bis bräunlich gefärbten Flecken (Abb. **125**), die eine Tendenz haben zusammenzufließen. Streicht man mit einem Holzspatel über die Effloreszenz, so wird die aufgelockerte Hornschicht hobelspanartig abgehoben. Zuweilen ist der Herd auch deutlich über die Umgebung erhaben. Die Melaninbildung und -verteilung ist unter dem Einfluß des Pilzes gestört, teils unter Hyper-, vorwiegend aber unter Depigmentierung. Auch soll die Pilzbesiedlung als Strahlenfilter wirken und so die Depigmentierung fördern.

Der Pigmentschwund in der Epidermis hält oft lange an (Albatyp der Pityriasis versicolor, Abb. **126**).

Der Erreger der Tinea versicolor ist Malassezia furfur, die Myzelform der Hefe Pityrosporum orbiculare. Er läßt sich nur auf Ölagar züchten; in der Praxis wird er im Abrißpräparat (s. o.) nachgewiesen.

Zwischen nudelartigen Myzelsträngen liegen rundliche Sporen; man hat daher dieses Bild als „Spaghetti mit Hackfleisch" charakterisiert.

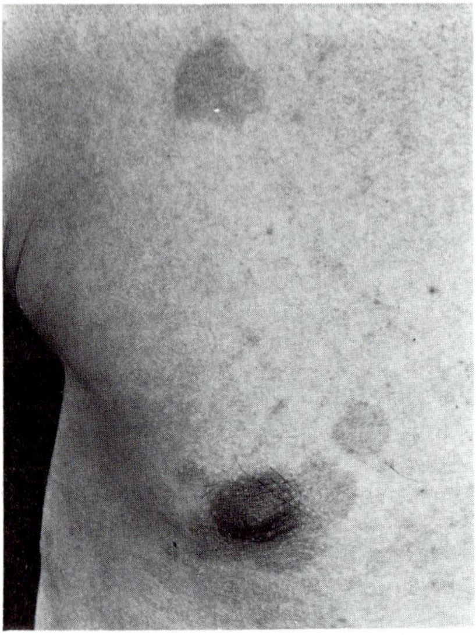

Abb. **125** Tinea versicolor

Vorkommen. Die Tinea versicolor tritt bei Menschen auf, die stark schwitzen. Es ist deshalb nach Krankheiten zu forschen, die mit einer starken Schweißbildung einhergehen (Erkrankungen der Bronchien, Tuberkulose, Diabetes, Hyperthyreose). Zuweilen sind auch Beruf und Freizeitbeschäftigung die Ursache des starken Schwitzens (Bäder, Sport, Urlaub in heißen Gegenden). Die Angewohnheit, nicht waschbare Kleidungsstücke unmittelbar auf der Haut zu tragen, fördert Rezidive, weil Erreger in der Kleidung haften und erneut auf die prädisponierte Haut gelangen. Fettsäurenhaltige Körperpflegemittel (Sonnen-Lotions) bieten dem Pilz ideale Nahrungsverhältnisse. Offenbar verlangt die Erkrankung eine Prädisposition der Haut, da Familienangehörige meist nicht erkranken, obwohl sie in engstem Kontakt mit dem Befallenen leben. Die *Pityrosporon-Follikulitis* macht akneartige Veränderungen; sie tritt bei immungeschwächten Personen auf und wird meist als Akne verkannt.

Differentialdiagnose. Ausgedehnte depigmentierte Herde imitieren eine Vitiligo, während die bräunlichen Herde mit anderen Pilzerkrankungen, Erythrasma, Formen der Parapsoriasis, des seborrhoischen Ekzems, der Ichthyosis oder der Psoriasis verwechselt werden können.

Therapie. Die Tinea versicolor wird mit desinfizierenden Detergenzien, z. B. Seleniumdisulfid-Shampoos, behandelt, nach deren Anwendung man die Haut mit 2%igem Salicylspiritus oder einer 10%igen wäßrigen Lösung von Natriumthiosulfat oder Acid. salicyl. 2,0, Tonoftal 10,0, Solutio Cordes

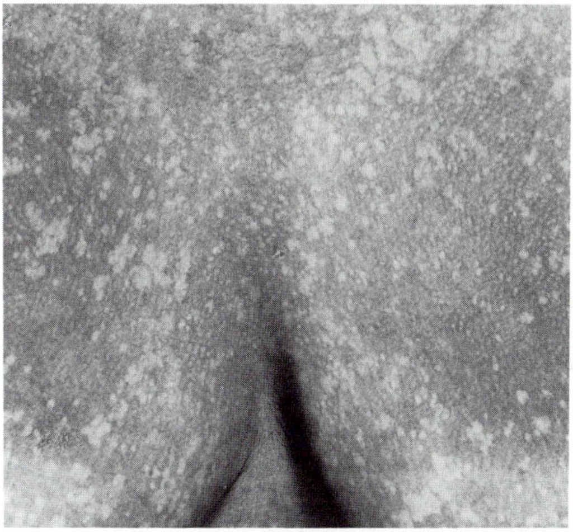

Abb. **126** Tinea versicolor, Albatyp

ad 100,0 (vor Gebrauch schütteln), einreibt. Auch eine Therapie mit anderen Antimykotika ist möglich. Innerlich kann die Tinea versicolor mit niedrigen Dosen von Ketokonazol angegangen werden (über 10 Tage 1 Tabl. à 200 mg tgl. oder einmalig 2 Tbl. à 200 mg). Mit dieser Therapie werden alle Pilzherde erfaßt, auch etwa auf dem behaarten Kopf, wo sie dem Patienten nicht bewußt sind. Gegenindikationen von Ketokonazol sind zu beachten, nicht bei Schwangeren! Itrakonazol 100 mg tgl. über 15 Tage ist eine neue Therapieempfehlung.

Mikrosporie

Vorkommen und **klinisches Bild.** Die Mikrosporie befällt meist den behaarten Kopf von Kindern vor der Pubertät. In der Pubertät heilt diese Form meist spontan ab. Im Frühstadium ruft sie nur eine leichte Schuppung, manchmal auch Rötung hervor; später erinnert der befallene Bezirk an eine „abgemähte Wiese“ (Abb. **127**). Die Haare sind 2–3 mm über der Oberfläche abgebrochen; die Kopfhaut kann wie mit Mehl bestreut aussehen (Abb. **128**). Experimentell gesetzte Infektionen sprechen dafür, daß der Erreger zunächst die Hornschicht, dann die Haare befällt. Die Mikrosporie beginnt oft in Kopfbezirken mit kurzgeschnittenem Haar; das lange Haar ist offenbar resistenter, eine noch nicht geklärte Beobachtung. Bei Kindern befällt die Mikrosporie nur selten die Körperhaut, bei Erwachsenen gerade diese, vor allem an Hals, Nacken, Schultern, Achseln und Oberarmen. Die

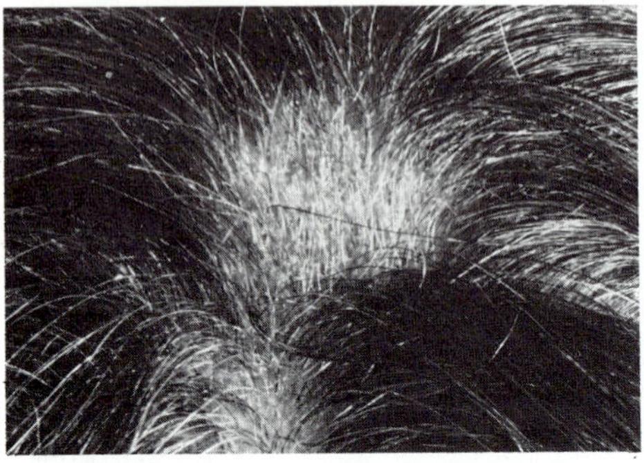

Abb. **127** Mikrosporie bei einem Kind. Haare abgebrochen. Erreger: Microsporum ferrugineum

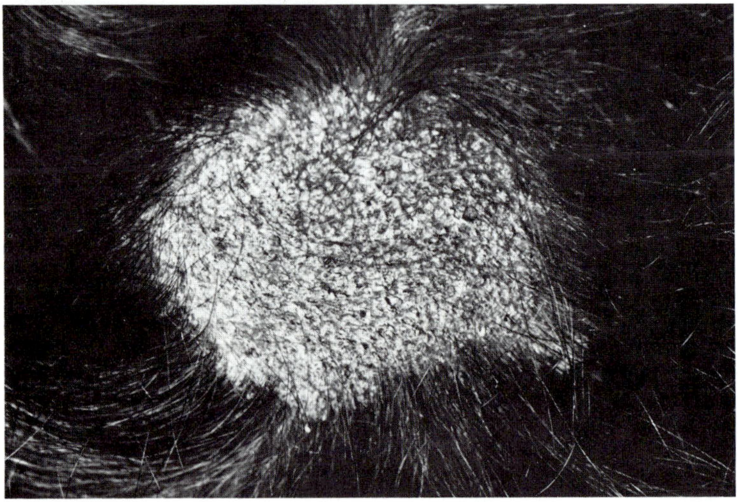

Abb. **128** Mikrosporieherd, Kopfhaut wie mit Mehl bestäubt. Erreger: Microsporum canis

Herde entsprechen der Tinea oder Trichophytie durch andere Erreger, aber oft mit geringerer Rötung oder Schuppung. Die Herde sind linsen- bis münzgroß, oft deutlich randbetont (Abb. **129**). Selten befällt die Mikrosporie auch die Nägel, die Hornhaut des Auges und den Gehörgang. Bei Kindern in Schulen, Heimen, Waisenhäusern und Kindergärten kann die Mikrosporie epidemieartig auftreten. Tierische Mikrosporieerreger befallen zuweilen den behaarten Kopf auch bei Erwachsenen.

Erregernachweis. Es gibt verschiedene Mikrosporumarten (Microsporum audouinii, Microsporum canis, Microsporum gypseum); etwa 33 Arten sind

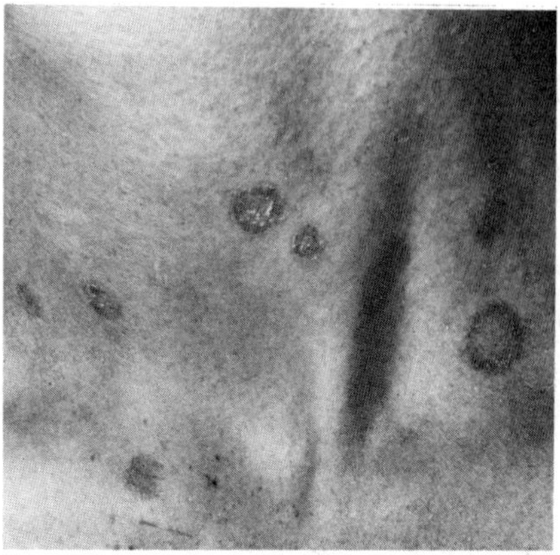

Abb. **129** Mikrosporieherde am Hals (Pityriasis-rosea-artig). Erreger: Microsporum canis

beschrieben! Die Erreger werden von Menschen und Tieren übertragen, kommen aber auch in der Erde vor. Zur Diagnose der Mikrosporie wird das Wood-Licht empfohlen (S. 254). Manche Mikrosporieherde fluoreszieren grün, aber *durchaus nicht alle.* Im Wood-Licht lassen sich gegebenenfalls auch frühe Herde ohne ausgeprägte klinische Veränderungen erkennen. Unter dem Mikroskop erscheinen die Haare wie von einer Sporenmanschette umgeben. Der Vergleich mit einem Glasstab, den man mit einem Klebemittel bestrichen und in Sand gewälzt hat, ist berechtigt. In der Kultur wachsen die Mikrosporumarten unterschiedlich, so daß man die einzelnen Stämme voneinander differenzieren kann. Die Pilze unterscheiden sich morphologisch, wenn man sie bei stärkerer Vergrößerung unter dem Mikroskop betrachtet.

Differentialdiagnose. Die durch Microsporum audouinii hervorgerufenen entzündlichen Veränderungen sind gering; bei den Infektionen durch tierische Erreger sind sie stärker. Auf dem Kopf erinnern die rundlichen oder ovalen, weißlich beschuppten Herde an eine Alopecia areata oder andere Alopezieformen. Bei der Mikrosporie sind die Haare allerdings lediglich abgebrochen, nicht ausgefallen. Es ist daran zu erinnern, daß auch andere Pilze die Kopfhaut befallen und einen Haarverlust verursachen können, z. B. das Trichophyton mentagrophytes mit erheblicher Granulombildung (s. Abb. **134**) oder Trichophyton schoenleinii (Favus). Bei Körperherden ist die Fehldiagnose seborrhoisches Ekzem möglich.

Therapie. Die Therapie der Wahl bei der Mikrosporie ist die Behandlung mit Griseofulvintabletten. Sollte die Griseofulvintherapie nicht zum Erfolg führen oder nicht möglich sein, werden die Haare abgeschoren, und es wird äußerlich antimykotisch behandelt. Die früher übliche Epilation der Haare mit Thallium oder durch Röntgenstrahlen ist überholt. Eine Entfernung befallener Haare (Fluoreszenz, S. 259) empfiehlt sich, um rasch die Infektionsquelle zu beseitigen, da innerlich verabfolgte Antimykotika nicht in das bereits verhornte Haar gelangen.

Zusammenfassung

Die Tinea (Pityriasis) versicolor wird durch Malassezia furfur, die Myzelform der Hefe Pityrosporum orbiculare, hervorgerufen und verursacht bräunliche und auch weißliche Flecke auf der Haut, in Ausnahmefällen eine akneartige Follikulitis. Der Erreger läßt sich in den leicht abziehbaren Schuppen nachweisen. Differentialdiagnose: seborrhoisches Ekzem, Parapsoriasis, Ichthyosis, Vitiligo.

Die Mikrosporie ist eine für Kinder hochansteckende Erkrankung. Sie befällt vorwiegend die Kopfhaut. Die Haare sind 2–3 mm oberhalb der Kopfhaut abgebrochen („gemähte Wiese“) bei mehlartiger Kopfschuppung. Im Mikroskop erscheinen die Haare von einer Sporenmanschette umgeben; bei manchen Formen ist eine Diagnose mit Hilfe der Grünfluoreszenz im Wood-Licht möglich. Therapie der Wahl: innerlich Griseofulvin. Herde auf dem behaarten Kopf heilen während der Pubertät meist spontan ab.

Formen mit stärkerer entzündlicher Reaktion

Klinisches Bild. Die morphologischen Veränderungen der Tineagruppe bestehen in scheibenförmigen Herden mit rotem, schuppendem, meist scharf begrenztem Rand, der oft serpiginös ist (Abb. **130**). Im Zentrum ist die Haut leicht gefältelt und scheinbar atrophisch. Es handelt sich aber nicht um eine echte Atrophie, d.h. eine dauernde Zerstörung von Hautschichten, sondern um eine vorübergehende Veränderung. Die Herde erreichen oft eine erstaunliche Größe, so daß sie sich über ganze Körperareale erstrecken. Zuweilen ziehen sie sich über das Gesicht hin, werden an der Haargrenze unsichtbar und tauchen dem Verlauf eines Kreises entsprechend auf der anderen Seite der Haare wieder auf. In diesen Herden entwickeln sich nicht selten Pusteln. Solche charakteristischen Veränderungen werden leicht erkannt; weniger bekannt sind follikuläre, papulöse und nodöse Herde der Tinea, manchmal mit Pustelbildung.

Differentialdiagnose. Differentialdiagnostisch muß man folgende Erkrankungen ausschließen: nummuläres Ekzem, seborrhoisches Ekzem, Pityriasis rosea, Tinea versicolor, Erythrasma, Psoriasis, Parapsoriasis, frühes serpiginöses Syphilid bei Syphilis III. Dieses Syphilid führt zu einer echten Atrophie.

Therapie. Lokale Antimykotika, bei großer Ausdehnung innerlich Griseofulvin (500 mg 1mal tgl.), in besonderen Fällen Ketokonazol (S. 257). Desinfektion der Kleidung (evtl. chemische Reinigung).

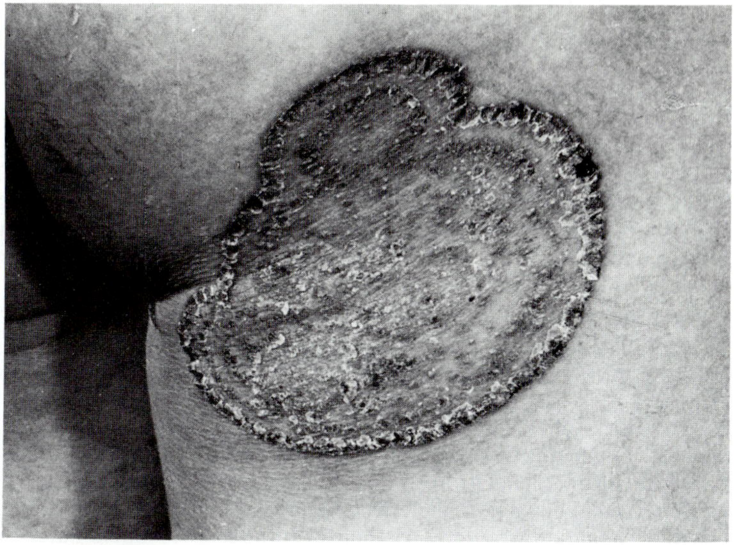

Abb. **130** Tinea; scharfer, fortschreitender Rand, Abheilung im Zentrum

Tinea pedis

Klinisches Bild. Meist wuchern die Pilze in der mazerierten Haut des 3. und vor allem des 4. Interdigitalraumes. Rötung, Schuppung und Blasenbildung sind Kennzeichen. Erhebliche entzündliche Veränderungen sind gelegentlich die Folge der Interdigitalmykose. Die verletzte Haut ist eine Eintrittspforte für Streptokokken und damit für die Entwicklung eines Erysipels. Bakterielle Infektionen kommen nicht selten gleichzeitig mit der Pilzbesiedlung vor.

Vorkommen. Die Tinea pedis (athlete's foot) ist wohl die häufigste Pilzerkrankung überhaupt, jedenfalls in unseren Breiten; man kann sie als eine Zivilisationsseuche bezeichnen. Die Füße von Kleinkindern sind nur selten von Pilzen befallen; die Infektionsrate wächst mit zunehmendem Alter, besonders ab den ersten Schuljahren. Merkwürdigerweise konnten einige Untersucher bei Frauen seltener Pilze an den Füßen nachweisen als bei Männern; möglicherweise sind Kleidung und hygienische Gewohnheiten dafür maßgebend. Weniger das Vorhandensein der Erreger als Feuchtigkeit und Mazeration, bedingt durch übermäßige Schweißbildung, Schwitzen bei psychischer Belastung, schlechtes Abtrocknen der Füße in Verbindung mit mangelnder Abdunstung durch Kleidung (Strümpfe, enges Schuhwerk, Gummistiefel, im besonderen bei Bergleuten), schaffen erst die Möglichkeit der Erkrankung. Nach der derzeitigen Auffassung überwinden die meisten Jugendlichen, die ihre erste Infektion der Füße durchmachen, diese spontan, wenn der Immunmechanismus nicht durch eine zu aktive Therapie gestört wird. Die Patienten entwickeln eine Immunität vom Spättyp, und Reinfektionen sind unwahrscheinlich. Nur ein geringer Prozentsatz der Bevölkerung entwickelt eine dauerhafte Zwischenzehenmykose. Es ist deshalb vielleicht angezeigt, bei möglicher Erstinfektion einer Zwischenzehenmykose nicht mit Antimykotika, sondern rein symptomatisch zu behandeln. Bemerkenswerterweise treten solche Mykosen bei Ehepartnern keineswegs gehäuft auf; Pilze werden zwar übertragen, eine Erkrankung, d.h. störende klinische Veränderungen, tritt aber nicht ein.

Differentialdiagnose. Erst der Nachweis der Erreger berechtigt, eine Tinea pedis zu diagnostizieren. Interdigitalmykosen ahmen in seltenen Fällen ein Erysipel nach. Andererseits entstehen Erysipele auf Interdigitalmykosen. Eine Mykose wird gelegentlich durch eine Psoriasis vorgetäuscht, die sich zwischen den Zehen entwickelt. Psoriatische Papeln in den Zehenzwischenräumen werden andererseits manchmal durch die Anwesenheit von Pilzen provoziert. Kandidainfektionen der Zehenzwischenräume werden manchmal mit Mitteln behandelt, die Trichophyten, aber nicht Kandida angreifen. Bakterielle Infektionen der Zwischenzehenräume, besonders durch gramnegative Erreger (Pseudomonas aeruginosa), imitieren Mykosen. Eine Exazerbation einer gar nicht vorhandenen Mykose wird gelegentlich durch die Unverträglichkeit von Antimykotika vorgetäuscht (Abb. **131**). Beseitigung des schuldigen Agens, feuchte Umschläge und Schüttelmixturen führen zum raschen Abklingen dieser entzündlichen Veränderungen.

Therapie, Prophylaxe. Bei sehr starker Entzündung bringt man diese zunächst zum Abklingen, z.B. durch Bäder mit Kaliumpermanganat (Verdünnung 1:20000 oder *Auflösen* weniger Kristalle bis zu geringer Rotfärbung) oder Einpinseln mit Lotio alba aquosa. Die Kombination von Antimykotika mit Glucocorticoiden ist für diese Phase gedacht. Ist keine Entzündung vorhanden oder diese abgeklungen, so kann man sofort ein Antimykotikum verwenden, gegen das der Pilz empfindlich ist. Auch Farbstofflösungen, Solutio Arning und Jodtinktur sind hervorragende Mittel zur Bekämpfung einer Zwischenzehenmykose, zumal gleichzeitige bakterielle Infektionen miterfaßt werden. Durch Einlage eines Verbands- oder Stoffstreifens werden die Zehen auseinandergehalten und „der Sumpf trockengelegt".

Prophylaxe durch Trockenhalten der Zehenzwischenräume durch einen desinfizierenden Puder mit hoher Wasserabsorptionsfähigkeit ist anzuraten. Durch zu intensive oder zu differente antimykotische Behandlung kann der Patient unter Auftreten eines Kontaktekzems sensibilisiert werden. Auch Streuherde einer Mykose, Mykide, können durch zu plötzliche und zu intensive Therapie provoziert werden. Schuhe kann man durch Einsprühen mit einem Antimykotikum oder Einbringen eines entsprechenden Puders

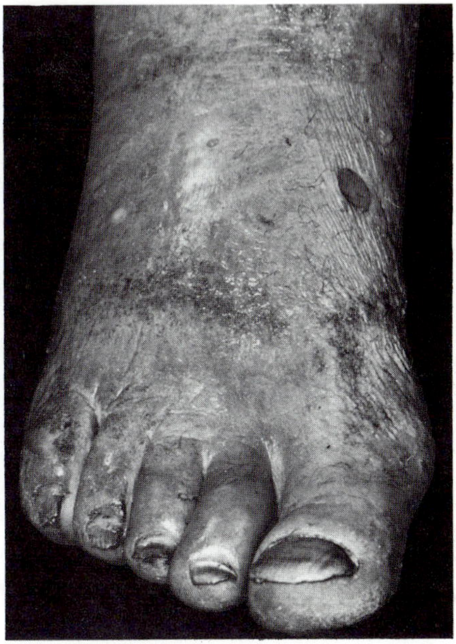

Abb. **131** Nässendes Kontaktekzem durch Überempfindlichkeit gegen Antimykotikum

zu desinfizieren versuchen; man sollte aber keine Substanz verwenden, die leicht sensibilisiert und zudem in der Umwelt häufig vorkommt, daher keine Desinfektion mit Formaldehyd. Entsprechendes gilt für die Desinfektion der Strümpfe.

Tinea inguinalis

Klinisches Bild. Im großen und ganzen entspricht das klinische Bild der Tinea inguinalis dem unter „Tineagruppe" beschriebenen. Die Entzündung, vor allem der rote entzündliche Saum der Herde, tritt hier aber stärker hervor (Abb. **132**). Wegen dieses diagnostischen Merkmals sprach man früher von einem Eczema marginatum, ehe man die wahre Natur dieser Veränderungen als Pilzerkrankung erfaßte. Die Herde erreichen oft erstaunliche Größe; Pusteln sind selten. Auch das Skrotum wird von Pilzen befallen, obwohl hier die klinischen Veränderungen fehlen.

Erreger. Die Erreger sind meist Trichophyton rubrum oder Trichophyton mentagrophytes, seltener Epidermophyton floccosum.

Differentialdiagnose. Im Gebiet der Leisten, im besonderen gegenüber dem Skrotum, imitiert die Tinea das Erythrasma. Von diesem ist sie durch die stärkeren entzündlichen Veränderungen unterschieden. Infektionen mit

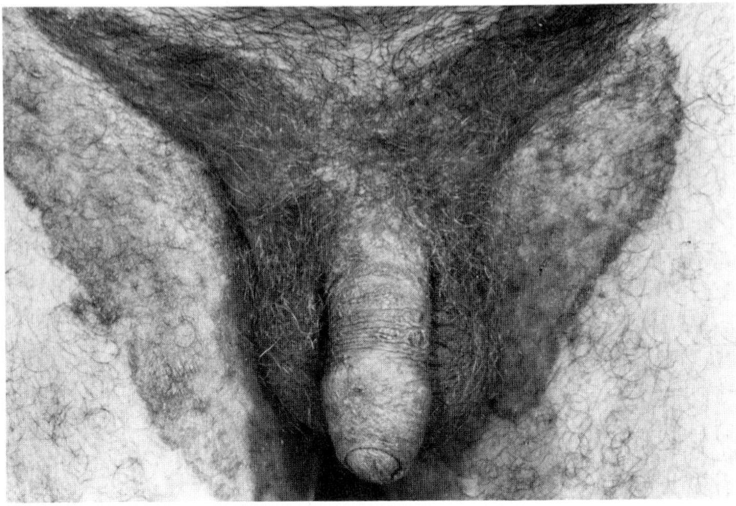

Abb. **132** Tinea inguinalis, früher „Eczema marginatum" genannt

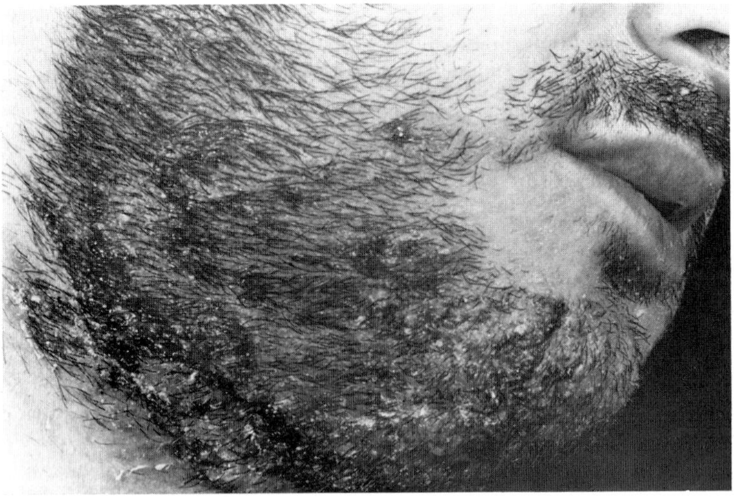

Abb. **133** Tiefe Trichophytie der Bartregion (Trichophytia barbae profunda)

pathogenen Hefen muß man ausschließen. Solche Hefeinfektionen neigen zu Pustelbildung und Nässen und lassen am Rande die Reste von Pusteln und Bläschen erkennen (Schuppenkrause).

Therapie. Antimykotika, Austrocknung mit desinfizierenden Pudern, Waschen mit Syndets, Farbstoffe (S. 29). Innerlich Griseofulvin, Ketokonazol nur in besonderen Fällen. Meist reicht aber eine lokale Therapie mit Antimykotika aus.

Zusammenfassung

Die Interdigitalmykose der Füße ist die wohl häufigste Pilzerkrankung. Erst der Nachweis der Erreger berechtigt aber zur Diagnose. Mazerationen zwischen den Zehen mit bakterieller Infektion, Psoriasisherde, breite Papeln bei Syphilis täuschen eine Pilzerkrankung vor. Therapie mit modernen Antimykotika, aber auch mit altbewährten Mitteln, wie Farbstoffen und hochprozentigen Schwefelpräparaten, ist möglich. Bei akuten Veränderungen blande Behandlung mit feuchten Umschlägen und Schüttelmixturen: „Trockenlegen des Sumpfes!" Gefahr der Streuung und der Sensibilisierung durch antimykotische Behandlung.

Die Erreger der Tinea inguinalis, im besonderen Trichophyton rubrum, Trichophyton mentagrophytes, seltener Epidermophyton floccosum, rufen scheibenförmige Herde mit rotem, schuppendem, meist scharf begrenztem Rand hervor. Selten entwickeln sich in den Herden Pusteln. Nachweis im Nativpräparat und in der Kultur. Behandlung mit Griseofulvin, in besonderen Fällen auch mit Ketokonazol, ist möglich, lokale Therapie mit Antimykotika genügt aber oft.

Formen mit tieferreichender entzündlicher Reaktion

Trichophytia barbae (früher Sycosis parasitaria) und Trichophytia capillitii

Klinisches Bild. Die Trichophytie der Bartregion ist durch follikuläre Papeln mit Pusteln gekennzeichnet (Abb. **133**). Bei der oberflächlichen Form bleibt es bei den Papulopusteln, die gelegentlich konfluieren. Vielfach sieht man gleichzeitig serpiginöse Herde, wie sie bei der Tinea beschrieben sind. Neben der oberflächlichen Form gibt es tiefe Formen mit bis ins Fettgewebe reichenden Granulomen, die gelegentlich ulzerieren und bösartige Tumoren vortäuschen. Bei der Trichophytie des Bartes brechen die Haare ab. Sie findet sich hauptsächlich bei Menschen, die mit infizierten Tieren Kontakt haben, z.B. bei Landwirten (Kälberflechte durch Trichophyton verrucosum). Es ist deshalb notwendig, nach dem erkrankten Tier zu fahnden und auch dieses entsprechend zu behandeln: Haustiere (Hamster, Hunde, Katzen), Tiere in Wildparks.

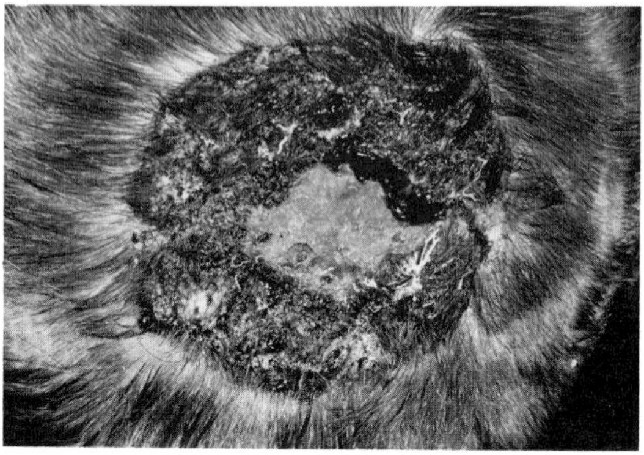

Abb. **134** Tiefe Trichophytie des behaarten Kopfes mit Granulom- und Narbenbildung („Kerion Celsi")

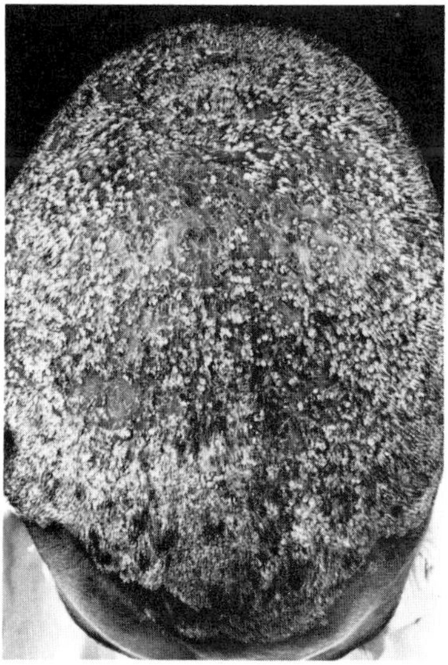

Abb. **135** Favus, zahlreiche Skutula, Haarverlust mit Narbenbildung; Erreger: Trichophyton schoenleinii

Eine tiefe Trichophytie kommt auch auf dem behaarten Kopf vor („Kerion Celsi", Kerion = Honigwabe) (Abb. **134**).

Erreger. Die Erkrankung wird durch verschiedene Trichophytonarten hervorgerufen, die mikroskopisch oft im Haar nachgewiesen werden können. Wir unterscheiden dabei vorwiegend endotriches Wachstum im Haar und ektotriches in und auf dem Haar (S. 252).

Differentialdiagnose. Bei der Differentialdiagnose sind bakterielle Infektionen der Barthaare auszuschließen. Diese finden sich vor allem im seitlichen Wangenbereich, zuweilen auch unterhalb der Nasenlöcher. Hier ist bei bakterieller Infektion an eine Besiedlung des Naseneingangs mit pathogenen Bakterien zu denken. Ein Einwachsen der Haare im Wangenbereich (Pili incarnati) täuscht ebenfalls gelegentlich eine Trichophytie des Bartes vor. Bakterielle Infektion und Trichophytie können gleichzeitig vorliegen. Auch Hefeinfektionen, einschließlich der Pityrosporon-Follikulitis (S. 256), führen zu follikulären Pusteln.

Therapie. Bei gegen Griseofulvin empfindlichen Erregern ist eine innerliche Behandlung mit diesem Mittel angezeigt. Gleichzeitig sollten die Pusteln eröffnet werden, die Haare kurz geschnitten sein, und äußerlich sollte auch antimykotisch behandelt werden. Bei bakterieller Infektion: Antibiotika. Bei irrtümlicher Anwendung von Glucocorticoidsalben sind die oberflächlichen entzündlichen Veränderungen manchmal geschwunden, die Diagnose ist dann schwierig. Die Erkrankung hat die Tendenz, nach 2–3 Monaten spontan, oft mit Narben, abzuheilen.

Nagelmykosen (S. 487 f.)

Favus

Klinisches Bild. Der Favus ist in Deutschland selten; er kommt nur noch in einzelnen Gegenden vor. Im Vorderen Orient dagegen ist er endemisch. Es handelt sich um eine Pilzinfektion vor allem des behaarten Kopfes. Charakteristisch ist die Ausbildung dicker, schildartiger Krusten (Scutulum = Schildchen, Abb. **135**), die bei langem Bestehenbleiben zu einer narbigen Alopezie führen.

Zuweilen heilt die Erkrankung bei Kindern auch ohne Behandlung zur Zeit der Pubertät ab, hinterläßt dann aber Narben. Befall der Nägel kommt vor, Körperherde erinnern an eine Psoriasis oder ein seborrhoisches Ekzem.

Erreger. Verschiedenartige Pilze werden gefunden, z.B. Trichophyton schoenleinii, Trichophyton mentagrophytes var. quinckeanum oder Microsporum gypseum. Übertragung von Tierfavus auf den Menschen ist möglich (trichophytieartige Herde am Körper).

Differentialdiagnose. Narbige Alopezien S. 447.

Therapie. Innerlich Griseofulvin. Bei Resistenz der Erreger lokales Ablösen der Krusten und Antimykotika.

Zusammenfassung

Bei Pusteln im Bartbereich oder auf dem behaarten Kopf, unter Umständen mit Knoten, die bis ins Fettgewebe reichen, ist an eine tiefe Trichophytie zu denken. Sie neigt zur Superinfektion mit Bakterien und hat eine Tendenz zur spontanen Abheilung. Therapie: symptomatische Behandlung unter Eröffnung der Pusteln, äußerlich Antimykotika, evtl. innerlich Griseofulvin.

Der Favus, hervorgerufen durch verschiedenartige Erreger, äußert sich in Entzündungsherden, besonders auf dem behaarten Kopf mit dicker schildartiger Kruste, die bei langem Bestehenbleiben zu einer narbigen Alopezie führen. Therapie: innerlich Griseofulvin, lokal Antimykotika.

Kandidainfektionen (Kandidosen)

Zu den Infektionen durch pathogene Hefen gehören die schon erwähnte Tinea versicolor (S. 255) und die bei den systemischen Mykosen noch anzuführende Kryptokokkose. Im übrigen ist die wichtigste pathogene Spezies der Hefemykosen Candida albicans. Candida albicans siedelt sich in den ersten Lebensmonaten im Magen-Darm-Kanal an. Sie ist in kleiner Menge (100 bis maximal 1000 Zellen pro Gramm Stuhlmasse) auch bei etwa 30% von völlig gesund erscheinenden Menschen im Stuhl anzutreffen. Nach Seeliger kann erst bei wesentlich höheren Zellzahlen der Darminhalt zum Ausgangspunkt viszeraler Infektionen werden. Durch den Stuhl können aber Kandidapilze auf die Haut gelangen und dort entsprechend abwehrschwache Personen wieder reinfizieren. Bei Kandidamykosen im Genitalbereich empfiehlt sich daher eine orale Behandlung, evtl. bis zur Dauer von 3 Monaten, um eine Reinfektion vom Darm her zu unterbinden, doch ist der Erfolg oft nicht von Dauer.

Bei etwa 50% aller Menschen läßt sich Candida albicans in der Mundhöhle nachweisen. Der normale menschliche Organismus verfügt offenbar über die Fähigkeit, das Wachstum von Kandida in Schach zu halten; ein Überwuchern bedeutet daher immer eine tiefergreifende Störung.

Klinisches Bild. Das klinische Bild der Kandidainfektionen ist signifikant: Kleine Pusteln verschmelzen miteinander, so daß große, rote Herde entstehen. Die Pusteln sind oft eröffnet; nur am Rande sind frische Pusteln zusammen mit Schuppenkrausen als Rest von Pusteln zu erkennen.

Im Mundbereich äußert sich dieses Überwuchern in rasenartigen, weißlichen Belägen der Schleimhautoberfläche, die sich im Gegensatz zur Leukoplakie meist abwischen lassen: Soor. Doch kann Kandida auch zu Epithelverbreiterung mit entzündlichen Veränderungen führen. Es wird dann das Symptom Leukoplakie durch Kandida hervorgerufen (Abb. **136**). Auch eine Glossitis ist gelegentlich durch Kandida bedingt. Die Cheilitis angularis

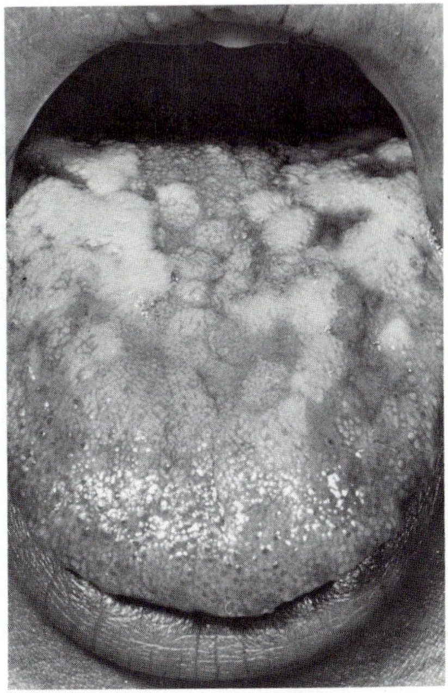

Abb. **136** Besiedlung der Zunge durch Candida albicans mit leukoplakieartigen Veränderungen

(Perlèche) wird in 80% durch Candida albicans hervorgerufen. Andere Siedlungsbereiche sind die Hautfalten, wie Achselhöhle, submammäre Region (Abb. **137**) und Leistengegend. An der Vulva breitet sich Kandida gerne zusammen mit einer Kandidose der Vagina aus; im Analbereich besiedelt sie bei Säuglingen oft die gesamte Windelregion (Abb. **138** u. S. 503f.). In den Fingerzwischenräumen, besonders zwischen 3. und 4. Finger, findet man eine Kandidose (Erosio interdigitalis candidomycetica), weil diese Finger am wenigsten abspreizbar sind und weil hier durch das Tragen von Ringen (Ehering) Waschmittel zurückgehalten werden und so die normale Physiologie der Hautoberfläche gestört ist. Auch zwischen den Zehen sind Kandidainfektionen nicht selten, werden aber leicht als Tinea pedis verkannt und mit Mitteln behandelt, die gegen Hefen nicht wirksam sind. An der Glans penis tritt eine Kandidiasis besonders bei zu enger Vorhaut auf, oft mit erheblichen entzündlichen Veränderungen. Eine Kandidakolpitis der Partnerin ist mitzubehandeln. Die Paronychie durch pathogene Hefen, im besonderen Kandida, mit und ohne gleichzeitige bakterielle Besiedlung ist ein nicht seltenes Symptom. Sie wird in besonders ausgeprägter Form mit Nagelbefall bei chronisch mukokutaner Kandidose gefunden.

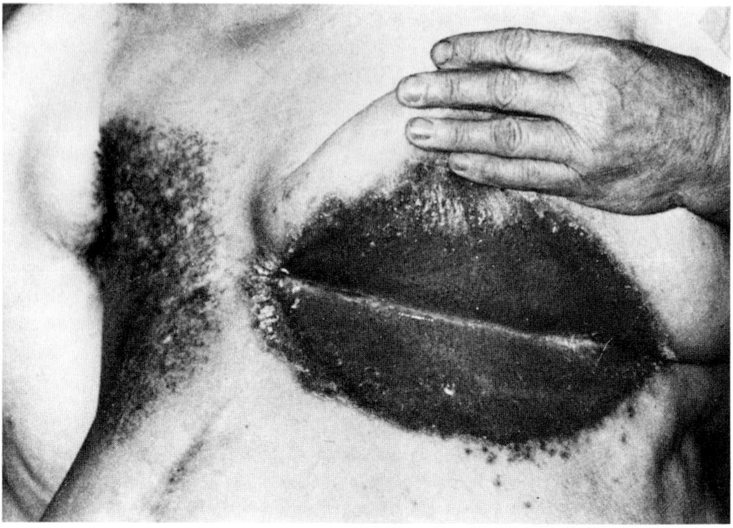

Abb. **137** Kandidamykose unter der linken Mamma. Am unteren Rand typisch gruppierte, satellitenartige Pusteln, rechts Strahlennarbe an Stelle der amputierten Mamma mit Atrophie und Teleangiektasien, aber keine Kandidainfektion

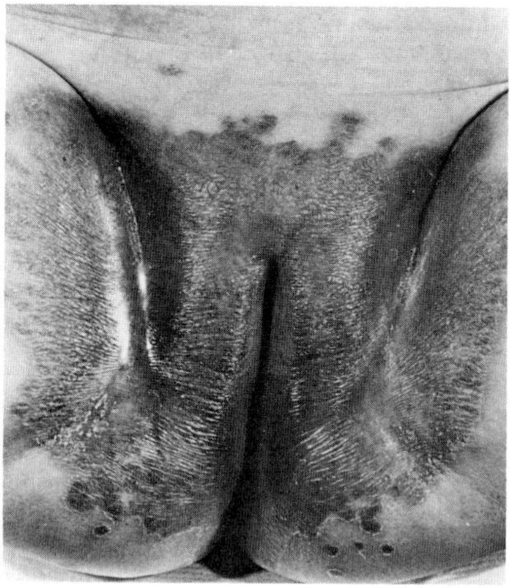

Abb. **138** Schon in Abheilung begriffene Kandidainfektion unter dem Bild eines Windelekzems beim Kind. Beachte die eröffneten Satellitenpusteln am unteren Rand mit Schuppenkrause!

Kandidawachstum durch Medikamente

Steroide fördern das Wachstum von Kandida; unter dem Einfluß hormoneller Kontrazeptiva kommt es zum Wuchern von Kandida, vor allem in der Vagina durch Verschiebung des pH-Wertes nach der alkalischen Seite. Langdauernde Anwendung von Antibiotika und Zytostatika fördert die Ausbreitung von Kandida, im besonderen, wenn bakterienwirksame Antibiotika und Steroide zusammen verordnet werden.

Kandidainfektion und systemische Erkrankungen

Eine ausgedehnte Infektion mit pathogenen Hefen läßt immer auf eine tiefergreifende Störung der Wirt-Gast-Relation schließen, wie z.B. auch bei AIDS. Oft ist die Kandidaausbreitung Vorbote anderer Erkrankungen. Manche Autoren glauben, daß Candida albicans einen latenten Diabetes früher diagnostiziert, als der Arzt mit allen modernen Hilfsmitteln der Laboratoriumstechnik. Einem Hypoparathyreoidismus geht gelegentlich die Ausbreitung von Kandida voran. Auch schwere allgemeinkonsumierende Erkrankungen, wie die Überschwemmung des Organismus mit Tumormetastasen aller Art, fördern das Wachstum von Kandida. Die inneren Organe, so die Lunge, können flächenhaft von Kandida besiedelt werden.

Bei gestörtem Immunsystem kann die Ausbreitung der pathogenen Hefen meist vom Magen-Darm-Kanal her über den Blutweg erfolgen (systemische Kandidose) und an der Haut Erythema-nodosum-artige Granulome hervorrufen. Von einer konnatalen (kongenitalen) Kandidose spricht man, wenn das Kind schon bei der Geburt mit pathogener Kandida infiziert ist.

Chronische mukokutane Kandidose

Sie besteht in einer Infektion von Mund- und angrenzenden Schleimhäuten. Charakteristische Zeichen sind die Hefeparonychie und die vulvovaginale Kandidose. Kandidagranulome (Abb. **139**) sind ein Symptom dieser Veränderung. Systemische Beteiligung ist möglich. Man kann in verschiedene Gruppen unterteilen: eine familiäre, autosomal rezessive und andere mit Immun- und endokrinologischen Störungen (Hypoparathyroid-Addison-Moniliasis-[HAM-]Syndrom).

Je nach der zugrundeliegenden Störung ist die Prognose gut oder schlecht, z.T. sterben die Befallenen früh.

Differentialdiagnose. Acrodermatitis enteropathica, eine Zinkmangelerkrankung, bei der sich meist aber keine pathogenen Hefen nachweisen lassen.

Erregernachweis. Die Kandidainfektion ist mit einem Ansteigen des Antikörpertiters gegen Kandida im Serum und in den Körpersekreten, z.B. dem Speichel, verbunden. Die Identifizierung des Erregers wird durch die modernen Methoden der Immunfluoreszenz erleichtert. Kandida läßt sich bereits im Ausstrich als kleine Scheiben mit doppeltkonturiertem Rand in-

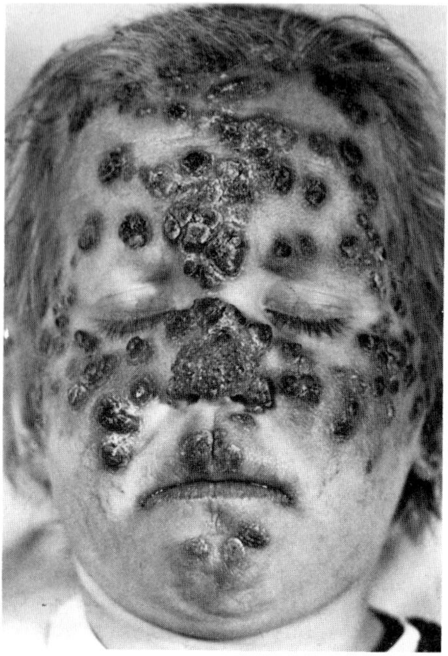

Abb. **139** Kandidagranulome bei chronisch mukokutaner Kandidose (Pat. der Univ.-Hautklinik Frankfurt a. M.)

folge der Lichtreflexion, also ungefärbt, erkennen. Bei Candida albicans entsteht über die Zwischenstufe der Pseudohyphen (verlängerte, aneinandergelagerte Sproßzellen) ein Myzel. Einzeln liegende Hefen werden leicht übersehen; eine Differenzierung der Hefen ist weder im ungefärbten noch im gefärbten Nativpräparat möglich, dazu bedarf es kultureller Verfahren mit Prüfung der Stickstoffassimilation, der Zuckerassimilation und Zuckervergärung. Je nach Gattung, Art und Stamm der Hefen ist ihre Pathogenität verschieden. Hefen sind oft als Verunreinigung anzutreffen.

Therapie. Die Therapie der Kandidainfektion besteht in erster Linie in der Suche nach einem Grundleiden, vor allem einem Diabetes. Solange pathogene Hefen aus anderen Organen auf die Haut geschwemmt werden, ist ein Therapieerfolg nicht von Dauer. Deshalb müssen Mundhöhle, Nasenhöhlen, Gehörgänge, Urogenitaltrakt und Magen-Darm-Kanal mitbehandelt werden, wenn diese von Kandida besiedelt sind. Für die Therapie der Hefemykosen stehen heute eine Reihe von Chemotherapeutika und Antibiotika in den verschiedensten Anwendungsformen zur Verfügung. Trockenlegung, vor allem im Bereich der Hautfalten, unterstützt die Therapie hervorragend. Wo sie vertragen und akzeptiert werden, wirken Jodtinktur und

Solutio Arning ausgezeichnet. Bekannte gegen pathogene Hefen wirksame Therapeutika sind Nystatin, Amphotericin B, Clotrimazol, Miconazol, Haloprogin, Econazol u.a. Während durch die perorale Gabe von Nystatin und Amphotericin B mangels Resorption nur die empfindlichen Erreger im Magen-Darm-Kanal erfaßt werden, ist eine systemische Therapie peroral durch Ketokonazol möglich. Itrakonazol ist ein neues, peroral anwendbares Antimykotikum, das 5- bis 10mal so wirksam sein soll bei wesentlich geringeren unerwünschten Wirkungen.

Bei dem durch Kandida bedingten Vaginalfluor ist die Behandlung über längere Zeit fortzusetzen, auch der Partner ist zu kontrollieren, und es ist darauf zu achten, daß zugleich mit den Hefen noch weitere Erreger vorhanden sein können (Trichomonaden), die in anderer Weise bekämpft werden müssen (S. 351). Bei zu engem Präputium ist der Vorhautsack eine ideale Siedlungsmöglichkeit für Hefen; meist hilft dauerhaft nur eine Zirkumzision.

Da bei einem erheblichen Prozentsatz der Mütter die Scheide mit Candida albicans infiziert ist, wurde zur Prophylaxe empfohlen, Neugeborenen Nystatin-Suspension in den Mund zu träufeln.

Zur Behandlung der *systemischen Kandidose* wird die intravenöse Infusion von Amphotericin B, Miconazol oder oral Flucytosin (Resistenzentwicklung) oder Ketokonazol angewendet. Bei manchen Patienten besteht auch eine regelrechte *Mykophobie* mit der Unterform Kandidophobie, die den Patienten veranlaßt, stets bei neuen Ärzten eine Weiterbehandlung zu verlangen; hier ist an eine larvierte endogene Psychose zu denken.

Kandidainfektionen der Nägel (s. S. 487f.)

Zusammenfassung

Kandidainfektionen finden sich vornehmlich bei Diabetikern in den Körperfalten mit Rötung, Schuppenkrause und satellitenartigen Pusteln am Rande. Bei Menschen mit angeborener oder erworbener Resistenzschwäche kommt es zu psoriasisartigen Herden am Körper und Befall der Schleimhäute und der inneren Organe (chronisch mukokutane Kandidose). Stets ist nach der Ursache der Resistenzschwäche zu fahnden. Kandidarasen auf den Schleimhäuten (Soor) entstehen nach hochdosierter Gabe von Antibiotika, Glucocorticoiden oder Zytostatika. Vaginale Kandidainfektionen sieht man nach der Einnahme von Steroidpräparaten, z.B. Kontrazeptiva. Gegenseitige Infektion der Partner ist möglich. Chemotherapeutika bzw. Antibiotika zur Bekämpfung von Hefeinfektionen sind Nystatin, Amphotericin B. Imidazolpräparate sind gegen Hefen, Schimmel- und Fadenpilze wirksam.

Schimmelpilze

Es ist schwer zu entscheiden, inwieweit die Schimmelpilze bei krankhaften Prozessen nur zufällig sekundär anwesend sind und ob sie als Erreger angesehen werden müssen. Auch die inneren Organe können befallen sein, und innere Erkrankungen können die Ausbreitung von Schimmelpilzen begünstigen, ähnlich wie bei Infektionen mit pathogenen Hefen. Zu den fakultativ pathogenen Schimmelpilzen gehören z. B. Aspergillus niger, Aspergillus fumigatus und die Allescheria boydii. Diese Erreger findet man vor allen Dingen bei chronisch-entzündlichen Prozessen des Gehörgangs, auch bei der Maduramykose (früher Madurafuß). Die Maduramykose wird durch biologisch unterschiedliche Erreger hervorgerufen, ist also kein einheitliches Krankheitsbild (s. auch S. 306f.).

Systemische Mykosen, tiefe Mykosen, früher Blastomykosen

Zu diesen in Mitteleuropa seltenen Erkrankungen einige Beispiele: Blastomyces dermatitidis ist der Erreger der sog. nordamerikanischen Blastomykose (Morbus Gilchrist); Paracoccidioides brasiliensis, der Erreger der Parakokzidioidose oder südamerikanischen Blastomykose; Coccidioides immitis ist der Erreger der Kokzidioidomykose; Cryptococcus neoformans der Erreger der Kryptokokkose (Torulosis, sog. europäische Blastomykose), die man zu den Kandidainfektionen rechnet. Histoplasma capsulatum ist der Erreger der Histoplasmose. Bei diesen Erkrankungen findet man meist eine Wucherung der Epidermis über einem Granulom, das oft nur wenige Erreger enthält. Haut und innere Organe werden befallen; Hautveränderungen können auf dem Blutweg ausgestreute Satelliten innerer Infektionen sein. Die Kokzidioidomykose ist im Südwesten der USA, in Mexiko und in Teilen von Zentral- und Südamerika verbreitet. Die Infektion erfolgt über die Atemwege und verläuft bei 60% der Infizierten symptomlos, bei den übrigen mit uncharakteristischen Symptomen wie Husten, Fieber, Kopf- und Pleuraschmerzen und, besonders bei Frauen, mit Exanthemen verschiedener Art, wie dem Erythema nodosum, dem Erythema multiforme, oder auch mit Arthralgien. Da keine Ansteckungsgefahr besteht und die Krankheit meist von selbst abheilt, wird sie häufiger nach Europa mitgeschleppt als diagnostiziert. Die farbigen Erreger der *Chromo-(blasto-)mykose* gehören zu den Schwärzepilzen (Dematiaceae). Mit Verletzungen dringen sie in die Haut ein und rufen Granulome hervor.

Die *Sporotrichose* (Erreger: Sporothrix schenckii) kommt meist im tropischen und subtropischen Gebiet vor. Sie beginnt mit einem Primärherd in Art eines Furunkels und einer verrukösen Hauttuberkulose und breitet sich manchmal entlang der Lymphbahnen mit furunkelartigen Tumoren aus. Zuweilen verläuft die Sporotrichose mit einschmelzenden Knoten ohne erkennbaren Primärherd. Auch die inneren Organe können betroffen sein.

Differentialdiagnose. Eine Furunkulose, Tuberkulose, Syphilis III, sogar ein Hautkarzinom werden gelegentlich imitiert; Exantheme verschiedener

Art treten bei der Kokzidioidomykose (s. o.) auf. Hinzu kommen je nach Form innere Veränderungen, auch sehr ernster Art (Tab. **30**).

Therapie. Evtl. Ketokonazol, Itrakonazol, Amphotericin B oder andere injizierbare Antimykotika.

Tabelle **30** Tiefe Mykosen, Systemmykosen

Kryptokokkose (europäische Blastomykose, Morbus Busse-Buschke)
Nordamerikanische Blastomykose (Morbus Gilchrist)
Parakokzidioidomykose (südamerikanische Blastomykose)
Keloidblastomykose (Lobo-Mykose – nur Haut betroffen)
Kokzidioidomykose (an der Haut Exantheme, Erythema nodosum!)
Chromomykose (verschiedenartige Erreger, farbig)
Histoplasmose (Erreger wie Einschlüsse in Makrophagen)
Phykomykose
Sporotrichose

Zusammenfassung

Pilzartige Erreger aus der Gruppe der tiefen (systemischen) Mykosen (früher Blastomykosen) befallen die Haut und das Unterhautgewebe, treten zugleich aber unter Ausbildung von Granulomen im Körperinnern auf. Diese Granulome haben vielfach einen tuberkuloiden Aufbau. Wird die Kokzidioidomykose nach Europa mitgeschleppt, so werden die Symptome meist als grippaler Infekt verkannt.

Mykide

Entstehung. Mykide sind Streuherde von mykotisch infizierten Hautbezirken. Früher glaubte man, daß die Pilze von den ursprünglich besiedelten Hautarealen aus auf dem Blutweg über das Integument verbreitet würden und daß auf diese Weise die Sekundäreffloreszenzen entstünden. Heute ist man der Ansicht, daß Bestandteile der Pilze auf immunologischem Wege an ferngelegenen Hautarealen die Mykide auslösen. Eine plötzliche intensive und hochwirksame Therapie einer Pilzinfektion führt unter Zerfall der Erreger zu einem Aufflammen der Entzündung in den befallenen Hautbezirken, evtl. mit Auftreten von Mykiden (Jarisch-Herxheimer-Reaktion). Eine derartige Exazerbation der infizierten Bezirke ist unter Griseofulvintherapie manchmal zu beobachten; über eine Verschlimmerung von Mykosen und Mykiden nach Penicillininjektionen ist berichtet worden. Manche Befunde stützen die Vorstellung, daß von den Trichophyten und anderen pilzartigen Erregern Stoffe produziert werden, die immunologisch den Abbauprodukten des Penicillins verwandt sind. Auch unter *Trichophytin,* einem Extrakt von Pilzen, ist das Ausbrechen und Aufflammen von Mykiden beschrieben. Derartige Pilzextrakte wurden früher zu diagnostischen Zwekken verwandt unter der Vorstellung, daß eine negative intrakutane Reaktion gegen und eine positive für eine Pilzerkrankung spräche. Doch hat sich diese Annahme nicht bewahrheitet. Man glaubte auch früher zu Unrecht, durch intrakutane Injektionen eine Immunität oder Toleranz gegenüber Pilzinfektionen erzielen zu können.

Mykide können sich mit verschiedenartigen Exanthemen äußern. Eine praktische Bedeutung haben vesikulöse Mykide der Hände, die von einer Tinea pedis ausgehen. Sie treten besonders an den Seiten der Finger oder an den Handflächen auf (S. 222f.).

Therapie. Man darf also nicht erwarten, in Mykiden Pilze nachweisen zu können. Eine lokale antimykotische Therapie solcher Mykide ist deshalb sinnlos. Man muß den Ausgangsherd suchen und sanieren; doch ist zunächst eine entzündungshemmende Therapie, etwa mit feuchten Umschlägen, Bädern, Puder und Schüttelmixtur, einzuleiten, bis die akut entzündlichen Veränderungen der Haut abgeklungen sind; erst dann soll die antimykotische Therapie folgen.

Zusammenfassung

Mykide sind Streuherde, die als allergische Reaktion auf Bestandteile der Pilze in anderen Körperregionen auftreten. Zu intensive Behandlung von Mykosen führt manchmal zum Auftreten von Mykiden. Bei Mykosen der Füße finden sich als Streuherde Bläschen an den Händen; man kann jedoch keine Pilze nachweisen.

Viruserkrankungen der Haut

Viruserkrankungen äußern sich an der Haut sehr verschieden, z. B. in Form von warzigen Tumoren oder als Exantheme mit Flecken, Bläschen, Papeln. Hier sind z. B. die kleinfleckigen Erytheme bei Masern, Röteln und Pokken, Erythema-exsudativum-multiforme-artige Exantheme und Stomatitiden mit Aphthen (s. Stomatitis bei Erstinfektion mit Herpes-simplex-Viren, S. 286) anzuführen. Ein Teil der Viruserkrankungen mit Hautveränderungen gehört traditionsgemäß nicht in den Bereich der Dermatologie, sondern als Infektionskrankheiten zur Kinderheilkunde und zur Inneren Medizin.

Warzen

Durch verschiedene Formen der humanen Papillomviren (HPV), einer Spezies der Papovaviren, werden mindestens 6 morphologisch verschiedene Veränderungen an der Haut hervorgerufen:

1. die Verruca vulgaris,
2. die Verruca plana „juvenilis“,
3. die Plantarwarzen,
4. die filiformen Warzen,
5. das Condyloma acuminatum,
6. die Epidermodysplasia verruciformis, eine seltene Erkrankung mit generalisierten warzenartigen Veränderungen. Sie kommt bei immungestörten Personen in 2 Hauptformen vor, einer benignen, die einer Aussaat planer Warzen entspricht, und einer malignen, durch andere HPV-Viren hervorgerufenen Form mit malignen Tumoren, vor allem auf sonnenstrahlenexponierter Haut.

Verrucae vulgares

Bei den Verrucae vulgares handelt es sich um runde oder unregelmäßig begrenzte, scharf abgesetzte Papeln mit Hyperkeratosen von grau- bis gelbschwarzer Farbe (Abb. **140**). Die Oberfläche ist höckrig, unregelmäßig, manchmal zottenförmig. Diese Struktur ist so charakteristisch, daß man auch andere Gebilde, die mit Warzen nichts zu tun haben, als verrukös oder verruziform bezeichnet, wenn die Oberfläche ähnlich aussieht. Warzen sitzen mit Vorliebe an den Streckseiten der Hände und Finger, am Rand des Nagels und auf den Handtellern und Fußsohlen, im besonderen bei Personen mit Minderdurchblutung der Akren, sei es endogen oder berufsbedingt (Kühlräume). Von Tieren können HP-Viren auf den Menschen übertragen werden (Schlachterwarzen). Sehr große Ausdehnung weist auf eine Immunschwäche hin.

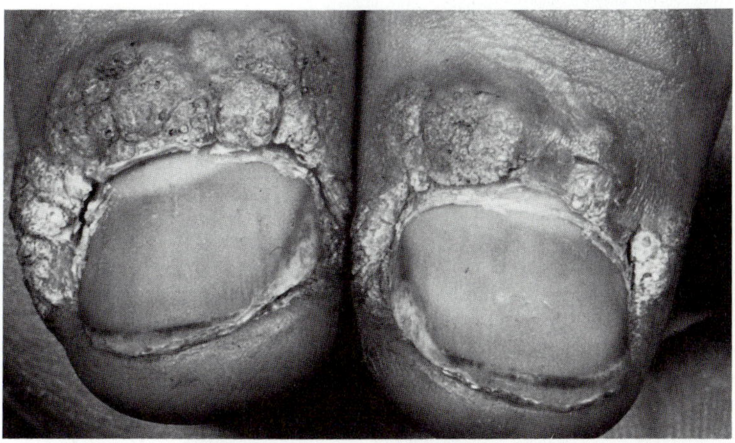

Abb. **140** Verrucae vulgares in periungualer Anordnung

Feingeweblich zeigt die Warze eine Wucherung der Epithelleisten (Akanthom) mit starker Hyperkeratose. Früher betrachtete man die Warze als „ein herdweise auftretendes, acquiriertes Akanthom infektiöser Natur mit sofort hinzutretender Hyperkeratose". Manchmal sind in den Epithelzellen der Warze Einschlußkörperchen sichtbar. Bei Warzen bilden sich im Stratum granulosum große, unregelmäßige Keratohyalinkörner, wie man sie sonst nur bei angeborenen Verhornungsstörungen findet.

Verrucae planae (juveniles)

Diese planen Warzen, die nicht nur in jugendlichem Alter auftreten, sind epidermale, kleine, flache, runde oder unregelmäßig polygonale, gegen die Umgebung scharf abgesetzte Papeln (Abb. **141**). Sie sind hautfarben, gelbgrau oder auch bräunlich. Sie sitzen vor allem im Gesicht, besonders bei Kindern, Mädchen und jungen Frauen; bei Männern kommen sie nur selten vor. Gelegentlich treten sie exanthemartig auf, manchmal nach dem Abhei-

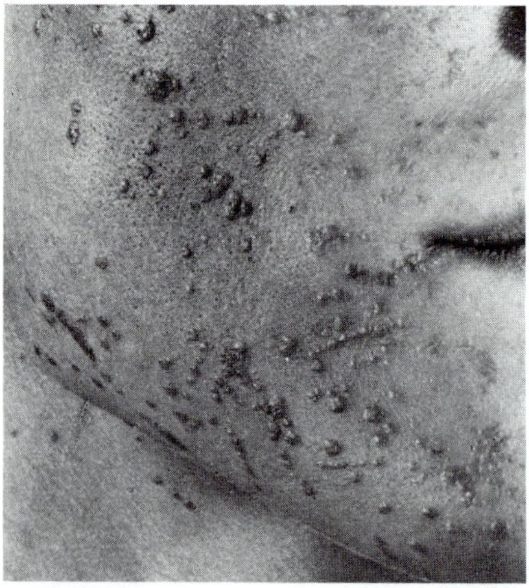

Abb. **141** Verrucae planae juveniles. Strichförmige Ausbreitung als isomorpher Reizeffekt

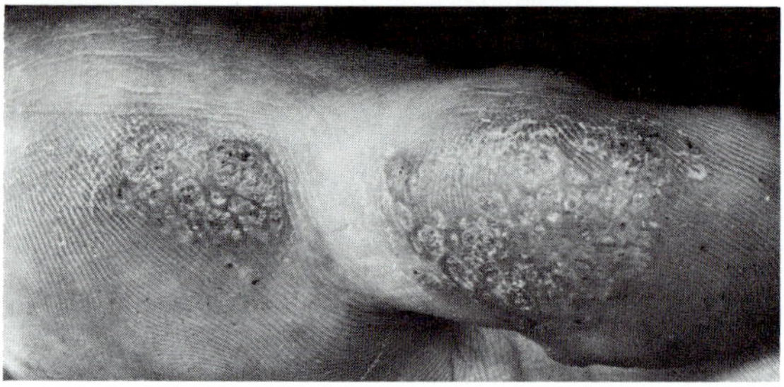

Abb. **142** Mosaikwarzen der Fußsohle

len von Ekzemen, manchmal nach Traumen (isomorpher Reizeffekt). Ausgedehnte Warzen dieses Typs findet man auch bei der Epidermodysplasia verruciformis, benigne Form, z. B. durch HPV-Typ 3 (S. 277).

Plantarwarzen

Plantarwarzen liegen an Druckstellen des Fußes, besonders an falsch belasteten Stellen und über Knochenvorsprüngen, und täuschen hier Schwielen und Klavi (Hühneraugen) vor. Sie können mosaikartig aneinandergelagert sein (Mosaikwarzen) (Abb. **142**). Wegen ihrer Lokalisation sind sie oft äußerst schmerzhaft.

Gestielte Warzen

Die „filiformen" Warzen sind selten; man findet sie hauptsächlich im Gesicht älterer Menschen.

Therapie der Warzen

Für das Auftreten und Abheilen der Warzen sind offenbar immunbiologische Vorgänge und Disposition maßgebend, Übertragung und Infektion sind also nicht entscheidend. Man nimmt an, daß die Plantarwarzen vor allem im Schwimmbad erworben werden, wo das Virus auf dem Boden haftet. Die Warzen haben eine hohe Spontanheilungsrate, doch kann sich diese Heilung Jahre hinauszögern. Plötzliche spontane Abheilungen haben zu der Annahme geführt, daß bei Warzen Suggestivmaßnahmen erfolgreich seien. Eine kontrollierte Studie spricht dagegen. Da Warzen schließlich spontan abheilen, sind alle Maßnahmen untersagt, die zu Dauerschäden und Narben führen. Weiter ist bei der Behandlung das Terrain zu berücksichtigen: Vielfach leiden Personen mit kühlen Extremitäten und Hyperhidrose an Verrucae vulgares. Förderung der Durchblutung durch entsprechende Medikamente und durch Gymnastik sowie eine Bekämpfung der Hyperhidrose (S. 476) sind angezeigt. Einzelne Warzen sind in Leitungs- oder Lokalanästhesie mit dem scharfen Löffel zu entfernen. Verätzung der Wunde ist nicht angezeigt, da die Abheilung verzögert und die Narbenbildung gefördert wird. Aus dem gleichen Grunde lehnen wir auch die Beseitigung mit dem Elektrokauter ab; höchstens ist nach Entfernen mit dem scharfen Löffel ein Tupfen des Warzenzentrums mit dem Kauter gestattet. Besondere Vorsicht ist bei allen Maßnahmen im Bereich des Nagelbettes geboten, da hier tiefere Narben zu einer ständigen Verformung des Nagels führen. Eine weitere Möglichkeit ist das Betupfen der Warze mit flüssigem Stickstoff, bis diese gefroren ist. Allerdings ist das Verfahren schmerzhaft; nach der Vereisung bilden sich Blasen. Weniger schmerzhaft lassen sich Blasen mit Cantharidinpräparaten hervorrufen. Mit 10- bis 20%igem Salicylspiritus oder 60%igem Salicylpflaster oder ähnlichen Präparaten, auch mit Zusatz von Milchsäure, z. B. Salicylsäure 20%, Milchsäure 20%, Collodium elasticum q. s. ad., können Warzen aufgeweicht werden und dann, etwa nach vorherigem warmen Bad, mit einem scharfen Löffel oberflächlich immer wieder entfernt werden, bis sie schließlich spontan abheilen. Ich empfehle den Patienten auch, das durch die wiederholte Salicylbehandlung weiß gewordene Hornmaterial selbst immer wieder zu entfernen, etwa mit einer Nagelfeile, einem Messer oder einem Hornhauthobel. Auf diese Weise werden auch die sich neu bildenden Viren immer wieder beseitigt, bis die Basis der Warze erreicht ist.

Ein therapeutisches Problem stellen die Plantarwarzen dar. *Röntgenstrahlen* halten wir für *kontraindiziert,* da wegen der Lage über Knochenvorsprüngen die Gefahr einer Dauerschädigung besteht. Wenn die Plantarwarzen an Stellen auftreten, an denen der Fuß falsch belastet ist, muß die Statik reguliert werden, etwa durch Einlagen. Allein dadurch kommt es oft zu einer, wenn auch langsamen Abheilung. Druckpunkte in Schuhen sind aufzusuchen und zu entfernen. Eine Hyperhidrosis und mangelhafte Durchblutung muß man versuchen zu beheben (s. o.). Exzision führt zur Narbenbildung, verhindert aber nicht sicher ein Rezidiv und ist deshalb weniger empfehlenswert. Ich gehe deshalb wie bei den Verrucae vulgares vor: Erweichung durch Salicylpräparate (s. o.), vorsichtiges Entfernen des Hornmaterials entweder durch den Patienten selbst täglich wie angegeben oder nach einem warmen Bad oder evtl. Lokalanästhesie mit dem scharfen Löffel; anschließend vorsichtiges Betupfen der Basis der Plantarwarze mit dem Kauter. Gegebenenfalls kann man *nach* Entfernen des aufliegenden Hornmaterials die Basis der Warze mit einem der bekannten Warzenmittel, evtl. mit Zusatz eines Zytostatikums (Verrumal), behandeln.

Eine Vereisung wird unterschiedlich gut von der Haut vertragen. Manche Allgemeininfektionen, z. B. Typhus, setzen die Resistenz herab; eine Vereisung führt dann unter Umständen zu tiefen Nekrosen.

Filiforme Warzen werden mit dem scharfen Löffel abgetragen.

Zusammenfassung

Die Verrucae treten klinisch unter verschiedenen Formen auf: als Verrucae vulgares, als Verrucae planae oft flächenhaft disseminiert, klavusartig als Verrucae plantares et palmares und manchmal in Art von Mosaiksteinen zusammengefügt. Filiforme Warzen sind selten.

Das morphologische Substrat besteht vor allem in einer Wucherung der Epidermis, hervorgerufen durch eine Virusinfektion. Lokalisationsfaktoren, z. B. Fehlbelastung des Fußes bei Plantarwarzen, mangelhafte Durchblutung der Extremitäten, Hyperhidrose, sind bei der Behandlung zu berücksichtigen. Warzen haben eine hohe Spontanheilungstendenz, wahrscheinlich aufgrund von Immunvorgängen gegen die auslösenden Viren. Therapeutische Maßnahmen, die zu Dauerschäden führen könnten, sind daher zu unterlassen, so vor allem die Röntgenbestrahlung von Plantarwarzen.

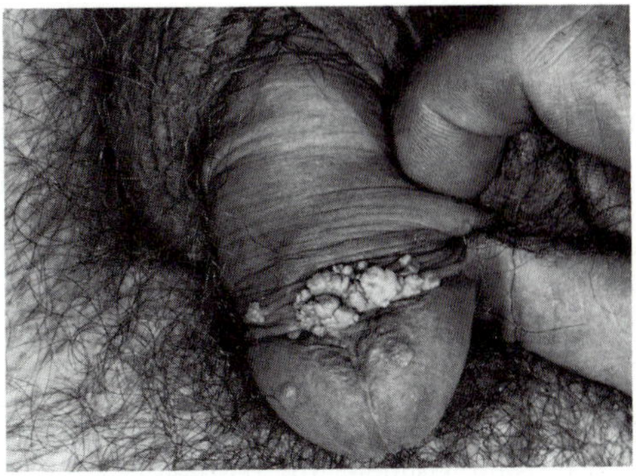

Abb. **143** Spitze Kondylome (Condylomata acuminata)

Condylomata acuminata (Feigwarzen)

Klinisches Bild. Die Kondylome sind anfangs kleine, warzenförmige Papeln; später bilden sie durch Vergrößerung und Vermehrung Lappen und Furchen und sehen blumenkohl- oder hahnenkammartig aus (Abb. **143**). Zunächst wachsen sie vereinzelt, nach und nach aber entstehen regelrechte Beete. An der Schleimhaut sind die spitzen Kondylome rot-weißlich, auf der äußeren Haut weiß-gelblich. In den tiefen Taschen und Furchen siedeln sich Mikroben aller Art an; es bildet sich ein übelriechendes Sekret.

Condylomata acuminata sind vorwiegend dort *lokalisiert,* wo Mazeration und Durchfeuchtung ihre Entwicklung fördern, besonders an der Anal-, Genital-, selten an der Mund-, Rachen- und Kehlkopfschleimhaut. Allgemein wird angenommen, daß die Durchfeuchtung durch Fluor vaginalis, urethralis oder durch schleimige Darmentleerung die Ansiedlung von spitzen Kondylomen fördert. Die Übertragung erfolgt offenbar nicht selten beim Koitus. Der Erreger ist ein HP-Virus.

Offenbar gibt es auch subklinische und flache Varianten der spitzen Kondylome, deren histologisches Bild eine Präkanzerose oder eine Neoplasie vortäuscht. Hierher gehören möglicherweise die bowenoide Papulose (s. S. 283) und „intraepitheliale neoplasieartige Veränderungen" der Cervix uteri. Bei sehr ausgedehnten Kondylomen muß man eine Immunschwäche (AIDS) ausschließen. Perianale Kondylome weisen auf einen Analkoitus hin; bei Kindern muß man daran denken, daß diese eventuell sexuell mißbraucht werden.

Differentialdiagnose. Differentialdiagnostisch abzutrennen von den einfachen Condylomata acuminata sind die Riesenkondylome von Buschke u. Löwenstein. Diese ungewöhnlich großen ulzerierenden, meist auf der äußeren Haut und bei Phimose im Präputialsack lokalisierten Kondylome sind manchmal histologisch schon Plattenepithelkarzinome mit Neigung zur

Metastasierung. Manche Plattenepithelkarzinome imitieren Condylomata acuminata. Bei dem geringsten Verdacht, daß spitze Kondylome einen bösartigen Tumor verdecken oder maligne entarten, etwa im Sinne eines Riesenkondyloms (s. o.), ist eine Probeexzision angezeigt.

Auch ein Morbus Paget der Analregion könnte mit spitzen Kondylomen verwechselt werden. Von den spitzen Kondylomen muß man die breit aufsitzenden, nässenden Papeln, die Condylomata lata der Syphilis II, abgrenzen (hochinfektiös!), die auch nach Abklingen der Exanthemschübe bei Syphilis II bestehen bleiben. Spitze und breite Kondylome schließen sich nicht aus, selten kommen beide gemeinsam vor. Marisquen, d. h. Schleimhautfalten im Analbereich, und die fälschlich als äußere Hämorrhoiden bezeichneten Phlebothrombosen wird man kaum mit spitzen Kondylomen verwechseln können. Im besonderen mit Podophyllin behandelte Condylomata acuminata können eine bowenoide Papulose vortäuschen, ebenfalls eine Virusinfektion mit HP-Viren (S. 283).

Therapie. Beseitigung der unterstützenden Faktoren, im besonderen eines Fluors; Ausschaltung der Infektionsquellen; Tupfen mit 10- bis 20%iger Podophyllinlösung in Aceton oder Alkohol. Das gesunde Gewebe muß vorher sorgfältig mit Zinkpaste abgedeckt werden! Außerdem ist nach dem Betupfen noch durch Einlegen eines mit Zinkpaste oder Zinköl bedeckten Leinenlappens der Kontakt des Podophyllins mit gesunder Haut oder Schleimhaut zu verhindern. Die Wirkung des Mitosehemmers Podophyllin ist unterschiedlich, schon deshalb, weil es sich um einen Extrakt aus einer Pflanzenwurzel (Berberisverwandte in Nordamerika) handelt. Podophyllin ist toxisch, daher Anwendung in geringsten Mengen; Todesfälle nach Resorption zu großer Dosen sind bekannt. Bei gewöhnlichen Warzen ist es wirkungslos. Auch eine lokale Behandlung mit Fluorouracil-Salbe kann versucht werden.

Bei sehr ausgedehnten spitzen Kondylomen ist meist eine operative Entfernung notwendig.

Zusammenfassung

Eine besondere Variante der virusbedingten Warzen sind die spitzen Kondylome (Condylomata acuminata), die vorwiegend dort lokalisiert sind, wo Mazeration und Durchfeuchtung (Fluor) ihre Entwicklung fördern, vor allem in der Anal- und Genitalregion. Differentialdiagnostisch sind die breiten Kondylome der Syphilis II abzugrenzen. Die Therapie der Wahl ist Betupfen mit 20%iger Podophyllinlösung in Aceton oder Alkohol (Toxizität!) unter Abdecken der gesunden Haut, gegebenenfalls operative Entfernung und feingewebliche Untersuchung.

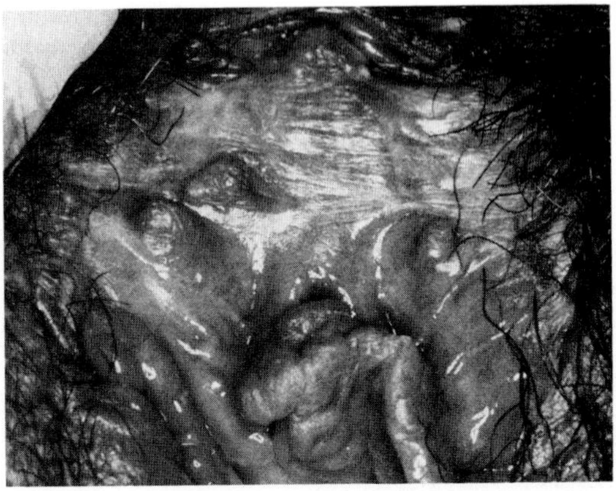

Abb. **144** Bowenoide Papulose am Introitus vulvae bei einer 30jährigen Frau

Bowenoide Papulose

Die bowenoide Papulose ist eine Viruserkrankung durch HP-Viren, meist im Genital- und Analbereich, mit multiplen, disseminiert stehenden, flachen Papeln von einigen Millimetern Durchmesser, manchmal auch von Zentimetern (Abb. **144**). Die Papeln sind hautfarben, rötlich oder braun pigmentiert. Die Oberfläche ist oft samtartig oder matt glänzend, manchmal hyperkeratotisch und verrukös. Die Papeln können konfluieren.

In der Vorgeschichte werden häufig ein rezidivierender Herpes progenitalis, spitze Kondylome oder Warzen angegeben. Bei Männern sind die Glans, der Sulcus coronarius, der Penisschaft und das Präputium betroffen, bei Frauen die Vulva mit den großen und kleinen Labien, aber auch die Analregion.

Männer sind offenbar häufiger befallen als Frauen; das Wachstum ist multizentrisch.

Die Krankheit manifestiert sich meist in den Lebensaltern hoher sexueller Aktivität, also etwa von der Pubertät bis zum 40. Lebensjahr.

Feingeweblich entspricht der Befund dem Morbus Bowen (S. 397f.), doch sieht man häufig in der Hornschicht Veränderungen, die an Viruswarzen erinnern.

Differentialdiagnostisch muß man ausschließen: den Morbus Bowen, an der Übergangsschleimhaut die Erythroplasie (S. 401) und spitze Kondylome, vor allem, wenn sie mit Podophyllin anbehandelt sind (S. 282), breite Kondylome bei Syphilis und Lichen-ruber-Papeln. Morbus Bowen und Erythroplasie finden sich meist bei älteren Patienten.

Therapie. Operative Entfernung, allerdings jedoch unter Vermeidung großer operativer Eingriffe; nach der bisherigen Erfahrung ist nicht mit einer malignen Entartung zu rechnen. Auch kann ein Behandlungsversuch entsprechend der spitzen Kondylome (s. dort) gemacht werden. Männer mit bowenoider Papulose können ihre Partnerinnen infizieren, ein Risiko im Hinblick auf die Entstehung von zervikalen flachen Warzenkondylomen und sich daraus entwickelnden Karzinomen. Bei Frauen, im besonderen mit multizentrischer bowenoider Papulose, muß die Zervix auf das Vorliegen solcher Veränderungen inspiziert werden. Falls eine Infektion mit HPV 16 vorliegt, besteht die Gefahr karzinomatöser Entartung.

Mollusca contagiosa (Dellwarzen)

Klinisches Bild. Es handelt sich um rundliche, stecknadelkopf- bis erbsengroße, hautfarbene bis gelblich-weiße oder auch rötliche Papeln (Abb. **145**). Die Oberfläche ist wachsartig glänzend, die Konsistenz hart. Zentral haben sie eine Delle mit einer Öffnung, aus der sich eine breiartige, weiße Masse herausdrücken läßt. Diese besteht vorwiegend aus zu Einschlußkörpern (Molluskumkörperchen) umgewandelten Epithelien. Im Ausstrich läßt sich nach Fixierung mit basischen Farbstoffen das Vorkommen dieser dunkelblau gefärbten Einschlußkörper nachweisen. Vornehmlich sind Kinder unter 10 Jahren befallen, im besonderen solche mit endogenem Ekzem (atopische Dermatitis). Gehäuftes Auftreten in Schulen wurde beobachtet, ohne daß man aber von einer Epidemie sprechen konnte.

Die Molluska sitzen isoliert, aber auch zu mehreren vereint. Sie können in jeder Körperregion vorkommen, häufig ist der Genitalbereich befallen. Übertragung beim Geschlechtsverkehr wird behauptet, doch sitzen die Molluska auch bei Kleinkindern oft am Genitale.

Erreger. Der Erreger gehört zur Gruppe der Pocken-(Quader-)Viren. Da sich die Epithelzellen zu Einschlußkörperchen umwandeln, in denen sich unzählige Elementarkörper nachweisen lassen, flachen sie sich nicht ab wie

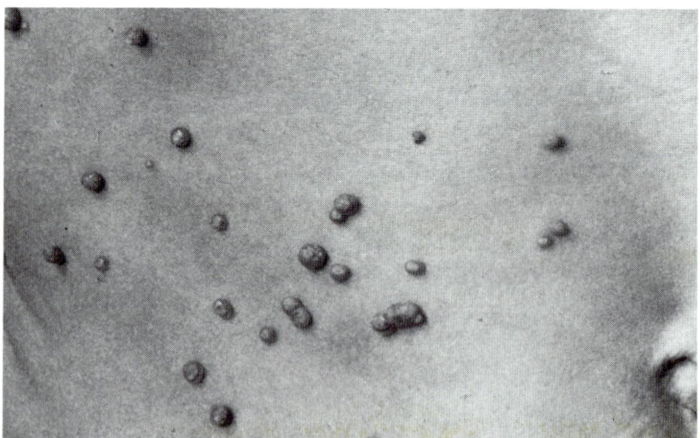

Abb. **145** Mollusca contagiosa bei einem Kind

normale Hornzellen, stören die Ökonomie der Epidermis und veranlassen diese zu einer Wucherung, wie wir es bei anderen Erkrankungen bereits kennengelernt haben.

Die künstliche Übertragung des Molluscum contagiosum ist außerordentlich schwierig; manchmal dauert es 14–50 Tage nach Infektion, ehe sich die Molluskumpapeln entwickeln.

Therapie. Bei einem Großteil der Patienten bilden sich die Veränderungen nach 6–9 Monaten spontan zurück; sie können aber auch 3–4 Jahre bestehenbleiben. Die Behandlung besteht in Anschlitzen und Exprimieren oder der Kürettage der einzelnen Molluska, etwa nach Aufsprühen von Frigen, mit dem scharfen Löffel oder einer Kürette. Alle 14 Tage ist zu kontrollieren, ob sich neue Molluska entwickelt haben. Auch eine Schälbehandlung mit Warzenmitteln, ähnlich wie bei den gewöhnlichen Warzen, wird empfohlen. Eine andere Möglichkeit ist das Auftupfen einer 0,7%-Lösung von Cantharidin in Aceton und Collodium elasticum zu gleichen Teilen. Nach 1 Woche Kontrolle und evtl. Betupfen neuer Molluska (erhebliche Blasenbildung möglich!).

Zusammenfassung

Mollusca contagiosa bestehen in gelblich-weißen oder rötlichen, umschriebenen Papeln mit eingedelltem Zentrum. Aus der zentralen Öffnung läßt sich eine breiartige, weiße Masse herausdrücken, die vorwiegend aus Einschlußkörpern, den Molluskumkörpern, besteht. In ihnen lassen sich massenhaft Elementarkörper nachweisen. Besonders häufig sind Kinder unter 10 Jahren befallen; über schubweises Auftreten wird berichtet. Spontane Abheilung tritt zuweilen erst nach Jahren ein; meist müssen die Molluska trotzdem operativ, etwa mit dem scharfen Löffel, entfernt werden. Der Übertragungsmodus ist nicht gesichert.

Herpesgruppe

Infektion mit Herpes-simplex-Virus (HSV)

Beim Menschen ist die Infektion mit dem Herpes-simplex-Virus (HSV), Herpesvirus hominis, so häufig, daß mit einer fast allgemeinen Durchseuchung gerechnet werden kann. 2 Typen des HSV hat man isoliert: Typ 1 befällt vornehmlich die Haut, Typ 2 die Genitalschleimhaut und ihre nähere und auch weitere Umgebung. Allmählich vermischen sich die Ausbreitungsgebiete der Virustypen; Typ 2 ist offenbar auf dem Vormarsch. Die Bedeutung des Typ 2 für die Entstehung des Zervixkarzinoms ist erheblich überschätzt worden.

Das Virus wird durch direkten Kontakt von Mensch zu Mensch übertragen, Typ 1 vornehmlich durch orale Sekretion, Typ 2 durch genitale Ausscheidungen, also beim Geschlechtsverkehr. Bei häufigem Partnerwechsel ist die Infektionsmöglichkeit entsprechend erhöht. Auch ohne klinische Zeichen des Herpes können Infizierte HSV mit den Körpersekreten ausscheiden.

Eine berufsbedingte Übertragung des Herpesvirus ist möglich, etwa bei Zahnärzten, oder auch beim Sport, z.B. bei Ringern.

Nach klinisch faßbarer Erkrankung, aber auch ohne erkennbaren Anlaß, entstehen neutralisierende und komplementbindende Antikörper. Antikörper gegen den Typ 1 sind wesentlich häufiger als gegen Typ 2. Insgesamt hängt der Grad der Durchseuchung von dem sozialen Status ab: je höher der Status, um so geringer der Prozentsatz. Bei niedrigem sozialen Status reicht er bis zu 100%. Spezifische Antikörper treten im Serum meist 4–10 Tage nach der Infektion auf; das Herpesvirus kann aber offenbar überleben, auch wenn große Mengen neutralisierender Antikörper vorhanden sind. Das Herpes-simplex-Virus ruht nämlich latent in den sensiblen Ganglien und führt von hier aus durch intraaxonale Ausbreitung zu den Rezidiven an der Haut.

Erstinfektion. Inokulation des Herpesvirus bei einem Nichtresistenten führt zum Auftreten von Bläschen und Blasen an der Inokulationsstelle nach einer Inkubation von etwa 1 Woche. Im Nagelbereich kann eine solche Infektion eine Paronychie nachahmen. Die Erstinfektion wird bei 99% aller Menschen nicht bemerkt. Sie verläuft jedoch manchmal mit einer primären Gingivostomatitis (Stomatitis herpetica), mit einer Vulvovaginitis, mit der sehr gefürchteten Keratokonjunktivitis, mit generalisiertem viszeralem Herpes der Neugeborenen (Herpessepsis), mit dem Herpes simplex oder der Herpesenzephalitis. Die Herpesenzephalitis ist besonders ernst zu nehmen, da sie Hirnschäden hinterlassen oder tödlich ausgehen kann. Der Erstinfektion folgt gelegentlich ein Befall der inneren Organe ohne Hautveränderungen oder auch ein Exanthem mit gedellten Bläschen.

Gingivostomatitis herpetica, Stomatitis herpetica

Die Stomatitis herpetica ist eine Form der Erstinfektion des Herpes mit Fieber und anderen Allgemeinreaktionen, oft bei Kindern zwischen dem 1. und 5. Lebensjahr. Die Bläschen sind wenig resistent und platzen leicht. Die verbleibenden Erosionen imitieren Aphthen. Eine Variante dieses Krankheitsbildes ist die *Vulvovaginitis herpetica.* Daneben gibt es noch eine rezidivierende Stomatitis aphthosa, deren Ursache unklar ist. Auch andere Virusinfektionen, z.B. durch das Coxsackievirus, führen zu einer solchen Stomatitis aphthosa; an die seltene Übertragung der Maul- und Klauenseuche auf den Menschen ist zu denken.

Rezidivierende Herpesbläschen (Herpes simplex recidivans)

Nach der Herpeserstinfektion bleiben bei der Mehrzahl der Betroffenen weitere Folgen aus. Bei einigen aber kommt es, selbst bei banalen Infektio-

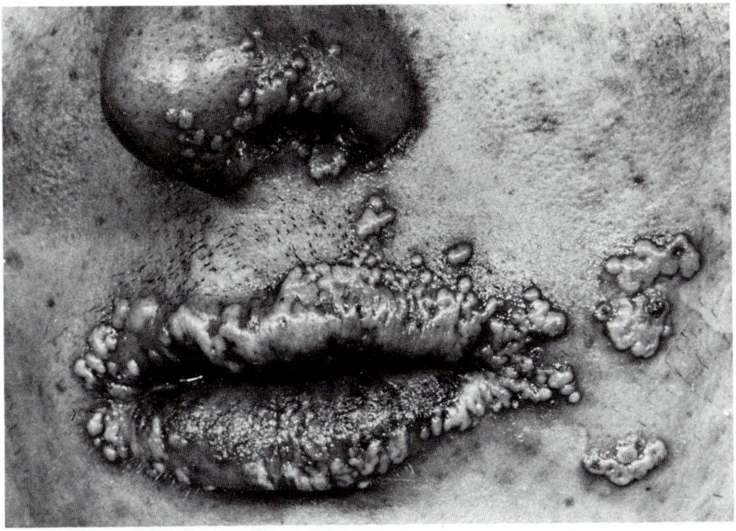

Abb. **146** Ausgedehnter Befall bei Herpes simplex, rechts die üblichen gruppierten (herpetiformen) Bläschen

nen oder geringen Veränderungen des Gesamtorganismus, wie bei der Menstruation, nach Genuß mancher Nahrungsmittel, mechanischen Traumen oder Sonnenbestrahlung, zum rezidivierenden, umschriebenen Auftreten von Herpesbläschen, besonders im Bereich der Lippen (Herpes labialis) (Abb. **146**) und des Präputiums (Herpes progenitalis). Stets erneute Infektionen, etwa als Herpes progenitalis nach Geschlechtsverkehr, werden für möglich gehalten. Eine Entzündung der Cervix uteri durch Herpesviren soll häufiger vorkommen.

Klinisches Bild. Nach einem Gefühl des Juckens oder Brennens treten eigentümlich, oft traubenartig, gruppierte Bläschen von Stecknadelkopf- bis Linsengröße auf, deren Inhalt sich nach 2–3 Tagen eitrig trübt (Abb. **146**) und manchmal nach außen entleert. Die älteren, nicht die ganz frischen Bläschen sind gedellt.

Der Herpes ist dann von gelben Eiterkrusten bedeckt. Meist hinterläßt er keine Narben, neigt aber zum Rezidiv in der gleichen Region, wenn auch nicht ganz an der gleichen Stelle. Bei Patienten mit rezidivierendem Herpes gelingt die Inokulation leicht, trotz des hohen Antikörpertiters im Serum.

Man rechnet, daß in manchen Ländern bis 1% der jüngeren Erwachsenen an einem rezidivierenden Herpes leiden. Er tritt am häufigsten im mittleren Lebensalter auf, gleich häufig bei Mann und Frau. Bei der Frau findet man

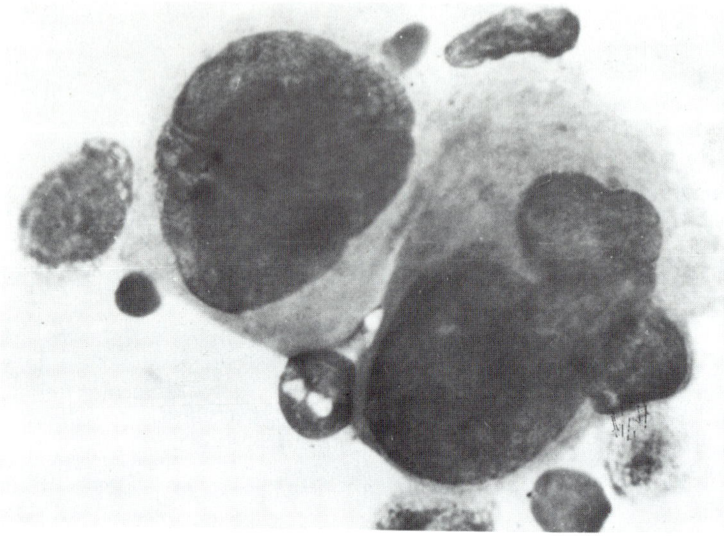

Abb. **147** Virus-Riesenzellen zwischen Leukozyten im Grundausstrich von Bläschen

ihn meist in der Mundregion, beim Mann als Herpes progenitalis an der Glans penis und am Präputium.

Feingewebliches Bild *des Herpes, des Zosters und der Varizellen*

Der Herpes, der Zoster und die Varizellen haben eine eigentümliche Form der Bläschenbildung. Die Epidermiszellen schwellen und lösen sich voneinander („ballonierende Degeneration“ wegen der Ballonform der Zellen); einzelne Epithelien wandeln sich zu Riesenzellen um. Im Ausstrich erkennt man die ballonierend degenerierten Zellen mit Ödem um die Kerne und verdichtetem Ektoplasma sowie die Riesenzellen (Abb. **147**). Der Nachweis dieses Bildes im Ausstrich ist pathognomonisch für die genannten Krankheitsbilder. Ein Fehlen schließt dagegen eine solche Infektion nicht aus, da diese Art der Bläschenbildung im Grunde eine langsam verlaufende Art der Nekrose darstellt, die aber auch so schnell verlaufen kann, daß die eigentümlichen Zwischenstadien nicht erfaßt werden.

Differentialdiagnose. Bei Infektionen des Menschen mit dem Herpesvirus des Affen, Herpes simiae, kommt es im Beginn zu herpesähnlichen Veränderungen der Haut, denen nicht selten eine meist tödlich ausgehende Enzephalitis 10–35 Tage nach der Infektion folgt. Bei Kontakt mit Affen, besonders Tieren asiatischer Herkunft, ist an diese Infektion zu denken. Bei zosteriformer Anordnung der Bläschen ist eine Verwechslung mit dem Zoster möglich. Hiervor schützt der Nachweis des Virus selbst oder das Verhalten des Titers komplementfixierender oder neutralisierender Antikörper im Serum bei und nach dem Auftreten der fraglichen Veränderungen.

Komplikationen. Eine seltene Komplikation ist die Herpesenzephalitis. Infektionen des Kindes im Mutterleib sind selten, meist aufsteigend vom Genitale der Mutter. Auch während der Geburt kann es zu einer Infektion des Kindes bei Vorliegen von Herpesveränderungen im Genitalbereich der Mutter kommen. Diese Infektion kann harmlos verlaufen, aber auch zu schwersten Komplikationen führen; es ist deshalb gegebenenfalls eine Entbindung durch Kaiserschnitt zu erwägen. Schwere Formen, evtl. generalisierte Ausbreitung eines Herpes treten bei Menschen auf, deren Immunabwehr gestört ist, etwa unter immunsuppressiver Therapie, so bei Empfängern von Transplantaten und bei HIV-Infektionen (AIDS). Ungewöhnlich schwer verlaufender Herpes ist ein Hinweis auf diese Erkrankung. Die Herpesbläschen können sich bei Immungestörten weit über die Haut ausbreiten und auf den Respirations- und Verdauungstrakt übergreifen. Bei Patienten mit krankhaften Hautveränderungen und gestörtem zellulären Immunsystem, vor allem beim endogenen Ekzem, seltener bei Verbrennungen, einer Mycosis fungoides, einer Dyskeratosis follicularis vegetans Darier und anderen, kann es zu einer generalisierten Ausbreitung von Herpesbläschen kommen, die an ein Ekzem erinnert *(Eczema herpeticum* oder *herpeticatum).* Wir unterscheiden leichte und schwere, lebensbedrohliche Formen mit hohem Fieber, die einer Vaccinia generalisata oder sogar einer toxischen epidermalen Nekrolyse ähnlich sehen. Ein Herpes geht gelegentlich einem Erythema multiforme (s. dort) voraus.

Beim rezidivierenden Herpes ist die Beteiligung des Auges mit Ulzerationen, Keratokonjunktivitis und Iridozyklitis gefürchtet. Fieber, Schmerzen und Lymphangitis sind gelegentlich mit dem Herpes verbunden. Das erodierte Herpesbläschen ist Eintrittspforte für andere Erreger, etwa Staphylokokken und Streptokokken und, am ehesten im Genitalbereich, für Treponemen. Einem rezidivierenden Herpes folgt manchmal ein persistierendes Ödem (Elephantiasis).

Therapie. Bei Herpeserstinfektionen bedarf der Patient sorgfältiger Überwachung. Adeninarabinosid oder Acyclovir werden bei schweren Fällen intravenös gegeben, das letzte bei leichterem Verlauf oral. Bei Stomatitis herpetica ist infolge eingeschränkter Nahrungszufuhr durch Schmerzen beim Kauen und Schlucken der Elektrolytstoffwechsel zu kontrollieren. Gefahr: blutzuckersenkende Mittel bei unzureichender Nahrungszufuhr! Unter der innerlichen Gabe von Glucocorticoiden und Zytostatika verläuft der Herpes oft sehr viel schwerer, als normalerweise zu erwarten ist.

Bei der rezidivierenden Form des Herpes ist die Therapie bisher nicht zufriedenstellend. Von manchen Autoren werden Idoxuridin (5-Jod-2'-desoxyuridin) oder andere Virostatika (Vidarabin, Tromantadin, Acyclovir) örtlich als Lösung und in Salbenform über Wochen empfohlen; ihre Wirksamkeit wird aber unterschiedlich, im Hinblick auf Rezidive meist negativ, beurteilt. Sie wirken nur während der Replikationsphase auf die Nucleinsäuren der Viren und verkürzen damit evtl. die Dauer der Virusausscheidung; dies gilt auch für die lokale und innerliche Anwendung von Acyclovir. Innerlich gegeben reduziert dies Präparat Schwere und Häufigkeit der Herpesrezidive; nach Absetzen ist die Situation aber wie zuvor.

Es empfehlen sich austrocknende und desinfizierende Maßnahmen, etwa die Behandlung mit einer hautfarbenen Schüttelmixtur.

Zusammenfassung

Das Herpes-simplex-Virus befällt einen erheblichen Prozentsatz der Bevölkerung, oft schon vor Ende des 2. Lebensjahres. Antikörper werden gebildet, aber es entsteht keine Immunität. Die Erstinfektion kann mit einer schweren Stomatitis, Vulvovaginitis, Keratokonjunktivitis, Herpes-Meningoenzephalitis oder sogar einer Herpessepsis verlaufen, vollzieht sich aber meist unbemerkt. Eine Infektion des Kindes unter der Geburt kann harmlos verlaufen, aber auch tödlich enden. Üblicherweise äußert sich der Herpes mit gruppierten, später gedellten Bläschen mit „ballonierender Degeneration" unter Ausbildung von epithelialen Riesenzellen. Diese lassen sich im Ausstrich leicht nachweisen. Der Herpes neigt zu Rezidiven, oft bei geschwächter Immunität, etwa als Auftakt von Infektionskrankheiten, aber auch nach Traumen und Sonneneinstrahlung. Eine sichere Maßnahme gegen Rezidive ist bisher nicht möglich. Gefürchtet ist die Beteiligung des Auges mit Ulzerationen, Keratokonjunktivitis und Iridozyklitis. Beim Herpes progenitalis sind die erodierten Bläschen gelegentlich Eintrittspforte des Treponema pallidum. Schwere Verlaufsformen mit Ausbreitung über die Haut und evtl. den Atmungs- und Verdauungstrakt findet man bei Patienten mit gestörter Immunabwehr (Transplantationspatienten, HIV-Infektion), ferner eine ekzemartige Ausbreitung bei Trägern bestimmter Hautkrankheiten, vor allem beim endogenen Ekzem (Eczema herpeticatum). Das Auftreten des Erythema exsudativum multiforme wird zusammen mit dem Auftreten eines Herpes beobachtet. Zwei Typen des Herpesvirus wurden isoliert: Typ 2 befällt vorwiegend das Genitale und Umgebung, Typ 1 die übrige Haut.

Zoster (Gürtelrose)

Der Zoster beruht auf einer Reaktivierung einer latenten Infektion mit dem Varizellen-Zoster-Virus. Er setzt akut ein und betrifft ein sensorisches Ganglion und dessen Ausbreitungsgebiet in der Haut, ist also im allgemeinen einseitig auf ein Dermatom bzw. dessen unmittelbare Nachbarn beschränkt.

Klinisches Bild. Halbseitige, schmerzhafte, gürtelförmig angeordnete (Zoster: griechisch = Gürtel) Bläschen sind ein charakteristisches Symptom des Zosters (Abb. **148**). Die Bläschenbildung im Einzelherd entspricht der beim Herpes simplex. Gelegentlich treten einzelne Bläschen über den Körper verstreut auf (aberrierende Bläschen), manchmal ein regelrechter Varizellenschub. Am Kopf ist das Ausbreitungsgebiet der sensiblen Anteile der Hirnnerven, vor allem des N. trigeminus, betroffen. Häufig ist der 1. Trige-

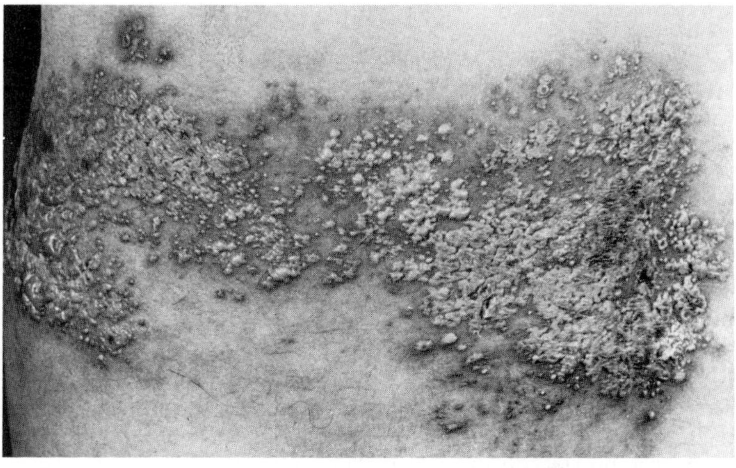

Abb. **148** Zoster im Thoraxbereich mit sehr ausgeprägter Bläschenbildung

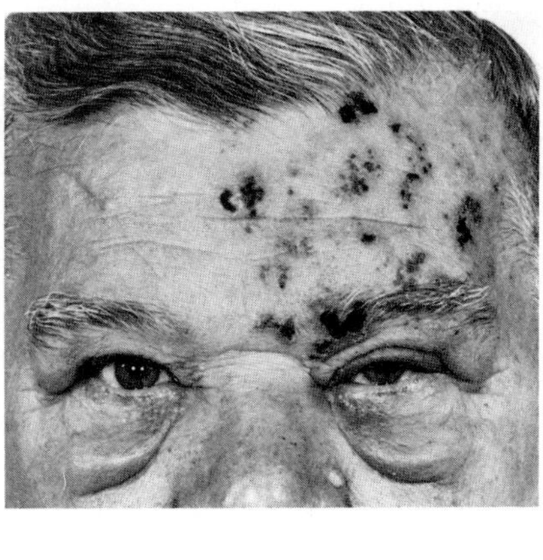

Abb. **149** Zoster, Befall des Innervationsbereichs des 1. N. trigeminus-Astes

minusast befallen (Abb. **149**); es besteht die Gefahr der Miterkrankung der Kornea! Besonders schwer verlaufende, lebensbedrohliche Formen weisen auf einen Immundefekt hin (Zytostatikatherapie, Transplantationsnachbehandlung, AIDS).

Wegen Ähnlichkeiten zwischen Zoster und Herpes dachte man früher an ein einheitliches Krankheitsbild und verwendet auch heute noch manchmal den alten Namen Herpes zoster. Das Zostervirus gehört zwar zu den Herpesviren, ist aber nicht mit dem Herpes-simplex-, sondern mit dem Varizellenvirus identisch. Die Erstinfektion mit diesem Virus führt zu Varizellen, Reaktivierung des Virus oder Zweitinfektion hingegen zum Zoster.

Vorkommen. In seltenen Fällen wird der *Zoster* bereits im *1. Lebensjahr* gesehen, offenbar aufgrund einer Infektion im Mutterleib oder nach Übertragung entsprechender Antikörper; am häufigsten befällt der Zoster aber Menschen über 50 Jahre. Die Wahrscheinlichkeit, einen Zoster zu entwikkeln, ist bei immungeschwächten Patienten erhöht.

Der Zoster tritt gewöhnlich nur einmal im Leben eines Menschen auf. Nur selten kommt es zu einem Rezidiv des Zosters, nach neuen Angaben nur in 1 % der Fälle, bei einem Teil der Patienten sogar im gleichen Bereich.

Zusammenhang mit inneren Erkrankungen. Nicht nur die Haut, sondern auch das zugehörige sensible Ganglion ist von dem Virus befallen. Neben den Symptomen an der Haut sollen auch Veränderungen im Körperinnern in den entsprechenden Segmenten auftreten, die feingeweblich der Panarteriitis nodosa ähneln, also zu Organschäden führen. Besonders bei schwerem Verlauf des Zosters mit folgenden Nervenschmerzen ist eine Veränderung des Liquors zu erwarten (Zellvermehrung, Veränderung der Eiweiße im Liquor), in seltenen Ausnahmefällen eine Zosterenzephalitis.

Bei Befall der Hirnnerven sind die Symptome des Zosters oft vielfältig, je nach der Funktion des betroffenen Nerven. Bei Beteiligung des 2. und 3. Trigeminusastes ist die Mundschleimhaut, vor allem die Zunge, halbseitig mitbetroffen. Im Anschluß an einen Zoster werden gelegentlich Lähmungen motorischer Nerven beobachtet, selbst Hemiparesen, Fazialisparesen (Zoster oticus), Lähmung des Diaphragmas bei Befall von C 3, 4, 5 und Lähmungen der Blasen- und Darmmuskulatur. Bei 75 % der Patienten bilden sich diese Lähmungserscheinungen zurück.

Vor allem die Formen von schwer verlaufendem Zoster hat man als Paraneoplasien (s. dort) angesehen, besonders bei älteren Menschen. Nach Leukämien und verwandten Erkrankungen und Karzinomen des Körperinnern mit Metastasen wurde gesucht. Neue Studien bestätigen diese Auffassung jedoch nicht, eine aufwendige Tumorsuche ist daher nicht angezeigt. Doch ist das Auftreten des Zosters in einem bestimmten Segment manchmal durch einen Lokalisationsfaktor bedingt (Abweichungen der Struktur der Wirbelsäule, Deformitäten oder Metastasen, chronische Infektion in dem Dermatom zugehörigen Organen).

Verlauf. Der Zoster beginnt mit einem Prodromalstadium, das gewöhnlich 3–5 Tage dauert. Mattigkeit, Krankheitsgefühl, Appetitlosigkeit und leichte Temperaturerhöhungen, manchmal auch höheres Fieber, sind die ersten Symptome. Neuritisartige Schmerzen können gelegentlich den Bläschen vorausgehen, gleichzeitig mit ihnen auftreten oder ihnen folgen. Bei vorausgehenden Schmerzen werden diese oft falsch interpretiert, etwa als Neuritis, Bandscheibenveränderungen, selbst als pektanginöse Anfälle mit Verdacht auf Herzinfarkt. Eher als die Bläschen tritt oft eine Hautrötung auf, die das erythematöse Initialstadium anderer Erkrankungen imitiert, z.B. eines Ekzems, im besonderen, wenn Schmerzen fehlen. Erst später folgen schubweise gruppierte Bläschen, die hämorrhagisch und nekrotisch werden können. Sekundärinfektionen mit Temperaturanstieg und Lymphknotenschwellungen sind nicht selten. Normalerweise heilt der Zoster binnen 2–4 Wochen ab. Pigmentierte und depigmentierte Bezirke kennzeichnen die Hautstellen, an denen Bläschen saßen. Auch erhebliche Narbenbildung ist manchmal die Folge eines Zosters. Bei Menschen über 50 Jahre ist im Anschluß an den Zoster mit quälenden Neuralgien zu rechnen. Meist klingen sie in einem Zeitraum von etwa 2 Monaten ab; manchmal aber bestehen sie monate-, ja jahrelang.

Feingewebliches Bild S. 288.

Differentialdiagnose. Neben den typisch angeordneten Bläschen treten aberrierende Bläschen an anderen Stellen auf, besonders bei schlechter Resistenzlage. Manchmal sind sie so häufig, daß der ursprüngliche Herd übersehen wird. Die Fehldiagnose Varizellen ist möglich; sogar eine Pockeninfektion ist angenommen worden.

Therapie. Es gibt keine befriedigende Therapie des Zosters. Alle Vorschläge sind umstritten, oder der Erfolg hält einer strengen Nachprüfung nicht stand, da der Verlauf des Zosters sehr variiert. Bei schwerem Befall ist an Acyclovirinfusionen zu denken, die aber möglichst früh gegeben werden müssen, um noch wirksam zu sein.

Die Schmerzen sollte man symptomatisch mit Analgetika behandeln. Bei starker Sekundärinfektion gibt man Antibiotika; zur Lokalbehandlung nimmt man Zinkpaste oder Zinköl. Mir hat sich das Einreiben mit Franzbranntwein (Klosterfrau) bewährt. Im Anschluß an das akute Stadium versucht man, die Narbenbildung durch lokale Behandlung mit Glucocorticoiden einzudämmen. Die innerliche Gabe von Glucocorticoiden (40–80 mg Prednison-Äquivalent über 4 Wochen) wird von manchen Autoren mit Hinweis auf die Veränderungen an den Gefäßen und in den Ganglien empfohlen, um schwere Schäden zu verhüten, im besonderen bei älteren Menschen. Das Auftreten der gefürchteten Post-Zoster-Neuralgien soll auf diese Weise bei einem Teil der Patienten verhindert oder abgeschwächt werden. Deren Therapie ist nämlich ein Problem. Analgetika sind im allgemeinen die einzigen Mittel, auf deren Wirkung man vertrauen darf; auch

Psychopharmaka und Tranquilizer werden verordnet. In Extremfällen hat man die betroffenen sensiblen Nerven durchtrennt.

Zusammenfassung

Der Zoster befällt halbseitig sensorische Ganglien und ihr kutanes Innervationsgebiet. Schmerzen und herpetiforme Bläschen finden sich meist in einem Dermatom und in den unmittelbaren Nachbardermatomen; manchmal treten auch Bläschen in Art eines Varizellenexanthems (s. u.) am ganzen Körper auf. Der Zoster nämlich beruht auf einer Reaktivierung des Varizellenvirus bei Patienten mit Teilimmunität. Häufig ist das Ausbreitungsgebiet des 1. Trigeminusastes befallen, Gefahr der Miterkrankung der Kornea. Früher wurde der Zoster als Paraneoplasie angesehen. Therapie: symptomatisch. Komplikationen: vorausgehende Schmerzen, die leicht fehlinterpretiert werden, gleichzeitig starke oder lang anhaltende Schmerzen nach Zoster.

Variola, Pocken (englisch: small pox)

Die Pocken gelten als ausgerottet. Bei Geimpften verlief die Pockenerkrankung so atypisch, daß auch der Erfahrene Schwierigkeiten bei der Diagnose hatte. Wichtiger Grundsatz: Keine Pockenerkrankung ohne Infektionsmöglichkeit. Inkubationsperiode: 8–18 Tage. Prodromalstadium: 3 Tage (fehlt bei Varizellen). Beginn mit hohem Temperaturanstieg plötzlich unter Rükkenschmerzen und masernartigem Exanthem. Temperaturabfall nach 2 Tagen und Aufschießen gekammerter Bläschen.

Bei Pockenverdacht kann man Ausstriche von Effloreszenzen, Bläschenflüssigkeit und Krusten in einem fest verschlossenen Gefäß in ein virologisches Institut zum Virusnachweis einsenden.

Das *Varizellenexanthem* hat im Gegensatz zu den Pocken eine zentripetale, nicht zentrifugale, Ausbreitungstendenz, und seine Effloreszenzen sind in gleicher Region unterschiedlich weit entwickelt (Abb. **150**). Bei den Varizellen fehlt die prodromale Krankheitsperiode vor der Bläscheneruption, ebenso das fieberfreie Intervall; die Temperatur fällt nicht ab, wenn die Bläschen erscheinen.

Pockenschutzimpfung

Normale Impfreaktion. Die Pockenschutzimpfung erfolgt durch aktive Immunisierung mit lebenden, durch Tierpassage abgeschwächten Viren. An der Impfstelle kommt es zu unterschiedlichen Reaktionen, je nachdem, ob der Betreffende bereits Antikörper gegen Pocken gebildet hat, etwa nach einer früheren Impfung, oder nicht. 3 Tage nach der Impfung rötet sich die Impfstelle, und es entwickelt sich eine

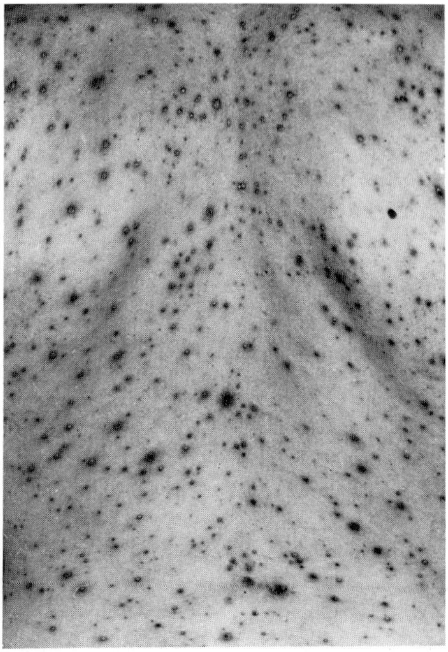

Abb. **150** Varizellenexanthem

Papel. Bei bereits mehrfach Geimpften tritt diese Rötung und Papelbildung unter manchmal erheblichem Juckreiz bereits früher, etwa nach 24 Stunden, auf und schwindet dann wieder. Die übliche Entwicklung besteht in der Umwandlung der Papel vom 5. Tag an in ein Bläschen mit stärkster Ausprägung und Dellung am 7. Tag, umgeben von einem roten Hof. Etwa vom 8. Tag an wandelt sich das Bläschen in eine Pustel um, die dann am 11.–12. Tag unter Krustenbildung eintrocknet. Die Kruste fällt nach 3 Wochen ab und hinterläßt eine Impfnarbe.

Postvakzinale Exantheme können masern-, röteln-, scharlachartig oder auch urtikariell oder wie ein Erythema exsudativum multiforme, sogar wie ein Erythema nodosum verlaufen. Sie treten am 8.–10. Tage nach der Impfung auf, zunächst im Gesicht, dann an Rumpf und Extremitäten, zeigen also eine Analogie zu dem Exanthem der Pocken.

Komplikationen. Durch Übertragung der Impflymphe oder des Pustelinhalts auf andere Körperstellen, sei es äußerlich oder auf dem Blutwege, sei es bei den Geimpften selbst oder bei Kontaktpersonen, kann es zu ernsten Zwischenfällen kommen. Es entwickeln sich dann entweder Impfpusteln an unerwünschter Stelle mit folgender Narbenbildung (Abb. **151**), oder Impfpusteln breiten sich generalisiert aus (Eczema vaccinatum, Letalität 10%). Einzelne Impfpusteln als Folge unerwünschter Übertragung werden manch-

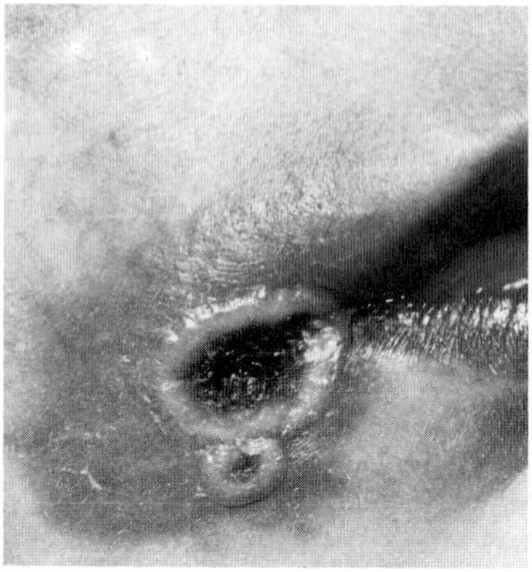

Abb. **151** Inokulierte Vakzinia

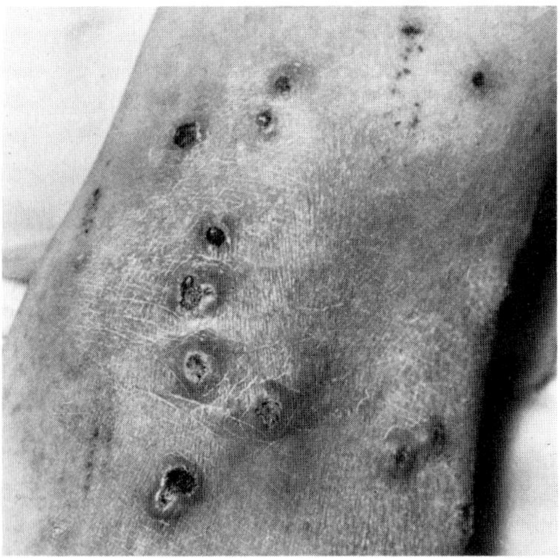

Abb. **152** Generalisierte Vakzinia bei endogenem Ekzem

mal verkannt, z.B. als Furunkel! Das *gekammerte, gedellte Bläschen gibt einen wichtigen diagnostischen Hinweis.* Ein seltenes, ernstes Krankheitsbild ist die progressive Vakzinia mit ständiger Vergrößerung des ursprünglichen Impfherdes und häufig tödlichem Ausgang. Auch eine Vakzineaussaat vor der Geburt auf das Kind ist möglich, wenn die Mutter in der Schwangerschaft vakziniert wird. Juckende Papeln nach Pockenschutzimpfungen sind nicht notwendig ein Beweis für eine Immunität; es kann sich um eine Überempfindlichkeit gegen andere Substanzen der Impflymphe handeln.

Eine Impfwunde ist gelegentlich Eintrittspforte für andere Erreger; sie erzeugen eine „banale" Pustel, die man als positive Impfreaktion verkennen kann!

In seltenen Fällen siedeln sich Metastasen von Tumoren, auch von Melanomen, in Pockennarben an.

Impfung von „überalterten" Impflingen und Kranken mit endogenem Ekzem. Bei überalterten Impflingen bedarf es all der Vorsichtsmaßnahmen, die auch bei anderen Ungeimpften angewandt werden.

Vor allem bei Ungeimpften mit endogenem Ekzem folgt einer Impfung gelegentlich eine Ausbreitung der Pusteln auf den ganzen Körper (Abb. **152**). Das Gesetz schreibt deshalb vor, daß Hautkranke oder Menschen, die im Kontakt mit Hautkranken leben (z. B. Familienangehörige), nicht pockengeimpft werden dürfen. In erster Linie ist das endogene Ekzem gemeint.

Die meisten anderen Impfungen gefährden Hautkranke nur dann, wenn sie gegen Inhaltsstoffe des Impfmaterials überempfindlich sind, z. B. gegen tierisches Eiweiß: Besondere Vorsicht ist bei Patienten mit endogenem Ekzem, Asthma und allergischer Rhinitis geboten! Auch enthalten Impfstoffe manchmal Allergene als Begleitsubstanzen wie Formaldehyd oder Antibiotika.

Therapie bei Komplikationen. Bei generalisierter Vakzinia oder schwererem Verlauf der Impfung wird Methisazon empfohlen, und zwar 200 mg pro kg KG als einmalige Dosis und folgend 8 Gaben von je 150 mg pro kg KG nach Intervallen von 6 Stunden. Gleichzeitig sollte Antivaccinia-γ-Globulin gegeben werden, evtl. in den der Impfseite gegenüberliegenden Arm.

Zusammenfassung

Beim Varizellenexanthem zeigen die Bläschen im Gegensatz zum Pockenexanthem in einer Hautregion verschiedene Entwicklungsstadien. Nach Pockenschutzimpfung kann es bei Patienten mit endogenem Ekzem zu einem generalisierten, lebensbedrohlichen Exanthem kommen, das differentialdiagnostisch oft schwer vom Eczema herpeticatum, bedingt durch Herpesvirus, abzutrennen ist.

Melkerknoten

Durch dem Vakzinevirus verwandte Erreger werden die Melkerknoten hervorgerufen, und zwar vor allem durch Übertragung des Kuhpockenvirus auf Personen, die solche Tiere pflegen. Meist finden sich blaurote, leicht gedellte Knoten an den Händen, selten im Gesicht. Ähnliche Veränderungen löst das Paravakzinevirus aus.

Bakteriell-eitrige Infektionen der Haut (Pyodermien)

Die Pyodermien sind bakterielle Infektionen entweder durch hochvirulente Erreger oder infolge herabgesetzter Abwehrkraft. Auf der entzündeten Haut siedeln sich 1000- bis 10000fach mehr Keime an als bei Gesunden. Solche Kranke sind wie lebende Kulturplatten. Auch in den Nasenlöchern, im Genitalbereich und unter den Fingernägeln halten sich Bakterien.

Der übermäßige, oft wahllose Gebrauch von Antibiotika fördert die Entstehung hochvirulenter resistenter Erreger, besonders in Krankenhäusern (Hospitalismus). Stellt man in Räumen Kulturplatten auf, so findet man nach kurzer Zeit darauf die dem Hause eigentümlichen Bakterien. Reduktion der Antibiotika auf ein Minimum und der Versuch, bakterielle Infektionen zunächst immer nur mit *einem* Antibiotikum zu behandeln, halten die Zahl virulenter Keime niedrig. Trockenlegung der Hautoberfläche führt meist ohne Antibiotikum zu einer Reduktion der Bakterienflora, da viele Bakterien in trockenerem Milieu absterben.

Bei den bakteriellen Infektionen der Haut hat das Antibiogramm, also die Bestimmung der Resistenz, nicht die Bedeutung, die ihm bei Infektionen im Körperinnern zukommt.

Hautdiphtherie ist eine wichtige Differentialdiagnose bei Pyodermien der Haut, im besonderen auch bei Ekthymata (S. 302).

Impetigo

Traditionell werden eitrige Infektionen mit Blasen, die fast ausschließlich bei Kindern vorkommen, als Impetigo bezeichnet. So erklärt sich die Angewohnheit der Dermatologen, auch eitrig infizierte Hautveränderungen als impetiginisiert zu bezeichnen.

Die Blasen neigen dazu, sich rasch zu öffnen. An der Stelle der eröffneten Blase findet sich meist auf einem roten, nässenden Grund eine honiggelbe Eiterkruste (Abb. **153**), in der die Erreger enthalten sind und von der aus die Impetigo weiterkriecht. Auf Kinder ist sie meist leicht übertragbar.

Die Impetigo wird in 2 Formen beobachtet: 1. die häufigere kleinblasige, oberflächliche Impetigo mit unter der Hornschicht gelegenen Eiterpusteln und 2. die großblasige Impetigo. Beide Formen werden meist durch Staphylokokken, seltener durch Streptokokken oder beide gemeinsam hervorgerufen.

Bei der hochinfektiösen großblasigen Impetigo liegen die Blasen tiefer in der Haut und haben die Tendenz, sich rasch auszubreiten. Bei Neugeborenen und Säuglingen wurde diese Form auch als Pemphigus neonatorum bezeichnet.

Manchmal werden die Blasen, vor allem in Körperfalten, riesengroß, ähnlich einer ausgedehnten blasigen Verbrennung. Dieses Krankheitsbild be-

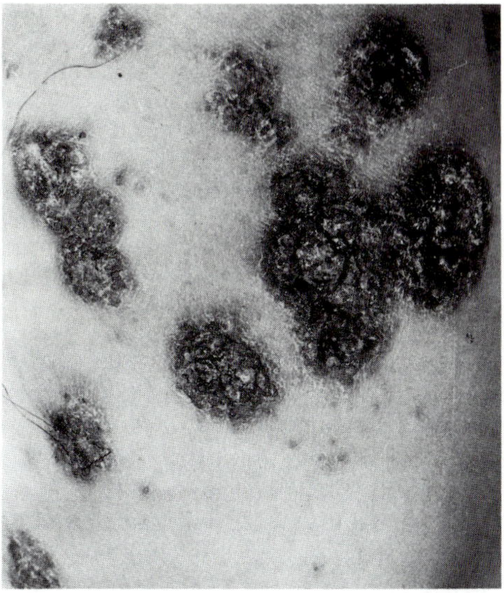

Abb. **153** Impetigoherde

zeichnet man als *Dermatitis exfoliativa neonatorum Ritter von Rittershain* oder auch als staphylokokkenbedingte epidermale Nekrolyse (staphylococcal scalded skin syndrome = SSSS = superfizielles Staphylokokken-Schälsyndrom). Es kann mit der toxischen epidermalen Nekrolyse im eigentlichen Sinne verwechselt werden, die Prognose ist aber ungleich besser (s. S. 189).

Differentialdiagnostisch muß bei ausgedehnten Formen die toxische epidermale Nekrolyse abgegrenzt werden (s. o. u. S. 189). Die Histologie spielt dabei eine wichtige Rolle (s. S. 190). Stark eitrig infizierte Dermatosen (Ekzeme, Epizoonosen) können mit einer Impetigo verwechselt werden, auch bullöse Arzneiexantheme und bei Neugeborenen der heute sehr seltene Pemphigus syphiliticus. Die *Intertrigo* ist ein Erythem mit Mazeration und Neigung zu Nässen in den Körperfalten, besonders genitokrural („Wolf"), oft kompliziert durch ein Kontaktekzem oder eine Kandidainfektion. Die *Bulla repens* ist eine der Impetigo ähnliche Veränderung im Bereich des Nagelwalles.

Therapie. Ablösen der Krusten mit einem Detergens, evtl. mit chemotherapeutisch wirksamem Zusatz. Lokal entsprechende Antibiotika (s. S. 298), besser innerlich Sulfonamide oder Antibiotika. Kontrolle des Urins 3 und 5 Wochen nach Ablauf der Impetigo ist anzuraten, da Glomerulonephritiden sich an eine Impetigo anschließen können, falls entsprechende Eitererreger auslösend waren. Die Infektionsquelle muß gesucht werden. Kontaktpersonen der Kinder (Klassenkameraden, Geschwister usw.) sind zu behandeln. Auch bei den Eltern empfiehlt sich eine Desinfektion der Nasenlöcher und der Hände, besonders des Raumes unter den Nägeln, etwa mit lokal anwendbaren Antibiotika. Bei der Bulla repens (s. o.): Blase eröffnen!

Zusammenfassung

Oberflächliche, blasige, eitrige Hautinfektionen, meist durch Staphylokokken, seltener durch Streptokokken oder beide Erreger gemeinsam hervorgerufen, nennt man Impetigo. Die großblasige Form hat die Tendenz zur raschen Ausbreitung; bei Neugeborenen und Säuglingen wurde sie auch als Pemphigus neonatorum bezeichnet, bei Befall des ganzen Körpers als Dermatitis exfoliativa neonatorum Ritter von Rittershain. Differentialdiagnose: toxische epidermale Nekrolyse (S. 189 ff.). → pomyłkowa diagnoza

Therapie: Lokale oder innerliche Anwendung eines Chemotherapeutikums; Bakterienträger in der Umgebung mitbehandeln; Infektionsquelle suchen.

Follikulitiden

Follikulitiden sind Entzündungen des Follikelostiums; wir unterscheiden oberflächliche und tiefe Formen. Das Haar wirkt als Hebel und verletzt die Epidermis im Bereich des Ostiums. Wenn sich im Bereich dieser Verletzung Bakterien ansiedeln, kommt es leicht zu einer Infektion.

Oberflächliche Follikulitiden

Follikuläre Pusteln im Bereich des Thorax bei Erwachsenen haben oft keine erkennbare Ursache. Sie werden auch als Postadoleszentenakne aufgefaßt; möglicherweise gehören sie zur Rosazea. Oberflächliche Follikulitiden finden sich besonders häufig in der Bartgegend, bei chronischer Rhinitis im Bereich der Oberlippe: Sycosis nonparasitaria. Der Name wurde gewählt, da man früher die Bakterien im Gegensatz zu Pilzen nicht nachweisen konnte. Eine weitere Form ist die *Folliculitis barbae* im Bereich der Wangen.

Differentialdiagnose. Neben Trichophytien und Kandidainfektionen (S. 251 ff.) sind Pili incarnati (s. u.) abzugrenzen. Eine *„gramnegative Follikulitis"* ist nach *jahrelanger* Behandlung der Akne mit Antibiotika beschrieben worden. Typ I besteht in oberflächlichen Pusteln, meist im Bereich der Nase, Typ II in tieferen, knotigen und zystischen Pyodermien, die Proteus enthalten. Manche Medikamente rufen Pusteln hervor: Jod-, Brom-, Teer und quecksilberhaltige Präparate. Bei den Epizoonosen ist eine eitrige Se-

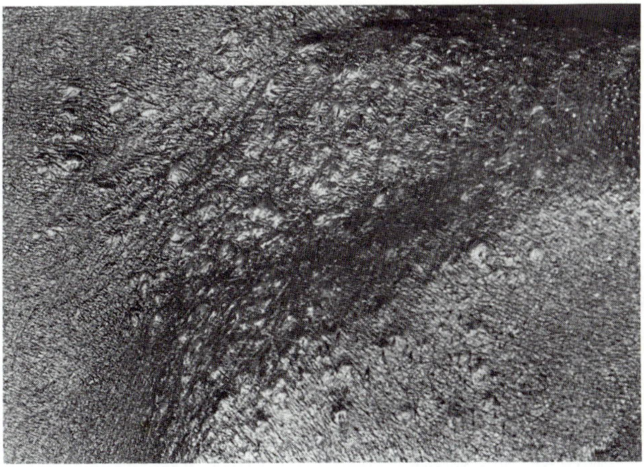

Abb. **154**
Pili incarnati

kundärinfektion häufig; die tierischen Erreger bahnen den Bakterien den Weg.

Therapie. Kombination von Antibiotika bzw. Chemotherapeutika mit Glucocorticoiden.

Pili incarnati, Pseudofolliculitis barbae

Pili incarnati sind gekrümmte Haare, die nach dem Rasieren in die Haut eindringen und eine Entzündung begünstigen (Abb. **154**). Diese Erkrankung ist äußerst resistent gegen jede Behandlung; die Epilation gelingt nicht, da die Haarwurzel wegen der Krümmung der Haare meist nicht getroffen wird. Pili incarnati sollen bei disponierten Männern bei Wechsel der Rasierart auftreten, etwa beim Übergang von Naßrasur auf Elektrorasur. Hat man mit Chemotherapeutika und Antibiotika keinen Erfolg, so bleibt als Alternative, den Bart wachsen zu lassen.

Tiefe Follikulitiden

Furunkel und Karbunkel

Dringen die Eitererreger tiefer in den Follikel, so entsteht in dem umgebenden Gewebe eine schwere Entzündung mit Nekrose des Follikels, der dann als Eiterpfropf abgestoßen wird (Furunkel). Sind mehrere Follikel nebeneinander befallen, so spricht man von einem Karbunkel. Treten mehrere Furunkel kontinuierlich auf, spricht man von einer Furunkulose.

Im Oberlippenbereich kann die Infektion über die Vv. angulares in den Sinus cavernosus verschleppt werden. Früher war diese Ausbreitung sehr gefürchtet; heute ist die rechtzeitige Behandlung, vor allem mit Antibiotika, erfolgreich. Drücken am Furunkel ist gefährlich, da dadurch die Bakterien in Lymph- und Blutbahnen gelangen und die Hände mit den Erregern kontaminiert werden. Die Erreger sind auch in der Wäsche und in der Umgebung (Zimmereinrichtung) zu finden (Nosokomialismus). Familie, Mitarbeiter, Bekannte und Pflegepersonen sind zu Keimträgern geworden, die Therapie muß also auch die Desinfektion von Kleidern und die Behandlung der Kontaktpersonen einschließen. Nach einer Resistenzminderung des Kranken ist zu fahnden (Mangel an Immunglobulinen, Diabetes, konsumierende Erkrankungen, HIV-Infektion, Medikamente).

Therapie. Rechtzeitige Eröffnung der Furunkel bzw. Karbunkel, evtl. in Vollnarkose; im Frühstadium läßt sich der Furunkel elegant durch Ausstanzen des Eiterpfropfes mit einer Biopsiestanze angehen. Dem Eiter wird ein guter Abfluß gewährt, und die Narbe ist unauffällig. Die äußere Behandlung mit Antibiotika ist meist wirkungslos, die innerliche unter Umständen lebensrettend, besonders bei Furunkel im Oberlippenbereich.

Ulerythema sycosiforme und Folliculitis decalvans capillitii

Die seltene Follikulitis mit Zerstörung der Haarfollikel nennt man in der Bartgegend Ulerythema sycosiforme, am Kopf Folliculitis decalvans capillitii.

Folliculitis nuchae scleroticans (Keloidakne)

Diese Follikulitis mit Keloidbildung beobachtet man im Nacken; sie ist meist therapieresistent.

Perifolliculitis capitis abscedens et suffodiens

Ähnliches gilt auch für diese Entzündung des Nackens, die an die Folliculitis nuchae scleroticans erinnert, aber zur Bildung von Fistelgängen neigt. Äußerliche Behandlung ist meist wirkungslos; ausgedehntes Abtragen der Narben und Eröffnung der Fistelgänge sind notwendig.

Ekthymata

Die Ekthymata sind ausgestanzte Geschwüre, meist an den Unterschenkeln, infolge eitriger Infektion bei prädisponierten Patienten. Man sprach auch vom Schützengrabengeschwür, Wüstengeschwür, Ulcus tropicum. Immer liegt eine Resistenzminderung vor; diese zu finden und zu behandeln ist wesentlich. Sonst gilt das bereits bei der Therapie anderer Pyodermien Gesagte.

Dermatitis perianalis fistulosa

Bei der Dermatitis perianalis fistulosa, die auch mit verschiedenen anderen Namen belegt und als Variante der Acne conglobata (S. 465) aufgefaßt wird, bilden sich vor allem im Bereich des Afters und des Steißbeins tiefe Fistelgänge, die immer wieder aufbrechen. Behandlung mit Antibiotika ist meist wirkungslos. Weitgehende systematische Eröffnung der Fisteln ist notwendig. Oft ist der Fistelinhalt steril.

Differentialdiagnose. Lymphogranuloma inguinale (S. 356f.). Ausschluß einer Enteritis regionalis, Colitis ulcerosa.

Zusammenfassung

Die Follikulitiden, bedingt durch Eitererreger, werden in oberflächliche und tiefe Formen eingeteilt. Häufig ist die Folliculitis barbae, die gegenüber Pilzkrankheiten (Trichophyten, Hefen) abgegrenzt werden muß, aber auch gegen Pili incarnati, d.h. Haaren, die statt nach außen wieder in die Haut hineinwachsen. Im oberen Thoraxbereich kommen oft sehr hartnäckige, oberflächliche follikuläre Pusteln vor, deren Ursache unklar ist (Postadoleszentenakne). Im Gesicht sind Prozesse im Rahmen der verschiedenen Formen der Akne (s. dort), aber auch Follikulitiden, hervorgerufen durch gramnegative Erreger infolge jahrelanger antibiotischer Therapie einer Akne, auszuschließen.

Die Furunkel sind tiefe Follikulitiden. Bei Befall mehrerer nebeneinanderliegender Follikel spricht man von einem Karbunkel. Treten Furunkel gehäuft auf (Furunkulose), ist nach inneren und äußeren Ursachen zu fahnden (Resistenzminderung, z.B. bei Diabetes; Hospitalismus, Nosokomialismus).

Erysipel (Wundrose)

Klinisches Bild und Verlauf. Das Erysipel äußert sich meist in einer flammenden Rötung, die sich rasch und zungenartig, oft mit ausgesprochenem Ödem, über den befallenen Bezirk ausbreitet (Abb. **155**). Charakteristisch ist der hohe Temperaturanstieg, der allerdings bei Rezidiven manchmal fehlt. Auslösend sind Streptokokken, doch kennt man keinen bestimmten Erreger; offensichtlich werden vorhandene Erreger virulent. Auch die Ab-

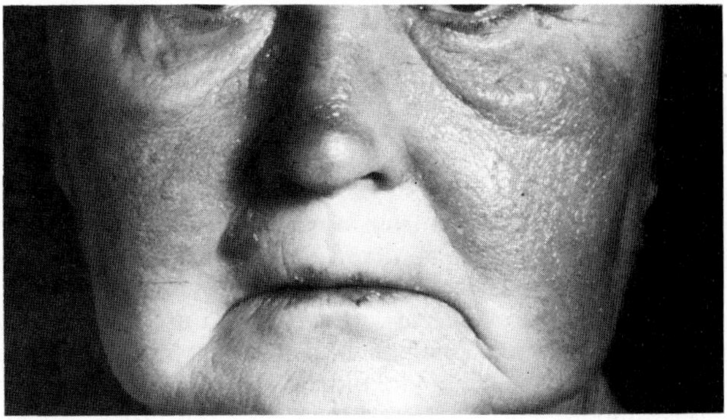

Abb. **155** Schmetterlingsförmiges, z.T. bullöses Erysipel im Gesichtsbereich

wehrlage des Organismus spielt eine Rolle. Waren Patienten einmal an einem Erysipel erkrankt, so neigen sie zu Rezidiven. Meist klingt das Erysipel spontan wieder ab; vor der Antibiotikaära soll es aber Todesfälle gegeben haben.

Varianten bestehen im Auftreten von Blasen, einer Gangrän oder der phlegmonösen Form mit stärkerer Verhärtung des Gewebes, Befall der Subkutis oder der Faszien (Fasciitis necroticans: entscheidend gestörtes Allgemeinbefinden, hoher Anti-DNase-B-Titer, operative Spaltung der Abszesse).

Differentialdiagnose. Differentialdiagnostisch sind ein beginnendes Ekzem, ein früher Zoster noch ohne Bläschen, eine durch Medikamente exazerbierte Mykose und am Unterschenkel eine frühe oberflächliche Thrombophlebitis auszuschließen. Der Antistreptolysintiter steigt beim Erysipel an.

Komplikationen. Nach mehrfachen Rezidiven klingt das Ödem nicht mehr ab. Es kommt zu einer Lymphstauung mit Elephantiasis der betroffenen Regionen.

Therapie. 1. Bekämpfung der Infektion mit Antibiotika, bevorzugt Penicillin und Antibiotika der Tetracyclinreihe. Bei Rezidivneigung ist an die Anwendung eines Langzeitpenicillins (Benzathinpenicillin) oder an eine Intervalltherapie mit Antibiotika, z.B. jeden Monat einige Tage Tetracyclin zu denken. 2. Beseitigung der Infektionspforte. Gewöhnlich haben die Erreger eine bestimmte Eintrittspforte oder einen Ausgangspunkt (Mazeration zwischen den Zehen, Mykosen, Ulcera cruris, Stauungsekzeme).

Zusammenfassung

Das Erysipel äußert sich in flammender Rötung der Haut und meist hohem Fieber (Erreger: Streptokokken). Die Krankheit hinterläßt eine Rezidivneigung (Komplikation: Lymphstauung mit Elephantiasis). Therapie: Bekämpfung der Infektion mit Antibiotika (Penicilline, Tetracycline); Beseitigung der Eintrittspforte.

Toxisches Schocksyndrom

Das toxische Schocksyndrom wurde ursprünglich als „Scharlach durch Staphylokokken" beschrieben, und zwar hauptsächlich bei jungen Frauen während der Menstruation. Als Ursache sah man die Besiedlung der Scheide mit Staphylococcus aureus an, gefördert durch die Benutzung bestimmter Tampons (Tampon-Krankheit). Die Ursachen sind jedoch vielfältig; im Grunde kann die Staphylokokkenvergiftung von jeder Infektion, Operationswunden, auch Hautverletzungen, unsterilen Injektionen (Heroin), subkutanen und peritonsillären Abszessen, Fasziitiden, Osteomyelitiden und anderen Prozessen ihren Ausgang nehmen. Charakteristisch sind hohes Fieber über 40 °C, niedriger Blutdruck, Diarrhö, Myalgien, Erbrechen, Konjunktivitiden, Pharyngitiden, periphere Ödeme und Ausfluß.

Das Exanthem entspricht dem des Scharlachs mit der charakteristischen Abschuppung von Handtellern und Fußsohlen sowie der Himbeerzunge; die Hautveränderungen können auch an eine toxische epidermale Nekrolyse erinnern. Weitere Symptome sind Pankreatitis, Perikarditis, Myokarditis, Krampfanfälle und eine ausgedehnte intravaskuläre Koagulopathie. Versagen der Lungenfunktion, des Kreislaufs und der Nieren sind gefürchtet und häufig Todesursache.

Das toxische Schocksyndrom kann unabhängig von Alter, Geschlecht, ethnischer Herkunft und Menstruationsverlauf auftreten. Von der suspekten Infektionsstelle sollen Bakterienkulturen und außerdem noch Blutkulturen angelegt werden.

Therapie. Gabe von staphylokokkenwirksamen, penicillaseresistenten Antibiotika, Infusionen, evtl. Dialyse, Angehen der jeweiligen Symptome.

Gasbrand

Gasbrand wird durch sporenbildende anaerobe Stäbchen (Klostridien) hervorgerufen, die in Wunden gelangen und sich bei mangelnder Durchblutung manifestieren. Das wichtigste Frühsymptom ist das Mißverhältnis von Lokalbefund und Schmerzen. Die Haut ist bronze- bis kupferfarben und teilweise livide marmoriert mit oberflächlicher Blasenbildung und blutiger Sekretion. Aus der Wunde entleert sich ein schaumig-hämorrhagisches Sekret mit süßlichem Geruch. Im subkutanen Gewebe und in der Muskulatur ist eine Gasbildung zu fühlen, zu auskultieren und auch röntgenologisch nachweisbar. Im Sekret findet man grampositive plumpe Stäbchen, gesichert wird die Diagnose durch die Kultur. Als Therapie der Wahl wird die Behandlung in Sauerstoffüberdruckkammern empfohlen, die aber nur an wenigen Stellen in der Bundesrepublik vorhanden sind.

Anthrax

Anthrax wird durch Bacterium anthracis hervorgerufen, dessen Sporen selbst in trockener Umgebung außerordentlich lang überleben können. Primär ist der Anthrax eine Infektion pflanzenfressender Tiere, die aber auf den Menschen übertragen werden kann. In Europa ist die Krankheit sehr selten geworden und kommt hauptsächlich bei Menschen vor, die direkten Kontakt mit infizierten Tieren haben. Anthrax verursacht eine gelartige Schwellung der Haut mit Hämorrhagien und Nekrosen. An der exponierten Stelle entwickelt sich zunächst eine Papel, dann eine Blase auf einer geröteten Fläche, die rupturiert und sich in eine hämorrhagische Kruste, umgeben von zahlreichen Bläschen, umwandelt. Die regionalen Lymphknoten sind geschwollen. Unterbleibt eine Behandlung, so sterben die Patienten unter hohem Fieber und toxischen Symptomen in 25 % der Fälle.

Therapie. Hohe Dosen von Penicillin bereits bei Verdacht, evtl. Tetracycline, Erythromycin, Chloramphenicol. Vakzination bei Gefährdeten ist möglich. Bei toxischen Symptomen intravenöse Flüssigkeitszufuhr und Gabe von Glucocorticoiden.

Katzenkratzkrankheit

Die Erreger sind Bakterien (Genus Rothia). Der Primäraffekt an der Eintrittspforte hat die Form einer braunen Papel oder eines Knotens, der ulzerieren kann und spontan binnen 52 Wochen abheilt. 3–12 Wochen nach der Infektion schwellen die regionalen Lymphknoten an, manchmal flammt der Primäraffekt gleichzeitig wieder auf; eitrige Einschmelzung der Lymphknoten ist möglich. Nur selten bestehen allgemeine Beschwerden. Exantheme unter dem Bild eines makulopapulösen Exanthems, eines Erythema-multiforme-artigen Erythems, einer Purpura oder eines Erythema nodosum kommen vor, sind aber ungewöhnlich. Die Diagnose ist mit Hilfe einer Intrakutanprobe, des Foshay- oder Hanger-Rose-Tests, zu sichern. Spontanheilung, evtl. Tetracycline.

Aktinomykosen

Die als Aktinomykosen oder Strahlenpilzerkrankungen bezeichneten Veränderungen sind Bakteriosen, ausgelöst durch Aktinomyzesarten, im besonderen Actinomyces israelii im Verein mit anderen Bakterien. Die Aktinomyzesarten kommen in der Mundhöhle vor; zur Auslösung der Erkrankung bedarf es eines Schleimhautdefektes in einem vorgeschädigten Gewebe. Die zervikofaziale Aktinomykose äußert sich mit brettharten, subkutanen Anschwellungen, wulstartigen Einziehungen und Fisteln. Die Granulome können in die benachbarten Strukturen eindringen und so zu lebensbedrohlichen Komplikationen führen. Die Aktinomyzesdrusen sind im Eiter oft schwer zu finden.

Therapie. Penicillin, 10–20 Mill. Einheiten täglich i.v. über 4–6 Wochen, anschließend 2–5 Mill. Einheiten über 12–18 Monate, oder Breitspektrumantibiotika. Nur Langzeitbehandlung führt zur Ausheilung.

Myzetom (Madurafuß)

Unter Myzetomen versteht man Krankheitsbilder, die fast ausschließlich in den Tropen und Subtropen vorkommen und teilweise durch Nocardia- und Streptomyzesarten hervorgerufen werden (Aktinomyzetoma); sie sprechen daher auf Breitspektrumantibiotika an, die zugleich die bakterielle Begleitinfektion unterdrücken.

Andere Formen (Eumyzetoma) sind durch Pilze, wie Madurella und Cephalosporium, verursacht und müssen daher mit Antimykotika, wie Imidazolen, evtl. auch operativ, angegangen werden. Vorzugslokalisation ist der Fuß, wo die Erreger an der Stelle von Traumen bei entsprechend abwehrgeschwächten Personen eindringen sollen.

Hautveränderungen durch Korynebakterien

Korynebakterien, früher als Diphtheroide bezeichnet, sind verschiedene Arten grampositiver Bakterien, die als pathogene Erreger, als Kommensalen und als Saprophyten in der Erde vorkommen. Sie sind die Erreger des Erysipeloids, der Listeriose und der Trichobacteriosis palmellina sowie des häufigen Erythrasmas; die beiden letzten wurden früher zu den Pilzerkrankungen gezählt. Korynebakterien sind die Erreger der Diphtherie! Ekthymata, Ulzera mit düsterrotem Ödem und Pyodermien sind bei Therapieresistenz verdächtig auf Hautdiphtherie.

Erysipeloid (Rotlauf)

Der Rotlauf des Menschen tritt in erster Linie bei Patienten auf, die beruflich mit erkrankten Tieren, vor allem Schweinen oder deren Kadavern, umgehen. Es handelt sich um ein rasch entstehendes, sich aber langsam ausbreitendes Ödem mit Rötung der Haut. Erreger ist das grampositive Bakterium Erysipelothrix rhusiopathiae, das außer bei Schweinen auch noch bei anderen Tieren, einschließlich Fischen, gefunden wurde. Bei Hausfrauen entsteht der Rotlauf nach Verletzungen beim Bearbeiten von Fischen, Wild, Kaninchen oder Hühnerknochen, besonders in den späten Sommermonaten.

Allgemeinsymptome finden sich nur bei 10% der Patienten. Die Veränderungen dehnen sich im Gegensatz zum echten Erysipel nur über geringe Flächen von etwa 10 cm Durchmesser aus. Sie heilen normalerweise nach etwa 2 Wochen spontan ab. Blasenbildung kommt selten vor. Penicillin und Tetracyclin sind die Therapeutika der Wahl.

Erythrasma

Klinisches Bild. Das Erythrasma beginnt mit rötlichen Herden; später sind die Veränderungen bräunlich-schuppend (Abb. **156**). Es ist nur geringfügig über die gesunde Haut erhaben. Meist findet es sich bei Männern an den Innenseiten der Oberschenkel gegenüber dem Skrotum, vor allem am linken Oberschenkel, in den Leisten, in den Achseln und bei Frauen unter den Mammae. Oft ist es weiter ausgedehnt als man vermutet; selbst in den Zehenzwischenräumen und auf dem behaarten Kopf ist es lokalisiert. So erklärt sich die Resistenz gegen die äußere Therapie, wenn Herde unbehandelt bleiben und von dort Rezidive ausgehen.

Der *Erreger* ist das Corynebacterium minutissimum; früher nannte man es

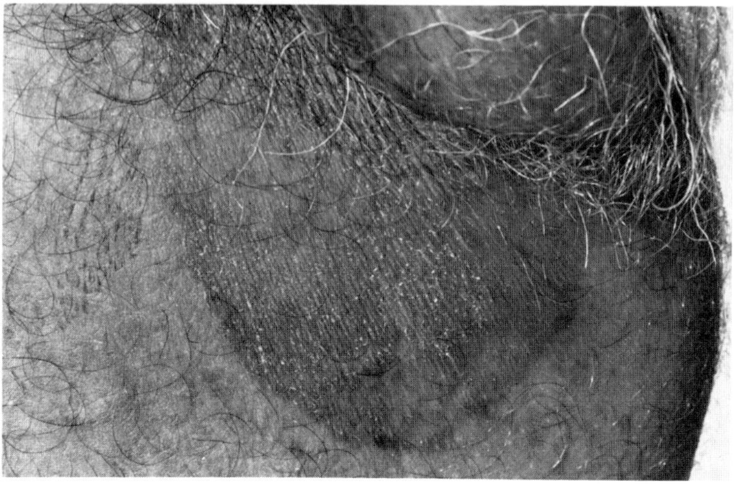

Abb. **156** Erythrasma auf der Innenseite des Oberschenkels

Microsporum minutissimum und später Nocardia minutissima. Es läßt sich mit den üblichen Kulturverfahren nicht züchten. Am einfachsten ist es im Abrißpräparat (S. 253) nachzuweisen. Unter dem Wood-Licht (S. 254) leuchten die Herde aufgrund der Fluoreszenz der Erreger rot auf.

Differentialdiagnose. Differentialdiagnostisch ist die Pityriasis versicolor (S. 255) abzugrenzen, der der oft rote Randsaum des Erythrasmas fehlt. Zwischen den Zehen wird bei Erythrasma oft eine Interdigitalmykose angenommen. Die Tinea inguinalis ruft eine stärkere Entzündung hervor und ist vor allem an dem deutlich erhabenen, hochroten Rand erkennbar. Manchmal kommen beide Erkrankungen gemeinsam vor. Auch eine Hefemykose der Leisten ist mit einem Erythrasma zu verwechseln oder tritt mit diesem kombiniert auf.

Therapie. Der Erreger spricht auf einige Breitspektrumantibiotika an, besonders Erythromycin und Tetracyclin. Da es leicht zu einer Reinfektion, z. B. durch Kleidungsstücke, kommt, wirft sich die Frage auf, ob eine derart eingreifende innerliche Behandlung berechtigt ist. Durch regelmäßige Reinigung der Prädilektionsstellen mit desinfizierenden Seifen und Syndets, Bäder mit Detergenzien und Einreiben mit 2%igem Salicylspiritus oder Antimykotika lassen sich meist die Herde beseitigen.

Trichobacteriosis (axillaris) palmellina

Die Trichobacteriosis axillaris palmellina (früher Trichomycosis palmellina) kommt hauptsächlich an der Achsel-, gelegentlich auch im Bereich der

Schambehaarung vor. Die Haare sind mit einer septierten Masse überzogen, die ihnen einen gelbroten oder schwarzen Farbton gibt. Auch die Wäsche ist entsprechend verfärbt. Es handelt sich dabei um ein Produkt der Erreger. Wahrscheinlich bewirken diese Substanzen den unangenehmen Geruch der befallenen Achseln.

Als Erreger sieht man heute das Corynebacterium tenue an, das in Kolonien auf den Haaren sitzt, aber auch das Haar selbst oberflächlich angreift. Ursprünglich rechnete man ihn zu den Bakterien, dann zu den Pilzen, später zu Nocardia.

Abzugrenzen von der Trichomycosis bacteriosis ist die Chromhidrose, bedingt durch farbigen Schweiß apokriner Drüsen.

Therapie. Abschneiden der Haare, Auftragen von 2%igem Salicylspiritus.

Hautdiphtherie

Akute Formen mit zunächst sehr schmerzhaften, später hypästhetischen, flachen, manchmal wie ausgestanzten Ulzera, oft mit überhängendem Rand, sind von chronischen Formen zu unterscheiden, die meist in Entwicklungsländern beobachtet werden und eine Impetigo oder ein Ekzem nachahmen können. Die Primäreffloreszenz ist eine Blase, die rasch zerfällt und dann zu einer Erosion oder ekthymaartigen Ulzeration wird, die von einer grau-weißlichen bis bräunlichen, speckschwartenartigen, fest haftenden Pseudomembran bedeckt ist; diese geht später in eine hämorrhagische Kruste über. Am Rand kann ein düster-rotes Ödem bestehen, neue Blasen können sich entwickeln; die Lymphknoten sind geschwollen. Von den Hautherden geht, je nach Erreger, eine unterschiedlich starke Intoxikation des Organismus aus mit den bekannten, nicht selten tödlichen Folgen. Andere Hautveränderungen erleichtern das Eindringen der Bakterien. An eine Hautdiphtherie muß gedacht werden bei Auftreten von Rachendiphtherie in der Umgebung und bei schlecht heilenden Ulzerationen mit Neuauftreten von Blasen in den Narben. Die Diagnose wird durch die Bakterienkultur gesichert; ein Hinweis sind grampositive Korynebakterien im Ausstrich.

Therapie. Diphtherie-Antitoxin zusammen mit Penicillin, alternativ evtl. Erythromycin.

Zusammenfassung

Das Erysipeloid tritt als ein sich langsam ausbreitendes Ödem mit Rötung der Haut auf (Erreger: grampositives Bakterium Erysipelothrix rhusiopathiae). Ursache: Verletzung bei der Verarbeitung erkrankter Tiere (Schweine, Fische, Kaninchen, Hühner). Therapie: Penicillin und Tetracycline.

Die Aktinomykosen äußern sich mit harten Infiltraten, mit Fisteln und Drusen im Eiter, besonders im Hals-Gesichts-Bereich.

Erythrasma: Rötliche oder bräunliche Verfärbung mit leichter Schuppung in den Körperfalten, vor allen Dingen bei Männern in den Leisten. Es ist auf eine Infektion mit Corynebacterium minutissimum (früher Microsporum minutissimum) zurückzuführen. Die Herde leuchten im Wood-Licht (S. 254) rot auf. Innerliche Therapie mit Antibiotika möglich; lokal wirkt 2%iger Salicylspiritus.

Die Trichobacteriosis palmellina wird durch Corynebacterium tenue hervorgerufen und befällt vor allem die Achsel-, seltener die Schambehaarung.

Die Hautdiphtherie ist bei eitrig-erosiven Veränderungen differentialdiagnostisch zu berücksichtigen, besonders in Epidemiezeiten.

Tuberkulose der Haut und tuberkuloseähnliche Hauterkrankungen

Wie die Tuberkulose insgesamt, ist auch die Hauttuberkulose zurückgegangen, nicht zuletzt durch Ausrottung der Rindertuberkulose. Die Erreger gelangen entweder auf dem Blutweg, dem Lymphweg, von der Tiefe her: „per continuitatem“ oder auch exogen durch Inokulation in die Haut.

Wir unterscheiden einen *humanen* und einen *bovinen* Typ des Erregers *Mycobacterium tuberculosis,* ferner *atypische Mykobakterien,* zu denen auch das Mycobacterium avium gehört.

Mit der klassischen Färbung nach Ziehl-Neelsen findet man selbst bei der Tuberculosis cutis luposa nur selten Mykobakterien. Der Nachweis mit Färbeverfahren gelingt im Schnitt nämlich meist nur dann, wenn eine hohe Zahl von Erregern im Gewebe vorhanden ist, die bei etwa 100000/cm^3 liegen soll. Moderne Methoden mit Fluoreszenzfarbstoffen erleichtern die Suche. Die Kultur aus dem Gewebe ist die Nachweismethode der Wahl, da sie eine Typendifferenzierung der Erreger gestattet.

Der Tuberkulintest hat dagegen bei der Diagnostik der Hauttuberkulose nur begrenzte Bedeutung. Er ist immer noch bei einem Teil der Bevölkerung infolge einer oft klinisch unbemerkten Infektion oder einer BCG-

Impfung positiv. Hauttuberkulosen treten mit Ausnahme des kutanen Primäraffektes bei Patienten auf, die bereits eine Tuberkulose durchgemacht haben. Zum anderen wird der Tuberkulintest negativ bei systemischen Erkrankungen, die auch die Haut befallen, wie bei der Sarkoidose (hier sogar mit tuberkuloidem Infiltrat) und Lymphomen, so auch der Mycosis fungoides, ferner bei Störungen der zellulären Immunität (AIDS).

Das als tuberkulös oder auch als tuberkuloid bezeichnete Granulationsgewebe besteht in charakteristischer Form aus einer zentralen Nekrose (Verkäsung), einem anliegenden Wall von Epitheloidzellen (umgewandelte Monozyten) und Langhans-Riesenzellen. Umgeben wird dieses Granulom von einem Lymphozytenwall. Zahlreiche Ursachen können zu einem tuberkuloiden Granulom in der Haut führen, so Fremdkörper (Beryllium, Silikate), Eindringen von nicht zu den Tuberkelbakterien gehörigen, säurefesten Stäbchen, z.B. nach Verletzung in ungechlortem warmem Schwimmbadwasser (Schwimmbadgranulom), Hornmaterial und Talgdrüseninhalt (Akne, Zysten); tuberkuloide Granulome finden sich im 3. Stadium der Syphilis, bei tuberkuloider Lepra, Rosazea, Sarkoidose und tiefen Mykosen (s. S. 274). Daher ist die Diagnose „Hauttuberkulose" nur aufgrund des Erregernachweises zu sichern. Als Grundgesetz gilt auch bei der Tuberkulose: tuberkuloides Granulom → wenige Erreger; viele Erreger → schlechte Resistenzlage → Fehlen des tuberkuloiden Granuloms.

Hauttuberkulose bei bisher nicht Infizierten oder Patienten mit unzureichendem Immunschutz

Zum Primärkomplex der Tuberkulose gehören Primäraffekt – erst Knötchen, dann Ulkus –, Lymphangitis und Lymphadenitis. Selten findet man den Primäraffekt an der Haut. Bei Kleinstkindern verlief die Erstinfektion ohne chemotherapeutische Behandlung häufig tödlich (Mangel an Antikörpern, Übergang in eine Miliartuberkulose). Eine künstlich gesetzte Primärinfektion an der Haut mit abgeschwächten Tuberkelbakterien ist die BCG-Impfung (Abb. **157**). Im Anschluß an eine BCG-Impfung treten Tuberkulide auf: als figurierte Erytheme, urtikarielle Exantheme, Granuloma anu-

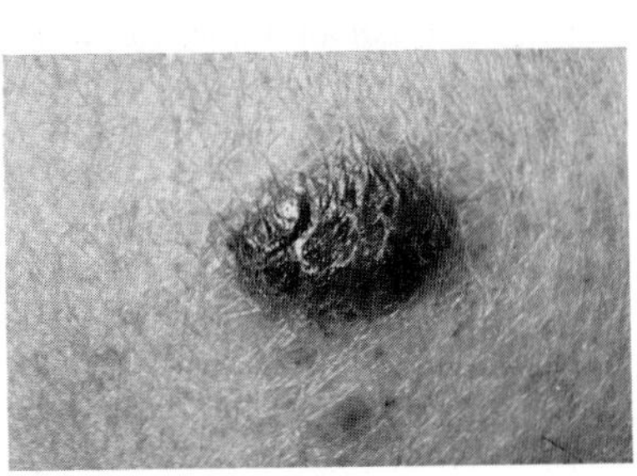

Abb. **157** Positive BCG-Impfung bei einem Erwachsenen

lare (Erythema anulare?), Erythema nodosum. Als Folge von intensiver BCG-Impfung zur Immuntherapie traten Granulome in den Organen und in den Knochen auf. Dem Primäraffekt fehlt das tuberkulöse Granulationsgewebe, es lassen sich reichlich Bakterien nachweisen. Die Tuberculosis cutis (mucosae) ulcerosa ist die Folge einer schweren Organtuberkulose bei gestörter Immunabwehr. Sie ist gekennzeichnet durch schmerzhafte Ulzera an den Übergangsschleimhäuten, die massenhaft Tuberkelbakterien enthalten.

Hauttuberkulose bei bereits vorher Infizierten mit mäßiger bis guter Immunlage

Formen, die meist mit progredienten Einzelherden auftreten

Tuberculosis cutis luposa

Bei 50–70% aller Hauttuberkulosen handelt es sich um die Tuberculosis cutis luposa *(Lupus vulgaris)*. Die Tuberkulinreaktion ist so gut wie immer positiv, d.h. die Tuberculosis cutis luposa entwickelt sich bei Menschen, die den Primärkomplex durchgemacht haben. Frauen erkranken doppelt so häufig wie Männer. Die Erreger sind meist humane, ausnahmsweise bovine Bakterien.

Lokalisation. Die Tuberkelbakterien gelangen durch exogene Inokulation oder auch lymphogen, hämatogen und mit dem Durchbruch von Abszessen bei der Tuberculosis cutis colliquativa von Knochen, Lymphknoten, Nebenhoden usw. her in die Haut (Etagenlupus). Oft ist das Gesicht, vor allem die Medianlinie und hier die Nase, befallen, manchmal sind die Extremitäten und selten die übrigen Körperregionen betroffen; zuweilen treten multiple Herde auf. Auch an den Schleimhäuten kommt die Tuberculosis cutis luposa vor, besonders an der Zunge. Hier ist vor allem die ulzeröse Form der Tuberculosis luposa gegen die Tuberculosis ulcerosa abzugrenzen; das Lupusulkus schmerzt weniger!

Klinisches Bild. Die *Primäreffloreszenz* ist ein Knötchen, das aber nicht über die Haut erhaben ist; deshalb sprach man von einem Lupusfleck. Ein Fleck sollte sich allerdings nur durch Farbabweichung von der umgebenden Haut unterscheiden; bei der Tuberculosis cutis luposa ist die Dermis jedoch durch ein tuberkulöses Granulom zerstört, deshalb bricht bei der Tuberculosis cutis luposa eine dicke Knopfsonde unter mäßigem Druck in die Dermis ein.

Der Beginn des Lupusknötchens ist unscheinbar mit einem roten bis braunen, auf Glasspateldruck scharf abgesetzten, etwa stecknadelkopfgroßen, flachen Herd (Abb. **158**). Unter Glasspateldruck erscheint er nach Wegdrücken des Blutes apfelgeleeartig. Die gelbliche Farbe beruht auf dem Gehalt der Epitheloidzellen an Lipiden und Lipochromen.

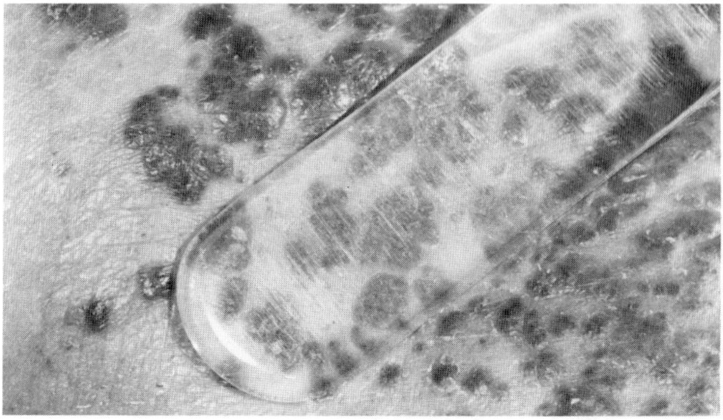

Abb. **158** Lupusknötchen unter Spateldruck: gelb, Sonde bricht ein

Bei Wachstum des Lupusknötchens entstehen kreisförmige, serpiginöse, polyzyklische Herde mit zentraler Narbenbildung und Neigung zum Narbenzug bei Fortschreiten am Rand. Schuppenbildung, follikuläre Hornbildung, Wucherung der Epidermis, Zerfallserscheinungen mit Ulzerationen, tumorartige Vorwölbungen – alle diese Symptome sind bei der Tuberculosis cutis luposa möglich.

Der Zerfall der Granulome setzt erst nach langer Zeit, dann aber plötzlich ein; daher kommt es dann zu einem relativ raschen Abbau z.B. der Nase (Abb. **159**), einer gefürchteten Komplikation des Lupus.

Durch den *Narbenzug* sind die Veränderungen besonders entstellend (Ektropium, Synechien, Mikrostomie). Aufgrund der intensiven, früher notwendigen Ultraviolett- und vor allen Dingen der Röntgenbestrahlung entwickelten sich eigentümliche *Karzinome* in den Lupusnarben, die sich in keine andere Karzinomart einordnen ließen (Lupuskarzinome) und auch in dieser besonderen Form metastasierten. Außerdem wurden Plattenepithelkarzinome, Basaliome, Sarkome und Keratoakanthome gefunden.

Feingewebliches Bild. Histologisch zeigt die Tuberculosis cutis luposa typische tuberkulöse Granulome (S. 311), meist aber ohne Verkäsung.

Differentialdiagnose. Differentialdiagnostisch sind vor allen Dingen die Sarkoidose, die tuberkuloide Form der Leishmaniase, der Lupus erythematodes discoides, die Lepra, die Syphilis III und das Basaliom abzugrenzen. Im Verhältnis zu Granulomen bei der Syphilis im 3. Stadium schreitet die Tuberculosis cutis luposa langsam fort. Was die Syphilis in Monaten schafft, erreicht die Tuberculosis cutis luposa erst nach Jahren.

Therapie. Isonicotinsäurehydrazid in einer Dosis von 8–10 mg/kg Körpergewicht. Im Gegensatz zu anderen Tuberkulosen reicht diese Behandlung

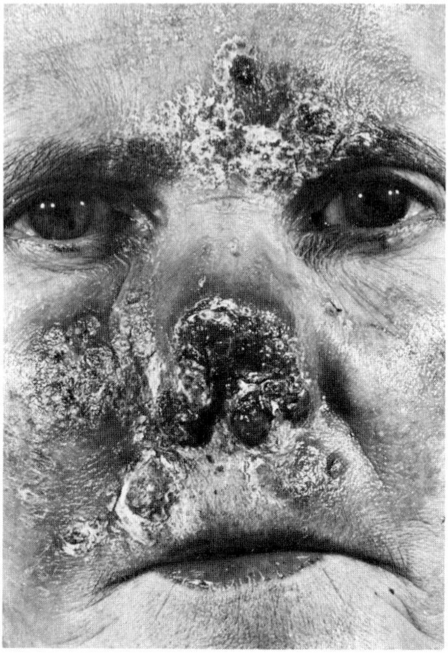

Abb. **159** Tuberculosis cutis luposa (Lupus vulgaris). Teils verruköse Herde mit Zerstörung des vorderen Anteils der Nase

hier meist noch aus. Auch nach der Abheilung muß die Behandlung mehrere Monate fortgesetzt werden. Wegen der oft ungünstigen Narbenbildung empfiehlt es sich, falls möglich, den Herd zu exzidieren, den Defekt gegebenenfalls plastisch zu decken – bei Zerstörung der Nase eventuell mit Hilfe einer Epithese – und gleichzeitig tuberkulostatisch zu behandeln.

Tuberculosis cutis colliquativa

Bei dieser Erkrankung handelt es sich um eine einschmelzende Tuberkulose der Lymphknoten, der Knochen, Gelenke, Muskeln, Sehnenscheiden oder des Nebenhodens, mit Fistelbildung an der Haut, meist hervorgerufen durch bovine Mykobakterien. Gelegentlich finden sich auch Granulome der Subkutis, die dann an die Oberhaut durchbrechen. Die Tuberculosis cutis colliquativa tritt vor allem im Halsbereich auf.

Die Tuberculosis cutis colliquativa beginnt mit einem schmerzlosen, meist unter der Haut verschieblichen, kugeligen, scharf umschriebenen, derben, sich allmählich vergrößernden Knoten, der später erweicht und dann die Haut in Mitleidenschaft zieht. Diese wölbt sich vor, verfärbt sich blaurot und schmilzt schließlich in der Mitte ein (Abb. **160**). Charakteristisch ist die

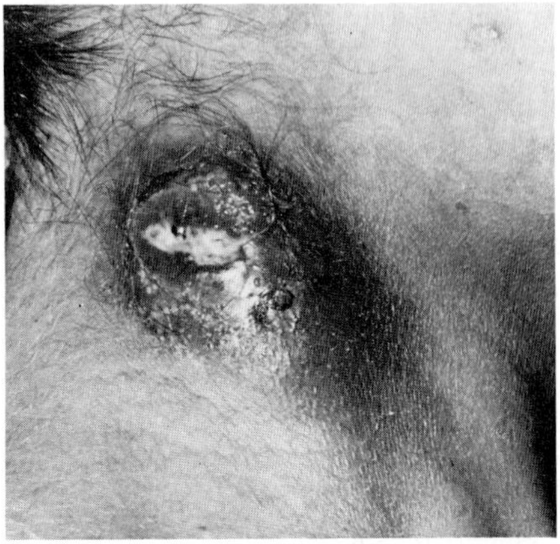

Abb. **160** Tuberculosis cutis colliquativa. Einschmelzender Lymphknoten mit Fistelgang

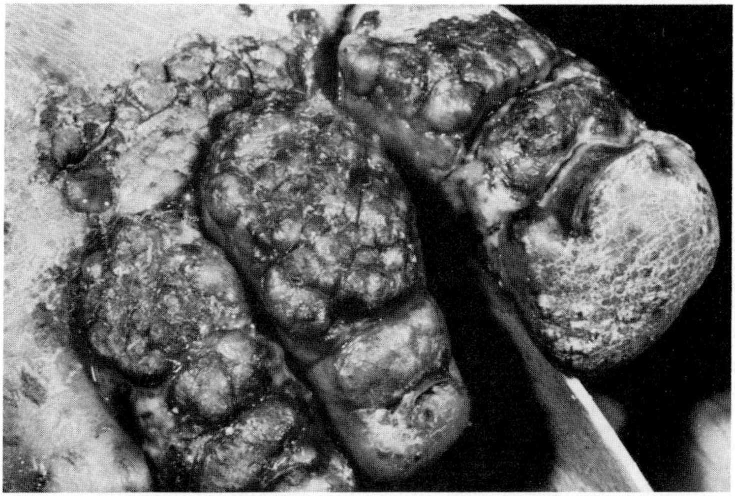

Abb. **161** Tuberculosis cutis verrucosa

Abheilung mit einer eingezogenen Narbe. Manchmal bildet sich durch Inokulation von Bakterien in die Dermis zusätzlich eine Tuberculosis cutis luposa.

Histologisch findet man einen Fistelgang mit Eiter, umschlossen von einem tuberkulösen Granulom. *Differentialdiagnostisch* sind Abszesse in Knoten der Sporotrichose und anderen tiefen Mykosen in Betracht zu ziehen, ferner Granulome mit Einschmelzung und Durchbruch nach außen bei branchiogenen Zysten und Zahnfisteln.

Therapie. Meist ist eine kombinierte Behandlung mit mehreren Tuberkulostatika notwendig.

Tuberculosis cutis verrucosa einschließlich Tuberculum anatomicum

Die Tuberculosis cutis verrucosa entsteht bei Menschen mit normaler Resistenz, denen von außen Tuberkelbakterien in die Haut inokuliert wurden, meist an Stellen, die mit einer breiten Hornschicht ausgestattet sind (Hände und Füße). Sie sieht wie eine warzenartig umgewandelte Tuberculosis cutis luposa aus (Abb. **161**). Diese Erkrankung läßt sich durch operative Entfernung der Veränderungen dauerhaft heilen.

Das *Tuberculum anatomicum* ist eine Form dieser Hauttuberkulose; seinen Namen hat es von der Tatsache, daß früher die Pathologen ohne Gummihandschuhe arbeiten mußten und sich an Leichen infizierten.

Differentialdiagnostisch sind Verrucae vulgares, vegetierende Pyodermien, systemische Mykosen, Granulome nach Abschürfungen in Schwimmbädern und Infektionen mit säurefesten Bakterien auszuschließen.

Zusammenfassung

Die Tuberculosis cutis luposa (Lupus vulgaris) ist die häufigste Hauttuberkulose (50–70% aller Hauttuberkulosen). Sie tritt bei Menschen auf, die den Primärkomplex bereits hinter sich haben. Die Tuberkulinreaktion ist so gut wie immer positiv. Primäreffloreszenz ist ein rotes bis braunes, flach in der Haut liegendes tuberkulöses Granulom, auf Glasspateldruck werden „apfelgeleeartige" Knötchen sichtbar, in die man mit einer groben Sonde relativ leicht einbricht. Die Erkrankung schreitet fort mit Zerstörung der Haut, Ulzerationen, tumorartigen Vorwölbungen und der Tendenz zur Narbenschrumpfung. Karzinomatöse Entartung (Lupuskarzinom) trat besonders nach Röntgenbestrahlung ein. Die Behandlung ist meist noch mit Isonicotinsäurehydrazid allein möglich, im Gegensatz zu anderen Tuberkulosen.

Die Tuberculosis cutis colliquativa ist gekennzeichnet durch einschmelzende Granulome meist der Lymphknoten, oft hervorgerufen durch bovine Mykobakterien. Der Fistelgang bricht durch Subkutis, Dermis und Oberhaut. Durch Inokulation von Bakterien kann zusätzlich eine Tuberculosis cutis luposa entstehen. Die Tuberculosis cutis colliquativa hinterläßt eigenartig eingezogene Narben.

Die Tuberculosis cutis verrucosa und das Tuberculum anatomicum werden durch Inokulation von Tuberkelbakterien in die Haut bei guter Abwehrlage hervorgerufen. Die Abgrenzung gegen die Tuberculosis cutis luposa ist schwierig. Klinisch wirkt die Tuberculosis cutis verrucosa wie eine warzenartige Umwandlung dieser Hauttuberkulose. Differentialdiagnose: vegetierende Pyodermien, systemische Mykosen, Schwimmbadgranulome. Lokale Zerstörung führt zur Abheilung.

Formen, die sich auf dem Blutwege ausbreiten – Tuberkulide

Die Zugehörigkeit der meisten Tuberkulide zur Tuberkulose ist in Frage gestellt. Diese Krankheitsbilder sind jedoch hier angeführt, da wir noch keine bessere Einordnungsmöglichkeit kennen.

Tuberkulide waren immer schon selten. Aus einer Dissertation von KRIEGER aus Berlin geht hervor, daß von 1920 bis 1934 an der Hautklinik der Charité von 250000 dermatologischen Patienten lediglich 201 Tuberkulide hatten, davon 145 ein Erythema induratum, 47 eine Tuberculosis cutis papulonecrotica und 9 eine Tuberculosis cutis lichenoides.

Die Tuberkulide müßten der Konzeption der Id-Reaktion entsprechend hämatogene Streuungen in Art eines Exanthems sein, wobei es offen ist, ob es sich im Einzelfall um eine Streuung von Bakterienbestandteilen, um Bakterien in lebendem oder totem Zustand oder um eine Antigen-Antikörper-Reaktion unter dem Einfluß einer Tuberkulose handelt, die sich – bedingt durch noch unbekannte Faktoren – nur an bestimmten Gefäßen abspielt. Eine Streuung lebender Bakterien ist bei der Miliartuberkulose gegeben. An der Existenz von Tuberkuliden ist wohl nicht zu zweifeln, da sie nach der Injektion von Tuberkulin, nach der BCG-Impfung und auch nach chemotherapeutischer Behandlung der Tuberkulose aufgetreten sind. Auf der andern Seite sind Krankheitsbilder als Tuberkulide beschrieben, z.B. die Tuberculosis cutis miliaris disseminata faciei, bei denen ein Zusammenhang mit der Tuberkulose lediglich vermutet, aber nie nachgewiesen wurde.

Die Tuberkulide äußern sich in Knötchen und Knoten. Zu der ersten Gruppe gehören die Tuberculosis cutis lichenoides mit meist gruppierten Knötchen am seitlichen Stamm (früher Lichen scrophulosorum) und die Tuberculosis cutis miliaris disseminata mit zahlreichen Knötchen im Gesicht (Abb. **162**). Heute wird diese Veränderung allgemein der granulomatösen (tuberkuloiden) Form der Rosazea oder der rosazeaartigen Dermatitis (S. 472) zugeordnet. Die Tuberculosis cutis papulonecrotica besteht in stecknadelkopf- bis erbsgroßen, braun- oder blau-roten, derben Knötchen, deren Spitzen eitrig einschmelzen. Dadurch werden die Papeln gedellt, und es entstehen charakteristische Narben (Abb. **163**).

Erythema induratum Bazin

Bei dem Erythema induratum Bazin handelt es sich um tiefer in der Haut, meist in der Wadenregion gelegene Knoten mit Neigung zur zentralen Einschmelzung (Abb. **164**). Oft fehlt der tuberkulöse Aufbau des Granulationsgewebes. Im Gegensatz zum Erythema induratum Bazin sitzt das Erythema nodosum auf der Streckseite der Unterschenkel und tendiert nicht zur Einschmelzung (S. 138). Das Erythema induratum Bazin wird ähnlich wie das

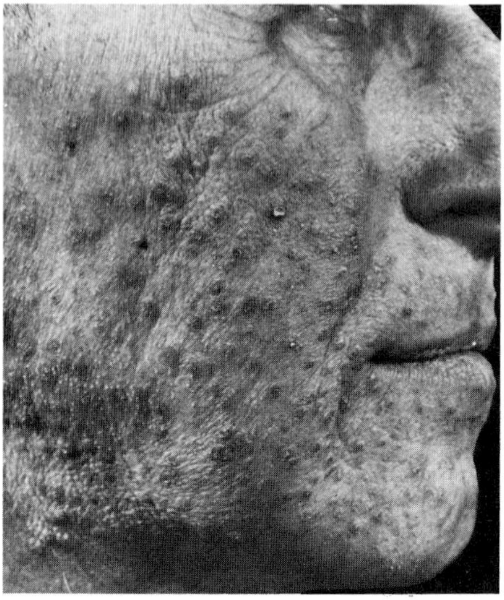

Abb. **162** Sog. Tuberculosis cutis miliaris disseminata faciei, wahrscheinlich granulomatöse Rosazea

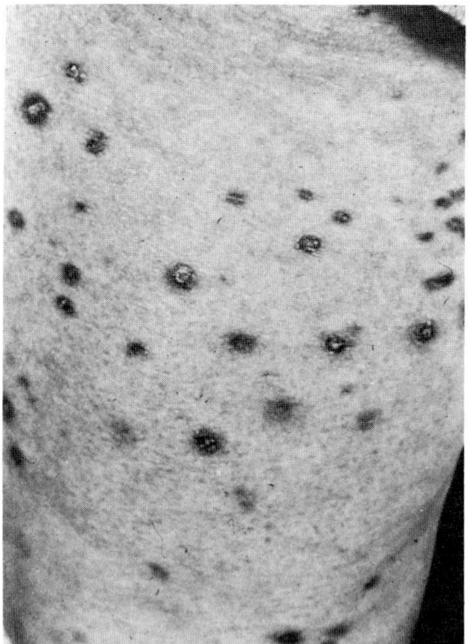

Abb. **163** Tuberculosis cutis papulonecrotica

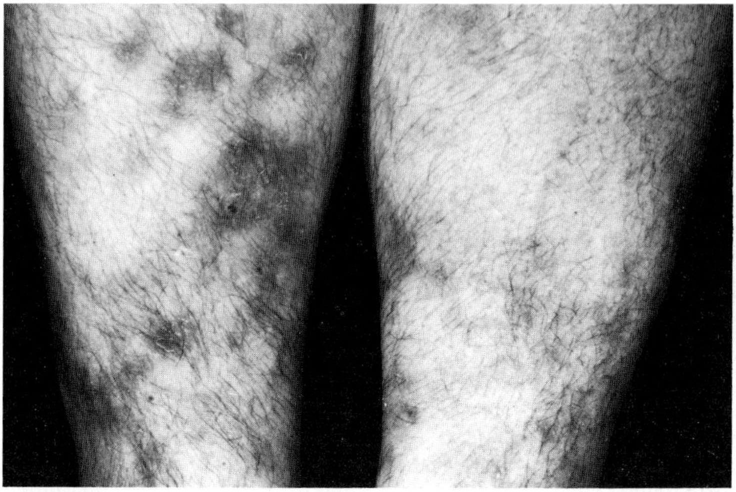

Abb. **164** Erythema induratum Bazin. Ulzerierende Knoten an den Waden

Erythema nodosum heute auf verschiedene Ursachen zurückgeführt, ja der Zusammenhang mit der Tuberkulose völlig abgelehnt. Dieser Zusammenhang war in den meisten Fällen nicht genügend begründet; aber auch bei strenger Kritik bleiben – sehr selten – Patienten übrig, bei denen nach durchgemachter Organtuberkulose in den Fettgewebssepten ein ausgesprochen tuberkuloides Infiltrat auftritt, das Erythema induratum auf die tuberkulostatische Chemotherapie prompt anspricht und es nach ausreichender Behandlung auch nicht zu Rezidiven kommt.

Zusammenfassung

Der Zusammenhang zwischen den Tuberkuliden und der Tuberkulose wird bezweifelt. Die Tuberkulide äußern sich in Knötchen und Knoten.

Das Erythema induratum Bazin entwickelt sich mit Knoten meist im Bereich der Waden, mit Tendenz zur zentralen Einschmelzung.

Sarkoidose der Haut (Morbus Boeck)

Die Sarkoidose ist eine Systemerkrankung, die verschiedene Organe befällt, im besonderen Milz, Lymphknoten und Leber, z.B. in Form einer

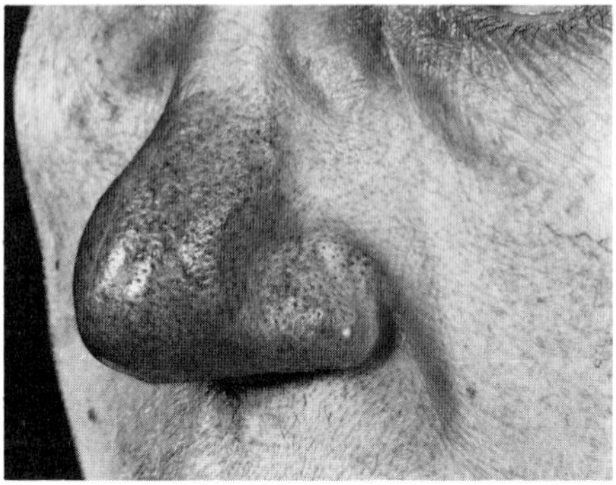

Abb. **165** Sarkoidose der Nase (großknotige Form)

generalisierten Lymphknotenschwellung oder einer Lymphknotenvergrößerung im Bereich des Mediastinums. Die akute Verlaufsform mit Symptomen ähnlich einem grippalen Infekt und oft Veränderungen im Sinne eines Erythema nodosum befällt überwiegend Frauen zwischen dem 20. und 30. Lebensjahr. Auch eine Beteiligung der Lungen mit anschließender Fibrose und Cor pulmonale wird beobachtet. Die Sarkoidose mit Hautgranulomen soll eine schlechtere Prognose haben.

Klinisches Bild. An der Haut ruft die Sarkoidose meist blaurote Knoten hervor (Abb. **165**), manchmal auch kleine Papeln, die exanthemartig ausgebreitet sind. Granulome entwickeln sich in Narben. Selten wird eine Erythrodermie durch eine Sarkoidose bedingt. Meist liegen Knoten in der Dermis, manchmal auch in der Subkutis. Bei der akuten Verlaufsform

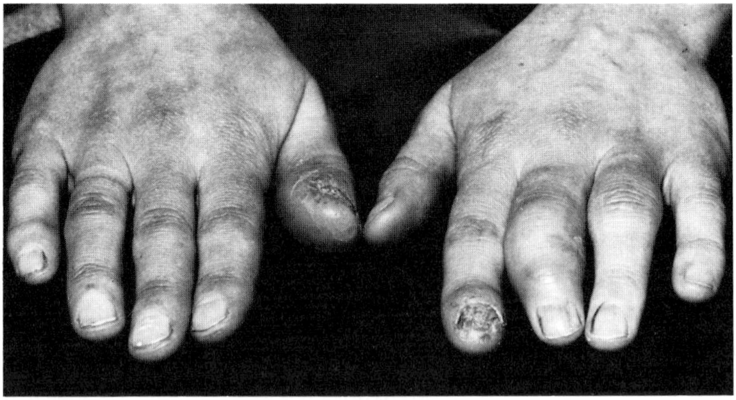

Abb. **166** Sarkoidose mit Beteiligung der Knochen und Nagelveränderungen

(s.o.) kommt es neben dem Auftreten eines Erythema nodosum zu Fieber, Gelenkbeschwerden (Sprunggelenksarthritis) und einer Vergrößerung der Hiluslymphknoten (bihiläre Lymphadenopathie). Aktive Granulome kann man dort mit der Gallium-67-Szintigraphie nachweisen. Ein EKG (Ausschluß Myokardbeteiligung) und eine augenärztliche Untersuchung sind dringend angezeigt. 75 % der Kranken mit Sarkoidose weisen Granulome in der Leber auf, die bei der Biopsie nachgewiesen werden können. Die Vergrößerung der Leber ist dagegen nur bei 25 % der Patienten klinisch faßbar. Erhöhte Leberwerte, im besonderen der alkalischen Phosphatase im Serum, geringe Erhöhung des Bilirubins und intensiver Juckreiz sind Symptome dieser Form der Sarkoidose. Unter den Manifestationen am Auge ist eine granulomatöse Uveitis erwähnenswert. Auch das Zentralnervensystem und die Gelenke, vor allem die Knochen, sind betroffen. Charakteristisch, wenn auch selten, ist die zystische Umwandlung der Phalangen der Finger (Differentialdiagnose: Akroosteolyse). Mit den Knochenveränderungen der Endphalangen sind manchmal Nagelveränderungen verbunden (Abb. **166**). Schwarzhäutige sind besonders häufig von der Sarkoidose betroffen.

Immunreaktionen. Bei der Sarkoidose sind *Immunreaktionen vom zellulären Typ abgeschwächt oder aufgehoben;* daher sind häufig der Tuberkulintest, der Trichophytintest, der Test mit Kandidaantigen, Pertussisantigen, Teste mit Mumpsvirenantigen und anderen Antigenen mit Reaktionen vom zellulären Typ negativ. Auch die Sensibilisierung durch Kontaktallergene ist bei Patienten mit Sarkoidose abgeschwächt, jedoch nicht bei besonders potenten Allergenen. Immunreaktionen, ausgelöst durch humorale Antikörper, verlaufen dagegen normal oder gesteigert.

Feingewebliches Bild. Feingeweblich findet man Epitheloidzelltuberkel mit Langhans-Riesenzellen, jedoch meist ohne Nekrose. Wenn diese vorhanden ist, so ist sie eigentümlich homogen. Abgekapselt sind die Knoten durch zirkuläre Lagen kollagenen Bindegewebes.

Ursache. Die Ursache der Sarkoidose ist unklar. Früher wurde ein Zusammenhang mit der Tuberkulose angenommen, heute wird u.a. eine Virusätiologie erörtert.

Differentialdiagnose. Zur Sicherung der Diagnose dient der Nachweis reiner Epitheloidzellgranulome, evtl. in den Skalenuslymphknoten und in der Leber. Bei alleiniger intrathorakaler Lokalisation, besonders in Frühstadien, wird Lymphknotengewebe mittels der Mediastinoskopie oder peribronchialer bzw. trachealer Nadelbiopsie entnommen und auf das Vorliegen von Epitheloidzellgranulomen untersucht. Ein positiver *Kveim-Test* gilt als charakteristisch für die Sarkoidose: Eine sterilisierte Aufschwemmung von Material aus Sarkoidosegranulomen des Menschen, meist aus Milz oder Lymphknoten, wird den Patienten intrakutan injiziert. Bei positivem Ausfall entwickelt sich binnen 4–6Wochen ein Epitheloidzellknötchen, das histologisch nachgewiesen werden muß. Gutes Testmaterial steht selten zur

Verfügung, eine Therapie kann während des Testes nicht vorgenommen werden, daher ist dieses Vorgehen zu verlassen. Hinweisend auf die Diagnose Sarkoidose sind eine Erhöhung des Calciumspiegels im Blutserum und im Urin, sowie ein erhöhter Serumspiegel des angiotensinkonvertierenden Enzyms (ACE), besonders über 60 U/l. Zelluläre biochemische und immunologische Veränderungen in der bei bronchoalveolärer Lavage gewonnenen Spülflüssigkeit sind von wissenschaftlicher Bedeutung; das Verfahren ist nicht ohne Risiko. Klinisch kommen bei der Differentialdiagnose andere Erkrankungen mit Papeln und Knoten in Frage, im besonderen auch maligne Lymphome, histologisch Erkrankungen mit Epitheloidzellgranulomen.

Therapie. Bei der Therapie ist die spontane Abheilung der Erkrankung zu berücksichtigen. Durch höhere Dosen von Glucocorticoiden, etwa 30 bis 60 mg Prednison täglich, kann man die Granulombildung unterdrücken. Diese Therapie muß über Monate und Jahre fortgesetzt werden, offenbar bis die spontane Remission eintritt. Der Nutzen einer gleichzeitigen antituberkulösen Chemotherapie ist umstritten; ohne gleichzeitige Gabe von Glucocorticoiden dürfte sie wirkungslos sein. Die Injektion von Glucocorticoid-Kristallsuspension in das Granulom erspart den Patienten in manchen Fällen eine stärkere Belastung des Organismus mit Glucocorticoiden. Auch Zytostatika werden als Immunsuppressiva verordnet.

Zusammenfassung

Die Sarkoidose (Morbus Boeck) der Haut ist gekennzeichnet durch blaurote Knoten und Papeln; flächenhafte Herde sind selten. Feingeweblich sind die Granulome fast nur aus Epitheloidzellen und Langhans-Riesenzellen aufgebaut. Eine Begleiterscheinung der akuten Form der Sarkoidose ist ein Erythema nodosum. Die Sarkoidose befällt zahlreiche Organe, auch die Knochen sind betroffen. Charakteristisch ist die zystische Umwandlung der Phalangen der Finger mit Nagelveränderungen. Zur Diagnose: Nachweis der typischen Epitheloidzellknötchen im Gewebe. Bei der Sarkoidose sind die Immunreaktionen vom Spättyp abgeschwächt oder aufgehoben, im besonderen Tuberkulintest, Trichophytintest, Teste mit Kandidaantigen, Teste mit Pertussisantigen, Mumpsviren, Kiefernpollen. Therapie: innerlich mit Glucocorticoiden, evtl. andere Immunsuppressiva; die Tendenz zur Spontanheilung ist zu berücksichtigen.

Lepra

Die Lepra stellt ein wichtiges und biologisch bedeutsames Krankheitsbild dar. Glücklicherweise ist sie in den gemäßigten Zonen selten geworden. Ausgrabungen auf Leprafriedhöfen lehren aber, daß die Lepra in unseren

Breiten früher vorkam. Weltweit sollen mindestens 11 Millionen Menschen an Lepra leiden.

Formen der Lepra. Die alte Einteilung nach dem morphologischen Erscheinungsbild ist zugunsten einer immunbiologischen Unterteilung aufgegeben worden. Die beiden wichtigsten Formen sind 1. die Lepra lepromatosa bei geringer Resistenz und 2. die tuberkuloide Form der Lepra bei guter Abwehrlage. Bei der *Lepra lepromatosa* (Abb. **167**) fehlt die notwendige Immunreaktion gegen Mycobacterium leprae. Die entsprechende Hautprobe, der Lepromin- oder Mitsudatest, ist negativ. Das histologische Bild zeigt die typischen Schaumzellen mit massenhaft Leprabakterien. Bei der *tuberkuloiden Lepra* finden wir oft einen tuberkuloiden Bau der Infiltrate, aber nur selten Bakterien; der Lepromintest ist positiv.

Wir unterscheiden 2 weitere Formen: die Grenzfälle *(Borderline-Typ* oder *dimorphe Lepra)*, die sich in die eine oder andere Verlaufsform entwickeln können, und die *Lepra indeterminata*, die ebenfalls ein Übergangsstadium darstellt, bei dem die immunologischen Reaktionen des Organismus noch nicht festgelegt sind und daher schwanken.

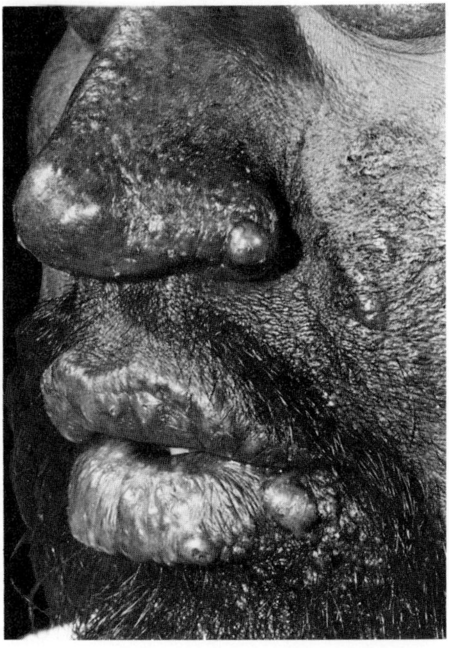

Abb. **167** Lepra lepromatosa

Erreger. Der Erreger der Lepra ist das Mycobacterium leprae, das von HANSEN in Oslo (Morbus Hansen) entdeckt wurde. Im Gewebe wird der Erreger mit der Wade-Fite-Technik nachgewiesen.

Der Infektionsmodus ist bis heute unklar. Vermutlich gehört zur Infektion eine besondere Empfänglichkeit für das Leprabakterium. Erwachsene sind offenbar weniger empfänglich. Die verbreitete Annahme, daß ein sehr langer und enger Kontakt mit Leprakranken zur Infektion nötig sei, wird heute bezweifelt. Offenbar beträgt die Inkubationszeit im Durchschnitt 3–5 Jahre, manchmal Jahrzehnte.

Zunächst zeigen sich Flecke und Knötchen in der Haut, die später zusammenfließen. Charakteristisch sind auch Depigmentierungen zusammen mit einer Anästhesie. Schmerzhafte Neuritiden mit Parästhesien und folgende trophische Ulzerationen besonders an belasteten Hautstellen sind bekannte weitere Befunde. Schubweise auftretendes Fieber („Leprareaktion" s. Jarisch-Herxheimer-Reaktion, S. 344) wird vor allem unter der Therapie beobachtet. An der Haut findet man bei der Leprareaktion Erythema-nodosum- oder auch erysipelartige Veränderungen.

Differentialdiagnose. Da die Lepra äußerst vielgestaltig ist, kann sie mit einer großen Zahl von Hauterkrankungen verwechselt werden, z. B. mit der Syphilis oder der Hauttuberkulose, der Sarkoidose u. a. Sicher ist ein erheblicher Prozentsatz von Kranken, bei denen in früheren Jahrhunderten oder Jahrtausenden eine Lepra diagnostiziert wurde, tatsächlich von anderen Dermatosen befallen gewesen. Selbst die Psoriasis wurde noch bis Anfang des vorigen Jahrhunderts mit der Lepra zusammengeworfen. Bei Depigmentierungen durch Lepra sind folgende Veränderungen abzugrenzen: Vitiligo, Leukoderme, Pityriasis versicolor vom Albatyp (S. 255, Abb. **126**).

Auf Störungen im peripheren Nervensystem, vor allem bei der tuberkuloiden Lepra, ist zu achten. Diese sind sehr verschiedenartig (Syndrom vom „Multiplex-Typ"). Sie betreffen auch die Temperaturempfindung, die Schweißsekretion und die Trophik von Haut und Muskulatur. Manchmal sind die Nerven knotig oder spindelförmig verdickt; man kann sie durch die Haut tasten (N. ulnaris, N. peronaeus).

Therapie. In erster Linie wird Dapsone (Diaphenylsulfon, DADPS, DDS) gegeben. Die Therapie mit Dapsone wird mit der Gabe von Rifampicin oder Clofazimin kombiniert. Eine Isolation von Leprakranken hält man nur noch bei bakteriologisch positiven, „offenen" Patienten für notwendig. Unter der Therapie können bedrohliche „Lepra-Reaktionen" in Art der Jarisch-Herxheimer-Reaktionen (S. 344) auftreten. Therapie: Glucocorticoide. Thalidomid. Ein ernstes exfoliatives Ekzem mit Hepatitis im Frühstadium der Dapsonetherapie wird als DDS-Syndrom bezeichnet. Dapsone sofort absetzen, Glucocorticoide in hohen Dosen.

Zusammenfassung

Bei der Lepra werden 2 Hauptformen unterschieden: die Lepra lepromatosa und die tuberkuloide Form der Lepra. Im ersten Fall ist der Lepromin- oder Mitsudatest negativ, bei der tuberkuloiden Form positiv. Die Granulome der Lepra lepromatosa bestehen aus Schaumzellen mit massenhaft Leprabakterien, im Gegensatz zur tuberkuloiden Lepra. Die Lepra äußert sich sehr vielgestaltig und kann daher mit anderen Hauterkrankungen verwechselt werden, im besonderen mit der Syphilis oder einer Hauttuberkulose.

Sexuell übertragbare Erkrankungen, venerologische Erkrankungen

Definition der Geschlechtskrankheiten

Unter venerologischen Erkrankungen oder Geschlechtskrankheiten im engeren Sinne versteht man die im Gesetz zur Bekämpfung der Geschlechtskrankheiten genannten Erkrankungen, und zwar die Syphilis (Lues), die Gonorrhö, das Ulcus molle, das Lymphogranuloma inguinale und das Granuloma venereum. Häufiger kommen in unseren Breiten Syphilis und Gonorrhö vor. Ulcus molle und Lymphogranuloma inguinale sind selten; das Granuloma venereum wird fast nur in den Tropen beobachtet. Geschlechtskrankheiten sind Infektionskrankheiten, deren Erreger recht empfindlich sind und daher nur bei günstigen Bedingungen und intensivem Kontakt übertragen werden. Dieser intensive Kontakt ist beim Geschlechtsverkehr gegeben, und so erfolgt die Infektion vornehmlich bei dieser Gelegenheit. Ein entsprechender Übertragungsmodus ist auch für andere Erreger möglich, z.B. für die Skabiesmilbe, die Filzlaus, Candida albicans, Herpes progenitalis und Trichomonaden. Da auch die Geschlechtskrankheiten im engeren Sinne (s.o.) nicht ausschließlich die Genitalien befallen, ja diese sogar aussparen können, setzt sich der Name sexuell übertragbare Erkrankungen durch, oft abgekürzt als STD: *S*exually *T*ransmitted *D*iseases. Als häufigste Erkrankung dieser Art gilt derzeit die Chlamydien-Urethritis; die aktuellste ist die Infektion mit dem humanen Immundefizienzvirus (HIV = LAV = HTLV III, s.S. 358ff.).

Rechtliche Bestimmungen, Suche nach der Infektionsquelle, Therapieplan

Die Diagnose einer der im Gesetz genannten Geschlechtskrankheiten unterwirft Arzt und Patient den besonderen rechtlichen Bestimmungen. Der Patient muß vor allem darauf hingewiesen werden, daß er so lange keinen

Verkehr haben darf, bis er nicht mehr ansteckungsfähig ist. Folgt er dieser Anweisung nicht, so macht er sich strafbar. Der infektiöse Partner ist, wenn irgend möglich, zu ermitteln und zu behandeln. Personen, die von dem Patienten angesteckt sein könnten, sind zu untersuchen und gegebenenfalls zu behandeln. Die notwendigen Angaben wird der Patient dem Arzt nur dann machen, wenn es diesem gelingt, Vertrauen zu erwecken, und wenn er den nötigen Takt wahrt.

Syphilis (Lues)

Syphilis leitet sich wahrscheinlich von dem Namen des Hirten Syphilos in einem Gedicht des Arztes, Astronomen und Dichters *Fracastoro* (1483–1553) her; Syphilos wurde wegen Gotteslästerung mit einer neuen Krankheit bestraft. Die Bezeichnung Lues (Adjektiv luisch, *nicht* luetisch) bedeutet Seuche; im Laufe der Jahrhunderte ist es üblich geworden, darunter ausschließlich die Syphilis zu verstehen. Man nimmt heute meist an, daß die Syphilis von den Matrosen des Columbus nach der Entdekkung Amerikas (1492) nach Europa eingeschleppt wurde (Haiti-Krankheit). Erkrankte Matrosen nahmen dann an der Belagerung von Neapel (1495) zusammen mit Söldnern aus zahlreichen europäischen Ländern teil. So breitete sich diese Krankheit nach Entlassung der Söldner rasch und nicht nur über Europa aus; schon Mitte des 16. Jahrhunderts hatte sie auch Japan erreicht.

Erreger

Erreger der Syphilis ist das Treponema pallidum, früher Spirochaeta pallida genannt. Es wurde im Jahre 1905 von dem Zoologen F. Schaudinn (1871–1906) und dem Dermatologen E. Hoffmann (1868–1959) entdeckt. Das Treponema gehört zur Ordnung der Spirochaetales. Das Treponema pallidum ist ein zartes, korkenzieherartig, 4- bis 20fach gewundenes, fadenförmiges Gebilde von 6–15 μm Länge und 0,15 μm Breite. Zeitraum zwischen 2 Teilungen: 30–35 Stunden. Die Drehung um die eigene Achse und Abknickung unterscheidet das Treponema pallidum von anderen Erregern. Vor- und Rückgleiten um ein Mehrfaches der Eigenlänge ist bei lebhafter Rotation um die Längsachse und Abknickung möglich; zu einer wesentlichen Ortsveränderung kommt es jedoch nicht. Der Erreger läßt sich auf Tiere übertragen, aber nur sehr begrenzt unter experimentellen Bedingungen in Zellkulturen halten.

Erregernachweis

In der Praxis muß das Treponema pallidum im Reizserum mit Hilfe des *Dunkelfeldverfahrens,* evtl. mit dem *Phasenkontrastmikroskop,* nachgewiesen werden. Im Dunkelfeldmikroskop ist das zentrale Strahlenbündel im Kondensor abgeschirmt. Das Objekt wird also ausschließlich von seitlich einfallenden Strahlen getroffen, die nur dann in Objektiv und Okular gelangen, wenn sie auf einen Körper treffen und dadurch in das Objektiv abgelenkt werden. Das Tuscheverfahren nach Burri ist durch Dunkelfeldmethode und Phasenkontrastmikroskopie überholt. Treponemen sind auch mit Hilfe fluoreszierender Antikörper, im Gewebe mit Hilfe von Versilberungsverfahren, nachzuweisen. Treponemen lassen sich aus dem Primäraffekt und nässenden Effloreszenzen des 2. Stadiums leicht, aus nicht nässenden Effloreszenzen des frühen 2. Stadiums nur mit Mühe nachweisen. Aus Veränderungen des 3. Stadiums Erreger gewinnen zu wollen, ist nahezu aussichtslos. Hier gilt das biologische Gesetz, daß mit der Ausbildung eines tuberkuloiden Granulationsgewebes die Zahl der Erreger sehr gering wird.

Verlauf der Syphilis

Allgemeine Vorbemerkungen

Wie bei anderen Infektionskrankheiten auch, findet nach der Infektion mit dem Treponema pallidum eine Auseinandersetzung zwischen Organismus und Erreger statt; sie erfolgt in verschiedenen Phasen, die klinisch als Inkubationsstadium, Primärkomplex, syphilitische Exantheme und Spätformen der Syphilis ihren Ausdruck finden. Da bei der angeborenen Syphilis der übliche Infektionsweg übersprungen wird, sie also durch eine Invasion der Treponemen auf dem Blutweg mit dem 2. Stadium beginnt, hat dieses Krankheitsbild seine besonderen Symptome. Bei der Syphilis des Erwachsenen bleiben die ersten Stadien gelegentlich unbemerkt oder werden fehlgedeutet. Es ist deshalb durchaus glaubhaft, wenn ein Patient mit Spätformen der Syphilis erklärt, daß ihm weder der Infektionszeitpunkt noch frühere Symptome bekannt sind. Anamnestische Angaben sind generell, auch bei bester Absicht des Patienten, mit Vorsicht zu werten. Die Einstellung zur Sexualität hat sich inzwischen auch so geändert, daß der berüchtigte Satz, jeder Syphilitiker sei im Hinblick auf seine Anamnese ein Lügner, nicht mehr aufrechterhalten werden sollte. Bei Patienten im 1. Stadium der Syphilis muß die Anamnese alle Infektionsmöglichkeiten etwa 3 Monate vor Einsetzen der Symptome erfassen, bei Patienten mit sekundärer Syphilis mindestens 6 Monate zurückgreifen.

Aus klinischen und auch aus didaktischen Gründen wurde die Einteilung des Verlaufs der Syphilis in 3 Stadien nach Ricord (1800–1889) bis heute beibehalten. Je nach Stadium spricht man von einer Syphilis des 1. Stadiums (Lues I), Syphilis des 2. Stadiums (Lues II) und Syphilis des 3. Stadiums (Lues III) (Tab. **31**). Biologisch muß die Syphilis in Frühformen und Spätformen unterschieden werden. Die Erkrankungen des Zentralnervensystems, also Syphilis cerebrospinalis, Tabes und progressive Paralyse, gehören zu den Spätformen, aber nicht zum 3. Stadium der Syphilis. Diese Unterteilung hat praktische Bedeutung für den Therapeuten. Offenbar läßt sich die Syphilis in den Frühformen bis etwa 2 Jahre nach der Infektion durch Antibiotika, vor allem Penicillin, relativ leicht zur Ausheilung bringen: Später wird die Prognose dubios. Einzelheiten zur Therapie s. S. 344. Der Dermatologe *Cäsar Boeck* (1845–1917) allerdings hatte eine große Zahl von Syphilitikern nicht behandelt, da er der Ansicht war, daß die

Tabelle **31** Stadien der Syphilis

Primärstadium		
Infektion		Zeit des Auftretens nach Infektion
Syphilis, 1. Stadium	Primäraffekt	3½ Wochen (1–7 Wochen)
	regionäre Lymphknoten +	4½–5 Wochen
	Seroreaktionen	2–6 Wochen (S. 332)
	Prodromi	8 Wochen
	Polyadenitis	9½ Wochen
Sekundärstadium		
Syphilis, 2. Stadium	Exanthem	10 Wochen = 2½ Monate
	Plaques muqueuses	3 Monate
	Condylomata lata	3½ Monate
	abklingendes Exanthem	4 Monate
	Alopecia specifica	5 Monate
	Leukoderm	5½ Monate
erste Latenz – erstes Rezidiv – zweite Latenz		
Tertiärstadium		
Syphilis, 3. Stadium	1. papulosquamös-serpiginöses Syphilid	
	2. ulzerokrustös-serpiginöses Syphilid	
	3. tiefe ulzeröse Syphilide	
	4. Gummata	
Neurosyphilis		
Syphilis cerebrospinalis, Tabes, Paralyse		

Syphilis beim damaligen Stand der Therapie von selbst am besten ausheilen würde. Diese Anschauung war vor der Einführung hochwirksamer Chemotherapeutika wie des Salvarsans (1909, Paul Ehrlich [1854–1915] u. Sahachiro Hata [1873–1938]) nicht abwegig. 60–70% der unbehandelten Syphilitiker nämlich vollendeten ihr Leben ohne größere Nachteile.

1. Stadium der Syphilis (Lues I)

Inkubationszeit: 3–4 Wochen (Extremzeiten: 1 Woche bis 3½ Monate). Die Dauer hängt von der Reaktionsfähigkeit des Organismus, von der Virulenz des Erregers und der Menge der inokulierten Treponemen ab. Zu geringe Antibiotikadosen nach Infektion können das Auftreten des Primäraffektes hinauszögern (auch Metronidazol!).

Primäraffekt. Der Primäraffekt besteht in einem Knötchen, das rasch zerfällt und zu einer Erosion wird. Aus dieser Erosion entsteht – allerdings durchaus nicht immer – ein Ulkus mit lackartigem Grund und derbem Randwall. Die Konsistenz des Ulkus ist deutlich hart. Bei einem klassisch

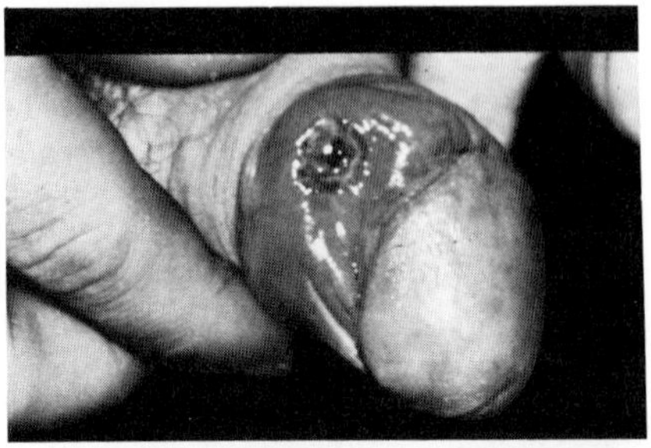

a

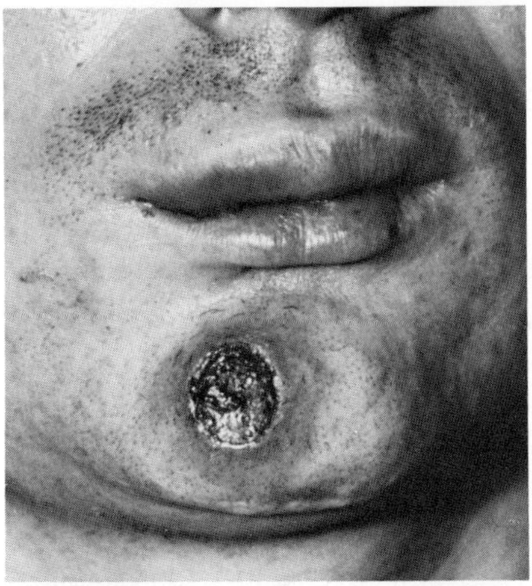

b

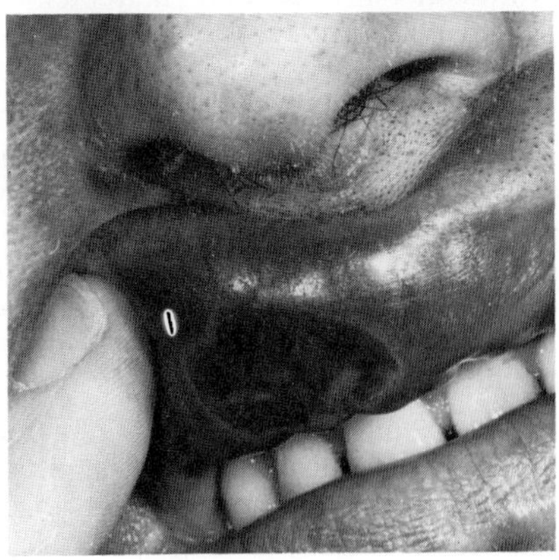

c

Abb. **168 a–c** Primäraffekte (Syphilis I) mit indurativem Ödem

ausgebildeten kleineren Ulkus hat man bei Betasten zwischen Daumen und Zeigefinger den Eindruck, eine Münze zwischen den Fingern zu halten. In manchen Körperregionen bildet sich um den Primäraffekt ein indurierendes Ödem (Abb. **168**). Dieses *Oedema indurativum* sitzt besonders an den großen Labien, seltener an den kleinen, im Bereich des Präputiums, des Penisschaftes oder des Präputium clitoridis. Im Gegensatz zu anderen Ödemen (Ausnahme Myxödem) ist das Oedema indurativum nicht eindrückbar. Der Primäraffekt ist die Stelle des Eindringens der Treponemen. Sie durchdringen die intakte Haut nicht, wohl aber die verletzte. Der Hautdefekt ist dabei oft makroskopisch unsichtbar. Der Primäraffekt sitzt keineswegs nur am Genitale, sondern ist auch in anderen Körperregionen zu finden (5–10%); jedoch sind die Regionen bevorzugt, die bei sexuellem Verkehr besonders beansprucht werden. Neben dem Genital- und Analbereich (Homosexuelle) sind die Lippen, die Brust und die Finger besonders zu beachten. Der Primäraffekt ist bevorzugt an Stellen lokalisiert, an denen die anatomischen Gegebenheiten bei mechanischer Belastung geringe Verletzungen bedingen, z. B. in der Kranzfurche und hier besonders im Bereich des Frenulums oder an der Peniswurzel oberhalb des Ansatzes von Kondomen. Der Primäraffekt ist gelegentlich getarnt: Ein Herpes progenitalis oder andere Hautveränderungen können der Ort des Eindringens für Treponemen sein. An der Zunge werden selten Aphthen oder durch Zahnkanten bedingte Verletzungen zum Sitz des Primäraffektes. Ein durch mechanische Verletzung bedingtes Ulkus schließt also einen Primäraffekt nicht aus, sondern ermöglicht das Eindringen von Treponemen. An den Tonsillen und am Muttermund können Primäraffekte sitzen. Im Bereich des Muttermundes erwecken sie den Verdacht auf Karzinome. Atypische Epithelien und eine Randwucherung des Epithels sieht man auch beim syphilitischen Primäraffekt!

Meist tritt ein syphilitischer Primäraffekt einzeln, gelegentlich aber multipel auf, dann nämlich, wenn Hautdefekte an mehreren, oft benachbarten Stellen gleichzeitig den Treponemen das Eindringen ermöglichen. Zuweilen sieht man Papeln in der Umgebung des Primäraffektes im Rahmen des Primärstadiums.

Primärkomplex. Vom Primäraffekt her entwickelt sich der Primärkomplex: Primäraffekt plus Lymphangitis plus Lymphadenitis. Die Lymphknoten des Primäraffekts liegen isoliert, sind derb und schmerzlos. Manchmal fehlt jede Lymphadenitis. Durch Punktion der Lymphknoten läßt sich ein Serum gewinnen, in dem sich die Treponemen oft dann noch nachweisen lassen, wenn dies im Primäraffekt durch vorausgegangene lokale Behandlung nicht mehr möglich ist.

Untersuchung des Reizsekrets. Zur Gewinnnung von Treponemen wird die Oberfläche des Primäraffekts mit physiologischer Kochsalzlösung gereinigt, d. h. sorgfältig mit einem Tupfer abgerieben; gegebenenfalls werden Krusten und Beläge vorsichtig mit dem Skalpell entfernt, und dann wird nach erneuter Reinigung und Trocknung durch Auspressen Reizserum aus der Tiefe gewonnen. Es empfiehlt sich, dieses Reizserum sofort unverdünnt auf einen Objektträger zu bringen, mit einem Deckglas zu bedecken und im Dunkelfeld zu untersuchen. Gegebenenfalls kann man versuchen, aus einem Lymphknoten durch Ansaugen mit einer Spritze Sekret zu gewinnen, besonders dann, wenn der Primäraffekt lokal behandelt wurde. Für den Ungeübten ist das Auffinden von Treponemen mit Hilfe eines Phasenkontrastmikroskops einfacher als im Dunkelfeld. Im Anfangsstadium der Syphilis sind Seroreaktionen unter Umständen noch negativ, die Diagnose ist also nur durch den Erregernachweis mit Hilfe des Dunkelfelds oder des Phasenkontrastmikroskops zu stellen. Lokale Therapie mit Chemotherapeutika im weitesten Sinne oder innerliche Gabe erschweren den Treponemennachweis oder machen ihn unmöglich.

Differentialdiagnose der Lymphknotenschwellungen. Bei Lymphknotenschwellungen hinter dem M. sternocleidomastoideus und am Kieferrand ist differentialdiagnostisch an vorausgehende entzündliche Prozesse der Tonsillen und der Zähne zu denken. Bei indolenter Lymphknotenschwellung der Leisten ist die banale Entzündung infolge längst wieder geschwundener eitriger Prozesse im Bereich der unteren Extremitäten zu erwägen, ferner die dermopathische Lymphadenitis nach chronischen Hautentzündungen, die Sarkoidose, eine Aktinomykose, die Tuberkulose, die Katzenkratzkrankheit, maligne Lymphome aller Art (S. 426) und auch eine HIV-Infektion (S. 358). Die Lymphknotenschwellung beim Ulcus molle ist schmerzhaft; beim Ulcus molle und beim Granuloma venereum liegen die vergrößerten Lymphknoten nicht isoliert, sondern sind verbacken. Beim Lymphogranuloma inguinale, beim Ulcus molle, beim Granuloma venereum und bei der Aktinomykose kommt es zu Einschmelzungen, die wir bei der Syphilis nur dann beobachten, wenn gleichzeitig eine Sekundärinfektion vorliegt.

Schmerzhafte Lymphknotenschwellung mit Fieber ist ein Symptom der *Bubonenpest.* In Endemiegebieten, u. a. im Südwesten der Vereinigten Staaten, werden Patienten mit dieser Erkrankung gelegentlich beobachtet. Aus den Lymphknoten wird Eiter aspiriert und nach Gram gefärbt. Die Pesterreger, verschiedene Arten von Yersinia, früher als Pasteurella pestis zusammengefaßt, sind gramnegativ. Therapie: kombinierte Behandlung mit Streptomycin und Tetracyclinen.

Differentialdiagnose des Primäraffekts. Auch andere Infektionskrankheiten beginnen mit einem Primäraffekt, so das Ulcus molle, das Lymphogranuloma inguinale, das Granuloma venereum, die Tularämie, die Tuberkulose, die Katzenkratzkrankheit. Weiterhin sind syphilitische Ulzera gegen die Balanitis erosiva, den Herpes progenitalis, Fissuren, insbesondere Analfissuren, das Ulcus vulvae acutum, aphthöse Geschwüre (s. Aphthen), Karzinome, diphtherische Beläge, Ulzerationen bei Typhus und bei Diabetes abzugrenzen. Obwohl der indurierte Rand beim Primäraffekt nicht selten fehlt, ist die Induration gelegentlich wegweisend, z. B. bei Primäraffekten in der Harnröhre (Tastbefund!). Jeder ungewöhnlich hartnäckige Hautdefekt ist auf einen syphilitischen Primäraffekt verdächtig. Der Primäraffekt wird durch Sekundärinfektion gelegentlich so verändert, daß die Diagnose nur schwer zu stellen ist. Bei gleichzeitiger Infektion mit Eitererregern werden nicht nur der Bereich des Primäraffekts, sondern auch die zugehörigen Lymphknoten schmerzhaft. Gleichzeitige Ansteckung mit dem weichen Schanker, dem Ulcus molle, wurde früher nicht so selten wie heute beobachtet; man sprach dann von einem Ulcus mixtum.

Abheilung des Primäraffekts. In der Regel heilt der Primäraffekt 3–6 Wochen nach der Entstehung ab, kann aber auch länger vorhanden sein. Handelt es sich bei dem Primäraffekt um eine Erosion, so heilt er narbenlos, handelt es sich um ein Ulkus, so nur mit einer lebenslang bestehenden Narbe ab. Diese Narbe ist bei der genauen klinischen Inspektion später ein Hinweis auf einen ehemaligen Primäraffekt, der längere Zeit bestanden hat. Frühzeitige Exzision des Primäraffekts mit dem Ziel, die Ausbreitung der Treponemen zu verhindern, wurde versucht, jedoch vergebens.

Syphilis-Serologie. Folgende 4 Reaktionen werden derzeit besonders empfohlen:

1. als Suchreaktion der außerordentlich empfindliche und hochspezifische **TPHA** (= **T**reponema-**p**allidum-**H**äm**a**gglutinationstest). Dieser Test wird schon ab der 2. Woche nach der Infektion positiv und bleibt es lebenslang;

2. als Bestätigungsreaktion der **F**luoreszenz-**T**reponemen-**A**ntikörper-**Ab**sorptionstest (**FTA-ABS**-Test);

3. eine Seroreaktion mit quantitativer Titerbestimmung zur Verlaufskontrolle gibt Hinweise auf die Aktivität des Prozesses und die Wirksamkeit der Behandlung: Heute wird meist der **VDRL**(**V**enereal **D**isease **R**esearch **L**aboratory)-Test verwendet. Es handelt sich um eine Lipoid-Antigen-Reaktion, einen Mikroflockungstest, der auf dem Objektträger ausgeführt wird, es aber auch erlaubt, den Titer zu bestimmen;

4. der **19S-IgM-FTA-ABS-Test,** der sehr früh und dauernd positiv ist bis zur Ausbehandlung. Die Reaktion wird mit der IgM-Fraktion des menschlichen Serums durchgeführt, die gegen Treponema pallidum gerichtet ist. Mit seiner Hilfe lassen sich frische Infektionen von alten unterscheiden, im besonderen auch die Infektion eines Neugeborenen gegenüber diaplazentar übertragenen IgG-Antikörpern der Mutter; ferner erlaubt er eine Aussage, *ob die Syphilis noch behandlungsbedürftig ist oder nicht.* Eine Syphilis ohne klinisch erkennbare Krankheitszeichen und ohne Titeranstieg bezeichnet man als Syphilis latens seropositiva.

Die klassische Seroreaktion war das Wassermannsche Verfahren, 1906 von Neisser, Bruck und Wassermann beschrieben, eine Modifikation des Komplementbindungsverfahrens von Bordet und Gengou (1901). Ursprünglich wurden Extrakte aus syphilitischer Leber als Antigene, später alkoholische Extrakte aus Herzgewebe (Cardiolipin) oder Getreide (Sitolipin) verwandt. Der Nachteil dieses Verfahrens war die relativ umständliche Technik, das späte Positivwerden, 5–6 Wochen nach der Infektion, also nach Auftreten des Primäraffektes, und die relativ zahlreichen falsch-positiven Ergebnisse trotz sorgfältiger Ausführung der Serologie. Solche „biologisch falsch-positiven“ Reaktionen findet man in der Schwangerschaft, ferner bei konsumierenden Erkrankungen wie ausgedehnten Tumormetastasen, Lebererkrankungen und zahlreichen Infektionskrankheiten. Häufiger kommen sie bei Autoimmunerkrankungen vor, im besonderen beim systemischen Lupus erythematodes.

Inzwischen sind ältere spezifische Verfahren, wie der Treponema-pallidum-Immobilisierungstest (TPI, Nelson-Test), durch die auf S. 332 genannten Verfahren ersetzt.

Positive Seroreaktionen auf Syphilis bedeuten für den Patienten eine seelische Belastung, die bei entsprechender Persönlichkeitsstruktur wahnhaft werden kann. Andere Patienten leben ohne Grund in der ständigen Furcht, sich mit einer Syphilis infiziert zu haben und bestehen darauf, daß ihre Seroreaktionen immer wieder überprüft werden (Syphilidophobie).

Zusammenfassung

Erreger der Syphilis (Lues) ist das Treponema pallidum (früher Spirochaeta pallida). Der Nachweis erfolgt im Dunkelfeld oder unter dem Phasenkontrastmikroskop. Der Primäraffekt tritt meist 3½ Wochen nach der Infektion mit einer Erosion auf, die sich in ein Ulkus mit derbem Rand, indurierendem Ödem und derber indolenter Schwellung der zugehörigen Lymphknoten umwandelt (Primärkomplex). Der heute übliche Suchtest auf Syphilis ist der TPHA (Treponema-pallidum-Hämagglutinationstest); er wird ab der 2. Woche positiv und bleibt es lebenslang. Zur Verlaufskontrolle eignet sich der VDRL-Test mit Überprüfung des Titers. Therapie möglichst mit Penicillin, Suche der Infektionsquelle.

2. Stadium der Syphilis (Lues II)

8 Wochen nach der Infektion setzen die Prodrome des 2. Stadiums ein mit Fieber, Abgeschlagenheit, Kopfschmerzen, erhöhter Senkung und Verschiebung der Serumeiweiße. Es folgen dann die Polyadenitis, also die Anschwellung der Lymphknoten, und die Anschwellung der Milz. Charakteristisch ist die Beteiligung auch der Lymphknoten in Ellenbeugen und Kniekehlen, die bei anderen Infektionen nur ausnahmsweise betroffen sind.

Die Angina syphilitica (sog. *specifica*) ist Teil der allgemeinen Reaktion des lymphatischen Gewebes und besteht in einer Schwellung der Gaumenman-

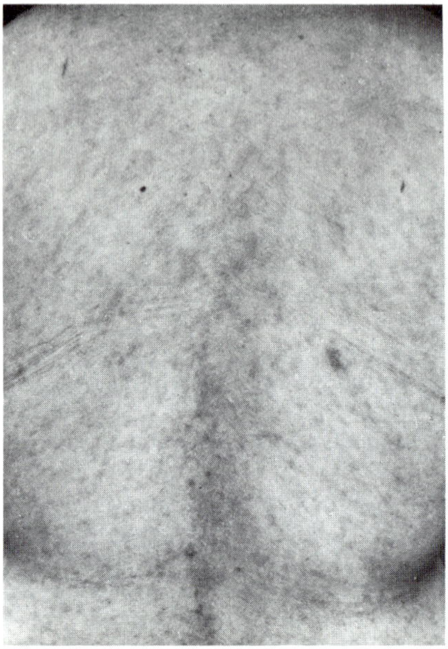

Abb. **169** Syphilitisches makulöses Exanthem (Stadium II, Roseola)

deln mit grau-weißlichem, schleierartigem Belag bei Heiserkeit, aber meist ohne Fieber.

Syphilitisches Exanthem. Nach 10 Wochen, also 2½ Monate nach der Infektion, erscheint gewöhnlich das syphilitische Exanthem, das mit kleinen schwachrosa gefärbten Makeln beginnt (Roseola) (Abb. **169**). Diese sind oft nur schwer zu erkennen. Die Roseola wird gelegentlich für eine Cutis marmorata gehalten. Sorgfältige Inspektion im Tageslicht ist notwendig!

Mit längerer Dauer geht das Exanthem von Makeln zu Papeln über, die oft derb und kupferfarben sind. Sekundärveränderungen, wie Krusten- und Schuppenbildung, kommen hinzu. Die Syphilis ahmt jetzt andere Hauterkrankungen, im besonderen die Psoriasis, eine Pityriasis rosea, einen Lichen ruber oder ein seborrhoisches Ekzem, nach. Generalisierte Lymphknotenschwellung, Mundschleimhautveränderungen und schwielenartige Papeln an Handflächen und Fußsohlen (Abb. **170**) sind Hinweise auf die Diagnose.

Schleimhautveränderungen treten etwas später auf, und zwar in Form von weißlichen, durchsichtigen Papeln, die der Unerfahrene für Beläge auf der Schleimhaut halten könnte (Plaques muqueuses, Abb. **171**). An der Zunge kommt es zu einem umschriebenen Schwund der filiformen Papillen (Plaques lisses, Abb. **171**). Die syphilitische Leukoplakie dagegen tritt erst spä-

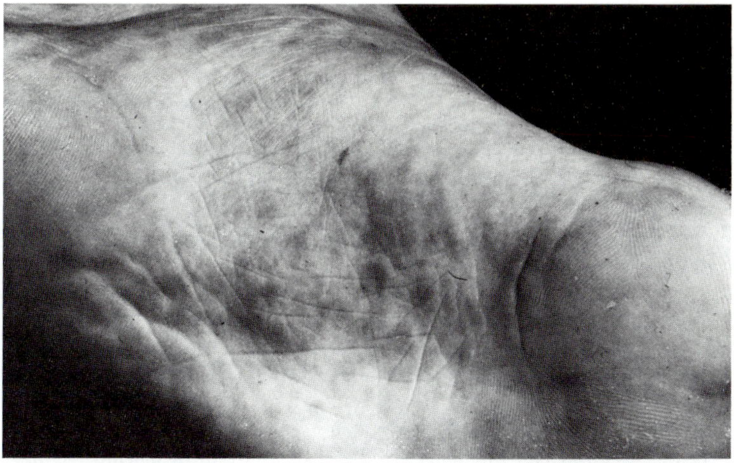

Abb. **170** Syphilis II, papulöses Exanthem. Papeln (derb, kupferfarben) auf der Fußsohle

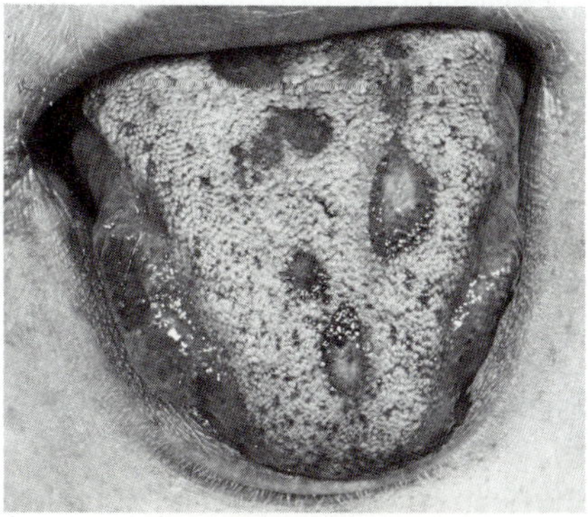

Abb. **171** Plaques muqueuses und Plaques lisses bei Syphilis II

ter auf; sie besteht aus Papeln mit Hyperkeratose von weißer Farbe, aber nicht durchscheinend.

Condylomata lata. Breite Papeln sieht man in intertriginösen Partien, im besonderen im Bereich der Vulva und des Anus, aber auch unter der Brust und zwischen den Zehen. Condylomata lata mit nässender Oberfläche treten ca. 3½ Monate nach der Infektion auf. Während die Exantheme kommen und abklingen, bleiben die breiten Papeln in der Genital- und Analregion bestehen. Im Gegensatz zu den Makeln und Papeln am übrigen Integument ist die Oberfläche dieser Papeln mit Treponemen übersät; es besteht hohe Ansteckungsgefahr! Die breiten Papeln werden manchmal als Hämorrhoiden verkannt und sogar exzidiert.

Syphilitische Alopezie. Bei der Syphilis II sieht man verschiedene Formen des Haarausfalls. Bei leichter Schädigung werden nur die im Wachstum befindlichen Haare betroffen. Der Haarausfall ist unregelmäßig; das Haar sieht wie *von Mäusen oder Motten angefressen* aus. Doch gibt es auch andere Formen des Haarausfalls mit Zerstörung des Haares bei stärkerer Schädigung. Klinisch erinnert jetzt der Haarausfall in mancher Beziehung an eine Alopecia areata, doch sind die Herde nie so scharf umschrieben. Die syphilitische Alopezie der Augenbrauen wird auch Omnibuszeichen genannt, weil sie im Gegenübersitzen zu erkennen ist.

Syphilitisches Leukoderm. 4 Monate nach der Infektion pflegt das Exanthem abzuklingen, ohne Behandlung aber rezidiviert es (s. u.). Anstelle vorausgegangener Effloreszenzen kommt es etwa 5½ Monate nach der Infektion, zuweilen nur mikroskopisch erkennbar, zu einem Leukoderm, also zum Auftreten depigmentierter Hautbezirke. Besonders bekannt ist die halsbandartige Anordnung depigmentierter Flecke am Halsansatz (Halsband der Venus).

Syphilis maligna. Ist die Resistenzlage des Patienten wesentlich herabgesetzt, so sind die Effloreszenzen oft in Art von Pyodermien umgewandelt mit eigenartigen Krusten (austernschalenartig, rupienartig), Ulzerationen, ganz selten auch unter Ausbildung von Blasen und Pusteln.

Rezidivexanthem. Bei wiederholten Rezidiven werden die Effloreszenzen immer spärlicher, sind aber oft größer. Im Gegensatz zu Veränderungen im 3. Stadium wird jedoch die Symmetrie der Exantheme gewahrt. Die Syphilis III dagegen zeichnet sich durch asymmetrische Effloreszenzen aus; auch hinterläßt die Syphilis II keine Narben, die Syphilis III dagegen ist gerade durch Narbenbildung gekennzeichnet.

Zusammenfassung

Das Sekundärstadium der Syphilis beginnt mit Allgemeinveränderungen: Fieber, Abgeschlagenheit, generalisierte Lymphknotenschwellungen, Milzvergrößerung. Es treten Exantheme auf, die zuerst makulös, dann papulös, immer aber symmetrisch ausgebreitet sind und ohne Narbenbildung abheilen (Ausnahme Syphilis maligna). Syphilitischer Haarausfall (Haar wie von Mäusen angefressen), syphilitisches Leukoderm (in halsbandartiger Anordnung, Halsband der Venus) und die Angina specifica sind weitere Symptome. An den Körperöffnungen und Hautfalten bilden sich breite nässende Papeln, Condylomata lata (hochinfektiös). Als Schleimhautveränderungen finden sich Plaques muqueuses, Plaques lisses und leukoplakieartige Veränderungen. Die Seroreaktionen fallen nahezu immer positiv aus, Treponemen sind auf nässenden Papeln leicht nachweisbar. Die Therapie entspricht der bei Syphilis I.

3. Stadium der Syphilis (Lues III)

Nach 2–5 Jahren tritt das 3. Stadium der Erkrankung ein, die Syphilis III. Bei ihr sind nicht nur die Haut, sondern auch die inneren Organe befallen. *Syphilide* des 3. Stadiums sind meist solitär, asymmetrisch, induriert und indolent, haben eine scharfe bogenförmige Begrenzung, weisen zentrale Atrophie mit oder ohne Ulzeration und eine Tendenz zur zentralen oder einseitigen Heilung auf, führen zur Narbenbildung und zeichnen sich durch eine periphere Hyperpigmentierung aus. An der Haut finden sich:

1. die papulosquamös-serpiginösen Syphilide,
2. die ulzerokrustös-serpiginösen Syphilide,
3. die tiefen ulzerösen Syphilide und
4. die Gummen, die ihren Namen wegen ihrer gummiartigen Konsistenz erhalten haben.

Bei den *Gummen* (Einzahl Gumma) handelt es sich um Granulome, die unter dem klinischen Bild von Knoten meist Haut, Subkutis, Muskulatur und oft auch den Knochen befallen, sich also in mehreren Etagen gleichzeitig entwickeln. Wenn solche Gummen zerfallen, kommt es zu tiefen Ulzerationen (Abb. **172**). Gummen sitzen häufiger in der Medianlinie des Gesichtes. Am harten Gaumen führen sie zu dessen Perforation. *Der perforierte harte Gaumen ist ein Hinweis auf eine Syphilis des 3. Stadiums.* Gummen werden leicht als Tumoren verkannt, zumal es zu einer Randwucherung des Epithels an den Ulzerationen kommt. Am Unterschenkel können Gummen mit Ulcera cruris verwechselt werden. Im Gegensatz zu den letzten sitzen sie vorzugsweise an der Wade und nicht im Knöchelbereich. Gummen finden sich auch in inneren Organen, vor allem in der Leber, im Gehirn und im Bereich der Aorta. Hinweis auf ein Aortenaneurysma sind ein unterschiedlicher Puls und Blutdruck an den Armen. Ist es durch Entwicklung eines syphilitischen Granuloms der Aorta bereits zu einem Aneurysma gekommen, so ist mit der Behandlung nur ein weiteres Fortschreiten der granulomatösen Umwandlung der Aorta zu verhindern; das Aneurysma

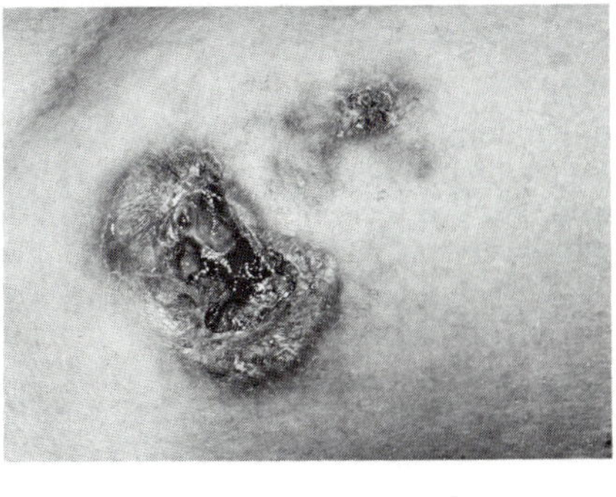

Abb. **172** Ulzerierte Gummen

kann nicht mehr zur Rückbildung gebracht werden. Heute stehen operative Maßnahmen zur Behandlung von Aortenaneurysmen zur Verfügung. Gummen der Leber waren früher schwer zu diagnostizieren, weil mit den alten Verfahren bei Leberschädigungen auch falsch-positive serologische Reaktionen beobachtet wurden. Gummen des Zentralnervensystems führen gelegentlich zur Verlegung der Ventrikelabflüsse. Durch eine Jarisch-Herxheimer-Reaktion (S. 344) unter Anschwellung solcher Gummen kann es zu lebensbedrohlichen Komplikationen kommen.

Feingewebliches Bild und Differentialdiagnose. Die feingewebliche Untersuchung von Effloreszenzen des 3. Stadiums der Syphilis läßt ein Granulationsgewebe ähnlich der Tuberkulose erkennen. Das Vorkommen vieler, darunter großer Plasmazellen und erhebliche Gefäßwandveränderungen weisen auf die Diagnose hin. Oft aber läßt sich aus dem feingeweblichen Bild allein die Diagnose Syphilis nicht stellen (s. auch S. 311).

Nierenförmige Konfiguration eines Syphilids, bedingt durch Abheilung eines Herdes auf der einen und Fortschreiten auf der anderen Seite (serpiginöser Rand), sollte an eine Syphilis des 3. Stadiums denken lassen. Die oberflächlichen Veränderungen der Syphilis III können mit einem Rumpfhautbasaliom verwechselt werden.

Zusammenfassung

Veränderungen der Syphilis III: tuberoserpiginöse Syphilide (oft nierenförmig); tuberoulzeroserpiginöse Syphilide: asymmetrisch mit tuberkuloidem Granulationsgewebe; tiefe Knoten = Gummen; treten u.a. auch im Gehirn, an der Aorta und in der Leber auf. Therapie: möglichst Penicillin in höherer Dosierung und länger dauernder Medikation, am besten durch Injektionen. Bei Aortenaneurysmen Gefahr der Aortenruptur durch zu plötzlich einsetzende Therapie. Cave: Jarisch-Herxheimer-Reaktion, auch bei Gummen im Gehirn und in anderen inneren Organen (Lebensgefahr!).

Neurologische Komplikationen bei der Syphilis

Veränderungen im Liquor cerebrospinalis findet man nach dem Inkubationsstadium während des gesamten Verlaufs der Syphilis, nicht nur im Endstadium. Sie treten bei etwa 25% der Infizierten meist 3–18 Monate nach der Ansteckung auf. Der Befall des Zentralnervensystems im 2. Stadium verläuft in Form einer symptomlosen Meningitis; als Ausnahme kommt es zu Lähmungen der Hirnnerven, Anzeichen eines erhöhten Hirndrucks und apoplektischen Phänomenen, evtl. sogar mit Querschnittslähmung. Die klassischen Formen der ZNS-Beteiligung in den Spätstadien, Syphilis cerebrospinalis, Tabes und progressive Paralyse, sind selten geworden.

Die Syphilis cerebrospinalis zeichnet sich u. a. durch Granulome an den Nervenscheiden, im besonderen am Abgang aus dem Schädel und dem Wirbelkanal aus; daher sind die Symptome mannigfach und leicht zu verkennen. Ziehende Schmerzen können Ausdruck dieser Form der Syphilis sein. Eine gefürchtete Komplikation ist die Atrophie des N. opticus, weil sie irreversibel ist. Die Tabes und die progressive Paralyse abzuhandeln, überschreitet die Kompetenz des Dermatologen und den Rahmen dieses Taschenbuches. Es sei aber auf die weittragenden Folgen hingewiesen, die der plötzliche Ausbruch einer Paralyse haben kann; das Fehlverhalten eines Autofahrers zieht z. B. möglicherweise den Tod zahlreicher Menschen nach sich. Prüfung der Reflexe (im besonderen der Pupillen- und Patellarsehnenreflexe) gehört zur Diagnostik bei jedem Patienten mit Syphilis!

Gründliche Behandlung, regelmäßige klinische Untersuchungen und Kontrollen des Blutserums (VDRL-Titer) und Liquors sind nach Liquorveränderungen angezeigt.

Ein Patient mit aktiven Seroreaktionen leidet wahrscheinlich an einer Neurosyphilis, wenn mindestens 2 der folgenden 3 Kriterien gegeben sind:

1. Neurologische oder psychiatrische Symptomatik, für die auch mit den modernen diagnostischen Verfahren keine andere Ursache aufgedeckt werden kann.
2. Abnorme Liquorbefunde (Pleozytose, Zeichen der intrathekalen IgG- oder IgM-Produktion.
3. Unterbrechung der klinischen Progredienz oder Normalisierung der Liquorbefunde unter Antibiotika.

Eine Neurosyphilis liegt vor, wenn treponemenspezifische Antikörper im Zentralnervensystem produziert werden. Hierfür ist ein Index der intrathekal produzierten Treponema-pallidum-Antikörper vorgeschlagen worden, der wie folgt definiert wird: ITPA-Index = TPHA-Titer (Liquor) × Gesamt-IgG (Serum) durch Gesamt-IgG (Liquor) × TPHA-Titer (Serum).

$$i_{ITPA} = \frac{TPHA_L \times IgS_S}{IgG_L \times TPHA_S} \quad (L = \text{Liquor}, S = \text{Serum}, i = \text{Index})$$

Zusammenfassung

Die gefürchteten Spätkomplikationen der Syphilis sind selten geworden: die Syphilis cerebrospinalis, die Tabes dorsalis, die progressive Paralyse. Neurologische Komplikationen werden in Ausnahmefällen auch im 2. Stadium beobachtet. Untersuchungen des Liquors bei länger bestehender Syphilis und im besonderen auch bei neurologisch-psychiatrischer Symptomatik sind unerläßlich.

Syphilis connata, Lues connata

Übertragungsmodus. Die Syphilis connata wird während der Schwangerschaft von der Mutter über den fetalen Kreislauf auf das Kind übertragen, also unter Umgehung des üblichen Übertragungsmechanismus. Es ist daher keine Infektion möglich, ohne daß die Mutter infiziert ist. Da bis zum 5. Schwangerschaftsmonat zwischen dem Kreislauf der Mutter und dem des Kindes eine für Treponemen undurchbrechbare Barriere besteht, wird das Kind nicht vorher angesteckt. Bei frühzeitiger, massiver Infektion kommt es meist zu einer Fehlgeburt. Aborte nach dem 5. Schwangerschaftsmonat sind ein Hinweis auf eine Syphilis der Mutter. Eine frische Syphilis der Mutter führt mit größerer Wahrscheinlichkeit zur Ansteckung des Kindes als eine alte, weil sich die Immunabwehr der Mutter noch nicht auswirkt und daher mehr Treponemen in der Blutbahn kreisen. Vor der Entwicklung entsprechender diagnostischer und therapeutischer Verfahren hatte die syphilisinfizierte Mutter daher zunächst Fehlgeburten in der 2. Hälfte der Schwangerschaft; dann kam es zur Geburt von Kindern, die nicht lebensfähig waren, mit schweren Veränderungen im Sinne der Syphilis connata, und später zur Geburt zwar lebensfähiger, aber an einer Syphilis connata erkrankter Kinder. Wird das Kind erst spät in der Schwangerschaft oder sogar erst während des Geburtsaktes an frischen syphilitischen Veränderungen der Mutter infiziert, so weist das Neugeborene keine klinischen Symptome auf; diese entwickeln sich erst. Die Ansteckungsmöglichkeit ist für Schwangere nicht geringer, gerade während dieser Zeit suchen manche Ehemänner außereheliche Kontakte. Da die Neugeborenen nicht über den Abwehrmechanismus des Erwachsenen verfügen, werden sie nach der Infektion von Treponemen geradezu überschwemmt. Von erkrankten Kindern wurde eine Syphilis auf andere Personen übertragen, z. B. Ammen. Die Mutter ist durch die eigene Syphilis vor einer Neuinfektion geschützt. Wird die Syphilis bei der Mutter behandelt, beim Kind aber nicht, so ist eine Reinfektion möglich. Infizierte Kinder können ohne sichtbare Kennzeichen einer Syphilis connata zur Welt kommen. Erst allmählich zeigen sich erste Symptome, nicht selten in Form des syphilitischen Schnupfens.

Klinisches Bild. Die Hautveränderungen beim Kind entsprechen im wesentlichen denen der Syphilis II, bieten aber einige Besonderheiten. Im Bereich der Hand- und Fußnägel bilden sich Blasen mit einem gelblichen, flüssigen Inhalt. Sie greifen über die Handflächen und Fußsohlen (luische Paronychie mit Nagelablösung und luischer Pemphigus, Pemphigoid der Neugeborenen) (Abb. **173**). Diese Veränderungen haben nichts mit dem Pemphigus oder dem Pemphigoid im eigentlichen Sinne zu tun und müssen auch von einer ebenfalls als Pemphigus oder Pemphigoid bezeichneten bullösen Pyodermie bei Kindern unterschieden werden. Um die Körperöffnungen bilden sich plattenartige Infiltrate, die die Beweglichkeit der Haut in diesem Bereich einschränken (Abb. **174**). Dadurch entstehen z. B. beim Schreien des Kindes Einrisse, die lebenslang Narben hinterlassen (Parrot-

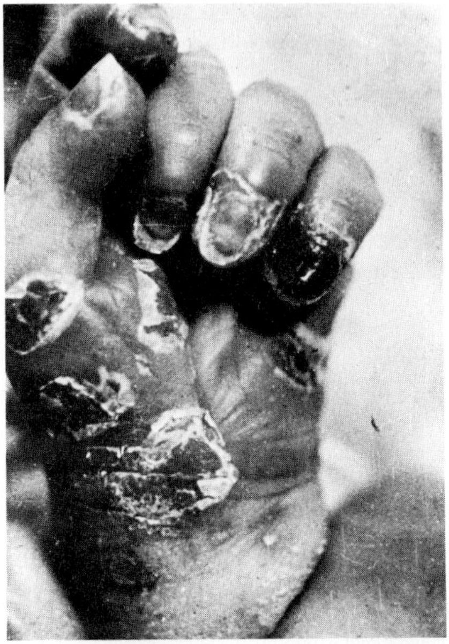

Abb. **173** „Pemphigus" syphiliticus, syphilitische Paronychie, bei Neugeborenem mit Syphilis connata

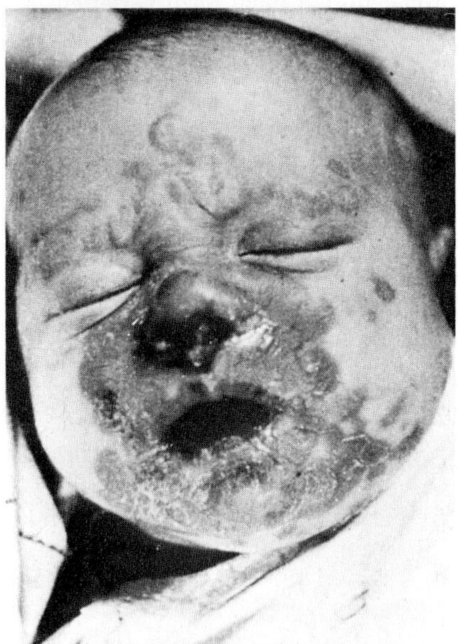

Abb. **174** Syphilis connata: Koryza = syphilitischer Schnupfen; plattenförmiges Infiltrat um den Mund

Furchen). Durch Entzündung der an die Haut angrenzenden Schleimhäute kommt es an der Nase zum syphilitischen Schnupfen (Coryza syphilitica) (Abb. **174**), zuweilen erstes Symptom einer angeborenen Syphilis. Leber und Milz werden befallen. Eine Meningitis und vor allem eine Osteochondritis mit bevorzugtem Befall der Knochenwachstumszonen treten bei der Syphilis connata auf. Hieraus erklärt sich die gelegentlich beobachtete Epiphysenlösung mit einer Pseudolähmung der Extremitäten. Aus dem Befall der Knochenwachstumszonen durch syphilitische Granulome resultieren dauernde Veränderungen am Skelett mit Entwicklung einer syphilitischen Sattelnase und charakteristischen Veränderungen an den Zähnen des bleibenden Gebisses (Tonnenzähne, Querdurchmesser fast ebenso groß wie der Längsdurchmesser, halbmondförmige Ausbuchtungen an der Kante der Schneidezähne). Die Spätveränderungen, Keratitis parenchymatosa, Labyrinthtaubheit und Zahnveränderungen, werden als Hutchinson-Trias zusammengefaßt.

Beim Erwachsenen findet man als weitere Kennzeichen einer Syphilis connata eine Säbelscheidentibia oder höckerige Schienbeinkanten, vorspringende Tubera frontalia (Olympierstirn), Verbreiterung eines oder beider medialer Enden der Claviculae (Zeichen von *Highoumenakis*) und Verkürzung eines der Glieder des 5. Fingers; allerdings darf keines dieser Zeichen überschätzt werden, im besonderen nicht die Innenohrschwerhörigkeit aufgrund von Veränderungen des 8. Hirnnerven. Hinweise auf solche Symptome sollten nicht dazu verleiten, bei bedeutenden Persönlichkeiten der Geschichte eine angeborene Syphilis anzunehmen!

Prophylaxe. Die Syphilis connata ist heute selten geworden, vor allem durch sorgfältige Schwangerenüberwachung. Zu Beginn der Schwangerschaft und im späteren Verlauf werden die serologischen Reaktionen auf Syphilis kontrolliert. An die möglicherweise falsch-positiven Teste während der Schwangerschaft bis zur Geburt sei noch einmal erinnert und an die dadurch bedingte Notwendigkeit, positive serologische Reaktionen durch spezifische Teste abzusichern. Mütterliche syphilitische IgG-Antikörper werden diaplazentar auf das Kind übertragen, IgM-Antikörper (19S-IgM-FTA-ABS-Test, S. 332) dagegen sind ein Beweis für die Infektion des Kindes.

Zusammenfassung

Die Syphilis connata setzt die Infektion der Mutter voraus. Die Übertragung erfolgt über den fetalen Kreislauf erst nach dem 5. Schwangerschaftsmonat. Bei früher Infektion kommt es meist zur Fehlgeburt; bei später Infektion, unter Umständen erst während des Geburtsaktes an frischen syphilitischen Veränderungen der Mutter, weist das Neugeborene zuweilen noch keine Symptome auf. Bei der schlechten Abwehrlage der Neugeborenen kommt es zur Überschwemmung des Organismus mit Treponemen. Hautveränderungen: syphilitischer Pemphigus mit Blasen an Handflächen und Fußsohlen, Paronychien mit Ablösung der Nägel, plattenartige Infiltrate im Bereich der Körperöffnungen. Einrisse hinterlassen lebenslang Narben (Parrot-Furchen). Weitere Symptome: syphilitischer Schnupfen (Coryza syphilitica), Meningitis, Osteochondritis syphilitica, Befall der Wachstumszonen mit Epiphysenlösung und Pseudolähmung der Extremitäten. Dauernde Veränderungen: syphilitische Sattelnase und Tonnenzähne, Keratitis parenchymatosa und Labyrinthtaubheit (Hutchinson-Trias).

Differentialdiagnose der Syphilis

Im Frühstadium der Syphilis ermöglicht der direkte Nachweis der Treponemen die Diagnose. Verwechslungen mit anderen Treponemen und Spirochäten sind allerdings möglich, im besonderen mit Spirochäten, die normalerweise im Bereich der Mundschleimhaut vorkommen. Es ist deshalb ungenügend, lediglich nach Treponemen zu suchen; auch Form und Bewegungsart sind zu beachten. Mit Hilfe der direkten Immunfluoreszenz ist eine Trennung möglich! Gelegentlich treten als Fällungsphänomene in den Gewebssäften und anderen Körperflüssigkeiten spirochätenartige Gebilde (Kunstprodukte) auf. Auch bei der Gewebsversilberung ist es zuweilen schwierig zu entscheiden, ob es sich bei einer entsprechenden Struktur um eine Spirochäte oder um ein anderes Gebilde, etwa eine Gewebsfaser, handelt. Auf die diagnostische Bedeutung der syphilisspezifischen Seroreaktionen wurde auf S. 332 hingewiesen. Bei allen Spätstadien einer Syphilis ist die Untersuchung des Liquor cerebrospinalis notwendig. Auch in Frühstadien der Syphilis findet man bereits eine Verschiebung der Liquoreiweiße (S. 338).

Die Syphilis kommt in manchen Gebieten der Welt endemisch vor. Verwandte Erkrankungen sind die *Pinta* und die *Frambösie;* diese wird hervorgerufen durch das Treponema pertenue, jene durch Treponema carateum. Eine konnatale Form der Frambösie ist nicht bekannt; die Primär- und Sekundärform der Frambösie findet man vornehmlich bei Kindern. Die Frambösie wird durch direkten Kontakt (Schmierinfektionen), durch infizierte Kleidung, möglicherweise auch durch Insekten übertragen. Veränderungen der Schleimhäute fehlen, ein wichtiges Unterscheidungsmerkmal gegenüber der Syphilis. Die Tertiärform der Frambösie erinnert an das 3. Stadium der Syphilis, doch ist die Frambösie in diesem Stadium fast therapieresistent. Die Seroreaktionen auf Syphilis sind bei den Frambösiekranken positiv. Die Therapie der Wahl ist ebenfalls Penicillin.

Therapie

Penicillin ist das Mittel der Wahl; eine ausreichende frühzeitige Behandlung vermeidet die gefürchteten Komplikationen und unterbindet die Ansteckungsfähigkeit. Penicillin sollte deshalb nur in Form von Injektionen gegeben werden. Die Dosis hängt von der Art des Präparates ab. Entscheidend ist ein ausreichender Blutspiegel über mindestens 12, besser 15 Tage (0,03 Einheiten – 0,2 Einheiten pro ml Blut). Dieser Anforderung soll die oft schmerzhafte, einmalige Injektion von 2,4 Mega Benzathinpenicillin genügen. Penicillin G ist besonders wirksam gegen Treponema pallidum: 1 Mega Procainpenicillin G jeden Tag, insgesamt 15 Injektionen, ist eine andere Möglichkeit. Muß man damit rechnen, daß sich der Patient der Behandlung entzieht oder nicht mehr einen Arzt aufsuchen kann (Entwicklungsländer), wird man die Einmalbehandlung mit Benzathinpenicillin bevorzugen. Bei neurologischen Veränderungen doppelte Dosis, doppelt so lange (30 Tage je 2 Mega Procainpenicillin/Tag). Eine höhere Dosierung oder eine wiederholte Behandlung mit Penicillin in Kuren, so wie früher beim Neo-Salvarsan üblich, verbessert den therapeutischen Erfolg nicht nachweisbar. Seronarben, d.h. ständig positiv bleibende Seroreaktionen, mit immer neuen „Kuren" bekämpfen zu wollen, ist fehl am Platze. Wird die Behandlung sofort richtig durchgeführt, so erübrigen sich meist spätere „Kuren". Regelmäßige klinische Inspektion und Verfolgung des Titerverlaufs der Seroreaktionen lassen erkennen, ob die Behandlung ausreichend war. Positive serologische Reaktionen nach angeborener Syphilis bleiben gewöhnlich lebenslang bestehen.

Die Behandlung erkrankter Kinder muß besonders intensiv sein; die Penicillindosis hängt vom Präparat ab. Pro kg Körpergewicht wird bei Kindern höher dosiert als bei Erwachsenen.

Eine prophylaktische Behandlung einer syphilitischen Infektion wird heute im Gegensatz zu früher bejaht, vor allem durch eine entsprechend hohe Penicillingabe bei Gonorrhö (s. dort).

Bei bekannter Überempfindlichkeit gegen Penicillin muß man auf andere Antibiotika zurückgreifen, die aber in ihrer Wirkung dem Penicillin unterlegen sind. Als Alternative kommt das Erythromycin in Frage; andere Antibiotika, z.B. die Tetracycline, haben sich ebenfalls als wirksam erwiesen, in besonderen Ausnahmefällen: Penicillindesensibilisierung (stationär, gefährlich!!).

Jarisch-Herxheimer-Reaktion

Bei wirksamer Therapie der Syphilis kann der Zerfall der Treponemen von einem Aufflammen der Effloreszenzen und hohem Fieber begleitet sein. Dieses Phänomen bezeichnet man als Jarisch-Herxheimer-Reaktion. Der Patient ist auf ihr Auftreten hinzuweisen! Es ist eine umstrittene Frage, ob man durch „Einschleichen" mit niedrigen Dosen von Penicillin oder Beginn der Therapie mit Tetracyclinen diese Reaktion vermeiden kann bzw. vermeiden soll. Bei dem Einschleichen mit Penicillin besteht die Gefahr, daß Erreger der Behandlung entgehen. Theoretisch ist auch an eine Adaptation der Erreger an das Therapeutikum, also an ein Resistentwerden, zu denken, doch soll bisher eine Resistenzentwicklung nicht eingetreten sein. Bei spätsyphilitischen Veränderungen kann man die syphilitischen Granulome vorsichtig mit Jodkalium zum Einschmelzen bringen und dann eine Penicillinbehandlung mit voller Dosis anschließen.

Reinfektion

Ein plötzlicher Titeranstieg der Seroreaktionen, heute also meist der VDRL-Reaktion (S. 332), ist entweder auf eine Reinfektion oder einen Rückfall zurückzuführen; im letzten Fall muß die Therapie intensiver sein als im ersten (eingekapselte Treponemen im Gewebe?). Ein Primäraffekt an anderer Stelle als bei der Erstinfektion spricht für eine erneute Ansteckung und gegen einen Rückfall. Ein Rückfall zeigt sich in einem kontinuierlichen Anstieg des Titers der Seroreaktionen oder in einer kontinuierlichen Verschlechterung des Liquorbefundes. Nur dann ist eine erneute Behandlung mit erhöhter Dosis wie bei neurologischen Veränderungen (S. 339) angezeigt. Titerschwankungen um eine Verdünnungsstufe sind als methodisch bedingt anzusehen und als gelegentlicher Befund zu vernachlässigen. Eine entscheidende Hilfe bietet der 19S-IgM-FTA-ABS-Test (S. 332). Die immunologischen Verhältnisse sind bei einer Reinfektion anders als bei der Erstinfektion; dem 3. Stadium angenäherte Hautveränderungen werden beobachtet. Wird allerdings eine Syphilis im frischen Stadium ausreichend behandelt und sind der VDRL-Titer oder eine Komplementbindungsreaktion mit Cardiolipin nach der Behandlung negativ geworden, oder hat die Behandlung bereits vor dem Positivwerden der Seroreaktionen eingesetzt, so kann die Reinfektion entsprechend einer Erstinfektion verlaufen.

Ein erneuter Primäraffekt tritt gelegentlich unmittelbar im Anschluß an die Behandlung auf, wenn der Partner des Patienten unbehandelt blieb. Das Bestehen einer Syphilis schützt meist vor neuer Infektion (Superinfektion).

Zusammenfassung

Bei Verschlechterung der Seroreaktionen (kontinuierlicher Anstieg des Titers oder kontinuierliche Verschlechterung des Liquorbefundes) liegt eine Neuinfektion oder ein Rückfall vor. Ein erneuter Primäraffekt spricht für eine Zweitinfektion.

Gonorrhö (Tripper)

Die Gonorrhö ist eine ansteckende Erkrankung vornehmlich des Urogenitaltraktes, des Rektums, der Cervix uteri und, heute selten, der Konjunkti-

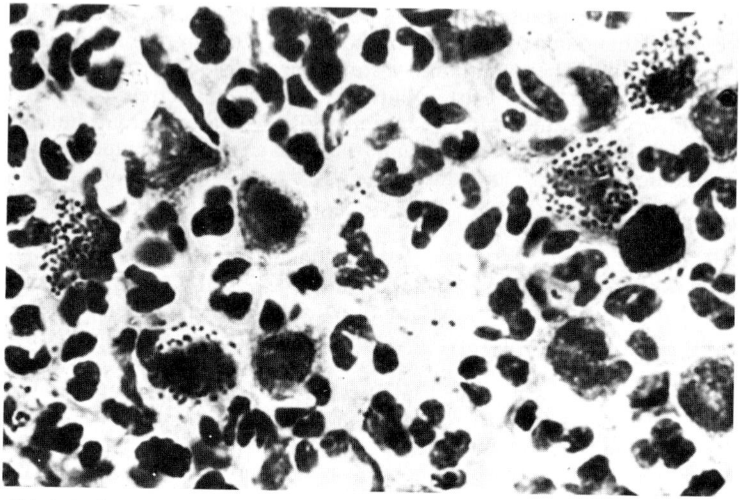

Abb. **175** Gonokokken in Suchfärbung mit Methylenblau (Urethralabstrich): Semmelform, paarweise Lagerung, vornehmlich intrazellulär, fast nur segmentkernige Leukozyten im Ausstrich

ven. Durch Ausbreitung der Erreger auf dem Blutwege entstehen Gelenkveränderungen, meist in Form einer Monarthritis; selten kommt es zu einer Sepsis. Falls die Diagnose nicht rechtzeitig gestellt wird, ist die Folge einer gonorrhoischen Konjunktivitis (Blennorrhö) eine Erblindung, die einer Monarthritis gonorrhoica eine Gelenkversteifung.

Erreger und Erregernachweis. Bei Verdacht auf eine Gonorrhö sollen an verschiedenen Tagen Abstriche beim Mann von der Fossa navicularis der Urethra, bei der Frau von der Zervix und vom Urethraleingang vorgenommen werden, am besten morgens vor dem Urinieren, gegebenenfalls auch vom After. Ehe man einer Abheilung sicher ist, soll man mehrere Kontrollabstriche an verschiedenen Tagen, ebenfalls möglichst vor der ersten Urinentleerung, vornehmen. Erreger der Gonorrhö ist Neisseria gonorrhoeae, früher Gonokokkus genannt. Der semmelförmige Erreger tritt paarweise (als Diplokokkus) meist innerhalb von Leukozyten auf (Abb. **175**) und ist normalerweise *gramnegativ*. Doch ändert sich dieses färberische Verhalten bei fehlerhafter Technik oder nach längerer Lagerung der Ausstriche und unter dem vorausgehenden Einfluß von Antibiotika. Als Suchfärbung wird die Methylenblaufärbung verwandt. Der Ausstrich, evtl. auch von Rektum und Konjunktiven, Nase und Rachen, wird mehrfach durch eine Flamme gezogen und dadurch fixiert, dann in Löfflers Methylenblaulösung (30 ml gesättigte alkoholische Methylenblaulösung, 100 ml destilliertes Wasser,

1 ml 1 %ige Kalilauge) 5–10 Sekunden eingetaucht und abgespült. Die Gonokokken sind tief dunkelblau dargestellt. Löfflersche Methylenblaulösung soll vor Anwendung 1 Monat im Brutschrank reifen. Neisseria gonorrhoeae läßt sich auch mit Hilfe der Immunhistologie nachweisen.

Neisseria gonorrhoeae ist ein äußerst empfindlicher Erreger, der einen speziellen Nährboden verlangt; selbst geringe Verschiebungen im pH-Wert, Abkühlung und Austrocknung führen zum Absterben. Mit Hilfe des methylenblaugefärbten Abstrichs von der Harnröhre und bei der Frau auch von der Portio gelingt es in 96 %, die Diagnose einer Gonorrhö mit hoher Wahrscheinlichkeit zu stellen. Als gesichert kann diese nur angesehen werden, wenn entweder mit Hilfe von immunhistologischen Verfahren (cave unspezifische Reaktionen!) oder einer Kultur das Vorliegen von Neisseria gonorrhoeae bewiesen wird. Die Kultur wird beurteilt nach dem makroskopischen Wachstum, nach der Oxidasereaktion, nach der Katalasereaktion, nach Zuckergärung und mit Hilfe immunhistologischer Methoden und serologischer Verfahren. Durch käufliche Transportmedien, vereinfachte Kulturverfahren mit der Möglichkeit, eine Oxidasereaktion vorzunehmen, ist der Nachweis erleichtert worden. Neisseria pharyngis unterscheidet sich durch die Maltosevergärung und Neisseria mucosa durch die Lactosevergärung von der Neisseria gonorrhoeae, doch dürften diese beiden genannten Neisserienarten im Genitalbereich nicht vorkommen. Bei Therapieresistenz: Bestimmung der Empfindlichkeit in der Kultur.

Serologische Gonorrhönachweise, im besonderen die Komplementbindungsreaktion, werden erst etwa 4 Wochen nach Ansteckung positiv und bleiben es über Jahre, sind also wenig brauchbar, es sei denn zur Abgrenzung gonorrhoischer Gelenkveränderungen; negativer Ausfall spricht dagegen. Die Seroreaktionen helfen auch bei der Suche nach asymptomatischer Gonorrhö bei der Frau.

Bei Komplikationen, wie Bartholinitis, Epididymitis, fehlen oft Gonokokken im Abstrich von Urethra und Zervix. Bei reichlich Leukozyten im Urethral- oder Zervikalabstrich ohne Erreger besteht Verdacht auf eine Gonorrhö mit Komplikationen, aber auch auf eine Chlamydien-Urethritis (s. S. 352 ff.). Im Anschluß an die Menses gelingt es gelegentlich, Gonokokken nachzuweisen, wenn der Befund vorher negativ war.

Manchmal findet man die Gonokokken auch in Schleim-Leukozyten-Fäden (Tripperfäden) im Urin.

Die Gonorrhö ist also weder nach dem klinischen Bild noch aus dem mit einfachen Färbeverfahren behandelten Ausstrich mit Sicherheit zu diagnostizieren oder auszuschließen.

Infektionsmodus. Wegen der erwähnten Empfindlichkeit wird der Erreger meist beim Geschlechtsverkehr übertragen. Beim einmaligen Koitus mit einem kranken Partner rechnet man bei 60 % der Frauen, aber nur bei 20–35 % der Männer mit einer Infektion. Vor der Pubertät ist im Gegensatz zu späteren Altersstufen die Vaginalschleimhaut leicht infizierbar, weil sie noch nicht so fest verhornt ist. Eine nichtvenerische Übertragung ist unter unhygienischen Verhältnissen deshalb bei jüngeren Mädchen möglich, bei Erwachsenen aber unwahrscheinlich und eine entsprechende Anamnese fast immer Tarnung. Die Gonorrhö ist eine Erkrankung jugendlicher Menschen, also überall dort häufig, wo der Anteil junger Menschen in der Bevölkerung groß ist. Diese Tatsache ist teilweise als epidemieartige Zunahme mißdeutet worden.

Inkubationszeit. Sie beträgt 2–8 Tage. Bei Männern wird die Infektion meist zwischen dem 2. und 5. Tage manifest. Bei erwachsenen Frauen verläuft die Erkrankung häufig asymptomatisch; manche Autoren glauben, daß dies sogar meistens der Fall ist. Aber nur bei 8–12% der infizierten Männer soll es einen asymptomatischen Verlauf geben.

Symptome und Verlauf beim Mann. Die Gonorrhö beginnt beim Mann mit einer akuten eitrigen Urethritis; die Beschwerden sind Ausfluß und Brennen beim Harnlassen. Zunächst ist der Fluor mehr serös, später grün-gelblich, die Urethralöffnung rot und geschwollen. Wird die Gonorrhö nicht behandelt, schreitet die Infektion häufig auf die hinteren Abschnitte der Urethra fort; manchmal werden die Cowper-Gänge und Schleimdrüsen der Urethra mitbetroffen. Eine ernstere Komplikation ist der Befall der Samenwege mit Übergreifen auf einen Nebenhoden. Folge sind eine Epididymitis und anschließend unter Umständen ein narbiger Verschluß der Samenwege und damit zur Zeugungsunfähigkeit. Die Epididymitis äußert sich in einer schmerzhaften Anschwellung des Nebenhodens mit Flüssigkeitsansammlung in der Umgebung, also innerhalb der Bindegewebshäute des Hodens. Damit wird der Hoden in die Schwellung einbezogen. Für den Unerfahrenen ist es schwierig, Hoden und Nebenhoden abzugrenzen. Der Nebenhoden ist jedoch als schmerzhaftes, derbes, halbmondförmiges Gebilde zu palpieren, das den Hoden umschließt. Es soll zu begleitenden entzündlichen Veränderungen im Hoden kommen, möglicherweise mit immunbiologischen Konsequenzen durch immunologische „Verfremdung" des Hodengewebes. Auch nach ausreichender Behandlung bilden sich die Veränderungen im Bereich des Nebenhodens nur langsam zurück; dieser ist längere Zeit induriert.

Miterkrankung der *Blase* ist bei Gonorrhö selten; zuweilen ist das Trigonum betroffen. Eine Prostatitis ist oft die Folge einer Mischinfektion mit Neisseria gonorrhoeae und anderen Erregern.

An die Gonorrhö schließt sich häufiger die „postgonorrhoische Urethritis" an. Früher glaubte man, daß der gonorrhoische Infekt den Weg für andere Erreger vorbereite, so daß es immer wieder zur Ansiedlung von Mikroben im Bereich der Harnwege, vor allem der Prostata komme. Heute geht man davon aus, daß es sich bei der postgonorrhoischen Urethritis meist um die Auswirkungen einer gleichzeitigen Chlamydieninfektion handelt (S. 352ff.); diese Erreger werden durch Penicillin nicht beeinflußt.

Differentialdiagnose der Epididymitis und der Orchitis. Eine chronische derb-höckrige Entzündung des Nebenhodens muß an eine Tuberkulose denken lassen. Auszuschließen sind Tumoren! Eine Exzision ist im Zweifel indiziert, da der Nebenhoden bei chronischer Entzündung wahrscheinlich schon nicht mehr durchgängig ist. Bei akuter Orchitis ist an eine Parotitis epidemica, bei chronischer an ein Gumma zu denken (S. 337). Verschiedenartige Zysten kommen im Hodenbereich vor, z. B. die Spermatozele am oberen Hodenpol (an- und abschwellend!), ferner Hydatiden. Sie sind ebenso wie die Hydrozele transparent für durchfallendes Licht. Bei einer Konsistenzänderung oder Substanzzunahme im Hodenbereich muß an bösartige Tumoren gedacht werden: Nicht zuwarten! Entsprechendes gilt für eine Hodentorsion: Kremasterreflex meist negativ.

Symptome und Verlauf bei der Frau. Bei der Frau kommt es zu einer Urethritis, zu einem Befall des Zervikalkanals, der Skene-Drüsen und gelegentlich auch der Bartholin-Drüsen. Wie gesagt, verläuft die Infektion oft asymptomatisch, und gerade die Frauen mit Gonorrhö ohne Beschwerden sind Infektionsquellen. Eine allgemeine diffuse Entzündung der Vulva mit Schwellung der Schamlippen und eitrigem Ausfluß aus Vagina, Urethra und Mastdarm zeigt sich bei infizierten Mädchen vor der Pubertät.

Wird die Gonorrhö nicht behandelt, so kommt es zu einem Fortschreiten der Infektion auf höher gelegene Abschnitte des Urogenitaltraktes mit Endometritis, Salpingitis, Parametritis und Peritonitis mit Fieber, Übelsein, Erbrechen und Schmerzen im Unterbauch, bei Perihepatitis gonorrhoica im Oberbauch. Eine gonorrhoische Salpingitis kann durchaus als Appendizitis verkannt werden. Spätfolge ist eine Sterilität durch Strukturen.

Gonorrhoische Arthritis. Die ersten Beschwerden sind ähnlich einer rheumatischen Polyarthritis; später beschränken sich die Beschwerden meist auf ein Gelenk, und zwar vornehmlich das Knie-, seltener das Hand- oder Sprunggelenk. Die Umgebung des Gelenks ist gerötet und geschwollen mit Spannung der äußeren Haut und Beteiligung von Sehnenscheiden und Schleimbeutel. Im Röntgenbild ist bereits in frühen Stadien eine Destruktion des Knorpels an der Verschmälerung des Gelenkspalts zu erkennen. Für eine gonorrhoische Monarthritis sprechen der Nachweis von Gonokokken im Urogenitalbereich und eine positive Komplementbindungsreaktion. Die Züchtung von Gonokokken aus Gelenkflüssigkeit ist gelungen, aber schwierig.

Gonorrhoische Konjunktivitis, Blennorrhö. Die gonorrhoische Konjunktivitis war wegen der Möglichkeit der Erblindung gefürchtet. Sie fand sich früher vor allem bei Neugeborenen, die sich während der Geburt bei der Mutter infiziert hatten. Deshalb wurde die Prophylaxe durch Einträufeln einer 1- bis 2%igen Argentum-nitricum-Lösung in den Konjunktivalsack der Neugeborenen gesetzlich vorgeschrieben; ihr Wert ist allerdings umstritten (sog. Credé-Einträufelung). Eine gonorrhoische Konjunktivitis ist beim Erwachsenen selten. Ungeschicktes Öffnen der Augenlider eines Patienten durch den Arzt kann zum Herausspritzen angesammelten Eiters in das Auge des Untersuchers führen.

Weitere Komplikationen. Früher wurde, wenn auch selten, eine schwere Form der Gonokokkensepsis beschrieben, meist mit tödlichem Ausgang. Neuerdings wird über benigne verlaufende Formen berichtet mit Haut- und Gelenksymptomen. Man findet an der Haut solitär stehende, hämorrhagische Pusteln mit deutlich erythematösem Hof, vornehmlich über den Gelenken. Gonorrhoische Iritis, Iridozyklitis, Myositiden, Serosynovitiden, Pleuritiden, Meningitis, Perikarditis und Endokarditis sind Seltenheiten, werden aber möglicherweise auch nicht auf die richtige Ursache zurückgeführt. Orale Infektionen mit Neisseria gonorrhoeae kommen vor, bedingt durch oral-genitalen Kontakt. Abstriche aus Nase und Rachen sind bei Rötung von Schleimhaut und Tonsillen unter leichten Schluckbeschwerden angezeigt.

Differentialdiagnose. Von der Gonorrhö sind die nicht-gonorrhoischen, früher als unspezifisch bezeichneten Urethritiden (s. S. 352) und die Prostatitis abzugrenzen, ferner die chemisch und traumatisch bedingte Urethritis, intraurethrale Primäraffekte der Syphilis und des Ulcus molle, von der Epididymitis die Hodentorsion. Die Vaginitis durch *Gardnerella vaginalis,* oft mit gramnegativen Erregern, zeichnet sich durch alkalischen Fluor mit stinkendem, fischartigem Geruch nach Aufbringen von KOH aus (Therapie: Metronidazol).

Der Morbus Reiter macht der Gonorrhö ähnliche Symptome (S. 62).

Die *Vulvovaginitis* der Kinder ist differentialdiagnostisch ein Problem, verschiedene Ursachen und Erreger kommen in Betracht. Häufige Erreger sind E. coli, diphtheroide Bakterien, Staphylococcus albus, seltener werden Candida albicans, Trichomonaden, Chlamydien und ganz selten N. gonorrhoeae gefunden. Ein in die Scheide eingeführter Fremdkörper muß ausgeschlossen werden. Bei Vulvovaginitis ist auf eine Defloration zu achten. Wegen der rechtlichen Konsequenzen empfiehlt es sich, einen Kinder- und einen Frauenarzt zuzuziehen, evtl. einen Kinderpsychologen (s. auch S. 512).

Therapie. Die Therapie der Wahl ist die Injektionsbehandlung mit Penicillin. Es hat sich gezeigt, daß die Gonokokken meist nicht penicillinresistent sind, daß aber die Behandlung höhere Dosen als früher erfordert. Die Dosis hängt von der Auswahl des Penicillinpräparates ab, aber auch davon, ob Komplikationen vorliegen oder nicht (s. o.). Ist dies der Fall, muß höher dosiert werden, evtl. sind Penicillininfusionen notwendig. Bei bis zu 45% der Patienten sollen gleichzeitig Chlamydieninfektionen vorliegen; daher empfehlen manche Autoren, zusätzlich 7 Tage lang hochdosiert ein Tetracyclinpräparat zu geben, etwa 200 mg Doxycyclin täglich. Von Asien werden penicillasebildende und somit penicillinresistente Erreger eingeschleppt. Inzwischen sind aber auch plasmidmediierte Resistenzen gegen Tetracyclin bekannt geworden.

Für die Gonorrhö sind Präparate mit *raschem* Anstieg des Penicillinspiegels im Serum nach der Injektion wesentlich! Durch die Vorausgabe von Probenecid (Benemid) wird die Penicillinausscheidung durch die Niere verzögert und damit der Penicillineffekt erhöht. Auch andere Antibiotika bzw. Chemotherapeutika kommen in Betracht, im besonderen bei Penicillinresistenz (Tetracyclin, Minocyclin, Doxycyclin, Trimethoprim und Sulfamethoxazol, penicillaseresistente Cephalosporine, Einmalbehandlung mit Spectinomycin u. a.). Spectinomycin beeinflußt in der üblichen Dosierung eine evtl. miterworbene Syphilis nicht wesentlich. Es empfiehlt sich, die Seroreaktionen auf Syphilis zu prüfen und den Patienten nach ca. 12 Wochen nochmals auf Anzeichen einer Syphilis, auch serologisch, zu kontrollieren. Frühe, entsprechend hoch dosierte Gabe von Penicillin, aber auch von Tetracyclinen, ist eine prophylaktische Therapie gegen eine gleichzeitig mit der Gonorrhö erworbene, noch in der Inkubation befindliche Syphilis. Eine Behandlung vor der Pubertät infizierter Mädchen mit Hormonen, um die Verhornungsart des Scheidenepithels zu ändern, ist heute überflüssig.

Zusammenfassung

Die Gonorrhö ist eine ansteckende Erkrankung mit vornehmlichem Befall des Urogenitaltraktes, der Cervix uteri und des Rektums, gelegentlich der Konjunktiven. Erreger: gramnegativer Gonokokkus (Neisseria gonorrhoeae). Er ist semmelförmig und liegt paarweise in Leukozyten. Nur spezielle Verfahren (Verhaltensprüfung in der Kultur, Vergärbarkeit von Zuckern, Nachweisverfahren mit markierten Antikörpern) erlauben die Differenzierung im wissenschaftlichen Sinne. Inkubationszeit: 2–8 Tage. Bei Männern zeigt sich die Infektion in Form einer akuten eitrigen Urethritis mit Ausfluß; bei der Frau bleibt sie häufig – beim Mann extrem selten – symptomlos. Komplikationen: Entzündungen der Adnexe, Sterilität, (Mon-)Arthritis gonorrhoica. Eine chronische Urethritis oder Prostatitis schließt sich häufiger an eine Gonorrhö an: Die Gonorrhö bahnt den Weg für andere Erreger; häufig handelt es sich aber auch um Mischinfektionen, im besonderen mit Chlamydien. Therapie der Wahl: Penicillin, gegebenenfalls andere Antibiotika, z.B. der Tetracyclingruppe, Spectinomycin. Differentialdiagnose: Abtrennung von den nichtgonorrhoischen Urethritiden. Gonorrhoische Infektionen im Nasen-Rachen-Raum kommen durch oral-genitalen Kontakt zustande.

Nicht-gonorrhoische Urethritiden

Im Gegensatz zur gonorrhoischen Urethritis werden diese Formen, denn es liegt kein einheitliches Krankheitsbild vor, sondern eine Gruppe von Erkrankungen, als unspezifische Urethritiden zusammengefaßt: Eine Urethritis ist dann anzunehmen, wenn im Urethralabstrich mehr als 10 Leukozyten vorhanden sind.

Die nicht-gonorrhoischen Urethritiden gelten als die häufigste Erkrankung in Industrieländern; mindestens 50% davon sind durch Chlamydien bedingt.

Erreger. Chlamydien sind bakterienähnliche obligate Zellparasiten; früher wurden sie zu den großen Viren gezählt. Sie werden durch sexuelle Kontakte, aber auch durch Schmierinfektionen übertragen, können aber auch symptomlos im Urogenitaltrakt vorhanden sein.

Weitere Erreger der nicht-gonorrhoischen Urethritis sind Trichomonaden und pathogene Hefen. Diese siedeln sich meist in einem veränderten Haut- oder Schleimhautmilieu an (Diabetes, Immunsuppression, Einfluß von Steroiden, auch hormonellen Kontrazeptiva, Glucocorticoiden, Antibiotika).

Häufiger lassen sich im Fluor der Urethra hämolysierende und nicht hämolysierende Staphylokokken auffinden, ferner Bakterien aus der Escherichia-coli-Gruppe, Streptokokken, Aerobacter aerogenes und andere Erreger, so Mykoplasmen und auch Viren (Herpes). Manche der im Fluor gefundenen Erreger ahmen Gonokokken nach, so die nicht-gonorrhoischen Neisserien, Keime der Gattung Acinetobacter, die früher als Mimea bezeichnet wurden.

Immer müssen die Partner der Erkrankten mituntersucht werden; manchmal läßt sich dann der Erreger nachweisen. Nicht immer sind die von einem Abstrich gezüchteten Mikroorganismen tatsächlich für die Urethritis verantwortlich; vor intensiver Antibiotikatherapie ist diese Tatsache zu berücksichtigen.

Untersuchung. Zunächst ist eine sorgfältige Untersuchung nötig. Nach genauer Anamnese wird das Genitale inspiziert. Prostata, Samenblasen, Nebenhoden und Hoden, bei der Frau die Adnexe und die Anhangsdrüsen werden sorgfältig abgetastet. Der Urin wird untersucht durch Bakteriennachweis im Strahlurin nach Durchspülung der Urethra mit einem ersten Harnstrahl. Abstriche von der Urethra, möglichst morgens vor dem ersten Harnlassen, vom Muttermund, evtl. von den Eingängen der Bartholin-Drüsen und vom Rektum sind, wenn nötig, mehrfach vorzunehmen. Eine Hilfe bei der Diagnostik ist die Dreigläserprobe: Der Patient muß morgens vor dem Urinieren in die Praxis kommen und dort den Urin in 3 Portionen in 3 Gläser lassen. Die erste, kleinste Portion enthält Beimischungen aus den vorderen Harnwegen. Der Arzt prüft den Inhalt des Glases, Fäden werden mit Glasstäbchen aus dem Urin auf einen Objektträger gebracht, angetrocknet und auf Gonokokken untersucht (Tripperfäden). Die letzte Portion enthält meistens Restbestände aus der Blase. Von allen 3 Portionen ist das Sediment zu untersuchen.

Nach Reinigung der Harnröhre durch das Ausströmen des Urins und nach sorgfältigem Abwischen der Glans und des Präputiums mit einem Alkoholtupfer kann nunmehr vorsichtig die Prostata ausmassiert werden. Bei den akuten Entzündungen der Prostata ist diese Maßnahme kontraindiziert, bei chronischer Prostatitis dagegen durchaus vertretbar. Der Patient begibt sich in Knie-Ellenbogen-Lage; eine sterile Petrischale wird unter die Harnröhrenmündung gehalten und dann die Prostata massiert, bis sich Sekret aus der Harnröhre in die Schale entleert. Man streicht die Prostatalappen von der Seite 3- bis 4mal nach der Mitte hin aus, sodann im Bereich des Sulcus interlobaris mehrere Male nach unten. Entleert sich aus der Harnröhre jetzt kein Sekret, so ist vom Perineum zur Eichel hin zu massieren.

Prostatasekret riecht nach Kastanienblüten. Mikroskopisch findet man in ihm Lipoidtröpfchen, geschichtete Amyloidkörper und Kristalle, die sog. Böttcher-Kristalle. Samenblasensekret enthält gallertige, sagokornartige Gebilde. Vom Prostatasekret wird ein Tropfen für die unmittelbare Untersuchung unter dem Mikroskop verwandt, ein Ausstrich angefertigt und der Rest für bakteriologische Untersuchungen benutzt.

Unmittelbar nach der Entleerung läßt sich im ejakulierten Sperma das milchig-trübe Prostatasekret von dem sagokornartigen, gallertigen Samenblasensekret unterscheiden.

Isoliertes Samenblasensekret ist erst nach Ausmassage der Prostata, Spülen der Harnröhre und Füllung der Blase mit physiologischer Kochsalzlösung zu gewinnen. Die Samenblasen müssen von oben nach unten ausmassiert werden; dabei werden die angrenzenden Abschnitte des Samenleiters stets miterfaßt.

Chlamydien weist man durch Urethral-, Endozervikal- und ggf. auch Analabstriche in folgender Weise nach: Durch kräftiges Drehen wird mit Hilfe eines Watteträgers Zellmaterial gewonnen, die Erreger liegen intrazellulär. Diese Träger werden zum direkten Nachweis mit Hilfe der Immunfluoreszenz auf speziellen Objektträgern abgerollt oder zur Bestimmung durch Enzym-Immunverfahren oder in der Zellkultur in ein Chlamydientransportmedium gebracht. Im letzten Fall muß das Chlamydientransportmedium gekühlt sein, damit die Organismen überleben. Der Antikörpernachweis im Serum ist bei unkomplizierten Infektionen unsicher und nur von geringer Aussagekraft.

Klinik. Bei der Chlamydieninfektion des Urogenitalbereiches sind die Symptome meist weniger ausgesprochen als bei der Gonorrhö, im Grunde aber handelt es sich um entsprechende Veränderungen, nämlich Urethritis mit geringerem Ausfluß, Zervizitis, Endometritis, Salpingitis, Pelveoperitonitis, Perihepatitis, Proktitis und wahrscheinlich Epididymitis und Bartholinitis. Während der Geburt können sich Kinder bei der Mutter infizieren. Nach 5–14 Tagen kommt es zu einer akuten eitrigen Bindehautentzündung, einer Einschlußblennorrhö. Die Credésche Prophylaxe ist unwirksam.

Von echtem Fluor aus der Harnröhre ist die Entleerung von Drüsensekret aus den in der vorderen Harnröhre gelegenen Littré- und Cowper-Drüsen zu unterscheiden. Es handelt sich bei dem letzten um ein zäh fadenziehendes, weißlich-graues, schleimiges Material, in dem reichlich Epithelien nachzuweisen sind. Bei sexueller Erregung tritt es vermehrt zutage und beunruhigt so manche Patienten (Urethrorrhoea ex libidine). Prostatasekret kann sich bei Erschlaffung der Prostatamuskulatur am Ende des Urinierens oder beim Stuhlgang entleeren. Bei der Defäkation kommt es auch manchmal zum Austritt von Samenblasensekret aus der Harnröhre.

Die Zuordnung von Beschwerden im Genital- und Analbereich ist oft schwierig, bedingt durch die nervöse Versorgung. Prostatabeschwerden äußern sich oft im Bereich der Wirbelsäule mit dumpfen oder auch stechenden Schmerzen. Die Schmerzen bei Hämorrhoidalleiden, periproktitischen Abszessen oder Analfissuren strahlen zuweilen in den Bereich von Hoden und Nebenhoden aus. Krampfartige Schmerzen im Bereich der Samenstränge beruhen manchmal auf Krämpfen der glatten Muskulatur, gelegentlich treten sie nach sexueller Erregung ohne Möglichkeit der Entladung (Bräutigamsepididymitis) auf. Patienten mit chronischer Prostatitis wirken oft depressiv und hypochondrisch. Diese psychische Labilität ist nicht nur eine Folge der Prostatitis, sondern auch der zahlreichen Behandlungsversuche; psychische Lenkung des Patienten ist notwendig. Oft genügt es, den Patienten darauf aufmerksam zu machen, daß Nachwehen einer Prostatitis sich noch über Monate erstrecken. Gelegentlicher geringer Ausfluß, im besonderen in Form eines Tropfens am Morgen vor der ersten Harnentleerung, gilt heute als Hinweis auf eine Chlamydieninfektion.

Therapeutische Hinweise. Die unspezifische Urethritis wird entsprechend der Ursache kausal behandelt. Auch Mykoplasmen sprechen auf Tetracyclin an. Vorübergehende Besserung mit Rückfällen können auf eine zu kurze Therapie zurückzuführen sein. Glücklicherweise lassen sich heute Trichomonadeninfektionen mit Metronidazol, Nimorazol, Tinidazol und anderen Substanzen wirksam bekämpfen. Zur Therapie der Kandidose gibt es mehrere Chemotherapeutika; sie sind z. T. gleichzeitig gegen Trichomonaden und Kandida wirksam.

Chlamydieninfektionen werden mit Tetracyclinen, z. B. Doxycyclin 2× 100 mg tgl., oder mit Erythromycin (im besonderen bei Schwangeren) 2× 500 mg tgl. über 10–14 Tage behandelt.

Auf gegen Tetracycline resistente Neisseriae gonorrhoeae muß man bei Mischinfektionen achten!

Offenbar ist durch eine chronische Prostatitis der Nährboden für die Ansiedlung von Bakterien gegeben. Es ist zu vermeiden, den Organismus in seiner Resistenz durch die ständige Anwendung von Antibiotika, die meist nur kurzfristig Erfolg bringen, zu schwächen oder sogar die Besiedlung mit hochvirulenten und resistenten Keimen zu fördern. Oft gelingt es, mit einfachen Maßnahmen den Zustand zu bessern, wie z.B. systematischem Warmhalten des Unterleibs durch Tragen einer Wollhose, Vermeiden von Sitzen auf Steinen, Kunststoff- und Ledersitzen, Vermeiden von kalten Getränken und solchen, die die Harnwege reizen, z.B. Bier oder Kaffee. Sedierende Medikamente, etwa belladonnahaltige Zäpfchen, sind zuweilen wirksam.

Die Partneruntersuchung und -behandlung ist zur Vermeidung von Rezidiven unerläßlich.

Zusammenfassung

Die unspezifischen Urethritiden werden durch verschiedene Erreger hervorgerufen, wie Staphylokokken, Streptokokken, E. coli, Kandida, Trichomonaden, Herpesvirus Typ 2, Mykoplasmen und Chlamydien. Oft ist die Abgrenzung von der Gonorrhö schwierig. Die gonorrhoische Prostatitis fördert offenbar andere bakterielle Infektionen. Die Behandlung muß der besonderen Ursache Rechnung tragen.

Ulcus molle, weicher Schanker

Die Geschlechtskrankheiten Ulcus molle, Lymphogranuloma inguinale und Granuloma venereum werden nur kurz besprochen, da sie in Deutschland trotz einer Zunahme in den letzten Jahren immer noch selten sind.

Klinisches Bild. Der *Primäraffekt* des Ulcus molle besteht in einer Papulopustel, die rasch zu einem schmerzhaften Ulkus mit weichem Rand zerfällt. Manchmal schreitet der Gewebszerfall fort, so daß es zu großen, tiefen, sog. phagedänischen Ulzerationen kommt, am Penis mit Eröffnung der Harnröhre. Auch eine serpiginöse Ausbreitung ist möglich. Die Lymphknoten sind geschwollen, schmerzhaft, verbacken und neigen zur Einschmelzung mit Durchbruch nach außen. Inkubationszeit 3–5 Tage.

Diagnose. Erreger ist ein kurzes gramnegatives Bakterium mit abgerundeten Enden (Haemophilus ducreyi). Er ist im Ausstrich von *frischen* Ulzera an seiner fischzugartigen Anordnung zu erkennen. Eventuell muß ein neues Ulkus durch Inokulation von Eiter aus einem älteren Ulkus in gesunde Haut gesetzt werden, um die Diagnose zu sichern. Der Intrakutantest von *Ito-Reenstierna* soll wenig verläßlich sein; die Kultur der Erreger ist schwierig. Das histologische Bild des Primäraffektes ist nicht typisch. So beruht die Diagnose des Ulcus molle meist auf dem klinischen Bild und auf dem Ausschluß anderer Erkrankungen.

Differentialdiagnostisch sind andere Erkrankungen mit Lymphknotenschwellung abzutrennen, im besonderen die Syphilis (S. 331).

Behandlung. Therapie der Wahl des Ulcus molle ist die Gabe von Sulfonamiden, im besonderen Co-Trimoxazol, evtl. kombiniert mit Tetracyclin oder bei Therapieresistenz mit Erythromycin; Sulfonamide beeinflussen im Gegensatz zu den Antibiotika das Treponema pallidum nicht, mit dem sich der Patient gleichzeitig infiziert haben könnte (Ulcus mixtum). Von der Inzision der fluktuierenden Lymphknoten wird abgeraten, eine Punktion ist aber erlaubt.

Zusammenfassung

Das Ulcus molle führt zu einer Papulopustel, die rasch zu einem weichen, aber sehr schmerzhaften Ulkus zerfällt, mit – im Gegensatz zur Syphilis – schmerzhafter Schwellung der Lymphknoten; diese sind verbacken und neigen zur Einschmelzung. Erreger: Haemophilus ducreyi, gramnegatives Bakterium, im Ausstrich von frischen Ulzera mit fischzugartiger Anordnung. Therapie: Sulfonamide.

Lymphogranuloma inguinale, Lymphopathia venerea, Nicolas-Favre-Erkrankung

Die Erreger sind Chlamydien (S. 352); sie sind denen der Psittakose und des Trachoms verwandt (PLT-Gruppe).

Inkubationszeit: 5–21 Tage.

Klinisches Bild. Der Primäraffekt besteht in einer kleinen Papel mit Erosionen oder Ulzerationen, die aber meist der Beobachtung entgehen. 10–30 Tage nach der Infektion folgt eine Lymphknotenschwellung zunächst im Einflußbereich des Primäraffektes (Abb. **176**), später benachbarter Lymphknoten, und zwar einseitig und doppelseitig, vor allem im kleinen Becken, besonders in Nähe des Anus. Die Lymphknoten schmelzen oft unter erheblichen Allgemeinbeschwerden ein, manchmal besteht sogar eine Milzschwellung. Bei Fisteln im Anal- und Genitalbereich (Abb. **177**) ist immer ein Lymphogranuloma inguinale auszuschließen (Seroreaktion!). Folge der Abszeß- und Fistelbildung ist eine Striktur des Anus oder auch eine ständige Schwellung der Vulva (Esthiomene). Gelegentlich entwickeln sich sogar Karzinome im Bereich der Fistelgänge. Bei Kranken mit Lymphogranuloma inguinale ist die Lichtempfindlichkeit oft erhöht.

Die *Diagnose* wird mit Hilfe einer Komplementbindungsreaktion gesichert. Ist das für Lymphogranuloma venereum spezifische Antigen nicht erreichbar, so kann der entsprechende Ornithosetest durchgeführt werden. Der Titer ist dann jedoch niedriger. Der Intrakutantest mit dem Frei-Antigen hat nur noch theoretische Bedeutung; falsch-positive Teste sind zu häufig.

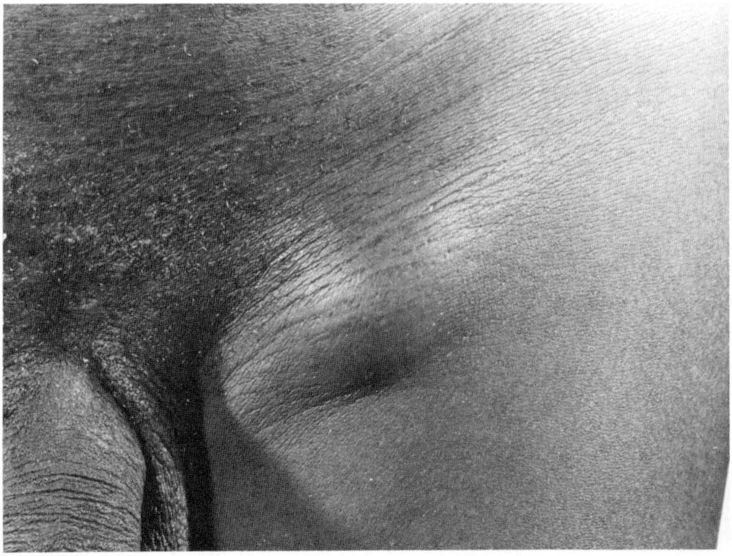

Abb. **176** Lymphknotenschwellung bei Lymphogranuloma inguinale (histologisch und serologisch bestätigt)

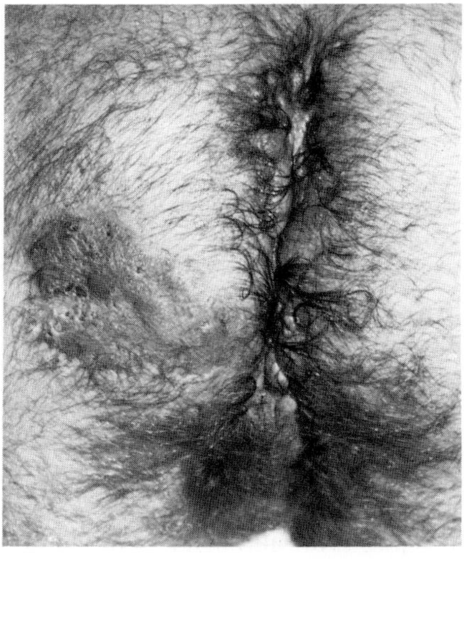

Abb. **177** Fistelbildung bei Lymphogranuloma inguinale

Feingewebliches Bild. In den Lymphknoten sieht man sternförmige Abszesse, umgeben von Epitheloiden mit Langhans-Riesenzellen und reichlich Plasmazellen. In den Abszessen enthalten große Riesenzellen Einschlüsse (Gamma-Körper); wahrscheinlich sind die Gamma-Körper aber keine Einschlußkörperchen, sondern phagozytierte Partikel untergegangener Zellen.

Differentialdiagnose s. S. 331.

Therapie. Sulfonamide, evtl. Tetracycline über einen Monat. Operative Beseitigung von Fistelgängen und Abszeßhöhlen. Einschmelzende Lymphknoten sind aber nur zu punktieren und nicht zu inzidieren, da die Wunden schlecht heilen.

Zusammenfassung

Das Lymphogranuloma inguinale ist durch Chlamydien bedingt, die dem Erreger der Psittakose und dem des Trachoms verwandt sind. Primäraffekt: Papel mit Erosion oder Ulzeration, 10–30 Tage nach der Infektion Lymphknotenschwellung im Einflußbereich, dann benachbarter Lymphknoten, einseitig und doppelseitig; Tendenz zur Einschmelzung mit Fistelbildung und Schwellung im Bereich des Genitales. Nachweis mit Komplementbindungsreaktion, früher Intrakutantest nach Frei. Therapie: Sulfonamide, Tetracycline. Operative Behandlung der Fistelgänge ist zuweilen möglich.

Granuloma venereum, Donovanosis

Es handelt sich um eine Infektion, die in tropischen und subtropischen Bereichen vorkommt.

Das Granuloma venereum wird durch die Donovania granulomatis (Calymmatobacterium granulomatis, früher Klebsiella granulomatis) hervorgerufen, verwandt dem Erreger des Skleroms. Der Primäraffekt besteht aus einer Pustel oder Papel im Bereich der Genitalien und zerfällt jauchig. Es folgt eine rapide Ausbreitung mit starkem Gewebszerfall. Die Diagnose wird aufgrund der Donovan-Einschlußkörper im Ausstrich und im Schnitt gestellt. Die Einschlußkörper liegen in Makrophagen.

Therapie. Co-Trimoxazol über 2–4 Wochen, evtl. kombiniert mit Doxycyclin oder Minocyclin.

Erworbenes Immundefizitsyndrom, Acquired immune deficiency syndrome – AIDS

Das erworbene Immundefizitsyndrom ist Folge einer vorwiegend sexuell übertragenen Infektion mit einem Retrovirus, das bevorzugt Helfer-T-Lymphozyten, aber auch Makrophagen und Nervenzellen befällt und im

Organismus zu einem Mißverhältnis zwischen Suppressor-T-Zellen und Helfer-T-Zellen führt, zuungunsten der letzten mit Zusammenbruch der zellulären Abwehr. Das Virus wird als Lymphadenopathie-assoziiertes Virus (LAV), als humanes T-Lymphozyten-Virus III (HTLV III) oder neuerdings als humanes Immundefizienzvirus (HIV) bezeichnet. Die Erkrankung findet sich vornehmlich bei Homosexuellen mit bestimmten Praktiken, im besonderen Männern, die gleichzeitig Drogen verwenden. Ferner sind Drogensüchtige und, bedingt durch die Unkenntnis der neuen Infektion, auch Personen betroffen, die Blut und Blutprodukte von Infizierten erhalten haben, im besonderen Hämophile. Die Infektion verläuft in Stadien, die nach der Walter Reed (WR) Staging classification eingeordnet werden sollten:

WR 0 Risikopersonen ohne nachweisbare Veränderungen;
WR 1 Virusantikörper oder Virusnachweis positiv, keine Lymphknotenschwellungen, T-Helferzellen/mm^3 über 400, Immunreaktion vom verzögerten Typ normal;
WR 2 wie zuvor, aber mit Lymphknotenschwellungen;
WR 3 wie zuvor, aber T-Helferzellen unter 400/mm^3;
WR 4 wie zuvor, aber partielle kutane Anergie: Nur eines von 4 Testantigenen, die bei Gesunden gewöhnlich positiv sind, ruft eine kutane Reaktion vom Spättyp hervor;
WR 5 wie zuvor, aber komplette kutane Anergie, keine der Testreaktionen positiv, und/oder Kandidainfektion;
WR 6 wie zuvor, aber mit opportunistischen Infektionen; Vollbild des AIDS.

Bei Anzeichen für einen Befall des Zentralnervensystems wird der Standardbezeichnung CNS zugefügt, bei Vorliegen von Kaposi-Sarkomen (S. 426) der Buchstabe N. Während sich manche Hautveränderungen bestimmten Stadien zuordnen lassen (s. u.), ist dies beim Kaposi-Sarkom nicht der Fall.

Eine auf klinischer Basis entworfene Einteilung des Amerikanischen Gesundheitsdienstes gibt Tab. **32** wieder.

Die HIV-Infektion kann symptomlos verlaufen. Der Virusnachweis ist schwierig und bisher nur in speziellen Laboratorien und nicht routinemäßig durchführbar. Serologische Verfahren unterschiedlicher Spezifität stehen zum Nachweis der Infektion zur Verfügung; diese werden erst im Laufe der Infektion positiv und können bei völligem Zusammenbruch der Immunität wieder negativ ausfallen.

Das Virus ist in den Körpersekreten nachgewiesen worden; eine Ausbreitung innerhalb von Haushalten, in denen ein Angehöriger infiziert ist, tritt aber praktisch nicht auf. Offenbar ist die Konzentration in den Körpersekreten zu gering; außerdem ist das Virus hochempfindlich gegen Umwelteinflüsse und gegen die üblichen Desinfektionsmittel. Die Übertragung von einer infizierten, aber symptomfreien Mutter auf das Kind ist möglich, eine

Tabelle **32** Klassifikation der HIV-Infektion (Centers for Disease Control, Atlanta)

Gruppe I	Akute Infektion
Gruppe II	Asymptomatische Infektion
Gruppe III	Persistierende generalisierte Lymphadenopathie
Gruppe IV	Andere Veränderungen
Untergruppe A	Allgemeine Erkrankungen (Fieber, Diarrhö)
Untergruppe B	Neurologische Veränderungen
Untergruppe C	Sekundärinfektionen
Kategorie C1	Für HIV charakteristische Infektionen
Kategorie C2	Andere Folgeinfektionen
Untergruppe D	Krebs als Folge der HIV-Infektion
Untergruppe E	Andere Erkrankungen als Folge der HIV-Infektion

Infektion durch Verletzung an einer infizierten Injektionsnadel oder einem medizinischen Instrument, bisher eine extrem seltene Ausnahme.

Das HIV befällt manchmal sehr früh, möglicherweise unmittelbar das Zentralnervensystem, vielleicht durch Vermittlung von Makrophagen. Symptome sind eine aseptische Meningitis und eine chronische Enzephalopathie mit fortschreitender Demenz. Der Augenhintergrund ist bei Infizierten oft bereits in charakteristischer Weise verändert, ehe Sehstörungen angegeben werden. Ischämische Veränderungen der Netzhaut werden als Cotton Wool Spots bezeichnet. Sie treten bei 21% der AIDS-Patienten, Netzhauthämorrhagien bei 40% auf. Weitere Symptome sind Schädigungen des N. opticus und eine Retinitis als Folge einer Zytomegalievirusinfektion.

Die Infektion äußert sich in einer zunehmenden Immunschwäche des zellulären Systems (s. auch Tab. **32**). Als Frühsymptom, bereits eine bis mehrere Wochen nach der Infektion, wird unter Fieber, Schweißausbrüchen, Krankheitsgefühl, Appetitlosigkeit, Übelkeit, Muskelschmerzen, Arthralgie, Kopfschmerzen, Halsschmerzen und generalisierter Lymphadenopathie ein makulöses Exanthem beschrieben; insgesamt imitiert dieses Symptomenbild das Pfeiffersche Drüsenfieber. Die späteren Stadien der Infektion sind durch das Versagen der zellulären Abwehr unter den bereits bei der Stadienklassifikation oben genannten Symptomen gekennzeichnet. Viruserkrankungen, wie Herpes, Zoster, Infektionen mit Warzenviren, Mollusca contagiosa, verlaufen besonders schwer oder sind ausgedehnt; opportunistische Infektionen mit pathogenen Hefen (Abb. **178**) (S. 251) und Pneumocystis carinii treten auf. Papulöse Veränderungen werden vor allem im Bereich der Akneausbreitung in Form von 2–5 mm großen, hautfarbenen bis roten, häufig juckenden Papeln gesehen. Es besteht kein sicherer Zusammenhang zwischen der Schwere der systemischen Veränderungen und der Ausprägung der Effloreszenzen. Diese Papeln bestehen aus mononukleären Zellen, manchmal auch aus Epitheloidzellgranulomen. Sie können über

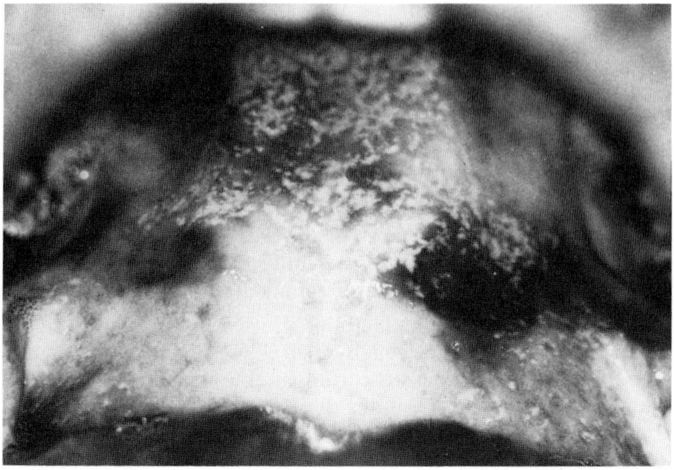

Abb. **178** Gaumen mit Kaposi-Sarkomen und Kandidarasen bei einem AIDS-Kranken

Monate vorhanden sein, sich aber zahlenmäßig zurückbilden. Mit zunehmender Immundefizienz können die Patienten von psoriatischen Veränderungen befallen werden, die sich zunächst in Form eines seborrhoischen Ekzems (S. 62), später unter dem Vollbild einer Psoriasis äußern, einschließlich der psoriatischen Erythrodermie. Kaposi-Sarkome (S. 426) treten primär multipel auf (Abb. **178**), oft mit atypischen Hautveränderungen. Zungen- und Wangenschleimhaut zeigen leukoplakieartige Veränderungen, wobei an der Zunge die Papillen haarartige Fortsätze aufweisen: Haarleukoplakie bei AIDS. Zuweilen wirken die Veränderungen auch Lichenplanus-ähnlich (S. 96).

Differentialdiagnose. Hautveränderungen, die auf ein Immundefizit hinweisen, sollten an eine HIV-Infektion denken lassen, besonders dann, wenn die Patienten zu den Risikogruppen gehören. Ein fleckiges Exanthem mit generalisierter Lymphknotenschwellung oder ein ungeklärtes papulöses Exanthem im Aknebereich bei gleichzeitigem Vorliegen von Lymphknotenschwellungen werden oft nicht der HIV-Infektion zugeordnet. Exanthemartiges Auftreten von Kaposi-Sarkomen ist ein deutlicher Hinweis, während maligne Lymphome relativ selten bei der HIV-Infektion gefunden werden. Häufig sind bei diesen Patienten auch die Seroreaktionen auf Syphilis positiv.

Prophylaxe. Die beste Prophylaxe besteht darin, sich nicht in Intimkontakte mit Personen der Risikogruppen einzulassen. Von bisexuellen Partnern ist die Übertragung auf Prostituierte und von diesen auf heterosexuelle

Männer berichtet worden. Die Verwendung von Kondomen schränkt wahrscheinlich die Infektionsmöglichkeit ein. Infizierte sind auf das Übertragungsrisiko für andere hinzuweisen, Drogensüchtige auf die Gefahr der Übertragung durch unsterile Injektionsspritzen und -nadeln aufmerksam zu machen; doch ist bei dieser Personengruppe auch die besondere Promiskuität zu berücksichtigen. Im übrigen ist ein Risiko für die Umwelt – wie bei anderen sexuell übertragbaren Erkrankungen und besonders den Geschlechtskrankheiten im eigentlichen Sinne auch – nur bei sehr engem Kontakt gegeben, sonst aber sehr gering.

Bei therapeutischen Maßnahmen sollte man immunsuppressive Verfahren nur dann anwenden, wenn diese unumgänglich notwendig sind.

Therapie. Eine wirksame Therapie gibt es bisher nicht, alle Maßnahmen sind symptomatisch und dienen der Bekämpfung der opportunistischen Infektionen. Bei Pneumocystis-carinii-Infektionen ist das Mittel der Wahl Co-Trimoxazol; leider treten unter diesem oft schwere Arzneiexantheme auf. Die Therapie läßt sich nach unseren Erfahrungen dann in vielen Fällen fortsetzen bzw. wiederaufnehmen, wenn 2 bis 3 Tage voraus Antihistaminika in entsprechend hoher Dosis gegeben werden und jetzt die Co-Trimoxazol-Therapie unter Antihistaminika wieder aufgenommen wird.

Das 3′-Azido-3′-Desoxythymidin hindert die Vermehrung des Virus und durchdringt die Liquorschranke, ist aber noch im Erprobungsstadium.

Zusammenfassung

Die Infektion mit dem AIDS-Virus (HIV, LAV, HTLV III) führt zu einem allmählichen Zusammenbruch des zellulären Immunsystems. Demzufolge manifestieren sich auch an der Haut und an den angrenzenden Schleimhäuten opportunistische Infektionen. Virusinfektionen, Pyodermien und Mykosen verlaufen besonders schwer. In Frühstadien findet man ein makulöses Exanthem, später Papeln im Aknebereich. Besonders charakteristisch ist eine exanthemartige Ausbreitung des Kaposi-Sarkoms. Die Infektion befällt auch das Zentralnervensystem; charakteristische Veränderungen sieht man am Auge.

Nävi und Geschwülste der Haut

Im folgenden wird ein Überblick über Hyperplasien, Nävi und Geschwülste der Haut gegeben, da nur die häufiger vorkommenden hier besprochen werden können.

Zysten
- Epidermoidzysten
  - Zysten der Haarbalg-Talgdrüsen-Einheit
    - Komedonen

- Milien
- Retentionsatherome
- Trichilemmzysten
- Zysten der Schweißdrüsen

Nävi (weitgefaßter Nävusbegriff, von andern wird ein Teil der hier angeführten Veränderungen als gutartige Tumoren oder Adenome bezeichnet)

- Oberhautnävi
  - epitheliale Nävi
  - seborrhoische Warzen
  - Basalzellpapillome
- Nävi der Haarbalg-Talgdrüsen-Einheit
  - Talgdrüsennävi
  - Haarbalgnävi
  - Trichoepitheliome
  - Epithelioma adenoides cysticum
- Schweißdrüsennävi
  - Syringome
  - Naevus epithelioma-cylindromatosus (Zylindrom der Haut)
  - Naevus myoepitheliomatosus
- Nävi des Gefäßgewebes (Tab. **34**)
  - Naevus flammeus
  - Hämangiome
  - senile Angiome
  - Granuloma teleangiectaticum
  - Sternchenangiome, S. 131
  - Angiokeratome
  - Glomustumoren
- Nävi der Lymphbahnen
  - Lymphangiektasien (Elephantiasis)
  - Lymphangiome
- Nävi des faserigen Bindegewebes
  - Pflastersteinnävi
  - umschriebene und systemische Fehlbildungen S. 126ff.;
    - z. B. Morbus Bourneville-Pringle

Myome

Nävi aus Bindegewebe und Nerven (Neurofibrome, Neurofibromatosis von Recklinghausen)

Nävus des Fettgewebes: Naevus lipomatodes superficialis

Nävi der Pigmentbildner

- Lentigo
- Naevus spilus
- Pigmentzellennävi
- blaue Nävi einschließlich systemischer Formen (Mongolenfleck, Naevus ophthalmomaxillaris Ota)

Gutartige Geschwülste der Haut

- epitheliale
  - verschiedene, bereits unter Nävi aufgeführte Tumoren
  - Keratoakanthome

- Bindegewebsgeschwülste
  - Fibrome, Fibroepitheliome
  - juvenile Xanthogranulome (Nävoxanthoendotheliome)
  - Urticaria pigmentosa (Mastozytome)
  - Lipome
  - Osteome
  - Chondrome

Präkanzerosen (Einteilung S. 393)

Pseudokanzer

Bösartige Geschwülste

- epitheliale
  - Plattenepithelkarzinom – verhornend } Stachelzellenkrebs
  - Plattenepithelkarzinom – nicht verhornend } (Carcinoma spinocellulare)
- Adnexkarzinom, Morbus Paget
- intermediäres Karzinom
- Tumoren der Pigmentbildner
- Tumoren des Bindegewebes und der Gefäße (Sarkome und Sarkomatosen)
- Maligne Lymphome

Der Aufbau der Haut aus sehr verschiedenartigen Gewebsbausteinen macht mannigfaltige Arten von Hautgeschwülsten möglich. Bei fast jedem Menschen entwickeln sich im Laufe seines Lebens mehrere Hauttumoren. Zum Teil handelt es sich um anlagebedingte Fehlbildungen, die als *Nävi* bezeichnet werden. Sie sind keineswegs immer von Geburt an vorhanden, sondern treten in jedem Lebensalter auf. Zuweilen sind sie kombiniert mit anderen Fehlanlagen. Von den Nävi gibt es kontinuierliche Übergänge über weitere gutartige Hauttumoren, etwa Adenome, bis zu bösartigen Geschwulstformen. Als bösartig bezeichnen wir eine Geschwulst dann, wenn ihr Wachstum nicht in Schranken bleibt und sie durch Metastasenbildung oder durch lokal destruktives Wachstum zum Tode führt. Der Malignitätsgrad einzelner Geschwulstformen ist unterschiedlich. Die Angaben treffen für den Durchschnitt zu; der jeweils vorliegende Tumor ist ein Individuum, das sich manchmal entgegen der Regel verhält; dieses Verhalten darf daher nicht verallgemeinert werden. Zuweilen ahmen Metastasen gutartige Hauttumoren so perfekt nach und passen sich der normalen Haut so an, daß auch erfahrene Untersucher getäuscht werden. Umgekehrt imitieren manche gutartige Proliferationen bösartige Tumoren (*Pseudokanzer,* Pseudolymphome).

Präkanzerosen sind *sichtbare* Hautveränderungen, die in einem relativ hohen Prozentsatz zum Karzinom entarten. Bei den *paraneoplastischen Erkrankungen* handelt es sich um reversible entzündliche Hautveränderungen. Sie sind Anzeichen für einen bösartigen Tumor im Körperinnern, selbst aber keine bösartige Wucherung. Der Ausdruck *„Krebsrisikoerkrankungen“* hat sich in der Dermatologie nicht durchgesetzt; er träfe am ehesten für die Präkanzerosen im weiteren Sinne zu. Manche Hyperplasien und

Zystenbildungen stehen den Tumoren nahe; zum Teil sind sie auch als Fehlbildungen anzusehen. Der Einfachheit halber werden sie hier mit abgehandelt.

Zysten

Zysten der Haarbalg-Talgdrüsen-Einheit

Komedonen

Komedonen finden sich nicht nur unter dem Einfluß von Fetten oder fettartigen Körpern und Mineralölen sowie manchen chlorierten Kohlenwasserstoffen, sondern auch als Fehlanlage (Komedonennävus) (S. 368).

Milien

Milien sind z. T. anlagebedingte, stecknadelkopfgroße, gelblich-weißliche, oberflächliche Zysten. Sie treten meist im Gesicht auf. Ein vollständiges Epithel umschließt mit Fett durchsetzte geschichtete Hornlamellen. Milien treten auch als Retentionszysten unter dem Einfluß äußerer Faktoren auf, z.B. durch Rasierseifenschaum (bei Männern hinter den Ohren), durch chlorierte Kohlenwasserstoffe im Rahmen der Chlorakne und im Anschluß an andere Hautveränderungen, vor allem nach Krankheiten mit subepidermaler Blasenbildung.

Epidermale und Haarbalg-Talgdrüsenzysten

Epidermale Zysten entstehen durch Proliferation der oberflächlichen Epidermis in die Dermis; meist gehen sie vom oberen Anteil des Haarbalges aus. Sie enthalten meist Horn und Fette. Feingeweblich entspricht der Aufbau der Wand dem der Epidermis. Sie können in jedem Lebensalter entstehen und befallen Männer und Frauen gleich häufig. Sie finden sich einzeln oder multipel im besonderen im Gesicht, am Nacken, der oberen Brust und am Rücken. Der Durchmesser kann wenige Millimeter bis zu mehreren Zentimetern betragen. Beschwerden bereiten sie, wenn sie sich entzünden. Eine Variante sind multiple Zysten im Skrotalbereich (Skrotalzysten). Selten kommt es zu Epidermiszysten durch Versprengung von Oberhautgewebe in die Tiefe; eine Sonderform sind die Steißbeinfisteln (Pilonidalzysten im dorsal-kranialen Analbereich), die besonders gefürchtet sind wegen ihrer Neigung zu Entzündung mit Fistelbildung.

Die *Trichilemmzysten* kommen meist an der Kopfhaut vor. Klinisch gleichen sie den epidermalen Zysten, histologisch entspricht die Wand der des Trichilemms, d.h. der Haarwurzelscheide ohne Stratum granulosum, doch kommen Übergangsformen zu den Epidermiszysten vor. Meist haben die Trichilemmzysten einen Ausführungsgang zur Oberfläche; auf Druck entleert sich eine weiße, talgartige Masse, die oft ranzig zersetzt ist und entsprechend stinkt. Entzündet sich die Zyste und platzt, so kann der Inhalt in die Umgebung eindringen und ein Fremdkörpergranulom hervorrufen. Trichilemmzysten sitzen vornehmlich im Bereich des behaarten Kopfes, gelegentlich aber auch an Gesicht, Nacken und Stamm. Um manche Zysten, im besonderen nach Beschädigung der Wand, kann es zu einer Proliferation kommen, die dem Unerfahrenen ein Plattenepithelkarzinom vortäuscht.

Eine andere Zystenform dieser Gruppe ist das *Steatocystoma multiplex*. Es wird autosomal dominant vererbt, Männer sind häufiger befallen als Frauen. Die Zysten sind oft schon bei Geburt vorhanden oder entwickeln sich um die Zeit der Pubertät. Sie finden sich über dem Sternum, den oberen Extremitäten und am Skrotum, häufig in größerer Zahl; sie sind fleischfarben bis gelblich; der Inhalt ist oft ölig-flüssig. Die Zystenwand enthält oft Adnexstrukturen, im besonderen Talgdrüsen.

Dermoidzysten sind Fehlanlagen, die im besonderen dort auftreten, wo in der embryonalen Entwicklung Strukturen zusammenfließen. Sie liegen subkutan und enthalten manchmal neben Haut andere Strukturen wie Knorpel, Knochen, Zahnstrukturen und nervöses Gewebe. Diese Zysten müssen in toto exzidiert werden.

Differentialdiagnose. Lipome und subkutane Metastasen von Melanomen können klinisch solche Zysten imitieren; der Tastbefund kann ähnlich sein. Derbe, harte Tumoren in der Subkutis aus Zellen der Matrix des Haarfollikels mit Verkalkung, selten pigmentiert, nennt man *Pilomatrikome;* früher hießen sie kalzifizierende Epitheliome (Malherbe). Multiple Zysten der Haarbalg-Talgdrüsen-Einheiten findet man im Rahmen des Gardner-Syndroms als Hinweis auf eine intestinale Poliposis.

Therapie. 1. Vollständige chirurgische Entfernung. 2. Nach Lokalanästhesie (Infiltrationsquaddel) Eröffnung des Zentrums der Zyste mit dem Kauter oder einer Exzisionsstanze und Exprimieren von Wand und Inhalt der Zyste. Durch die Eröffnung mit dem Kauter wird die Zystenwand denaturiert, ein Rezidiv bleibt auch bei unvollständiger Entfernung meist aus. 3. Bei Sekundärinfektion, besonders bei gleichzeitiger Infektion mehrerer Zysten, werden innerlich Antibiotika gegeben. Diese Zysten darf man gegebenenfalls mit dem Kauter eröffnen, aber nicht exprimieren, um eine Ausbreitung des infizierten Zysteninhaltes im Gewebe zu vermeiden; operative Entfernung erfolgt später, falls sie noch nötig ist.

Zysten der Schweißdrüsen (Hidrozystome) und Schleimzysten

Echte Zysten der Schweißdrüsen sind selten. Relativ häufig wird das Hydrozystom beobachtet mit multiplen, senfkorn- bis erbsgroßen, transparenten Vorwölbungen der Hautoberfläche, die an Bläschen erinnern. Vornehmlich bei Frauen treten sie im Gesicht auf, besonders im Bereich der Augenlider. Sie sind zu verwechseln mit Lymphzysten und Schleimzysten. Schleimzysten kommen gelegentlich auf der Innenseite der Lippen vor. Differentialdiagnose: *Irritationsfibrome, Diapneusis peribuccalis,* durch Ansaugen der Mundschleimhaut in eine Zahnlücke.

Zusammenfassung

Unter den Zysten der Haut spielen die Komedonen, Milien und Atherome als Einschlüsse von Horn und Talg eine größere Rolle. Am Augenlid sieht man auch Zysten der Schweißdrüsen etwas häufiger, die sonst sehr selten sind. Differentialdiagnose: Lymphangiektasien.

Nävi

Als Nävi bezeichnet man sehr verschiedenartige Gebilde, denen aber gemeinsam ist, daß sie anlagemäßig als umschriebene Mißbildungen auftreten. Sie müssen durchaus nicht schon bei Geburt vorhanden sein, sondern können sich zu jeder Lebenszeit entwickeln. Manche Ärzte bezeichnen als Nävi lediglich die Pigmentzellennävi, eine Gepflogenheit, der wir uns *nicht* anschließen.

Oberhautnävi

Epidermale (epitheliale) Nävi

Klinisches Bild. Die epidermalen Nävi (Tab. **33**) sind vielgestaltig; sie können bei Geburt vorhanden sein, aber auch erst im Laufe des Lebens auftre-

Tabelle **33** Klassifikation der epithelialen Tumoren der Haut (nach einem Vorschlag von H. Pinkus)

epidermisähnlich		adnexähnlich
	gutartig	
epidermale Nävi seborrhoische Keratosen Basalzellpapillome		Nävi vom glandulären Typ = Adenome, (vom Drüsenepithel ausgehende echte Geschwülste) benigne zystische Epitheliome
	organoide Nävi, mehrere Gewebsarten gleichzeitig	
	aggressiv	
Keratoakanthome		Basaliom (Carcinoma basocellulare, Basalzellenepitheliom) a) differenziert b) undifferenziert im Sinne des primären Haarkeims
	maligne = bösartig	
Plattenepithelkarzinom (Spinaliom und Carcinoma spinocellulare)		Adenokarzinom (Drüsenkrebs)

ten, lokalisiert oder systematisiert; zuweilen folgen sie den Hautspaltlinien oder dem Verlauf von Hautnerven. Sie sind hautfarben bis braun und zuweilen gelblich gefärbt. Ihre Oberfläche ist meist warzig, manchmal glatt; auch regelrechte Hauthörner formieren sich. Hin und wieder ist die Hyperkeratose auf die Haarfollikelostien beschränkt (Komedonennävus). Die Ichthyosis hystrix kann man als die generalisierte Form eines epidermalen Nävus auffassen. Feingeweblich bestehen die epidermalen Nävi meist aus einer Hyperkeratose über einer verbreiterten, pigmentierten Epidermis mit atypischem Stratum granulosum.

Differentialdiagnose. Epidermale Nävi sind häufiger mit anderen Fehlanlagen der Abkömmlinge des primären Epithelkeims, also Haaren, Talgdrüsen und apokrinen Drüsen, verbunden. Man nennt sie dann organoide Nävi; auf ihnen können sich Basaliome entwickeln. Im Kindesalter sind im Talgdrüsennävus die Talgdrüsen so wenig entfaltet, daß die verbreiterte, hyperkeratotische Epidermis im Vordergrund steht; es wird dann ein rein epithelialer Nävus vorgetäuscht. Die seborrhoischen Keratosen und die Basalzellpapillome kann man als Varianten der epidermalen Nävi auffassen (s. u.). Die verschiedenen Formen der Acanthosis nigricans muß man differentialdiagnostisch abgrenzen (S. 406).

Therapie. Wenn möglich Exzision, ggf. in Serientechnik.

Seborrhoische Keratosen (seborrhoische Warzen), Verrucae seniles, Verrucae seborrhoicae

Klinisches Bild. Die seborrhoischen Keratosen haben nichts mit der Talgsekretion zu tun; sie finden sich nur oft in Hautregionen, in denen die Talgdrüsen besonders stark entwickelt sind. Es handelt sich um bräunliche bis schwärzliche, meist breitbasig aufsitzende Papillome (Abb. **179**); zuweilen sind sie auch gestielt. Man findet sie einzeln, meist aber zahlreich, manchmal flächenhaft, dann besonders am seitlichen Stamm und an Brust und Rücken. Meist sind die seborrhoischen Keratosen oval; der größte Durchmesser liegt in den Hautspaltlinien. Seborrhoische Keratosen kommen im Gesicht vor allem in der Schläfengegend vor und sitzen auch auf dem behaarten Kopf. In der Regel entwickeln sie sich nach dem 40.–50. Lebensjahr, in größerer Zahl oft erst im 7. Lebensjahrzehnt. Die seborrhoischen Keratosen beunruhigen den Patienten manchmal; aber auch wenn sie die Haut flächenhaft bedecken, sind sie harmlos. Im Anschluß an entzündliche Hautveränderungen beobachtet man gelegentlich ihr plötzliches Aufschießen, zuweilen verschwinden sie unversehens wieder. Seborrhoische Keratosen können flach sein, besonders im Gesicht; zuweilen wuchern sie papillomatös, also fingerartig, in die Höhe. Diese Fortsätze liegen manchmal so eng nebeneinander, daß eine glatte Oberfläche vorgetäuscht wird. Zieht man sie jedoch auseinander, so entdeckt man tiefe Krypten, in die Schweiß- und Talgdrüsen ihr Sekret entleeren. Hier sammeln sich Bakterien an, und von hier aus kommt es oft zu erheblichen Entzündungen, die

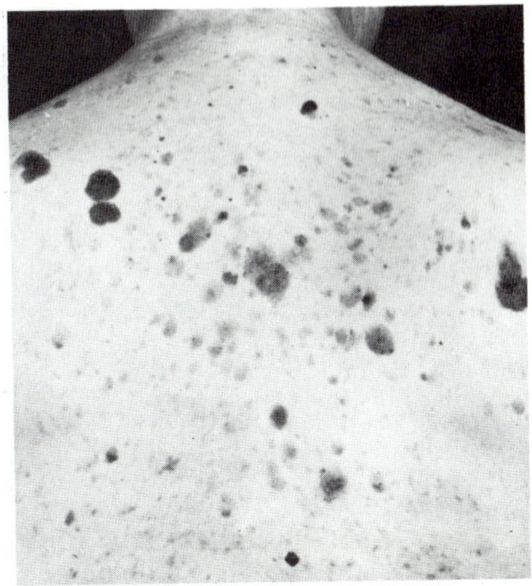

Abb. **179** Seborrhoische Keratosen des Rückens mit Bevorzugung der hinteren Schweißrinne

dann die operative Entfernung der seborrhoischen Keratose unumgänglich machen.

Feingewebliches Bild. Das feingewebliche Bild der seborrhoischen Keratose ist so vielgestaltig, daß man eine Reihe von Formen unterscheidet; zum Teil ahmen sie Formationen des Schweißdrüsengangs nach und werden deshalb auch als Hidroakanthome bezeichnet.

Differentialdiagnose. Sollte der geringste *Zweifel bestehen, ob es sich wirklich um eine seborrhoische Keratose handelt, so ist eine Exzision mit feingeweblicher Untersuchung angezeigt.* Nur der auf diesem Gebiet besonders geschulte Untersucher wird aufgrund jahrelanger Erfahrung bereits klinisch eine Diagnose stellen können; er ist in jedem Fall zu Rate zu ziehen. Möglich sind Verwechslungen mit einer Lentigo maligna, einem malignen Melanom (besonders bei isoliert stehenden Keratosen!), einem Morbus Bowen, einem superfiziellen Basaliom, einer Arsenkeratose oder einer aktinischen Keratose. Seborrhoische Keratosen lassen sich *abkratzen!* Aufschießen zahlreicher seborrhoischer Keratosen innerhalb von 6 Monaten wurde als Paraneoplasie angesehen (Leser-Trélat-Syndrom). Die Differentialdiagnose der isolierten seborrhoischen Keratose ist besonders kritisch; meist stehen sie jedoch zu vielen. In äußerst seltenen Fällen ist die seborrhoische Keratose mit anderen Tumoren verbunden, so Basaliomen.

Es gibt einige seltene Tumoren der Schweißdrüsenausführungsgänge, die seborrhoischen Warzen ähnlich sehen, hier aber nicht besprochen werden können (ekkrines Porom u. a.).

Therapie. Ist man sicher, daß es sich um eine seborrhoische Keratose handelt, so kann man sie abschleifen (S. 31) oder mit einer Kürette oder einem

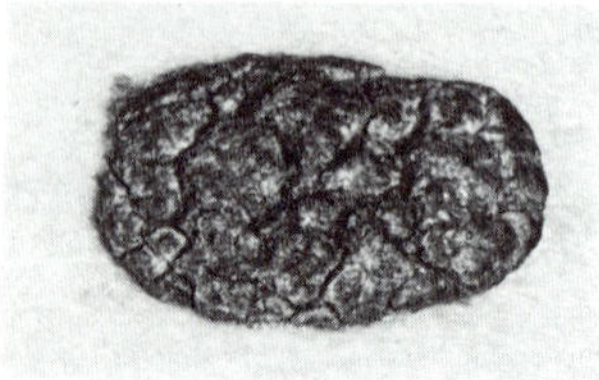

Abb. **180** Basalzellpapillom

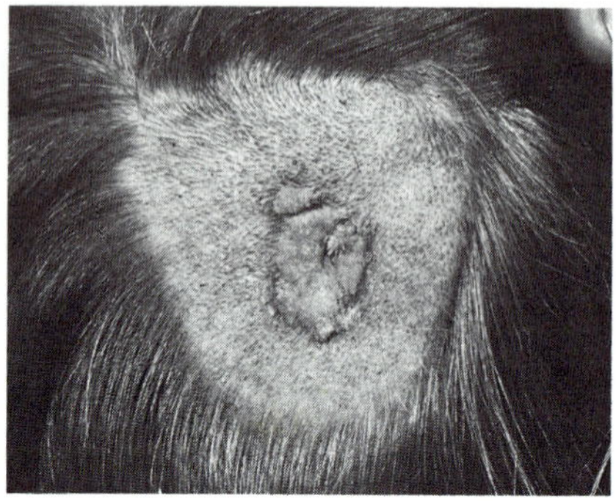

Abb. **181** Talgdrüsennävus auf dem behaarten Kopf eines 11jährigen Kindes nach Abrasieren der Haare

scharfen Löffel entfernen. Aus juristischen Gründen empfiehlt sich eine feingewebliche Untersuchung.

Basalzellpapillome

Eine Abart der seborrhoischen Keratosen sind die Basalzellpapillome; sie sind in Struktur und Erscheinung ähnlich (Abb. **180**). Allerdings treten die Basalzellpapillome isoliert auf, sind meist von Jugend an vorhanden und wachsen bei hormonellen Umstellungen, vor allem in der Menopause. Zuweilen haben Eltern oder Geschwister des Patienten einen entsprechenden Tumor an gleicher oder benachbarter Stelle. Histologisch sieht man eine wuchernde Epidermis mit erheblicher Pigmentierung. Die Tumorzellen ähneln den Basalzellen der Epidermis, daher der Name. Klinisch werden Basalzellpapillome gelegentlich mit papillomatösen Pigmentzellennävi und malignen Melanomen verwechselt.

Zusammenfassung

Epidermale Nävi, ausgenommen die seborrhoischen Keratosen, sind relativ selten. Wenn sie mit Fehlbildungen des Haarbalges, der Talgdrüsen und der apokrinen Drüsen kombiniert sind, nennt man sie organoide Nävi. Die seborrhoischen Keratosen oder Warzen treten bei älteren Menschen besonders am seitlichen Stamm auf. Sie sind zu verwechseln mit Pigmentzellennävi, der Lentigo maligna und manchmal sogar mit einem malignen Melanom. Eine besondere Form der seborrhoischen Warze ist das Basalzellpapillom, das oft als Einzeltumor bereits von Jugend an besteht.

Nävi der Haarbalg-Talgdrüsen-Einheit

Talgdrüsennävi

Die Talgdrüsennävi sind kombinierte Mißbildungen des primären Haarkeims. Bei voller Entwicklung der Talgdrüsen ist die Farbe der Nävi mehr oder weniger deutlich gelb. Lokalisiert sind sie meist am behaarten Kopf (Abb. **181**). Sie kommen isoliert, systematisiert, multipel, zuweilen symmetrisch vor. Vor der Pubertät sind die Talgdrüsen meist wenig entwickelt; der Talgdrüsennävus täuscht dann einen epidermalen Nävus vor: Mit der Fehlanlage der Talgdrüsen ist nämlich auch eine Hypertrophie der Epidermis verbunden, im Nävus sieht man noch fehlgebildete Haarfollikel und apokrine Drüsen, auch das Bindegewebe ist betroffen. Im Grunde ist der Talgdrüsennävus also eine organoide Fehlbildung. Gleichzeitig mit Talgdrüsennävi findet man Haarbalg-Talgzysten, Schweißdrüsennävi, Hydrozystome und andere Fehlbildungen. Gelegentlich entwickelt sich auf einem Talgdrüsennävus ein Basaliom, sogar in jugendlichem Alter, auch können sich Talgdrüsennävi erheblich vergrößern. Die operative Entfernung ist daher angezeigt.

Differentialdiagnose. Von den Talgdrüsennävi ist die einfache *Hypertrophie der Talgdrüsen* abzutrennen, wie sie im Gesicht, vor allem an Nase und Stirn, älterer Menschen auftritt; auch die Hypertrophie der Talgdrüsen beim Rhinophym ist anderer Natur.

Haarbalgnävi und Trichoepitheliome

Reine Haarnävi sind äußerst selten. Im Bereich anderer Tumoren wie epidermaler Nävi und Talgdrüsennävi sind Haarfollikel vermehrt angelegt (organoide Nävi, Tab. **33**). Nur wenn die Haarfollikel völlig ausgebildet sind, darf man von einem Haarbalgnävus im eigentlichen Sinne sprechen. Übergänge zwischen diesen ausgereiften Nävi über adenomartige Tumoren bis zum Basaliom sind beschrieben. Haaranlagenähnliche Fehlbildungen um Hornmaterial bezeichnet man als Trichoepitheliome, sie treten zuweilen kombiniert mit anderen Mißbildungen auf.

Schweißdrüsennävi

Schweißdrüsennävi, also eine Vermehrung von Schweißdrüsen in umschriebenem Bereich, sind sehr selten.

Häufiger sieht man *Syringome,* wahrscheinlich eine Fehlanlage der Ausführungsgänge von Schweißdrüsen in Form kleiner hautfarbener, weißlicher oder gelblicher Knötchen am ganzen Körper, meist aber nur an den Augenlidern. Syringome werden manchmal mit Xanthelasmen verwechselt; am Rumpf können sie andere Veränderungen (Exantheme) vortäuschen.

Schweißdrüsenadenome verschiedener Art, je nach Ausgangsgewebe, kommen in der Haut vor. Im Bereich des weiblichen Genitales handelt es sich meist um Fehlbildungen von Drüsen mit apokriner Sekretion. Die gemeinsame Herkunft der apokrinen Drüsen und der Talgdrüsen aus dem primären Haarkeim erklärt es, daß solche Hidradenome sich auch in Richtung der Talgdrüsen differenzieren.

Der *Naevus syringocystadenomatosus papilliferus* ist eine pathologische Variante der Schweißdrüsenausführungsgänge apokriner Drüsen.

Der *Naevus epithelioma-cylindromatosus*, das Zylindrom der Haut, setzt im Gegensatz zu den polymorphen Adenomen und adenoid-zystischen Karzinomen der Speicheldrüsen keine Metastasen. Es kommt vornehmlich am Kopf vor; zuweilen ist vor allem der behaarte Kopf mit knollenähnlichen Zylindromen bedeckt. Histologisch ahmt das Zylindrom den primären Haarkeim nach, scheidet aber große Mengen eines hyalinen Materials aus. Eine Reihe von Varianten ist bekannt.

Zusammenfassung

Unter den Nävi der Anhangsgebilde sind wichtig die Talgdrüsennävi, die sich erst nach der Pubertät voll entwickeln. Es besteht Entartungstendenz im Sinne eines Basalioms. Im Bereich der Augenlider sieht man oft kleine, hautfarbene bis gelbliche Knötchen, Syringome, Fehlbildungen der Schweißdrüsenausführungsgänge. Sie können mit Xanthelasmen verwechselt werden. Der Naevus epithelioma-cylindromatosus ist das Zylindrom der Haut; es metastasiert nicht. Seine Varianten kann man aber feingeweblich mit bösartigen Tumoren verwechseln.

Gefäßnävi und Hämangiome der Haut

Tabelle **34** Klassifikation der Gefäßnävi, Gefäßerweiterungen und Hämangiome (aus V. Bek u. Mitarb.: Strahlentherapie 134 [1967] 350)

A. Auf Teleangiektasien beruhende Formen (Gefäßnävi)
  1. Naevus flammeus (teleangiectaticus)
     a) lateralis (Naevus vinosus, Naevus hyperaemicus)
     b) medialis (Naevus nuchae, Naevus Unna)
     c) erworbene Formen
  2. Von Naevi flammei begleitete Syndrome (Phakomatosen S. 374)
     a) Sturge-Weber-Syndrom (Angiomatosis cerebrocutanea)
     b) Angiomatosis medullocutanea
     c) Klippel-Trénaunay-Parkes-Weber-Syndrom (Naevus varicosus osteohypertrophicus, Haemangiectasia hypertrophicans)
     d) von Hippel-Lindau-Syndrom
  3. Essentielle Teleangiektasien
     a) angeborene Teleangiektasien (im Gesicht usw.)
     b) Cutis marmorata teleangiectatica congenita van Lohuizen

   c) zerebellookulokutane Teleangiektasien (Ataxia teleangiectatica Louis-Bar)
   d) Erythema palmare et plantare (M. Lane)
   e) Téleangiectasies essentielles en plaques Brocq
   f) Bloom-Syndrom (S. 112)
4. Angioma stellatum (Naevus araneus) (S. 131)
5. Morbus Rendu-Osler (Teleangiectasia hereditaria haemorrhagica) (S. 131)
6. Angioma serpiginosum Hutchinson
7. Naevus anaemicus (Voerner)
8. Teleangiektasien durch Glucocorticoide
9. Traumatische Teleangiektasien

B. Eigentliche (benigne) Hämangiome
1. Kapilläre kavernöse Hämangiome (Haemangioma cutaneum)
2. Von Hämangiomen begleitete Syndrome
   a) Mafucci-Kast-Syndrom (Dyschondroplasie mit Hämangiomen)
   b) Kasabach-Merritt-Syndrom (Hämangiom mit Gerinnungsstörung)
   c) Hämangiom mit retrolentaler Fibroplasie
3. Hämangiome der Schleimhäute und der inneren Organe
   a) solitäre Hämangiome
   b) Hämangiomatosis (Haemangiomatosis multiplex)
      Sonderform: „blue rubber-bleb naevus" (Hämangiome des Gastrointestinal-Kanals)
   c) Gorham-Syndrom
4. Angioma senile (Papulöse Angiome, Teleangiectasia papulosa disseminata, de Morgan-Flecke)
5. Eruptive Angiome (Granuloma teleangiectaticum)
6. Angioma plexiforme (Angioma arteriale seu venosum racemosum),
   zirsoides Aneurysma der Haut,
   genuine diffuse Phlebektasien,
   Sonderform: Angiome der Unterlippe (Pasini), „venous lakes"
7. Glomustumor (Glomangioma, Angioneuromyoma arteriale, S. 378)
8. Angiokeratoma
   a) Naevus angiokeratoticus (Angiokeratoma corporis circumscriptum naeviforme, Haemangioma keratoticum)
   b) Angiokeratoma Mibelli (Angiokeratoma digitorum acroasphycticum)
   c) Angiokeratoma scroti
   d) Angiokeratoma corporis diffusum Fabry (S. 378)

C. Gemischte angiomatöse Geschwülste (Angiofibrom, Angiolipom)

Naevi flammei, Feuermäler

Klinisches Bild. Feuermäler sind keine Tumoren im eigentlichen Sinne, sondern Gefäßerweiterungen; Bestrahlungen jeder Art sind daher ohne Erfolg. Die Feuermäler bestehen in einer mehr oder minder intensiv roten, flächenhaften Verfärbung der Haut. Grundsätzlich sind 2 Formen zu unterscheiden. Die 1. Form tritt asymmetrisch einseitig auf, oft verbunden mit weiteren Störungen. Im Gesicht findet man halbseitig, meist im Ausbreitungsgebiet des ersten Trigeminusastes, Feuermäler mit kongenitalem Glaukom, Buphthalmus, epileptiformen Anfällen, kalkdichten Verschattungen bei der Röntgenaufnahme des Schädels auf der Hämangiomseite und weiteren Fehlbildungen (Sturge-Weber-Syndrom). An den Extremitäten treten flächenhafte Feuermäler mit einer Vergrößerung und Vergröberung der Knochen, „Verriesung" der Extremität (Abb. **182**), auf, jedoch nicht immer an der vom Feuermal befallenen Extremität. Feuermäler findet man in Verbindung mit konstitutioneller Varikosis mit und ohne arteriovenöse Anastomosen (Klippel-Trenaunay-Syndrom) (Tab. **34**). Verschiedene Formen der Naevi flammei treten gelegentlich kombiniert auf.

Mit dem Namen *Phakomatose* hat man wesensverschiedene Krankheitsbilder belegt, die an Haut und Nervensystem Veränderungen hervorrufen, so das Sturge-Weber-Syndrom, den Morbus von Recklinghausen, den Morbus Bourneville-Pringle und eine Reihe anderer Erkrankungen bzw. Syndrome.

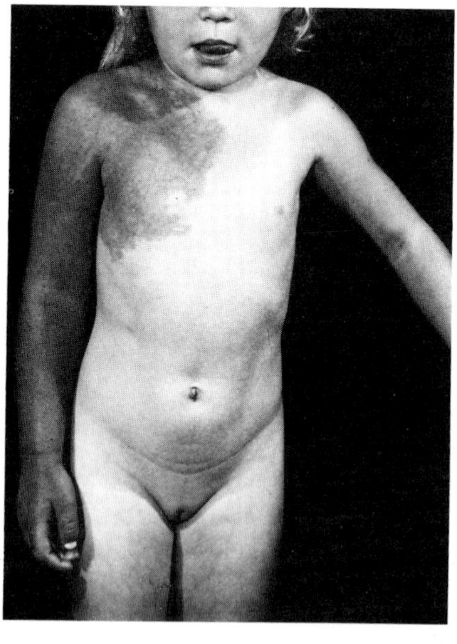

Abb. **182** Naevus flammeus (Feuermal) mit Verriesung des betroffenen Armes (Klippel-Trenaunay-Syndrom)

Die 2. Form der Feuermäler tritt symmetrisch meist zentral am Kopf auf. Besonders im Nacken sieht man Feuermäler bei Neugeborenen, die später abblassen oder/und durch das Kopfhaar abgedeckt werden (Unna-Nävus). Zentral im Gesichtsbereich, im besonderen an Nasenwurzel und band- oder fleckförmig auf der Stirn, sind oft gleichzeitig mit dem Unna-Nävus weniger deutlich ausgeprägte Feuermäler vorhanden, die in den ersten Lebensjahren abblassen, im späteren Leben aber manchmal wieder hervortreten. In manchen Familien hat in jeder Generation mindestens ein Mitglied diesen Nävus, ohne daß weitere Störungen nachweisbar sind. Bei einigen Patienten wurden epileptische Anfälle beobachtet.

Differentialdiagnose. Posttraumatische Teleangiektasien; besonders im Trigeminusbereich nach Traumen des Zentralnervensystems ähnlich dem Naevus flammeus (Fegeler-Syndrom). Manchmal treten solche feuermalähnlichen Veränderungen auch ohne erkennbare Ursache im Laufe des Lebens auf.

Therapie. Verdecken der Feuermäler durch Schminken, im besonderen mit dem wasserfesten Präparat Covermark. Nicht allzu große Feuermäler lassen sich etappenweise exzidieren: Erste Exzision im Zentrum, nach Dehnung der Haut Entfernung weiterer Abschnitte. Eine Transplantation ist nur in Ausnahmefällen angezeigt, da meist das Ergebnis kosmetisch nicht günstig ist.

Bestrahlung mit ionisierenden Strahlen, früher als Grenzstrahlbehandlung und mit Thorium X, ist nicht wirksam und überholt.

Die Therapie mit Laserstrahlen befindet sich noch in der Entwicklung.

Zusammenfassung

Unter den Bindegewebsnävi sind die Feuermäler häufig und wichtig; sind sie asymmetrisch, ist nach anderen Mißbildungen, Krampfanfällen, Fehlbildungen des Auges, Knochenverriesung, arteriovenösen Anastomosen und Varizenbildung zu fahnden. Treten sie zentral auf, so sind sie meist harmlos. Besonders häufig sind sie an Glabella und Nacken lokalisiert; gelegentlich kommt es auch bei dieser Form zu Krampfanfällen.

Kavernöse Hämangiome (planotuberöse Hämangiome, Hämangiome aus Gefäßmuttergewebe)

Wir betrachten diese Hämangiome als die Hämangiome im eigentlichen Sinne, weil sie zumindest in der ersten Zeit ihrer Entwicklung noch Gefäßmuttergewebe enthalten, das Retikulumfasern bildet. In dieser Hinsicht sind sie vom Naevus flammeus und anderen Hämangiomen wesensverschieden, auch wenn sie manchmal klinisch ähnlich aussehen. Das Verteilungs-

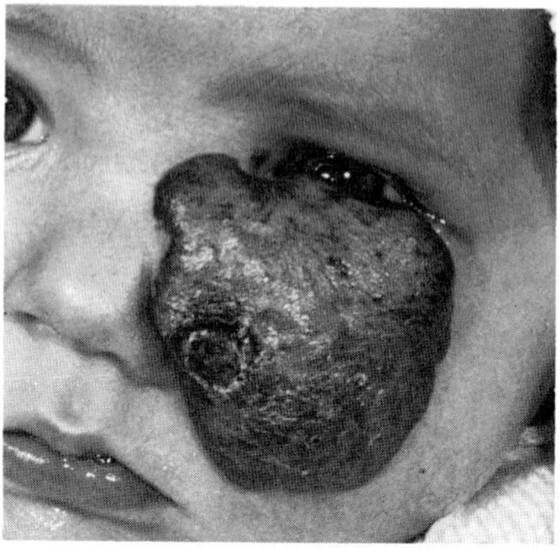

Abb. **183** Kavernöses Hämangiom. Medial nekrotisch ulzeriert

muster der Angiome soll dem der Haarverteilung folgen. Da Glucocorticoide zur vorübergehenden Rückbildung der Hämangiome führen, wird bezweifelt, ob es sich um Tumoren im eigentlichen Sinne handelt.

Entwicklung und Verlauf. Hämangiome entwickeln sich oft erst nach der Geburt und wachsen bis etwa zum 14. Lebensmonat; dann setzt eine Rückbildung ein, die zuweilen bis zum 4./5. Lebensjahr dauert.

Völliger Rückgang ohne Therapie ist so häufig, daß ein Persistieren Zweifel an der Diagnose wecken muß. Blaurote Verfärbung im Zentrum mit Narbenbildung und Umwandlung des Hämangioms in größere Gefäßsäcke mit Blutungen sind oft erste Zeichen der Rückbildung (Abb. **183**). Ernste Blutungen sind selten.

Differentialdiagnose. Die Unterscheidung gegenüber den Feuermälern ist klinisch leicht. Das elephantiastische Hämangiom mit lappenartiger Verriesung größerer Hautabschnitte ist meist die Kombination eines Feuermales mit einer Vermehrung größerer Gefäße in der Tiefe im Sinne eines Angioma plexiforme (Nr. B 6 der Tab. **34**). Das Bestehenbleiben oder gar die Entwicklung von Angiomen bei Erwachsenen schließen ein Haemangioma cavernosum in unserem Sinne aus; doch wird diese Bezeichnung von anderen Autoren auch für das Angioma plexiforme verwendet. Altersbedingte Venenerweiterungen, oft an der Unterlippe, die Venous lakes, sind Gefäßerweiterungen, keine aus Gefäßmuttergewebe bestehenden Hämangiome.

Komplikationen. Bedrohlich werden Hämangiome nur dann, wenn es zu stärkeren oder lang anhaltenden Blutungen kommt oder wenn sie mit Blutgerinnungsstörungen verbunden sind, weil sich Thrombin und Blutplättchen an den Gefäßwänden des Hämangioms niederschlagen – Verbrauchskoagulopathie (Kasabach-Merritt-Syndrom). Durch Druck können die Hämangiome gefährlich werden, indem sie etwa den Augapfel aus der Orbita verdrängen, das Kind zum Schielen zwingen oder den Naseneingang verlegen. Nur in solchen Fällen ist eine Therapie notwendig.

Differentialdiagnose. Leider bezeichnet man auch das Angioma racemosum (Rankenangiom, s. Tab. **34**) als kavernöses Angiom, obwohl es von diesem grundverschieden ist. Es handelt sich um Gefäßkonvolute, die große Flächen der Haut bedecken können, etwa eine Gesichtshälfte, und sich nicht spontan zurückbilden. Operative Entfernung, evtl. nach Embolisation, ist hier, wenn möglich, angezeigt.

Therapie. In der Mehrzahl der Fälle ist eine Behandlung voll entwickelter Hämangiome überflüssig. *Unseres Erachtens sollte man dagegen sehr kleine, oft noch winzige, beginnende Hämangiome mit dem Kauter zerstören und damit späterem Wachstum vorbeugen.* Dieser kleine, in der Hand des Sachverständigen ungefährliche Eingriff erspart allen Beteiligten viel Kummer. Hämangiome können, wie bereits erwähnt, durch Verdrängung und Verlegung eine Entfernung notwendig machen. Sie lassen sich meist leicht operativ ausschälen. Eine Röntgen-Oberflächentherapie oder β-Strahlen sind dann möglich, wenn das Hämangiom nicht in der Nähe besonders röntgenempfindlicher Zonen liegt, wie etwa in Nähe der Keimdrüsen, der Brustdrüsen oder von Knochenwachstumszonen. Schließlich lassen sich Hämangiome vorübergehend durch die systemische Anwendung von Glucocorticoiden, die lokale Injektion von Glucocorticoid-Kristallsuspension oder durch Salben mit stark wirksamen Glucocorticoiden unter Plastik unterdrücken. Oft ist es für die Eltern schwer, die spontane Rückbildung größerer Hämangiome abzuwarten, etwa weil sie gut sichtbar sind und die Eltern ständig darauf angesprochen werden. Auch nach spontaner Rückbildung bleiben häufig Narben zurück.

Senile Angiome, papulöse Angiome

Entgegen dem Namen findet man erste senile Angiome oft schon im 3. Lebensjahrzehnt; daher schlagen wir den Namen papulöse Angiome vor. Es handelt sich um dunkelrote, stecknadelspitz- bis -kopfgroße Knötchen, die sich später in erbsgroße, blaurote Gebilde umwandeln. Anfangs enthalten sie Gefäßmuttergewebe, sind also echte Angiome, in dem sich dann später die Gefäßräume ausbilden, die schließlich allein weiterbestehen. Diese Gefäßsäcke können als blaue Tumoren Venenerweiterungen vortäuschen, sind aber unseres Erachtens von den zeitweise stärker oder schwächer hervortretenden Venenerweiterungen an der Unterlippe älterer Menschen, den Venous lakes, zu unterscheiden (s.o.). Diese Tumoren sind lediglich kosmetisch störend, beunruhigen aber manchmal den Patienten.

Granuloma teleangiectaticum (pediculatum, pyogenicum), eruptive Angiome

Aus noch unklarer Ursache – nach Ansicht mancher Autoren unter bakteriellen Infektionen – treten oft gestielte Angiome von etwa 0,5–1 cm Durchmesser auf der Haut auf, die durch rasches Wachstum, nekrotischen Zerfall im Zentrum und dadurch bedingte Blutungsneigung gekennzeichnet sind.

Feingewebliches Bild. Die Tumoren bestehen aus Gefäßmuttergewebe, in dem sich dann Gefäßräume entwickeln. Dieser Aufbau ist aber durch überlagerte entzündliche Veränderungen oft verschleiert. Die zuführenden Gefäße liegen unterhalb des Stieles. Sie müssen, um ein Rezidiv zu verhindern, mitentfernt werden. Seniles Angiom und Granuloma teleangiectaticum lehren, daß die Tendenz zur Gefäßbildung auch in der Haut des Erwachsenen erhalten ist.

Differentialdiagnose. Manchmal wird das Granuloma teleangiectaticum mit anderen Geschwülsten verwechselt, so dem benignen juvenilen Melanom (Spitz-Tumor), vor allem aber mit dem malignen Melanom. Klinisch ist die Entscheidung zuweilen nicht zu treffen.

Therapie. Entfernung mit dem scharfen Löffel, Blutstillung an der Basis, gegebenenfalls mit dem Kauter oder durch Druckverband.

Glomustumoren

Die Glomustumoren sind Fehlbildungen arteriovenöser Schaltstücke unter Ausbildung eigenartiger Muskelzellen und Nervengewebes, so daß die Tumoren das Corpus coccygeum imitieren. Isolierte Glomustumoren unter den Fingernägeln sind mit Naevi pigmentosi, Melanomen und Hämorrhagien verwechselt worden. Druck auf Glomustumoren ist nicht nur schmerzhaft, sondern kann zu einem Kreislaufschock führen. Meist kommen die Glomustumoren einzeln vor; es gibt jedoch eine seltene Unterform mit multipler Ausbreitung ohne Druckschmerzhaftigkeit. Diese Geschwülste ahmen andere Angiome nach, werden aber auch manchmal makroskopisch als Melanommetastasen verkannt.

Angiokeratome

Angiokeratome bestehen in einer Erweiterung der oberflächlichen Blutgefäße mit Beteiligung der Epidermis. Diese ist zuerst gewuchert, hyperkeratotisch, später atrophisch. Angiokeratome findet man als harmlose Mißbildungen am Skrotum (Fordyce-Angiome). Sie sollen auch als Folge einer Venenstauung bei Varikozele auftreten. Das *Angiokeratoma Fabry* (Glykosphingolipidosis) mit kardiovasorenalem Symptomenkomplex ist eine Stoffwechselstörung mit Ablagerung von neutralen Glykosphingolipiden besonders in der Wand der großen Gefäße. Die Veränderung beruht auf einem Defekt des Enzyms α-Galactosidase A.

Zusammenfassung

Kavernöse Hämangiome treten meist in den ersten Lebenstagen und -monaten auf; sie sind vom Naevus flammeus grundverschieden. Klinisch äußern sie sich in blauroten Tumoren, die manchmal flach in der Haut liegen, oft erhaben sind und manchmal in der Subkutis verborgen vorkommen. Sie können sich über ganze Körperabschnitte ausbreiten. Gefahren bestehen in Blutungen und Verdrängung von Strukturen, z.B. des Auges; beim Kasabach-Merritt-Syndrom: Störung der Blutgerinnung. Fast immer erfolgt spontane Involution; daher ist eine Behandlung der kavernösen Hämangiome meist überflüssig. Winzige Frühformen dagegen soll man mit dem Kauter zerstören, um einem weiteren Wachstum vorzubeugen. Vorübergehend lassen sich die Hämangiome auch durch Glucocorticoide unterdrücken. Die senilen Angiome (papulösen Angiome) finden sich bereits vom 3. Lebensjahrzehnt an und sind harmlos. Eruptive Hämangiome treten in jedem Lebensalter auf (Granuloma teleangiectaticum); Neigung zu Blutungen; Differentialdiagnose: malignes Melanom.

Lymphangiektasien und Lymphangiome

Lymphangiektasien, oft als Lymphangiome bezeichnet, finden sich meist im Bereich der Zunge, seltener im Genitalbereich. Feingeweblich handelt es sich um eine Vermehrung und Erweiterung, nicht um eine echte Neoplasie von Lymphgefäßen. Ganze Körperabschnitte können durch die Erweiterung der Lymphgefäße vergröbert und vergrößert werden.

Tabelle **35** Differentialdiagnose des chronischen Lymphödems (Elephantiasis)

1. Anlagemäßig bedingt
   - von Geburt an: Nonne-Milroy-Form
   - von der Pubertät an: Meige-Form

2. Erworbene Formen
   - nach tiefen Thrombosen
   - nach Erysipelen
   - nach Lymphknotenausräumung (Mamma-Amputation)
   - durch Lymphogranuloma inguinale
   - infolge Verlegung der Lymphwege durch Tumorzellen
   - durch Filarien
   - durch chronisch-mechanisches Trauma (Handrückenödem, auch als Artefakt)

Differentialdiagnostisch ist die Erweiterung der Lymphbahnen durch Verlegung abzugrenzen, z. B. infolge eines Lymphogranuloma inguinale (S. 356), durch Filarien oder infolge von Tumoren, so im Beckenbereich. Nach einer Latenz von 1–2 Jahren folgt manchmal der Ausräumung der Lymphknoten eine Schwellung der Extremitäten, im besonderen nach Mammaamputation. In diesem gestauten Gewebe können sich bösartige Tumoren entwickeln, die von der Wand der Lymphgefäße ausgehen (Stewart-Treves-Syndrom). Rezidivierende Erysipele sind zuweilen von einer ständigen Schwellung der betroffenen Extremitäten gefolgt.

Auch die anlagebedingten *Elephantiasisformen* werden als Störung der Lymphzirkulation aufgefaßt. Grundlage soll nicht nur eine Störung des Lymphabflusses, sondern auch des Venensystems sein (Tab. **35**).

Bindegewebsfehlbildungen

Nävi des kollagenen Bindegewebes sind selten. Sie bestehen in pflastersteinartig zusammengefügten Vorwölbungen der Haut von gelblicher Farbe: *Pflastersteinnävus.* Auch das *Pseudoxanthoma elasticum* (S. 128) oder den *Morbus Bourneville-Pringle* (S. 127) u. a. könnte man als Bindegewebsnävi aufführen.

Leiomyome der Haut – andere Myome kommen in der Haut so gut wie nicht vor – gehen von der Muskulatur der Haarfollikel oder der Gefäße aus. Meistens handelt es sich um einzelne, zuweilen auch um exanthemartig ausgebreitete, rötliche Geschwülste, deren Druckschmerz kennzeichnend ist. Eine seltene Komplikation ist das gleichzeitige Auftreten einer Polyglobulie. Eine besondere Form der Myome ist das *Granularzellenmyoblastom,* das von vielen als eine Geschwulst des Nervengewebes angesehen wird. Über diesen Tumoren kommt es zu einer Wucherung des Epithels, die ein Plattenepithelkarzinom vortäuscht. Da in Verbindung mit den Leiomyomen auch eine Zunahme von Nervenfasern zu beobachten ist, sind sie als Mischtumoren zwischen Muskel- und Nervengewebe betrachtet worden. Differentialdiagnostisch sind die Leiomyome makroskopisch mit Knoten der Lepra lepromatosa zu verwechseln.

Therapie. Evtl. Exzision einzelner Herde, Versuch lokaler Glucocorticoidtherapie unter Plastik; bei schmerzhaften Leiomyomen Versuch mit Nifedipin, 4×10 mg tgl.

Neurofibrome

Die Neurofibrome treten meist multipel im Rahmen der von Recklinghausen-Krankheit mit Organbeteiligung auf. Die Vererbung ist dominant. An der Haut sieht man bei Kindern gelblich-braune Flecken: Café-au-lait-Flekken. Sind mehr als 5 vorhanden, ist mit dem Vorliegen der von Recklinghausen-Krankheit zu rechnen. Später entwickeln sich derbe, manchmal auch weiche Knoten von hautfarbenen, bläulichem oder bräunlichem Farb-

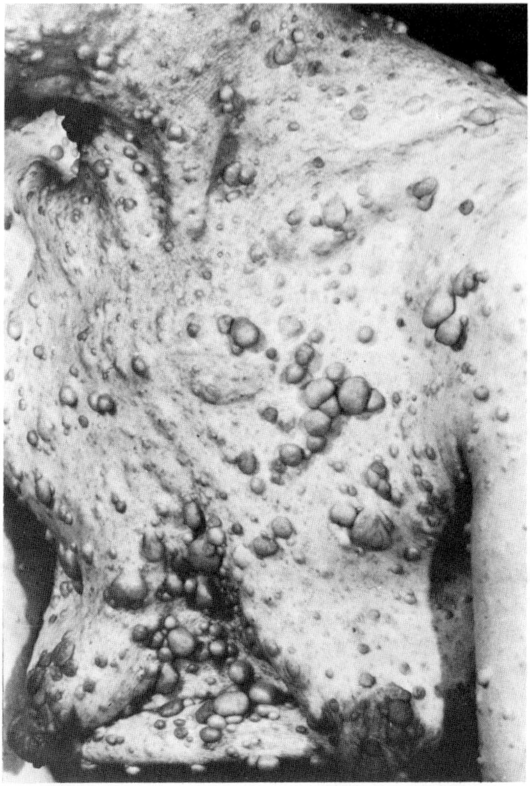

Abb. **184** Neurofibromatose von Recklinghausen. Multiple Tumoren

ton (Abb. **184**). Gelegentlich wird die Verriesung ganzer Körperabschnitte beobachtet. Andere Fehlbildungen an der Haut, wie umschriebene Hypertrichose, Gefäßnävi verschiedener Art und Lipome, kommen in Verbindung mit der Neurofibromatose vor. Die maligne Entartung derartiger Tumoren ist selten, aber zu fürchten. Andere Symptome sind intrakranielle Tumoren (z. B. Akustikusneurinom) und Knochenzysten (Spontanfrakturen!). Ein Großteil der Patienten soll pigmentierte Iris-Hamartome haben (Lisch-Knötchen). Während man früher glaubte, daß die Kranken mit Neurofibromatose überwiegend geistig minderbegabt seien, weiß man heute, daß diese Annahme auf einer Verallgemeinerung von Einzelbefunden beruht und die Mehrzahl der Kranken durchaus normal begabt ist. Die Haut der Patienten ist insgesamt in ihrer Konsistenz verändert, sie fühlt sich wie ein Tierfell an. Als Ursache wird die Vermehrung eines Faktors im Blutserum angesehen, der das Nervenwachstumshormon stimuliert.

Zusammenfassung

Unter den nävusartigen Veränderungen des Bindegewebes sind die Leiomyome erwähnenswert.

Eine kombinierte Fehlbildung sind die Neurofibrome im Rahmen der von Recklinghausen-Krankheit. Eine Verriesung ganzer Körperabschnitte kommt vor. Die Tumoren erinnern manchmal an Pigmentzellennävi; zuweilen entarten sie maligne.

Nävi der Pigmentbildner (Melanozytennävi)

Die Nävi der Pigmentbildner sind wohl die häufigsten Geschwülste überhaupt. Fast jeder Mensch dürfte mindestens einen solchen Nävus im Laufe seines Lebens haben. Bei der Geburt sind sie nur in Ausnahmefällen vorhanden (kongenitale Nävuszellnävi); die meisten entwickeln sich erst im Laufe des Lebens, erfahren charakteristische Umwandlungen und bilden sich wieder zurück: Bei über 90 Jahre alten Menschen sind keine Pigmentzellennävi mehr vorhanden.

Pigmentnävus, Lentigo (simplex), Naevus spilus, Epheliden

Nävi mit lediglich verstärkter Pigmentierung der Oberhaut durch vermehrte Aktivität der Pigmentbildner (Pigmentnävi) nennt man, falls es sich um einen kleinen Fleck handelt, *Lentigo,* als größeren Fleck, oft mit dunklen Flecken übersät, *Naevus spilus.* Der Naevus spilus kann flächenhaft größere Hautabschnitte bedecken und sich am Rand archipelartig, d.h. mit kleineren pigmentierten Flecken, auflösen. Zuweilen ist er stärker behaart. Beim Erwachsenen treten entsprechende Veränderungen auf, die klinisch und histologisch von einem Pigmentnävus nicht zu unterscheiden sind, aber als *Melanosis naeviformis* Becker-Siemens abgetrennt wurden. Multiple Lentigines treten im Verein mit zahlreichen anderen Mißbildungen auf (Lentiginosis-profusa-Syndrom). *Histologisch* sieht man bei der Lentigo und beim Naevus spilus eine Vermehrung des Pigments in der Epidermis und eine Zunahme der Melanozyten. Die Oberhaut ist im Bereich der Lentigo und des Naevus spilus oft gegenüber der Umgebung gering verdickt, das Bindegewebe aber nicht verändert. *Epheliden* sind den Lentigines klinisch und histologisch ähnlich, bei ihnen findet sich jedoch kein Pigment in den höheren Epidermislagen. Sie treten anlagebedingt, aber sonnenstrahlenabhängig auf.

4 Formen der Lentigo muß man unterscheiden:

Die *Lentigo simplex* als oberflächliche Form der Melanozytennävi.

Die *Lentigo senilis* ist als Variante der seborrhoischen Keratose aufzufassen und anlagemäßig, altersmäßig und strahlenbedingt.

Die *Lentigo maligna* ist die Präkanzerose des malignen Melanoms.

Die vierte Form ist die *nävoide Lentigo,* ein Übergang zwischen Lentigo simplex und Pigmentzellennävus in Form des Junktionsnävus (s. u.).

Das Auftreten von lentiginösen Veränderungen mit vergrößerten, manchmal atypischen Melanozyten wird unter der Photochemotherapie in Hautarealen beobachtet, die nicht den Sonnenstrahlen exponiert sind (PUVA-Lentigines). Diese Lentigines treten besonders bei Männern auf.

Pigmentzellnävus, Nävuszellnävus

In den Nävuszellnävi tritt eine pathologische Variante der Melanozyten auf, die Nävuszelle. Sie vermehrt sich an der Epidermis-Dermis-Grenze (Junktion) zu Nävuszellhaufen; man bezeichnet diese Nävusform deshalb als Junktionsnävus oder wegen der aktiven Proliferation und der Möglichkeit der Weiterentwicklung auch als aktiven Pigmentzellennävus. Wie die Melanozyten entstammt auch die Nävuszelle der Neuralleiste. Es wurde vermutet, daß die Nävuszellen in der tieferen Dermis sich auch von den Schwannschen Zellen der Nervenscheiden entwickeln könnten.

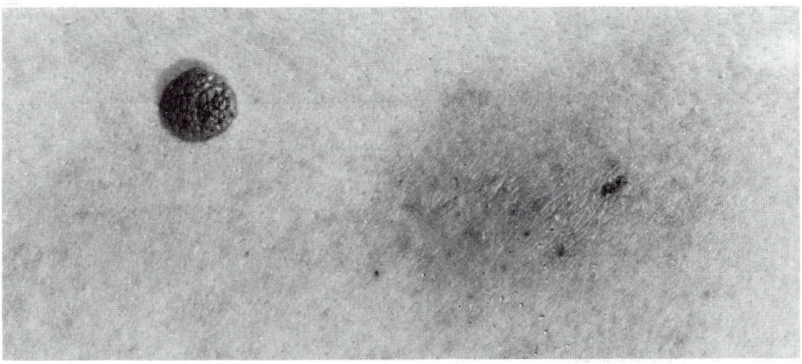

Abb. **185** Links: papillomatöser Nävuszellnävus. Rechts: allergisches Kontaktekzem (Allergen: Nickelsulfat in Spange des Büstenhalters; s. auch Abb. **94**)

Die nächste Entwicklungsstufe besteht in einem „Abtropfen" von Nävuszellen aus der Epidermis. Durch das Abtropfen von Nävuszellen entstehen Zellhaufen in der oberen Dermis. Man spricht jetzt von einem epidermokutanen Nävus, im englischen Schrifttum von einem Compound-Nävus. Dringen die Nävuszellen tiefer in die Dermis vor (intradermaler Nävus), so verlieren sie die Fähigkeit zur Pigmentbildung, dagegen wird Bindegewebe neu gebildet. Diese fibrosierenden und fibrosierten Nävuszellnävi werden klinisch und feingeweblich manchmal als Fibrome verkannt. Das Zellbild variiert beträchtlich. Die Nävuszellen imitieren Bindegewebszellen, aber auch Nervenzellen und selten Talgzellen. Riesenzellen verschiedener Art kommen in den Pigmentzellennävi vor.

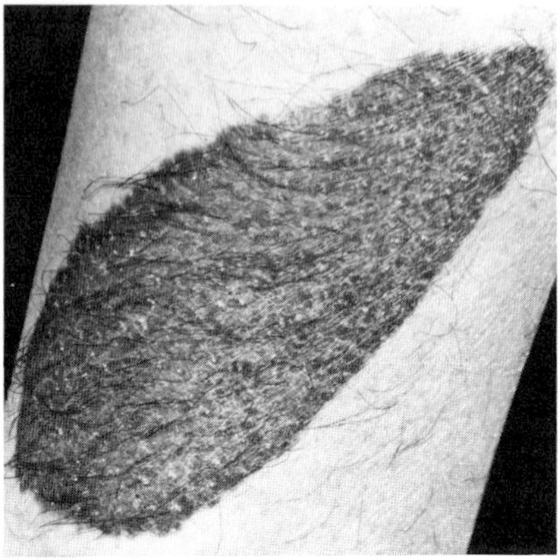

Abb. **186**
Behaarter Nävuszellnävus

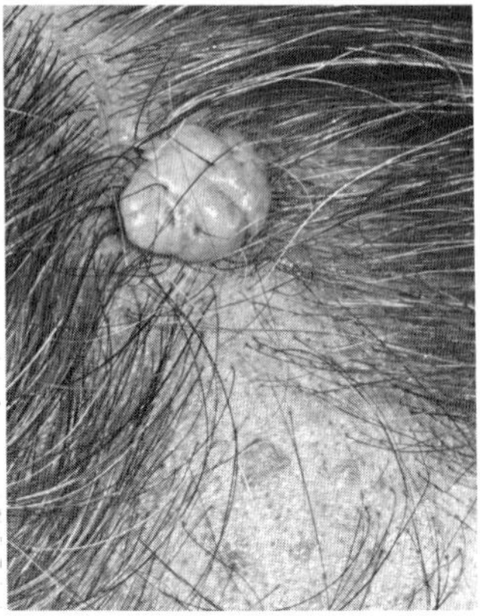

Abb. **187** Papillomatöser behaarter Nävuszellnävus

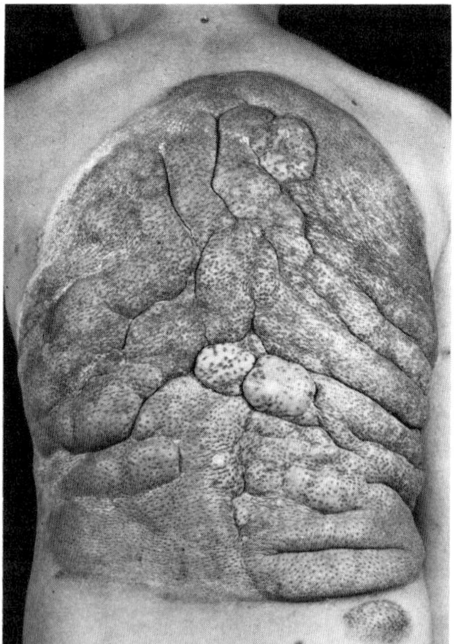

Abb. **188** Tierfellnävus des Rückens (zerebriformer Nävus)

Klinik. Das klinische Bild des Nävuszellnävus ist sehr variabel, vom mehr oder weniger dunkel oder braun pigmentierten Fleck bis zur papillomatösen, flächenhaften Wucherung (Abb. **185–188**). Auch gestielte Nävi sind nicht selten.

Manche Patienten sind mit Pigmentzellennävi bedeckt. Eine besondere Variante sind atypisch aussehende Nävuszellnävi, erkennbar an der intensiven Farbe, der unregelmäßigen Begrenzung, zuweilen auch am Fehlen des Pigments (rötliche Pigmentzellennävi). Feingeweblich sieht man bei diesen Formen Zellatypien unterschiedlichen Grades (dysplastische Nävuszellnävi). Oft zeigen andere Familienmitglieder das gleiche Phänomen. Maligne Melanome treten auf solchen dysplastischen Nävuszellnävi gehäuft auf (Nävusdysplasiesyndrom). Unter Sonnenbestrahlung werden gerade in solchen Nävuszellnävi Zellatypien gesehen (Tab. **36**).

Tabelle **36**

Suspekt auf Melanome sind Pigmentmale, die
- neu auftreten
- sich in der Fläche ausdehnen
- unregelmäßig wachsen
- dicker werden
- die Farbe ändern
- jucken
- bluten

Pigmentzellennävi, im besonderen behaarte (Naevi pigmentosi pilosi), können ganze Körperabschnitte bedecken (Abb. **186**) und kosmetisch sehr stören. Die Konsistenz des Hautbindegewebes ist verändert. Die Haut erinnert insgesamt an ein Tierfell, man spricht deshalb von einem *Tierfellnävus*. Entsprechende Pigmentierungen findet man auch im Zentralnervensystem. Die Entwicklung von malignen Melanomen auf Tierfellnävi ist nicht selten, selbst bei Säuglingen kommt sie vor; deshalb soll, *wenn möglich,* die Entfernung *so früh wie möglich* erfolgen (s. Therapie). Manchmal fehlen die typischen Nävuszellen in Probeexzisionen, dagegen finden sich neuroide Strukturen. Manche Autoren bezeichnen nur diese Form als Tierfellnävus im engeren Sinn.

Eine Sonderform des Nävuszellnävus ist das *benigne juvenile Melanom* (Spitz-Tumor) mit atypischen Zellen, so Spindelzellen und Riesenzellen, vor allem unterhalb der Epidermis. Vornehmlich findet es sich bei Kindern und erinnert oft nicht an einen pigmentierten Tumor, sondern eher an ein Hämangiom oder sogar an eine Tuberculosis cutis luposa.

Um Pigmentzellennävi entstehen manchmal weiße, vitiligoartige Höfe, der Nävus selbst wird in solchen Herden oft vom Organismus abgebaut. Solche Nävi nennt man *Halo-* und auch *Sutton-Nävus*.

Therapie. Nävuszellnävi sind nicht empfindlich gegenüber Röntgenstrahlen. Durch Dosen, die das Gewebe vernichten, werden sie allerdings auch zerstört. Die Behandlung der Wahl ist daher die *Exzision.* Die Entartung der üblichen Nävuszellnävi zu malignen Melanomen ist äußerst selten, daher sind sie nicht als Präkanzerose aufzufassen. Viele veraltete Vorstellungen über den Naevus pigmentosus beruhen darauf, daß solche Nävi mit malignen Melanomen verwechselt wurden. *Mechanisches Schleifen* eines Nävuszellnävus, auch einer Lentigo (simplex), führt oft nur zu einer vorübergehenden Abblassung; das verbleibende Gewebe des Nävuszellnävus induziert eine neue, übermäßig pigmentierte Epidermis. Dagegen wird das Abschleifen von Tierfellnävi in den ersten Lebenswochen empfohlen; die Nävuszellen sind dann noch nicht von der Epidermis in die Dermis eingewandert. Unvollständige Entfernung eines Nävuszellnävus führt zu einer Neuentwicklung im Narbengewebe, die zu Unrecht Patienten und Arzt beunruhigt („Pseudomelanom"). Es ist möglich und angezeigt, bei großen Nävuszellnävi diese in Etappen vom Zentrum her zu entfernen. Sobald sich die Haut wieder gedehnt hat, wird der nächste Abschnitt des Nävus entfernt (Serientechnik). Die vollständige Exzision eines Nävuszellnävus führt weder zum Rezidiv noch zu einer Wucherung weiterer vorhandener Nävuszellnävi noch zum Auftreten eines malignen Melanoms. Es empfiehlt sich jedoch, alles Gewebe von entfernten pigmentierten Tumoren feingeweblich untersuchen zu lassen, um später den Beweis antreten zu können, daß es sich bei dem entfernten Gewebe wirklich um einen gutartigen pigmentierten Nävus gehandelt hat. Bei Verdacht auf ein malignes Melanom sollte eine Exzision im Gesunden mit sofort anschließender histologischer Untersuchung von Schnellschnitten vorgenommen werden.

Pigmentierte Nävi und andere pigmentierte Tumoren, die sich dunkler verfärben, in Ausdehnung und Dicke ändern, jucken oder gar bluten, sind auf eine maligne Entartung verdächtig und wie ein malignes Melanom im Gesunden zu exzidieren. Bei Verdacht auf das Vorliegen dysplastischer Nävi oder eines Nävusdysplasiesyndroms muß man suspekte Nävi exzidieren und natürlich feingeweblich untersuchen. Schutz vor Sonnenstrahlen und regelmäßige klinische Kontrolle ist solchen Patienten anzuraten.

Blauer Nävus

Der blaue Nävus liegt meist im Hautniveau oder überragt dieses nur wenig. Die Farbe ist dunkelblau bis blauschwarz, die Konsistenz derb. *Histologisch* findet man eine Hyperpigmentierung der Epidermis und in der Tiefe der Dermis große, bündelförmig angeordnete Zellen mit plumpen Pigmentkörnern, oft mit einer fibromartigen Bindegewebsverdichtung. Manchmal liegen die Zellen sehr dicht beieinander und enthalten einige Mitosen *(zellreicher blauer Nävus).* Selbst Absiedlungen dieser Form des blauen Nävus in den regionalen Lymphknoten sollen nicht zum Tode geführt haben. Besonders die letzte Form wurde als malignes Melanom verkannt, zumal der blaue Nävus nicht selten mit dem mehr oberflächlich gelegenen Pigmentzellennävus gemeinsam vorkommt.

Der *Mongolenfleck* ist ein mehr oder weniger ausgedehnter, schieferblauer Fleck von verschiedener Form und in verschiedener Lokalisation. Ursprünglich wurde er als ein spezifisches Merkmal der Mongolen angesehen, man sieht ihn aber auch häufig bei Afrikanern, selten bei Kaukasiern. Er kommt bevorzugt in der Kreuzbeingegend und ihrer nächsten Umgebung, aber auch in anderer Lokalisation vor, sogar an der Mundschleimhaut. In Ausnahmefällen sind die Veränderungen systemisch angeordnet, ähnlich den Naevi flammei, z. B. im Bereich des Ausbreitungsgebietes des N. trigeminus. Je nach Anordnung werden diesen Formen die Namen von Autoren beigelegt, z. B. Naevus Ota.

Differentialdiagnostisch sind von den blauen Nävi zellreiche hämosiderinhaltige Fibrome, Hämangiome und maligne Melanome abzugrenzen.

Therapie. Zur Sicherung der Diagnose und zum Ausschluß anderer Veränderungen ist die Exzision im Gesunden angezeigt. Beim Mongolenfleck erübrigt sich eine Therapie, da er mit zunehmendem Alter spontan verschwindet.

Zusammenfassung

Die Nävi der Pigmentbildner dürften zu den häufigsten Nävi und auch den tumorartigen Veränderungen überhaupt gehören. In der einfachsten Form handelt es sich lediglich um eine Hyperpigmentierung der Epidermis. In dieser Hyperpigmentierung entwickelt sich eine pathologische Variante der Melanozyten, die Nävuszelle, und bildet aktiv wachsende Zellhaufen an der Epidermis-Dermisgrenze (aktiver Pigmentzellennävus, Junktionsnävus). Von hier tropfen Nävuszellen in die tiefere Dermis ab, ändern aber dort ihre funktionellen Eigenschaften. Sie bilden in der tiefen Dermis kein Pigment mehr, sondern Bindegewebe, und ahmen nervöse Strukturen nach (pigmentloser oder pigmentarmer fibrosierter Nävus). Eine maligne Entartung ist selten; in solchen Fällen geht sie fast immer vom Junktionsnävus aus.

Der Formenreichtum dieser Nävi ist klinisch und histologisch außerordentlich groß. Eine Variante mit atypischen Zellen in der oberen Dermis und Riesenzellen ist das benigne juvenile Melanom.

In der Tiefe der Dermis liegt eine andere Art von Nävuszellen mit reichlich Melanin, das durch die Hautoberfläche blau durchscheint (blauer Nävus). Eine Abart ist der sog. Mongolenfleck. Der blaue Nävus ist manchmal sehr zellreich, in besonderen Fällen treten sogar Absiedlungen in den Lymphknoten auf, aber mit benignem Verlauf! Gelegentlich kommen Verwechslungen mit malignen Melanomen vor.

Gutartige Geschwülste der Haut

Die Mehrzahl der bereits unter den Nävi besprochenen Veränderungen kann auch hier aufgeführt werden, weiterhin auch das Keratoakanthom, das wir aber aus klinischen Gesichtspunkten unter den Pseudokarzinomen besprechen (S. 407).

Dermatofibrome (Histiozytome)

Wir unterscheiden 2 Formen, den fibrösen und den zellreichen Typ, dessen Fibroblasten auf Angebot Farbstoffe speichern und gelegentlich auch reichlich Fette, im besonderen Cholesterin, und selten Hämosiderin enthalten. Deshalb bezeichnete man diese Art der Fibrome auch als *Histiozytome,* da man die Speicherungsfähigkeit von Fibroblasten unterschätzte. Bei diesen Fibromen ist es allerdings zweifelhaft, ob es sich um Tumoren oder um das Endstadium von Granulomen, meist nach Insektenstichen, handelt, die sich oft nach Jahren spontan wieder zurückbilden.

Klinisches Bild. Klinisch äußern sich die Fibrome meist als derbe, rötliche oder braune Knötchen (Abb. **189**), die selten größer als etwa 0,5 cm werden. Zuweilen liegen sie im Hautniveau; häufig ist das Zentrum eingesunken. Gegen die Unterlagen sind sie gut verschieblich. Ist in den Tumoren Fett eingelagert, erscheinen sie gelblich; diese Art der Fibrome erreicht manchmal erhebliche Größe, auch sind sie zuweilen gestielt. Ist in den Fibromen Hämosiderin gespeichert, so sind sie bräunlich bis schwarz gefärbt. Hautausstülpungen im Nacken und Achselbereich, aber auch in den Leisten und anderen Körperregionen, bezeichnet man fälschlich als *Fibroma pendulans* oder als weiche Fibrome, richtig als *Cutis pendula.* Diese harmlose, durch Scherenschlag zu beseitigende Fehlbildung ist feingeweblich aus lockerem Bindegewebe mit kleinen Gefäßen und manchmal mit Fettgewebe aufgebaut und von einer meist verbreiterten Oberhaut um-

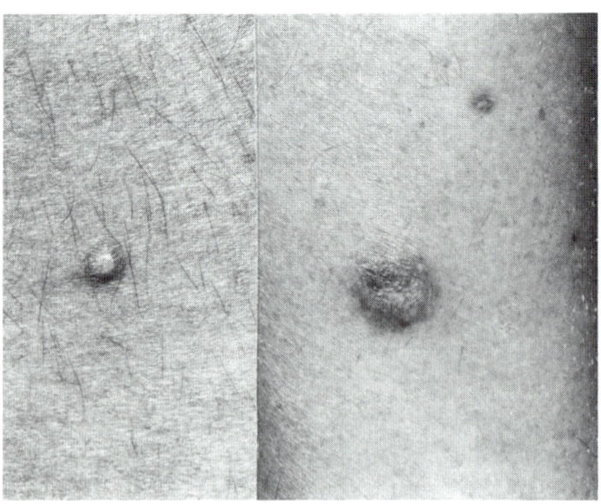

Abb. **189** Fibrome (Histiozytome) an Unterschenkeln, verschiedene Entwicklungsstadien bei 2 verschiedenen Patienten. Links frühes Stadium, rechts spätere Stadien

geben. Solche Gebilde können einzeln oder besonders in den Achseln und Leisten multipel auftreten.

Feingewebliches Bild. Die Fibrome bestehen dagegen feingeweblich aus einem jugendlichen kollagenen Bindegewebe mit reichlich Fibroblasten und oft so zahlreichen Gefäßen, daß man auch von sklerosierenden Angiomen gesprochen hat. Bemerkenswerterweise ist die Epidermis über Fibromen und Histiozytomen ähnlich einem epidermalen Nävus, ja manchmal im Sinne eines Basalioms verbreitert. Auch Fehlentwicklungen des Haarkeims hat man beobachtet. Offenbar induziert das pathologische Bindegewebe die Entwicklung pathologischer epithelialer Strukturen.

Differentialdiagnose. Bei raschem Wachstum zu knolligen, derben, rötlichen oder bräunlichen Tumoren müssen ein Dermatofibrosarcoma protuberans oder andere Sarkome ausgeschlossen werden (z. B. ein Myxosarkom). Durch Fetteinlagerung imitieren Fibrome Xanthome, durch Einlagerung von Hämosiderin Angiome, blaue Nävi und maligne Melanome. Die *juvenilen Xanthogranulome* (früher Nävoxanthoendotheliome) treten bei Säuglingen und kleinen Kindern isoliert oder multipel an der Haut auf, selten auch im Hodensack und in den inneren Organen. Sie wachsen rasch, bilden sich aber auch spontan wieder zurück. Sie bestehen aus Fibroblasten mit reichlich Mitosen, meist ohne mikroskopisch nachweisbare Fettspeicherung. Exzision ist nur nötig, wenn durch Druck andere Organe gefährdet sind. Bei sub- und periungualen Fibromen ist an einen Morbus Bourneville-Pringle zu denken. Auch sind bei der Differentialdiagnose die noduläre pseudosarkomatöse Fasziitis und das atypische Pseudoxanthom (an Kopf oder Nacken älterer Menschen) zu erwähnen, beides Pseudokanzerosen.

Bei atypischer Zellwucherung sind hoch in der Dermis gelegene, meist benigne Zellwucherungen, die atypischen Fibroxanthome, von tiefer gelegenen, den malignen, pleomorphen, fibrösen Histiozytomen, zu unterscheiden, in der Haut seltenen und in ihrer Zuordnung umstrittenen Veränderungen.

Heberden-Knötchen mit Gelenkveränderungen findet man dorsal auf den Fingerendgelenken, vornehmlich bei Frauen jenseits des Klimakteriums. Diese „Systemarthrose" der Hand wird auch als Polyarthrose bezeichnet. Sie ist von den Berufsschwielen, z. B. Melkerschwielen (Melkerknoten dagegen sind eine Viruserkrankung), und von den erblichen Fingerknöchelpolstern (knuckle pads) zu unterscheiden, die meist dorsal über den End-, seltener über den Mittelgelenken der Finger sitzen.

Hypertrophisches Narbengewebe und *Keloide* sind klinisch leicht, histologisch manchmal schwer von Fibromen abzugrenzen. Keloide sollen bei manchen Menschen schon nach sehr geringen Traumen, in seltenen Fällen sogar spontan auftreten (Spontankeloide). Einige Völkerschaften (Afrikaner) sind besonders gefährdet; manche Körperregionen (Ausschnitt) sind prädisponiert. Nach Verbrennungen (Kauter) sind Keloide besonders häufig zu finden.

Therapie. Falls man sich der Diagnose Fibrom nicht sicher ist, empfiehlt sich eine Exzision. Die Therapie der Keloide ist umstritten (lokale Glucocorticoidanwendung, Injektion von Glucocorticoid-Kristallsuspension, Röntgen, Laser).

Lipome und Lipomatosen

Klinisches Bild. Lipome treten vereinzelt und multipel auf (Monolipom, Oligolipomatosen, Lipomatosen, symmetrische Lipomatosen: zervikal, axillär, abdominal, inguinal). Lipomatosen sind genetisch bedingt und kommen deshalb familiär gehäuft vor. Die symmetrische Lipomatose (Madelung-Fetthals) soll fast nur bei Alkoholikern manifest werden (Ausschluß: Karzinome im Mund-Rachen-Bereich).

Lipome bestehen aus in der Subkutis gelegenen, prall-elastischen bis derben Tumoren von gelapptem Aufbau. Manchmal schmerzen sie spontan oder auf Druck. Gelegentlich sind sie ein Teilsymptom anderer Symptomenkomplexe, so daß stets nach weiteren Fehlanlagen oder Beschwerden zu fahnden ist, z. B. einer Neurofibromatosis von Recklinghausen.

Im Schulterbereich sind die Lipome manchmal aus einer embryonalen Fettform, dem braunen Fett, aufgebaut; man bezeichnet solche Tumoren als Hibernome.

Differentialdiagnose. Die Konsistenz und der gelappte Aufbau lassen die Diagnose Lipom bereits klinisch mit hoher Wahrscheinlichkeit zu. Dennoch wird man einen oder zwei Tumoren zur Beruhigung des Patienten exzidieren und histologisch untersuchen. Maligne Entartung im Sinne eines Liposarkoms ist eine Rarität. Haarbalgzysten kann man mit Lipomen verwechseln, doch fehlt den Zysten der gelappte Aufbau. Metastasen, im besonderen von malignen Melanomen, imitieren manchmal Lipome, doch sind auch die Metastasen nicht gelappt. Fettgewebshernien (piezogene Knötchen) sieht man beim stehenden älteren Menschen häufiger am Fuß und seltener am Unterschenkel (Verwechslung mit erweiterter perforierender Vene: Blow-out).

Histologie. Fettläppchen, manchmal mit reichlich Gefäßen und Nerven.

Therapie. Exzision. Lipome reichen oft in der Tiefe in gefährliche Nähe von Nerven und Gefäßen.

Urticaria pigmentosa, Mastzellnävi

Die Bezeichnungen *Mastozytome* und *Mastozytosis* für Mastzellentumoren sind sprachlich abzulehnen, setzen sich aber mehr und mehr durch.

Die Urticaria pigmentosa (Abb. **190**) ist eine nicht allzu seltene, biologisch bemerkenswerte Erkrankung. Sie besteht in der umschriebenen Anhäufung

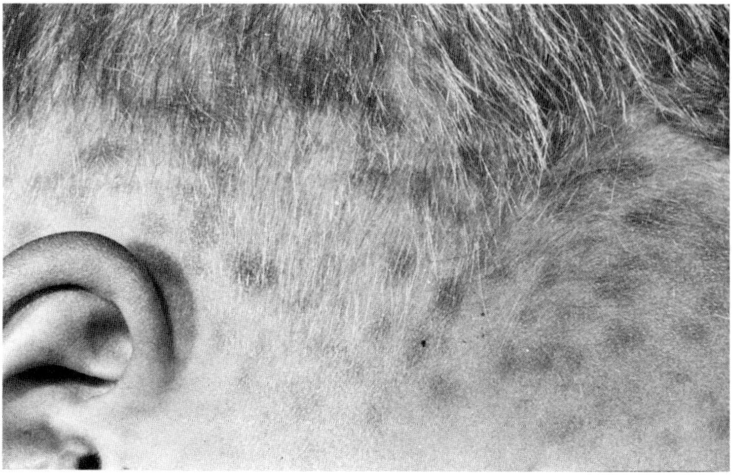

Abb. **190** Urticaria pigmentosa, exanthemartige Form bei einem Kind

von Mastzellen in der Haut, und zwar in 2 Formen: Bei der tumorösen Form entwickeln sich einzelne, größere, bräunliche Tumoren aus unreifen Mastzellen. Diesen Typ findet man fast ausschließlich bei Kindern. Die zweite Form mit kleinen linsen- bis erbsengroßen Flecken und Knötchen von rötlicher Farbe in Art eines Exanthems sieht man bei Kindern und Erwachsenen.

Tritt die Urticaria pigmentosa vom exanthemartigen Typ in der Kindheit auf, so schwindet sie oft in der Pubertät. Tritt sie später auf, im besonderen bei Erwachsenen, bleibt sie lebenslang bestehen. Nicht nur in der Haut liegen die Mastzellinfiltrate; bei etwa 10% der Patienten ist mit Tumoren im Knochen und in den inneren Organen zu rechnen.

Auf Reiben wird aus den Mastzellen Histamin freigesetzt, und aus den Flecken und Knötchen bilden sich Quaddeln. Plötzliches Freiwerden großer Histaminmengen durch Reiben, warme Bäder oder Einnahme von Histaminliberatoren kann zum Histaminschock führen. Symptome eines leichteren Schocks sind Rötungen der Haut und Durchfälle. Auch Magengeschwüre sollen bei der Urticaria pigmentosa gehäuft beobachtet werden.

Eine glücklicherweise seltene Komplikation ist die Entartung im Sinne einer malignen Mastzellwucherung (Mastzellretikulose).

Feingewebliches Bild. Um die Gefäße, vornehmlich des Stratum subpillare, sind bei der exanthemartigen Form meist reichlich Mastzellen vorhanden; aber auch andere Bindegewebszellen sind vermehrt. Die Epidermis ist hyperpigmentiert. Nach Reiben ist die Dermis ödematös; eosinophile Granulozyten sammeln sich an. Bei der Tumorform sieht man entsprechende Ansammlungen unreifer Mastzellen.

Differentialdiagnose. Die Abtrennung von anderen Krankheiten ist leicht, wenn man eine Urticaria pigmentosa erwägt und an den Tumoren reibt. Keine andere Hauterkrankung führt in dieser Art zur Quaddelbildung. Es gibt zwar eine Urtikaria mit Pigmentierung, doch fehlt die Quaddelbildung auf Reiben. Denkt man nicht an die Urticaria pigmentosa, so sind Leiomyome, Dermatofibrome, die chronische Pigmentpurpura und Lymphome mit der Urticaria pigmentosa zu verwechseln.

Therapie. Exzision von Einzeltumoren; bei exanthemartiger Form PUVA, SUP (s. S. 31), evtl. lokal Glucocorticoide unter Okklusion (S. 27). Versuch, die Beschwerden durch Antihistaminika zu lindern, insgesamt wenig aussichtsreich.

Der Patient muß vor den Folgen einer zu starken Histaminausschüttung durch Mastzellreizung gewarnt werden.

Osteome, Chondrome

Osteome und Chondrome der Haut sind Seltenheiten. Differentialdiagnose: knochenartige Verkalkung anderer Tumoren oder im Rahmen von Hauterkrankungen und Stoffwechselstörungen.

Zusammenfassung

Dermatofibrome vom zellreichen Typ (früher Histiozytome) treten oft nach einer langen Latenzzeit als Folge von Insektenstichen auf, sie heilen nach Jahren spontan wieder ab. Bei Vergrößerung müssen ein Dermatofibrosarcoma protuberans, aber auch maligne histiozytäre Wucherungen ausgeschlossen werden. Einlagerung von Fett führt zu einem xanthomartigen Bild. Juvenile Xanthogranulome sind rasch wachsende, aber gutartige, oft multipel auftretende Tumoren bei Kindern. Bei Einlagerung von Hämosiderin im zellreichen Fibrom kommen differentialdiagnostisch Angiom, blauer Nävus, Melanom in Betracht. Im Gegensatz zu Narben und Keloiden findet man über Fibromen Epidermishypertrophien (zuweilen wie Basaliome!). Lipome sind läppchenförmig aufgebaute, gutartige Tumoren des Fettgewebes der Subkutis. Gelegentlich schmerzen sie, besonders auf Druck. Wegen ihres Zusammenhangs mit und ihrer Nähe zu Nerven ist bei der Exzision Vorsicht geboten. Mastzellnävi (Urticaria pigmentosa, „Mastozytome") sind solitär und exanthemartig auftretende, hyperpigmentierte Tumoren aus Mastzellen. Auf Reiben entstehen Quaddeln infolge Histaminausschüttung; es besteht Schockgefahr bei zu reichlicher Histaminfreisetzung. Die Erkrankung tritt auch systemisch auf. Sehr selten kommt es zu maligner Entartung.

Präkanzerosen

Präkanzerosen sind klinisch sichtbare Veränderungen der Haut, die in einem überdurchschnittlichen Prozentsatz zum Krebs entarten. Nach der ursprünglichen Definition sollten Präkanzerosen noch rückbildungsfähig sein, die meisten im Status der Präkanzerose verbleiben und nicht maligne entarten.

Die Mehrzahl der als Präkanzerosen bezeichneten Hautveränderungen (Tab. **37**) entspricht dieser Definition jedoch nach der Kenntnis von heute nicht.

Tabelle **37** Präkanzerosen

I. Präkanzerosen im engeren Sinne:
   1. Keratosen
      a) aktinisch bedingte (einschließlich der aktinischen Cheilitis und der Röntgenhaut)
      b) chemisch bedingte (Teer- und Arsenkeratosen)
   2. Morbus Bowen
   3. Erythroplasie Queyrat
   4. dysplastische Formen der Leukoplakien
   5. Lentigo maligna (präkanzeröse Melanose, prämaligne Melanose, Melanosis circumscripta praeblastomatosa Dubreuilh)
   6. manche Formen der Parapsoriasis

II. Präkanzerosen im weiteren Sinne:
   1. manche chronische Enzündungen wie die Tuberculosis cutis luposa, im besonderen nach Strahlenbehandlung, narbige Formen der Epidermolysis bullosa
   2. Lichen (ruber) planus der Mundschleimhaut
   3. Craurosis vulvae als Teilbild des Lichen sclerosus et atrophicus
   4. manche benigne Hauttumoren, z. B. Talgdrüsennävus

Präkanzerosen im engeren Sinne

Aktinische Keratose

Aktinisch bedingte Keratosen findet man in der sonnenstrahlenexponierten Haut vornehmlich bei älteren weißhäutigen Menschen. Das Auftrittsalter ist unterschiedlich, abhängig von anlagebedingten Faktoren (s. u.) und der Strahlenexposition (berufliche Tätigkeit im Freien – Landmannshaut –, Phototherapie, Umgang mit Substanzen, welche die Strahleneinwirkung fördern, wie Arsen, Teer).

Klinisches Bild. Das klinische Bild der aktinischen Keratose ist sehr variabel. Meist handelt es sich um kleine, flach erhabene Tumoren von rötli-

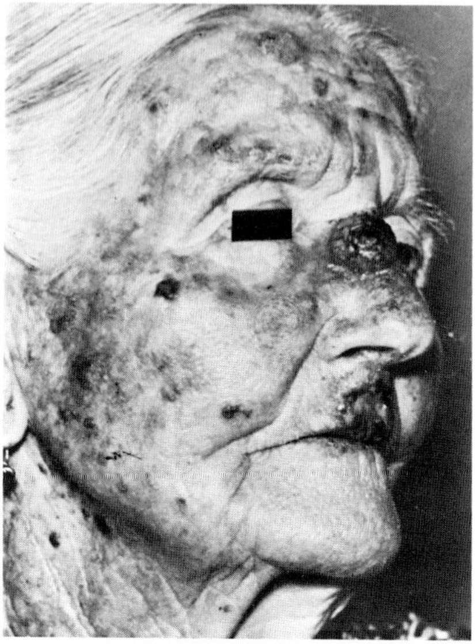

Abb. **191** Landfrauenhaut mit zahlreichen aktinischen Keratosen, Keratoakanthom des Nasenrükkens und Basaliom der Oberlippe (aus STEIGLEDER, G. K.: Hautarzt 14 [1963] 87)

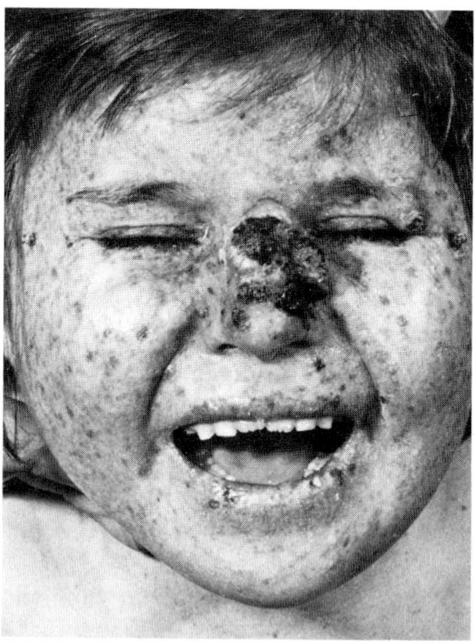

Abb. **192** Xeroderma pigmentosum, kombiniert mit zahlreichen anderen, im besonderen neurologischen Fehlbildungen (de Sanctis-Cacchione-Syndrom). Auf der Nase Plattenepithelkarzinom, zahlreiche aktinische Keratosen

cher, brauner oder schmutziggrauer Farbe; ausgesprochen verruköse Varianten oder Keratosen unter dem Bild des Hauthorns (Cornu cutaneum) kommen vor (Abb. **191**). Cornu cutaneum ist keine Diagnose, sondern ein Symptom, unter dem sich verschiedenartige Prozesse verbergen (s. Abb. **204**). Die Epidermis ist bei der aktinischen Keratose manchmal verschmälert, dadurch wirkt sie dem chronischen Lupus erythematodes ähnlich.

Aus der aktinischen Keratose können sich verhornende Plattenepithelkarzinome (Carcinoma spinocellulare) entwickeln.

Es gibt eine anlagebedingte Disposition der Haut zur Entartung unter dem Einfluß von UV-Strahlen. Die durch diese Strahlen hervorgerufene Schädigung der chromosomalen Desoxyribonucleinsäuren wird nicht mehr ausgeglichen. Beim *Xeroderma pigmentosum* (Abb. **192**) entwickeln sich schon bei Kindern und Jugendlichen aktinische Keratosen mit Übergang in Plattenepithelkarzinome sowie andere maligne Tumoren, darunter auch Melanome. Weitere Fehlbildungen, wie Wachstumshemmung, Mikrozephalie, geistige Retardierung, Hypogonadismus (de-Sanctis-Cacchione-Syndrom, Abb. **192**), kommen vor. Offenbar gibt es aufgrund der Genetik und Pathogenese (gestörter Reparationsmechanismus) mehrere Formen des Xeroderma pigmentosum. Therapieversuch: innerlich Retinoide (Tigason), Strahlenschutz.

Auch durch ionisierende Strahlen werden den aktinischen Keratosen entsprechende Präkanzerosen ausgelöst *(Röntgenkeratosen).*

Die **Cheilitis actinica** ist eine Variante der aktinischen Keratose, die fast ausschließlich die Unterlippe bei Männern befällt. Manche Autoren sehen die Cheilitis glandularis als Steigerung der aktinischen Cheilitis an und heben die Möglichkeit der malignen Entartung hervor. Bei Männern entwikkeln sich Plattenepithelkarzinome, manchmal auch Keratoakanthome auf der Cheilitis actinica. Karzinome treten besonders an solchen Stellen auf, an denen ein weiteres Trauma die Lippe trifft: dort etwa, wo der Tabakrauch ausgeblasen, oder auch dort, wo vom Patienten die Pfeife, Zigarette oder Zigarre mit der Lippe gehalten wird. Bei Frauen hingegen finden sich im Lippenbereich Basaliome, und zwar an der Oberlippe, ein Faktum, das unseres Erachtens bisher nicht genügend geklärt ist. Möglicherweise spielt die Lippenstellung eine Rolle und die Tatsache, daß Frauen bisher nur in Ausnahmefällen Pfeife und Zigarre rauchen, vielleicht auch der Umstand, daß sie sich weniger im Freien aufhalten.

Feingewebliches Bild. Das feingewebliche Bild der aktinischen Keratose besteht in einer Hyperkeratose über einer manchmal verbreiterten, manchmal verschmälerten Epidermis mit Zell- und Kernatypien, zuweilen ähnlich einem Morbus Bowen. Unter der entarteten Epidermis findet man ein Bindegewebe mit allen Zeichen der strahlenbedingten (elastotischen) Degeneration.

Feingeweblich gibt es noch verschiedene, seltenere Unterformen der aktinischen Keratosen.

Die Therapie der Präkanzerosen wird auf S. 405 gemeinsam besprochen.

Mit aktinischen Keratosen, aber auch Plattenepithelkarzinomen kann die *Chondrodermatitis nodularis helicis, Clavus helicis,* verwechselt werden. Es handelt sich um sehr schmerzhafte Hyperkeratosen an der Helix oder selten an der Anthelix des Ohres, meist bei älteren Männern. Diese Hyperkeratosen dringen durch die Epidermis in das degenerierte Bindegewebe vor, selbst der Knorpel wird in Mitleidenschaft gezogen. Die Ursache ist unklar; oft findet man den Clavus helicis bei Herzkranken, die ausschließlich auf einer Seite schlafen, um ihre Beschwerden zu verringern. Therapie: Exzision, evtl. Injektion von Glucocorticoid-Kristallsuspension.

Chemisch bedingte Keratosen

Teere können strahlensensibilisieren und so aktinische Keratosen hervorrufen, ungereinigte Teere aber auch selten direkt zum Krebs führen (Schornsteinfegerkrebs am Hodensack). Bei mit Teer behandelten Patienten dagegen beobachtet man solche Veränderungen extrem selten.

Die *Arsenkeratosen* sind klinisch und feingeweblich den aktinischen Keratosen ähnlich, treten aber auch an den weniger sonnenlichtexponierten Körperstellen auf. Oft sind sie gemeinsam mit oberflächlichen Basaliomen und Herden im Sinne eines Morbus Bowen (s. u.) vorhanden. Wichtige Hinweise sind 1. die Vorgeschichte: Arsenpräparate bei Psoriasis, Lichen ruber, Verrucae vulgares, berufliche Kontakte (früher Winzer) und 2. punktförmige oder auch schwielenartige Hyperkeratosen auf den Handflächen. Arsen ruft nicht nur an der Haut, sondern auch im Körperinnern bösartige Tumoren hervor. Daher sind die Patienten besonders sorgfältig zu untersuchen und zu überwachen. Steht die Arsenaufnahme im Zusammenhang mit dem Beruf, so besteht ein Recht auf Entschädigung. Auch durch hohen Arsengehalt im Trinkwasser sollen Präkanzerosen und Karzinome ausgelöst worden sein, so in Taiwan.

Zusammenfassung

Die aktinische Keratose besteht in einer rötlichen oder bräunlichen Verfärbung der Haut mit Hyperkeratose, später in roten, flach erhabenen Tumoren. Aktinische Keratosen können zu Plattenepithelkarzinomen entarten. Die aktinischen Keratosen finden sich verbunden mit degenerativen Veränderungen des Bindegewebes (elastotische Degeneration), Altersflecken (Lentigo senilis), Teleangiektasien: Landmanns- oder Seemannshaut. Frühzeitiges Auftreten von aktinischen Keratosen weist auf eine besondere Strahlenempfindlichkeit hin (Extremfall: Xeroderma pigmentosum). Therapie: operative Entfernung, evtl. durch Kürettage oder Abschleifen, gegebenenfalls auch Bestrahlung mit Grenzstrahlen und anderen Röntgenweichstrahlen. Die Cheilitis actinica ist eine Variante der aktinischen Keratose, fast ausschließlich an der Unterlippe von Männern. Unter den chemisch bedingten Keratosen ist die wichtigste die Arsenkeratose, mit der gleichzeitig auch arsenbedingte maligne Organtumoren auftreten können.

Morbus Bowen

Von zahlreichen Autoren wird der Morbus Bowen als der Prototyp einer Präkanzerose, von anderen als Carcinoma in situ, und zwar als eine Variante des Plattenepithelkarzinoms, aufgefaßt.

Klinisches Bild. Klinisch findet man scharf begrenzte, rote, schuppende Herde ähnlich einer Psoriasis, manchmal auch einem Ekzem (Abb. **193**), besonders einem nummulären Ekzem, oder einem superfiziellen Basaliom. Die Herde sind nur selten tumorartig erhaben. Meist treten sie bei Menschen zwischen dem 3. und 6. Lebensjahrzehnt auf. Einige Autoren berichten über einen erhöhten Arsengehalt im Herd, andere über ein überdurchschnittlich häufiges Auftreten von Karzinomen an inneren Organen bei Trägern eines Morbus Bowen. Bis heute ist die Annahme nicht gesichert, daß ein Morbus Bowen eine paraneoplastische Erkrankung darstellt. Der Morbus Bowen breitet sich langsam flächenhaft aus. Invasives Wachstum (Bowen-Karzinom) und Ausbreitung mit Metastasen entsprechend einem Plattenepithelkarzinom, aber auch als Karzinom mit den histologischen Kennzeichen eines Morbus Bowen, sind möglich.

Feingewebliches Bild. Der Morbus Bowen besteht in einer Verbreiterung der Epidermis mit Hyperkeratose und einem eigenartig unregelmäßigen

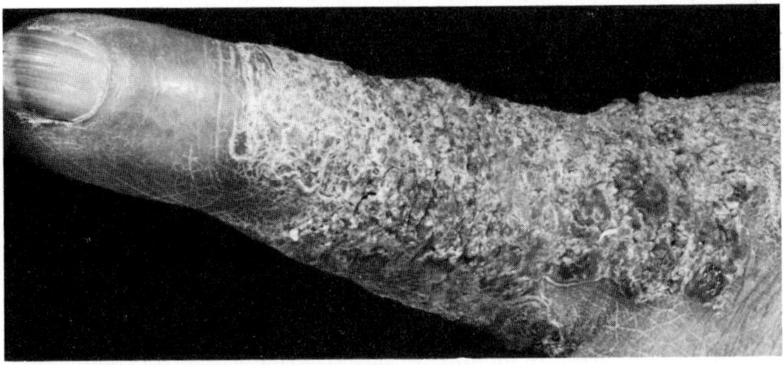

Abb. **193** Ekzemartiger Morbus Bowen

Zellbild. Geschrumpfte, pyknotische Kerne, z.T. von bizarrer Konfiguration, liegen in leeren Zellen wie schmutzige Fußstapfen im Schnee. Auch Riesenzellen kommen vor. Bei invasivem Wachstum wuchern Epithelstränge in die Tiefe. Oft sieht man unter der gewucherten Epidermis erhebliche Zellinfiltrate.

Differentialdiagnose. Am ehesten wird der Morbus Bowen mit Psoriasiseffloreszenzen verwechselt; nicht selten sieht man Psoriasis- und Bowenherde gemeinsam, da früher Psoriatiker mit Arsen behandelt wurden. Andere Fehldiagnosen sind Mykose, Ekzem, oberflächliches Basaliom, Tuberculosis cutis verrucosa. Das Zentrum des Morbus Bowen ist manchmal erodiert und von einer Kruste bedeckt; im Gegensatz zu anderen Veränderungen heilt er zentral nicht ab.

Morbus Bowen der Mundschleimhaut: Hier kann sich der Morbus Bowen unter dem Bilde der Leukoplakie oder auch der Erythroplasie äußern. Falls das charakteristische histologische Bild fehlt, ist man nicht berechtigt, von einem Morbus Bowen zu sprechen, sondern nur von einer Dysplasie, die Präkanzerose oder Carcinoma in situ sein kann.

Die *bowenoide Papulose* wird durch HP-Viren hervorgerufen und ist wahrscheinlich eine sexuell übertragene Erkrankung der Genitalien (S. 283). Trotz morphologisch dem Morbus Bowen entsprechender Struktur ist die Prognose besser.

Therapie. Operative Entfernung, Röntgenweichstrahlbehandlung, evtl. Lokalanwendung von Zystostatika, im besonderen bei alten Patienten in besonderer Lokalisation.

Zusammenfassung

Der Morbus Bowen erinnert klinisch an isolierte Psoriasisherde, Herde eines nummulären Ekzems, an eine Mykose oder an superfizielle Basaliome. Das histologische Bild ist charakterisiert durch pyknotische Kerne in auffallend großen und leeren Zellen der Epidermis unter Ausbildung von Riesenzellen. Wahrscheinlich ist der Morbus Bowen schon ein noch auf die Epidermis beschränktes Karzinom, das gelegentlich auch metastasiert. Therapie: operative Entfernung, Weichstrahlbehandlung mit entsprechenden Röntgengeräten oder Isotopen. Bei geeigneten Herden können auch Zystostatika lokal angewandt werden.

Leukoplakie

Leukoplakie nennt man eine weißliche Verfärbung der Schleimhäute, im besonderen der Mundschleimhaut, durch vermehrte Verhornung und durch Verdickung des Epithels (Abb. **194**). Es handelt sich um ein Symptom,

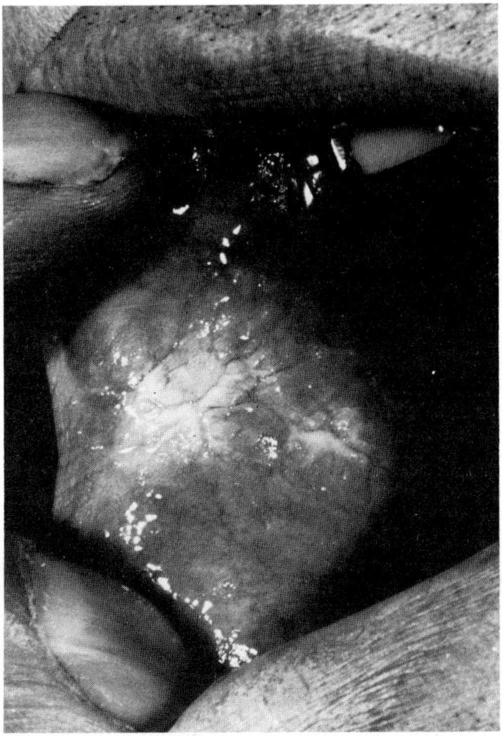

Abb. **194** Leukoplakie der Wangenschleimhaut

Tabelle **38** Differentialdiagnose des Symptoms Leukoplakie

Zu unterscheiden sind:
Soor (Kandidarasen)
Ektopische Talgdrüsen
Lingua geographica
Schleimhautschwielen (noxigene Leukoplakien) Beispiele: Leukokeratose der Raucher orales Leuködem durch Traumen
Leukoplakie als Symptom von Erkrankungen (nosogene Leukoplakie) Beispiele: Lichen (ruber) planus, Syphilis II (Plaques muqueuses), AIDS (Haar-Leukoplakie), Lichen sclerosus et atrophicus des weiblichen Genitales, erbliche Fehlverhornungen, evtl. kombiniert mit anderen Mißbildungen Dysplasien: Präkanzerosen und Carcinoma in situ

nicht um eine Diagnose (Tab. **38**). Wir unterscheiden die noxigene Leukoplakie durch örtlich schädigende Einwirkung, etwa als Raucherschwiele, die nosogene Leukoplakie als Folge anderer Erkrankungen, etwa des Lichen ruber planus, der Syphilis II oder angeborener Verhornungsstörungen, und die Leukoplakie als Dysplasie und damit Präkanzerose im engeren Sinne. Solche Dysplasien können sich klinisch auch als Erythroplasien äußern. Mit Recht wird empfohlen, den Ausdruck Leukoplakie, wenn immer möglich, zu vermeiden und das entsprechende Krankheitsbild zu nennen, also etwa Lichen ruber planus der Mundschleimhaut. Zur Klärung einer Leukoplakie gehören die Untersuchung des gesamten Integuments und gegebenenfalls eine Probeexzision. Eine operative Entfernung ist nur dann angezeigt, wenn nicht die Ursache weiterwirkt und ein Rezidiv zu befürchten ist, etwa durch eine schlecht sitzende Zahnprothese bei Lichen ruber planus.

Kandidabeläge (Soor) lassen sich wenigstens z. T. abwischen; doch bleibt manchmal noch eine Leukoplakie übrig: Die Kandidabesiedlung hat eine Verbreiterung und Hyperkeratose des Epithels hervorgerufen. Kandidaausbreitung ist ein Warnsignal; heute geht meist eine Therapie mit Antibiotika, Steroiden (auch hormonellen Kontrazeptiva) oder Zytostatika (Immunsuppressiva) voraus. Auch an eine HIV-Infektion ist zu denken. Ektopische Talgdrüsen an der Mundschleimhaut werden manchmal von Laien mit Leukoplakien verwechselt, ebenso eine Lingua geographica oder eine Glossitis rhombica mediana.

Erbliche Verhornungsstörungen, gemeinsam mit anderen Fehlanlagen, sind mit leukoplakieartigen Veränderungen verbunden. Diese Fehlanlagen entgehen nicht selten der Beobachtung, wenn man nicht eigens danach sucht. Leukoplakieartige Veränderungen kommen als *Schleimhautschwiele* (Leukokeratose), z. B. durch die Einwirkung von Tabakdämpfen, vor. Solche Schleimhautschwielen schwinden, wenn das schädigende Agens beseitigt wird. Manchmal genügt der Übergang auf andere Rauchgewohnheiten, z. B. Einschränkung der Zigarettenzahl. Die Verwendung von verschiedenartigen Metallen bei konservierender Zahnbehandlung und bei der Zahnprothetik führt unter Umständen zur Entstehung eines elektrogalvanischen Elements mit Schleimhautschwielen und Ulzerationen. Es kann auch bei Vorhandensein nur eines Metalls in der Mundhöhle entstehen, wenn ein anderes Metall von außen eingeführt wird, z. B. beim Spielen eines Blasinstrumentes. Tiefer liegende Tumoren induzieren manchmal oberflächlich eine Leukoplakie, das Granularzellenmyoblastom sogar eine karzinomartige Schleimhautwucherung. Bei HIV-Infektionen (S. 361) werden Leukoplakien beobachtet, darunter solche an Zungenrand und Mundschleimhaut mit haarartigen Hornfortsätzen, möglicherweise durch Herpesviren bedingt (oral hairy leukoplakia).

Das orale Leuködem tritt vornehmlich bei Schwarzen auf und besteht in einem intrazellulären Ödem des Epithels. Die Ursache ist unklar, der Verlauf gutartig. Wahrscheinlich handelt es sich um eine Variante der noxigenen Leukoplakie.

Zusammenfassung

Die Leukoplakie ist ein Symptom. Die Differentialdiagnose ist in Tab. **38** zusammengestellt. An der Mundschleimhaut wird sie meist mit dem Lichen ruber planus, seltener mit Papeln der Syphilis im 2. Stadium verwechselt. Kandidabelag (Soor) ahmt Leukoplakien nach; auch er kann zu einer Schleimhautverdickung führen.

Erythroplasie Queyrat (Epithélioma nu)

Viele Autoren betrachten diese Veränderung als eine Variante des Morbus Bowen. Wir trennen sie ab, denn die Prognose der Erythroplasie ist schlechter, das charakteristische histologische Bild fehlt; sie neigt zur frühen Metastasenbildung. Klinisch äußert sich die Erythroplasie in glänzenden, roten, scharf begrenzten Herden, besonders an der Glans penis (Abb. **195**), aber auch am Präputium, selten an der Mundschleimhaut, an der Vulva oder dem After.

Feingewebliches Bild. Das Epithel ist durch Zellen mit atypischen Kernen und reichlich Mitosen ersetzt. In der Dermis findet man ein Infiltrat aus Lymphozyten und Plasmazellen.

Differentialdiagnose. Psoriasis der Glans penis, *Balanoposthitis plasmacellularis Zoon,* eine seltene Erkrankung, gekennzeichnet durch Ansammlun-

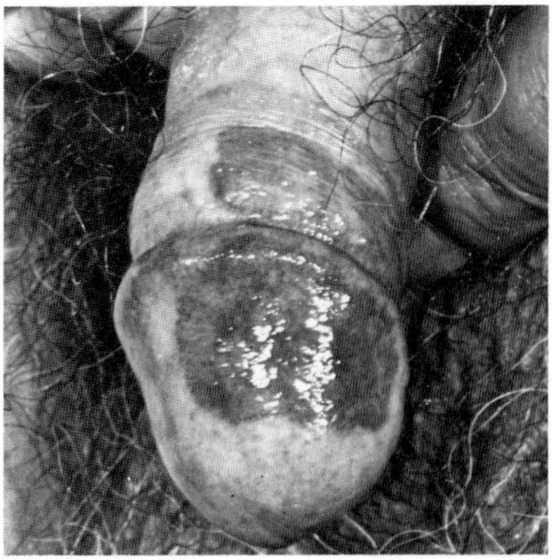

Abb. **195** Erythroplasie Queyrat

gen von Plasmazellen in der Dermis. Doch sind diese generell in den Schleimhäuten vermehrt zu finden. Balanoposthitis plasmacellularis und Erythroplasie wurden gemeinsam beobachtet, schließen sich daher nicht aus. Auch die *Balanitis erosiva circumscripta* muß von der Erythroplasie abgegrenzt werden. Bei geringstem Zweifel Klärung durch Exzision und feingewebliche Untersuchung, Kontrolle der Lymphknoten.

Therapie. Exzision oder Röntgenbestrahlung, sorgfältige Nachbeobachtung auch der Lymphknoten.

Zusammenfassung

Die Erythroplasie Queyrat besteht in roten, glänzenden Herden an den Schleimhäuten. Sie ist bereits als Karzinom aufzufassen und neigt zur Metastasenbildung. Differentialdiagnose: Psoriasis, Balanoposthitis plasmacellularis. Therapie: Exzision oder Röntgenweichstrahlbehandlung; Lymphknotenkontrolle, Nachbeobachtung.

Lentigo maligna

(Lentigo praemaligna, Melanosis circumscripta praecancerosa Dubreuilh)

Klinisches Bild. Die Lentigo maligna beginnt mit bräunlichen bis schwärzlichen Flecken (Abb. **196**), ähnlich einer Lentigo simplex oder senilis (S. 382), doch meist mit glatter Oberfläche. Das Gesicht wird bevorzugt befallen; aber auch jede andere Körperregion kann betroffen sein. Gewöhnlich wandelt sich ein Areal in der sich langsam ausbreitenden Lentigo maligna tumorartig um und wird hier zum malignen Melanom. Auf einer Lentigo maligna sich entwickelnde Melanome haben aber im allgemeinen eine günstigere Prognose als andere maligne Melanome. Sie werden daher als Lentigo-maligna-Melanome von anderen Melanomen unterschieden.

Feingewebliches Bild. Der Beginn liegt im Auftreten atypischer, dichter als normal gelegener Pigmentbildner in der Epidermis. Jeder Pigmentbildner hat ein kleineres Territorium als normal. Allmählich fangen diese Zellen an zu wuchern. Die Tumorzellen dringen in die Tiefe vor. Dieser Vorgang erstreckt sich aber über Jahre; die Lentigo maligna bleibt auch oft auf dem noch benignen Anfangsstadium stehen.

Differentialdiagnose. In frühen Stadien: flache seborrhoische Keratose, Lentigo simplex und senilis, Naevus spilus und andere Formen der Pigmentzellennävi. Von den letzten ist die Lentigo maligna von Anfang an unterschieden. Die Pigmentbildner sind bei der Lentigo maligna anders gebaut als bei der Lentigo simplex und dem Pigmentzellennävus, aber auch anders als beim malignen Melanom. Dessen *superfiziell spreitende Form* (SSM) wird klinisch und histologisch mit der Lentigo maligna verwechselt. Die Prognose ist aber schlechter.

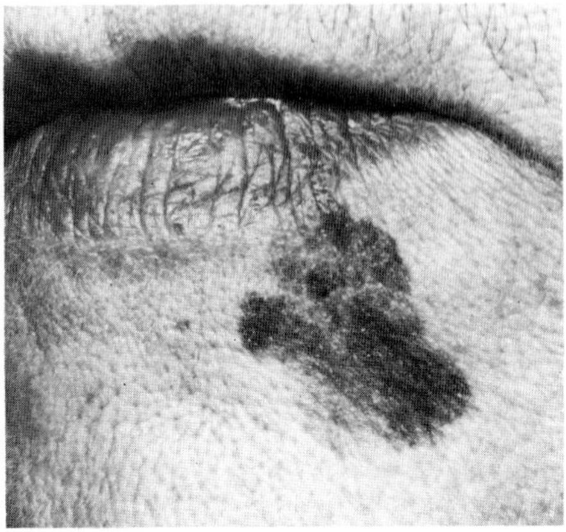

Abb. **196 a** u. **b**

a Lentigo maligna

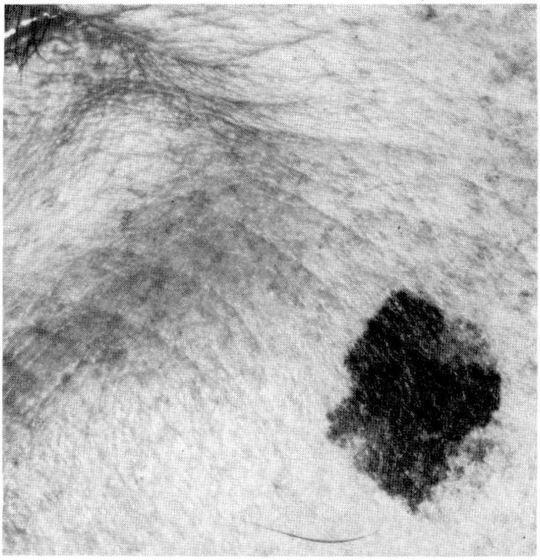

b Superfiziell spreitendes Melanom (SSM) neben dem linken Auge. Im Gegensatz zur Lentigo maligna flach erhaben, intensiver pigmentiert, glänzend

Therapie. Alle auf eine Lentigo maligna verdächtigen Areale sind zu entfernen, da der Verlauf nicht vorauszusehen ist. Exzision im Gesunden ist die Maßnahme der Wahl. Sehr frühe Veränderungen, bei denen sich eine maligne Entartung sicher ausschließen läßt, kann man abschleifen, kürettieren, kaustisch entfernen, evtl. mit Grenzstrahlen oder anderen Röntgenweichstrahlen behandeln. Kryotherapie bei alten Menschen, die nicht mehr anders behandelt werden können.

Zusammenfassung

Die Lentigo maligna oder präkanzeröse prämaligne Melanose Dubreuilh ist eine Vorstufe des malignen Melanoms. Sie beginnt mit braunen bis schwarzen Flecken, die sich langsam ausbreiten und bis zum Melanom entarten können. Sie täuschen oft eine flache seborrhoische Keratose oder eine senile Lentigo vor. Therapie der Wahl: Exzision im Gesunden.

Parapsoriasis als Präkanzerose

Die großfleckige und die poikilodermatische Form der Parapsoariasis en plaques, ebenso die seltene Parapsoriasis reticularis, können in eine Mycosis fungoides übergehen, manchmal nach jahrzehntelangem Verlauf. Juckreiz ist ein Hinweis in Richtung Lymphom!

Präkanzerosen im weiteren Sinne

Zu den Präkanzerosen im weiteren Sinne zählen chronische Entzündungen. Im besonderen ist hier die Tuberculosis cutis luposa zu nennen, vor allem dann, wenn sie mit Röntgenstrahlen behandelt wurde. Auf solchen Herden können sich Tumoren verschiedener Art entwickeln, darunter Basaliome und hochmaligne Plattenepithelkarzinome von sarkomähnlichem Bau, die sog. *Lupuskarzinome.* Eine maligne Entartung kann in Herden der narbigen Epidermolysis bullosa eintreten, gelegentlich selbst im einfachen Ulcus cruris. Bei chronischer Lymphstauung, z.B. nach Ausräumung der Lymphknoten in der Achsel (Stewart-Treves-Syndrom), und bei erheblicher Lymphstauung der Beine sind sarkomatöse Entartungen bekannt (S. 426). Auf dem Lichen planus der Mundschleimhaut, vor allem dem bullös-atrophischen, und dem Lichen sclerosus et atrophicus unter dem Bilde der Craurosis vulvae entwickeln sich selten Karzinome. Auch die heute extrem seltene Glossitis interstitialis syphilitica ist hier anzuführen.

Manche benigne Hauttumoren werden als präkanzerös angesehen, weil sie gelegentlich maligne entarten. Die Naevi pigmentosi (Nävuszellnävi) halten wir nicht für präkanzeröse Veränderungen. Die Wahrscheinlichkeit der Entartung ist bei der Häufigkeit dieser Veränderung gering; anders verhält es sich möglicherweise mit größeren angeborenen Nävuszellnävi, im besonderen den Tierfellnävi, ferner mit dysplastischen Nävuszellnävi. Sehr selten werden Tumoren der Neurofibromatosis von Recklinghausen maligne. Häufiger entwickelt sich ein Basaliom auf einem Naevus sebaceus (S. 371); Übergänge vom zellreichen Fibrom zum Dermatofibrosarcoma protuberans sollen vorkommen.

Zusammenfassung

Präkanzerosen im weiteren Sinne sind Krebsrisikoerkrankungen, meist chronische Gewebsveränderungen besonderer Art, z.B. die Tuberculosis cutis luposa oder die narbige Epidermolysis bullosa, der Lichen (ruber) bullosus der Mundschleimhaut, der Lichen sclerosus et atrophicus unter dem Bild der Craurosis vulvae, vielleicht auch manche Hauttumoren, wie der Naevus sebaceus und die Neurofibrome bei der von-Recklinghausen-Erkrankung.

Therapie der Präkanzerosen

Dem Kenner der Präkanzerosen und Hauttumoren wird es in den meisten Fällen möglich sein, bereits klinisch die Diagnose zu stellen oder doch die Differentialdiagnose erheblich einzuengen. Die Therapie muß den besonderen Gegebenheiten angepaßt sein. Bei superfiziellen Veränderungen geringer Malignität, wie etwa bei aktinischen Keratosen, ist die Entfernung der oberflächlichen Hautschichten durch Kürettage, Abschleifen, Kryotherapie (Vereisen), Verätzung oder Lokalbehandlung mit Zytostatika (Fluorouracil) eine geeignete therapeutische Maßnahme. Durch mechanisches Abschleifen mit einer schnellrotierenden Bürste oder einem Schleifstein (Dermabrasio) wird das oberflächlich gelegene Bindegewebe mitentfernt, im besonderen das elastotische, minderwertige Bindegewebe in lichtexponierter Haut beseitigt oder in die Tiefe verlagert und von einer frischen Bindegewebsschicht bedeckt. Durch dieses Vorgehen wird also eine Erneuerung des Bindegewebslagers der Epidermis, eine „Verjüngung“, erzielt, die nicht nur von kosmetischer Bedeutung ist. Die Verfahren sind nur angezeigt, wenn der Therapeut sicher sein darf, daß keine tiefer reichenden malignen Tumoren in dem zu behandelnden Hautbezirk vorhanden sind. Jede verdächtige Stelle ist gründlich zu untersuchen; es empfiehlt sich, vor den erwähnten Maßnahmen an verdächtigen Stellen Exzisionen, evtl. Stanzbiopsien, mit feingeweblicher Untersuchung durchzuführen.

In der Hand des dermatologisch *und* röntgenologisch Erfahrenen ist die Behandlung der Präkanzerosen mit Hilfe der Röntgentherapie durchaus vertretbar. Wer allerdings nicht mit der Diagnose, der Pathogenese, der Ausdehnung und der Verhaltensweise von Präkanzerosen vertraut ist oder eine falsche Technik anwendet, wer am falschen Platz zu intensiv oder zu gering bestrahlt, muß mit unerwarteten Folgen rechnen. Im besonderen habe ich unerwartete Röntgenspätfolgen nach Bestrahlung von Präkanzerosen im Bereich der Ohrmuschel und der Nase, also über Knorpeln, gesehen. Am Unterschenkel ist bei alten Menschen ein Röntgenulkus oft nur mit größten Schwierigkeiten und eingreifenden Maßnahmen zu heilen. Die Röntgenbestrahlung darf ferner nicht zum Kofaktor in einer bereits zum Karzinom disponierten Haut werden. In jedem Fall bleibt nach der Röntgenbestrahlung eine Röntgennarbe mit einem degenerierten Bindegewebe zurück.

Spezielle Hinweise wurden bei den einzelnen Präkanzerosen gegeben.

Zusammenfassung

Die Therapie der Präkanzerosen ist von Fall zu Fall den Gegebenheiten anzupassen. Oberflächliche Prozesse können durch Abschleifen, Kürettage, Vereisen o.ä. zerstört werden. Beim geringsten Verdacht auf maligne Entartung sind Exzision und histologische Untersuchung notwendig. In manchen Fällen ist eine Röntgentherapie indiziert.

Begleitdermatosen bei kanzerösen Prozessen des Körperinnern (paraneoplastische Erkrankungen)

Mit Präkanzerosen werden gelegentlich Krankheitsbilder, die Ausdruck von bösartigen Tumoren im Körper*innern* sind, verwechselt. Hierher gehören:

1. Die *Acanthosis nigricans* („maligna"). Diese häufigste Form tritt bei älteren Menschen als bräunlich-schwärzliche Papillomatose vornehmlich in den Körperfalten auf; gleichzeitig bestehen Karzinome innerer Organe, im besonderen Adenokarzinome. Andere, nicht paraneoplastische Formen kommen bei Jugendlichen mit Endokrinopathien vor, als eine Art der Ichthyosis mit irregulär dominantem Erbgang, selten arzneibedingt und schließlich als Pseudoakanthosis nigricans (Ollendorf-Curth) bei brünetten, übergewichtigen, jungen Frauen.

2. Die *Dermatomyositis* bei Erwachsenen wird zuweilen zusammen mit bösartigen Tumoren des Körperinneren gefunden.

3. *Figurierte Erytheme* können Symptome von Tumoren des Körperinneren sein, z.B. erythematodesartige figurierte Erytheme im Gesicht und vor allem das zebrastreifenartige Erythema gyratum repens.

4. Der *Lupus erythematodes* wird gelegentlich in Verbindung mit Karzinomen des Körperinneren beobachtet und ebenso zuweilen das Pemphigoid (Alterspemphigus), seltener die Dermatitis herpetiformis Duhring.

5. Der *Zoster.* Bei schweren Verlaufsformen sind vor allem Lymphome und Leukosen auszuschließen, doch wird dieser Zusammenhang bestritten. Bei solchen Grundkrankheiten verläuft der Zoster infolge der Immunschwäche besonders schwer.

6. Vielleicht der *Morbus Bowen* (umstritten).

7. Die *Mucinosis follicularis* bei älteren Menschen als Vorläufer oder Begleitsymptom eines Lymphoms.

Die Mucinosis follicularis tritt in 2 Formen auf: 1. als selbständige Erkrankung (idiopathisch), 2. als Auftakt oder Begleitsymptom von malignen Lymphomen. Klinisch handelt es sich um rote Papeln oder Plaques, oft ohne Alopezie.

Histologisch findet man eine schleimige Auflösung von Haarfollikeln und Talgdrüsen (Mucophanerosis intrafollicularis et seboglandularis).

Sorgfältige Überwachung der Patienten, auch mit scheinbar idiopathischer follikulärer Muzinosis, ist erforderlich.

Weitere Beispiele für Paraneoplasien sind psoriasiforme hyperkeratotische Veränderungen der Akren mit Nageldystrophien (paraneoplastische Akrokeratose Bazex), rezidivierende Thrombophlebitiden bei Karzinomen im Körperinneren. Ein Zusammenhang zwischen dem Auftreten von Hyperkeratosen an Handflächen und Fußsohlen und Karzinomen hat sich nur bei bestimmten Formen (S. 94f.) bestätigt. Hitzewallungen (Flushs), Teleangiektasien, Indurationen und pellagraähnliche Veränderungen sieht man beim Karzinoidsyndrom. Eine umschriebene Anhidrose ist manchmal Hinweis auf einen Tumor, der sekundär die entsprechenden Nerven beeinflußt, z.B. kann eine Anhidrose der Fußsohle Folge eines Tumors im Beckenbereich sein. Subkutane Fettgewebsnekrosen mit Polyarthritis und Eosinophilie, das *Glukagonomsyndrom* (migrierende nekrolytische Erytheme) und Thrombophlebitis saltans sind Hinweise auf ein Pankreaskarzinom.

Zusammenfassung

Von den Präkanzerosen zu trennen sind die Begleitdermatosen bei bösartigen Tumoren des Körperinneren, im besonderen die Acanthosis nigricans, die Dermatomyositis und figurierte Erytheme.

Pseudokanzer

Nicht zu verwechseln mit den Präkanzerosen ist der *Pseudokanzer*. Hierher gehören die Keratoakanthome (s.u.), vegetierende Pyodermien, manche Formen der systemischen Mykosen, die Fasziitis, das benigne juvenile Melanom und der zellreiche blaue Nävus, die nicht nur klinisch, sondern auch histologisch als bösartige Tumoren verkannt werden können. Die Bezeichnung Pseudolymphom ist ein Sammelname für sehr unterschiedliche Veränderungen, oft eine Verlegenheitsdiagnose; entsprechendes gilt inzwischen von der lymphomatoiden Papulose.

Keratoakanthom

Das Keratoakanthom, früher auch selbstheilendes Stachelzellkarzinom der Haut genannt, ist ein massiv zentral verhornender Tumor aus Stachelzellen

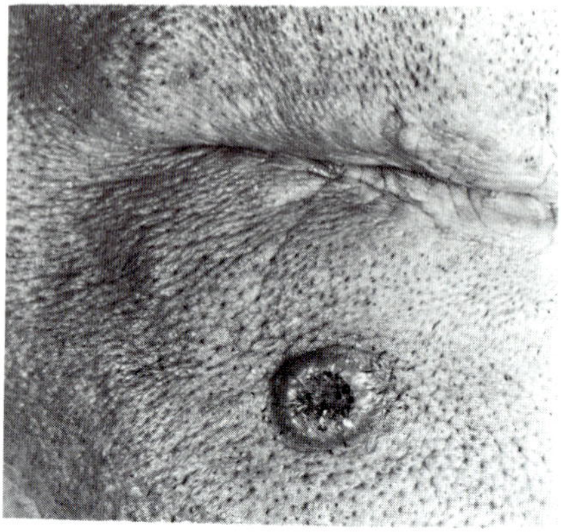

Abb. **197** Keratoakanthom am Kinn

mit destruktivem und invasivem Wachstum, aber spontaner Rückbildung unter Narbenbildung. Möglicherweise handelt es sich um einen virusinduzierten Tumor. Keratoakanthome treten bevorzugt in den lichtexponierten Hautregionen einzeln oder selten multipel auf; ganz selten befallen sie die Haut sogar flächenhaft. Sie entwickeln sich rasch als deutlich über das Hautniveau erhabene Tumoren mit zentralem Hornkegel (Abb. **191**, **197**). Den Hornkegel umgibt ein rötlich-gelber Randwall, der ähnlich einem Basaliom septiert ist. Klinisch und feingeweblich sind die Tumoren von Plattenepithelkarzinomen oft schwer zu unterscheiden. Manchmal wächst das Keratoakanthom in das tiefer gelegene Gewebe ein. Wird es oberflächlich entfernt, so kann sich das Wachstum in der Tiefe fortsetzen. Metastasen sind von Tumoren ausgegangen, die erfahrene Untersucher als Keratoakanthom bezeichnet haben.

Therapie. Exzision, Röntgenstrahlen.

Maligne Tumoren der Haut

Karzinome

Vom Epithelgewebe der Haut leiten sich folgende bösartige Tumoren her:

1. Basaliome, 2. Plattenepithelkarzinome, auch Carcinoma spinocellulare oder Spinaliom genannt, 3. intermediäre Karzinome, d.h. solche, die sich nicht einordnen lassen, 4. Adnexkarzinome, die, abgesehen vom Morbus Paget, Seltenheiten sind.

Der Morbus Bowen und die Erythroplasie Queyrat hätten statt bei den Präkanzerosen auch hier aufgeführt werden können. Es wird mit Recht bezweifelt, ob Mischformen zwischen Basaliom und Carcinoma spinocellulare vorkommen (früher sprach man von einem Carcinoma basospinocellulare). Metastasen von Karzinomen des Körperinneren siedeln sich auch in der Haut an. Sie können sich dem Gewebsbild der Haut so einpassen, daß fälschlich ein ortsständiger Tumor angenommen wird.

Basaliom

(Epithelioma basocellulare, Carcinoma basocellulare)

Die verschiedenen Formen des Basalioms und ihre Differentialdiagnose sind in Tab. **39** aufgeführt.

Manche Autoren sprechen von einem Carcinoma basocellulare nur, wenn feingeweblich Anzeichen für eine Entartung bestehen, wie Anomalien von Kern- und Zellform, reichlich Mitosen und betont infiltrierendes Wachstum (sog. Verwilderung).

Tabelle **39** Formen des Basalioms

Formen des Basalioms	Differentialdiagnose
Oberflächliche Form (oft multipel, Arsengaben!)	Psoriasis, Morbus Bowen, Morbus Paget, superfiziell spreitendes Melanom (SSM)
Klein- und großknotige Form	andere Tumoren und Granulome
Sonderform: pigmentiertes Basaliom	Melanom, Angiom, Histiozytom
Ulcus rodens (ulzerierend) Ulcus terebrans (schnell ulzerierend und penetrierend)	Ulcus cruris, Gumma, systemische Mykosen, vegetierende Pyodermie, Tuberculosis cutis luposa
Vernarbende Form	Narben anderer Genese
Sklerodermieartige Form	umschriebene Sklerodermie
Nävobasaliome kombiniert mit Mißbildungen (S. 411)	Talgdrüsenhypertrophie, Trichoepitheliome und andere benigne epitheliale Tumoren

Klinisches Bild. Als wichtiger Unterschied zu anderen Hautkarzinomen sei vorangestellt, daß das Basaliom nicht metastasiert. Ausnahmen sind so selten, daß Zweifel an der Diagnose erhoben werden dürfen (s. Histologie). Durch Zerstörung des Gewebes und infiltratives Wachstum kann das Basaliom aber tödlich verlaufen. Bei hellhäutigen Menschen treten Basaliome häufig auf, bei stärker pigmentierten Menschen sind sie selten.

Nach dem klinischen Bild müssen wir 1. eine *oberflächliche Form* unterscheiden (Abb. **198**), die oft multipel auftritt, nicht selten zusammen mit aktinischen Keratosen nach vorausgegangener UV- und Röntgenbestrahlung, nach Arsengaben oder nach beidem. Diese oberflächlichen Basaliome

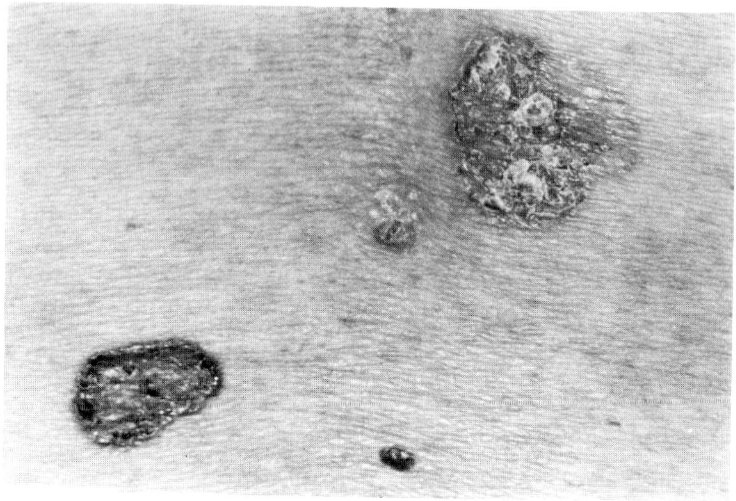

Abb. **198** Superfizielle Basaliome, „Rumpfhautbasaliome" links unten mit perlschnurartigem Rand, rechts oben psoriasiform, ähnlich auch einem Morbus Bowen (vgl. Abb. **193**)

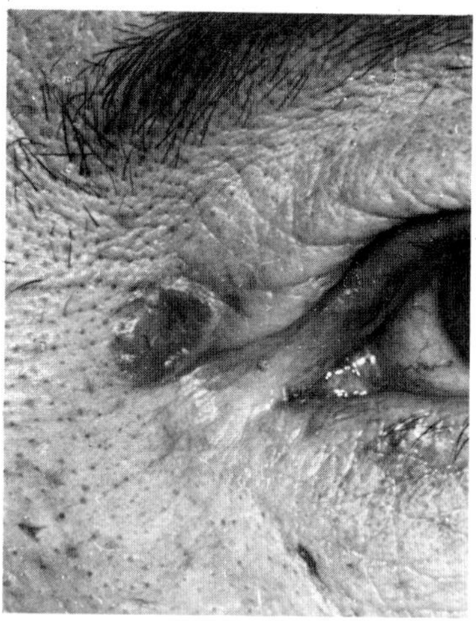

Abb. **199** Basaliom, innerer Augenwinkel, beginnende zentrale Ulzeration

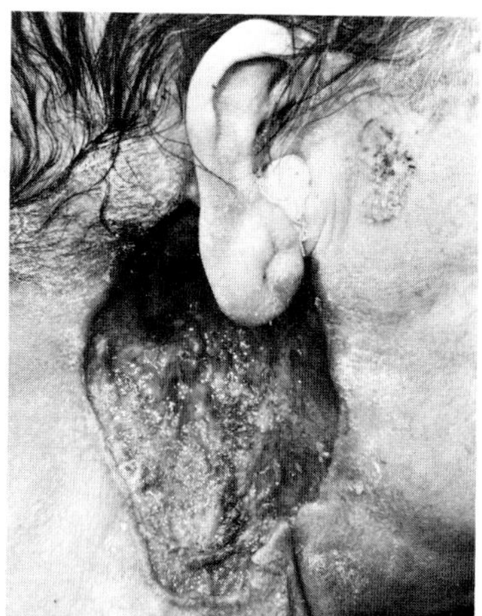

Abb. **200** Basaliom in Art eines Ulcus terebrans mit tiefgreifender Zerstörung des Gewebes. Rechts oben vor dem Ohr weiteres Basaliom

imitieren einen Morbus Bowen oder einen Morbus Paget. Deshalb spricht man auch von pagetoiden Epitheliomen oder Basaliomen. Eine andere Variante ist die erythematoide Form des Basalioms. Solche Herde können als Psoriasis oder auch als Syphilis III verkannt werden, im besonderen dann, wenn sie ulzerieren. Sie breiten sich zentrifugal mit serpiginösem, perlschnurartigem Rand aus und können größere Flächen einnehmen. Bei kreisförmiger Ausbreitung schließen die Tumorleisten normales Gewebe ein. Im Schnitt wird daher ein gleichzeitiges Auftreten an mehreren Stellen vorgetäuscht (multizentrische Basaliome). Oft reichen die Basaliome weiter, als man nach dem klinischen Bild annimmt. Bei Entfernung ist daher ein Sicherheitsabstand einzuhalten; Randkontrollen des scheinbar gesunden Gewebes durch feingewebliche Untersuchung sind angezeigt. Der Übergang in ein tiefes, noduläres Basaliom ist möglich.

2. Die *tiefer reichende Form* äußert sich klinisch in kleinen gelblichen, rötlichen, bräunlichen, selten in tiefbraunen Knötchen mit glänzender Oberfläche und Teleangiektasien. Die Knötchen sind perlschnurartig, meist ringförmig angeordnet (Abb. **198**–**200**) oder sitzen wie Pflastersteine nebeneinander. Manche dieser Tumoren wachsen nur sehr langsam, sie verhalten sich wie epitheliale Nävi; zu den Trichoepitheliomen bestehen Übergänge. Andere breiten sich rasch aus unter Ulzeration (Abb. **199**, **200**) und Einwachsen in tiefere Gewebe (Knochen) (Ulcus rodens, Ulcus terebrans) (Abb. **200**). Diese Form ist gefährlich, da sie nur noch durch außerordentlich eingreifende operative Maßnahmen beseitigt werden kann. Auch heute sieht man noch Patienten, bei denen durch einen solchen Tumor eine Gesichtshälfte fast völlig zerstört ist. Durch die Beteiligung der Schädelknochen kommt es zur Meningitis und als deren Folgen zum Exitus letalis.

Zuweilen tritt das Basaliom als völlig flache, in der Haut liegende Platte auf. Die Haut ist lediglich depigmentiert und von Teleangiektasien durchzogen. Diese sehr seltene sklerodermieartige Form des Basalioms darf nicht verwechselt werden mit *„sklerosierenden Basaliomen"*, worunter man Basaliome mit Narbenbildung versteht.

Wenig bekannt, aber häufig ist die basaliomartige Umwandlung der Epidermis über zellreichen Fibromen, die von manchen Untersuchern sogar für eine echte Umwandlung der Epidermis im Sinne eines Basalioms gehalten wird.

Multiple Basaliome werden nach übermäßiger Sonnenexposition als Spätfolge, lange nach Arsengaben, aber auch anlagebedingt, kombiniert mit anderen Fehlbildungen beobachtet (Phakomatose, Nävobasaliomatose, Basalzellnävussyndrom).

Beim *Basalzellnävussyndrom* sind folgende Anomalien gefunden worden (nach CLENDENNING u. Mitarb.):

1. an der Haut neben den Basaliomen: Milien, Haarbalgzysten, Lipome, Verhornungsstörungen an Handflächen und Fußsohlen;

2. am Knochen: Zysten der Mandibel, Deformitäten der Rippen, Verdickung der Metakarpalknochen, Spina bifida occulta, Skoliose, Fehlbildungen der Zähne, Hypertelorismus;

3. am Nervensystem: psychische und neurologische Besonderheiten, Veränderungen im EEG, Fehlbildung des Corpus callosum;

4. ophthalmologische Veränderungen: Dystopia canthorum, Katarakt, angeborene Blindheit;

5. sonstige Fehlbildungen: Verkalkung der Falx cerebri, Fibrome des Ovars mit Verkalkung, Lymphzysten im Bereich des Mesenteriums.

Mögliche Beziehung zu kongenitalen Syndromen:
Pseudohypoparathyreoidismus, Marfan-Syndrom, Klippel-Feil-Syndrom, Waardenburg-Syndrom.

Lokalisation (Tab. **40**). Basaliome findet man vornehmlich im Gesicht, aber nicht in den am stärksten Sonnenstrahlen ausgesetzten Partien, sondern in den zentralen. Dort vollziehen sich während der embryonalen Entwicklung komplizierte Auf- und Abbauvorgänge von Hautanhangsgebilden, die vom primären Haarkeim ausgehen. Es wurde deshalb ein Zusammenhang mit versprengten Epithelkeimen häufig angenommen, aber niemals nachgewiesen. Dennoch ist auch ein Zusammenhang zwischen UV-Strahlen und dem Auftreten von Basaliomen gegeben.

Tabelle **40** Lokalisation der Basaliome: Topographische Verteilung von 669 Basaliomen der Universitäts-Hautklinik Köln (nach Geisenhainer)

Lokalisation	Patientenzahl	%
Behaarter Kopf	25	3,7
Gesicht (ohne Lippen)	500	74,8
Oberlippe	25	3,7
Unterlippe	2	0,3
Hals	28	4,2
Rumpf	61	9,1
Extremitäten	24	3,6
Genitale	4	0,6
Insgesamt	669	100,0

Feingewebliches Bild. Basaliome bestehen aus Nestern und Strängen sich dunkel färbender epithelialer Zellen. Die dunkle Farbe beruht auf einer intensiven Färbung von Kern und Plasma mit basischen Farbstoffen. Die Tumoren haben ein eigenes Stroma mit besonderen Bindegewebszellen, darunter sehr reichlich Mastzellen, und einem stark schleimhaltigen, deshalb metachromatischen kollagenen Bindegewebe. Die äußeren Zellen sind palisadenförmig angeordnet, die im Zentrum gelegenen oft heller, manchmal im Sinne von Schweißdrüsen, manchmal von Talgdrüsen differenziert.

Vielfach imitieren die Tumorstränge den primären Haarkeim. Selten verhornen Basaliome, ohne daß damit ein Übergang in Plattenepithelkarzinome gegeben oder die Prognose schlechter wäre. Häufig enthalten Basaliome Pigmentbildner, und die Tumorzellen nehmen reichlich Melanin auf. Das Basaliom ist histologisch sehr vielgestaltig und keineswegs immer leicht zu diagnostizieren, zumal ganz undifferenzierte Plattenepithelkarzinome oder auch Metastasen von Bronchialkarzinomen es manchmal nachahmen. Die Diagnose wird einfacher, wenn man beachtet, daß das Basaliom ein eigenes Bindegewebe besitzt und das Verhältnis Tumor-Bindegewebe gewahrt bleibt.

Differentialdiagnose. Das oberflächliche Basaliom wird mit dem Morbus Bowen, aktinischen Keratosen, Psoriasisherden oder Plaques der Syphilis III verwechselt. Bei stark pigmentierten Basaliomen muß man differentialdiagnostisch vor allem ein Melanom ausschließen, beim sklerodermieartigen Basaliom manchmal eine umschriebene Sklerodermie.

Therapie. Es gilt, das Tumorgewebe völlig zu zerstören. Diese Zerstörung ist auf verschiedene Weise möglich. Für oberflächliche Basaliome reicht oft eine tiefe Kürettage, evtl. mit nachfolgender Verkochung der Wunde mit dem Kauter. Röntgenweichstrahltherapie oder Bestrahlung mit entsprechenden Isotopen ist angezeigt. Bei den tiefer reichenden Basaliomen muß im Gesunden exzidiert werden; Sicherheitsabstand mindestens 0,5 cm, histologische Kontrolle der Ränder! Auch bei Bestrahlung ist ein entsprechender Sicherheitsabstand zuzugeben. Der Erfolg der Röntgenstrahlen läßt sich bei fraktionierter Strahlengabe so gut einschätzen, daß die Gesamtdosis individuell variiert werden kann, allerdings nur von einem erfahrenen Dermatoradiotherapeuten. Oft wird leider bei Basaliomen überdosiert mit entsprechenden Röntgenfolgen (Ulzera in Röntgennarbe als Pseudorezidiv!).

Bei großen Tumoren ist gegebenenfalls ein Versuch mit Hochvolttherapie angezeigt.

Bei Riesenulzera in Basaliomen ist heute durch Maßnahmen der plastischen Chirurgie eine Deckung noch manchmal möglich. In der Hand einiger besonders Erfahrener hat sich auch als verzweifelte Maßnahme die histologisch kontrollierte Verätzung des Tumors, etwa mit Zinkchloridpaste (Chemochirurgie nach Mohs), bewährt.

Zusammenfassung

Basaliome sind die häufigsten Karzinome der Haut bei Weißhäutigen. Sie werden auch Epithelioma basocellulare und Carcinoma basocellulare genannt. Klinisch sind sie äußerst vielgestaltig. Man unterscheidet 2 Hauptformen: 1. oberflächliche Basaliome, meist am Rumpf und multipel (Rumpfhautbasaliome), die sich mit gesundem Zwischengewebe ringförmig ausbreiten (sog. multizentrische Basaliome); 2. tiefere, knotenartige Basaliome mit Tendenz zur Ulzeration (Ulcus rodens, Ulcus terebrans). Kennzeichnend ist ein perlschnurartiger Rand. Feingeweblich bestehen Basaliome aus Zellsträngen, die oft Basalzellen ähnlich sehen; oft ahmen die Tumorstränge den primären Haarkeim und seine Abkömmlinge nach und sind entsprechend vielgestaltig. Pigmentierte Basaliome können mit Melanomen verwechselt werden. Auch nävoides Auftreten, kombiniert mit vielen Mißbildungen, z. B. Kieferzysten, ist bekannt. Therapie: Entfernung, operativ oder durch Röntgenweichstrahlen, im Gesunden. Basaliome metastasieren praktisch nicht; bei Metastasen besteht Verdacht der Fehldiagnose! Tod durch ausgedehnte Gewebszerstörung und Einwachsen in andere Gewebe (z. B. Meningitis nach Einwachsen in Schädelknochen) ist möglich.

Plattenepithelkarzinom der Haut

(Carcinoma spinocellulare, Spinaliom)

Das Plattenepithelkarzinom der Haut findet man bei Weißhäutigen zu fast 90 % im Gesicht und an den Ohren, vor allem an der Unterlippe von Männern. Es ist im Vergleich zum Basaliom selten und tritt oft in höherem Lebensalter auf.

Klinisches Bild. Es ist wenig charakteristisch. Das Karzinom kann sich in hautfarbenen bis rötlichen Knoten mit Tendenz zur Ulzeration (Abb. **201**) äußern, aber auch auf einer Präkanzerose entwickeln, z. B. einer aktinischen Keratose, einer Cheilitis actinica (Abb. **202**) (im besonderen bei Pfeifenrauchern, S. 395), einem Morbus Bowen, bestimmten Formen der Leukoplakie, einer Erythroplasie (Abb. **203**) oder einer chronischen Entzündung. Das Plattenepithelkarzinom verbirgt sich unter einem Cornu cutaneum (Abb. **204**) oder entsteht in Narbenulzera, z. B. bei Verbrennungsnarben oder Atrophien, die die Beweglichkeit von Gelenken einschränken und so ständig Traumen ausgesetzt sind, in Herden der Epidermolysis bullosa dystrophica oder, ganz selten, in Ulcera cruris.

Plattenepithelkarzinome wachsen im allgemeinen rascher als Basaliome. Wachstumsneigung und Malignität sind jedoch bei den verschiedenen Formen des Carcinoma spinocellulare unterschiedlich. Einige wachsen sehr

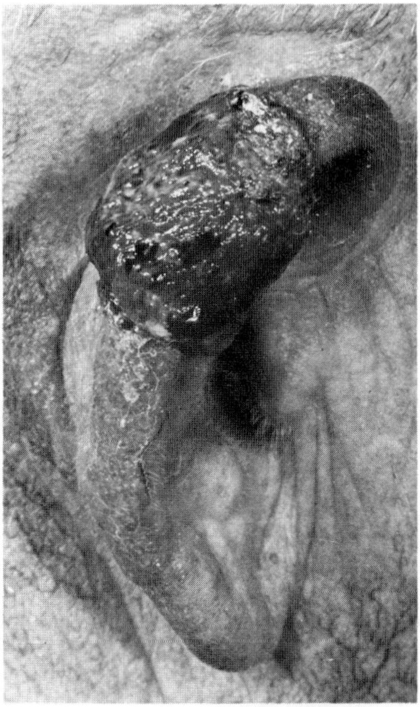

Abb. **201** Verhornendes Plattenepithelkarzinom (Carcinoma spinocellulare)

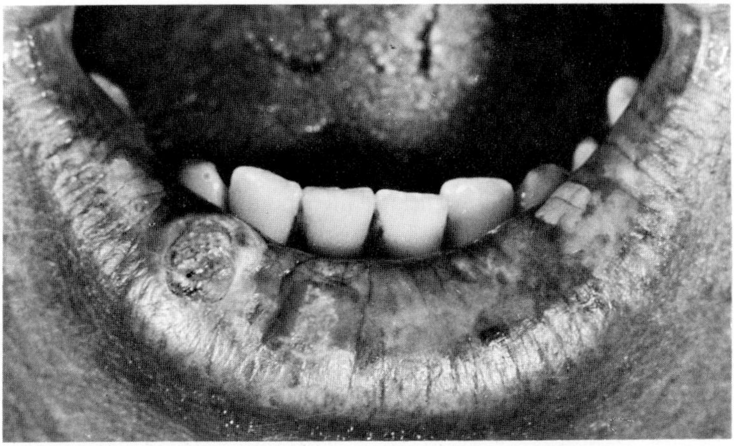

Abb. **202** Plattenepithelkarzinom (Carcinoma spinocellulare) der Unterlippe auf Cheilitis actinica

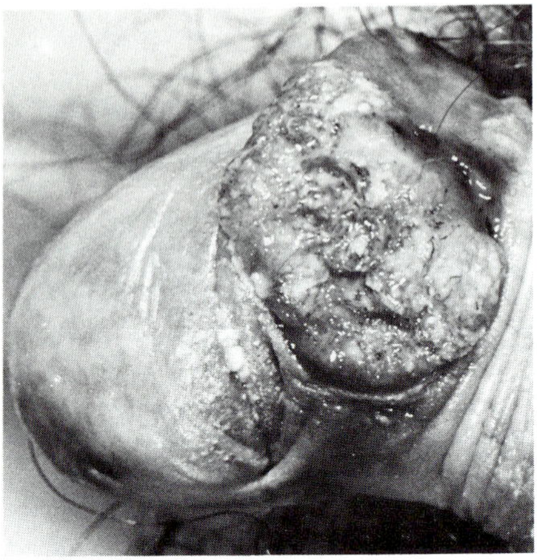

Abb. **203** Plattenepithelkarzinom auf Erythroplasie

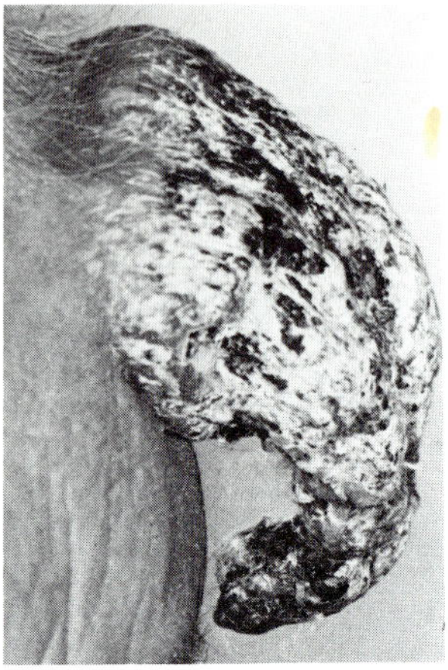

Abb. **204** Cornu cutaneum über Plattenepithelkarzinom

rasch, andere sehr langsam; einige setzen binnen Wochen Metastasen, andere in Jahren nicht. Plattenepithelkarzinome im Gesicht und auf den Übergangsschleimhäuten neigen zur Metastasenbildung!

Histologisches Bild. Das Plattenepithelkarzinom ist durch eine Wucherung der Keratinozyten, also der verhornenden Stachelzellen gekennzeichnet, die der Kontrolle des Organismus entglitten ist. Die Ausdifferenzierung der Zellen ist unterschiedlich. Typische Stachelzellen mit streckenweiser Verhornung in Art von Hornperlen oder Hornzysten werden ebenso gefunden wie völlig undifferenzierte Zellen, die sogar Basalzellen nachahmen. Plattenepithelkarzinome gehen manchmal auch von den Adnexen der Haut und von Hornzysten aus. Formationen ähnlich Schweißdrüsen und Lösung der Zellen voneinander kommen in Plattenepithelkarzinomen vor, so daß nicht nur Basaliome, sondern auch Plattenepithelkarzinome Adnextumoren nachahmen und als solche verkannt werden.

Differentialdiagnose. Die Abgrenzung des Keratoakanthoms vom Plattenepithelkarzinom ist schwierig und verantwortungsvoll. Hypertrophien der Oberhaut bei Pyodermien auf und um Ulzera (z. B. Papillomatosis cutis carcinoides am Unterschenkel) sind klinisch und histologisch manchmal nicht sicher abzutrennen. Hoch differenzierte Plattenepithelkarzinome verhalten sich manchmal relativ gutartig; sie wachsen zwar zerstörend, doch setzen sie keine Metastasen.

Therapie. Die Therapie der Wahl ist Exzision im Gesunden und sorgfältige Kontrolle der Lymphknoten; bei sehr wenig differenzierten Karzinomen ist die prophylaktische Entfernung der Lymphknoten oder ihre Röntgenbestrahlung zu überlegen. Andere Möglichkeiten der Therapie: Röntgenweichstrahlbehandlung, Hochvolttherapie oder Einsatz entsprechender Isotopen. Kürettage oder lokale Behandlung mit Zytostatika befürworte ich nicht; es besteht die Gefahr oberflächlicher Zerstörung und des Weiterwachsens in der Tiefe. Jedenfalls ist vollständige Entfernung so früh wie möglich notwendig!

Zusammenfassung

Plattenepithelkarzinome der Haut (Carcinoma spinocellulare, Stachelzellenkarzinom, Spinaliom) bestehen aus wuchernden Keratinozyten (Stachelzellen) mit Tendenz zur Verhornung. Sie sind unterschiedlich weit differenziert und damit auch unterschiedlich gefährlich. Einige metastasieren bei geringer Ausdehnung rasch, andere trotz maximaler Ausdehnung nicht. Bei Weißhäutigen sitzt das Plattenepithelkarzinom vorwiegend im Gesicht und an den Ohren, besonders häufig auf der Unterlippe von Männern (Sonne und Rauch!). Plattenepithelkarzinome entstehen auch in Narben und Atrophien, die ständigen Traumen, etwa durch Bewegung, ausgesetzt sind. Differentialdiagnose: Benigne hypertrophische Wucherung der Epidermis, Keratoakanthom. Plattenepithelkarzinome folgen Präkanzerosen: aktinischen Keratosen, Morbus Bowen, auch in Form der Leukoplakie, chronischen Entzündungen, besonders in Röntgenhaut. Therapie: Entfernung im Gesunden, Röntgenweichstrahltherapie, evtl. Mitbehandlung der Lymphknoten, Nachkontrolle!

Morbus Paget

Früher wurde der Morbus Paget als Präkanzerose angesehen, tatsächlich handelt es sich um ein Karzinom der Ausführungsgänge apokriner Drüsen, besonders der Milchdrüsen, das sich diffus in den Gängen und in der Epidermis ausbreitet.

Klinisches Bild. Klinisch imitiert der Morbus Paget ein Ekzem oder eine Mykose (Abb. **205**). Der Morbus Paget der Mamma ist meist einseitig. Hartnäckige entzündliche Veränderungen im Bereich einer Mamille darf man nie auf sich beruhen lassen: Klärung durch Probeexzision! Noch schwieriger ist der Morbus Paget im Anal- und Achselbereich zu erkennen; es wird nicht daran gedacht!

Feingewebliches Bild. In Epidermis und Drüsengängen verstreut findet man eigentümliche, große Zellen mit einem blaß gefärbten, runden Nukleus. Die Zellen enthalten Glykogen und Schleimstoffe. Auch im Ausstrich von Drüsenexprimat der betroffenen Mamma sind manchmal Paget-Zellen nachzuweisen.

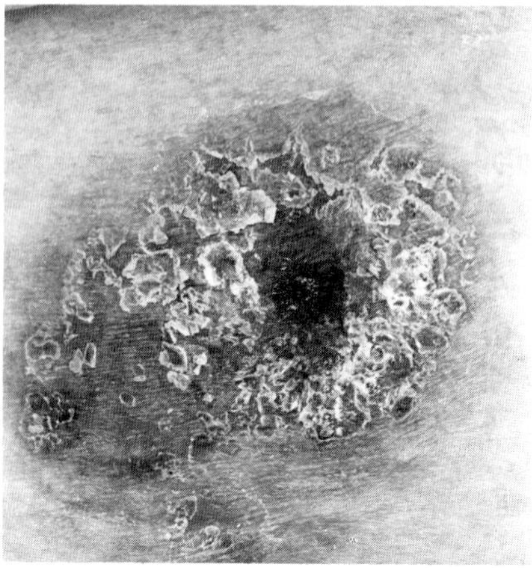

Abb. **205** Morbus Paget um Mamille

Differentialdiagnose. Neben Ekzem und Mykosen der Mamillen und der Achsel- bzw. Analregion ist klinisch und histologisch der Morbus Bowen, die bowenoide Papulose, oder eine Lentigo maligna (S. 402) nur schwer abzugrenzen.

Therapie. Die Diagnose Morbus Paget verlangt eingreifende chirurgische Maßnahmen, wie die Ablatio mammae mit Ausräumung der zugehörigen Lymphknoten. Im Analbereich sind die Drüsenschläuche bis tief in den Mastdarm hinein befallen. Entsprechend weite Exzision einschließlich der zugehörigen Lymphknoten ist angezeigt. Dennoch ist die Prognose bei Morbus Paget der Analregion schlecht.

Zusammenfassung

Der Morbus Paget ist ein sich diffus in Epidermis und Drüsenausführungsgängen ausbreitendes Karzinom der Ausführungsgänge apokriner Drüsen, besonders der Milchdrüsen, aber auch im Anogenital- und noch seltener im Achselbereich. Therapie: Ablatio mammae, großflächige Entfernung mit zugehörigen apokrinen Drüsen und Lymphknoten, im Analbereich mit Rektumexstirpation.

Seltene Hautkarzinome (Adnexkarzinome, intermediäre Karzinome)

In seltenen Fällen werden an der Haut Karzinome beobachtet, die sich in keine der beiden vorher besprochenen Formen einordnen lassen. Entweder sind die Zellen so gebaut, daß sie keine Einordnung gestatten, oder aber ein Tumor ahmt die Hautadnexe nach, etwa Schweißdrüsen oder Talgdrüsen.

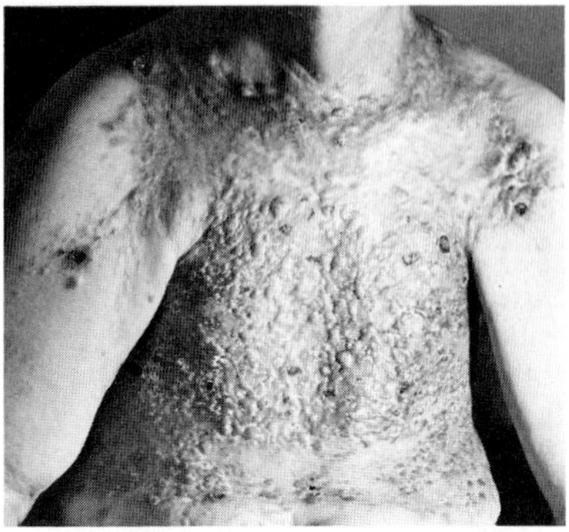

Abb. **206** Cancer en cuirasse (aus STEIGLEDER, G. K.: Hautarzt 14 [1963] 87)

Da die Hautadnexe letztlich von der Epidermis ausgebildet werden, besagt eine solche Nachahmung nicht, daß die Karzinome von den Gebilden ausgehen, die sie nachahmen. Im Zweifelsfalle ist anzunehmen, daß die Adnexkarzinome die Malignität von Plattenepithelkarzinomen besitzen. Folgenschwer ist die Verwechslung solcher Karzinome mit gutartigen Hauttumoren, Basaliomen, malignen Melanomen oder Metastasen von Tumoren des Körperinnern. Die in der Haut seltenen polymorphen Speicheldrüsenadenome, die gelegentlich metastasieren, imitieren Basaliome, aber auch Zylindrome der Haut.

Metastasen in die Haut

Metastasen von Tumoren aus dem Körperinnern in die Haut sind relativ selten. Zuweilen ist aus der Struktur der Metastase auf den Ausgangspunkt des Tumors zu schließen; manchmal können Metastasen mit Hauttumoren verwechselt werden. Metastasen passen sich zuweilen der Epidermis der Haut und ihren Anhangsgebilden so an, daß sie von diesen auszugehen scheinen.

Metastasen gelangen durch Absiedlung von Zellen auf dem Blut- oder Lymphwege oder durch kontinuierliches Wachstum von Tumoren aus tiefergelegenen Organen in die Haut. Hier sind im besonderen 2 Ausbreitungsformen des Mammakarzinoms zu erwähnen:

1. das *Carcinoma erysipelatoides* (Erysipelas carcinomatoides), eine rasche Ausbreitung von Karzinomzellen in den Lymphbahnen unter dem klinischen Bild eines Erysipels,

2. der *Cancer en cuirasse,* bei dem der Brustkorb durch in den Lymphbahnen sich ausbreitende Karzinomzellen und eine entsprechende Reaktion des Gewebes regelrecht eingemauert wird (Abb. **206**). Histologisch sind diese in Lymphbahnen gelegenen Karzinomzellen von den eigenartigen

Zellen des Morbus Paget in Epidermis und Drüsenausführungsgängen leicht zu unterscheiden.

In extrem seltenen Fällen ist ein erysipelartiger Krebs auch auf andere Tumoren zurückzuführen.

Zusammenfassung

Adnexkarzinome und intermediäre Karzinome sind selten. Sie lassen sich weder den Basaliomen noch den Plattenepithelkarzinomen zuordnen. Im Zweifelsfall ist damit zu rechnen, daß ihre Malignität der von Plattenepithelkarzinomen entspricht. Metastasen in die Haut weisen manchmal noch Strukturzüge des Ausgangsgewebes auf, die feingewebliche Untersuchung führt zuweilen zur Aufdeckung des Primärtumors. Metastasen imitieren aber auch manchmal Tumoren der Haut. Carcinoma erysipelatoides (Erysipelas carcinomatoides) und Cancer en cuirasse sind besondere Ausbreitungsformen des Mammakarzinoms in die Haut.

Maligne Melanome

Eine besonders bösartige Geschwulst ist das maligne Melanom (Tab. **41**). Da von einigen Autoren auch gutartige Geschwülste als Melanom bezeichnet wurden, ist der Zusatz des Wortes „maligne" zwar sprachlich angreifbar, in der Praxis aber berechtigt. Weltweit ist bei Weißhäutigen eine Zunahme der malignen Melanome zu beobachten, was auf die vermehrte Exposition gegen Sonnenstrahlen, aber auch auf künstliche Strahlen zurückgeführt wird.

Die malignen Melanome gehen von den pigmentbildenden Zellen der Haut aus. Zuweilen entwickeln sie sich in normaler Haut, zuweilen in Nävuszellnävi mit junktionaler Aktivität. Ob Nävuszellnävi durch ständiges Trauma, z. B. bei Lokalisation an der Fußsohle, zu einer malignen Entartung gebracht werden können, wird bestritten. Einmaliges Trauma eines Nävuszellnävus aber hat bisher in keinem Falle nachweislich zu einer malignen Entartung geführt.

Bei Frauen entwickelt sich das maligne Melanom oft im Bereich der unteren Extremitäten (Abb. **207**), bei Männern dagegen besonders häufig am Stamm und hier in der Schulter-Nacken-Region; es wird deshalb vom Patienten nicht entdeckt. Lentigo-maligna-Melanome finden sich meist bei älteren Menschen in Hautregionen, die den Sonnenstrahlen vornehmlich exponiert sind.

Metastasen (Abb. **208**) finden sich vorwiegend in der Lunge, der Leber, dem Gehirn, dem Knochensystem, den Nebennieren, den Nieren und der Milz. Sind einmal Metastasen vorhanden, so ist nur noch mit einer kurzen Überlebenszeit zu rechnen.

Tabelle **41** Klassifikation der (malignen) Melanome

Zweiphasiges Wachstum (erst horizontal, dann vertikal)
Lentigo-maligna-Melanom LMM (ca. 10%)
Superfiziell spreitendes Melanom SSM (ca. 60%)
Akral-lentiginöses Melanom
Mukokutanes Melanom (Vulva, Konjunktiven usw.) (selten)
Einphasiges Wachstum (vertikal)
Noduläres Melanom NM (ca. 20%)
Maligner blauer Nävus

Es besteht eine Korrelation zwischen Tumordicke und Überlebenschance. Patienten mit einem vertikalen Melanomdurchmesser von 0,75 mm und weniger haben eine gute Überlebenschance.

Klinisches Bild. 3 Hauptformen des malignen Melanoms sind zu unterscheiden: 1. Melanome, die sich auf einer Lentigo maligna (S. 402) entwickeln, 2. sich zunächst oberflächlich ausbreitende Melanome (superfiziell spreitende Melanome [SSM] Abb. **196b**), 3. noduläre maligne Melanome mit Tiefenwachstum von Beginn an (noduläre Melanome). Die beiden ersten Formen haben in Frühstadien eine bessere Prognose als das noduläre Melanom. Maligne Melanome entwickeln sich oft unscheinbar (Abb. **207**) mit rötlichen (pigmentarmes oder sogar -freies amelanotisches Melanom), bräunlichen oder schwärzlichen Knoten ohne Allgemeinbeschwerden. Sie

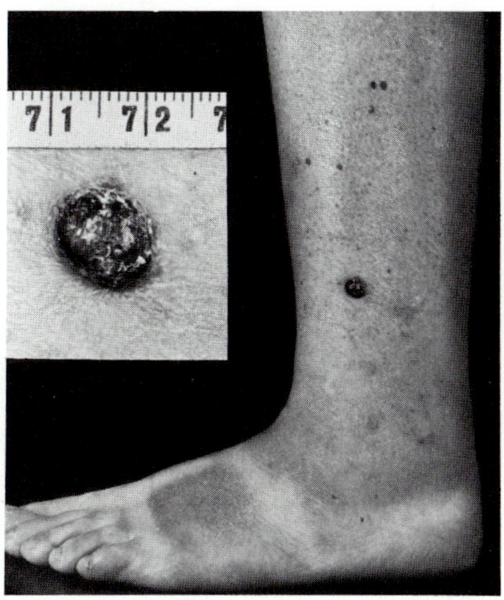

Abb. **207** Malignes Melanom neben zahlreichen Nävuszellnävi; im eingesetzten Bild Nahaufnahme

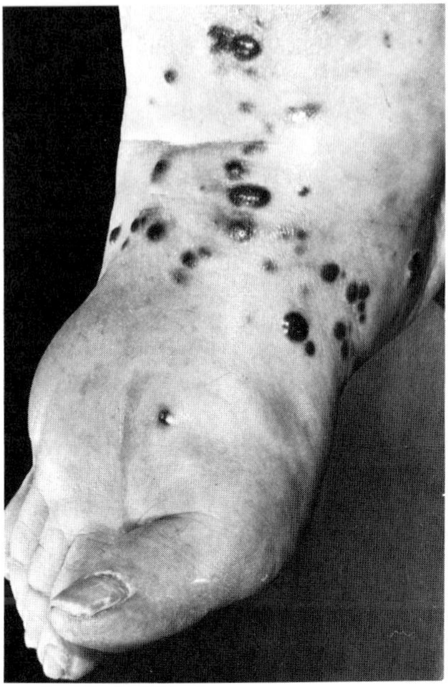

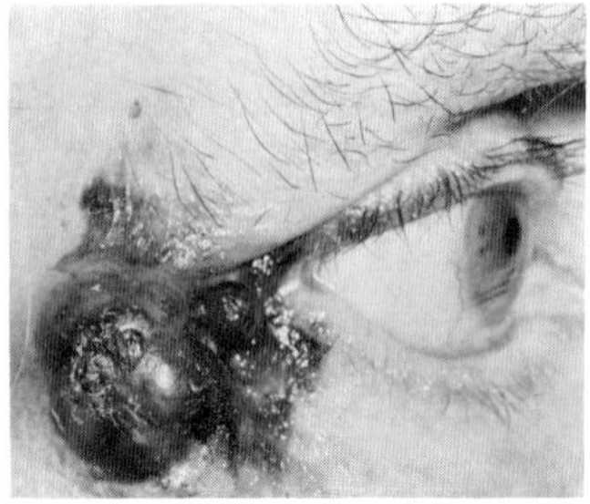

Abb. **209** Superfiziell spreitendes Melanom (SSM), auf dem sich ein bereits ulzerierter Melanomknoten entwickelt hat (s. auch Abb. **196b**)

Abb. **208** Melanommetastasen

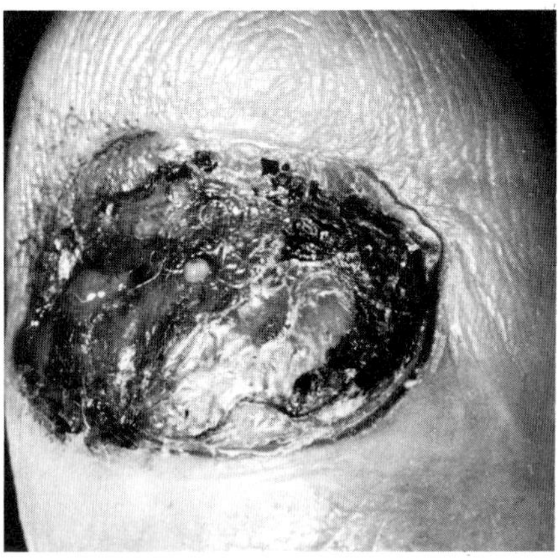

Abb. **210** Malignes Melanom unter dem Daumennagel (akral-lentiginöses Melanom)

können als unscheinbare Flecke in der Haut liegen und aktive Nävuszellnävi imitieren, im besonderen eine nävoide Lentigo, also eine Frühform eines Pigmentzellennävus, sich aber auch auf solchen entwickeln. Alle pigmentierten Nävi, die sich in Farbe und Größe verändern, Pigmenthöfe bilden, jucken oder gar zu bluten beginnen, sind verdächtig!

Die Ulzeration eines malignen Melanoms ist ein Signum mali ominis (Abb. **209**); die Prognose ist ernst, selbst wenn die Eindringtiefe nicht allzu groß ist. Vor der Pubertät sind maligne Melanome sehr selten, nehmen in den letzten Jahren aber zu. Satellitentumoren um maligne Tumoren sind ein prognostisch schlechtes Zeichen. Früh nämlich werden die nur locker zusammenhängenden Melanomzellen über Lymph- und Blutbahnen weit in den Organismus ausgeschwemmt, glücklicherweise gehen sie anscheinend dort oft zugrunde, während andere zunächst reaktionslos liegenbleiben. Offenbar werden Primärtumor und Metastasen von noch unbekannten Einflüssen, darunter immunbiologischen Vorgängen, gesteuert. Die Chance des Patienten liegt in der Frühdiagnose, die Tücke der Tumoren aber darin, daß sie bis zum Endstadium weder Beschwerden noch Allgemeinsymptome machen. Bisher versagen die Labormethoden der Krebsfrüherkennung; Blutsenkung, Blutbild, Leberenzyme im Blutserum z.B. sind trotz ausgedehnter Metastasenbildung oft normal. Jeder suspekte pigmentierte Tumor sollte vom Spezialisten untersucht werden.

Feingewebliches Bild. Auch die feingewebliche Diagnose Melanom ist schwierig. Das Melanom zeigt mannigfache Gewebsbilder von Tumoren mit großen globoiden Zellen bis zu faszikulären sarkomartigen Geschwülsten. Der Zusammenhang von Tumornestern mit der unteren Epidermis, die Wanderung von Tumorzellen in die Hornschicht, ferner Infiltrate an der Grenze zwischen Tumor und Dermis sprechen für einen Primärtumor und gegen eine Metastase, die noch Jahrzehnte nach Entfernung eines Primärtumors auftreten kann. Die Tyrosinase- und die Dopa-Reaktion lassen manchmal im Stich: Die Zellen sind häufig so entartet, daß sie diese charakteristischen Reaktionen der Melaninbildner nicht mehr geben. Die Immunhistologie mit monoklonalen Antikörpern gibt Hinweise auf die Herkunft von Tumorzellen und auch auf den Wachstumscharakter.

Differentialdiagnose. Aktive Nävuszellnävi, im besonderen die nävoide Lentigo (s.o.), und blaue Nävi sind histologisch und klinisch als maligne Melanome zu verkennen. Familiär gehäuft multipel auftretende Nävi sind ein diagnostisches Problem, da trotz gleichen Aussehens einer von ihnen entartet sein kann. In einigen solcher Familien mit gehäuften Nävi, oft schon mit dysplastischer Zellstruktur, traten Melanome bei einem oder mehreren Familienmitgliedern auf. Makroskopisch können Angiome, im besonderen das Granuloma teleangiectaticum, multiple Glomustumoren, hämosiderinhaltige Dermatofibrome, seborrhoische Keratosen, Basalzellpapillome und pigmentierte Basaliome ein malignes Melanom vortäuschen, aber leider auch umgekehrt ein Melanom diese Tumoren. Besonders schwer sind maligne Melanome unter Nägeln zu erkennen (Abb. **210**); hier täuschen Nävuszellnävi, Hämorrhagien oder Glomustumoren ein ähnliches Bild vor. Die Melanome an den Akren stellen klinisch und prognostisch ein Sonderproblem dar *(akral-lentiginöse Melanome).* Die Prognose ist besonders schlecht, wohl weil sie oft erst spät erkannt werden. Benigne juvenile Melanome (S. 385) dagegen werden klinisch nur selten für ein malignes Melanom gehalten.

Therapie. Die Prognose eines malignen Melanoms ist schwer vorauszusagen; in Ausnahmefällen ist eine spontane Abheilung vorgekommen. Lokalisation, Alter, Geschlecht und zahlreiche andere Faktoren, vor allem aber die Eindringtiefe bestimmen die Prognose.

Die einzig sichere Therapie ist die frühzeitige Exzision nach jeder Richtung weit im Gesunden. Die Ausdehnung der Exzision richtet sich nach der Art und Eindringtiefe des Melanoms. Diese wird am besten bei der Operation im Schnellschnitt mit dem Kryostat festgelegt. Es besteht ein direkter Zusammenhang zwischen dem vertikalen Durchmesser und der Prognose; 0,75 mm ist offenbar die kritische Dicke. Alles kommt also auf die Frühdiagnose und -therapie an.

Melanome sind oft, aber nicht immer, strahlenresistent, es sei denn, die Dosis ist gewebsvernichtend. Manche Autoren empfehlen operative Entfernung von Tumor, Lymphwegen und Lymphknoten in einem Gewebsblock (Kontinuitätsdissektion). Andere infundieren Zytostatika oder Isotope in die regionalen Arterien bei, vor oder nach der Operation. Innerliche Therapie mit Zytostatika hat sich bisher als nicht genügend wirksam erwiesen. Statistisch gesicherte Dauererfolge waren der Immuntherapie bisher nicht beschieden. Sie wird manchmal noch in Form von BCG-Impfungen oder DNCB-(Dinitrochlorobenzol-)Pinselungen durchgeführt. Die BCG-Impfungen werden vielfach mit einer zytostatischen Therapie mit DTIC (Dacarbazin) kombiniert und diese Therapie in Art einer Kur mehrfach wiederholt. Ein Erfolg ist nicht nachgewiesen.

Umstritten ist die Probeexzision von oder aus malignen Melanomen; sie wird von den meisten scharf abgelehnt, von anderen aber toleriert, wenn eine Nachexzision weit im Gesunden binnen weniger Tage folgt. Für den Arzt, der keine Erfahrung in der Behandlung maligner Melanome hat, sollte gelten: Verdächtige Tumoren nicht anrühren, *nicht zuwarten,* sondern den Patienten sogleich zum Spezialisten überweisen! Als Grundregeln zur erfolgreichen Bekämpfung der häufig gewordenen malignen Melanome sollten gelten:

1. Möglichst frühzeitige Entfernung jedes verdächtigen pigmentierten Tumors, möglichst im Gesunden. Die früher aufgestellte Regel, pigmentierte Tumoren in Ruhe zu lassen, ist nicht selten tödlich.
2. Alle verdächtigen Tumoren sind möglichst im Gesunden zu entfernen und histologisch nachzukontrollieren.
3. Auch bei Metastasen sind die Tumorzellen soweit wie möglich zu entfernen. Die Reduktion der Zahl der Tumorzellen begünstigt den Erfolg einer Zytostatikabehandlung (s. o.); im besonderen ist die weitestmögliche Reduzierung der Tumorzellzahl Voraussetzung für den Erfolg einer Immuntherapie, wie das Experiment lehrt.

Zusammenfassung

Ein besonders bösartiger Tumor der Haut ist das maligne Melanom. Es ist klinisch nicht leicht zu erkennen und geht keineswegs immer aus Nävuszellnävi hervor. Häufiger entwickelt es sich auf einer Lentigo maligna. Das oberflächlich spreitende maligne Melanom hat eine günstigere Prognose als das schon tiefer greifende. Zuweilen enthalten die malignen Melanome kein Pigment; sie sind dann klinisch besonders schwer zu erkennen. Differentialdiagnose: Nävuszellnävi, seborrhoische Keratosen, Basalzellpapillome, pigmentierte Basaliome, Angiome, im besonderen das Granuloma teleangiectaticum, blauer Nävus, stark pigmentierte Dermatofibrome. Therapie: umstritten. Keine Probeexzision! Exzision gleich im Gesunden (auch in der Tiefe!). Jedes maligne Melanom, ja jeder schon verdächtige Tumor, gehört in die Hand eines Arztes, der sich besonders mit solchen Tumoren befaßt.

Maligne blaue Nävi (Melanosarkome)

Als maligne blaue Nävi werden von blauen Nävi ausgehende, sehr seltene bösartige Tumoren bezeichnet.

Bösartige Tumoren des Bindegewebes (Sarkome)

Unter den bösartigen Tumoren unterscheiden wir lokalisierte und generalisierte (systemische) Formen (Tab. **42**).

Tabelle **42** Sarkome

1. Lokalisierte Formen	
Dermatofibrosarcoma protuberans, relativ benigne	
Hämangioperizytom	
Fibrosarkome höherer Malignität	
Liposarkome, Myosarkome, Myxosarkome, Angiosarkome inkl. Lymphangiosarkome	
Retikulumzellsarkome	
2. Systemische Formen	
Angiosarcoma Kaposi	
*Hämangioendotheliome *Lymphangioendotheliome	angioplastische Sarkomatosis angioplastisches Retikulosarkom?
Maligne Mastzellwucherungen	
Histiozytenwucherungen	

* sehr selten

Zahlreiche Formen der Sarkome wie Fibrosarkome verschiedenen Reifegrades, Liposarkome, Angiosarkome kommen vor, doch sind sie Raritäten. Auf die sarkomatöse Entartung von Geschwülsten bei Neurofibromatose und von Lymphgefäßzellen beim Stewart-Treves-Syndrom wurde bereits hingewiesen. Selten sieht man Angioendotheliome. Etwas häufiger ist das Dermatofibrosarcoma protuberans (S. 389), ein knolliger Tumor der Haut, der sich vielleicht aus zellreichen Fibromen entwickelt und in seinem feingeweblichen Bau Übergänge vom zellreichen Fibrom zum Sarkom zeigt. Die Prognose dieses Tumors wird unterschiedlich gedeutet; meist wird das Dermatofibrosarcoma protuberans als eine relativ gutartige Sarkomform angesehen, die zwar lokal zu Rezidiven neigt, aber nur selten Tochtergeschwülste setzt. Die Entfernung muß stets mehrere Zentimeter im Gesunden erfolgen. Gleiches gilt für das Myxosarkom, das auch mit knotenförmigen Tumoren an der Haut auftritt.

Differentialdiagnostisch sind bei Sarkomen narbige Wucherungen abzugrenzen, im besonderen eine Wucherung, die von den Faszien ausgeht und deshalb Fasziitis genannt wird (s. S. 122).

Auch systemisch, d. h. multipel auftretende Sarkome kommen vor (Sarkomatosen) (Tab. **42**). Unter diesen seltenen Veränderungen sind nicht ganz so selten die bösartigen Mastzellwucherungen (Mastzellenretikulosen) und das Angiosarcoma Kaposi. Dieses tritt vorwiegend bei Männern an den Extremitäten, besonders den Füßen, auf, meist symmetrisch mit zyanotischen oder rötlichen Flecken, die sich dann zu Plaques und Knoten umwandeln. Die Wucherung von Gefäßzellen kann schließlich die ganze Haut ergreifen und auch die inneren Organe befallen. Da es auch zu Hautblutungen und Hämosiderinablagerungen kommt, sind diese Veränderungen mit solchen des varikösen Symptomenkomplexes verwechselt worden. Die Prognose ist schlecht; Therapie: Zytostatika, Röntgenbestrahlung, Exzision einzelner Knoten. Das Angiosarcoma (Angiomatosis) Kaposi tritt auffallend häufig verbunden mit malignen Lymphomen auf. Exanthemartig treten Kaposi-Sarkome bei HIV-Infektion auf (S. 358 ff.). Diese Form ist leider häufig geworden.

Maligne Lymphome (Lymphoblastome)

Solche Veränderungen wurden früher als Retikulosen und Retikulosarkomatosen bezeichnet. Durch immunologische Untersuchungen ist erwiesen, daß die entscheidenden Zellen im Infiltrat Lymphozyten oder deren pathologische Abkömmlinge sind. Umstritten ist nach wie vor, ob es sich um bösartige Granulome oder neoplastische Wucherungen im eigentlichen Sinne handelt, doch setzt sich die letzte Ansicht mehr und mehr durch. Auch an der Haut unterscheiden wir zwischen T- und B-Zell-Lymphomen und zwischen solchen niedriger und hoher Malignität (Tab. **43**). Solche systemisch, d. h. primär multipel auftretende Zellwucherungen sind eine Variante der lymphadenoiden Infiltrate, also Ausdruck von Immunreaktionen vom zellulären Typ (S. 179). Folgende vereinfachende Vorstellung kann das Zustandekommen der malignen Lymphome der Haut erklären: Durch ein

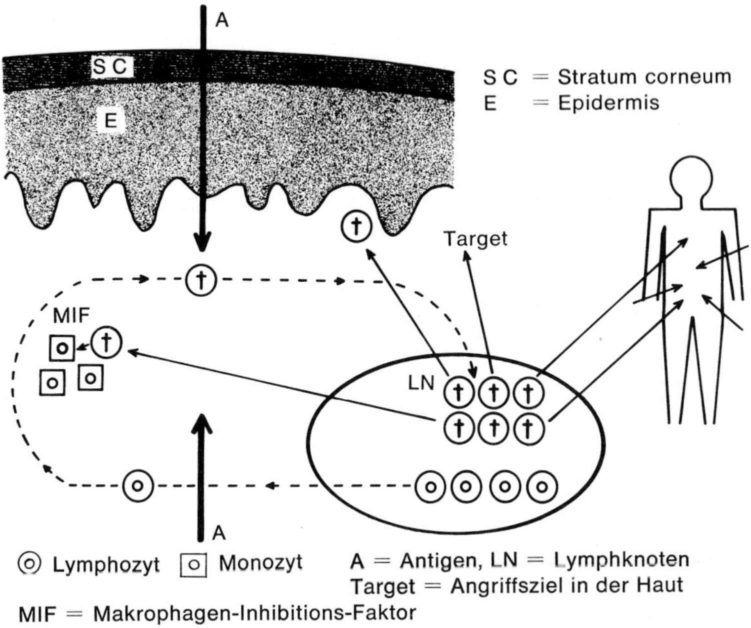

Abb. **211** Denkmodell zum Zustandekommen von malignen kutanen Lymphomen. Lymphozyten durchwandern Dermis und Epidermis, werden von ihrem Antigen erreicht, kehren in den Lymphknoten zurück, vermehren sich und führen zu einer Aussaat sensibilisierter Lymphozyten in das Zielorgan Haut. Trifft das Antigen, direkt oder indirekt, auf einen neoplastisch prädisponierten Lymphozyten, so kommt es zu einer Aussaat von Lymphozyten mit neoplastischer Disposition und damit zu primär multiplem Auftreten von Zellwucherungen, wahrscheinlich dort, wo das Allergen vermutet wird. Entdifferenzierung der Zelle auf der einen und Abwehrkraft des Organismus auf der anderen Seite bestimmen das klinische Bild. Außerdem wirken die stimulierten Lymphozyten mit Hilfe der Lymphokinine und anderer Faktoren auf andere Zellen, im besonderen die Makrophagen, ein.

Allergen wird ein Lymphozyt, der die Haut durchwandert, sensibilisiert. Er kehrt in den Lymphknoten zurück und ruft hier eine Proliferation von Lymphozyten gleicher Art hervor, die dann zu den Orten der Sensibilisierung ausstreuen. Trifft das Antigen nun einen neoplastisch disponierten Lymphozyten, etwa durch Viruseinflüsse in Zusammenwirken mit anderen Faktoren, so streuen vom Lymphknoten aus Lymphozyten mit der Tendenz zu maligner Wucherung über die Haut aus (Abb. **211**). Tatsächlich gehören die entarteten Lymphozyten offenbar einem Klon an. Möglicherweise sind nicht irgendwelche, sondern bestimmte Lymphozyten dem System Haut – hautnahe Lymphknoten zugeordnet. Aus dem engen Zusammenwirken zwischen T- und B-Lymphozyten, Monozyten und anderen Leukozyten,

Tabelle **43** Maligne Lymphome

1. Relativ niedrige Malignität (Ausnahmen mit schnellem Verlauf möglich)
   a) Mycosis fungoides (T-Zell-Lymphome)
      Sézary-Syndrom
   b) Lymphogranulomatose (Hodgkin)
   c) monomorphe Lymphome (B-Zell-Lymphom?)
   d) heteromorphe Lymphome,
      z. B. lymphoplasmazytoide (immunozytische) und andere mit Differenzierung ähnlich Retikulumzellen
2. Hochgradige Malignität
   Differenzierung in Richtung Lymphoblasten, Stammzellen, unreife Retikulum- und Plasmazellen (immunoblastisch)
3. Plasmozytome
   - Primärtumoren der Haut
   - Befall der Haut bei systemischen Veränderungen

durch die verschieden weitgehende Entdifferenzierung der Lymphozyten und die unterschiedlich stark ausgeprägte Reaktion des Organismus auf die entarteten Zellen lassen sich die verschiedenen Unterformen der Lymphome erklären. Gelegentlich findet man bei solchen Kranken pathologische Eiweißkörper im Blutserum, im besonderen bei B-Zell-Lymphomen (Immunoblastome, Plasmozytome). Übergänge zum Morbus Waldenström sind möglich (Abb. **212**).

Maligne Lymphome der Haut mit polymorphem Infiltrat

Die *Lymphogranulomatosis Paltauf-Sternberg (Morbus Hodgkin)* ruft in der Haut sehr selten spezifische Veränderungen hervor, die klinisch den Dermatoleukosen ähnlich sehen. Oft sind die Veränderungen in der Haut feingeweblich nicht so charakteristisch wie in den Lymphknoten; vielfach fehlen die charakteristischen Reed-Sternberg-Riesenzellen. Bei Lymphogranulomatosis Paltauf-Sternberg (Morbus Hodgkin) anderer Organe sieht man die uncharakteristischen Begleiterscheinungen, wie bei den Dermatoleukosen (S. 431). Oft muß nach Lymphknoten gesucht werden, die das typische Bild aufweisen. Zuweilen ist lange Zeit die Haut befallen, ohne daß die inneren Organe in Mitleidenschaft gezogen werden.

Die *Mycosis (Granuloma) fungoides* ist ein T-Zell-Lymphom; sie ist durch wenig charakteristischen Beginn gekennzeichnet, so daß sie im Anfang oft leicht als Arzneiexanthem, Ekzem oder Parapsoriasis en plaques verkannt wird. Sie verläuft mit serpiginösen, braun-roten, schuppenden Herden unter starkem Juckreiz (Abb. **213**). Das Infiltrat in der Dermis entspricht etwa dem der Lymphogranulomatosis Paltauf-Sternberg, ist also sehr polymorph. In zahlreichen Arbeiten wird auf das Auftreten besonders großer Zellen, der Mycosis-fungoides-Zellen, hingewiesen, ohne daß Einigkeit besteht, wie diese aussehen. Möglicherweise entspricht diese Zelle der Sézary-Zelle (s. u.).

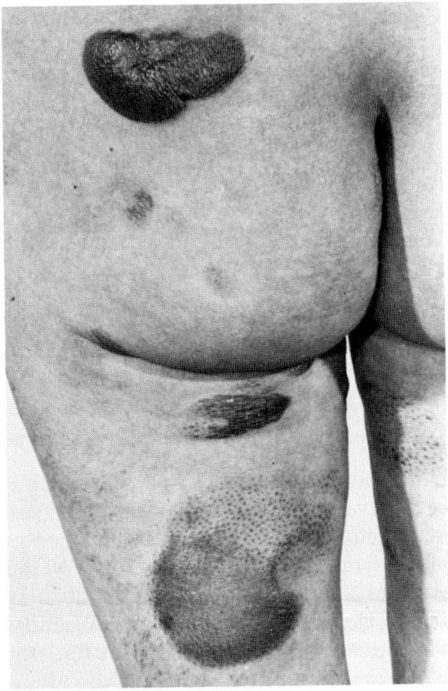

Abb. **212** Tumoren bei Morbus Waldenström

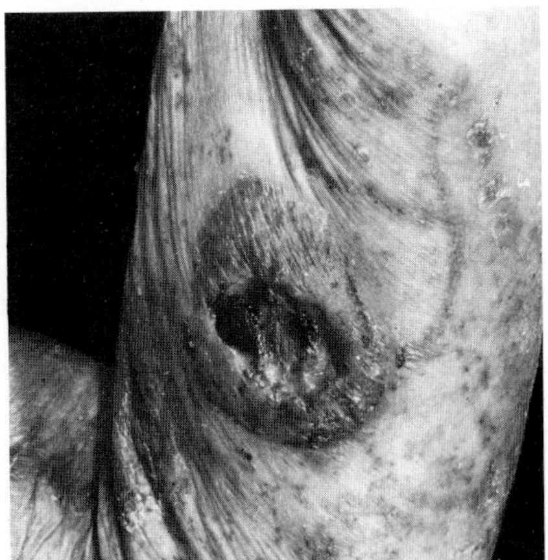

Abb. **213** Mycosis fungoides, ekzematige Herde umgeben einen ulzerierten Tumor

Die Infiltrate der Mycosis fungoides liegen in der oberen Dermis und dringen in die Epidermis vor. Daher wird diese mit Rötung, Bläschenbildung und Schuppung in Mitleidenschaft gezogen. Die Infiltratzellen lagern sich in kleinen Mikroabszessen (Pautrier-Mikroabszessen) in die Epidermis ein. Gelegentlich befällt die Mycosis fungoides die Haut in Form einer Erythrodermie. Auf den ursprünglichen Herden wachsen im Laufe der Jahre regelrechte ulzerierende Tumoren, die die Struktur von Retikulumzellsarkomen haben, sie werden zu zentrozytisch-lymphoblastischen Lymphomen. Frühe Veränderungen dagegen können sich vorübergehend spontan zurückbilden (Abb. **213**).

Später werden die Lymphknoten und die inneren Organe in Mitleidenschaft gezogen. Früher hat man Krankheitsbilder, die von Beginn an Tumoren aufweisen, als Mycosis fungoides d'emblée bezeichnet.

Die *Prognose* der Mycosis fungoides ist infaust. Allerdings zieht sich das Krankheitsbild oft über Jahre, manchmal 20–30 Jahre, hin.

Differentialdiagnostisch muß die Adulten-T-Zell-Leukämie ausgeschlossen werden, die an der Haut Mycosis-fungoides- und im besonderen Sézary-Syndrom-ähnliche Veränderungen hervorruft. Im Infiltrat finden sich atypische Lymphozyten, aber keine voll ausgebildeten Sézary-Zellen (s. u.). Weitere Symptome sind Lymphadenopathie bei Freibleiben des Mediastinums, Hepatosplenomegalie und Befall des Knochenmarkes. Pautriersche Mikroabszesse fehlen meist. Oft findet sich eine Hyperkalzämie durch lytische Knochenveränderungen. Makulöse, papulöse und nodöse Exantheme können Vorläufer der Leukämie sein. Erreger ist das humane T-Zell-Leukämievirus (HTLV) I. Von der Mycosis fungoides sind weiterhin Pseudolymphome (s. u.) und chronisch ekzematöse Veränderungen abzugrenzen. Die Mycosis fungoides kann unter dem Bild des endogenen Ekzems oder der Psoriasis beginnen.

Das *Sézary-Syndrom* mit psoriasiformen Veränderungen, Erythrodermie und Auftreten besonders strukturierter Zellen (Sézary-Zellen) in Haut und Blut ist ein T-Zell-Lymphom; wahrscheinlich handelt es sich um eine Variante der Mycosis fungoides.

Therapie. Die innerliche Therapie der Mycosis fungoides mit Zytostatika hat sich bisher als wenig erfolgreich erwiesen. Im Anfang kann man die Herde durch starke Sonnen- und UV-Bestrahlung, besonders auch durch Gabe von Psoralenen plus UVA (PUVA) zur Rückbildung bringen. In späteren Stadien ist die Therapie der Wahl die Hochvolttherapie, evtl. als Ganzkörperbestrahlung, die das tiefere und umgebende Gewebe weniger belastet als konventionelle Röntgenstrahlen.

Relativ gute Erfolge, aber nur vorübergehender Art, werden durch die lokale Anwendung von Zytostatika erzielt (Chlormethin [Stickstoff-Lost], Carmustin).

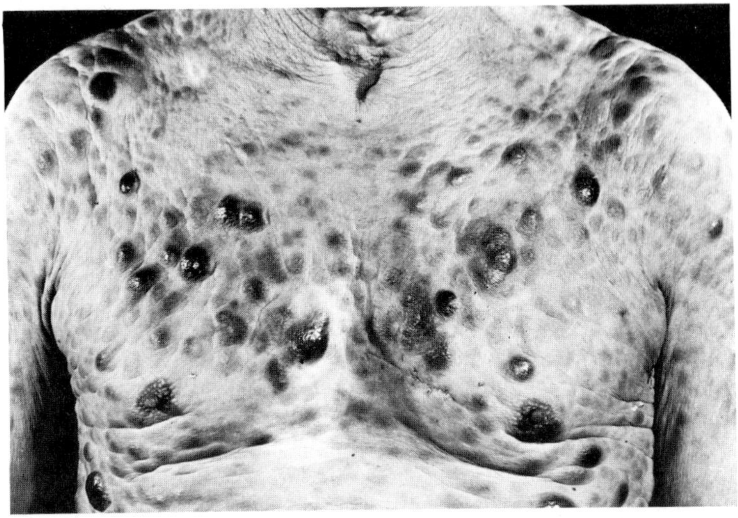

Abb. **214** Lymphom hohen Malignitätsgrades

Andere maligne Lymphome

Diese meist hochmalignen Lymphome verursachen ebenfalls vielgestaltige Veränderungen an der Haut: exanthemartig aufschießende Papeln, Knoten mit serpiginösem Rand von brauner bis braunroter Farbe mit der Tendenz zur Ulzeration (Abb. **214**). Im Gegensatz zu der Mycosis fungoides ist das Infiltrat meist einheitlich aus Lymphozyten und ihren Vorstufen und Varianten verschiedener Größe und verschiedener Form aufgebaut. Es handelt sich hier nicht um eine Infiltratpolymorphie, sondern um eine Zellpolymorphie. Die Infiltrate sind eigentümlich scharf abgegrenzt, oft in der tieferen Dermis um die Hautanhangsgebilde gelegen. Die oberste Etage der Dermis unmittelbar unter der Epidermis bleibt meist frei. Die Epidermis wird daher durch die Infiltrate lediglich gedehnt; die Epithelleisten gehen verloren. Bei diesen Lymphomen handelt es sich meist um B-Zell-Lymphome.

Differentialdiagnose s. unten.

Therapie. Die Therapie entspricht der der Mycosis fungoides. Zytostatika werden kombiniert in bestimmten Schemata angewendet. Leider ist der Therapieerfolg sehr bescheiden.

Dermatoleukosen

Abgesehen von den Lymphomen sind leukämische Infiltrate auch in der Haut zu finden. In ganz seltenen Fällen ist die Haut zuerst betroffen; man spricht dann von Dermatoleukosen. Die Infiltrate enthalten die Zellelemente der verschiedenen Leukämieformen, sie können also myeloisch oder monozytär aufgebaut sein oder – extrem selten – aus Zellen bestehen, die den Vorstufen der Erythrozyten zuzuordnen sind.

Die Dermatoleukosen äußern sich mit Flecken, Papeln und Knoten in der Haut, die isoliert oder generalisiert auftreten, gelegentlich mit erythrodermieartigen Hautveränderungen.

Diese Infiltrate sind histologisch ohne weitere Spezialuntersuchungen nur schwer einzuordnen. Die Diagnose wird erleichtert, wenn man bei der Probeexzision das Gewebsstück mit einer Kante über einen Objektträger führt und so einen Ausstrich gewinnt. Wie ein Blutbild gefärbt, erlaubt er eher Vergleiche mit den Zellen des peripheren Blutes und des Knochenmarks. Histochemische, elektronenmikroskopische und immunologische Verfahren gestatten heute eine weitere Differenzierung.

Unspezifische Begleiterscheinungen derartiger Prozesse sind Hämorrhagien in der Haut, eine starke Austrocknung der Oberhaut (sekundäre Ichthyosis) mit starkem Pruritus, Kratzeffekte und als deren Folge Pyodermien. Die verminderte Resistenz zeigt sich in der Besiedlung mit Kandida. Der Zoster tritt bei solchen Patienten mit schweren und oft auch generalisierten Veränderungen auf, die an Windpocken erinnern.

Die **Differentialdiagnose** der systemischen Wucherung von Lymphozyten und anderen Blutzellen ist aus 2 Gründen erschwert: 1. Die einzelnen Formen rufen sehr verschiedenartige Hautveränderungen hervor; 2. je nach Herkunft der Autoren aus verschiedenen Schulen und Ländern wurden den Krankheitsbildern oft andere Namen gegeben.

Sehr unterschiedliche Veränderungen, die klinisch und histologisch maligne Lymphome imitieren, letztlich aber gutartig verlaufen, bezeichnet man als *Pseudolymphome.* Insektenstiche, Arzneiexantheme, Fremdkörperreaktionen und syphilitische Infiltrate finden sich in dieser Gruppe, aber auch disseminierte papulöse Hautveränderungen wie die *lymphomatoide Papulose,* die Ähnlichkeit mit der Parapsoriasis lichenoides varioliformis acuta hat; heute wird diese Bezeichnung auf klinisch und feingeweblich sehr unterschiedliche Veränderungen ausgedehnt und ist ein Sammeltopf für diagnostisch nicht einzuordnende Veränderungen. Manche Patienten reagieren auf Sonnenstrahlen mit eigenartigen Infiltraten in der oberen Dermis, klinisch sichtbar als rote Papeln und Plaques, die eine Mycosis fungoides nachahmen und die man entsprechend der früheren Nomenklatur *aktinisches Retikuloid* nennt. Manche „Pseudolymphome" gehen auch gegen alle Erwartungen in bösartige Prozesse über. Ich habe deshalb unterschieden zwischen Pseudolymphomen, die Lymphome imitieren, solchen, die limitierte Lymphome sind, aber vom Organismus überwunden werden, und prolongierten Lymphomen, die Pseudolymphome durch ihren langsamen Verlauf vortäuschen.

Erythrodermien unklarer Genese werden oft fälschlich der Mycosis fungoides oder anderen Lymphomen zugeordnet, im besonderen, wenn die Erythrodermie von einer starken Pigmentierung (Melanoerythrodermie) begleitet und die Lymphknoten geschwollen sind. Hinter dieser Schwellung verbirgt sich aber eine unspezifische Reaktion auf die Einschwemmung von Melanin in die Lymphknoten (dermopathische Lymphadenitis oder Lymphadenopathie).

Während die ekzembedingten Erythrodermien bei blander Behandlung und Weglassen der auslösenden Allergene (innerlich und äußerlich angewendete Therapeutika, Berufsstoffe) abklingen, oft erst nach Monaten, nehmen die Erythrodermien bei Lymphomen ihren malignen Verlauf.

Zusammenfassung

Solitäre Sarkome in der Haut sind selten. Relativ häufig ist das Dermatofibrosarcoma protuberans, das neben den Anzeichen eines Sarkoms auch die des Fibroms und Histiozytoms aufweist. Systemische Bindegewebswucherungen findet man in der Haut als Sarkomatosen, maligne Mastzellwucherungen, Angiosarkomatosen oder Angiosarcoma Kaposi. Maligne Lymphome befallen auch zunächst nur die Haut mit seltenen hochmalignen Varianten und häufiger einer weniger malignen Form, der Mycosis fungoides, einem T-Zell-Lymphom. Sie beginnt mit ekzemartigen und Parapsoriasis-en-plaques-artigen (S. 72) Veränderungen oder einer Erythrodermie. Später entwickeln sich regelrechte Tumoren mit Zerfallsneigung. Der Organismus wird mit krankhaften Zellen überschwemmt. Manche Autoren benutzen noch die ältere Bezeichnung, Mycosis fungoides d'emblée, wenn Mycosis-fungoides-Tumoren ohne Vorstadien auftreten. Das klinische Bild der übrigen Lymphome ist ebenfalls vielgestaltig; sie äußern sich als Knötchen, Knoten, Erythrodermie. Das gleiche gilt für leukämische Infiltrate in der Haut, die Dermatoleukosen. Bei Leukämien und bei der Lymphogranulomatosis Paltauf-Sternberg (Morbus Hodgkin) findet man neben den spezifischen Veränderungen unspezifische Begleiterscheinungen wie Pruritis, sekundäre Ichthyosis, Hämorrhagien und Pyodermien. Pseudolymphome sind Veränderungen, die klinisch und histologisch maligne Veränderungen nachahmen, aber gutartig sind.

Die Therapie ist unbefriedigend: in frühen Stadien Sonnenbestrahlung, UV-, PUVA-Bestrahlung (S. 31) bei der Mycosis fungoides, später Duschen mit Röntgenweichstrahlen und Hochvolttherapie. Zytostatika haben bisher enttäuscht. Isolierte Dermatoleukosen und ein isolierter Morbus Hodgkin der Haut sind Seltenheiten; die Therapie entspricht der der Lymphome, bei systemischer Ausbreitung mit Erkrankung des Gesamtorganismus der der Leukämie.

Erkrankungen des Haarkleides

Haare und Haarwachstum

Der Haarfollikel besteht aus einem epithelialen und einem bindegewebigen Anteil. Aus einem Teil des epithelialen Anteils, der Matrix des Haarfollikels, entsteht durch Verhornung das Haar. Der andere epitheliale Anteil bildet einen Epithelsack, der sich bis an die Hautoberfläche fortsetzt. Die Epidermis ist also durchsetzt mit den Anteilen der Haarfollikel, die gegenüber der Epidermis eine gewisse Selbständigkeit haben. Der wichtigste bindegewebige Anteil des Haarfollikels ist die Haarpapille, deren morphologischer und histochemischer Aufbau entsprechend dem Funktionsstatus des Haares wechselt. Zerstörung dieser Papille und der hier gelegenen Teile des Follikels führt zum endgültigen Verlust des Haares, während Zerstörung des oberen epithelialen Anteils keinen dauernden Schaden bewirkt. Die Haare sind in den verschiedenen Regionen des Körpers unterschiedlich ausgebildet; manche Haargruppen haben gemeinsame Eigenschaften. Andererseits ist trotz sich anatomisch entsprechenden Baues in gewisser Hinsicht jedes Haar ein vom Nachbarn unabhängiges Individuum. F. PINKUS beobachtete 14 aufeinanderfolgende Generationen der Haare eines einzelnen Follikels an seiner Hand; nicht zwei waren in ihrer Lebenslänge und anderen Charakteristika gleich.

Die Geschwindigkeit des Haarwachstums wird auf etwa 0,3–0,5 mm pro Tag geschätzt. Wachstums- und Ruhephase wechseln. Auf dem behaarten Kopf ist immer ein gewisser Prozentsatz der Haarfollikel, abhängig von der Region zwischen 10 und 20%, im Ruhestadium (Telogen), die anderen Haare befinden sich in der Wachstumsphase (Anagen) bzw. im Zwischenstadium zwischen Anagen und Telogen, dem Katagen (Abb. **215**). Das Verhältnis von Haaren im Ruhe- und im Wachstumsstadium wird mit Hilfe des Trichogramms nachgewiesen. Bei Tieren gibt es einen synchronisierten Haarwechsel, im besonderen bei Mäusen, Ratten und Kaninchen; beim Meerschweinchen und Menschen dagegen vollzieht sich der Haarzyklus individuell und damit asynchron in den einzelnen Haarfollikeln.

Wechsel des Behaarungstyps. Der Mensch hat in den verschiedenen Phasen seiner Entwicklung eine unterschiedliche Behaarung: Wir unterscheiden die embryonale Primärbehaarung und die Sekundärbehaarung. Der Wechsel zwischen der embryonalen Primärbehaarung und der Sekundärbehaarung findet bis zum 6. Monat des *extrauterinen* Lebens statt. Auf dem Kopf fallen die bei Geburt meist schwarzen, langen Haare zugunsten feinerer und anders gefärbter Haare nach einem bestimmten Muster aus. Dieses Muster läßt bereits die Areale erkennen, die auch später bei der Glatzenbildung betroffen oder nicht betroffen sind. Reibung ist nur ein sekundärer Faktor, der die in der Ruhephase befindlichen Haare zum Ausfallen bringt.

Das Lanugohaar ist das Haar des Feten; es wird postnatal durch das Vellushaar (Flaumhaar) ersetzt, auf dem Kopf durch Haare, die den Terminalhaaren weitgehend entsprechen (Abb. **216**). Zwischenstufen zwischen den einzelnen Haarformen kommen vor. Bei der Glatzenbildung werden statt Terminalhaaren wieder Flaum-

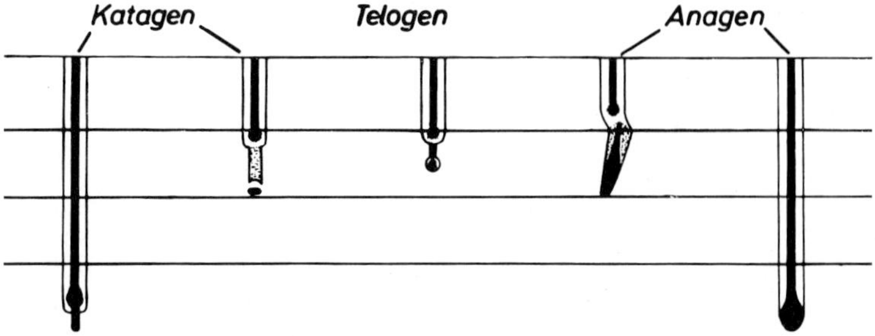

Abb. **215** Schematische Darstellung des Haarzyklus (nach AUBERTIN u. PINKUS). Darstellung der Katagen- und Telogenphase eines auslaufenden Zyklus mit anschließender Anagenphase des neuen Zyklus (aus RASSNER, G.: Z. Haut- u. Geschl.-Kr. 46 [1971] 59)

Lanugohaare
(fetal)

↓

Vellushaare
(ab ca. 6. Lebensmonat)

Terminalbehaarung nach der Pubertät

(a) persistierende Vellushaare

(b) Haare als Ausdruck der Geschlechtsreife (z.B. Schamregion, Achseln, Kinn, Unterarme, Beine)

(c) Haare mit einem Markkanal die sich schon in den ersten Lebensjahren verdicken (z.B. Kopfhaare)

Abb. **216** Haartypen und ihre Entwicklung (nach STEIGLEDER u. MAHRLE)

haare gebildet. Als Wollhaare bezeichnet man heute meist Haare einer bestimmten Qualität (Wollhaarnävus), doch wird diese Bezeichnung auch z.B. den Lanugohaaren oder den Vellushaaren gegeben.

Der Sinn der Behaarung ist nicht völlig klar. Vielleicht dient ein Teil der Haare auch beim Menschen als Sinnesorgan. Jedenfalls stehen sie in direktem Zusammenhang mit Nervenfaserbündeln und Nervenendorganen. Haare im Gehörgang machen uns z.B. auf das Eindringen von Insekten aufmerksam. Das Kopfhaar schützt vor Sonnenstrahlen. Die Haare isolieren auch ausgezeichnet gegen Wärmestrahlen. Bei einer Temperaturerhöhung bis auf fast 100 °C an der Oberfläche eines Schaffelles bleibt die Temperatur an der Haut niedrig.

Zusammenfassung

Das Haar folgt einem bestimmten Wachstumsrhythmus; wir unterscheiden Ruhe- und Wachstumsphasen. Auch nebeneinander gelegene Haare befinden sich in unterschiedlichen Wachstumsphasen (20% Ruhephase, 80% Wachstumsphase). Das Haar übermittelt Sinnesfunktionen und dient dem Wärme- und Strahlenschutz.

Untersuchung des Haares und des Haarwachstums

1. Klinische Inspektion des Haarwuchses in allen Körperregionen.

2. Mikroskopische Betrachtung ausgefallener und ausgezogener Haare.

Bei mikroskopischer Untersuchung ausgefallener Haare kann in den meisten Fällen die Ursache des Haarausfalls nicht erkannt werden. Fehlbildungen des Haares dagegen, im besonderen Kaliberschwankungen, wie sie bei androgenem Haarverlust (s. u.), Schilddrüsenstörungen, Eisenmangel, nach Röntgenbestrahlung, bei Behandlung mit Zytostatika, bei angeborenen Stoffwechselstörungen und als angeborene Anomalie beobachtet werden, sind erfaßbar. Auch lassen sich an den Haaren mechanische Schädigungen, etwa durch hartes Kämmen oder eine technisch falsche Dauerwelle, manchmal nachweisen. Es sind aber keine Rückschlüsse auf die Ursache der Schuppenbildung, den Grad der Haarfettung und erst recht nicht auf die erfolgreiche Anwendung eines bestimmten Mittels möglich. Obwohl bei manchen Stoffwechselerkrankungen Veränderungen an den Haaren beobachtet werden, z. B. verstärkte Glykosilierung bei Diabetes, ist es nicht möglich, aus der Analyse des Mineralgehaltes Rückschlüsse auf Mangelerscheinungen und Störungen des Organismus zu ziehen.

3. Zählen der täglich ausfallenden Haare.

Auch das tägliche *Sammeln* und Zählen der ausgefallenen Haare hilft bei der Beurteilung des Haarwachstums und des Haarverlustes, der bis zu etwa 100 Haaren pro Tag normal ist (Tab. **44**).

Das Trichogramm (Trichorhizogramm)

Mit Hilfe einer Faßzange oder Klemme, deren Backen mit Gummi überzogen sind, wird ein Büschel von mindestens 60 Haaren auf einmal ausgezogen. Meist wird der temporale Bereich des behaarten Kopfes gewählt und okzipital ein Vergleichstrichogramm angefertigt; bei umschriebener Alopezie werden Herd, Herdrand und möglichst noch eine entfernte Kontrollstelle geprüft.

Tabelle **44** Haarstatus (nach Steigleder u. Mahrle)

I. Makroskopisch
  A. Verteilungsmuster
    1. Kopf (inkl. Bart, Brauen, Wimpern, Ohren, Nase)
    2. Körper (Schamhaare, Bauch)
    3. Extremitäten (Unterschenkel, Zehen)
  B. Quantität – Zahl der ausgefallenen Haare pro Tag
  C. Qualität – dünn, brüchig, spröde, glanzlos, fettig, Pigment
  D. Kongruierende Symptome – z. B. Gynäkomastie, Vergrößerung der Klitoris

II. Mikroskopisch
  A. Struktur des Haares – (polarisiertes Licht!)
  B. Pigmentierung – gleichmäßig
  C. Trichogramm – Standardbedingungen: Haarwäsche, -pflege, -entnahme, -aufarbeitung

III. Spezielle Methoden
  Spezifisches Gewicht, Reißfestigkeit, Quellbarkeit
  Röntgendiagramm, Elektronenmikroskopie

Die Haare werden mit dem unteren Ende auf einen Objektträger gelegt und mit Caedax eingebettet. Es läßt sich dann unter dem Mikroskop das Entwicklungsstadium der Haarwurzel und der Bau des angrenzenden Haares beurteilen. Das Anfertigen des Trichogramms erfordert Routine, da durch falsche Art des Ziehens, falsche Behandlung nach dem Ausziehen, im besonderen Austrocknung, und falsche Beurteilung der Entwicklungsstadien (Anagen, Telogen, Katagen, dystrophische und dysplastische Haare) falsche Schlüsse gezogen werden können. Beim Ausziehen von Haaren mit Hand oder Pinzette erhält man nur telogene Haare, die sich leicht ausziehen lassen. Vom Patienten mitgebrachte Haare sind im Ruhestadium ausgefallen, abgebrochen oder abgeschnitten. Die beim Trichogramm ausgerissenen Haare wachsen nach eigenen Untersuchungen nicht sofort nach; der Haarfollikel bleibt offenbar in seinem Rhythmus.

Das Trichogramm läßt erkennen, ob sich mehr Haare als für die Haarregion üblich (temporal ca. 20%) im Ruhestadium befinden, und gibt daher schon einen Ausblick, wie sich die Verlustrate in den nächsten Wochen verhalten wird. Voraussetzung allerdings ist, daß die Haare mindestens 5 Tage nicht gewaschen wurden, da sonst die Telogenhaare bereits durch den Waschprozeß entfernt sind.

Hypertrichose und Hirsutismus

Unter *Hypertrichose* versteht man eine verstärkte, bei Frauen aber noch typisch feminin lokalisierte und begrenzte Terminalbehaarung. *Hirsutismus* ist eine verstärkte, dem männlichen Typ entsprechende Sexual-, Körper- und Gesichtsbehaarung evtl. mit Alopezie vom männlichen Typ. Beim *Virilismus* treten noch weitere Zeichen einer Maskulinisierung zum Hirsutismus hinzu. Bei Hypertrichose kann es sich um anlagebedingte Störungen handeln (Tab. **45**).

In seltenen Ausnahmefällen wurde ein tierfellartiges Haarkleid vererbt. Im Bartbereich gibt es bei Frauen eine anlagebedingte, umschriebene übermäßige Haarbildung (Hypertrichose), die aber auch Folge hormoneller Stö-

Tabelle **45** Kongenitale Hypertrichosen (nach ORFANOS)

Hypertrichosis lanuginosa congenita
autosomal dominant; „dog-face"- und „monkey-face"-Form (Hypodontie, Ohrabnormitäten, Demenz)

Hypertrichosis naevoides
solitär oder mit anderen Entwicklungsstörungen

Hypertrichosis circumscripta
bei Porphyria erythropoetica
Epidermolysis-bullosa-Gruppe
kongenitaler Makrogingivitis
Pfaundler-Hurler-Syndrom
Cornelia-de-Lange-Syndrom

Tabelle **46** Beispiele von Hypertrichose – Hirsutismus

1. Iatrogene Hypertrichosis – Hirsutismus
   androgene, anabole Steroide, manche Antikonzipienzien, Progesteron bei anomaler Metabolisierung, Glucocorticoide, manche Antihypertensiva, z.B. Minoxidil, Spironolacton, Phenytoin, Thioridazin u.a.
2. Adrenalbedingt
   virilisierende Tumoren, Cushing-Syndrom
3. Ovarialbedingt
   virilisierende Tumoren, Cushing-Syndrom
4. Andere, z.T. kongenitale Störungen des Endokriniums
   Schilddrüsen-, Zuckerstoffwechselstörungen, dienzephal-hypophysäre Störungen
5. Paraneoplastisch
6. Noch ungeklärt, (idiopathischer) Hirsutismus

rungen sein kann. Androgene und diesen verwandte Hormone (anabole Steroide), Glucocorticoide und ACTH können das Haarwachstum an unerwünschter Stelle stimulieren und an erwünschter Stelle reduzieren. Entsprechendes gilt für manche hormonelle Kontrazeptiva; zu Hypertrichose führen z. B. Phenytoin, Psoralene, Diazoxid und Hexachlorobenzol.

Eine Übersicht über einige Formen von Hypertrichose und Hirsutismus gibt Tab. **46**. Immer ist die Funktion der Nebennierenrinde und der Ovarien sorgfältig zu prüfen.

Haarmangel und krankhafter Haarverlust

Der Haarmangel (Hypotrichose und Atrichie) ist angeboren, der Haarverlust erworben. Bei Verlust von mehr als 100 Haaren pro Tag spricht man von einem Effluvium, bei sichtbarem Haarschwund von einer Alopezie, mehr als 60% der ursprünglichen Haare sind dann verloren.

Zwei Möglichkeiten des Haarverlustes sind zu unterscheiden:

1. Verlust durch vermehrte Überführung von Haaren in das Ruhestadium. Mit Hilfe des Trichogramms läßt sich ein derartiger Verlust voraussagen. Dieser *„telogene" Haarausfall* ist die Folge leichterer Störungen, etwa bei Infektionen; er wird auch nach der Gravidität beobachtet. Offenbar ist in der Überführung des Haarfollikels in das Telogen ein Schutzmechanismus zu sehen, da der Follikel im Ruhestadium weniger anfällig ist.

2. Haarverlust durch *krankhaftes Wachstum* der Haare. Hier gibt es sehr verschiedene Varianten, etwa zeitweilig verminderte Keratinbildung und damit ein Dünnerwerden der Haare. Solche Störungen sind ein Hinweis auf allgemeine Störungen, etwa auf Eisenmangel, Störungen der Schilddrüsenfunktion, der Leberfunktion, Einwirkung von Medikamenten.

Überlegungen bei Haarwachstumsstörungen (Tab. **47–52**)

Untersuchung des ganzen Integuments, Pulltest, quantitative Bestimmung des Haarverlustes (täglich sammeln, Trichogramm), qualitative Bestimmung (mikroskopische Untersuchung, Trichogramm, Histologie).

Folgende Überlegungen sollten angestellt werden:

1. Haarausfall infolge genetischer Störungen, im besonderen Stoffwechselstörungen (Tab. **48**, **49**). Jede Verformung und Verfärbung des Haares bei Kindern verlangt gründliche Untersuchung; schwerste dauernde Schäden können verhindert werden.

2. Altersbedingter Haarausfall, auch genetisch fixiert, beim Säugling nach der Geburt, beim Mann im 3. und 4. Lebensjahrzehnt (Alopezie vom männlichen Typ), bei der Frau oft entsprechender, aber weniger ausgeprägter Haarverlust. Haarausfall der Mutter 2–12 Wochen nach einer Geburt.

Tabelle **47** Haarwachstumsstörungen – umschrieben, diffus, generalisiert

A. Haarmangel

1. Atrichie
2. Hypotrichie — Syndrom?
3. Fehlbildungen — Stoffwechsel?
   - Qualität
   - Struktur
   - Pigment

B. Haarverlust

1. Effluvium > 100/Tag
2. Alopezie, sichtbar Verlust > 60%

I. Physiologisch { post partum, Pubertät, Alter

II. Pathologisch (s. Tab. **48**, **51**)

III. Iatrogen (s. Tab. **46**, **51**, **52**)

Tabelle **48** Einige angeborene qualitative Haaranomalien (nach Orfanos)

Pili torti (gedrehte Haare):
Abgeflachte, um ihre Längsachse gewundene Haare; autosomal dominant, manchmal sporadisch (exogen?)

Vorkommen: isoliert (Pili torti veri): bei Netherton-Syndrom, Hypotrichie Marie-Unna, Kinky-hair-Erkrankung u.a.

Pili anulati (Ringelhaare):
Abwechselnd helle und dunkle Stellen im Haarschaft ohne Kaliberschwankungen; unregelmäßig dominant (sporadisch?)

Vorkommen: oft mit anderen Anomalien vergesellschaftet

Trichorrhexis nodosa (umschriebene Aufsplitterung):
Knötchenförmige Veränderungen des Haarschaftes mit Aufsplitterung des Haarkeratins an dieser Stelle; möglicherweise autosomal dominant; exogene Genese häufig

Vorkommen: meist isoliert, Hyperopie?

Monilethrix (Spindelhaare):
In regelmäßigen Abständen eingeschnürte bzw. angeschwollene Haare; autosomal dominant

Vorkommen: meist mit Anomalien anderer Organe ektodermaler Herkunft

Ferner: Kräuselhaare, Wollhaare, Bambushaare u.a.

3. Physikalisch bedingter Haarausfall, besonders nach dem Einfluß ionisierender, auch aktinischer Strahlen. Ständiger Zug an den Haaren (Pferdeschwanzfrisur) führt zu dauerndem Haarverlust. Trichotillomanie: Ausreißen der Haare bei psychischen Störungen (s. S. 445).

4. Haarausfall und Abbrechen der Haare bei allgemeinen Störungen, Intoxikationen (Infektionskrankheiten, Syphilis), Eisenmangel, Schilddrüsenerkrankungen, Lebererkrankungen, HIV-Infektion (S. 358), Medikamenten, z.B. Hormongaben, Antikoagulanzien, Zytostatika, Überdosierung von Vitamin A (Tab. **51**). Bei gestörtem Haarwachstum (Verdünnung der Haare) könnte eine Dauerwelle evtl. zum Abbrechen der Haare führen.

Tabelle **49** Einige angeborene Stoffwechselstörungen mit Haaranomalien (nach ORFANOS)

1. **Phenylketonurie**
   Ätiologie: Störung der Phenylalaninhydroxylase
   Klinik: hellblondes, dünnes Haar (70–90%)
2. **Argininbernsteinsäure-Syndrom**
   Ätiologie: Defekt der Argininosuccinatlyase
   Klinik: kurzes, sprödes und brüchiges Haar
3. **Homozystinuriesyndrom**
   Ätiologie: meist Defekt der Cystathionin-β-synthetase
   Klinik: feine, trockene und spärliche Kopfbehaarung
4. **Pfaundler-Hurler-Syndrom**
   Ätiologie: Defekt der α-L-Iduronidase (MPS I)
   Klinik: Hypertrichose, dickes, pigmentiertes, schnell wachsendes Haar bei Kindern, Hypotrichose bei Erwachsenen

5. Haarausfall infolge Erkrankungen der Kopfhaut, Lupus erythematodes chronicus, umschriebener Sklerodermie. Trichophytie, diffuse Alopezie bei Erythrodermien, aber Abbrechen der Haare bei Mikrosporie.

6. Umschriebener Beginn, aber mit möglicher, sogar universeller, Ausbreitung: Alopecia areata, keine Narben, keine Atrophie der befallenen Bezirke. Depigmentierung der Haare, Grübchen in den Nägeln.

7. Pseudopelade Brocq: völlig ungeklärter Haarverlust unter Rötung der Kopfhaut mit Narbenbildung, therapieresistent.

Kongenitaler Haarmangel

In Betracht kommen eine Reihe von seltenen anlagebedingten Erkrankungen (Tab. **48**, **49**). Auch umschriebener Haarmangel ist möglich, etwa bei einer Aplasia cutis congenita.

Haarmangel und qualitative Störungen des Haarwachstums treten mit anderen Fehlbildungen und ernsten angeborenen Stoffwechselstörungen zusammen (Tab. **48**, **49**) auf. Auch eine fehlende oder mangelhafte Pigmentierung des Haares ist ein Hinweis auf derartige, oft bei rechtzeitiger Diagnose noch beeinflußbare Störungen.

Haarausfall nach der Entbindung

14 Tage bis 3 Monate nach einer Entbindung setzt bei manchen, keineswegs bei allen Frauen ein starker Haarausfall ein. Eine Erklärung ist vermehrtes Haarwachstum während der Gravidität (Östrogenanstieg), das nach der Entbindung wieder zur Norm zurückgeführt wird. Die klinische Beobachtung lehrt jedoch, daß das Haarkleid mit jedem Ausfall nach der Gravidität stärker reduziert wird, im besonderen, wenn zusätzliche Komponenten hin-

zukommen (Tab. **50**). Im allgemeinen darf man jedoch darauf vertrauen, daß der Verlust in Grenzen bleibt.

Therapie. Hormonelle Kontrazeptiva mit Antiandrogen- und Östrogenwirkung, in schweren Fällen Cyproteron in Kombination mit einem geeigneten Antikonzipiens, in leichten Fällen östrogenhaltige Haarwässer; Ausschluß anderer Ursachen, im besonderen Eisenmangel.

Tabelle **50** Haarausfall nach der Entbindung (nach STEIGLEDER u. MAHRLE)

1. Vorübergehend
2. Langfristig
   a) Auftakt oder Rezidiv einer androgenetischen Alopezie
   b) Hormon- oder stoffwechselbedingt (Hypophyse, Fe-Mangel)
   c) vorzeitige Alterung, beschleunigt durch Gravidität

Androgenetische Alopezie

Beim Mann

(Alopezie vom männlichen Typ, Male-pattern-Alopezie, Pattern-Alopecia)

Die Glatzenbildung vom männlichen Muster wurde früher als Alopecia praematura oder seborrhoische Alopezie bezeichnet.

Beim Mann ist die Glatzenbildung vom männlichen Muster nach der Pubertät im 3. und 4. Lebensjahrzehnt keine Erkrankung. Man weiß heute, daß auch bei höheren Affen eine Art Glatzenbildung vorkommt. Der Haarausfall beginnt mit dem Auftreten von „Geheimratsecken". Ihr Ausbleiben weist auf hormonelle Störungen hin. Häufig geht der Ausfall nach bestimmten Mustern, entweder als Verlängerung der Stirn oder als Kahlstelle am Hinterkopf (tonsurartig), weiter. Der Ausfall wird durch Testosteron induziert. Die Eigenschaft, auf die Einwirkung von Testosteron zunächst mit Rückbildung auf die Größe von Lanugofollikeln, später mit Atrophie zu reagieren, ist dem einzelnen Follikel eigen, wie Verpflanzungen von Haarinseln bei höheren Affen und Menschen gezeigt haben. Bemerkenswerterweise aber geht bei zahlreichen Männern der Ausfall schubweise, begleitet von Parästhesien der Kopfhaut und Juckreiz vor sich. Gleichzeitig klagen die Betroffenen über eine vermehrte Fettung der Kopfhaut (Seborrhö, S. 453ff.). Diese störende Fettung wird so erklärt, daß die Talgdrüsen noch voll funktionieren, aber weniger Haare zu fetten sind. Nicht selten ist die Fettung aber periodisch unterschiedlich stark, auch von Umweltfaktoren abhängig, etwa im Urlaub geschwunden. Möglicherweise bewirkt ein übergeordneter Einfluß gleichzeitig Haarausfall und verstärkte Talgsekretion, zumal Haarfollikel und Talgdrüsen auf Testosteron ansprechen (S. 454). Hier sind noch zahlreiche Fragen offen. Von der androgenetischen Alopezie ist die Reduktion des Kopfhaares jenseits des 45. Lebensjahres als Alterserscheinung abzutrennen.

Therapie. Eine befriedigende Therapie gibt es weder für diese Form des Haarausfalls noch für die Fettung der Kopfhaut. Empfohlen wird das Waschen mit teerhaltigen Shampoos oder mit Schwefel-Metall-Verbindungen (Selendisulfid). Doch ist die Wirkung offenbar nur vorübergehend. Haarwässer mit Salicylsäure, Resorcin und Schwefel werden angeraten. Die lokale Anwendung von Östrogenen ist umstritten in der Wirksamkeit; sie ist wegen der Gefahr der Resorption beim Mann nur begrenzt möglich. Minoxidil und Spironolacton haben bei örtlicher Anwendung enttäuscht. Die innerliche Gabe von Antiandrogenen widerspricht der Verhältnismäßigkeit der Mittel. Bei älteren Männern wird unter dem lokalen Einfluß von Androgenen das Haarwachstum geringgradig stimuliert; die Haut erscheint in mancher Hinsicht verjüngt. Bei der Glatzenbildung ist aber kein Erfolg zu erwarten. Der Effekt einer Massagetherapie ist unbewiesen. Zeitweilig wurde eine Durchtrennung der Galea von der Stirn her empfohlen, doch ist dieses operative Vorgehen längst wieder verlassen. Die Verpflanzung von Hautinseln vom seitlichen behaarten Kopf oder von anderen behaarten Körperregionen ist möglich.

Bei der Frau

(Female-pattern-Alopezie)

Bei der Frau verläuft die androgenetische Alopezie etwas anders als beim Mann; der Kopf ist mehr diffus befallen, besonders die zentralen Regionen, manchmal ist die Vertexregion am stärksten betroffen. Noch normal gewachsene Haare finden sich neben kleinen Wollhaaren. Glücklicherweise schreitet diese Form des Haarverlustes nur selten so weit fort wie oft beim Mann; es kommt bei der Frau meist nicht zur Glatzenbildung. In schweren Fällen ist an ernste hormonelle Veränderungen zu denken (s. u.). Die androgenetische Alopezie findet man bei der Frau nicht selten im Verein mit einem diffusen Haarausfall anderer Genese. Während beim Mann die androgenetische Alopezie meist zwischen dem 20. und 30. Lebensjahr einsetzt, tritt sie bei der Frau später auf; ein Altersgipfel besteht nicht, vielmehr ist der Höhepunkt der Häufigkeit plateauartig und reicht bis zum 40. Lebensjahr, wahrscheinlich weil andere Formen des Haarausfalles hinzukommen. Mit der Diagnose „androgenetische Alopezie“ darf sich der Dermatologe nicht begnügen. Die androgenetische Alopezie kann unter recht verschiedenen Umständen zustande kommen, einmal abhängig vom Androgenspiegel *(androgene Alopezie)*, zum anderen abhängig von der Ansprechbarkeit des Haarfollikels auf das Androgen. Diese Ansprechbarkeit ist in den einzelnen Regionen des Körpers, ja schon des Kopfes, unterschiedlich.

Die Hormonanalyse ist aufwendig und schwierig, die Resultate divergieren. Eine eingehende hormonelle Analyse ist immer dann zu fordern, wenn

„kongruierende Symptome“ auftreten. Unter diesen verstehen wir etwa bei der androgenetischen Form das Auftreten weiterer Anhaltspunkte für eine Virilisierung.

Therapieversuch. Hormonelle Kontrazeptiva mit Östrogen- und Antiandrogenwirkung, evtl. zusätzlich Cyproteron in zyklusgerechter Dosierung, lokal östrogenhaltige Haarwässer.

Schuppung der Kopfhaut

Die Schuppenbildung auf dem behaarten Kopf wird meist in Zusammenhang mit der Fettung genannt, weil manche Patienten zugleich über vermehrte Fettung und Schuppenbildung klagen. Ein Beweis für einen solchen Zusammenhang steht aus.

Schuppenbildung auf dem Kopf ist ein Symptom, dem man nachgehen muß. Häufig handelt es sich um ein Stigma oder Minimalsymptom der Psoriasis oder eines seborrhoischen Ekzems (s. jedoch S. 68). Andere schuppende Erkrankungen, wie die Pityriasis versicolor, können die Kopfhaut befallen. Auch an ein leichtes Ekzem der Kopfhaut, etwa durch Irritation infolge von Pflegemaßnahmen ist zu denken. Selbst die Unverträglichkeit von Isopropylalkohol kommt vor.

Leider ist die Ursache der Schuppung oft nicht zu klären. Manche Autoren behelfen sich in dieser Situation mit der Diagnose *Pityriasis sicca* bei trockener Schuppung und *Seborrhoea oleosa* bei fettiger Schuppung.

Therapie. Bei Schuppung ohne nachweisbare Ursache, als Minimalsymptom der Psoriasis oder bei Reizung der Kopfhaut empfiehlt sich folgendes Vorgehen: Bei weichem Wasser 1- bis 2mal wöchentlich Waschen mit einer überfetteten Seife (Kinderseife), bei hartem Wasser mit einem milden Detergens evtl. mit Teerzusatz. Vorübergehend wirken auch Waschungen mit Selendisulfid oder Zinkpyrithion. Rein alkoholische Haarwässer trocknen die Kopfhaut bei Pityriasis sicca oft zu sehr aus, deshalb werden Öle, z. B. 2% Rizinusöl, zugesetzt.

Traditionell gibt man zu den Haarwässern Teerstoffe, Ichthyol, Resorcin, Salicylsäure und fast immer Schwefel. Nur in kolloidaler Form verteilt er sich in Flüssigkeiten.

Oft finden Patienten bei Juckreiz, Rötung und Schuppung der Kopfhaut eine Erleichterung, wenn mehrfach wöchentlich abends eine Creme, etwa eine Glucocorticoidcreme, einmassiert wird. Die Haare sind dabei zu scheiteln, so daß die Kopfhaut selbst, etwa mit einer Zahnbürste, eingerieben werden kann. Wird das Haar dabei zu sehr von der Creme beschmiert, zu „fettig“, kann es nach abendlichem Einreiben morgens gewaschen werden.

Tabelle **51** Krankhafter Haarverlust – umschrieben, diffus, generalisiert, narbig

1. Traumatisch Zug-Alopezie Massage, Reiben Intensives Schwimmen (Schwimmbad-Alopezie) Trichotillomanie Trichotemnomanie Pflege u. Kosmetik	2. Stoffwechsel Mangel (Fe, Eiweiß) Abmagerungskuren Schilddrüse Leber Hypophyse	3. Folge (symptomatisch) lokal, allgemein Mykosen, Dermatosen Blutverlust, Streß Hirntumoren Strahlen, Medikamente
4. Toxisch Gifte (Pflanzen) Infektionen (Syphilis II, AIDS)	5. Alopecia areata, totalis, generalisata 6. Pseudopelade Brocq 7. Mucinosis follicularis	8. Androgenetische Alopezie vom männlichen oder weiblichen Typ, vermehrte Ansprechbarkeit der Follikel und/ oder Vermehrung männlichen Hormons im Serum

Haarausfall durch physikalische Ursachen

Mechanisch bedingter Haarausfall

Druck: Druck führt zur sog. Dekubitusalopezie der Säuglinge (s. jedoch S. 434). Auch durch Schwesternhauben oder andere drückende Kopfbedekkungen soll es durch Abbrechen der Haare im distalen Follikelanteil zu einem Haarverlust gekommen sein (Tab. **51**).

Verletzungen mit entsprechend tiefer Narbenbildung haben dauernden Haarverlust zur Folge.

Zug: Bestimmte Haartrachten führen zur permanenten Alopezie durch starken Zug: Pferdeschwanzfrisur, Grönländer- oder oberhessische Haartracht.

Hier kann man auch die *Trichotillomanie* anführen, bei der sich der Patient als Folge psychischer Störungen die Haare oft in ganz erheblicher Ausdehnung ausreißt. Bei Erwachsenen kann eine Trichotillomanie sogar eine Alopezie vom männlichen Glatzenmuster vortäuschen. Feingeweblich findet man bei der Trichotillomanie einen Haarfollikel mit einer Blutung anstelle des Haares.

Bei der *Trichotemnomanie* schneidet der Patient die Haare ab, statt sie auszureißen.

Haarausfall durch Strahlenschäden

Ultraviolett-, Infrarot-, Röntgen- und Isotopenstrahlen führen bei entsprechend hoher Dosierung zu pathologischem Haarausfall. Eine Röntgenatrophie bedingt dauernden Haarverlust und ist deshalb gefürchtet. In geringer Dosis wurden die genannten Strahlen früher zur Behandlung von Haarausfall empfohlen.

Haarausfall durch Infektion der Kopfhaut

Diese Formen des Haarausfalls sind bereits in anderen Kapiteln besprochen. Es handelt sich um eitrige Infektionen, die zur dauernden Zerstörung des Haarfollikels führen; hier sind z. B. tiefe Formen der Trichophytie (S. 265), der Favus (S. 267) und die Mikrosporie (S. 257) anzuführen.

Haarausfall bei Mangelzuständen

Haarverlust wird bei Kachexie, malignen Tumoren und Mangelsituationen im Stoffwechsel beobachtet (Vitamine, Eisen und andere Mineralien).

Haarausfall bei hormonellen Störungen

Bei Funktionsstörungen der Hypophyse, der Nebennierenrinde, der Gonaden, der Schilddrüse, bei Diabetes und Leberstörungen („Leberglatze" des Bauches!) kann Haarausfall auftreten.

Toxisch bedingter Haarausfall

Haarausfall durch Infektionskrankheiten

Verschiedene Infektionen sind von einem meist telogenen Haarausfall gefolgt, der oft erst 14 Tage bis 4 Wochen nach der Schädigung einsetzt.

Besonders erwähnt sei die *Alopecia syphilitica.* Sie trifft wachsende Haare, daher ist das Ausfallmuster eigentümlich: Das Kopfhaar erscheint wie von Mäusen oder Motten angenagt. Auch die Augenbrauen werden befallen. Feingeweblich ist die syphilitische Alopezie der Alopecia areata ähnlich.

Haarverlust bei Vergiftungen

Bekannt ist der Haarausfall nach Thallium-, Arsen- und Quecksilbervergiftungen. Durch Thallium kommt es zu einer ganz eigenartigen Störung der Verhornung und einer Pigmentverschiebung im Haar, die auf die Ursache hinweist, unter Verlust von Anagenhaaren (anagenes Effluvium). Auch nach anderen toxischen Einwirkungen, z. B. nach der Vergiftung mit Pflanzenschutzmitteln, wird über Haarausfall berichtet. Zuweilen führt die Aufnahme von solchen Stoffen zu schweren Veränderungen an der Haut, z. B. zu einer Erythrodermie, mit folgendem Haarausfall. Auch Pflanzengifte verursachen Haarausfall (Tab. **52**).

Haarverlust nach Medikamenten

Tabelle **52** Ursachen toxischer Alopezie (in Anlehnung an IPPEN)

1. **Medikamente und therapeutische Maßnahmen**
   1. Hormone (Androgentherapie des Klimakteriums, ACTH-Therapie, Glucocorticoide)
   2. Gerinnungshemmer
   3. Zytostatika
   4. Andere Medikamente, evtl. in Überdosierung (Vitamin A, Retinoide, Cimetidin, Ranitidin, Lormetazepam, Phenprocoumon), Thyreostatika, Anticholesterinämika, Lithium
   5. Medikamentenembolie
   6. Ionisierende Strahlen

2. **Pflanzentoxine**
   z. B. Colchicin, Abrin

3. **Technische und sonstige Produkte**
   Thallium, Quecksilber, Blei(tetraäthyl), Selen, Chloropren (-Dimere), DDT und Hexachlorzyklohexan, Allylderivate, Undezylensäure, Squalen, Ölsäure, Linolsäure, Monojodacetat und andere Enzyminhibitoren (Pflanzenschutz!), Äthylurethan

Haarausfall bei Atrophie und Narbenbildung

Traumen, Strahlenschäden und Hauterkrankungen, die zu Atrophie und Narbenbildung führen, bedingen einen Haarausfall, wenn der Haarfollikel samt Papille zerstört wird. Zu nennen sind hier: der chronische Lupus erythematodes, die umschriebene, im besonderen die bandförmige Sklerodermie, die Tuberculosis cutis luposa, die tertiäre Syphilis, die Lepra, tiefe Trichophytien (Kerion Celsi), der Favus sowie gutartige und bösartige Tumoren, etwa der Talgdrüsennävus oder maligne Lymphome.

Differentialdiagnostisch sind die Pseudopelade Brocq und die Alopecia mucinosa (Mucinosis follicularis) abzugrenzen. Angeboren findet man umschriebene Narben bei der Aplasia cutis congenita.

Therapie. Nach Abheilen der Grundkrankheit oder Operation bzw. Bestrahlung des Tumors: Decken des Defekts durch plastisch-operative Maßnahmen oder Verpflanzung von Haarinseln.

Zusammenfassung

Bei Haarausfall ist zunächst makroskopisch das Ausfallmuster festzulegen: Ausfall nach Art des männlichen Glatzentyps, d.h. Bevorzugung bestimmter Lokalisationen, diffuser Ausfall, umschriebener Ausfall. Auch der Typ der ausfallenden Haare ist zu prüfen: Haare im Ruhestadium (telogenes Effluvium), fehlgebildete Haare. Das Haarwachstumsmuster wird durch Ausreißen eines Haarbüschels und mikroskopische Analyse der Wurzeln bestimmt (Trichogramm). Zum Haarausfall führen Veranlagung (Glatzenbildung beim Mann), manche Krankheiten (telogenes Effluvium nach schweren konsumierenden Erkrankungen, wie Lebererkrankungen, Störungen des Haarwachstums im 2. Stadium der Syphilis), bestimmte Medikamente (Antikoagulanzien, Zytostatika, Hormonpräparate) und Vergiftungen (Thallium, Arsen, Quecksilber). Gewebszerstörende Erkrankungen führen zu örtlichem Haarausfall (umschriebene Sklerodermie, chronischer Lupus erythematodes, manche Pilzerkrankungen, Hauttumoren). Mechanische Faktoren bedingen z.T. bleibenden Haarausfall (z.B. Pferdeschwanzfrisur mit zu starkem Zug). Angeborene Störungen des Haarwachstums sind oft Hinweis auf ernste Stoffwechselstörungen. Psychisch gestörte Patienten reißen die Haare manchmal bezirksweise aus oder schneiden sie ab, so daß Störungen des Haarwachstums vorgetäuscht werden (Trichotillomanie, Trichotemnomanie).

Spezielle Erkrankungen des Haarkleides bzw. des Kopfhaares

Alopecia areata (Pelade)

Die Alopecia areata ist eine häufige Erkrankung, die nicht nur die Kopfhaare, sondern alle Haare des Körpers betrifft. Etwa 30% aller Patienten mit Haarausfall und 2% der Patienten, die die Universitäts-Hautklinik Köln aufsuchten, hatten eine Alopecia areata. Im Bartbereich findet man bei Männern rundliche haarlose Bezirke, die bei glatter Rasur kaum auffallen. Um so mehr stören die Herde im Bereich des behaarten Kopfes, der Augenbrauen, Wimpern und Schamhaare.

Ursache. Die Ursache der Alopecia areata ist unklar. Sie wird heute als Autoimmunkrankheit aufgefaßt, u.a. wird an eine Insuffizienz der T-Suppressor-Lymphozyten gedacht. Vitamin-B_{12}-Mangel-Anämien, Schilddrüsenstörungen und Vitiligo finden sich überdurchschnittlich häufig in Verbindung mit einer Alopecia areata. Bis 20% der Patienten geben an, daß noch andere Familienangehörige betroffen sind. Psychischer Streß soll Schüben der Alopecia areata vorausgehen. Die Neigung zu spontaner Remission und auch zu Rezidiven ist groß.

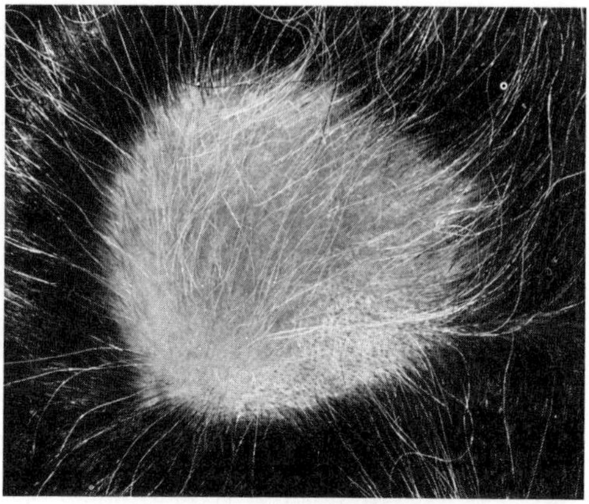

Abb. **217** Alopecia areata. Im Herd wachsen spärlich weiße Haare nach

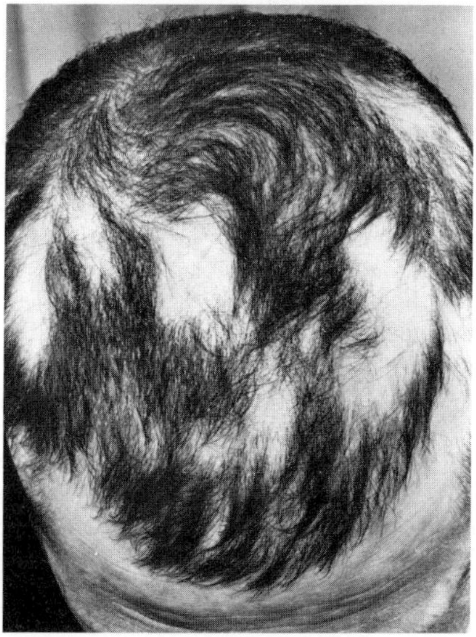

Abb. **218** Alopecia areata. Keine Atrophie. Abgebrochene Haare („Ausrufezeichen") erkennbar

Klinisches Bild. Der typische Herd der Alopecia areata ist durch den kreisrunden Ausfall von Haaren gekennzeichnet. Die Haut ist *nicht* atrophisch, die Follikelöffnungen sind erhalten. In ihnen erkennt man kleine, depigmentierte Miniaturhaare (Abb. **217**). In anderen sind sog. Ausrufezeichen (Abb. **218**) zu sehen: Über verdünnten Haaren ist ein noch breiterer Haarabschnitt zu erkennen, der Rest des abgebrochenen Normalhaares. Gelegentlich findet man auch nur rudimentär entwickelte Haare, die Kadaverhaare, als schwarze Punkte in den Follikelöffnungen. Die Alopecia areata tritt oft mit zahlreichen Herden auf, die sich rasch vergrößern (Abb. **218**). Zum Verlust des gesamten Kopfhaares (Alopecia areata totalis) kommt es bei etwa 10% der Patienten; die Behaarung des ganzen Körpers kann verlorengehen (Alopecia areata totalis generalisata oder universalis). Nicht nur die Verhornung der Haare, auch die der Nägel ist gestört: In den Nägeln entwickeln sich kleine Grübchen (Abb. **233**).

Auch von klinisch scheinbar gesunden Bezirken der Kopfhaut wurden ein pathologisches Trichogramm und typische histologische Befunde erhoben, ja sogar in ganz anderen, wenig behaarten Körperregionen, die klinisch normal erschienen.

Feingewebliches Bild. In der Haut finden sich weite Gefäße in Nähe der Haarfollikel mit einem umgebenden Rundzellinfiltrat. Das kollagene Bindegewebe ist verquollen. Die Haarfollikel verlieren ihr Pigment. Man sieht einen regelrechten Pigmentabfluß zu Melanophoren in Nachbarschaft der Haarwurzeln. Die Haarfollikel der Kopfhaut wandeln sich in Miniaturfollikel um, die etwa denen der Körperhaare entsprechen. Diese kleinen Follikel bilden dünnere, feinere, wenig pigmentierte Haare aus. Der normal dicke Teil bricht auf dem verdünnten Miniaturhaar ab. So entstehen die bereits erwähnten „Ausrufezeichen".

Differentialdiagnose. Beachtet man, daß die Alopecia areata keine Narben hinterläßt, so gibt es kaum Schwierigkeiten. Histologisch, manchmal aber auch klinisch, ist die syphilitische Alopezie der Alopecia areata ähnlicher, als manche Lehrbücher vermuten lassen. Im Bartbereich sieht man rundliche haarlose Bezirke, ohne daß diese Männer weitere Anzeichen einer Alopecia areata haben und ohne daß sie darüber klagen; *Pseudoalopecia areata* des Bartes.

Therapie. Bei therapeutischen Erfolgen ist die plötzliche Spontanremission der Alopecia areata zu berücksichtigen, auch nach jahrelangem Verlauf. Der Patient führt den Erfolg auf das Mittel zurück, das er zuletzt angewandt hat. Er schreibt dann den Dankbrief, den Hersteller von „Haarwuchsmitteln" herumzeigen. Bei manchen Patienten bleibt die totale Alopezie für immer bestehen. Der Therapeut kann nur dort einen dauernden Erfolg erzielen, wo die Tendenz zur Spontanremission vorhanden ist. Mit hohen Dosen von Glucocorticoiden innerlich läßt sich bei 60–80% eine Spontanremission erzwingen, aber bei nur etwa 20% der Patienten bleibt der Haarwuchs nach Absetzen der Glucocorticoide erhalten. Deshalb muß von Fall zu Fall erwogen werden, ob diese Therapie zu verantworten ist. Nicht alle Patienten sprechen auf das gleiche Glucocorticoid an. Wir bevorzugen Injektionen von Glucocorticoid-Kristallsuspension intrakutan, evtl. unterstützt von geringen Glucocorticoidgaben innerlich. Äußerlich bewährt sich das Auftragen einer Glucocorticoidtinktur, anschließend einer besonders hochprozentigen Glucocorticoidcreme oder -salbe unter Okklusionsverband mit Plastikfolie, z. B. Folie plus Badehaube. Vor der Pubertät erscheint uns dieses Verfahren als das einzig vertretbare. Ein einzelner kleiner Alopecia-areata-Herd darf bei Kindern *einmalig* mit Glucocorticoid-Kristallsuspension unterspritzt werden, da eindrucksmäßig dadurch der Verlauf der Alopezie positiv beeinflußt wurde. Zahlreiche andere Methoden sind zur Behandlung angegeben, wie Kontaktultraviolettbestrahlung mit der Kromayer-Lampe oder die Applikation von hyperämisierenden Substanzen (z. B. Nicotinsäureester, Cignolin); ihr Wert erscheint uns aber nicht bewiesen. Möglicherweise beschleunigen sie das Haarwachstum, wenn es erst einmal eingetreten ist. Auch PUVA-Therapie (S. 31) der Kopfhaut wurde empfohlen.

Immunsuppressiva haben einen positiven Effekt, ihre Anwendung ist aber kaum vertretbar. Sensibilisierung gegen DNCB (Dinitrochlorobenzol) und ständiges Unterhalten eines durch Auftragen mit dieser Substanz erzeugten Ekzems der Kopfhaut führt zum Nachwachsen der Haare an den behandelten Stellen. Die Haare fallen aber wieder aus, wenn die Therapie unterbrochen wird; der Effekt beruht auf dem allergischen Kontaktekzem, nicht auf dem DNCB. Wegen möglicher unerwünschter Wirkungen des DNCB erprobt man jetzt andere Sensibilisatoren, derzeit Diphencypron.

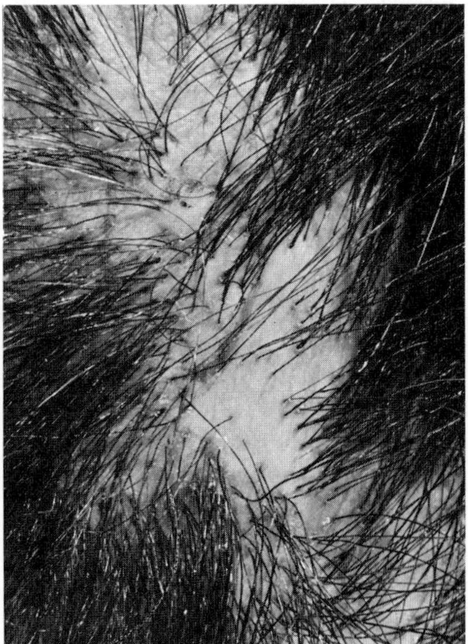

Abb. **219** Pseudopelade Brocq. Atrophie mit Follikelzerstörung, Ausbreitung „wie Fußstapfen im Schnee“

Pseudopelade Brocq

Der französische Ausdruck für Alopecia areata ist „pelade“; ihr wurde die Pseudopelade, ein relativ seltenes Krankheitsbild, gegenübergestellt. Bei der Pseudopelade kommt es zu mäßiger Rötung der Kopfhaut mit fortschreitendem Haarausfall unter Narbenbildung (Abb. **219**). Die kahlen Bezirke breiten sich „wie Fußstapfen im Schnee“ zwischen den normal behaarten Bezirken der Kopfhaut aus. Manche Autoren haben die Pseudopelade als Symptom anderer Hauterkrankungen aufgefaßt, z.B. als Sonderform des Lichen ruber planus, als Lichen planopilaris (S. 100). Bei der Mehrzahl der Patienten läßt sich jedoch keine andere Erkrankung nachweisen.

Differentialdiagnose. Andere Erkrankungen, die zur Alopezie mit Narbenbildung führen (S. 447), und traumatisch bedingter Haarverlust sind auszuschließen.

Therapie. Es ist keine wirksame Therapie bekannt; eine äußerliche Behandlung mit Glucocorticoiden ist vertretbar, ein Therapieversuch mit Etretinat wurde vorgeschlagen (s. S. 23, unerwünschte Wirkungen).

Zusammenfassung

Die Alopecia areata (Pelade), der kreisrunde Haarausfall ohne Narben, tritt besonders auf dem behaarten Kopf, aber auch in allen anderen Hautregionen auf. Im Bartbereich wird sie beim glattrasierten Patienten oft nicht beachtet. Die Haarfollikel werden im Herd zu Miniaturfollikeln mit kleinen, pigmentarmen Haaren umgewandelt. Die normal geformten Haare brechen über den nachgewachsenen Miniaturhaaren ab. Die Abbruchstelle dieser Haare ist noch breit, die Austrittsstelle über dem Follikel schmal (sog. Ausrufezeichen). Gelegentlich fallen bei Alopecia areata die Haare auf dem gesamten behaarten Kopf (Alopecia areata totalis) oder am ganzen Körper (Alopecia areata totalis generalisata) aus. In den Nägeln der Patienten findet man Grübchen; eine Vitiligo ist überzufällig häufig mit der Alopecia areata verbunden. Spontane Abheilung ist möglich, oft ohne erkennbaren Anlaß. Durch Injektion von Glucocorticoid-Kristallsuspension, die innerliche Gabe von Glucocorticoiden oder das Erzeugen eines lokalen allergisch bedingten Kontaktekzems läßt sich in den meisten Fällen ein Nachwachstum der Haare erreichen, oft jedoch nur vorübergehend. Die Ursache der Erkrankung ist unklar.

Bei der Pseudopelade Brocq entwickeln sich narbenartige Bezirke, z.T. unter geringer Rötung der Kopfhaut, die sich wie Fußstapfen im Schnee zwischen normal behaarten Bezirken ausbreiten. Die Ursache ist völlig unklar.

Erkrankungen der Talgdrüsen und verwandte Erkrankungen

Talgdrüsen

Die Talgdrüsen stehen in engem Zusammenhang mit den Haarfollikeln (Abb. **1**, S. 1). Einige Talgdrüsen münden zwar frei auf der Oberfläche, die meisten aber entleeren ihr Sekret in die Haarfollikelöffnung. Talgdrüsen sind gelegentlich so groß, daß der kleine Haarfollikel daneben kaum auffällt. Talgdrüsen sind holokrine Drüsen, d.h. ihr Produkt, der Talg, entsteht durch Untergang ganzer Zellen. Von Mutterzellen aus werden die Talgdrüsenzellen stets neu gebildet. Beim Reifungsprozeß sammeln sich Fettkörper in ihrem Zytoplasma; die Kerne degenerieren, die Zellen zerfallen. Nach der Geburt sind in der menschlichen Haut reichlich voll funktionierende Talgdrüsen vorhanden, der Talgspiegel auf der Haut ist hoch. Während des 1. Lebensjahres bilden sich die Talgdrüsen zurück, und bis zur Pubertät ist entsprechend wenig Fett an der Hautoberfläche nachzuweisen. Dennoch zerfallen einige Talgzellen in den Drüsen, so daß mit einer geringen Fettung der Oberfläche durch den Talg auch vor der Pubertät zu rechnen ist. Unter dem Einfluß von Testosteron kommt es in der Pubertät zu einer neuen Vollreife und Funktion der Talgdrüsen (Abb. **220**).

Die Talgmengen stufen sich nach Körperregionen in folgender Weise fallend ab: Kopfhaut und Stirn, Gesicht (Wangen, Nase), Rücken und Brust (besonders vordere und hintere Schweißrinne), Achselhöhlen, Schamregion, Hals, Bauch, Unterarm, Bein, Handrücken, Knöchelbezirk. An Handflächen und Fußsohlen fehlen Talgdrüsen, doch kann Talg durch Berühren anderer Regionen hierhin gelangen. Die produzierte Talgmenge ist bei jedem Menschen verschieden, jedoch bei einem Individuum in der gleichen Region unter gleichen äußeren Bedingungen erstaunlich konstant.

Beim männlichen Geschlecht steigt die Talgmenge vom 8. bis zum 17. Lebensjahr erheblich, bis zum 25. Lebensjahr etwas an, verringert sich gering bis zum 40. Lebensjahr und fällt dann bis zum 60. Lebensjahr signifikant ab. Später vermindert sie sich kaum noch. Beim weiblichen Geschlecht steigt die Talgmenge ebenfalls vom 8. bis zum 17. Lebensjahr deutlich und bis zum 25. Lebensjahr nur noch wenig an.

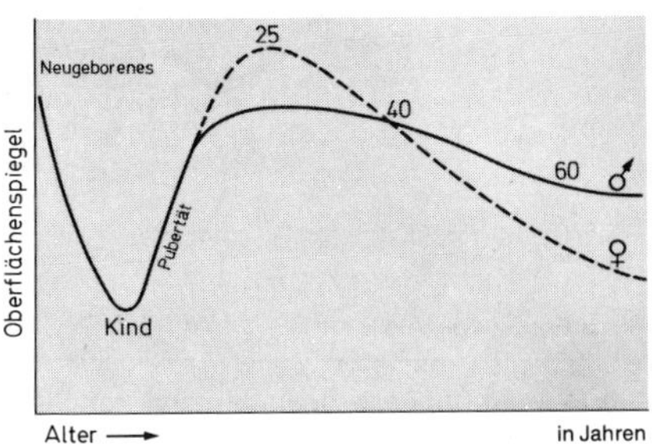

Abb. **220** Fettspiegel an der Hautoberfläche im Laufe des Lebens bei Mann und Frau; in Anlehnung an BANDMANN u. Mitarb. (aus STEIGLEDER, G. K.: Dtsch. med. Wschr. 96 [1971] 1688)

Dann fällt sie aber bis in das höchste Alter kontinuierlich ab. Bei jungen Frauen ist der Talgspiegel signifikant höher und bei alten Frauen signifikant niedriger als bei Männern entsprechenden Alters (Abb. **220**). Nur auf der Stirn prägen sich diese Geschlechtsunterschiede schwächer aus. Von einer *Seborrhö* spricht man bei übermäßig fetter Haut, bei Fettmangel von *Sebostase.*

Die Talgsekretion wird durch Testosteron und verwandte Substanzen angeregt, durch Östrogene gehemmt (Abb. **221**). Die Östrogene sollen dabei die Testosteronbildung unterdrücken; vielleicht wirken sie auch lokal, indem sie den Umbau des Testosterons in das hochwirksame 5α-Dihydrotestosteron beeinträchtigen. Den Talgfluß bremsen bestimmte Retinoide, im besonderen Isotretinoin (Roaccutan) (S. 23).

Die *Bedeutung des Talges* ist umstritten. Während einige Autoren dem Talg jede nützliche Funktion absprechen, glauben andere, daß die Emulsion aus Talg und Schweiß die Haut vor dem Eindringen mancher Substanzen und vor dem Sprödewerden schützt (S. 2). Die Talgabgabe der gesamten Haut liegt zwischen 1 und 2 g täglich. Doch gibt es die „Talgathleten", bei denen die Talgproduktion ungewöhnlich hoch ist.

Das Hornfett, also die Fette, die mit der Epidermis an die Hautoberfläche gelangen, macht nur etwa 20 mg pro Tag, also etwa 1/100 des Talges, aus. Die Spreitung des Fettes auf der Hautoberfläche ist sehr unterschiedlich; sie beträgt bis zu 3 cm pro Sekunde, abhängig von der Außentemperatur. Daher verträgt die Haut Entfettung bei kühler Jahreszeit, etwa durch Waschmittel, schlechter als bei warmer. Untersuchungen des Fettgehaltes an der Hautoberfläche haben folgende Werte zu berück-

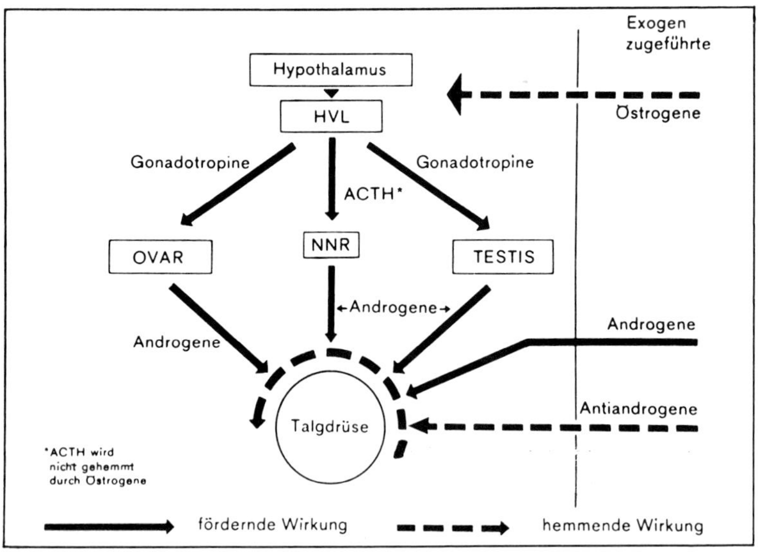

Abb. **221** Hormonelle Beeinflussung der Talgdrüsenfunktion (aus WINKLER, K.: Z. Haut- u. Geschl.-Kr. 46 [1971] 75)

sichtigen: den zufälligen Fettspiegel, d.h. die Fettmenge, die sich ohne geplante Vorbehandlung von der Hautoberfläche extrahieren läßt, den Gesamtfettgehalt bei strengem Abschluß nach 24 Stunden und den Restwert, d.h. die Fette, die sich noch nach Abreiben der Hautoberfläche mit einem Lappen gewinnen lassen.

Schließlich kann man die Lipidersatzsumme bestimmen, d.h. die Lipidmenge bei 4maliger Extraktion innerhalb von 4 Stunden. Bemerkenswerterweise ist die bei 4maliger Extraktion gewonnene Fettmenge höher, als wenn man nur einmal in 4 Stunden extrahiert. Die gewonnene Menge hängt schließlich von der Extraktionsmethode ab. Außerdem werden die Fette noch an der Hautoberfläche durch den dort vorhandenen Esterasemantel, teils von der Haut, teils von Mikroben geliefert, ständig umgewandelt. Alle diese Fakten erklären, warum Untersuchungen der Fette an der Hautoberfläche zu sehr unterschiedlichen Ergebnissen führen mußten.

Die Talgdrüsen werden bei zahlreichen Erkrankungen in Mitleidenschaft gezogen. Daneben gibt es Erkrankungen, die sich vornehmlich an den Talgdrüsen abspielen.

Die Talgdrüse reagiert mit 2 Grundreaktionen: 1. Entzündliche Veränderungen in Form perivaskulärer Infiltrate treten primär meist am Ausführungsgang der Talgdrüse auf. Bei schweren Entzündungen gehen die Talgdrüsenläppchen zugrunde mit Talgaustritt in die Dermis. Die Gewebsantwort ist eine Fremdkörperreaktion. 2. Die Talgdrüsen reagieren auf schädigende Einflüsse, indem sie in einen Ruhezustand übergehen ohne Ausbildung reifer Talgzellen, also in eine Form ähnlich der vor der Pubertät.

Die Talgdrüse macht im Laufe des Lebens einen Funktionswandel durch, daher wird sie auch bei krankhaften Prozessen in verschiedener Weise in Mitleidenschaft gezogen. Manche Medikamente sollen mit dem Talg ausgeschieden werden, so Brom und Jod (Brom- und Jodakne unter abszeßartiger Umwandlung der Talgdrüsen). Chlorierte Naphthalene wandeln die Follikel in Hornzysten um (sog. Chlorakne). Seifen und Salben, besonders der Schaum von Rasierseife, erzeugen Komedonen und Milien hinter den Ohren.

Zusammenfassung

Die Talgdrüsen liefern die wesentliche Fettmenge für die Hautoberfläche; die Fettmenge ist individuell, altersabhängig und in den einzelnen Körperregionen verschieden. Im 1. Lebensjahr sind die Talgdrüsen in voller Funktion, dann aber bis zur Pubertät fast stillgelegt. Testosteron und verwandte Substanzen stimulieren, Östrogene und Antiandrogene unterdrücken die Talgsekretion. Manche Menschen produzieren vor allem im Gesicht erstaunliche Talgmengen („Talgathleten"). Die Fette an der Hautoberfläche werden durch fettspaltende Enzyme ständig umgebaut. Die Bedeutung des Talges ist umstritten. Schweiß emulgiert den Talg und trägt zur Spreitung bei. Deshalb erscheint die feuchte Hautoberfläche häufig auch fettig.

Seborrhö und Sebostase sind Urteile nach dem Empfinden des Patienten oder nach dem klinischen Eindruck, aber nur selten durch eine systematische Bestimmung der Hautoberflächenfette untermauert. Die Talgmenge wechselt in den einzelnen Körperregionen; eine fettige Gesichtshaut findet sich nicht selten bei trockener Körperhaut.

Akne

Wir unterscheiden verschiedene Formen und Ursachen der Akne (Tab. **53**).

Acne vulgaris

Die Acne vulgaris tritt zur Zeit der Pubertät auf; fast 80% der „Teenager" sind von ihr befallen. Geringe Symptome sind noch als physiologisch anzusehen und dennoch zu behandeln, denn man weiß nie, welchen Verlauf eine Akne nimmt. Oft kündigen erste Anzeichen einer Akne die Pubertät an; bei Mädchen geht die Akne häufig der Menarche voraus. Die Akne wird durch androgene Hormone ausgelöst, die die Talgdrüsen stimulieren; andere Komponenten müssen aber hinzukommen.

Klinisches Bild. Die Akne vulgaris betrifft die Körperregionen mit großen Talgdrüsen, also vor allem Gesicht, oberen Rücken und vordere obere Schweißrinne. Weiße Komedonen, schwarze Komedonen, Papeln, Pusteln, Knoten und Abszesse sind ihre Effloreszenzen in der Reihenfolge ihres Auftretens. Die Abszesse können Kanäle unter der Haut bilden, die wiederum als Fisteln nach außen durch die Haut ihren Eiter entleeren. Dementsprechend unterscheidet man eine Komedonenakne, eine papulöse, papulopustulöse (Abb. **222**), zystische und indurierte Akne. Als indurierte Akne bezeichnen manche Autoren die Acne conglobata, die aber nach unserer Einteilung ein anderes Krankheitsbild darstellt (s. u.).

Manche Patienten, vor allem psychisch belastete junge Mädchen, zerkrat-

Tabelle **53** Formen der Akne

a) **Endogen bedingte Akne**
Acne vulgaris (Komedonenakne, papulöse, pustulöse, indurierte Akne)
zentrofaziale, besonders periorale Akne
Pyoderma faciale
Acne fulminans
Keloidakne
Androgenetische Akne
Acne neonatorum, Acne infantum
Acne conglobata (S. 465)
Apokrine Akne (S. 478)
Acne necroticans (S. 466)

b) **Medikamentös bedingte Akne**
Glucocorticoidakne
Antibiotikaakne
Isonicotinsäurehydrazidakne
Vitamin-D-Akne
Brom- und Jodakne (s. auch S. 455, 461)
Vitamin-B_6- und -B_{12}-Akne

c) **Akne durch äußere Ursachen**
Chlorhydrocarbonakne (sog. Chlorakne)
Ölakne
Teerakne
DDT-Akne
Akne durch Kosmetika und Körperpflegemittel
Pomadenakne durch übermäßige Anwendung von Salben
Acne aestivalis (Sommerakne)
Acne tropica
Acne mechanica

zen die Effloreszenzen. Oft steht das Ausmaß der Kratzeffekte in keinem Verhältnis zur Zahl der Akneeffloreszenzen (exkoriierte Akne der jungen Mädchen).

Bei manchen Patienten hinterlassen die Aknepusteln keine oder nur geringe, bei anderen ganz erhebliche Narben, zuweilen regelrechte Keloide oder Narbenstränge.

Komedo. Der Komedo, im Volksmund Mitesser genannt, ist das erste Symptom der Akne. Er ist ein Hornpfropf aus geschichteten Hornlamellen, untermischt mit Talg. Im Zentrum enthält er auch Mikroorganismen, so Propionibacterium acnes (Corynebacterium acnes), ein normaler Bewohner der Talgdrüsenausführungsgänge, und Hefen. Beim älteren Komedo sammelt sich an der Spitze Melanin an, daher ist der Kopf des Komedo schwarz. Bemerkenswerterweise lassen sich Komedonen durch Aufbringen von Fetten und fettähnlichen Substanzen auf die Hautoberfläche experimentell hervorrufen.

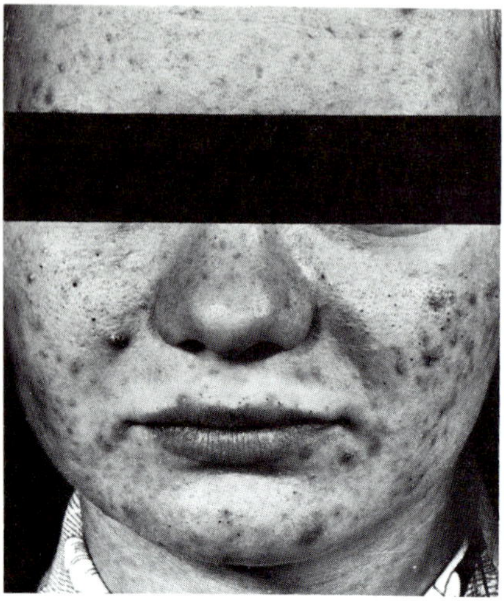

Abb. **222** Acne vulgaris mit zahlreichen Komedonen, Papeln und Pusteln

Pathogenese. Die Entstehungsweise ist umstritten. Der Talgspiegel auf der Haut von Aknekranken ist meist hoch, doch ist die Talgmenge allein für das Zustandekommen der Akne offenbar nicht entscheidend; Patienten mit sehr hoher Talgproduktion haben zuweilen keine nennenswerte Akne. Möglicherweise liegt bei Aknekranken eine besondere Ansprechbarkeit der Talgdrüsen auf männliche Hormone vor; in der Haut der Aknekranken soll auch Testosteron besonders reichlich in seiner Wirkform, 5α-Dihydrotestosteron, durch vermehrte Produktion oder verminderten Abbau angeboten werden. Den freien Fettsäuren schrieb man bei dem Zustandekommen der Akneeffloreszenzen eine große Bedeutung zu. Sie sollen im Talg der Aknepatienten vermehrt sein, sei es durch eine besondere Aktivität der fettspaltenden Enzyme im Talg oder in den Propionibakterien oder in beiden. In der Tat irritieren freie Fettsäuren die Haut und induzieren die Ausbildung von Komedonen; möglicherweise ist aber die dazu notwendige Konzentration höher, als im Talg von Aknepatienten anzunehmen. Die Akneeffloreszenz beginnt mit einer übermäßigen Verhornung im Follikeleingang, der Komedobildung (s. o.). Dadurch wird der Talgabfluß aus Talgdrüse und Follikel behindert oder gestoppt. Im rückgestauten Talg vermehren sich Mikroben; so soll es zu einer perifollikulären Entzündung, zur Abszeßbildung mit Untergang der Talgdrüse und zum Vordringen freier Fettsäuren in die Dermis kommen. Diese wiederum rufen eine weitere Einschmelzung des Gewebes und eine Fremdkörperreaktion mit Unterminierung der Haut und Perforation an die Oberfläche hervor. Propionibacterium acnes produziert neben fettspaltenden Enzymen andere biologisch aktive Stoffe, auf die Aknepatienten mit Immunreaktionen und Entzündung reagieren könnten.

Die Akne tritt nicht vor Funktionsaufnahme der Talgdrüsen zur Zeit der Pubertät auf; sie fehlt bei Eunuchen, kann aber unter der Behandlung mit Testosteron zusammen mit der Stimulation der Talgdrüsen einsetzen. Bemerkenswerterweise bleiben auch induzierte Akneformen, im besonderen die Glucocorticoidakne, nicht vor der Pubertät aus.

Mit zunehmendem Alter, mit Ende der Pubertät in den frühen Jahren des 3. Lebensjahrzehnts, heilt die Akne meist allmählich ab. Besonders nach Geburt des 1. oder 2. Kindes ist ein Rückgang der Akne bei zahlreichen Patientinnen zu beobachten, doch bleibt die Akne zuweilen auch aktiv.

Histologie. Das feingewebliche Bild wechselt, entsprechend den einzelnen Phasen: Komedobildung im Follikel, perifollikuläre perivaskuläre Entzündung, Abszesse, Fremdkörpergranulome, Narben.

Besondere Formen der Akne

Sonderformen sind die *zentrofazial lokalisierte Akne* und die *perioral lokalisierte Akne.* Vor allem die letzte Form wird offenbar von den Menses, aber auch von bestimmten Nahrungsmitteln stärker beeinflußt als die Acne vulgaris.

Man findet diese Akneform oft beschränkt auf Kinn und Umgebung bei Frauen jenseits der Pubertät ohne eine Akneanamnese. In der 2. Hälfte des Menstruationszyklus treten neue Effloreszenzen auf, meist aber nur vereinzelt. Solche Knötchen bleiben nicht selten in der Haut liegen und wandeln sich vielfach nicht pustulös um, sondern verschwinden wieder ganz allmählich. Sie hinterlassen aber zuweilen kleine Narben, die noch lange Zeit pigmentiert sind. Die *androgenetische Akne* der Frau tritt hauptsächlich zwischen dem 25. und 35. Lebensjahr auf, mit anderen Zeichen eines Androgeneinflusses (Seborrhö, androgen[etisch]e Alopezie, Hypertrichose, Libidoverlust), vor allem nach einschneidenden hormonellen Umstellungen; auch bei dieser Akneform ist die periorale Region bevorzugt.

Die *akute febrile ulzerative Akne (Acne fulminans)* entwickelt sich plötzlich auf einer wenig ausgeprägten Akne, vornehmlich bei männlichen Jugendlichen zwischen 13 und 22 Jahren, mit schmerzenden, oft erodierten Hautveränderungen unter dicken Eiterkrusten bei systemischen Veränderungen, wie Fieber, Schwäche, Gewichtsverlust, Muskel- und Gelenkschmerzen und Leukozytose. Auch osteolytische Herde wurden beobachtet, aus denen Propionibacterium acnes gezüchtet werden konnte. Ein Erythema nodosum wurde im Verein mit Acne fulminans und im Blut zirkulierenden Immunkomplexen gesehen. Unter Isotretinoinbehandlung einer Acne vulgaris kam es zu einer Acne fulminans. Das Ablösen der Eiterkrusten bei Acne fulminans ist sehr schmerzhaft, es muß daher langsam, etwa durch feuchte Verbände, geschehen. Innerlich gibt man Glucocorticoide; Antibiotika allein sind nicht genügend wirksam.

Von der Acne fulminans abzutrennen ist das explosionsartige Auftreten von großen Eiterzysten im Gesicht, meist bei Frauen unter dem Bilde des *Pyoderma faciale.*

Die *tropische Akne* befällt vor allem Männer mit einer leichten Pubertätsakne in der Anamnese und besteht in einer massiven Aussaat von Aknezysten über den Stamm und sogar die Oberschenkel bei fast völliger Aussparung des Gesichtes. Mutilierende Narben können zurückbleiben. Therapie: Rückkehr in ein gemäßigtes Klima, Aufenthalt in klimatisierten Räumen während eines erheblichen Teils des Tages.

Hartnäckige, therapieresistente follikuläre Pusteln und Papulopusteln auf dem Rücken fast ausschließlich bei Männern jenseits der Pubertät werden von manchen Autoren der Akne *(Postadoleszenten-Akne),* von mir der Rosazea zugezählt. Therapieversuch: schwach wirksame Glucocorticoidlotionen.

Keloidbildung kann im Rahmen einer Akne auftreten, oft sogar im Vordergrund stehen *(Keloidakne).* Kommt es zusätzlich im Nackenbereich zu stärkerer Pustel- und Fistelbildung, so spricht man von einer *Folliculitis nuchae scleroticans* oder einer *Perifolliculitis capitis abscedens et suffodiens.*

Induzierte Akne (Acne venenata)

Manche Substanzen, darunter zahlreiche Medikamente (s.u.), verschlimmern eine bereits bestehende Akne oder rufen akneartige Effloreszenzen hervor. Plötzliche Verschlechterung einer Akne oder das Auftreten von Akneeffloreszenzen außerhalb der Prädilektionsstellen müssen an den Einfluß zusätzlicher Noxen denken lassen. Die einzelnen Stoffe rufen zuweilen ein besonderes Aknebild hervor, so Glucocorticoide, äußerlich meist nach Applikation unter Plastikfolie, die *Glucocorticoidakne,* gekennzeichnet durch follikuläre Papeln und Pusteln mit Abszessen aus vorwiegend eosinophilen Leukozyten, aber ohne die Fremdkörpergranulome wie bei der Acne vulgaris und daher auch ohne die dort gefürchtete Narbenbildung (Abb. **223**).

Äußerlich kommen als Ursache der induzierten Akne vor allem *Schmieröle* (Abb. **224**), *Teer* und *Chlorphenole* in Frage (s. u.). Die Spuren der Verunreinigung mit Teer und Schmieröl sind meist auf der Haut noch zu erkennen.

Übermäßiger Gebrauch von Detergenzien, im besonderen mit Zusatz mancher Desinfektionsmittel, kann ebenfalls akneartige Veränderungen hervorrufen.

Bei der *sommer-* oder *sonnenprovozierten* Akne (Acne aestivalis, Mallorca-Akne) sind der Mitbefall der Oberarme und die Therapieresistenz charakteristisch. Auch unter Photochemotherapie sind akneartige Effloreszenzen entstanden.

Äußere mechanische Faktoren wie Druck und Reibung können eine Akne unterhalten und provozieren (Acne mechanica).

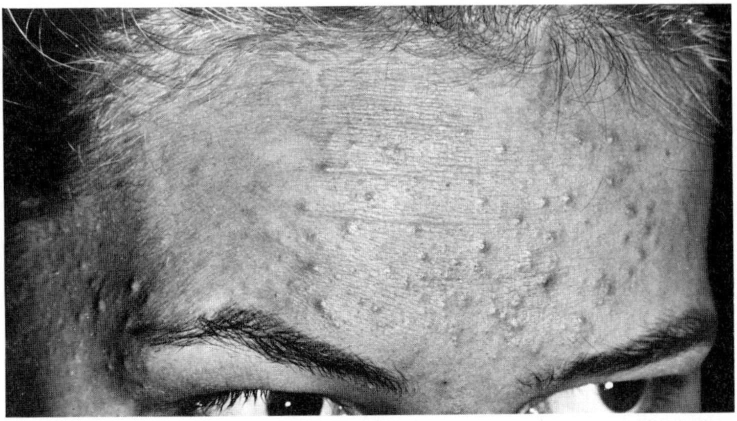

Abb. **223** Glucocorticoidakne, hier ähnlich der Akne, die nach Behandlung mit manchen Breitbandantibiotika auftreten kann, auch unter Tetracyclinen

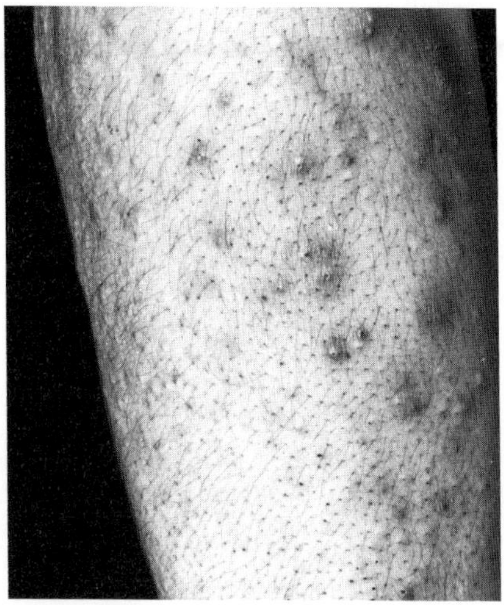

Abb. **224** Ölakne mit schwarzen Komedonen, Papeln und Pusteln am Unterarm

Innerliche Zufuhr von jod- und bromhaltigen Medikamenten, Isonicotinsäurehydrazid, Breitbandantibiotika (selten), Androgenen (auch Anabolika) und Vitamin B_6 und B_{12} löst akneartige Effloreszenzen aus. Auch nach Aufnahme von DDT in den Organismus sollen solche Veränderungen beobachtet worden sein.

Chlorakne, Chlorphenolakne, Chlorhydrocarbonakne

Unter dem Einfluß chlorierter Naphthalene entstehen Komedonen, die sich in Art von Milien umwandeln. Man hat dieses Krankheitsbild als Chlorakne, besser Chlorphenolakne, oder auch als Perna (= Perchlornaphthalin)-Krankheit bezeichnet. Nach dem Verlegen von mit chlorierten Naphthalenen isolierten Leitungen verdampften die Chlorphenole bei großer Hitze und wurden eingeatmet, z. B. auf Schiffen oder unter Glasdächern bei Sonneneinstrahlung. Es entwickelte sich bei den Exponierten eine Chlorakne (Cable rash), besonders hinter den Ohren. Chlorierte Naphthalene wurden in Notzeiten auch als Speisefett verkannt und aus Fabriken gestohlen; ein epidemieartiges Auftreten der Chlorakne war die Folge. Daneben wurden auch andere Schäden, vor allem an der Leber, beobachtet.

Pomadenakne

Akneartige Effloreszenzen, im besonderen Komedonen im Gesicht, sieht man auch als Pomadenakne nach übermäßiger Salbenanwendung.

Kinderakne

Flüchtige akneartige Effloreszenzen treten bei Neugeborenen unter dem Einfluß der mütterlichen Hormone meist auf den Wangen auf, besonders bei übermäßiger Pflege mit Salben (Acne neonatorum). Solche Effloreszenzen können, wohl vorwiegend exogen bestimmt, sogar in den ersten Lebensjahren bestehenbleiben (Keratosis follicularis [faciei] infantum, Acne infantum im engeren Sinne).

Therapie der Akne

Auch geringfügige Veränderungen bei der Akne bedürfen einer Therapie, da die Weiterentwicklung nicht vorauszusehen ist.

Lokale Therapie. Oft ist die Haut von Aknekranken um so empfindlicher gegenüber einer äußeren Behandlung, je geringfügiger die Effloreszenzen sind. Prinzip jeder Therapie ist die Beseitigung der Komedonen. Dies ist auf 2 Arten möglich: Die Komedonen können mechanisch mit einem Komedonenquetscher nach Erwärmen der Haut, evtl. nach Eröffnung mit einem feinen, lanzettartigen Messer, ausgedrückt werden. Es empfiehlt sich, diese Behandlung durch eine geschulte Kraft vornehmen zu lassen. Die Erweichung der Komedonen kann durch ein Dampfbad (Vorsicht vor Verbrühung!) oder durch eine Wärmepackung erreicht werden. Die andere Möglichkeit ist eine vorsichtige Schälung der Haut, die man am besten durch Austrocknung erreicht. Wichtig ist auch eine gründliche Reinigung der Haut. Wir lassen den Patienten sich 2mal täglich mit einem Syndet waschen, dem noch ein Desinfektionsmittel zugesetzt sein kann. Sehr elegant ist das Scheuern der erkrankten Haut durch Zusatz kleiner Partikel zu dem Reinigungsmittel: Durch das Abschmirgeln werden die Patienten davon abgehalten, an den Aknepapeln und -pusteln herumzudrücken. Nach der Reinigung werden tagsüber hautfarbene Schüttelmixturen aufgetragen, die Zusatzstoffe wie Salicylsäure, Resorcin, Ichthyol und traditionell Schwefel enthalten. Die Wirksamkeit des Schwefels ohne Zusatz weiterer Aktivatoren, etwa Benzoylperoxid, ist fraglich. Die lokale Anwendung von Glucocorticoiden ist nur in Sonderfällen sinnvoll. Der Nutzen einer lokalen Östrogenapplikation bei der Akne ist umstritten. Die äußere Anwendung von Antiandrogenen ist noch im Erprobungsstadium.

Benzoylperoxid und Tretinoin (Vitamin-A-Säure) gehören zur Standardtherapie bei der Lokalbehandlung der Akne, evtl. kombiniert mit lokal angewendeten Antibiotika, im besonderen auch Erythromycin, und Imidazolpräparaten, wie sie zur Mykosetherapie verwendet werden.

Die Therapie mit Tretinoin führt zunächst häufiger zu einer Irritation und Schuppung der Haut, wie andere Aknemittel auch, wird aber nach kurzer Zeit gut vertragen. Um Dauererfolge zu erzielen, muß die Lokalbehandlung mit Tretinoin über längere Zeit, mindestens 6 Monate, fortgeführt werden.

Bestimmte lokal angewendete Antibiotika (Tetracyclin, Meclocyclin, Erythromycin, Klindamycin) sind in der richtigen Grundlage von Vorteil. Tagsüber verwendet man möglichst hautfarbene Grundlagen mit Make-up-Effekt zur kosmetisch günstigen Abdeckung oder durchsichtige Grundlagen; nachts dagegen wird ein Präparat bevorzugt, das die Wäsche nicht beschmutzt. Wir nehmen eine fettfreie Grundlage und vermeiden auch fett- und mineralölhaltige Präparate.

Sonnenstrahlen und künstliche UV B-Strahlen (Höhensonnen) haben eine Schälwirkung und bremsen die Talgsekretion; sie wirken daher bei der Akne günstig. Wegen der Spätfolgen (Elastose, Keratosen) rate ich aber von dieser Aknetherapie ab. Eine *Röntgenbestrahlung* der Akne vermeidet man besser.

Bei der *induzierten Akne* durch Schmieröle ist nach der Arbeit die intensive Reinigung der Haut mit einem Syndet und die gründliche Wäsche und Sauberhaltung der Arbeitskleidung notwendig. Die Glucocorticoidakne kann man durch regelmäßiges Waschen mit einem Tensid günstig beeinflussen oder auch ihr Auftreten verhindern. Bei den übrigen Formen der induzierten Akne muß das Agens ermittelt und beseitigt werden. Falls dies nicht möglich ist, darf die oben angeführte Aknetherapie versucht werden.

Diätetische Behandlung. Der vorteilhafte Einfluß einer Diät ist umstritten. Von den meisten Untersuchern wird die Diätbehandlung ganz verworfen. Senkung der Blutfette führte nicht zu einer Verminderung der Talgproduktion. Nach eigener Erfahrung hat eine Diät nur bei manchen Patienten Erfolg. Es sind nicht immer die gleichen Stoffe, Nahrungs-, Genußmittel, Getränke, die nicht vertragen werden. Der Patient soll die Stoffe weglassen, die er aus eigener Erfahrung als auslösend im Verdacht hat.

Innerliche Therapie. Tetracycline hemmen die fettspaltenden Enzyme u.a. von Propionibacterium acnes. Daher wirken diese Mittel in weitaus geringerer Dosis als bei antibiotischer Therapie. Wir beginnen mit 250–500 mg Tetracyclin täglich und vermindern die Dosis nach Wirkungseintritt bis auf 50 mg täglich. Eine Senkung der freien Fettsäuren an der Hautoberfläche unter Tetracyclinen ist nachgewiesen, tritt aber nicht immer ein. Tetracycline werden meist gut vertragen; reines Tetracyclin ist nur selten ein Lichtsensibilisator, doch kommen fixe Arzneiexantheme und ausgedehnte Erytheme mit hohem Fieber vor. Sogar das Auftreten akneartiger Effloreszenzen ist unter Tetracyclinbehandlung beobachtet worden. Falls eine Therapie mit Tetracyclinen nicht möglich ist, bleiben Erythromycin oder Co-Trimoxazol. Als die Folge einer über lange Zeit fortgesetzten, innerlichen und äußerlichen Therapie mit Antibiotika wird eine gramnegative Follikulitis angesehen, insgesamt ein umstrittenes Krankheitsbild (s. S. 300). Allgemein kann durch die neuen Lokaltherapeutika weitgehend auf die innerliche Gabe von Antibiotika bei der Akne verzichtet werden.

Bei schwerer therapieresistenter Akne wird innerlich Isotretinoin (Roaccutan) gegeben (s. S. 23). Die innerliche Gabe von Vitamin A wurde früher zur Senkung des Hautfettspiegels empfohlen.

Hormone mit Östrogen- und Antiandrogenwirkung sind bei Frauen mit Erfolg angewendet worden, meist in Form besonders dafür hergestellter Kontrazeptiva. Bei erfolgreicher Anwendung von hormonellen Kontrazeptiva sind diese noch mindestens 3 Monate weiter zu geben, nachdem die Akne abgeheilt ist.

Sedierende Medikamente sind, obwohl sie den Talgspiegel auf der Haut anheben, nicht zu umgehen, wenn der Patient die Aknepapeln systematisch zerkratzt, also vor allem bei der exkoriierten Akne der jungen Mädchen (Acné excoriée).

Psychotherapie. Wir halten sie nur in Ausnahmefällen für angezeigt. Bei Überbewertung einer Akne durch den Patienten muß man eine endogene Psychose ausschließen.

Behandlung der Aknenarben. Auch hier ist die Prophylaxe die beste Therapie. Zysten soll man punktieren und absaugen, etwa mit Injektionsspritze und einer dicken Kanüle, wegen der schlechten Narbenbildung nicht inzidieren (s.u., Therapie der Acne conglobata). Komedonen und Pusteln sollen frühzeitig behandelt werden, um eine Narbenbildung zu verhindern. Bestehen bereits Narben, und ist die Akne abgeklungen, kann man den Versuch einer mechanischen Schleiftherapie machen. Die Haut wird oberflächlich mit einer schnell rotierenden Bürste oder Fräse abgeschliffen. Der Erfolg dieses operativen Eingriffs ist überschätzt, aber auch zu Unrecht ganz geleugnet worden. Flache Narben lassen sich gut schleifen, tief eingesenkte kaum. Es empfiehlt sich ein Probeschliff in einem kleinen Bereich, um Arzt und Patienten die Wirkung zu demonstrieren. Narben können heute auch mit injizierbarem Kollagen (Zyderm) aufgefüllt werden.

Acne conglobata

Die Acne conglobata ist durch Abszesse und Fisteln mit erheblicher Narbenbildung von der Acne vulgaris unterschieden. Man findet sie vornehmlich bei Männern zwischen dem 18. und 30. Lebensjahr. Oft pfropft sie sich auf eine Acne vulgaris auf. Sie befällt auch Körperregionen, die bei der Acne vulgaris nicht betroffen sind, z.B. die Oberarme, die Achseln, das Gesäß; sie heilt auch nicht am Ende der Pubertät ab. Im Bereich der Achseln und des Gesäßes kann es zu einer ausgedehnten, schwer zu bekämpfenden Fistelbildung kommen, der nur durch Spaltung der Abszesse beizukommen ist. Möglicherweise ist die Veränderung z.T. identisch mit Krankheitsbildern, die von anderen als Dermatitis perianalis fistulosa (Abb. **225**), Pyoderma gangraenosum, apokrine Akne oder Hidradenitis suppurativa beschrieben wurden (S. 302, 478).

Bei Veränderungen im Genitoanalbereich sind eine Enteritis regionalis (= Morbus Crohn), aber auch eine Colitis ulcerosa oder ein Lymphogranuloma inguinale auszuschließen.

Da über Jahrzehnte immer wieder neue Fisteln auftreten, entwickeln sich gelegentlich in den befallenen Regionen Karzinome. Bei Patienten mit den zystischen Akneformen hat man Chromosomenveränderungen gefunden.

Therapie. Zysten soll man nicht inzidieren, sondern punktieren, mit einem geeigneten Venenverödungsmittel füllen und dann komprimieren. Innerlich behandelt man mit Tetracyclinen, evtl. Erythromycin oder Co-Trimoxazol, und niedrigen Gaben von nichtfluorierten Glucocorticoiden. Auch ein Versuch mit Isotretinoin (Roaccutan) ist angezeigt; nach unseren Erfahrungen werden die Veränderungen im Gesicht, aber *nicht* im Genitoanalbereich, günstig beeinflußt. Spaltung der Zysten im Gesicht führt zu unschö-

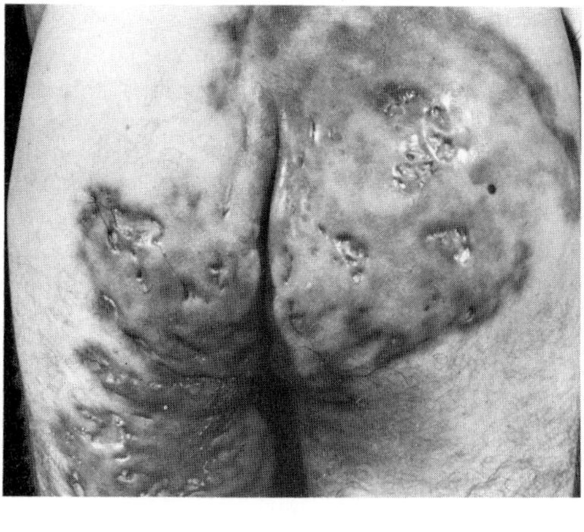

Abb. **225** Acne conglobata der Gesäßregion unter dem Bild der Dermatitis perianalis fistulosa

nen Narben! Große fistelnde Abszesse im Achsel- und Genitoanalbereich müssen dagegen gespalten und völlig freigelegt werden (großer Eingriff in Allgemeinanästhesie).

Acne necroticans

Papulonekrotische Effloreszenzen, häufig an der Haargrenze des Kopfes lokalisiert, bezeichnet man als Acne necroticans. Wahrscheinlich handelt es sich um eine Sonderform der Pyodermien.

Therapie. Cremes und Salben mit möglichst nur äußerlich anwendbaren Antibiotika oder Antibiotika innerlich.

Zusammenfassung

Die Acne vulgaris beginnt mit zunächst weißen, dann durch Melaninansammlung dunklen Komedonen in der Öffnung der Haarfollikel. Diese übermäßige Hornbildung, die Mikroben (Propionibacterium acnes, Hefen) und oft erhebliche Mengen von Talg einschließt, wird wahrscheinlich durch eine veränderte Zusammensetzung des Talgs stimuliert. Unter Entzündung und Abszeßbildung schmelzen die Haarfollikel ein; es kommt zu Papel-, Pustel- und Abszeßbildung. Vorzugslokalisationen sind die talgdrüsenreichen Bezirke der Haut, hauptsächlich Gesicht und oberer Rücken. Sehr störend ist die Narbenbildung bei Akne, die überschießend sein kann (Keloidakne). Die Behandlung besteht in Schälung und Austrocknung der Haut und Beeinflussung der Talgsekretion durch innerliche Anwendung, z. B. von Tetracyclinen, Antiandrogenen oder 13-cis-Retinsäure. Eine Sonderstellung nimmt die Acne conglobata ein, die nicht mit dem Ende der Pubertät abheilt und auch Achseln und Gesäß befällt. Bei zystischen Akneformen sind chromosomale Abweichungen gefunden worden.

Durch Medikamente kommt es zu akneartigen Veränderungen, besonders durch Glucocorticoide. Auch andere äußere Einflüsse führen zu einer Akne, so zur Chlorhydrocarbonakne (früher Chlorakne), Ölakne, Teerakne, DDT-Akne, Kosmetikaakne, Sommerakne und tropischen Akne.

Die Acne neonatorum und die Acne infantum sind seltene Krankheitsbilder bei Kindern in den ersten Lebensmonaten bzw. -jahren.

Rosazea

Klinisches Bild. Die Rosazea ist ein Krankheitsbild noch unbekannter Ätiologie bei hellhäutigen Personen, das meist im 4. und 5. Lebensjahrzehnt beginnt. Selten kommt die Rosazea auch in anderen Lebensaltern vor, selbst bei Kindern ist sie beschrieben.

Tabelle **54** Formenkreis der Rosazea

1. a) Klassische Form der Rosazea mit Befall nur des Gesichts
   b) Exazerbierte Form der Rosazea
   (z. B. nach Absetzen von stark wirksamen Glucocorticoiden)
   c) Rosazea mit Befall des Auges
   (Blepharitis, Konjunktivitis, Keratitis, Iritis)
2. Ausgedehnter Befall, Rosazea außerhalb des Gesichts
3. Isolierte Formen der Rosazea
   a) des behaarten Kopfes
   b) Pseudogranulosis rubra nasi
   c) halbseitiger Befall des Gesichts
4. Umschriebene Talgdrüsenwucherungen, im besonderen Rhinophym
5. Erythrosis faciei

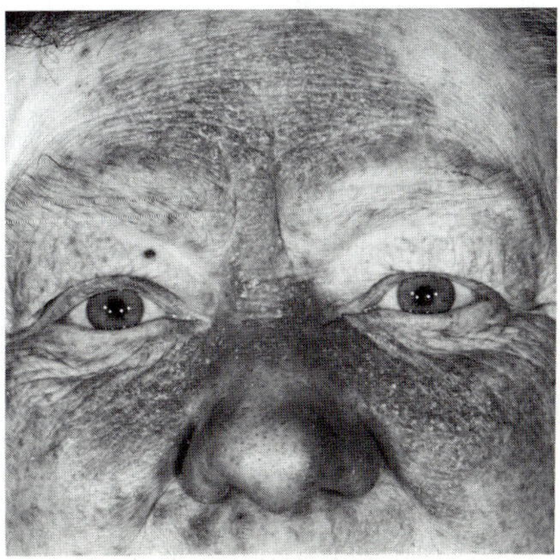

Abb. **226** Rosazea. Bevorzugung des „Schmetterlingsareals" (Sonnenstrahlen!) im Gesicht

Die Rosazea besteht in einer Rötung des Gesichts, besonders der Nase, der Wangen, des Kinns und der Stirn mit Teleangiektasien und schubweisem Auftreten von Ödemen, Papeln, Pusteln, aber ohne Komedonen (Abb. **226**). Tab. **54** gibt eine Übersicht über die Krankheitsbilder, die zum engeren Formenkreis der Rosazea gehören oder sogar in diese einbezogen werden. Meist ist die Rosazea auf das Gesicht beschränkt; nur die Glatze ist häufiger betroffen. Gelegentlich aber treten Papulopusteln auch am übrigen Körper auf, vor allem an Brust und Rücken. Wir betrachten die Postadoleszentenakne (s. dort) als eine Variante der Rosazea.

Gefürchtet ist bei der Rosazea die *Beteiligung des Auges*. Nach einer Blepharitis, Konjunktivitis, Keratitis und Iritis ist bei Rosazea zu suchen. Augensalben werden von Patienten mit Rosazea oft schlecht vertragen.

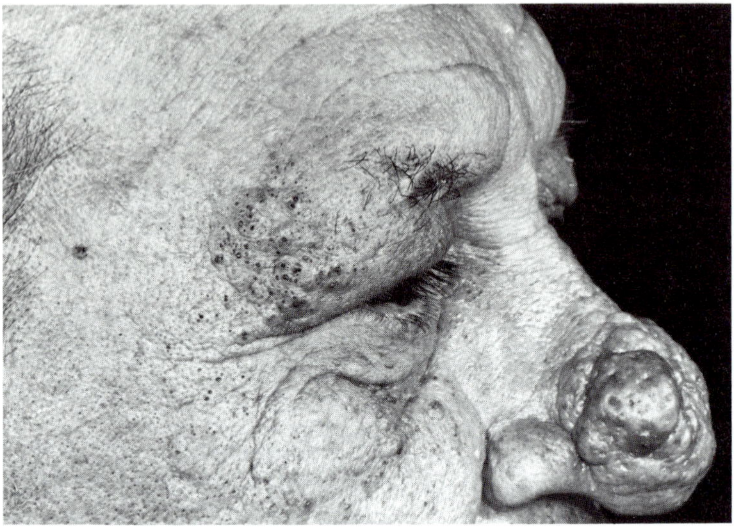

Abb. **227** Rhinophym (Knollennase). Gleichzeitig zystenartige Elastose mit Komedonen auf den Wangen und im Schläfenbereich, rhinophymartige Veränderungen an den seitlichen Augenbrauen

Fast ausschließlich beim Mann sieht man eine Wucherung der Talgdrüsen, zuweilen isoliert ohne andere Symptome der Rosazea, besonders an der Nase (*Rhinophym,* Knollennase) (Abb. **227**). Gelegentlich wuchern auch die Talgdrüsen an Wangen, Kinn und Ohrläppchen. Ausnahmsweise kann sich auf dem Rhinophym ein Basaliom entwickeln.

Feingewebliches Bild. Es liegen ein perivaskuläres Infiltrat und ein Ödem in der oberen Dermis bei ausgeprägter Elastose vor. Seltener sieht man Pusteln in den Follikelöffnungen. Die Infiltrate bestehen aus Lymphozyten und größeren Zellen, sind aber manchmal zu regelrechten tuberkuloiden Knötchen umgewandelt (tuberkuloide oder granulomatöse Rosazea, S. 318, Abb. **162**).

Ursache. Die Ursache der Rosazea ist unklar. Früher glaubte man an einen Zusammenhang mit *Magen-Darm-Störungen,* besonders einer Anazidität. Inzwischen weiß man, daß die verschiedenen Störungen in einer Kontrollgruppe gleichen Alters genauso häufig vertreten sind wie bei der Rosazea. Dennoch empfiehlt sich eine sorgfältige Kontrolle von Leber und Pankreas und der tiefer gelegenen Darmabschnitte, da vielleicht nur bei bestimmten Formen der Rosazea eine derartige Störung vorliegt. Die Annahme, daß übermäßiger Genuß von Alkohol oder besondere Exposition gegen Kälte die Ursachen sind, läßt sich nicht beweisen. Die manchmal verwendete Bezeichnung Acne rosacea beruht auf einem Mißverständnis. Ein Zusammenhang mit der Funktion der Talgdrüsen wird von verschiedenen Untersuchern abgelehnt. Dennoch sprechen nach unserer Auffassung manche Befunde dafür, daß die Zusammensetzung des Talgs für die Entstehung der Rosazea wesentlich ist. In diesem Sinne ist der günstige Einfluß der Tetracycline anzuführen (s. auch S. 464). Demodex folliculorum s. S. 227.

Differentialdiagnose (Tab. **55**). Da es keinen beweisenden Laboratoriumsbefund und keine spezifische histologische Veränderung bei der Rosazea gibt, ist die Differentialdiagnose schwierig. Bei Exazerbation der Rosazea mit ausgedehnter Schwellung sind leukämische Infiltrate, rosazeaartige Verfärbungen des Gesichtes, vor allem der Wangen, durch innere Störungen (Herzfunktion, Zyanose, Polyglobulie) oder auch ein Ekzem auszuschließen. Ein allergisch bedingtes Kontaktekzem überlagert manchmal eine Rosazea, wenn z. B. die äußere Therapie nicht vertragen wird. Gefäßerweiternde Medikamente, die zu vorübergehenden Gesichtserythemen führen (Flushs), sollen eine Rosazea verschlechtern oder sogar ähnliche Veränderungen hervorrufen können.

Glucocorticoide unterdrücken die Rosazea; nach Absetzen stark wirksamer Glucocorticoide kommt es manchmal zu einer schweren Exazerbation. Bei Männern sieht man zuweilen Papeln und Pusteln an der Stirn, manchmal auch nur auf dem behaarten Kopf, die sich keinem anderen Krankheitsbild zuordnen lassen und wahrscheinlich zur Rosazea gehören (Differentialdiagnose: Folliculitis decalvans, Acne necroticans). Bei der Rosazea ist gelegentlich nur die Nasenspitze betroffen; manchmal bestehen daneben Augenveränderungen, im besonderen eine Blepharitis. Diese Form der Rosazea erinnert an ein anderes, seltenes Krankheitsbild, die *Granulosis rubra nasi:* Die Nasenspitze ist gerötet und schwitzt besonders stark. In der

Tabelle **55** Differentialdiagnose der Rosazea

1. Rosazeaartige Dermatitis (periorale Dermatitis, Pseudorosazea)
2. Tuberculosis miliaris disseminata faciei (S. 317, 318)
3. Kleinknotige Form der Sarkoidose Boeck
4. Anlagebedingte Teleangiektasien
5. Erytheme und Exantheme verschiedener Genese (Lichtdermatosen, Infektionskrankheiten, Lupus erythematodes, Arzneiexantheme, Zyanosen [Cor!], Polyglobulie, Vasodilatatoren)
6. Glucocorticoidhaut mit Glucocorticoidakne
7. Ungewöhnliche Akneformen (zentrofaziale Akne, Brom-, Jodakne)
8. Tumoren und tumorartige Erkrankungen (Lymphozytome, Lymphocytic infiltration, Leukämien, Lymphome)
9. Erythematosquamöse Veränderungen
10. Elastose mit Talgdrüsenhypertrophien und Teleangiektasien bei Leberstörungen

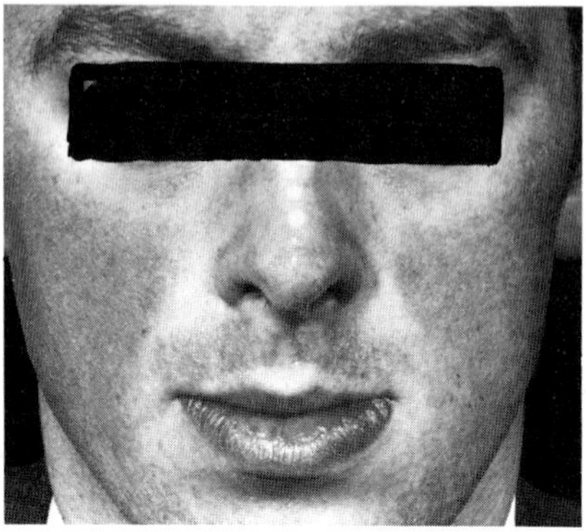

Abb. **228** Erythrosis faciei, meist als Sonderform der Rosazea betrachtet. Sie ist aber wohl eine Form der Erythrozyanose

Pubertät heilt diese Veränderung meist ab. Den isolierten Befall der Nasenspitze bei Rosazea haben wir wegen der klinischen Ähnlichkeit als *Pseudogranulosis rubra nasi* bezeichnet.

Ein nicht seltenes, aber wenig bekanntes Krankheitsbild ist die *Erythrosis faciei* (Abb. **228**). Sie besteht in ausgedehnter Rötung des Gesichts mit ausgeprägten Teleangiektasien, gelegentlich verbunden mit Akrozyanose und Perniosis. Es treten aber keine Papeln und Pusteln im Gesicht auf. Diese Patienten leiden oft unter unerträglichem Brennen der Haut, wenn sie einen warmen Raum betreten.
Von vielen Autoren wird das Krankheitsbild mit der Rosazea identifiziert, zumal das letzte Symptom auch bei der Rosazea beobachtet worden ist. Tatsächlich handelt es sich wohl um eine Form der Erythrozyanose.

Differentialdiagnostisch sind auch papulöse Krankheiten im Gesicht auszuschließen. Die früher als Lupus miliaris disseminatus faciei (Tuberculosis cutis miliaris disseminata faciei) bezeichnete Veränderung wird heute der granulomatösen Form der Rosazea zugerechnet und nicht mehr als Tuberkulid angesehen. Durch entsprechend lang dauernde Therapie mit stark wirksamen Glucocorticoiden kommt es zu einer Glucocorticoidhaut mit rosazeaartigen Veränderungen, die von zahlreichen Autoren mit der rosazeaartigen Dermatitis (s. u.) identifiziert werden.

Die kleinknotige, aber auch die großknotige *Sarkoidose Boeck* im Gesicht sind mit einer Rosazea zu verwechseln, zumal die Rosazea ebenfalls tuberkuloide Knötchen hervorrufen kann (granulomatöse Rosazea). Der Lupus erythematodes führt im Gegensatz zur Rosazea zur Atrophie und zu follikulären Hyperkeratosen. Der Lupus-Band-Test (s. S. 109) kann ausnahmsweise auch bei der Rosazea positiv ausfallen.

Therapie. Die Behandlung der Rosazea entspricht im wesentlichen der der Akne: intensive Hautreinigung, Behandlung *ohne* Salben und Cremes, bei schweren Fällen mit glucocorticoidhaltigen Lotionen oder Glucocorticoidschaum. Vor der Anwendung stark wirksamer Glucocorticoide wird bei der Rosazea gewarnt, da es nach deren Absetzen zu einer Exazerbation kommt und außerdem eine Glucocorticoidhaut mit Verdünnung, Erythem und Teleangiektasien den Eindruck der Rosazea noch verstärkt. Deshalb, wenn Glucocorticoide, dann schwächer wirksame verordnen! Auch die bisher zur Therapie der Mykosen empfohlenen Imidazole werden mit Erfolg lokal zur Rosazeatherapie angewendet, ferner lokal Metronidazol, etwa 2 % in einer Lotion.

Bei schweren Veränderungen werden Tetracycline innerlich mit Erfolg gegeben. Es genügt eine niedrige Dosierung wie bei der Akne, meist reichen 250 mg täglich aus. Die Therapie mit Metronidazol ist wegen möglicher unerwünschter Wirkungen umstritten. Isotretinoin (Roaccutan) wird auch bei der Rosazea empfohlen.

Falls der Patient eine Exazerbation nach Alkoholgenuß, stark gewürzten Speisen und heißen Getränken bemerkt, soll er diese meiden.

Das Rhinophym wird operativ behandelt: Abschälen des hypertrophischen Gewebes mit einem scharfen Messer. Entfernung mit dem Kauter bedingt eine langsamere Heilung und führt gelegentlich zu ungünstigen Narben. Bei Abschleifen mit einer rotierenden Fräse ist eine zu starke Erwärmung des Gewebes sorgsam zu vermeiden, da sonst Narbenkeloide entstehen können. Die Heilung ist gut, da von den Resten der Talgdrüsen rasch ein neues Epithel gebildet wird.

Zusammenfassung

Die Rosazea beginnt meist im 4. und 5. Lebensjahrzehnt und befällt fast ausschließlich das Gesicht. Sie ist charakterisiert durch Rötung, Teleangiektasien, Papeln und Pusteln. Gefürchtet ist die Beteiligung des Auges (Blepharitis, Konjunktivitis, Keratitis, Iritis). Kombiniert mit diesen Hautveränderungen, oft aber auch allein, tritt fast ausschließlich bei Männern das Rhinophym auf, eine Wucherung der Talgdrüsen; Entartung zum Basaliom ist selten. Ein Zusammenhang der Rosazea mit Magen-Darm-Störungen wurde vermutet, ist aber nicht erwiesen. Flächenhafte Rötung des Gesichts mit Brennen bei Erwärmung, die Erythrosis faciei, wird als Variante der Rosazea aufgefaßt. Differentialdiagnose: Zyanose, bei Herzfehlern, Polyglobulie, Sarkoidose, rosazeaartige (periorale) Dermatitis (s. u.). Die Therapie der Rosazea entspricht im wesentlichen der der Akne, Salben sind zu vermeiden. Lokale Behandlung mit stark wirksamen Glucocorticoiden ist bei beiden Erkrankungen nicht zu empfehlen: Anfänglicher Unterdrückung folgt eine heftige Exazerbation bei Absetzen, eine Glucocorticoidhaut bei Weiteranwendung.

Rosazeaartige Dermatitis (periorale Dermatitis)

Dieses Krankheitsbild wurde nach 1964 häufig beobachtet und ist jetzt wieder seltener geworden. In mancher Hinsicht imitiert es eine Rosazea. Es tritt in mehr als 90% bei Frauen auf, und zwar meist bei Patientinnen, die ein Jahrzehnt jünger sind als Rosazeakranke. Auch Kinder waren betroffen, darunter solche, deren Mütter ebenfalls erkrankt waren.

Klinisches Bild. Die Hautveränderungen bestehen in roten Papeln mit Pseudopusteln im Zentrum, d.h. es sind keine echten Eiterbläschen; ein Ödem in der oberen Dermis täuscht sie vor. Die Papeln treten zunächst an den Mundwinkeln, den Nasolabialfalten, dem Kinn, der Glabella, auf den Augenlidern und später im ganzen Gesicht auf (Abb. **229**).

Ursache. Sie ist unklar. Man glaubt heute meist, daß die rosazeaartige Dermatitis die Folge der Anwendung stark wirksamer, im besonderen fluorierter Glucocorticoide ist, also eine Variante der Glucocorticoid-Rosazea. Insgesamt weisen der Ausbreitungsweg und die Tatsache, daß einige Länder, wie Frankreich, zunächst nicht betroffen waren, auf eine äußere Noxe hin. Man hat den Eindruck, daß der Haut über die Follikel ein Stoff zugeführt wird, den sie wahrscheinlich erst nach längerer Zeit nicht mehr toleriert.

Therapie. Die Abheilung wird durch Austrocknung der Haut mit flüssigen Pudern, tagsüber hautfarbenen, beschleunigt. Innerlich kann man Tetracyclin (Beginn 500 mg tgl., später Reduktion bis 50 mg tgl.) geben, entsprechend der Akne.

Hochwirksame Glucocorticoide werden abgesetzt, was meist zu einer erheblichen, vorübergehenden Exazerbation führt, die man durch schwächere Glucocorticoidpräparate mildern kann. Die Glucocorticoidhaut mit Verdünnung, Rötung, Teleangiektasien und Pusteln bildet sich nach Weglassen aller Glucocorticoide langsamer als die rosazeaartige Dermatitis zurück. Besonders die Rötung und die Teleangiektasien bleiben oft noch Monate sichtbar. Im Gegensatz zur Rosazea kommt es nach Abklingen der Hautveränderungen und Absetzen der Therapie nur sehr selten zu Rezidiven.

Zusammenfassung

Als periorale oder rosazeaartige Dermatitis wird ein Krankheitsbild bezeichnet, dessen Ursache umstritten ist; meist werden stark wirksame, im besonderen fluorierte Glucocorticoide angeschuldigt. Rote Papeln, zuweilen mit Pseudopusteln, treten zunächst in den Nasolabialfalten, an den Augenlidern und an der Glabella auf. Therapie: Weglassen stark wirksamer Glucocorticoide, sonst ähnlich der Behandlung der Rosazea, aber mit besserem Dauererfolg.

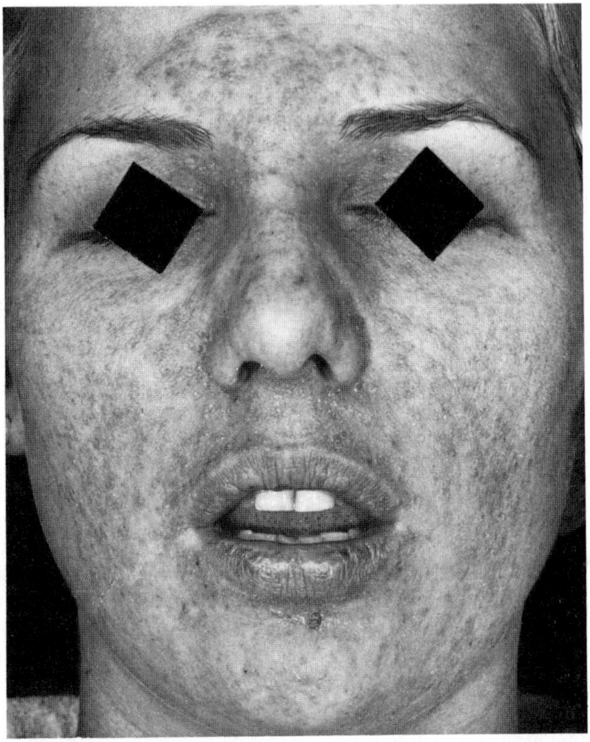

Abb. **229** Rosazeaartige Dermatitis (periorale Dermatitis), akut exazerbiert. Differentialdiagnose: exazerbierte Rosazea

Erkrankungen der Schweißdrüsen

Schweißdrüsen

Man unterscheidet nach dem Sekretionsmechanismus die apokrinen und die ekkrinen Schweißdrüsen. Die *apokrinen* Drüsen sind vor allem in bestimmten Regionen anzutreffen, im besonderen im Bereich von Achseln und Genitalien; einige finden sich auch im Nabelbereich. Die Milchdrüsen, die Zeruminaldrüsen und die Drüsen der Augenlider sind Varianten apokriner Drüsen. Die apokrinen Drüsen funktionieren nicht vor der Pubertät. Zunächst werden wesentlich mehr apokrine Drüsen angelegt, als beim erwachsenen Menschen später funktionstüchtig sind; offenbar bilden sich viele zurück. Die apokrinen Drüsen münden selten frei auf der Hautoberfläche, sondern in die Haarfollikelausgänge. Wahrscheinlich kann der apokrine Schweiß im Lumen der Drüsenendstücke und in dem anschließenden

Ausführungsgang gespeichert werden. Myoepitheliale Zellen kontrahieren sich unter adrenergischer Einwirkung und treiben den Schweiß an die Oberfläche. Die Funktion der apokrinen Drüsen beim Menschen ist unklar. Man hat sie früher als eine Art Duftdrüsen verstanden, deren Sekret den für den Menschen charakteristischen Körpergeruch bedinge. Inzwischen weiß man, daß erst durch die Zersetzung des apokrinen Schweißes durch Mikroorganismen dieser Geruch zustande kommt. Manchmal ist der Schweiß der apokrinen Drüsen, vorwiegend unter dem Einfluß von Mikroben, farbig.

Die *ekkrinen* Drüsen sind stammesgeschichtlich jünger als die apokrinen Drüsen; sie finden sich nur bei den höheren Affen und beim Menschen.

Im Gegensatz zu den apokrinen Drüsen sind die ekkrinen Drüsen in der Haut fast überall anzutreffen, auch in haarlosen Bereichen wie an Handtellern und Fußsohlen. Die Knäuel der ekkrinen Drüsen liegen in der tieferen Dermis, meist nicht von kollagenen Faserbündeln, sondern von Fettgewebe eingescheidet. In manchen Hautregionen hingegen sind die Schweißdrüsenstücke von Kollagen umgeben. Die ekkrinen Schweißdrüsen besitzen ihren eigenen Ausführungsgang. Die Mündung auf der Hautoberfläche nennt man *Pore.* Fälschlich wurde die Öffnung der Haarfollikel, aus der sich auch der Talg entleert, von Laien ebenfalls „Pore" genannt. Die ekkrinen Schweißdrüsen tragen durch Schweißverdunstung zur Wärmeregulation des Organismus bei. Schweiß ist im wesentlichen eine verdünnte Salzlösung, enthält aber auch andere Substanzen, z. B. Kohlenhydrate und wahrscheinlich Schleimstoffe. Der Gehalt an Mineralien ist abhängig von verschiedenen Faktoren, z. B. der Diät und auch der Akklimatisation an eine warme Umgebung, und unterliegt offenbar dem Einfluß von Hormonen. Natrium, Chlorid und Kalium sind im Schweiß bei der Mukoviszidose vermehrt.

Die ekkrinen Schweißdrüsen werden vom sympathischen Nervensystem beeinflußt, cholinergische Fasern versorgen die Schweißdrüsenendstücke. Acetylcholin und Pilokarpin fördern die Schweißsekretion, Atropin dagegen hemmt sie. Psychische Erregung verursacht Schweißsekretion vornehmlich in bestimmten Körperregionen, vor allem an Handtellern und Fußsohlen (s. S. 475).

Zusammenfassung

Die apokrinen Schweißdrüsen finden sich vornehmlich in den Achseln und der Genitalregion. Mikroben zersetzen den apokrinen Schweiß und rufen den individuellen Körpergeruch hervor. Abtötung der Mikroben hebt den Körpergeruch teilweise auf. Die apokrinen Schweißdrüsen treten erst nach der Pubertät in Funktion.

Die ekkrinen Schweißdrüsen finden sich am ganzen Körper. Sie werden durch Wärme, psychische Reize und die Aufnahme von bestimmten Nahrungsmitteln stimuliert.

Störungen der ekkrinen Schweißdrüsen

Hyperhidrose

Die Stärke der Schweißsekretion ist individuell verschieden. Sie wird durch äußere und innere Einflüsse verändert. Bei und nach Infekten kommt es zur Störung der Thermoregulation mit oft vermehrtem Schwitzen. Manche Krankheiten wie Diabetes, Hyperthyreose, Adipositas, Tuberkulose, Malaria und Brucellosen sind durch eine Hyperhidrose gekennzeichnet. Eine Hyperhidrose tritt auch in der Menopause auf.

Emotionale Erregung, aber auch intensive geistige Tätigkeit, führen zu einer vermehrten Schweißbildung an Handtellern, Fußsohlen und in den Axillen, manchmal auch in den Leisten und im Gesicht. Es kommt zu einem Circulus vitiosus: Weil die Patienten befürchten, daß sie an Handtellern und Fußsohlen verstärkt schwitzen, setzt die Schweißsekretion erst recht ein. Oft besteht gleichzeitig mit der Hyperhidrose an Handtellern und Fußsohlen eine Akrozyanose. Als eigenartiges, biologisch noch nicht genügend gewürdigtes Phänomen tritt bei Frisören unter dem Einfluß der Kaltwellflüssigkeit eine Hyperhidrose der Handflächen auf.

Asymmetrische Hyperhidrose ist ein Anzeichen nervaler Störungen. Es kann sich dabei um eine kompensatorische Hyperhidrose bei Ausfall der Schweißsekretion in anderen Gebieten handeln. Gustatorisches Schwitzen kommt an Lippen, Stirn und Nase unter dem Einfluß bestimmter Nahrungsmittel und Getränke zustande. Es tritt manchmal nur in ganz umschriebenem Bereich auf und nur nach Genuß eines oft ausgefallenen Nahrungsmittels. Dann liegt meist eine Schädigung autonomer Nervenfasern nach Entzündung oder Operation im Bereich der Parotis vor.

Therapie. Die Therapie ist unbefriedigend. Neben allgemeinen beruhigenden Mitteln, in Ausnahmefällen sogar Ganglienblockern, werden innerlich und lokal Präparate mit atropinartiger Wirkung angewendet. Hauptsächlich wird versucht, durch lokale Applikation von Metallsalzen, besonders Aluminiumsalzen in hoher Konzentration, Schweißdrüsenendstücke und -ausführungsgänge funktionsunfähig zu machen. Die Anwendung von Formalin und von Präparaten, die Formalin entwickeln, raten wir, wegen der Gefahr der Sensibilisierung zu vermeiden. Die Rezeptur für ein Antihidrotikum lautet: Alumin. chlorat. 20,0, Triton X 100 0,5, Spiritus dilutus ad 100. SHELLEY empfiehlt folgendes Vorgehen: Einmal wöchentlich wird vor dem Schlafengehen auf die betroffenen Regionen, im besonderen die Axillen, 20% Aluminiumchlorid in absolutem Alkohol aufgetragen. Die Haut muß beim Auftragen trocken sein und es danach bleiben. Die behandelte Haut wird mit Plastikfolie bedeckt. Die Lösung greift die Wäsche an und kann diese zerstören. Morgens wird die Lösung abgewaschen.

Sympathektomie ist gegebenenfalls bei schwerer Hyperhidrose der Hände von Nutzen. Operative Entfernung der Schweißdrüsen kommt bei Hyperhidrose des Axillarbereiches in Frage, Iontophorese mit Wasser an Handtellern und Fußsohlen.

Hypo- und Anhidrose

Tab. **56** gibt eine Übersicht über krankhafte Zustände mit Hypo- oder Anhidrose.

Tabelle **56** Erkrankungen, die mit einer Hypo- oder Anhidrose verbunden sind (nach KAY u. MAIBACH)

1. Kongenitale ektodermale Defekte der Schweißdrüsen
2. Anhidrose durch Antimalariamittel
3. Metallvergiftungen
4. Miliaria profunda, besonders nach Exposition gegen strahlende Hitze
5. Manche Schäden des Zentralnervensystems und des Rückenmarks (immer Ausschluß von Tumoren und Metastasen, die sekundär die Nerven, vor allem den Grenzstrang, schädigen!)
6. Sjögren-Syndrom
7. Stoffwechselerkrankungen, endokrine und Systemerkrankungen, wie orthostatische Hypotonie (Anhidrose besonders auf die Beine beschränkt), diabetische Neuropathie und multiples Myelom
8. Manche Ekzeme, endogenes Ekzem, Lichen ruber planus, Psoriasis, manche Arzneimittelexantheme

Miliaria und Hidradenitis

Miliaria

Bläschenbildung ist gelegentlich an die Schweißdrüsenporen gebunden, nämlich dann, wenn sich der Schweiß nicht entleeren kann und in das umgebende Epithel eindringt (Miliaria). Dies tritt besonders bei untrainierten Schweißdrüsen auf, wenn z.B. ein Nichtadaptierter sich in den Tropen aufhält. Die Schweißentleerung wird in dieser Situation oft noch zusätzlich gehemmt, z.B. durch Einnahme von Antimalariamitteln. Entzündet sich eine Miliaria, wird sie zur *Miliaria rubra* oder Prickly heat. Auch in unseren Breiten wird dieses Krankheitsbild beobachtet, aber meist verkannt, z.B. unter abgeschlossenen Verbänden (Plastikfolie, Heftpflaster), so als Heftpflasterdermatitis (S. 181).

Therapie. Fettung der Haut soll die Schweißentleerung fördern. Behandlung mit Vitamin C wird empfohlen, ist jedoch umstritten.

Hidradenitis

Die Miliaria wird manchmal durch sekundäre Infektionen kompliziert, z.B. mit Bakterien, aber auch mit Kandida. Bei Säuglingen tritt eine stärkere, bakteriell eitrige Infektion der Schweißdrüsenausführungsgänge auf, die Periporitis suppurativa. Kinder neigen zur Miliaria, sei es durch übermäßig warme Bekleidung bei Säuglingen oder durch starkes Schwitzen bei Infektionen, vor allem unter fiebersenkenden Therapeutika. Bei tiefgreifendem Befall kommt es zur suppurativen Hidradenitis.

Zusammenfassung

Hyperhidrose weist auf manche Krankheiten hin, wie Diabetes, Hyperthyreose, Tuberkulose, Brucellosen. Hyperhidrose vor allem der Handteller und Fußsohlen findet man bei psychischer Erregung, aber auch gemeinsam mit Akrozyanose, eine Hyperhidrose der Handflächen nach Umgang mit Kaltwellflüssigkeit. Asymmetrische Hyperhidrose ist ein Zeichen nervaler Störungen; eine asymmetrische Anhidrose, z. B. das Fehlen der Schweißsekretion auf einer Fußsohle, kann auch ein Hinweis auf die Ausbreitung von Tumoren im Körperinnern sein. Eine Hypo- oder Anhidrose ist Symptom verschiedener Hauterkrankungen (endogenes Ekzem, Lichen ruber planus, Psoriasis), aber auch Folge von Fehlbildungen der Schweißdrüsen.

Bläschenbildung durch Eindringen des Schweißes in die Wand des Schweißdrüsenganges, meist unterhalb der Hornschicht, nennt man Miliaria, mit entzündlichen Veränderungen Miliaria rubra. Sie entsteht unter luftdicht abgeschlossenen Verbänden, Plastikfolien, Heftpflastern und bei nicht adaptierten Personen bei Aufenthalt in den Tropen. In unseren Breiten wird die Miliaria häufiger bei Säuglingen und kleinen Kindern beobachtet, die zu warm eingepackt sind, besonders nach Infekten. Sekundäre Infektionen führen zur Periporitis suppurativa.

Störungen der apokrinen Schweißdrüsen

Die apokrinen Schweißdrüsen sind für den Körpergeruch verantwortlich. Das Sekret der Drüsen wird durch Mikroben zersetzt; dadurch entsteht der „körpereigene“ Geruch. Zur Bekämpfung eignen sich Maßnahmen, die die Mikroben abtöten, im besonderen wurden chemotherapeutikahaltige Seifen und Sprays empfohlen und Maßnahmen, die die Sekretion der Achselschweißdrüsen insgesamt behindern, sei es durch Verlegung der Ausführungsgänge oder durch Störung der Funktion der Schweißdrüsenendstücke, z. B. durch Metallsalze (s. Hyperhidrose S. 475). Bei schwerer Hyperhidrose im Achselbereich kann man durch operative Entfernung der Schweißdrüsen wirksam helfen.

Chromhidrosis

Die apokrinen Schweißdrüsen entleeren manchmal ein farbiges Sekret. Davon zu unterscheiden ist eine farbige Umwandlung des Schweißes durch Mikroben, z. B. bei der Trichobacteriosis palmellina (S. 307).

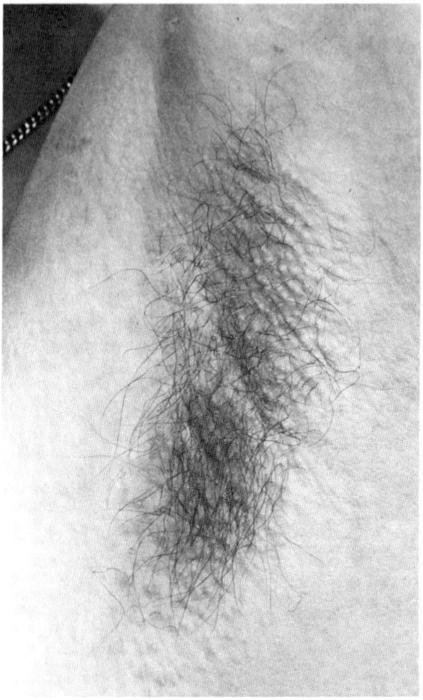

Abb. **230** Fox-Fordyce-Erkrankung. Juckende Knötchen in den Achseln

Fox-Fordyce-Erkrankung

Bräunliche Papeln in den Achseln (Abb. **230**), im Bereich des Genitales, der Mamillen und des Nabels, fast nur bei Frauen, sowie Juckreiz kennzeichnen dieses Krankheitsbild. Es handelt sich wahrscheinlich um eine Entzündung der apokrinen Drüsen mit Hypertrophie der Epidermis bei entzündlichen Veränderungen um Schweißdrüsengänge und -endstücke.

Morphologisch ähnliche Veränderungen treten unter metallsalzhaltigen Mitteln auf, die zur Bekämpfung des Achselschweißes eingesetzt werden.

Eitrige Entzündungen der apokrinen Drüsen (Schweißdrüsenabszesse)

Schweißdrüsenabszesse sind in die Tiefe reichende Prozesse um die apokrinen Schweißdrüsen *([Peri]hidradenitis suppurativa)*. Der Entzündungsprozeß schreitet möglicherweise von Schweißdrüse zu Schweißdrüse auf dem Lymphwege fort. Er wird von manchen Autoren mit der Akne in Verbindung gebracht (apokrine Akne, Acne conglobata). Die *Hidradenitis suppurativa* ist nur sehr schwer zu beeinflussen. Oft kommt es zur Fistelbildung.

Unter den Mammae und im Analbereich findet man entsprechende Veränderungen, also überall dort, wo apokrine Schweißdrüsen vorkommen.

Differentialdiagnostisch sind Furunkel (s. dort) im Bereich apokriner Schweißdrüsen auszuschließen; sie werden besonders in den Axillen mit Schweißdrüsenabszessen verwechselt. Auch an systemische Mykosen ist zu denken, im Analbereich an die Dermatitis perianalis fistulosa (s. dort), und auch an das Lymphogranuloma inguinale und vor allem die Acne conglobata.

Therapie. In frühen Stadien ist vielleicht durch Therapie mit Antibiotika, gegebenenfalls unterstützt durch gleichzeitige Behandlung mit Glucocorticoiden und Inzision der Abszesse, ein Erfolg zu erzielen. Sind erst Narben und Fisteln vorhanden, hilft nur ausgedehnte Beseitigung des erkrankten Gebietes mit plastischer Deckung.

Zusammenfassung

Zersetzter apokriner Schweiß bestimmt den Körpergeruch. Manchmal entleeren apokrine Drüsen farbiges Sekret, meist aber wird das Sekret erst durch Mikroben farbig umgewandelt. Mit bräunlichen Papeln im Bereich von Achseln, Genitale, Mamillen und Nabel geht die Fox-Fordyce-Erkrankung der apokrinen Schweißdrüsen einher, verbunden mit starkem Juckreiz. Ähnliche Veränderungen treten unter dem Einfluß metallsalzhaltiger Verbindungen auf, die zur Bekämpfung der Schweißsekretion eingesetzt werden.

In den Achselhöhlen und im Genitalbereich gibt es oberflächliche Abszesse der Haarfollikel, Furunkel, die oft als Schweißdrüsenabszesse verkannt werden. Bei den echten Schweißdrüsenabszessen mit Fistelbildung besteht eine tiefgreifende und unterminierende Eiterung an den apokrinen Drüsen, die (Peri)hidradenitis suppurativa. Sie ist in Mitteleuropa selten. Therapie: frühzeitige operative Eröffnung.

Erkrankungen der Nägel

Struktur und Wachstum des Nagels

Der Nagel ist eine aus der Epidermis hervorgegangene Struktur. Gebildet wird er von der Nagelmatrix, einer Einstülpung der Epidermis des Fingerrückens; der Nagel schiebt sich über das Nagelbett, das Hyponychium, hinweg. Nagelwall und Nagelhäutchen bestimmen das horizontale Wachstum der Nagelplatte. Der Nagelwall läuft im Nagelhäutchen aus, dem eine wichtige Schutzfunktion für die Nageltasche zukommt; leider wird es bei der Körperpflege oft beseitigt.

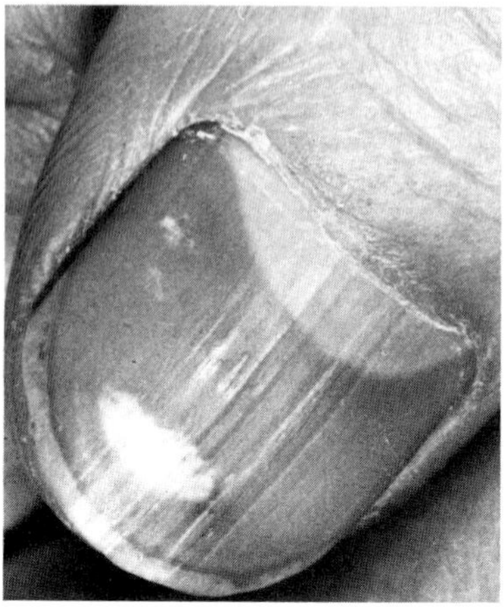

Abb. **231** Leukonychie 4½ Monate nach Verletzung (Klemmen des Nagelbetts). Dachschindelartige Längsriffelung des Nagels (♂, 45 J.)

Am distalen Ende hat der Nagel seinen freien Rand, am proximalen die weißlich-rötliche Lunula. Die äußere Oberfläche des Nagels ist glatt, die innere Seite weist parallele Längsleisten auf. Mit zunehmendem Alter wird der Nagel längsgeriffelt, manchmal dachschindelartig (Abb. **231**). Der Nagel selbst besteht aus 3 Schichten: der Dorsalschicht, der Intermediärschicht und der Ventralschicht. Die Ventralschicht entstammt dem *Nagelbett* und nicht der Nagelmatrix. Struktur und Dicke der Nagelplatte ändern sich mit dem Alter. Die Nägel wachsen etwa 0,05–0,1 mm pro Tag oder 3 mm pro Monat, die Fingernägel schneller als die Zehennägel, die Nägel der einzelnen Finger und Zehen verschieden rasch: Der Mittelfingernagel wächst am schnellsten, der Kleinfingernagel am langsamsten, der Daumen langsamer als Zeigefinger und Ringfinger. Die Geschwindigkeit nimmt mit zunehmendem Alter ab, und zwar soll nach Vollentwicklung des Organismus der Nagel um 4,5 µm pro Jahr weniger wachsen, so daß die Wachstumsrate bis zum 90. Lebensjahr um etwa 40% abnimmt. Zahlreiche Faktoren beeinflussen das Nagelwachstum: Bei Männern wachsen die Nägel schneller als bei Frauen; Belastung der Finger beschleunigt das Nagelwachstum, so Klavierspielen und Nagelkauen, aber auch hormonelle Einflüsse, wie die Schwangerschaft. Laktation, Rauchen, Schlaf, Kälteeinwirkung, Unterernährung und Krankheiten verlangsamen das Nagelwachstum.

Untersuchung des Nagels

Am besten untersucht man den Nagel mit Hilfe einer Lupe nach dem Auftragen von einigen Öltropfen, z. B. Immersionsöl. Die Lichtreflexe werden so aufgehoben, und die Nagelplatte erscheint transparent. Legt man die Fingerbeere auf eine Lichtquelle, so treten Farbveränderungen des Nagels besonders deutlich hervor.

Veränderungen am Nagel zeigen wegen des relativ langsamen Wachstums und der Beständigkeit des Keratins Störungen an, die längere Zeit zurückliegen. So kann man etwa an einer Querfurche (Beau-Reil-Querfurche) im Nagel erkennen, daß die Angabe eines Patienten über ein Handekzem vor 4 oder 5 Wochen richtig ist.

Entwicklungsstörungen des Nagels

Zu den Entwicklungsstörungen gehören Aplasie, Hypoplasie, Hyperplasie und Dysplasie, zuweilen kombiniert mit anderen Fehlbildungen, besonders an Haut, Schleimhäuten und Zähnen. Eine Hypoplasie der Nägel wird z. B. beim Nagel-Patella-Syndrom beobachtet.

Verfärbungen des Nagels

Verfärbungen des Nagels können die Folge äußerer oder innerer Einwirkungen sein.

Leukonychie

Die häufigste Farbänderung des Nagels besteht in einer Weißverfärbung, der Leukonychie (Abb. **231**). Totale Weißfärbung findet sich als anlagebedingte Störung kombiniert mit anderen Mißbildungen. Eine Leukonychie entsteht nach Traumen des Nagelwalls, z. B. durch zu starkes Zurückdrükken der Nagelhaut, manchmal in Form quergerichteter Streifen. Sie beruht auf der Einlagerung von stark lichtbrechenden Körnern, nicht von Luft. Weißlich verfärbte Nagelbetten sind bei Störung der Bluteiweißzusammensetzung (Hypalbuminämie) beobachtet worden, man sollte deshalb nach Leber- und Nierenveränderungen fahnden.

Gelbliche und gelbe Nagelverfärbung

Weißlich-gelbe Verfärbung der Nägel mit Änderungen der Struktur, im besonderen Verdickung, müssen an eine Psoriasis oder an eine Pilzinfektion der Nägel denken lassen, beide können kombiniert auftreten. Befall der Nägel durch Pilze oder andere Erreger (Dermatophyten, Kandida, Schimmel, Bakterien) weist meist auf eine Grundkrankheit hin (z. B. mangelhafte Durchblutung). Als Faustregel gilt: Die Psoriasis macht bogenförmig begrenzte Nagelveränderungen, die Pilzerkrankungen verursachen sich netzförmig ausbreitende Veränderungen der Fingernägel. Gelbliche Verfärbung des Nagels mit seitlicher Ablösung (partielle Onycholyse) ist meist eine Folge äußeren Traumas (Schuhwerk).

Wachstumsstillstand, Verdickung, Gelbfärbung der Nägel und stärkere Wölbung findet man beim Yellow-nail-Syndrom bei pulmonalen Veränderungen. Gelb- oder Weißfärbung der Nagelplatte beider Großzehennägel sind häufig Folge von Infektionen mit Bakterien und Pilzen, auch Schimmelpilzen (z. B. Scopulariopsis brevicaulis).

Braune oder schwarze Nagelverfärbung

Der Fingernagel wird beim Hämatom umschrieben (Abb. **232**) oder ganz braunschwarz verfärbt. Geringere Traumen, etwa beim Maniküren, sind dem Patienten manchmal nicht in Erinnerung. Die braunschwarze Verfärbung täuscht dann einen Melanozytennävus oder sogar ein Melanom unter dem Nagel vor, an das jede blauschwarze Pigmentierung des Nagels denken

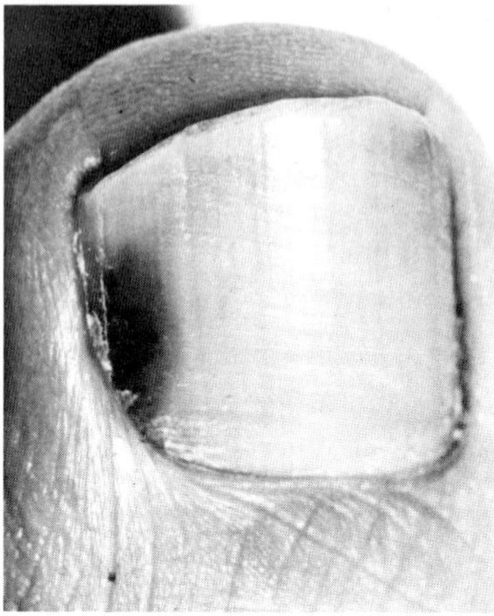

Abb. **232** Hämatom am linken Nagelrand der re. Großzehe nach Verletzung durch Pediküren. Verdacht eines subungualen Pigmentzellennävus oder Melanoms

lassen muß: Melanome des Nagelbetts werden besonders leicht übersehen (akral-lentiginöse Melanome). Deshalb sollen auch Pigmentzellennävi im Nagelbett mit schwärzlicher Verfärbung des Nagels möglichst exzidiert werden (Tab. **57**). Glomustumoren scheinen bläulich durch den Nagel hindurch. Unter PUVA-Therapie, aber auch unter manchen Medikamenten, wurde eine braune Längsstreifung der Nägel beobachtet.

Tabelle **57** Bräunliche oder schwarze Nagelverfärbung

Hämatom – Verletzung
Externa ($KMnO_4$, Hg)
Pilzerkrankungen (Schimmel)
Pigmentzellennävi
Akral-lentiginöses Melanom, Übergreifen auf die Umgebung!

Bei den Hämorrhagien müssen wir zwischen punktförmigen, strichförmigen und diffusen Blutungen unterscheiden. Die strichförmigen Blutungen werden auch als Splitterblutungen bezeichnet und bei inneren Erkrankungen, z. B. Endocarditis lenta oder Trichinosis, beschrieben. Oft aber sind solche Veränderungen nicht nachweisbar. Es handelt sich um Kapillarblutungen im Nagel. Punktförmige Hämatome sieht man bei der Psoriasis und als Röntgenfolge.

Manche Medikamente rufen eine – u. U. streifige – Schwarz- oder Braunfärbung der Nägel hervor. Eine bräunliche Verfärbung findet man bei Nierenleiden, beim Morbus Addison, und unter äußerer Einwirkung, auch von Medikamenten (Hg, $KMnO_4$).

Grünliche Nagelverfärbung

Bei Befall durch Schimmelpilze sind die Nägel manchmal grünlich oder schwärzlich gefärbt. Infektion mit Pseudomonas aeruginosa (Bacterium pyocyaneum) färbt die Nägel grünlich.

Weitere Nagelverfärbungen

Farb- und Strukturänderungen der Nagelsubstanz können Folge von Durchblutungsstörungen in Verbindung mit Hauterkrankungen oder inneren Leiden sein.

Rotbraune Verfärbung des distalen Drittels der Nagelplatte und weiße, milchglasähnliche Verfärbung des proximalen Anteils soll an Nierenstörungen denken lassen.

Bei Alopecia areata ist die Lunula manchmal grau gefleckt.

Parallel verlaufende, lunulafarbene Querstreifen an den Fingernägeln bezeichnet man als Mees-Nagelstreifen (Striatio diagonalis luniformis unguium). Ursachen sind u. a. Arsen- und Thalliumvergiftungen, Röntgenfolgen, Matrixverbrennung, Herzinfarkt, Alkoholneuritiden, intestinale Lipodystrophie, Amöbendystrophie, Pellagra und wiederholte Fieberanfälle, z. B. bei Lymphogranulomatosis Paltauf-Sternberg (Morbus Hodgkin).

Eine blaue Verfärbung der Lunula (silver-blue nails) kann durch eine Argyrose, einen Morbus Wilson, eine Hämochromatose oder auch eine Ochronose bedingt sein. Rötliche Querbänder sieht man nach Heparintherapie.

Zusammenfassung

Eine Leukonychie entsteht durch verschiedene Ursachen, z. B. durch Verletzung des Nagelwalls; sie findet sich auch bei Hypalbuminämie. Psoriasis und Pilzinfektionen führen zu weißlich-gelblicher Verfärbung und Verdickung der Nägel. Braunschwarze Nagelverfärbungen werden durch Hämorrhagien hervorgerufen; bei jeder braunschwarzen Verfärbung muß man aber auch an ein Melanom denken. Schimmelpilze können die Nägel schwärzlich oder grünlich färben; Pseudomonas aeruginosa verursacht ebenfalls Grünfärbung. Als Mees-Streifen werden lunulafarbene Querstreifen bezeichnet.

Deformitäten des Nagels

Einsenkungen

Grübchenförmige Einsenkungen sind ein Symptom vor allem der Psoriasis (dort fälschlich „Tüpfel" genannt), aber auch der Alopecia areata (Abb. **233**) und anderer Hauterkrankungen. Zentrale Einsenkung (Koilonychie) soll ein Symptom des Eisenmangels sein, ist aber auch als Arzneinebenwirkung aufgetreten (Benoxaprofen). Querfurchen (Beau-Reil-Quer-

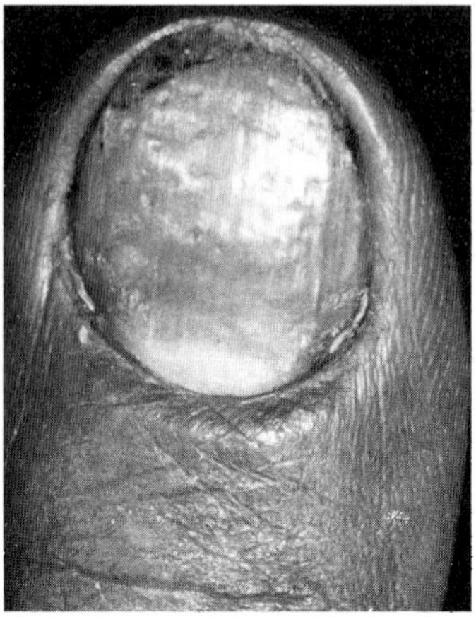

Abb. **233** Grübchen im Nagel bei Alopecia areata fere totalis

furchen) sieht man nach schweren Erkrankungen, oft unter Abstoßung des Nagels.

Onycholysis

Die Ablösung des Nagels, die Onycholysis, tritt bei phototoxischen und -allergischen Veränderungen, bei Psoriasis, Pilzerkrankungen, bakteriellen Infektionen, Ekzemen der Fingerspitzen, schweren Arzneiexanthemen, Durchblutungsstörungen und nach Traumen auf.

Onychorrhexis

Mit Onychorrhexis bezeichnet man eine abnorme Brüchigkeit der Nägel mit Einreißen, Splittern und Spaltung. Sie soll Folge exogener Einwirkungen, etwa durch verstärkten Umgang mit Waschmitteln, aber auch innerer Störungen sein.

Dystrophia unguium mediana canaliformis

Es handelt sich um eine meist zentral gelegene Spaltung oder Kanalbildung des Nagels, am häufigsten am Daumen. Die Spaltbildung reicht vom Nagelhäutchen bis zum freien Nagelende. Die Patienten suchen selten deswegen den Arzt auf, da ihnen oft von ihren Vorfahren bekannt ist, daß diese entsprechende Veränderungen hatten. Davon zu unterscheiden ist die Längsriffelung nach Traumen mit Spaltbildung. Wenn andere Verletzungen im Vordergrund stehen, wird die Schädigung der Nagelmatrix oft zunächst übersehen und die Nagelschädigung erst bemerkt, wenn die anderen Unfallfolgen abgeklungen sind. Behandlungsversuch: Ausschneiden und Nähen des Defektes in der Matrix nach Entfernen des Nagels; nur bei frühzeitiger Behandlung aussichtsreich.

Onychoschisis

Die Spaltung des Nagels in 2 horizontal gelegene Blätter wird Onychoschisis genannt. Wahrscheinlich tritt sie infolge innerer und äußerer Störungen auf. Traditionell werden Vitaminmangel, Fehlernährung, Eisenmangel oder Hyperthyreose als Ursache angeschuldigt.

Therapie. Es empfiehlt sich, bei Wachstumsstörungen des Nagels sorgfältig nach äußeren und inneren Störungen zu fahnden, eine Eisenmangelanämie auszuschließen oder entsprechend zu behandeln. Die tägliche Einnahme von 7,5 g Gelatine nüchtern über Monate führt zu einem besseren Wachstum der Nägel, evtl. Gelacet-Pulver.

Altersveränderungen

Die Nägel sind längsgeriffelt, zuweilen mit dachziegelartigen Hornlagen (s. Abb. **231**). Manchmal sind sie verdickt, manchmal verdünnt, oft brüchig bei verlangsamtem Wachstum. Hin und wieder wandeln sie sich krallenartig um (Onychogrypose, Abb. **234**).

Nagelveränderungen bei Psoriasis und anderen Hauterkrankungen

Neben selteneren Hauterkrankungen verursachen vor allem die Psoriasis, die Alopecia areata, der Lichen ruber planus und die Pityriasis rubra pilaris Nagelveränderungen. Bei der Psoriasis treten kleine Grübchen (Tüpfel), rundliche, weißliche Verfärbungen, weißlich-gelbe Verdickung und Brüchigkeit des gesamten Nagels sowie eigentümlich bräunlich-ölige Flecke, die psoriatischen Ölflecke, auf (Abb. **235**).

Therapieversuch. Lokale Anwendung von Glucocorticoiden, Phototherapie.

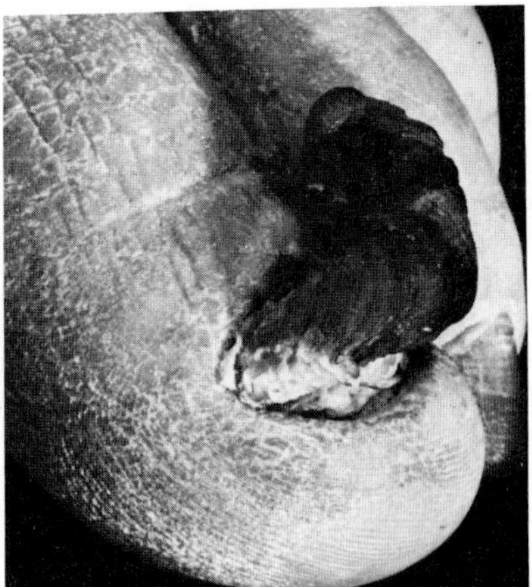

Abb. **234** Onychogrypose; gleichzeitig subakutes, schuppendes Ekzem

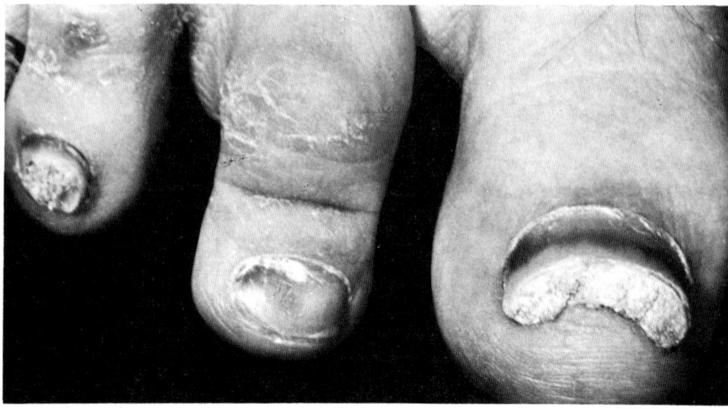

Abb. **235** Psoriatische Nagelveränderungen, Verdickung bei rundlicher Begrenzung der Herde; Ölfleck (2. Zehe), Ölrand unter Verdickung (1. und 3. Zehe); Gelenkveränderungen

Zusammenfassung

Strukturänderungen des Nagels weisen auf Allgemein- und Hauterkrankungen hin (Grübchen auf Psoriasis und Alopecia areata, Ölflecke auf Psoriasis; Querfurchen auf vorausgegangene Schädigungen). Anhand dieser Veränderungen läßt sich oft ein Rückschluß ziehen, wann sich die vorausgegangene Schädigung abgespielt hat. Nagelveränderungen sind Symptome mancher Syndrome. Immer ist nach übergeordneten Störungen zu suchen, falls nicht eindeutig eine lokale Ursache (Traumen) gegeben ist.

Paronychien

Akute Paronychien sind eitrige Infektionen des Nagelwalls; meist dringen die Erreger an Stellen ein, an denen der Wall verletzt ist, z. B. durch Einwachsen eines Nagels oder durch die Nagelpflege.

Chronische Paronychien werden meist durch Vordringen von Hefen *und* Bakterien unter den bereits abgelösten Nagelwall ausgelöst. Durch Abschneiden der Kutikula, des Nagelhäutchens, wird der Weg gebahnt. Vor allem sind Personen betroffen, die an einem oft nur leichten Ekzem (S. 203) an den Fingerenden leiden oder die mit waschaktiven Substanzen oder in einem feuchten Milieu arbeiten (Hausfrauen, Gaststättenpersonal, Metzger).

Bei der chronischen Paronychie ist der Nagelwall gerötet und geschwollen. Oft läßt sich daraus Eiter pfropfenförmig exprimieren. Die Nagelplatte verfärbt sich zunächst am seitlichen Rand gelb, braun oder schwarz, später entstehen Querfurchen.

Therapie. Trockenhalten der Hände, z. B. durch Vermeiden von längerem Tragen von Plastik- bzw. Gummihandschuhen, trockene Arbeit, Förderung der Durchblutung der Extremitäten durch Medikamente und Bekämpfung einer kardialen Insuffizienz. Die Kandidainfektion und die bakterielle Infektion werden mit den entsprechenden Antibiotika und Chemotherapeutika behandelt, etwa Candiohermalpaste, aber auch geeignete Puder.

Puder wird unter den abgehobenen Nagelwall eingebracht und dieser durch Überziehen von Nagelwall und Nagel mit einem Lack verschlossen. Bei Ekzemen der Finger muß die Ursache geklärt (Epikutanteste, endogenes Ekzem in der Anamnese?) und außer der Paronychie auch das Ekzem behandelt werden (S. 211).

Einwachsen der Nägel

Schlecht sitzendes Schuhwerk und falsches Beschneiden der Nägel (Abschneiden der seitlichen Ränder der Zehennägel) führen zum Einwachsen der Nägel in das Nagelbett mit entzündlichen Veränderungen (akute Paronychie).

Therapie. Dreieckförmiges Einschneiden des Zentrums des Nagels und Heben der Nagelränder führen meist nicht zum Ziel. Abschieben des Nagelwalles durch einen Nagelkeil, Heben des Nagels durch eine Metallspange und zahlreiche andere Verfahren sind üblich. Oft ist eine seitliche Verkürzung des Nagelbetts notwendig (Emmert-Plastik), um das Einwachsen des Nagels zu verhindern, wenn dieser einmal die falsche Wachstumsrichtung genommen hat. Vorher sollte ein Therapieversuch mit einer Paste gemacht werden, die ein Glucocorticoid und ein bakterien- sowie ein pilzwirksames Chemotherapeutikum enthält, z. B. Candio-Hermal E comp. Paste.

Bei besonders hartnäckigen Fällen muß der Kohlenhydrat-Stoffwechsel geprüft werden, der Glucose-Glucocorticoid-Belastungstest ist häufig bei solchen Patienten pathologisch, besonders bei weiblichen, während die männlichen oft einen Hochwuchs mit akromegalen Zügen und Hyperhidrose aufweisen (Unguis-incarnatus-Syndrom).

Nagelmykose

Bei der Verfärbung der Nägel wurde bereits auf den Pilzbefall hingewiesen. Immer ist er ein Anzeichen dafür, daß der Nagel nicht seine gewohnte Festigkeit hat. Pilze breiten sich im Nagel im Gegensatz zu anderen Hautveränderungen meist netz- oder gitterartig aus, manchmal stoßen sie auch strangartig in die proximalen Nagelpartien vor. Bei Nagelmykosen ist es besonders notwendig, die Art des Erregers genau festzulegen, um therapeutisch gezielt eingreifen zu können: Neben dem Nativpräparat soll eine Kultur auf Pilze und gegebenenfalls auf Bakterien angelegt werden.

Differentialdiagnostisch sind andere Erkrankungen, die die Nägel befallen, auszuschließen, in erster Linie eine Psoriasis. Eine Psoriasis der Nägel kann den Erregern den Weg bahnen.

Therapie. Vor der Therapie muß die Art des Erregers bestimmt werden (Pilzkultur). Ist er gegen Griseofulvin empfindlich, kann innerlich mit diesem Medikament behandelt werden. Wegen des langsamen Nagelwachstums muß die Therapie über Monate fortgesetzt werden. Ist der Erreger resistent, so ist die Anwendung von Ketokonazol zu erwägen (s. S. 257). Der guten Wirkung stehen zwar seltene, aber ernste unerwünschte Wirkungen gegenüber, im besonderen an der Leber. Bei Nagelmykosen ist die Indikation daher besonders sorgfältig abzuwägen. Auf jeden Fall soll die kranke Nagelsubstanz, möglichst der gesamte Nagel, entfernt werden. Dies gelingt operativ oder mit abdauenden Salben unter Schutz der umgebenden Haut. Mehrtägige Einwirkung von 40% Harnstoffsalbe oder Kaliumjodid Lanolin aa unter Plastik erweichen den Nagel so, daß er nach einem warmen Fußbad mit der Schere abgetragen werden kann; oft ist der Nagel so brüchig, daß die Entfernung auch ohne Vorbehandlung nach einem warmen Fußbad gelingt. Das Nagelbett muß intensiv antimykotisch behandelt werden mit einem Präparat, das den jeweiligen Erreger (Dermatophyten, pathogene Hefen, Schimmel) angreift (s. Pilzerkrankungen, S. 251 ff.).

Bei der Behandlung bedarf es nicht nur der Bekämpfung der Erreger, sondern in erster Linie der Faktoren, welche die Ansiedlung fördern (schlechte Durchblutung, Grundkrankheiten wie Diabetes, Ekzeme, Psoriasis, Hyperhidrosis, Kandidainfektionen im Mund, Magen-Darm-Trakt und Genitale). Da eine Heilung auf Dauer oft nicht möglich ist, enttäuscht der Therapieerfolg bei Nagelmykosen, auch wenn die Nägel operativ entfernt wurden. Es ist daher von Patient zu Patient zu erwägen, welche Belastungen man ihm wegen einer Nagelmykose zumuten darf.

Zusammenfassung

Die akuten Paronychien sind oft durch Eindringen von Bakterien unter den Nagelwall, die chronischen durch die Ausbreitung von Hefen unter dem Nagelwall bedingt. Die Besiedlung wird gefördert durch Umgang mit Detergenzien, Tragen von Plastik- und Gummihandschuhen. Trockenlegen und Abtöten der Bakterien und pathogenen Hefen ist die Therapie der Wahl.

Eingewachsene Nägel sind oft nur durch seitliche Verkürzung des Nagelbetts (Emmert-Plastik) wirksam zu behandeln.

Bei Nagelmykosen muß der Erreger bestimmt werden (unter allen Umständen Pilzkultur!). Nach Störungen des Nagelwachstums ist zu suchen (Diabetes, Durchblutung, Psoriasis, Nagelschädigungen durch äußere Faktoren).

Erkrankungen der Mundschleimhaut und Lippen

Mundschleimhaut und Haut weisen eine Reihe von Gemeinsamkeiten auf, aber auch wichtige Unterschiede: Es fehlen der Schleimhaut die Anhangsgebilde. Zuweilen sieht man ektopische Talgdrüsen als kleine gelbliche Papeln, vor allem an den Lippen. Auch pigmentbildende Zellen finden sich vereinzelt in der Mundschleimhaut, selbst im Ösophagus. Eine erhebliche Pigmentierung der Mundschleimhaut ist unter dem Einfluß von Medikamenten und Chemikalien möglich, oft aber auch völkisch bedingt (s. auch Tab. **59**).

Tabelle **58** Erkrankungen, die Haut und Mundschleimhaut befallen

Lichen ruber planus (auch im Lippenbereich), selten bullös
Pemphigus vulgaris (oft Lippenbefall)
Schleimhautpemphigus
Epidermolysis bullosa
Erythema exsudativum multiforme (auch Lippenbefall)
Fixe Arneiexantheme, besonders bullöse
Lupus erythematodes (besonders an den Lippen)
Herpes (besonders gern an den Lippen)
Zoster
Varizellen
Lichen sclerosus et atrophicus
Syphilis
Tuberkulose
Soor

Leukoplakie (S. 398)

Zusammenfassung

Die Untersuchung der Schleimhäute, im besonderen der Mundschleimhaut, ist bei der Beurteilung von Dermatosen unerläßlich. Eine Reihe von Hauterkrankungen befällt auch die Mundschleimhaut. Die Leukoplakie, eine schwielenartige Umformung, ist ein Symptom, aber keine Erkrankung. Candida albicans besiedelt bei schlechter Abwehrlage die Mundschleimhaut rasenartig (Soor); manchmal provoziert sie eine Leukoplakie. Es handelt sich immer um einen ernsten Befund.

Veränderungen an der Mundschleimhaut und Haut nach Zahnfüllung und durch Prothesenmaterial

Nach frischer Füllung von Zahndefekten mit Amalgam treten bei Überempfindlichen Exantheme auf, manchmal in Art einer Urtikaria. Nach 14 Tagen soll dann die Füllung so fest sein, daß sie meist nicht mehr als Allergen wirkt.

Bei Ödemen des Gesichts, besonders im Periorbitalbereich mit Schwellung der Augenlider und der Lippen, bei Ekzemen nicht nur im Gesicht, sondern auch an Händen, Armen, Hals und sogar am Rumpf mit Brennen der Mundschleimhaut, Cheilitis angularis (Perlèche) und Glossitis ist an die Unverträglichkeit von Material in Zahnfüllungen und in Zahnprothesen zu denken.

Der Epikutantest an der äußeren Haut ist nicht ausschlaggebend. Die Sensibilität von Mundschleimhaut und äußerer Haut stimmt nicht notwendig überein. Ein besseres Testergebnis erhält man mit dem natürlichen Lösungsmittel Speichel oder durch Anpressen des fraglichen Allergens mit einer Prothese an die Mundschleimhaut.

Zusammenfassung

Bei unklaren Veränderungen an der Mundschleimhaut oder an der Haut ist auch an die Unverträglichkeit von Zahnfüllungen und Prothesenmaterial zu denken.

Aphthen

Aphthen sind einzeln oder zu mehreren auftretende Erosionen mit einem membranösen, gelblichen Belag. Meist werden sie nur linsengroß. Es ist umstritten, ob die Aphthen mit Bläschen oder Knötchen beginnen. Wahrscheinlich handelt es sich – jedenfalls bei einigen Formen der Aphthen – um Vaskulitiden der oberflächlichen Gefäße, denen dann eine superfizielle Nekrose in Form des membranösen Belags folgt. Aphthen sind manchmal unbedeutende Begleiterscheinungen, manchmal Symptome ernster Erkrankungen. Aphthen oder diesen entsprechende Veränderungen wurden auch an der Magenschleimhaut beobachtet. Manche Autoren trennen die Aphthen auch nach der Größe; über 10 mm große sind auf eine ungewöhnliche Ursache suspekt.

TOURAINE faßte Krankheitsbilder mit Aphthen zusammen, von der „unipolaren Aphthose" bis zur generalisierten großen Aphthose, der „grande aphtose von Touraine". Dieser Begriff wird oft in die Debatte geworfen, ohne daß damit mehr Klarheit geschaffen ist.

Stomatitis aphthosa

Die Stomatitis aphthosa ist Auftakt von Viruserkrankungen, im besonderen im Zusammenhang mit der Herpes-simplex-Erstinfektion (Stomatitis herpetica, S. 286), aber auch mit anderen Virusinfektionen. Multiple Aphthen treten an der Mundschleimhaut, zuweilen auch am Genitale unter erheblichen Schmerzen, Fieber und schwerer Beeinträchtigung des Allgemeinbefindens auf. Kennzeichnend sind neben den Aphthen eine begleitende Stomatitis, ein erheblicher Speichelfluß, ein fauliger Geruch und oft auch Blutungen an der Mundschleimhaut.

Bei manchen Patienten rezidiviert eine Stomatitis aphthosa ohne erkennbare Ursache, manchmal nach Genuß bestimmter Nahrungsmittel.

Therapieversuch: Glucocorticoide innerlich.

Chronisch rezidivierende (habituelle) Aphthen

Im Gegensatz zur Stomatitis aphthosa handelt es sich nur um einzelne Aphthen ohne Stomatitis, vor allem an den Schleimhautumschlagstellen und -taschen, gelegentlich an der Zunge. Die regionären Lymphknoten sind manchmal geschwollen. Meist treten die Aphthen akut auf, dauern aber 1–4 Wochen. Vorwiegend sind junge Erwachsene betroffen. Traumen der Mundschleimhaut wandeln sich manchmal in Aphthen um. Oft treten die Aphthen in Zusammenhang mit Störungen des Magen-Darm-Kanals (Colitis ulcerosa, Glutenempfindlichkeit), Infektionen, aber auch nach Genuß bestimmter Nahrungsmittel, z. B. ungeschälter Walnüsse, auf. Im besonderen das Auftreten von Aphthen bei älteren Menschen weist auf innere Ursachen (Blutbild, Eisenhaushalt, Vitamin B_{12} und Folsäurestoffwechsel) hin. Auch aus herpetiformen Aphthen ließ sich kein Herpesvirus nachweisen.

Therapie. Spülen des Mundes mit Myrrhentinktur (10 Tropfen auf ein Glas Wasser), Ätzen mit 2% Chromsäure, Volon-A-Haftsalbe, Neogel. Das Auflegen von Betnesol-Pastillen wird von den Kranken als angenehm empfunden.

Neben den habituellen Aphthen soll es einmalig auftretende Aphthen in Zusammenhang mit anderen Erkrankungen geben. Bei Kindern bezeichnet man mechanische Verletzungen der Mundschleimhaut als Bednar-Aphthen.

Aphthen muß man von Verletzungen der Mundschleimhaut unterscheiden, etwa durch Zahnkanten oder Ulzerationen der Mundschleimhaut durch elektrogalvanische Ströme, z. B. bei der Verwendung verschiedener Metalle oder deren Legierungen zur Zahnfüllung. Bei einheitlicher Plombierung kann auch ein elektrischer Strom dadurch entstehen, daß Metallteile (Nägel, Mundstücke von Instrumenten) längere Zeit im Mund gehalten werden. In seltenen Fällen befällt der Herpes die Mundschleimhaut mit gruppierten Bläschen ohne Stomatitis.

Behcet-Krankheit

Die Behçet-Erkrankung ist durch aphthöse Mundschleimhautveränderungen, Hypopyoniritis und ulzeröse Genitalveränderungen, Gelenkveränderungen sowie andere, seltenere Symptome, wie Thrombophlebitis, Enzephalomeningitis (EEG, Liquor), Epididymitis, Gefäßrupturen, Hämoptoe, gekennzeichnet. Auch Exantheme treten auf, z.B. in Art eines Erythema nodosum. Der Morbus Behçet verläuft schubweise, begleitet von Müdigkeit, Muskel- und Gelenkbeschwerden sowie Fieber. Die Ursache ist unbekannt. Injiziert man den Patienten physiologische Kochsalzlösung in die Haut, bildet sich im Gegensatz zum Gesunden ein Infiltrat aus polymorphkernigen, z.T. zerfallenden Leukozyten aus; dieses allerdings nur feingeweblich nachweisbare und nur bedingt verläßliche Phänomen wird zur Differentialdiagnose herangezogen; an der Haut erkennt man oft ein Knötchen.

Therapie. Eine kausale Therapie ist nicht bekannt. Wegen der ernsten Prognose, z.B. Erblindung, aber auch Tod infolge schwerer innerer Blutungen, muß man versuchen, den Verlauf durch Glucocorticoide und andere Immunsuppressiva, z.B. Chlorambuzil, neuerdings Cyclosporin, oder auch Colchicin zu steuern; die Wirkung des letzten wird bezweifelt.

Zusammenfassung

Aphthen sind Erosionen mit einem membranösen, gelblichen Belag. Multipel treten sie auf als Stomatitis aphthosa (Auftakt von Viruserkrankungen, besonders Herpes-simplex-Erstinfektion); meist handelt es sich um chronisch rezidivierende Aphthen mit familiärem Vorkommen, selten um die Behçet-Erkrankung mit ulzerösen Genitalveränderungen, Iritis, Gelenk- und Gefäßveränderungen. Der Morbus Behçet verläuft schubweise mit Fieber, Muskel- und Gelenkbeschwerden, aber auch Exanthemen.

Gingivitis

Eine Gingivitis tritt infolge einer Irritation des Zahnfleisches, aber auch bei Avitaminosen und als Arzneiexanthem auf, eine Wucherung des Zahnfleisches, die Gingivitis hyperplastica, vor allem als Phenytoinnebenwirkung, seltener unter anderen Medikamenten, wie Calciumantagonisten.

Die Quecksilberstomatitis zieht bei Beginn hauptsächlich das Zahnfleisch in Mitleidenschaft (Gingivitis mercurialis).

Manche Stoffe führen zu Farbänderungen an der Mundschleimhaut, vor allem der Gingiva (Bleisaum, Wismutsaum – Tab. **59**).

Tabelle **59** Mundschleimhautveränderungen durch chemische Stoffe (berufliche Vergiftungen) (nach Gartmann)

Auslösender Stoff	Art der Schleimhautveränderungen
Kupfer	gelegentlich grün schimmernde Auflagerungen an Zahnfleisch; purpurrote Gingivastreifen; „Stomatitis"
Silber	graue, unregelmäßige Flecken, manchmal diffuse Grauverfärbung
Calcium	Stomatitis (durch Kalkstickstoff), Ätzulzera
Zink	Stomatitis; bläulich-weißer Gingivasaum
Quecksilber	„Gingivitis mercurialis" (Quecksilberstomatitis)
Thallium	Stomatitis; purpurrote Gingiva
Zinn	blauschwarze Verfärbungen
Blei	hell- bis dunkelblaue oder schiefergraue Linien am Zahnfleischrand („Bleisaum"), gelegentlich an der Zunge
Arsen	Gingivitis, Stomatitis; manchmal kleine Ulzera
Wismut	graublauer Zahnfleischsaum, Stomatitis
Chrom	gelegentlich Ulzera, Stomatitis
Kohlenmonoxid	Schwellungen, Gingivitis, Stomatitis
Phosphor	Gingivitis; Durchbrüche von Knochennekrosen in die Mundhöhle
Schwefelkohlenstoff	marginale Gingivitis, Hämorrhagien, Nekrosen
Schwefelwasserstoff	Stomatitis, manchmal Hämorrhagien und Ulzera
Fluorwasserstoff Fluorwasserstoffsäure	schmerzhafte Reizung der Schleimhaut bis zur Entstehung kleiner Ulzera
Brom- und Joddämpfe	gelbliche bis gelbbraune Verfärbung der Gingiva und Zähne
Trichloräthylen	Gingivitis, Lippenschwellung
Tetrachlorkohlenstoff	lokale Reizung der Schleimhaut, Gingivitis, Hämorrhagien
Benzol	Rötung, Blutungen, Gingivitis, Nekrosen
aromatische Nitro- und Amidoverbindungen	graugrüne bis blaugraue Lippen; Blaufärbung der Schleimhaut in schweren Fällen, Stomatitis
Trinitrophenol	Stomatitis, Gelbfärbung (auch der Lippen), Glossitis, Cheilitis, Ulzera
Perchlornaphthalin	hellrote, mit kleinsten Stippchen durchsetzte Flecke; Tonsillitis
Mineralöle	„Mineralölgingivitis" (glasig-sulzige Schwellung des freien Gingivasaumes)
Phenothiazinverbindungen	Glossitis, Stomatitis, Pigmentflecke (s. auch S. 83)

Erkrankungen der Zunge, „belegte Zunge“

Eine belegte Zunge wurde früher als Symptom von Magenstörungen gedeutet, jedoch fehlt der Beweis. Vielmehr steht der Zustand der Zungenoberfläche in Beziehung zur aufgenommenen Nahrung (Beanspruchung beim Kauen). Eine gefurchte und gefaltete Zunge (Lingua plicata, Lingua scrotalis) wird isoliert, aber auch in Verbindung mit anderen Störungen beobachtet, z.B. mit Schwellung der Lippen, vor allem der Oberlippe (Cheilitis granulomatosa), und peripherer Fazialisparese beim Melkersson-Rosenthal-Syndrom, einer bisher nicht geklärten Erkrankung.

Lingua geographica

Bei der Lingua geographica (Exfoliatio areata linguae) (Abb. **236**) bilden sich hellrote Areale auf der Zunge, die von weißlichen Bezirken umgeben sind. Der Befund ist nicht konstant, sondern variabel. Oft geben die Patienten Zungenbrennen an; meist werden sie nur zufällig auf den Befund aufmerksam, doch dann sind sie, besonders durch die ständigen Veränderungen, beunruhigt. Die Natur der Krankheit ist unklar. Differentialdiagnostisch kommt eine Möller-Hunter-Glossitis in Betracht (Veränderungen bei Vitamin-B_{12}-Mangel), bei der häufiger auch die Vulva beteiligt ist. Es fehlen hier aber der Zungenbelag und die Randkrause, die die roten Areale bei Lingua geographica umgibt. Der Lingua geographica ähnliche Veränderungen können bei Psoriasis pustulosa, beim Reiter-Syndrom und auch bei der Syphilis II an der Zungenschleimhaut auftreten.

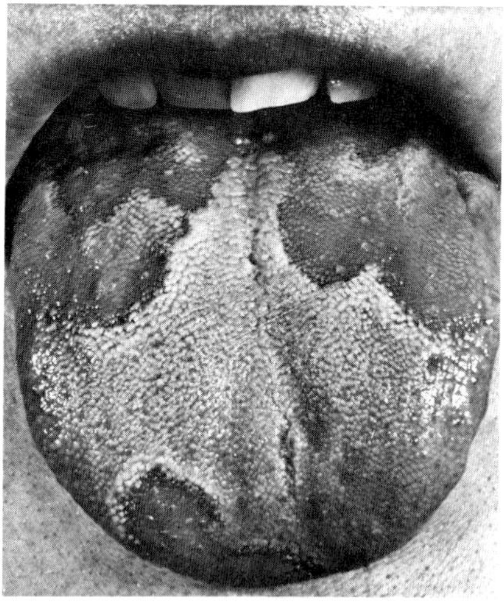

Abb. **236** Lingua geographica

Haarzunge

Die Haarzunge besteht in einer Hypertrophie der Papillae filiformes im mittleren Teil des mittleren Drittels der Zunge. Sie ist dort bräunlich-schwarz, blau, grün, gelblich oder rötlich verfärbt. Die Ursache ist noch nicht geklärt. Wahrscheinlich spielt die mikrobielle Besiedlung der Zunge eine Rolle, und da diese durch Antibiotika verändert wird, ist die Haarzunge zum Teil Folge einer antibiotischen Behandlung.

Es wird empfohlen, die Zunge mit einer 40 % Harnstofflösung in Wasser einzureiben und nach wenigen Minuten mit einer Zahnbürste abzubürsten. Diese Behandlung soll täglich wiederholt werden.

Glossitis rhombica mediana

Die Glossitis rhombica mediana ist eine Fehlbildung in der Mittellinie des Zungenrückens. Die Zungenpapillen sind meist nicht vorhanden, die Oberfläche der Zunge ist graurot, intensivrot oder weißlich, manchmal auch im Sinne einer Leukoplakie verändert. Die Veränderung wird meist zufällig entdeckt, beunruhigt die Patienten aber oft sehr, wie überhaupt bei Zungenveränderungen der Fall.

Zungenbrennen

Häufig suchen die Patienten die Sprechstunde wegen Brennens der Zunge auf. Folgende Erkrankungen sind differentialdiagnostisch zu erwägen:

Die Möller-Hunter-Glossitis, das Plummer-Vinson-Syndrom, das Sjögren-Syndrom, die Eisenmangelanämie, weitere Vitaminmangelerkrankungen wie Pellagra, Sprue, Ariboflavinose, Unverträglichkeit von Prothesenmaterialien, Diabetes mellitus, Mukoviszidose, Allergien gegen Nahrungsmittel, Genußmittel, Getränke und Medikamente sowie Reizungen durch verschiedenartige Metallfüllungen. Fortgeleitete Neuralgien führen zu Zungenbrennen. Es gibt aber Fälle von Zungenbrennen, die sich keiner dieser Ursachen zuordnen lassen. Zungenbrennen ist ein Symptom im Rahmen des Zungenkrebswahns.

Eine rote, glatte Zunge wird beobachtet bei Leberzirrhose, bei Möller-Hunter-Glossitis, bei Eisenmangelanämie, beim Sjögren-Syndrom. Die Glossitis bei Syphilis III ist heute eine Rarität.

Vergrößerung der Zunge

Eine Vergrößerung der Zunge sollte immer an die Einlagerung von Amyloid im Rahmen der systematisierten Haut-Muskel-Amyloidose denken lassen, ferner an die Hyalinosis cutis et mucosae. An der Zunge finden sich nicht selten Hämangiome und Lymphangiome, meist Lymphektasien.

Präkanzerosen und Tumoren

Die Präkanzerosen und Tumoren der Mundschleimhaut sind in den entsprechenden Kapiteln besprochen. Präkanzerosen äußern sich als Dysplasien unter dem Bilde der Leukoplakie oder der Erythroplasie (s. dort). Als Vorwölbungen an der Mundschleimhaut stellen sich häufig schleimgefüllte Zysten dar. Andere Vorstülpungen der Mundschleimhaut sind bedingt durch mechanische Irritationen, z. B. durch Ansaugen in Zahnlücken (Proptosis oder Diapneusis peribuccalis).

Zusammenfassung

Bei Veränderungen der Zunge ist an Vitamin-B_{12}-Mangel, Arzneiunverträglichkeiten, Unverträglichkeit von Prothesenmaterialien, aber auch an eine Syphilis zu denken. Brennen der Zunge ist der Anlaß, eine Reihe von Erkrankungen differentialdiagnostisch zu erwägen (s. Aufstellung oben). Hellrote Areale, umgeben von weißlichen, sind meist ein Symptom der Lingua geographica.

Verfärbung der Zunge mit Hypertrophie der Papillae filiformes bezeichnet man als Haarzunge. Die Ursache ist unklar.

Eine Vorstülpung der Mundschleimhaut ist meist durch Saugwirkung in Zahnlücken bedingt (Proptosis oder Diapneusis peribuccalis). Fehlen der Zungenpapillen in der Mittellinie bei roter oder auch weißlicher Verfärbung ist Symptom einer Glossitis rhombica mediana (Differentialdiagnose: Karzinom, Gumma).

Veränderungen der Lippen

Zahlreiche Hauterkrankungen können die Lippen in Mitleidenschaft ziehen (s. Tab. **58**). In Tab. **60** sind die Schäden im Lippenbereich durch Lichteinwirkung und andere Umwelteinflüsse zusammengefaßt. Präkanzerosen und Hauttumoren findet man auch an den Lippen (s. dort). Als *Faulecken* oder Cheilitis angularis *(Perlèche)* bezeichnet man Erosionen in den Lippenwinkeln mit oder ohne Krustenbildung. Zahlreiche Ursachen kommen in Betracht, z. B. bakterielle Infektionen, Kandidamykosen, besonders bei unglücklicher Lippenstellung infolge schlechtsitzender oder fehlender Prothesen, ferner bei erhöhtem Speichelfluß, nach antibiotischer Behandlung, bei Diabetes mellitus, Vitaminmangel, endogenem Ekzem, Differentialdiagnose Syphilis I und II. Auf Präkanzerosen und Karzinome wurde bereits hingewiesen. Bei Männern, bei denen starke Sonnenstrahlenexposition mit starkem Rauchen zusammentrifft, werden Plattenepithelkarzinome an der Unterlippe gefunden. Venenerweiterungen, Venous lakes, eine harmlose Veränderung, täuschen dem Unerfahrenen ein Melanom vor.

Cheilitis

Im Bereich der Lippen spielen sich möglicherweise allergische Phänomene ab, die wir noch nicht übersehen. Bei Kontakt fremden Speichels mit der Lippenschleimhaut und dem Speichel des Empfängers könnten Antigen-Antikörper-Reaktionen ablaufen.

Tabelle **60** Schäden durch Sonnenstrahleneinwirkung und andere Umwelteinflüsse im Lippenbereich (nach GARTMANN)

Krankheitsbezeichnung	Art der Schleimhautveränderungen
Dermatitis solaris	Rötung, Schwellung und Blasen der Lippen
Akute Lichtdermatosen, Lichturtikaria	Erytheme, Quaddeln, Bläschen, Erosionen; im Lippenbereich: Cheilitis exfoliativa
Porphyria erythropoetica s. congenita (Günther-Krankheit)	Rötung, Schwellung und hämorrhagische Blasen im Lippenbereich, später Atrophie und Sklerosierung der Lippen
Chronisch-polymorphe Lichtdermatose	Lippenbeteiligung
Hidroa aestivalia, Hidroa vacciniformia	Lippenbeteiligung, selten Mundschleimhaut befallen
Xeroderma pigmentosum	Lippenbeteiligung; selten Pigmentflekken, Erytheme und Teleangiektasien der Wangenschleimhaut. Chronische Strahlenschäden (Atrophie, Cheilitis actinica, Karzinome)
Schäden durch Röntgen- und Radiumstrahlen sowie radioaktive Substanzen	exsudative Entzündung der Lippen, Zunge und Mundhöhle; später chronische Radiodermitis
Schäden durch elektrischen Strom (unter Strom stehende Stecker)	Nekrosen im Lippen- und Zungenbereich (Abb. **17**, S. 34)
Verbrennungen 1.–2. Grades (heiße Speisen, Getränke)	Rötung, Blasen, Nekrosen
Kälteschäden	Schwellung und Blasen der Lippen, Erosionen

Eine eigenartige Cheilitis mit Schuppung und Rhagaden sieht man unter hochdosierter Therapie mit Vitamin A und fast regelmäßig unter der Therapie mit Retinoiden. Cheilitis actinica und Cheilitis glandularis s. S. 395. Bei ekzematösen Veränderungen der Lippen kann es sich um eine Minimalvariante des endogenen Ekzems handeln (s. S. 214).

Syphilis im Lippenbereich

Primäraffekte, aber auch breite Papeln der Syphilis sitzen manchmal im Lippenbereich und werden hier leicht verkannt. Leitsymptome sind beim Primäraffekt das Oedema indurativum und die zugehörige Lymphknotenschwellung. Auch eine Cheilitis angularis ist manchmal ein Symptom der Syphilis.

Zusammenfassung

Hauterkrankungen, im besonderen Ekzeme, einschließlich des endogenen Ekzems, Lichen ruber planus, Lupus erythematodes, Pemphigus vulgaris, Erythema exsudativum multiforme, Präkanzerosen und Hauttumoren befallen die Lippen. Auch ein Primäraffekt und breite Papeln der Syphilis sitzen manchmal im Lippenbereich. Entzündungen der Lippenwinkel mit Erosion und Krustenbildung nennt man Cheilitis angularis, Perlèche oder Faulecken; zahlreiche Ursachen kommen in Betracht.

Erkrankungen im Augenbereich

An den Augen und Augenlidern spielen sich im Rahmen von Dermatosen eine Reihe von Veränderungen ab, die wir z.T. schon an anderer Stelle besprochen haben, z.B. bei der Rosazea, beim endogenen Ekzem, Herpes, Zoster und dem Morbus Behçet. Daher hier nur einige Stichworte. *Katarakt* wird u.a. beobachtet beim Werner-Syndrom, bei der Incontinentia pigmenti, der Pachyonychia congenita, bei Alopecia areata und bei endogenem Ekzem. Auch bei der progressiven Sklerodermie ist nach Augenveränderungen zu fahnden. Die HIV-Infektion (AIDS) kann mit Kaposi-Sarkomen die Augenlider, vor allem aber den Augenhintergrund in charakteristischer Weise befallen (S. 360).

Erkrankungen der Augenlider

Die Augenlider sind Sitz zahlreicher Dermatosen und Tumoren. Besonders sind Fehlbildungen der Schweißdrüsen zu erwähnen, die Syringome, die sich häufig an den Unter- und Oberlidern finden. Sie können mit Xanthelasmen verwechselt werden, die ähnlich gelblich an den Augenlidern beginnen, ferner mit bläschenartigen Hidrozystomen.

Isolierte schwärzliche Verfärbung der Augenlider beobachtet man als Folge kosmetischer Cremes, die Quecksilbersalze enthalten. Ekzeme der Augenlider weisen auf die Unverträglichkeit von Augensalben, Augentropfen, Reinigungsmitteln von Haftlinsen, Nagellack und ätherischen Ölen hin. Schwellungen der Augenlider treten unter anderem bei Unverträglichkeit von Zahnfüllungen und Prothesenmaterial auf.

Ekzeme durch Pflanzen (Compositae-Resine) betreffen oft die Augenlider.

Die Konjunktivitis ist ein Begleitsymptom der Rhinitis allergica. Entsprechende Teste sind angezeigt (S. 180ff.).

Gonorrhoische Blennorrhö

Die Infektion des Augensacks durch Gonokokken wird heute kaum noch beobachtet. Differentialdiagnose: Einschlußblennorrhö.

Erkrankungen der Augenbrauen

Die Augenbrauen sind hypertrophisch mit Verbindung der beiden Augenbrauen in der Mitte als familiäres Charakteristikum oder bei allgemeiner Hypertrichosis, aber auch beim Cornelia-de-Lange-Syndrom. Hypoplasie, Aplasie und Hypotrichie findet man bei Entwicklungsstörungen bzw. Erkrankungen, welche die Augenbrauen befallen (z.B. Lepra, Mucinosis follicularis). Auch die Alopecia areata kann die Augenbrauen ganz oder teilweise in Mitleidenschaft ziehen. Die Psoriasis und das seborrhoische Ekzem befallen die Augenbrauen, gelegentlich auch der Lupus erythematodes. Eine seltene, rote, narbig-atrophische Veränderung ist das Ulerythema ophryogenes. Die syphilitische Alopezie betrifft auch die Augenbrauen (S. 446).

Erkrankungen der Wimpern

Die Wimpern fehlen bei Entwicklungsstörungen; manchmal fallen sie bei Alopecia areata, bei unspezifischer ulzerativer Blepharitis oder bei Lupus erythematodes der Augenlider aus. Die Vitiligo kann auch die Wimpern entfärben. Filzläuse sitzen bei Kindern zuweilen an den Wimpern, manchmal auch an den Augenbrauen.

Hordeolum und Chalazion

Das Hordeolum oder Gerstenkorn ist ein Äquivalent des Furunkels. Es sitzt an der Austrittsstelle einer Wimper; eine Entzündung der Zeis- oder der Meibom-Drüsen liegt ihm zugrunde. Gerstenkörner treten oft zusammen mit einer Furunkulose auf. Die Therapie besteht in Aufweichen durch warme Umschläge und Entleerung durch Abheben des Eiterpfropfes; als Augensalbe wird z.B. Tetracyclin- oder Aristamid-Augensalbe angewendet. Im übrigen trifft alles zu, was zur Behandlung und Prophylaxe der Furunkel gesagt wurde (s. S. 302).

Das Chalazion ist ein Granulom der Meibom-Drüsen, das operativ entfernt werden muß.

Zusammenfassung

Augen und Augenlider werden bei zahlreichen Dermatosen mitbetroffen; besonders wichtig sind die Beteiligung der Kornea bei Zoster des ersten Trigeminusastes, der Befall des Auges bei Herpes, Rosazea und Morbus Behçet. Konjunktivitis ist manchmal ein Begleitsymptom der Rhinitis allergica oder durch andere Allergene bedingt. Pflanzenekzeme erfassen häufiger die Augenlider. Ekzeme der Augen sind nicht selten durch ätherische Öle in der Umgebung, Nagellack und natürlich auch durch die Unverträglichkeit von Augensalben und Augentropfen bedingt. Die Blennorrhö (Gonorrhö der Konjunktivalschleimhaut) wird kaum noch beobachtet. Auch Augenbrauen und Wimpern können bei Hauterkrankungen beteiligt sein.

Das Hordeolum oder Gerstenkorn ist ein Äquivalent des Furunkels an den Augenwimpern, das Chalazion hingegen ein Granulom der Meibom-Drüsen, das operativ entfernt werden muß.

Hautveränderungen im Ohrbereich

Ekzeme am äußeren Ohr und hinter dem Ohr (s. auch S. 208)

Ekzeme an den Ohrläppchen finden sich bei Frauen infolge Überempfindlichkeit gegen Nickelsulfat; Nickelverbindungen sind besonders in Modeschmuck enthalten.

Hinter dem Ohr treten manchmal Ekzeme auf, im besonderen durch Haarfärbestoffe, aber auch durch Brillenbügel (Kunststoffe, Metalle, Verunreinigungen in Kunststoffen, z.B. Kobalt); nicht selten äußert sich dort eine Psoriasis; Rötung, Nässen und Krustenbildung in diesem Bereich sollten immer an eine Pediculosis capitis denken lassen.

Differentialdiagnose: Perichondritis mit manchmal erstaunlicher Ansammlung von seröser Flüssigkeit. Die Ursache ist unklar.

Die Frühlingseruption an den Ohren ist auf eine Sonnenstrahlenempfindlichkeit zurückzuführen; sie tritt besonders an der Helix von Jungen mit abstehenden Ohren auf (Abb. **20**, S. 40).

Gehörgangsekzeme

Gehörgangsekzeme sind entweder allergisch bedingte Kontaktekzeme (z.B. durch Salben, Nagellack), psoriatische Veränderungen, seborrhoische Ekzeme oder mikrobielle Ekzeme durch die Mikrobenbesiedlung des Gehörgangs, darunter Hefen und Schimmel. Man sollte sich aber mit der letzten Diagnose nicht begnügen, sondern durch Untersuchung des ganzen Patienten feststellen, ob nicht doch Symptome einer anderen Erkrankung, im besonderen einer Psoriasis (Psoriasisstigmata), vorliegen. Schaum von Rasierseifen irritiert manchmal den Gehörgang.

Geschwülste

Geschwülste der Haut treten auch in und auf der Ohrmuschel auf. Von aktinischen Keratosen und Plattenepithelkarzinomen (s. Abb. **201**, S. 415) muß die Chondrodermatitis nodularis helicis, selten anthelicis abgegrenzt werden, ein schmerzhaftes Knötchen (S. 396).

Hinter dem Ohr sind auch häufig Retentionszysten (S. 365), hinter dem Ohrläppchen kleine Retentionszysten mit Komedonen anzutreffen, manchmal hervorgerufen durch Reste von Rasierseifenschaum.

Zusammenfassung

Ekzeme der Ohrmuschel sind meist allergisch bedingte Kontaktekzeme, Gehörgangsekzeme dagegen oft durch Mikrobenbesiedlung im Gehörgang ausgelöst, nicht selten auch ein Teilsymptom der Psoriasis. Besondere Veränderungen der Ohrmuschel sind stark schmerzhafte Knötchen, die Chondrodermatitis nodularis helicis (S. 396). Rötung und Nässen hinter dem Ohr weisen auf Ekzeme (Haarfärbestoffe, Brille), manchmal auch auf eine Pediculosis capitis hin. Entzündliche Veränderungen durch Sonnenstrahlenüberempfindlichkeit können an der Ohrspitze auftreten (sog. Frühlingsperniosis).

Hautveränderungen bei Kindern

Hautveränderungen, im besonderen Ekzeme und ekzemartige Veränderungen, sind bei Kindern häufig. Fast alle Erkrankungen, die wir bereits besprochen haben, kommen auch bei Kindern vor. Auf einige Krankheitsbilder sei aber hier noch einmal besonders hingewiesen.

Bakterielle Infektionen

Virulente Staphylokokken und andere Erreger (pathogene Hefen), Pseudomonas aeruginosa, Viren (Herpes) werden auf den Säugling zuweilen schon bei der Geburt oder auf der Neugeborenenstation übertragen. Bei den Neugeborenen äußern sich Staphylokokkeninfektionen meist als eine Periporitis, d. h. in exanthemartigem Auftreten von Pusteln um die Schweißdrüsenausführungsgänge. Dort entwickeln sich Abszesse, ähnlich kleinen Furunkeln. Veränderungen im Sinne einer Impetigo mit großen Blasen treten vor allem in Hautfalten auf (sog. Pemphigus neonatorum). Besonders von den Leisten und Nates aus breiten sich die Blasen manchmal über den Körper aus. Es entwickelt sich die Dermatitis exfoliativa neonatorum Ritter von Rittershain (superfizielle staphylogene toxische epidermale Nekrolyse, s. S. 189 u. 292).

Kandidainfektionen

Resistenzschwäche begünstigt die Kandidainfektion. Durch die häufige Anwendung von Antibiotika und Steroiden (einschließlich der hormonellen Schwangerschaftsverhütung) ist die Vagina der Mütter nicht selten von Candida albicans besiedelt. So wird der Säugling manchmal schon während des Geburtsaktes mit Kandida infiziert und der Magen-Darm-Kanal einschließlich der Analregion von Kandida befallen, hier evtl. unter entzündlichen Veränderungen. Man darf diese nicht als einfache Windeldermatitis bagatellisieren. Bei Resistenzschwäche werden das gesamte Integument, die Schleimhäute und die inneren Organe von Kandida ergriffen (S. 271).

Differentialdiagnostisch abzugrenzen ist die seltene Acrodermatitis enteropathica mit psoriasiformen Veränderungen im Gesicht und in der Afterregion, Blasen an Händen, Füßen, Knien und Ellbogen, oberflächlichen Pyodermien und Veränderungen ähnlich einer Kandidiasis (Abb. **237**). Weitere Symptome sind Glossitis, diffuse Alopezie und Paronychien, Störungen des Gastrointestinalkanals und eine retardierte Entwicklung. Die Kinder haben eine ausgesprochene Lichtscheu und einen weinerlichen Gesichtsausdruck (Abb. **237a**). Es handelt sich um eine Zinkmangelerkrankung. Auch beim Erwachsenen können sich bei Zinkmangelernährung (parenterale Ernährung) entsprechende Veränderungen einstellen.

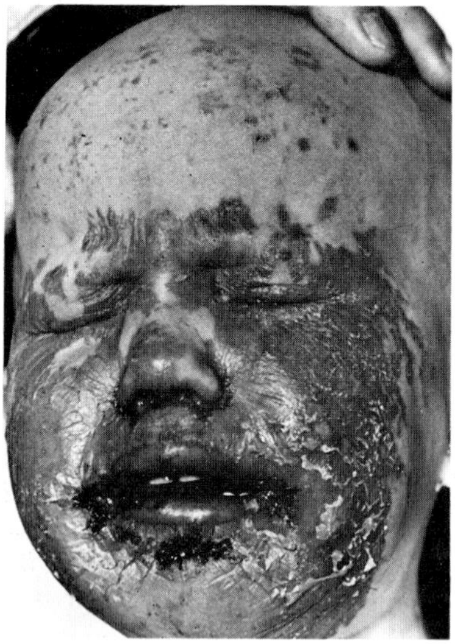

a

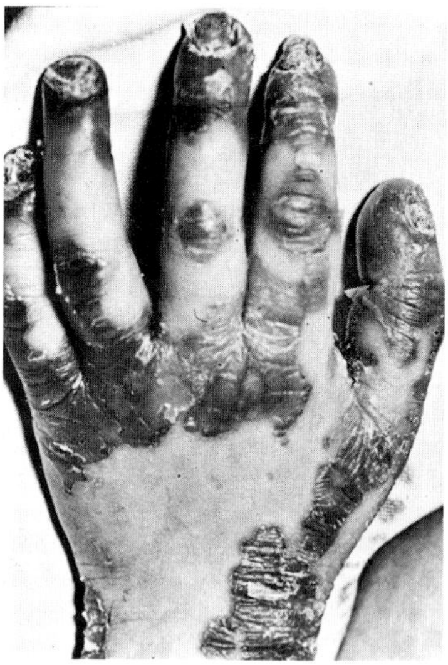

b

Abb. **237a** u. **b** Acrodermatitis enteropathica (Patient der Univ.-Hautklinik Frankfurt/M.)

Windelekzem (Dermatitis intertriginosa, Dermatitis glutaealis infantum)

Dieses Krankheitsbild beginnt im Bereich der Vulva und der Glutäen. Die Primäreffloreszenzen sind Papulovesikel, die eine Tendenz zur Konfluation haben. Voll entwickelt sind die Herde oft erythematosquamös und erinnern an ein seborrhoisches Ekzem oder auch an eine Psoriasis. Von der Windeldermatitis gehen gelegentlich Streuherde über den ganzen Körper aus, die ebenfalls psoriasiformen Charakter haben (Abb. **238**), so daß man an eine Frühform der Psoriasis gedacht hat. Eine Windeldermatitis ist auch häufig Ausdruck eines endogenen Ekzems (S. 214) und oft durch eine Besiedlung mit Hefen, Staphylokokken oder anderen Erregern (s. o.) kompliziert. Die Windeldermatitis wird gefördert durch unzureichendes Wechseln und Waschen der Windeln oder der Windelhöschen. So bleiben Keime darin zurück, die dann die Hautoberfläche besiedeln und die Zersetzung des Urins und Stuhls fördern. Luftabschluß, Hartwerden von Windelhöschen und Windeln nach der Wäsche und auch Rückstände von Waschmitteln, die bei mangelhaftem Nachspülen recht erheblich sein können, begünstigen das Auftreten der Windeldermatitis. Manchmal sind den Wegwerfwindeln Stoffe zugesetzt, die das Kind nicht verträgt. Auch eine Trichomonadenin-

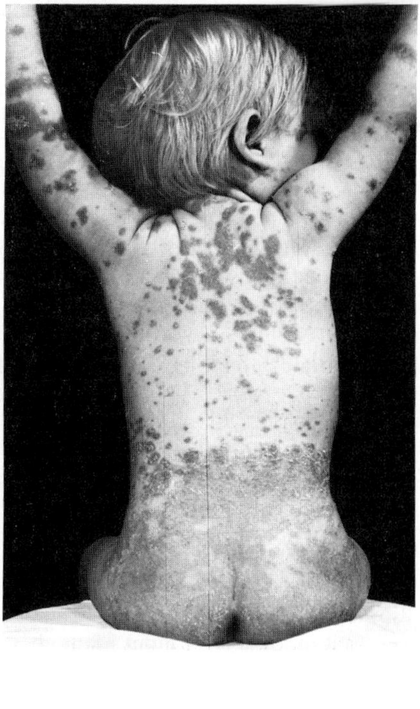

Abb. **238** Psoriasiformes Windelekzem („napkin dermatitis", Dermatitis psoriasioides oder seborrhoides Moro)

fektion bei Mutter und Kind wird für manche Formen der Windeldermatitis verantwortlich gemacht. Infektionen der Genitoinguinalregion mit Anfälligkeit für Staphylokokkeninfektionen in anderen Körperabschnitten und Durchfällen (Leiner-Erkrankung) werden auf einen Defekt im Komplementsystem zurückgeführt.

Als Reaktion im Sinne einer Windeldermatitis wird das Auftreten von erodierten Papeln im Glutäalbereich betrachtet, die an syphilitische Papeln erinnern (Erythema papulosum posterosivum). Tumorartige Formationen treten auf, wenn solche Veränderungen mit stark wirksamen Glucocorticoiden äußerlich behandelt werden.

Die Therapie besteht in der Trockenlegung der kranken Haut (häufiges Wechseln der Windeln, kein Luftabschluß durch Plastik und Gummi) bei gleichzeitiger Bekämpfung der mikrobiellen Infektion, im besonderen mit Candida albicans, durch entsprechende Chemotherapeutika. Sorgsame Reinigung der Haut durch Baden in einem Detergens mit Ölzusatz ist zu empfehlen. Zu starke Austrocknung ist nämlich zu vermeiden, es soll lediglich der normale Trockenheitsgrad der Haut wieder hergestellt werden. Eine erneute Besiedlung mit Candida albicans vom Darm her kann durch die orale Gabe von gegen pathogene Hefen wirksamen Antibiotika und Chemotherapeutika unterdrückt werden. Als Nachbehandlung ist die Pflege der erkrankten Partien durch eine schützende Paste zu empfehlen.

Allergisch bedingtes Kontaktekzem

Kontaktekzeme allergischer Genese sind bei Kindern nicht selten. Ein Fünftel aller Ekzemkinder zeigen nach Bandmann im Epikutantest positive Reaktionen. Bei Kindern ist allerdings die bei Erwachsenen übliche Testkonzentration der Allergene oft zu hoch; sie muß, besonders bei Metallsalzen, reduziert werden. Zu beachten ist die Überempfindlichkeit gegen äußerlich angewandte Medikamente, gegen Pflanzen und gegen Substanzen aus dem umgebenden Milieu, z. B. gegen Gummi und seine Inhaltstoffe, auch gegen Spielsachen. So waren Plastikbausteine Ursache eines Ekzems der Fingerspitzen, Gegenstände in den Hosentaschen riefen ein Ekzem an den Oberschenkeln hervor.

Differentialdiagnose beim kindlichen Ekzem: Skabies.

Endogenes Ekzem

(Atopische Dermatitis, Neurodermitis constitutionalis, Neurodermitis disseminata)

Es handelt sich um ein häufiges und wichtiges Krankheitsbild im Kindesalter, das vom Kontaktekzem abgegrenzt werden muß (S. 214ff.).

Hinweis auf andere Erkrankungen der Haut bei Kindern

Psoriasis ist bei Kindern weniger häufig als bei Erwachsenen, aber keineswegs selten. Skabies kommt häufig bei Kindern vor!

Unter den Erkrankungen des Haares sind die Alopecia areata und die Mikrosporie hervorzuheben. Bei der Mikrosporie brechen die Haare in umschriebenem Bereich ab, bei der Alopecia areata fallen sie aus. Haarwachstumsstörungen mit Pigmentmangel bei Säuglingen und Kleinkindern sind suspekt auf ernste Systemerkrankungen. Eine Besonderheit bei Kleinkindern ist die Acne neonatorum bzw. die Acne infantum. Verrucae vulgares sieht man vor allem bei Kindern und Jugendlichen neben den Verrucae planae juveniles. Die Ichthyosisformen sind entweder bereits von Geburt an vorhanden oder entwickeln sich in den ersten Lebensmonaten. Unter den Tumoren seien der Naevus flammeus, die Hämangiome, das juvenile Xanthogranulom, der Talgdrüsennävus, die Urticaria pigmentosa, die Pigmentzellennävi, einschließlich des benignen juvenilen Melanoms, das Xeroderma pigmentosum mit der Tendenz zur Entstehung maligner Wucherungen und die Letterer-Siwe-Erkrankung angeführt.

Die Adiponecrosis subcutanea neonatorum ist eine harmlose Stoffwechselstörung des Fettgewebes bei Neugeborenen mit roten Knoten durch Granulome in der Subkutis. Sie kann mit ernsthaften Veränderungen (Tumoren, Sklerem) verwechselt werden.

Das Waterhouse-Friderichsen-Syndrom sieht man bei schweren Meningokokkeninfektionen mit schwersten Krankheitszeichen, graublauer Verfärbung der Haut, multiplen Hautblutungen aller Art und dem intravitalen Auftreten des Phänomens der Totenflecke, vor allem an den abhängigen Partien. Bei Kindern aus dem Mittelmeerraum findet man selten das *Gianotti-Crosti-Syndrom,* die *Acrodermatitis papulosa eruptiva infantum.* Charakteristisch ist die folgende Trias: 1. rote Papeln an Extremitäten und Wangen, 2. Lymphadenitis (Dauer mehrere Monate), 3. anikterische Hepatitis mit oft sichtbarer Leberschwellung. Das HBs-Antigen läßt sich immer im Serum nachweisen; andernfalls handelt es sich nicht um das Syndrom, sondern um andere, ähnlich lokalisierte, papulovesikulöse Exantheme. Die Therapie ist rein symptomatisch. Auf das *Kawasaki-Syndrom* wurde an anderer Stelle hingewiesen (S. 52).

Spitze Kondylome im Analbereich sind bei Kleinkindern ein Hinweis auf sexuellen Mißbrauch.

Oxyuren

Zerkratzte Papeln am Gesäß und der Vulva bei Kindern sind ein Hinweis auf Oxyuren, die sich zuweilen dem Nachweis entziehen, auch wenn mehrere Abrisse vorgenommen werden.

Zusammenfassung

Staphylokokkeninfektionen führen beim Säugling zur Periporitis, bakterielle Infektionen zum sog. Pemphigus neonatorum. Die generalisierte Form (Dermatitis exfoliativa Ritter von Rittershain, toxische epidermale Nekrolyse, S. 189ff., S. 299) ist ebenfalls staphylokokkenbedingt. Manche Kinder werden schon während der Geburt mit Kandida infiziert. Eine generalisierte Kandidose tritt aber nur bei besonderer Disposition auf. Differentialdiagnose: Acrodermatitis enteropathica, eine Zinkmangelerkrankung mit psoriasiformen Veränderungen, Blasen und oberflächlichen Pyodermien, körperlicher und geistiger Retardierung. Eine Windeldermatitis wird häufig durch Candida albicans kompliziert. Unsauberkeit, Luftabschluß, Waschmittelrückstände fördern die Entstehung. Therapie: Beseitigung von Pflegefehlern, bei Superinfektion äußerliche und evtl. innerliche Anwendung kandida- oder bakterienwirksamer Antibiotika. Das endogene Ekzem ist bei Kindern häufig; allergisch bedingte Kontaktekzeme sind nicht selten, ebenso die Psoriasis und Mykosen. Bei Hautveränderungen im Genitoanalbereich ist an Oxyuren zu denken.

Altersveränderungen und -erkrankungen der Haut

Überblick

Mit zunehmendem Alter lassen der Turgor und die Elastizität der Haut nach. Die Haut wird dünner. Erstes Anzeichen des nachlassenden Turgors ist das physiologische Phänomen der Dellenbildung in adipöser Haut, das durch die Laienpresse als *Zellulitis* oder *Apfelsinenhaut* viel Aufmerksamkeit erregte. In der Altershaut sind fast alle Strukturen reduziert. Medikamente, die zu einem vorübergehenden Schwund der Bausteine der Haut führen, wie Glucocorticoide, rufen in der Altershaut um so stärkere atrophische Erscheinungen hervor (Abb. **239**). Im höheren Alter ist die Immunabwehr insuffizient; die Funktion der T-Lymphozyten ist stärker geschwächt als die der B-Lymphozyten.

Bei den Progerien und bei der Akrogerie (s. S. 126) finden wir eine vorzeitige Alterung, auch der Haut. Lipodystrophien mit Fehlern oder Schwund des Fettgewebes, ferner Störungen der Elastizität der Dermis (Dermatochalasis) können eine verfrühte Alterung vortäuschen.

Die Altershaut ist gegen *Austrocknung* empfindlich. Die *Schweißsekretion* nimmt im Alter ab, der *Talgspiegel* auf der Haut sinkt; die Fähigkeit der Haut, sich der Umwelt anzupassen und Basen zu neutralisieren, ist herabgesetzt. Eine Austrocknung oder Irritation (Waschmittel) rufen eine *sekundäre Ichthyosis* oder ein Eczéma craquelé (Abb. **240**) hervor. Während andere allergische Reaktionen, wie Heuschnupfen und ein seit Kindheit bestehendes endogenes Ekzem, mit dem Alter schwinden, betreffen *Ekzeme* mit der Tendenz, sich in eine *Erythrodermie* oder *Melanoerythrodermie* umzu-

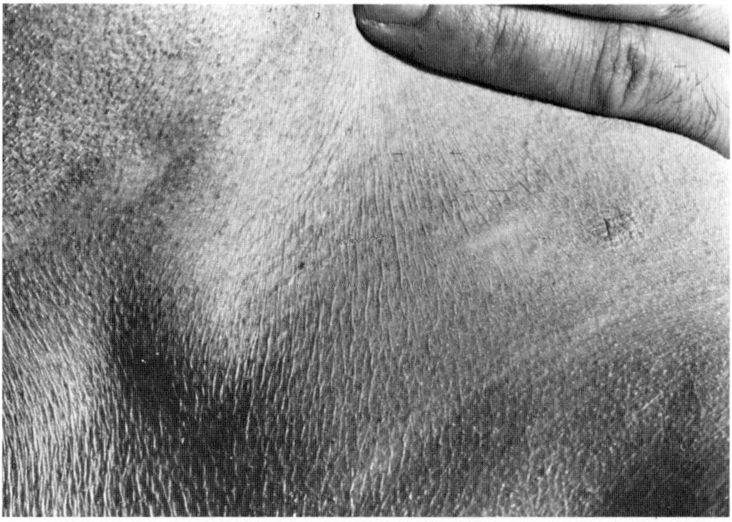

Abb. **239** Kombinierte Alters- und Glucocorticoidatrophie

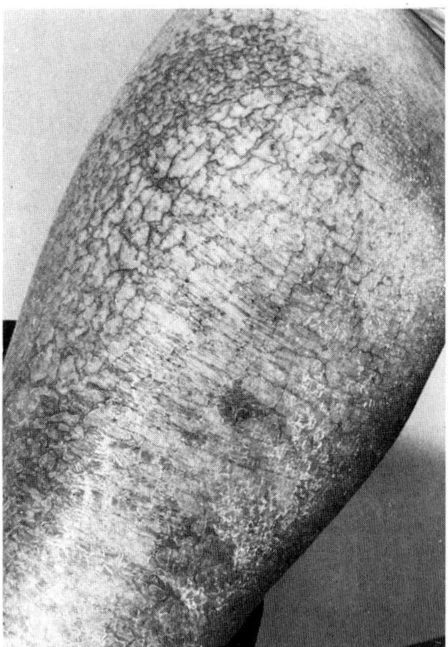

Abb. **240** Eczéma craquelé

wandeln, alte Menschen häufiger. Dem erheblichen Verbrauch von Arzneien entsprechen die zugehörigen Arzneiexantheme.

Bei ausgedehnten Hautveränderungen kann es zu einer Malabsorption kommen *(dermatogene Enteropathie)* mit verminderter Aufnahme von Fetten, Eiweißen, Folsäure, Vitamin B_{12} und anderen Stoffen. Zugleich mit dem Verlust an Substanzen durch die Hautveränderungen (Nässen, Schuppen) wirkt sich die Malabsorption beim alten Menschen besonders nachteilig aus; umgekehrt ruft das Malabsorptionssyndrom auch Hautveränderungen hervor (ekzemartig, Dermatitis-herpetiformis-Duhring-artig).

Arzneiunverträglichkeiten verstärken die Neigung der Altershaut zu *Purpura und Hämorrhagien. Pilzerkrankungen* sind in Form der Hefemykosen bei alten Menschen, besonders mit latentem, unerkanntem oder schlecht eingestelltem Diabetes, häufig, vor allem in den Hautfalten.

Manche Hauterkrankungen wie Psoriasis und Lichen ruber planus können in der Altershaut ihr Erscheinungsbild ändern; es fehlt die Epidermishypertrophie ganz oder teilweise. Die physiologische Involution des Genitales bei Frauen wird, wenn sie mit anderen entzündlichen Veränderungen kombiniert auftritt, als *Craurosis vulvae* verkannt, die in Wirklichkeit ein Symptom des *Lichen sclerosus et atrophicus* ist. Auch dieser kommt im Alter vor.

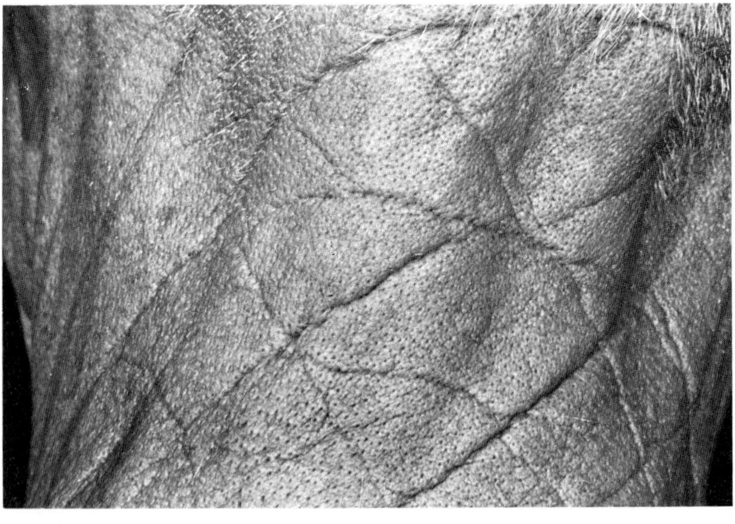

Abb. **241** Cutis rhomboidalis nuchae

Ein besonderes Problem bei alten Menschen ist der *senile Pruritus* (S. 22), ferner der arteriosklerotisch bedingte *Dermatozoenwahn* (S. 22).

Die *Kopfhaare* werden im Alter *schütter* und *gelblich-schmutzig-grau* im Gegensatz zur silbrig-glänzenden Verfärbung der Haare bei vorzeitigem Ergrauen. In den medialen Partien der Augenbrauen, an den Ohren und im Naseneingang wachsen die Haare verstärkt, dagegen fallen sie in den lateralen Partien der Augenbrauen aus.

Die *Nägel* sind im Alter dicker, wachsen aber langsamer und werden brüchig. Vor allem der Nagel der ersten Zehe ändert häufig seine Wachstumsrichtung und wird unförmig dick (Onychogryposis, Abb. **234**). Bei Männern mit fettiger Gesichtshaut sieht man *hypertrophische Talgdrüsen* ringförmig angeordnet. Manchmal ist im Innern des Ringes ein Riesenkomedo. Durch die ringartige Anordnung imitieren manche dieser Talgdrüsenhypertrophien ein Basaliom.

Schäden durch *Sonnenstrahlen,* auch künstliche UV-Strahlen, werden manifest: Elastose, Cutis rhomboidalis nuchae (Abb. **241**), Lentigines, Lentigo maligna, aktinische Keratosen, aktinische Cheilitiden, Morbus Bowen, Basaliome und Plattenepithelkarzinome. Die Erythroplasie ist bei alten Menschen häufiger. Die Altershaut ist manchmal übersät mit seborrhoischen Warzen und senilen Angiomen. Pigmentzellennävi dagegen bilden sich in sehr hohem Alter zurück.

Auf der Haut vor allem älterer Menschen sieht man auch eigentümliche, umschriebene Hyperkeratosen, die wie auf die Haut aufgeklebt sind (Stuck-on-Keratosen) und nicht unzutreffend auch mit Stuck-Auflagen verglichen wurden („Stukko-Keratosen"), eine Variante der seborrhoischen Keratosen.

Da Karzinome bei alten Menschen häufig sind, ist auch das Zusammentreffen altersbedingter Hautveränderungen mit solchen Neoplasien zu erwarten; daher sind manche Dermatosen zu Unrecht als Paraneoplasien bezeichnet worden (s. S. 406f.).

Pflege der Altershaut

Man vermeidet eine Austrocknung der Körperhaut durch Verordnung von *Ölbädern,* Gebrauch von überfetteten Babyseifen und Fetten und Cremen der Haut mit möglichst allergenarmen Grundlagen. Manchmal besteht eine *Überempfindlichkeit gegen Wollfett und dessen Ester,* also auch *Eucerin.* In der Leib- und Bettwäsche sollten keine Waschmittelrückstände bleiben, die die Haut austrocknen und irritieren, sonst kann es zur ichthyosisartigen Schuppung mit Juckreiz und Austrocknungsekzem, Eczéma craquelé (Abb. **240**), kommen. Bei therapeutischen Maßnahmen ist die verschlechterte Temperaturanpassung zu berücksichtigen: Umschläge und Schüttelmixturen nur auf kleinere Hautareale!

Noch oberflächlich gelegene, mit Sicherheit nicht bösartige verruköse Veränderungen trägt man am besten mit der Kürette ab oder schleift sie mit der hochtourigen Fräse (Dermabrasion) weg. Auf diese Weise entwickelt sich in der oberen Dermis statt des elastotisch degenerierten ein neues jugendliches Bindegewebe. Die Epidermis erhält so ein frisches Bindegewebslager; darin liegt eine wichtige prophylaktische Maßnahme.

Zusammenfassung

Mit zunehmendem Alter treten an der Haut zahlreiche, z.T. physiologische Veränderungen auf, die Neigung zu einer Reihe von Hauterkrankungen nimmt zu, im besonderen zu Präkanzerosen und Tumoren. Bei der Pflege der Altershaut ist vor allem Austrocknung zu vermeiden.

Nicht-venerische Veränderungen an Haut und Schleimhäuten im Genitoanalbereich

Übersicht

Eine Reihe von Hauterkrankungen betrifft auch Haut und Übergangsschleimhaut im Genitoanalbereich. Diese Region sollte daher stets inspiziert werden, auch wenn der Kranke mit anderen Beschwerden in die Sprechstunde kommt. Bei zentrofazialen Hautveränderungen sollen vielfach auch im Genitalbereich Störungen vorliegen, etwa eine Kolpitis mit Fluor.

Besonders hervorgehoben seien *blasenbildende Erkrankungen,* wie das Erythema exsudativum multiforme, die toxische epidermale Nekrolyse, die Pemphigusgruppe, im besonderen der Pemphigus vegetans, die das Genitale und den Analbereich in Mitleidenschaft ziehen.

Arzneiexantheme, besonders *fixe Arzneiexantheme,* sind manchmal an After und Penis lokalisiert und werden dort verkannt (s. Abb. **90**, S. 188). Istizin wandelt sich im Darm zum hautreizenden Dithranol (Cignolin) um und irritiert manchmal die äußere Haut. Bei *Psoriatikern* und Patienten mit seborrhoischem Ekzem sieht man häufig eine perianale Rötung. *Psoriasisherde* an der Glans sind differentialdiagnostisch gegen eine Balanitis (s. u.) und eine Erythroplasie, aber auch gegen einen Primäraffekt der Syphilis abzugrenzen. Der *Lichen ruber planus* ruft im Genitoanalbereich seine netz- und ringförmigen Herde hervor, die von der *Leukoplakie* (S. 398 ff.) und von dem *Lichen sclerosus et atrophicus* (S. 123 ff.) unterschieden werden müssen. Die Prädilektionsstelle des letzten ist das Genitale, besonders beim Mann. Eine nicht von Kindheit an vorhandene Verengung des Präputiums ist immer auf einen Lichen sclerosus et atrophicus suspekt. *Craurosis vulvae* und *penis* sind Symptome dieser Erkrankung, wohl zu unterscheiden von der physiologischen Involution des weiblichen Genitales. Leider werden Veränderungen am Genitale leicht unbegründet für *Geschlechtskrankheiten* gehalten, bei Herden außerhalb dieser Region aber wird nicht daran gedacht.

Eine wichtige, weil häufige und lästige Erkrankung dieser Region ist der *Herpes progenitalis* (S. 287). Die Bläschen sind meist schon erodiert, wenn der Patient den Arzt aufsucht. Differentialdiagnostisch auszuschließen ist ein syphilitischer Primäraffekt mit multiplen Erosionen. Eine diagnostische Hilfe ist die herpetiforme Gruppierung der Herpesbläschen, die dem Primäraffekt meist fehlt. Doch sind manchmal tückischerweise Herpeserosionen die Eintrittspforte für Syphiliserreger (Treponema pallidum). Kandidapusteln imitieren zuweilen einen Herpes oder kommen mit diesem im Wechsel vor. Die *Balanitis* durch Candida albicans findet man bei Diabetes, auch bei latentem, vor allem bei gleichzeitigem engem Präputium (relative Phimose), zumal wenn die Ehefrau oder Partnerin an einer *Kandidamykose* der Scheide leidet. Diese wiederum ist häufig Folge hormoneller Kontrazeptiva. Kandidainfektionen im Genitalbereich und unter den Brüsten sind nicht selten (s. Abb. **137**, S. 270). Leider werden sie oft als Ekzem verkannt und fälschlich mit Glucocorticoiden behandelt. In den Leisten findet man das *Erythrasma* und auch die *Tinea inguinalis,* früher *Eczema marginatum* genannt.

Spitze Kondylome sind durch Viren hervorgerufene Wucherungen am Genitale und im Analbereich, die sofort bekämpft werden müssen, da sie übertragbar sind und sich auch über große Flächen ausbreiten. Unter ihnen verbergen sich manchmal Karzinome. Sie fallen dann durch ihre Größe und den Sitz außerhalb der Schleimhäute auf. Bei ungewöhnlich ausgedehntem Befall oder ungewöhnlich schweren Virus- und anderen Infektionen im Genitoanalbereich muß an eine Immunschwäche, auch durch HIV, AIDS (S. 358ff.), gedacht werden (Serologie!).

Zunehmend wird die *bowenoide Papulose* beobachtet (S. 283), die ebenfalls durch HP-Viren bedingt ist. Auch gewöhnliche *Warzen* und *Mollusca contagiosa* befallen das Genitale, vor allem den Penis.

Differentialdiagnostisch abzugrenzen sind als physiologisch zu bezeichnende kleine *Milien* am Penisschaft. Am Skrotum sieht man selten Haarbalg-Talgdrüsenzysten (Atherome), eine familiäre Fehlanlage.

Bei engem Präputium kommt es mit zunehmendem Alter zu einer *Balanoposthitis* (Entzündung von Eichel und Vorhaut), die dauerhaft erst nach einer Zirkumzision abklingt. Immer muß man bei der Balanitis nach einer zugrundeliegenden Krankheit suchen, im besonderen auch eine Urethritis ausschließen und gegebenenfalls den Partner untersuchen und behandeln. Die Syphilis kann mit einer Balanitis beginnen.

Die *Balanitis erosiva circinata* befällt die Eichel mit grauweißen Flecken, später mit rundlichen, roten, nässenden Herden; diese Herde vergrößern sich und bilden dann landkartenartige, bizarr geformte Herde auf der

Eichel und auf dem inneren Blatt der Vorhaut. Die Balanitis beginnt oft im Sulcus coronarius; aus dem Präputialsack entleert sich eine stinkende eitrige Flüssigkeit. Eine Komplikation ist die gangränöse Entartung. Die Ursache ist unklar.

Differentialdiagnose. Von der Balanitis circinata sind abzugrenzen: die Kandidainfektion, der Herpes progenitalis, die Syphilis II, die Psoriasis, entsprechende Veränderungen bei Reiter-Syndrom, spitze Kondylome, die Balanitis plasmacellularis, die Erythroplasie, Kontaktekzeme (z.B. durch Salben, Antikonzeptiva), die Dequaliniumnekrose, ein fixes Arzneiexanthem und das Erythema exsudativum multiforme.

Die *Dequaliniumnekrose* ist eine weißliche, ulzerierende Veränderung vor allem der Glans und des Präputiums, hervorgerufen durch den reichlichen Gebrauch von Salben, die dieses Desinfektionsmittel enthalten. Sie kann aber auch unter anderen kationischen quaternären Ammoniumverbindungen auftreten, wenn diese besonders intensiv einwirken.

Therapie. Bäder mit einem Detergens, antibiotisch und antimykotisch wirksame Puder, Salben und Pasten, evtl. mit Glucocorticoiden. Bei gangränösen Veränderungen durch Anaerobier: Metronidazol. Eventuell Beseitigung einer relativen oder echten Phimose.

Pruritus vulvae

Viele Gesichtspunkte bei der Beurteilung des Pruritus ani (s. S. 515) treffen auch auf den Pruritus vulvae zu, z.B. der Verdacht auf psychische Ursachen. Ekzematöse Veränderungen können durch Intimhygiene, Unverträglichkeit von Seifen, Salben oder Vaginalzäpfchen, durch Fluor oder Pilzbesiedlung ausgelöst werden. Man soll auch nach Zystitis, Harninkontinenz, Proktitis, Würmern (Oxyuren, Spulwürmern), Lichen ruber planus, umschriebener Neurodermitis und einer Fox-Fordyce-Erkrankung suchen. Ferner ist an Diabetes, Leukämie, Urämie oder ein Karzinom zu denken. Hormonelle Kontrazeptiva begünstigen einen Fluor über eine Hefeinfektion. Pruritus vulvae bei natürlicher Altersinvolution muß man von der Craurosis vulvae als Symptom des Lichen sclerosus unterscheiden.

Infektiöse Vulvovaginitis

Ihre Ursache sind Infektionen mit Staphylokokken, Streptokokken, Chlamydien, Trichomonaden, Hefepilzen, Viren, Neisseria gonorrhoeae und anderen Erregern. Vor allem bei Kindern ist der Ausschluß von Oxyuren notwendig (S. 248). Hefemykosen sind manchmal nicht wirksam zu bekämpfen, solange hormonelle Kontrazeptiva genommen werden.

Nichtinfektiöse Vulvovaginitis

Ihre Ursachen können sein: Allergene (Therapeutika), Befall der Vagina und der Vulva durch andere Hauterkrankungen (Erythema exsudativum multiforme, Aphthose, Lichen sclerosus et atrophicus, Lichen ruber planus); Tumoren muß man ausschließen (Morbus Bowen, Erythroplasie, extramamillärer Morbus Paget).

Ein Befall von Anus und Vulva kommt bei der Psoriasis vor (durch Kandida oder Tinea provozierte Psoriasis).

Bei Kindern muß auch an Fremdkörper in der Vagina gedacht werden; bei Kleinkindern muß man Acrodermatitis enteropathica (S. 502) ausschließen.

Induratio penis plastica (S. 125)

Präkanzerosen und bösartige Tumoren

Sie äußern sich im Genitalbereich unter dem Symptom *Leukoplakie* (Differentialdiagnose S. 399), als *Erythroplasie, Lentigo maligna,* oberflächlich spreitendes *Melanom* und als besonders zu fürchtender *Morbus Paget,* der bereits als hochmalignes Adenokarzinom zu behandeln ist. Häufiger finden sich im Genitoanalbereich *Plattenepithelkarzinome.*

Differentialdiagnose. Pyoderma gangraenosum, Acne conglobata (S. 465), eosinophiles Granulom, Lymphogranuloma inguinale, bowenoide Papulose.

Zusammenfassung

Eine große Zahl von Hauterkrankungen treten auch im Genitoanalbereich auf, darunter das Erythema exsudativum multiforme, die toxische epidermale Nekrolyse, der Pemphigus vulgaris, der Pemphigus vegetans, der Lichen ruber planus, der Lichen sclerosus et atrophicus (Symptome: Craurosis vulvae, penis), die Psoriasis, Präkanzerosen und Tumoren, z. T. unter dem Symptom Leukoplakie als Erythroplasie, Lentigo maligna und Morbus Paget. Besonders Hefemykosen spielen eine Rolle im Genitoanalbereich, ferner in den Leisten das Erythrasma und die Tinea inguinalis (früher Eczema marginatum). Bei entzündlichen Veränderungen im Genitalbereich muß man einen Fluor ausschließen oder gegebenenfalls behandeln.

Spitze Kondylome sind charakteristische Virusinfektionen der Genitalregion; auch die bowenoide Papulose ist durch HPV bedingt.

Artefakte

Artefakte (Abb. **242**) sind oft so geschickt gesetzt, daß selbst der Kundige getäuscht wird. Besonders schwierig ist ein Artefakt auszuschließen, wenn dem Patienten Allergene bekannt sind, mit denen er ein Exanthem oder ein Ekzem auslösen kann, und er diese Kenntnis statt zur Verhütung der krankhaften Veränderung zu deren Erzeugung mißbraucht. Zunehmende Bedeutung gewinnen Pannikulitiden, die durch unsterile Injektionen von den Betreffenden bewußt hervorgerufen werden.

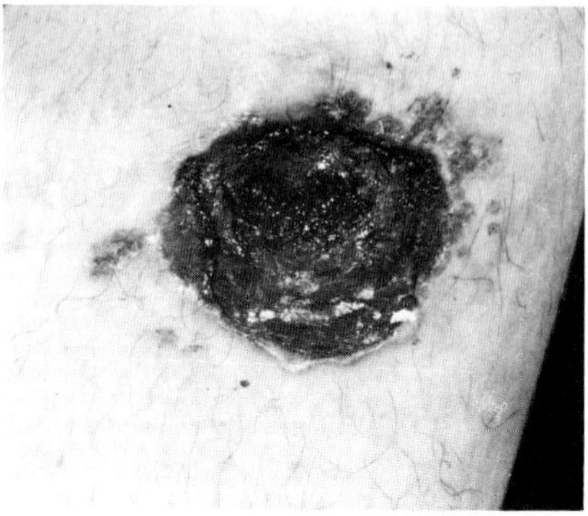

Abb. **242** Artefakt durch Verätzung

Hinweise zur Proktologie, anorektaler Symptomenkomplex

Ein wesentlicher Teil der Proktologie gehört zum dermatologischen Fachgebiet.

Das komplizierte Funktionssystem des Anus wird häufig gestört. Oft wird das Wesen dieser Störung verkannt, die Fehldiagnose lautet dann „äußere Hämorrhoiden". Falls es diese überhaupt gibt, sind sie von den übrigen Hämorrhoiden wesensverschieden (s. u.). Bei Beschwerden im Analbereich bedarf es der gründlichen Inspektion mit rektaler Austastung und Überprüfung der Adnexe. Ohne Proktoskopie und Rektoskopie, bzw. Koloskopie ist die anale Untersuchung unvollständig.

Analpruritus

Der Analpruritus findet sich überwiegend beim Mann und wird von manchen Autoren als ein Äquivalent des Pruritus vulvae betrachtet. Psychische Faktoren sollen einen Analpruritus auslösen können; manche Formen sollen Symptome einer Depression oder einer Phobie sein. Oft aber lassen sich konkrete Ursachen nachweisen, wie eine Besiedlung des Magen-Darm-Kanals mit Parasiten, vor allem Oxyuren. Analfissuren und Analfisteln verursachen manchmal einen Pruritus. In Analfalten (Marisken) oder bei einem geringen Prolaps bleiben Stuhlreste zurück und lösen Juckreiz aus. Beide Veränderungen werden oft fälschlich als äußere Hämorrhoiden bezeichnet (s. S. 517f.). Eine wichtige Maßnahme bei Pruritus ani ist Säubern des Anus nach dem Stuhlgang mit Wasser und Seife. Auch innere Hämorrhoiden werden als Ursache des Pruritus ani angeschuldigt. Pruritus ani ist häufig Symptom einer Feuchtigkeitsansammlung in dieser Gegend, sei es durch Schleimentleerung vom Dickdarm her (Reizkolon, sog. Colitis mucosa), oder durch Hyperhidrosis, sei es durch eine Fistel. Desinfektionsmittel (Intimhygiene, Desinfektionsmittel an Fieberthermometern), Hämorrhoidenzäpfchen und -salben können eine Kontaktdermatitis und damit einen Analpruritus auslösen. Der Pruritus ani ist manchmal Folge von Arzneiunverträglichkeiten (Heroin, S. 191); hier sind besonders Laxanzien zu erwähnen. Auch fixe Arzneiexantheme findet man um den Anus.

Pruritus in der Analregion kann auch mit einem Erythrasma oder einer Pilzinfektion verbunden sein. Zuweilen ruft auch eine Psoriasis dort Juckreiz hervor; charakteristisch ist die scharfe Abgrenzung, die typische Schuppung fehlt hier. Ein toxisch bedingtes Ekzem geht in dieser Region oft ohne die üblichen klinischen Symptome einher; Präparate, die an anderen Körperregionen gut vertragen werden, führen hier zu einer Irritation, selbst Glucocorticoidsalben. Zuweilen hilft das Absetzen jeder Behandlung.

Marisken, Analfalten

Häufig findet man bei der analen Inspektion Schleimhautfalten am After. Sie sind harmlos und können ambulant mit dem Kauter abgetragen werden; Hämorrhoidenzäpfchen und Salben sind sinnlos. Manchmal setzt sich Stuhl dort fest, und so kommt es zum Analpruritus. Gelegentlich sitzt eine solche Falte vor einer Analfissur als sog. Vorpostenfalte.

Analfissur

Kleine Einrisse am After (Rhagaden) verheilen meist ohne Beschwerden; die Analfissur hingegen reicht bis zur Muskulatur. Analfissuren schmerzen besonders bei der Defäkation. Diese Anamnese gibt einen Hinweis. Oft ist der Analring verkrampft und schon das Einführen eines Fingers so schmerzhaft, daß durch vorsichtige Palpation, evtl. Austupfen des Analrings mit einem Wattetupfer (Blut am Tupfer im Bereich der Fissur), die Fissur lokalisiert werden muß und dann erst nach Unterspritzung mit einem Lokalanästhetikum mit einem Analspekulum eingestellt werden kann. Krampf und Verhärtung des Analringes lassen sich manchmal durch Dehnung des Afters überwinden.

Therapie. Zur Behandlung wird die Analfissur mit einigen Tropfen eines Lokalanästhetikums unterspritzt. Führt diese Maßnahme nicht zum Erfolg, muß die Fissur tief bis zur Muskulatur exzidiert werden.

Zusammenfassung

Die Analfissur ist nicht ein einfacher Einriß, sondern ein bis zur Muskulatur reichender Defekt, der unter erheblichen Schmerzen zur Stuhlverhaltung führt. Oft ist die Fissur hinter einer Analfalte verborgen (Vorpostenfalte). Frische Fissuren können durch Dehnung des Sphinkters behandelt, alte Fissuren müssen exzidiert werden.

Fisteln und Abszesse

Man unterscheidet die komplette äußere und innere Fistel, die inkomplette äußere und innere Fistel, die subkutane und submuköse Fistel und die intra- (70–80 %), trans-, supra- und extrasphinktäre Fistel. Symptome der Fisteln sind Juckreiz, Feuchtigkeitsgefühl im Analbereich, Stuhlverschmutzung der Unterwäsche und Schmerzen nach dem Stuhlgang. Das Auffinden von Fisteln ist schwierig; manchmal findet man die Fistel erst nach mehrfacher Untersuchung und nur unter Zuhilfenahme eines speziellen Instrumentariums (Anuskop, Proktoskop, gebogene Sonden, Fistelfüllung mit Farbstoffen und Kontrastmitteln).

Die Fisteln sind meist die Folge von Abszessen, oft Mikroabszessen, im Bereich des Enddarmes. Symptome der Abszesse sind Analpruritus, manchmal auch stärkste Schmerzen in der Analregion.

Differentialdiagnose. Die Tuberkulose verursacht nur noch in Ausnahmefällen Abszesse und Fisteln im Analbereich. Auszuschließen sind differentialdiagnostisch das Lymphogranuloma inguinale und die Acne conglobata bzw. Dermatitis perianalis fistulosa. Pilonidalsinus können sich entzünden und perforieren; auch so kommt es zur Abszeß- und Fistelbildung. Ferner ist zu denken an die Enteritis regionalis, die Colitis ulcerosa, an systemische Mykosen und auch an Langerhans-Granulome (eosinophile Granulome) der Beckenknochen.

Therapie. Der periproktitische Abszeß ist zirkulär und nicht radiär zu eröffnen, um dem Eiter einen Abfluß zu ermöglichen und so einer Fistelbildung vorzubeugen. Die Behandlung der Fisteln ist operativ. Von der zeitweilig geübten Fadendrainage ist man weitgehend wieder abgekommen.

Zusammenfassung

Fisteln im Analbereich sind oft schwer zu erkennen. Sie sind meistens die Folge von Abszessen. Tuberkulöse Prozesse sind selten geworden. Differentialdiagnose: Lymphogranuloma inguinale, Dermatitis perianalis fistulosa. Enteritis regionalis, Colitis ulcerosa, systemische Mykosen. Therapie: operativ.

Hämorrhoiden

Üblicherweise wird in den Lehrbüchern zwischen inneren, intermediären oder intersphinktären und äußeren Hämorrhoiden unterschieden.

Fraglich ist, ob es äußere Hämorrhoiden im eigentlichen Sinne überhaupt gibt. Abbildungen von „äußeren Hämorrhoiden“ sind intermediäre Hämorrhoiden (s. u.), also Hämorrhoiden des Analrings, die sich nach außen vorwölben, oder geringfügige Vorstülpungen der Analschleimhaut, also ein Miniatur-Analprolaps.

Als äußere Hämorrhoiden bezeichnet wurden nach eigenen Beobachtungen: perianale Thrombosen (thrombosierte Phlebektasien), Marisken (Analfalten), geringer Analprolaps, spitze Kondylome, breite Kondylome (Syphilis II, und operiert!), Erythrasma, Kandidainfektionen, Morbus Bowen, bowenoide Papulose, extramamillärer Morbus Paget, frühe Karzinome.

Ein geringer Analprolaps ist häufiger Folge innerer Hämorrhoiden, die, nach außen gezogen, den Darm mitziehen.

Innere Hämorrhoiden sind in höherem Lebensalter bei fast 70% der Patienten nachzuweisen. Meist machen sie keine Beschwerden, manchmal rufen sie Juckreiz, Schmerzen und gelegentlich erhebliche Blutungen hervor. Sie stellen nicht einfach eine varizenartige Venenerweiterung dar, sondern wahrscheinlich pathologische Abweichungen eines zwischen Arterien und Venen stehenden Gefäßsystems, das beim Verschluß des Analrings mitwirkt.

Innere Hämorrhoiden kann man *nicht* tasten! Sie werden mit Hilfe des Proktoskops aufgefunden. Dieses besteht aus einem vorne geschlossenen Rohr mit einer seitlichen Öffnung, in die beim Einführen die innere Hämorrhoide hineinfällt: Dadurch wird sie im Proktoskop sichtbar; mit dem Rektoskop dagegen wird die innere Hämorrhoide häufig zusammengedrückt und ist dadurch nicht aufzufinden.

Die Hämorrhoiden im Analring, die intersphinktären Hämorrhoiden, sind oft nur unmittelbar nach dem Stuhlgang oder nach stärkerem Pressen sichtbar.

Therapie. Die Therapie der Wahl bei nicht zu ausgeprägten Hämorrhoiden ist die Verödung durch Injektion einer Verödungsflüssigkeit mit einer Spezialspritze *in* die Schleimhaut an der Basis der Hämorrhoiden; größere Hämorrhoiden werden mit einem Gummiband ligiert oder operativ entfernt.

Perianale Thrombose (thrombosierte Phlebektasie, anale Phlebothrombose)

Oft nach Druck im Analbereich, etwa bei hartem Stuhl oder beim Heben, oft ohne erkennbare Ursache entstehen äußerst schmerzhafte blaue Knoten am äußeren Analring mit erheblicher Entzündung. Manchmal fühlen sich die Patienten so krank, daß Bettruhe nötig ist. Leider wird dieser Prozeß im Sinne einer Thrombophlebitis als „akuter Anfall“ äußerer Hämorrhoiden verkannt und mit feuchten Kompressen, Salben und Zäpfchen behandelt. 14 Tage und länger halten dann die Beschwerden an. Besser ist es, in Lokalanästhesie den Knoten durch Stichinzision zu öffnen und den Thrombus zu entleeren. Meist füllt sich diese Venenerweiterung wieder mit einem neuen Thrombus, den man durch die alte Öffnung erneut entfernt. Manchmal liegen mehrere Thromben nebeneinander und mehrere Stichinzisionen sind nötig. Nach der Behandlung wird eine Salbe mit desinfizierenden und entzündungshemmenden Substanzen aufgetragen und ein Druckverband angelegt. Die perianale Thrombose hinterläßt ohne Inzision manchmal eine Schleimhautfalte (Mariske). Die perianale Thrombose ist wahrscheinlich Folge innerer Hämorrhoiden; nach ihrer Verödung (s. o.) bleibt der Patient oft lange frei von Rezidiven. Differentialdiagnostisch muß man prolabierte, eingeklemmte Hämorrhoidalknoten ausschließen.

Rektumkarzinom

Bei Blutungen aus dem Mastdarm muß man ein Rektumkarzinom ausschließen. Durch rektale Austastung läßt sich nur ein geringer Teil der Rektumkarzinome erfassen. Deshalb verlangt jede Blutung, auch wenn blutende Hämorrhoiden nachweisbar sind, eine Rektoskopie, gegebenenfalls zusätzlich eine Röntgendarstellung nach Kontrasteinlauf und eine Koloskopie.

Bei der Rektoskopie ist es meist leicht möglich, bis zu einer Tiefe von 20 cm zu gelangen. Bei Schwierigkeiten soll man die Reststrecke nicht erzwingen, da eine Perforation befürchtet werden muß. Sollte es bei der Rektoskopie zur Perforation kommen, soll man das Rektoskop mit Tesafilm in der letzten Position fixieren. Der Patient sollte dann so schnell wie möglich dem Chirurgen zur Laparotomie und Schließung des Defekts übergeben werden. Durch die Fixierung des Rektoskops in der letzten Position wird das Auffinden der Perforation erleichtert. Stärkste abdominale Schmerzen während der Rektoskopie sprechen für eine Perforation.

Analprolaps

Einen geringfügigen Analprolaps soll man reponieren und die inneren Hämorrhoiden veröden. Durch Injektionen an mehreren Stellen wird der Darm wieder fixiert. Der Reposition und Injektion muß ein Stützverband folgen, der den Darm in der richtigen Lage hält. So gelingt es nicht selten, eine Operation zu vermeiden.

Zusammenfassung

Die Diagnose „Hämorrhoiden" darf nur nach sorgfältiger Untersuchung gestellt werden. Die Diagnose „äußere Hämorrhoiden" ist meist eine Fehldiagnose. Die intersphinktären Hämorrhoiden treten oft nur bei Bauchpresse oder unmittelbar nach dem Stuhlgang hervor. Die inneren Hämorrhoiden lassen sich mit dem Proktoskop darstellen, nicht tasten. Eine einfache Behandlung der inneren Hämorrhoiden und auch der intermediären Hämorrhoiden ist die Verödung durch Injektion eines geeigneten Mittels in die Basis der Hämorrhoiden oder Gummibandligatur. Thrombosierte Phlebektasien (perianale Thrombosen) im äußeren Analbereich sind außerordentlich schmerzhaft. Man kann sie ebenso wie oberflächliche Thrombophlebitiden durch Stichinzision und Entleerung des Thrombus behandeln. Bei Blutungen aus dem After (Blut im Stuhl) ist stets ein Rektumkarzinom durch sorgfältige Austastung, Rektoskopie, Koloskopie und Röntgenkontrastaufnahme differentialdiagnostisch auszuschließen.

Hinweise zur Andrologie

Aufgrund der intensiven wissenschaftlichen und klinischen Bearbeitung des Gebietes Andrologie durch Dermatologen gehört dieser medizinische Spezialzweig laut Weiterbildungsordnung in der Bundesrepublik Deutschland zum Fachgebiet Dermatologie.

Fertilitätsstörungen

Zunächst gilt es, die Art der Störung festzulegen. Es ist zu klären, ob es sich um einen Mangel der Libido, also des sexuellen Begehrens, handelt, um eine Störung der Potenz, also Schwierigkeiten beim Geschlechtsverkehr (Erektions- oder Ejakulationsstörungen), oder um eine Infertilität, so daß bei normalem Geschlechtsverkehr eine Schwangerschaft ausbleibt.

In etwa 40% der Fälle ist die Ursache der Kinderlosigkeit beim Mann zu suchen, in etwa 10% bei Mann und Frau gleichermaßen. Zuweilen bleibt eine Befruchtung aber auch aus, wenn sich bei Mann und Frau keine mit den herkömmlichen Untersuchungsmethoden feststellbaren Abweichungen nachweisen lassen.

Manche Medikamente beeinträchtigen die Libido oder Potenz, so blutdrucksenkende Mittel, Sedativa, Psychopharmaka, Ketokonazol, Cimetidin; von anderen ist eine Beeinträchtigung der Samenqualität bekannt, so von Zytostatika und Glucocorticoiden (Azoospermie), Colchicin (Azoospermie durch Metaphasenhemmung in Spermatogonien), Nitrofurantoin (Motilitätsstörungen), Spironolacton (Gynäkomastie und Oligozoospermie) oder Cimetidin (Gynäkomastie, Impotenz und Oligozoospermie durch kompetitive Antiandrogenwirkung), auch gebräuchlichen Antipyretika wird in Zusammenhang mit einem fieberhaften Infekt eine vorübergehende Beeinträchtigung der Spermiogrammparameter zugeschrieben (Prostaglandinsynthesehemmung?).

Ursachen der Infertilität

Ursachen der Infertilität des Mannes sind in Tab. **61** zusammengestellt.

Tabelle **61** Ursachen für die Infertilität des Mannes (nach Arrata u. Mitarb.)

1. *Ernährungs- und stoffwechselbedingte Störungen*
   Vitamindefizit
   Proteindefizit
   Lebererkrankungen, Leberzirrhose
   Colitis ulcerosa
2. *Endokrine Ursachen*
   Hypogonadismus (primär, sekundär)
   Hypothyreoidismus, Akromegalie, Morbus Cushing, Morbus Addison
   Zustand nach Hypophysenentfernung

3. *Ursachen bei der Samenbildung*
   Spermiogenesehemmung im Stadium der Spermatiden
   Idiopathische Oligozoospermie
   Spermiendeviationen
   a) morphologische Störungen (z. B. Rundkopfspermatozoen)
   b) Motilitätsstörungen (z. B. Nekrozoospermie)
   Fehlerhafte Zusammensetzung des Seminalplasmas
   Fehlen der Fructose } Störung in Vesikulardrüse
   Fehlen der Prostaglandine } lokalisiert
4. *Entwicklungsstörungen*
   Germinalzellaplasie
   Kryptorchismus
   Testikuläre Hypoplasie oder Aplasie
   Fehlen des Ductus deferens beidseits
   Totale oder partielle Obstruktion des Ductus deferens beidseits
5. *Retrograde Ejakulation*
   Idiopathisch
   Bei Diabetikern
   Postoperativ (Prostatektomie, lumbale Sympathektomie)
   Andere Erkrankungen mit neurogenen Störungen
6. *Chromosomale Aberrationen*
   Z. B. Klinefelter-Syndrom
7. *Immunprozesse mit Störung der Motilität der Spermien*
   Autoimmunität (z. B. nach Vasektomie)
   Isoimmunität mit Entwicklung lokaler, zellulärer oder systemischer Antikörper seitens der Frau
8. *Anatomisch oder psychisch bedingte Potenzstörungen*
   Kongenitale Anomalien (Hypospadie, Epispadie)
   Körperliche oder psychische Störungen
   a) Allgemeinerkrankungen (Diabetes, Leukosen, arterielle Verschlußkrankheit, neurogene Störungen, chronische Nephritis)
   b) Genitalerkrankungen (Induratio penis plastica, Priapismus, Phimose u. a.)
   c) Schmerzen bei der Kohabitation
   d) psychiatrische Erkrankungen
   e) psychisch bedingte Impotenz
9. *Medikamente und Drogen*
   Hohe Dosen von Glucocorticoiden; Androgene, Zytostatika, blutdrucksenkende Mittel, Nikotin, Mißbrauch von Rauschgiften
10. *Externe Beeinflussung der Hodenfunktion*
   Varikozele (meist links, Ausschluß raumfordernder Prozesse)
   Infektiöse Prozesse (Gonorrhö, manche Viruserkrankungen, z. B. Mumps; Tuberkulose, Syphilis)
   Traumen (Hodentorsion, Verletzung oder Strangulierung der Gefäßversorgung, z. T. bei operativen Maßnahmen)
   Physikalisch-toxisch bedingt (Hitze, Röntgenstrahlung, bestimmte Toxine)

Einmalige schwere psychische Traumen haben selten, ständige psychische Belastungen, sogar unterschwellige, öfter negative Auswirkungen auf die Potenz und möglicherweise auch auf die Spermiogenese.

Fertilitätsuntersuchung

Anamnese

Bei der Anamnese werden nicht nur Familien- und eigene Anamnese, sondern auch die Sexualanamnese und gegebenenfalls die Eheanamnese erhoben.

Bei der *Familienanamnese* ist nach Stoffwechselkrankheiten, besonders Diabetes, dem Alter der Eltern bei der Geburt des Patienten und der Zahl der Geschwister von Mann und Frau zu fragen.

Die Familienanamnese weist auf erbliche Anlagen und Störungen hin, die zu berücksichtigen sind. Bei ernsten Belastungen ist es angezeigt, den Patienten an eine genetische Beratungsstelle zu verweisen.

Bei der *Eigenanamnese* sind schwere vorausgegangene Erkrankungen zu berücksichtigen, z. B. Mumps (Mumpsorchitis) besonders im Erwachsenenalter, Hepatitis, Infektionen mit Entwicklung von Toxinen (Diphtherie, Scharlach), Stoffwechselerkrankungen (Diabetes!), Infektionen im Urogenitalbereich (Gonorrhö). Auch Operationen im Bereich der Urogenitalorgane können eine Rolle spielen (Herniotomie, Operation wegen Hydrozele oder Varikozele, Spermatozele oder Maldescensus testis). An Traumen im Genitalbereich, aber auch im Schädelbereich, an Einwirkung von Strahlen (Hitzestrahlen, ionisierende Strahlen) und an Hirntumoren (z. B. Kraniopharyngeom, Akromegalie, zentralen Cushing, Prolaktinom) ist zu denken.

Es sollte wenigstens erörtert werden, ob der Patient unter dem Einfluß stark wirksamer Drogen gestanden hat oder steht (Hormone, im besonderen Insulin, Glucocorticoide, Zytostatika, Retinoide).

Die Anamnese muß auch die Rauchgewohnheiten erfassen. Übermäßiger Zigarettenkonsum soll die Samenqualität beeinträchtigen, doch ist diese Annahme umstritten.

Zur *Sexual- und Eheanamnese* gehören: erste Rasur, Masturbation, Auftreten nächtlicher Pollutionen und morgendlicher Erektionen, Häufigkeit und Verlauf der Kohabitationen, und zwar im Hinblick auf Libido, Erektion, Ejakulation und Orgasmus. Ejakulation und Orgasmus sind nicht identisch, da eine Ejakulation auch ohne das spezifische Orgasmusgefühl (z. B. bei Querschnittspatienten) auftreten kann.

Bei der Anamneseerhebung empfiehlt es sich, dazu auch die Ehefrau zu hören, da die Angaben der Eheleute manchmal differieren. Wichtig ist auch die Frage, ob Kinder aus früheren Verbindungen vorhanden sind und ob es bei der bestehenden oder einer früheren Verbindung zu Aborten gekommen ist; auch die Dauer der Ehe, der Zeitpunkt, von dem ab Kinderwunsch bestand, und auch die Art einer evtl. Antikonzeption sind zu erfragen.

Schließlich ist zu klären, ob die Eheleute sich über das Konzeptionsoptimum im klaren sind. Die Spermien können nur während etwa 3–4 Tagen zur Zeit des Eisprungs den Schleim im Zervixkanal durchdringen. Mehrfacher Verkehr zu diesem Zeitpunkt bringt keinen Vorteil, da die dadurch geringere Spermiendichte für die Durchdringung des Zervixschleimes nachteilig ist.

Schließlich muß der Arzt sich darüber klar sein, ob der Betreffende die Sprechstunde wegen einer Fertilitätsstörung – also als Patient – aufsucht oder um eine Handhabe in einer Scheidungs- oder Vaterschaftsklage zu gewinnen.

Klinische Untersuchung

Die *klinische* Untersuchung berücksichtigt Größe, Gewicht, Körperbau, Stimme, Behaarung, im besondern die Schambehaarung, Lage, Größe, Form und Konsistenz der Hoden, der Nebenhoden (Kopf, Körper, Schwanz), Prostata und, falls tastbar, der Bläschendrüsen. Die objektive Größe des Hodens kann mit einem Orchidometer erfaßt werden, z. B. nach Hynie. Nach Venenerweiterungen im Skrotalsack ist zu suchen (Husten und Pressen lassen). *Varikozelen* (meist links) führen zu einer chronisch venösen Hypostase mit einer Reihe noch strittiger Folgen (Temperaturerhöhung? Gestörte Mikrozirkulation? Anhäufung toxischer Substanzen wie Renin, Adrenalin?) und können im Einzelfall zu einer Unterdrückung der Spermiogenese führen. Abtasten des Hodensackes (Hodentumoren? Früherkennung lebensrettend!) und Rektaluntersuchung mit Austasten des Rektums und der Prostata gehören zu jeder gewissenhaften Untersuchung, zu jeder Vorsorgeuntersuchung und erst recht zur andrologischen Examination. Nach Hydrozelen, Spermatozelen und Funikulozelen ist zu suchen. Auch der Verlauf des Ductus deferens muß zum Ausschluß einer Aplasie an beiden Seiten verfolgt werden. Bei sehr kleinen Hoden sollte eine Chromosomenanalyse durchgeführt werden.

Bei Verschluß der ableitenden Samenwege, sei es auf angeborener oder entzündlich erworbener Grundlage oder operativ durch Vasektomie, kommt es zu einem Auftreten von Spermienautoantikörpern bei bis zu 60 % der Patienten; darum führt eine Rekanalisierung des Ductus deferens, auch wenn sich diese als dauerhaft erweist, nur bei einem recht geringen Prozentsatz der Patienten zu Schwangerschaften.

Patienten mit angeborenem Fehlen der Samenwege bei voll ausgebildeten Hoden und des Hauptteils der Nebenhoden sind an der auf etwa ein Drittel reduzierten Spermamenge, an fehlender oder stark erniedrigter Fructose, niedrigem pH und ausbleibender Koagulation des Samens nach der Ejakulation erkennbar.

Samenuntersuchung

Der Samen soll nach einer festgelegten Karenzzeit von 5 Tagen (4–6 Tagen) durch Masturbation gewonnen werden. Eine längere Karenzzeit von z. B. 10–12 Tagen führt zwar noch zu einem geringen Anstieg der Spermiendichte, jedoch auch zu einem Motilitätsverlust. Kondome enthalten meist spermizide Substanzen. Auch in geeigneten Gefäßen mitgebrachter Samen zeigt häufig Veränderungen wie Verschiebung des pH in alkalischer Richtung. Der Samen soll in ein Weithalsglas mit Volumeneinteilung am Ort der Untersuchung gewonnen werden. Bei Untersuchungen im Rahmen

Tabelle **62** Wichtige Werte bei der Untersuchung des menschlichen Samens

Menge (ml)			
2,0–6,5			
über 6,5	Multisemie		
unter 2,0	Parvisemie		
kein Ejakulat	Aspermie (z. B. bei retrograder Ejakulation)		
pH	7,0–7,8	pH ≥ 8	Verdacht auf bakterielle Infektion
		pH um 6,4	Hinweis auf Verschlußazoospermie, Vorherrschen von Prostatasekret
Spermienzahl/ml			
20–150 Mill.	Normozoospermie		Fertilität wahrscheinlich
mehr als 250 Mill.	Polyzoospermie		Fertilität fraglich eingeschränkt
unter 20 Mill.	Oligozoospermie		Fertilität je nach Schweregrad eingeschränkt
vereinzelt Spermien	Kryptozoospermie		Fertilität fast ausgeschlossen
nur Zellen der Spermiogenese	Azoospermie mit Spermiogenesezellen		infertil
keine Spermien, keine Zellen der Spermiogenese	Azoospermie		infertil
Spermienbeweglichkeit			
mehr als 60% beweglich	Normokinese		Motilitätsverlust nach 4 h weniger als 30%
unter 60%	Asthenozoospermie		
Spermien nicht beweglich	Nekrozoospermie		(Artefakt? Eosintest!)
Spermienmorphologie			
unter 60% normal geformt	Teratozoospermie		
Fructosegehalt/ml	Minimum: 1200 µg		

von Vaterschaftsprozessen ist mit Täuschungsversuchen zu rechnen (Auswechseln des Spermas, Zusatz spermizider Substanzen).

Der koaguliert entleerte Samen verflüssigt sich nach 10–30 Minuten. Dann erst können die Menge des Samens, pH-Wert, Zahl, Beweglichkeit, Vitalität und Morphologie der Spermien bestimmt, die Zellen der Spermiogenese identifiziert und der Fructosewert untersucht werden. Ein hoher pH-Wert (8,0) ist als ein Hinweis für eine akute bakterielle Infektion, ein niedriger pH-Wert (um 6,4) als Zeichen für einen Verschluß der ableitenden Samenwege und Vorherrschen des sauren Prostatasekretes zu werten (Tab. **62**).

Nach Bakterien, Erythrozyten und Leukozyten in größerer Menge ist zu fahnden. Es ist jedoch zu bedenken, daß die Masturbation an sich bei manchen Patienten zum Auftreten von einigen Leukozyten und Erythrozyten führt.

Die Anzahl der Spermien muß in einer Thoma-Zeiss- oder Neubauer-Zählkammer ermittelt werden, nachdem durch eine kurzfristige Schüttelung eine ungleichmäßige Verteilung und Zusammenballung der Spermien (Agglomeration) weitgehend ausgeschaltet wurde.

Die bei der Auszählung gefundenen Werte variieren manchmal erheblich beim gleichen Patienten (Schwankungen zwischen 20 Mill. Spermien/ml und 160 Mill./ml innerhalb eines Jahres kommen vor). Vor Einleitung einer Therapie ist daher mindestens ein Kontrollspermiogramm vorzunehmen, um Täuschungen durch physiologische Schwankungen zu vermeiden. Auch bei der Beurteilung eines etwaigen Therapieerfolges sind diese Variationen zu berücksichtigen. Der Eintritt einer Schwangerschaft ist nur dann ein Kriterium für einen Behandlungserfolg, wenn der Behandelte mit Sicherheit der Vater ist.

Wird kein Sperma beim Orgasmus entleert, ist an eine *retrograde Ejakulation,* also Umleitung des Samens in die Blase, zu denken. Sie kommt zustande, wenn der Tonus der distalen Harnröhre höher ist als der des inneren Harnblasenschließmuskels. Als Ursachen kommen diabetische Neuropathie, operative Eingriffe im kleinen Becken, insbesondere am Blasenhals, Paraplegie, Verabreichung von α-Sympathikusblockern, nervös-idiopathische und noch unklare Faktoren in Frage.

In dem nach dem Orgasmus gewonnenen Urin lassen sich im Zentrifugat massenhaft Spermien nachweisen (einige wenige sind noch normal).

Liegen bei der Frau normale und beim Mann fast normale Verhältnisse vor, ist die Penetrationsfähigkeit des Samens durch das Zervikalsekret der Ehefrau zu prüfen. Fällt der Test, der auch als Sims-Huhner- oder Postkoitaltest bekannt ist und *exakt zum Ovulationstermin durchgeführt werden soll,* negativ aus (weniger als 7 Spermien/Blickfeld bei 400facher Vergrößerung), so kann der (evtl. gekreuzte) Kurzrok-Miller-Test herangezogen werden, bei dem in vitro das palisadenförmige Eindringen der Spermien in den Zervikalschleim beobachtet wird. Zu berücksichtigen ist jedoch, daß diese

Teste nur ein relativ grobes Screening darstellen; die Penetrationsfähigkeit der Spermien durch die Zona pellucida des Eies, die akrosin- und hyaluronidaseabhängig ist, wird hiermit nicht erfaßt.

Hodenbiopsie

Bei höhergradiger Oligozoospermie und Verdacht auf Verschlußazoospermie, bei der die vorhergehende Hormonanalyse keinen hypergonadotropen Hypogonadismus ergeben hat, ist eine beidseitige Hodenbiopsie angezeigt. Bei richtigem Vorgehen ist später die Fertilität nicht eingeschränkt. Für die Fixierung sind spezielle Fixationslösungen (Stieve-Lösung, Bouinsche Lösung) erforderlich. Die zur Beurteilung des Hodengewebes empfohlene Ultradünnschnitt-Technik verlangt eine spezielle Fixation und Einbettung in Kunststoff.

Beurteilungskriterien des Hodengewebes sind der Tubulusdurchmesser (normal: 180–300 µm), die Dicke der Tubulusmembran (Tunica propria) (normal: 3,6–7,2 µm), das Tubuluslumen und das Interstitium mit Ausbildung der testosteronproduzierenden Leydig-Zellen. Ist die Tubulusmembran verdickt, kann von einer Stimulierung durch Gonadotropine, z.B. wegen der herabgesetzten Diffusionsmöglichkeit, kein positiver Effekt erwartet werden. Durch die beidseitige Hodenbiopsie kann ein aktuelles Zustandsbild des Hodens, in vielen Fällen auch eine Aussage über die Genese des vermuteten Hodenschadens gewonnen werden; andererseits liefert sie wertvolle Hinweise für Erfolgsmöglichkeiten und Hinweise auf die einzuschlagende Therapie.

Beim Klinefelter-Syndrom ist eine Hodenbiopsie kontraindiziert, da dieses Syndrom bereits an der Hodengröße (durchschnittlich 2,2 ml) und der fast immer vorliegenden Gonadotropinerhöhung erkannt wird. Die Chromosomenanalyse sichert die Diagnose.

Hämospermie

Als Hämospermie (Hämatospermie) bezeichnet man die Beimengung von Blut zum Ejakulat. Sie ist unter Umständen ein ernstes Symptom, dem man unbedingt nachgehen muß.

Differentialdiagnostisch sind folgende Störungen zu erwägen:

1. Samenblasen- und/oder Prostataentzündung (auch auf hämatogenem Wege möglich), Infektionen mit Bakterien und Pilzen, Tuberkulose.
2. Tumoren, gutartige, bösartige, auch Metastasen in den Adnexen.
3. Blutungen infolge von Gerinnungsstörungen: a) essentiell, b) sekundär, vor allem unter dem Einfluß von Arzneien. Auch Blutungen aus varikös erweiterten Venen und Blutungen bei Hypertonie sind möglich.
4. Blutungen im Zusammenhang mit Blasen-, Nieren- und Prostatasteinen.
5. Traumen werden nur als auslösender Anlaß, aber nicht als Ursache einer Hämospermie betrachtet, ebensowenig sexuelle Exzesse.

Zusammenfassung

Bei Unfruchtbarkeit des Mannes sind neben genauer Anamnese und klinischer Untersuchung (im besonderen Prüfung von Skrotum, Hoden und Nebenhoden, Prostata und Samenbläschen) mehrere Spermiogramme anzufertigen. Beurteilung eines Samentropfens unter dem Mikroskop genügt nicht! Geprüft werden müssen Zahl der Samenfäden pro ml, Motilität (sofort und nach 4 h), Morphologie, pH, Vorkommen von Bakterien, Erythrozyten, Leukozyten, Anzahl der Spermiogenesezellen, Fructosegehalt, im Einzelfall, nicht routinemäßig, auch Karnitin. Eine Azoospermie beruht entweder auf mangelnder Produktion oder auf einem Verschluß der ableitenden Samenwege, ein Fehlen des Samens überhaupt meist auf einer retrograden Ejakulation. Die Hodenbiopsie gibt Auskunft über die Produktion der Spermien im Hoden und über die Aktivität der hormonbildenden Leydig-Zellen.

Störungen der Hodenfunktion

Eine primäre Störung der Hodenfunktion findet sich u. a. bei der Germinalzellaplasie (Sertoli-Zell-Syndrom), dem Bloom-Syndrom, dem Laurence-Moon-Biedl-Bardet-Syndrom, dem Klinefelter-Syndrom (mit oder ohne Mosaikbildung), dem Syndrom des XX-Mannes und bei ungewöhnlicher Lokalisation des Hodens.

Sekundäre Störungen der Hodenfunktion infolge hypophysärer bzw. hypothalamischer Insuffizienz kommen vor bei der Dystrophia adiposogenitalis Fröhlich (Trias von Adipositas, Hypogonadismus und Zwergwuchs bei Tumoren im Hypothalamusbereich), dem Kallmann-Syndrom (hypogonadotroper Hypogonadismus mit Anosmie) und bei allen sonstigen Formen isolierter hypogonadotroper oder globaler hypophysärer Insuffizienz.

Beim Maldescensus testis, d. h. jeder Form des nicht in das Skrotum deszendierten Hodens, sind folgende Möglichkeiten zu unterscheiden:

1. Kryptorchismus, bei dem die Hoden im Leistenkanal oder intraabdominal verlagert sein können.
2. Gleithoden, der sich in den Ansatz des Skrotalsackes schieben läßt, spontan aber wieder zurückgleitet.
3. Pendelhoden, der normalerweise im Skrotum liegt, aber bei Auslösen des Kremasterreflexes in den Leistenkanal retrahiert wird.
4. Konnatale Anorchie.

Das Fehlen beider Hoden (Anorchie) wird mit Hilfe des HCG-Tests gesichert. Testosteron wird vor und 3 Tage nach Gabe von HCG i. m. gemessen. Bei der Anorchie steigt der infantile Plasmatestosteronspiegel nicht über 0,2 ng/ml.

Alle Möglichkeiten des Maldescensus testis können sowohl einseitig als auch doppelseitig, aber auch untereinander kombiniert auftreten.

Therapeutisch werden im Säuglingsalter 2mal wöchentlich 250 IE HCG für 5 Wochen, im Kleinkindesalter bis zu 6 Jahren 2mal wöchentlich 500 IE HCG für 5 Wochen, ab 6 Jahren 2mal wöchentlich 1000 IE HCG ebenfalls für 5 Wochen empfohlen. Die Wirksamkeit von Gonadorelin-Nasalspray wird bezweifelt.

Sprechen die Hoden nicht an, sollte im Abstand von 4–8 Wochen eine weitere Kur mit HCG erfolgen. Tritt auch dann kein Deszensus ein, sollte direkt im Anschluß an die 2. Kur eine Orchidopexie vorgenommen werden, um die hormonbedingte Auflockerung des Gewebes und Verlängerung des Ductus deferens auszunutzen; anderenfalls kann es durch gewaltsame Fixierung des Hodens zu Mangeldurchblutung und Aplasie kommen. Im Gegensatz zu früheren Empfehlungen wartet man beim Maldeszensus heute nur noch längstens bis zur Vollendung des 2. Lebensjahres, bevor man sich zu einem Vorgehen entschließt.

Auch nach erfolgreicher Verlagerung des dystopen Hodens ist das Risiko, an einem Hodenkrebs zu erkranken, etwa 18fach höher als bei einem normal deszendierten Hoden.

Therapie der Fertilitätsstörungen

Retrograde Ejakulation

Zur Gewinnung von Spermien soll die Blase entleert werden, der postorgasmisch gewonnene Urin wird dann zentrifugiert und zur homologen Insemination verwendet. Der Urin muß durch die Gabe von Bicarbonat (300 mg 3mal tgl. bis zu 1000 mg 4mal tgl. bis zu einem Urin-pH von 7,5) alkalisiert werden. Ein Versuch mit Stimulatoren der α-Rezeptoren (Phenylpropanolamin, Midodrin, Oxedrin) oder Anticholinergika (Brompheniramin) ist angezeigt. Bei Versagen der oralen Gabe ist die intravenöse Applikation mit z. B. 10–40 mg Midodrin manchmal erfolgreich (allmählich steigende Dosen sind wegen der Gefahr des Kreislaufkollapses anzuraten).

Verschluß-Azoospermie

Diese wird operativ durch eine Epididymovasostomie beseitigt; bei Aplasie des Ductus deferens ist eine punktierbare künstliche Spermatozele (alloplastische Spermatozele aus Silikon-Dakron-Material) angelegt worden, jedoch mit fraglichem Erfolg; es ist damit zu rechnen, daß die während des Verschlusses in Gang gekommene Produktion von Autoantikörpern fortbesteht und die Spermiogenese unterdrückt (S. 523).

Varikozele

Der Einfluß der Varikozele auf die Fertilität wird sehr unterschiedlich beurteilt. Therapeutisch kommen eine hohe Unterbindung der V. spermatica interna nach Palomo oder eine selektive retrograde Venographie mit Sklerosierung in Frage. Eine positive Auswirkung auf das Spermiogramm soll erst im Laufe eines Jahres eintreten.

Entzündliche Erkrankungen

Entzündungen der männlichen Adnexe können eine Konzeption verhindern, wenn auch im Einzelfall die Bedeutung etwa einer Chlamydien-, Mykoplasmen- oder Trichomonadeninfektion strittig ist. Bei den früher als abakterielle Prostatitiden bezeichneten Infektionen dürfte es sich vielfach um Chlamydieninfektionen gehandelt haben.

Das Antibiotikum bzw. Chemotherapeutikum sollte mit einem Antiphlogistikum kombiniert werden. Die Dauer der Behandlung richtet sich nach der Schwere und nach der Art der Infektion, im besonderen auch nach den Entzündungszeichen im Spermiogramm, sollte aber 14 Tage nicht unterschreiten.

Medikamentöse Behandlung der Oligoasthenospermie

Die Voraussetzung für eine hormonelle Stimulation ist die anatomische Intaktheit des Genitales; diese Therapie ist nur bei normogonadotropen oder hypogonadotropen Zuständen sinnvoll, Tamoxifen macht möglicherweise eine Ausnahme. Folgende hormonelle und nicht-hormonelle Therapiemöglichkeiten stehen zur Verfügung:

Testosteronderivate. Wegen der Gefahr der Azoospermie sind Präparate vorzuziehen, die in therapeutischer Dosierung nicht zu Östrogenen aromatisiert werden und die Gonadotropinausschüttung der Hypophyse nicht bremsen. Diese Forderung erfüllt das Mesterolon (Proviron, 25–50 mg tgl. über 3–5 Monate, bei postpuberaler Leydig-Zellinsuffizienz 50–75 mg über 4–6 Wochen), das jedoch nur eine schwache androgene Wirksamkeit aufweist. Deshalb wird eine notwendige Substitutionstherapie seit Jahren erfolgreich mit Testosteronönanthat (Testoviron-Depot), in anderen Ländern auch Testosteroncypionat, 250 mg alle 3–4 Wochen durchgeführt. Auch eine orale Substitution mit Testosteronundecanoat (Andriol) 2–4mal tgl. 40 mg ist möglich.

Gonadotropine. Gebräuchlich ist die Therapie mit 2500 IE HCG (z.B. Primogonyl, Pregnesin) 2mal wöchentlich und 150 IE HMG (Pergonal, Humegon) 3mal wöchentlich. Nur Patienten mit hypogonadotropem Hypogonadismus sprechen gut an, da es sich hier um eine echte Substitution handelt. Patienten mit hypergonadotropen Basalwerten und solche, die im Provokationstest mit Gonadotropin-Releasing-Hormon (GnRH-Serono, Relefact) ein überschießendes Stimulationsverhalten aufweisen, sind von dieser Therapie auszuschließen. Behandlungen mit Antiöstrogenen (Clomiphen, Tamoxifen) können ebenfalls erfolgreich sein. Da Tamoxifen (Nolvadex) eine wesentlich geringere Östrogen-Eigenaktivität hat, ist es dem Clomiphen vorzuziehen. Therapie: 2mal 10 mg täglich über 6 Monate. Die

Behandlung mit LH-RH und LH-RH-Analoga befindet sich z. Z. noch im klinischen Erprobungsstadium.

Bromocriptin. Infertilität durch Hyperprolaktinämie läßt sich nach Ausschluß eines hypophysären Tumors mit Bromocriptin (Pravidel) behandeln. Initial 1,25–2,5 mg 2–3mal täglich, in Relation zu den Prolactinwerten.

Kallikrein. Kallikrein soll die Spermienmotilität fördern, durch Kontraktionen der glatten Muskulatur des Uterus den Spermientransport erleichtern und auch die Spermiogenese induzieren. Kallikrein kann oral verabfolgt werden (6×100 KE Padutin 100, alle 2 h über den Tag verteilt, sind erfolgreicher als z. B. 3×200 KE) oder in einer Menge von 5 KE/ml dem Sperma bei der homologen Insemination zugesetzt werden.

Andere, aber nicht allgemein anerkannte Therapievorschläge sind: Durchblutungsförderung, z. B. mit Trental 400, 3×1 tgl. über 3–6 Monate; Mesterolon 25 mg tgl. über 14 Tage, alternierend mit Vitamin A plus E (Rovigon, 2×1 tgl.) die nächsten 14 Tage, insgesamt über 3–6 Monate.

Versuche, eine minderwertige Samenqualität nach *Anreicherung* durch Zentrifugation, Millipore-Filter, Glaswollfiltration oder Albuminsäulen aufzubessern, scheitern oft an der mangelhaften Gefrierfähigkeit des menschlichen Samens, die gerade bei Oligo- bzw. Asthenozoospermie besonders stark ausgeprägt ist.

Homologe Insemination

Sie ist ein weithin anerkanntes Verfahren, das bei Versagen der hormonellen oder andersartigen Stimulationstherapie oder auch synchron damit erfolgreich angewendet wird. Meist sind 3–6 (oder mehr) Inseminationen, jeweils vor dem Eisprung, erforderlich. Die höchste Konzentration an Spermien kann durch das Splitten des Ejakulates der ersten beiden Fraktionen von dem Rest erreicht werden. Die Insemination mit Portiokappe ist gebräuchlicher als die intrauterine Applikation, weil risikoärmer.

Die andrologische Therapie stützt sich vorwiegend auf empirische Therapieschemata. Die Konzeptionsrate ist bei solchen Paaren auch nach Abbruch der Therapie erstaunlich hoch, so daß damit der Erfolg therapeutischer Maßnahmen in Frage gestellt wird. Manche Ehepaare entschließen sich auch zur *heterologen Insemination* oder zu einer *In-vitro-Fertilisation;* auf beide Verfahren kann hier nicht eingegangen werden, da sie in den Bereich der Gynäkologie fallen. Bei einem Großteil der kinderlosen Ehepaare kommt es zu Isolierungstendenzen, depressiven Verstimmungslagen, Unzufriedenheit mit der beruflichen oder partnerschaftlichen Situation. Der nichterfüllte Kinderwunsch geht oft mit einer erheblichen Störung des Selbstwertgefühls einher, so daß die Eheleute sich in ihrer Umgebung mißachtet, ungeliebt und unattraktiv empfinden. Dementsprechend scheuen die Patienten kein Mittel, der Kränkung des nicht erfüllten Kinderwunsches zu entgehen. Funktionelle Sexualstörungen treten oft bei beiden Partnern auf.

Eine psychologische Führung des Ehepaares ist daher während und auch nach Abschluß einer erfolglosen Sterilitätsbehandlung erforderlich.

Immunologische Infertilität

Da es sich hier um sehr komplexe Phänomene handelt, deren Untersuchung spezielle, in der Praxis selten durchführbare Analysen erfordert, sei hier auf die entsprechende Fachliteratur verwiesen.

Zusammenfassung

Die Behandlung einer Fertilitätsstörung ist je nach der Ausgangssituation verschieden. Nach evtl. nötigen operativen Eingriffen müssen sich die Bemühungen von Andrologen und Gynäkologen in sinnvoller Weise ergänzen. Eine Reihe medikamentöser Therapiemöglichkeiten steht zur Verfügung. Da auch Verschlechterungen des Spermiogramms dabei möglich sind, ist eine genaue Indikationsstellung der einzuschlagenden Therapie unumgänglich. Spermiogrammkontrollen während der Therapie sind wegen der langen Spermienreifungszeit frühestens nach 3 Monaten sinnvoll.

Potenzstörungen

Die funktionellen Sexualstörungen des Mannes teilen sich auf in Erektionsstörungen, die meist vor der Immissio und der Ejakulation auftreten, und Ejakulationsstörungen, bei denen die Ejaculatio praecox von der verzögerten oder fehlenden Ejakulation abzugrenzen ist. Alle funktionellen Sexualstörungen können reaktiv zu einer Verminderung der Libido führen.

Potenzstörungen werden bei Routineuntersuchungen oft vom Patienten nicht spontan angegeben. Sie wurden überwiegend als psychisch bedingt angesehen, man schätzte zu etwa 95%, doch ist diese Annahme durch neue Befunde in Frage gestellt. Organische Störungen sind möglicherweise häufiger, als früher angenommen. Da die psychotherapeutische Führung bei seelisch bedingten Potenzstörungen in die Hände geschulter Psychotherapeuten gehört und eine partnerschaftliche Zweiertherapie bei Eheberatungsstellen bereits mit guten Erfolgen (bis zu 75%) in Einzel- und Gruppentherapien durchgeführt wird, soll in diesem Rahmen vorwiegend die somatisch bedingte Potenzstörung besprochen werden, da viele Patienten sich zu einer Psychotherapie um so eher bereit finden, wenn mittels entsprechender Untersuchungen körperliche Ursachen ausgeschlossen werden konnten. Neuere Verfahren sind das dynamische Kavernosogramm, der Papaverintest und evtl. die selektive Penisangiographie.

In Tab. **61** sind die möglichen Ursachen organisch bedingter Kohabitationsstörungen zusammengefaßt.

An Allgemeinerkrankungen sind das Leriche-Syndrom (Obstruktion der

Aortenbifurkation), eine Gefäßsklerose im kleinen Becken mit Mangeldurchblutung, die koronare Herzkrankheit als Symptom der peripheren arteriellen Verschlußkrankheit, die diabetische Neuropathie, Leukosen, Hepatopathien und Androgenmangelsituationen zu nennen. Androgenmangelsyndrome können primär (z. B. Klinefelter-Syndrom, Turner-Syndrom) oder sekundär (z. B.Morbus Addison, Hypo/Hyperthyreose, Morbus Cushing, Prolaktinom) bedingt sein. Neurogene Störungen bei multipler Sklerose, Tabes dorsalis, Tumoren des Rückenmarks, Schädigung des spinalen Reflexzentrums, Quetschung oder Zerreißung des N. pudendus und des N. erigens bei Beckenfrakturen, Tumoren im Temporallappenbereich und Schädelfrakturen sind hiervon abzugrenzen.

Bei Genitalerkrankungen (z. B. Lichen sclerosus et atrophicus, Induratio penis plastica), Urethritis, Prostatitis oder dem „analen Symptomenkomplex", z. B. Analfissur, kann es ebenfalls zu Potenzstörungen kommen.

Psychiatrische Erkrankungen mit Auswirkungen auf die Kohabitationsfähigkeit sind Persönlichkeitsstörungen, Neurosen, Depression und Schizophrenie.

Als Ausschlußuntersuchungen bei nicht eindeutig psychogener Potenzstörung werden die folgenden Allgemeinuntersuchungen empfohlen: BSG, Blutbild, Blutzucker, Leberwerte, Kreatinin, Syphilis-Serologie; an Hormonen Testosteron, die Gonadotropine FSH und LH, evtl. das Prolactin. Die Hormonspiegel schwanken erheblich; daher soll das Blut zwischen 6 und 10 Uhr morgens in 3 Portionen mit 20 Minuten Abstand entnommen und das Serum dann gemischt werden. Zum Ausschluß entzündlicher Erkrankungen der Adnexe kann auch ein Spermiogramm angefertigt werden, bei dem eine bakteriologische Untersuchung vorgenommen wird. Bei normalem Befund sind aber ständige Wiederholungen gänzlich sinnlos.

Medikamente wie Antihypertensiva, Tranquilizer, Antidepressiva, Suchtmittel in höherer Dosierung, Spironolacton, Ketokonazol und Cimetidin sind, falls möglich, wegzulassen.

Therapie. Die Behandlung organisch bedingter Potenzstörungen richtet sich nach dem Grundleiden; es bleibt jedoch festzuhalten, daß es bei einer Reihe organischer Erkrankungen (z. B. Diabetes mellitus, koronarer Herzkrankheit) und auch bei einem Teil der Prostatektomierten reaktiv, oft über das subjektive Gefühl der verminderten Belastbarkeit, zu psychischen Potenzstörungen kommt.

Bei Androgenmangelzuständen kann unter sorgfältiger Kontrolle der Prostata eine milde Substitution mit z. B. Mesterolon versucht werden. Auch dem Yohimbin wird vereinzelt eine günstige Wirkung zugeschrieben. Der Effekt gefäßchirurgischer Maßnahmen am Penis ist umstritten. Auch die Injektion eines Papaverin-Phentolamin-Gemisches in den dorsalen Schwellkörper durch den Patienten selbst zur Erzwingung einer Erektion wird erwogen (Schwellkörper-Autoinjektionstherapie, SKAT). In Fällen organisch bedingter erektiler Impotenz werden Penisprothesen verwendet. Vor Implantierung einer solchen Prothese müssen jedoch nächtliche spontane Erektionen mittels eines Druck-Volumenschreibers ausgeschlossen und beide Partner genauestens über die körperlichen, psychischen und kosmetischen Konsequenzen aufgeklärt werden.

Priapismus

Unter Priapismus versteht man eine dauernde Erektion des Penis, meist unter Schmerzen ohne sexuelle Erregung. Der Priapismus weist vielfach auf ernste Allgemeinstörungen hin, etwa bösartige Tumoren, die eine venöse Abflußstauung der Corpora cavernosa bedingen. Manchmal ist der Priapismus auch Begleitsymptom einer Leukose durch leukämische Infiltrate, evtl. auch Leukozytenthromben. Infektiös-thrombotische Prozesse, Tabes dorsalis, Tuberkulose und Intoxikationen wie die akute Bleivergiftung oder zu hoch dosierte Androgengaben können ebenfalls zu Priapismus führen, ebenso die Sichelzellanämie. Die Therapie ist unbefriedigend. Sie richtet sich nach dem Grundleiden; bei Thrombose ist eine fibrinolytische Behandlung indiziert. Der erigierte Penis ist vor Verletzungen zu schützen (Watteverband, Bettbügel). Bei Priapismus durch nervöse Reize genügen manchmal Sedativa. Die Miktion ist nicht gestört.

Zusammenfassung

Potenzstörungen sind häufig psychisch bedingt; dennoch sind organische Schäden, wie Leberleiden und Diabetes, sorgsam auszuschließen.

Priapismus ist die unerwünschte, dauer- und schmerzhafte, meist akut auftretende Erektion des Penis, oft ein Anzeichen ernster Störungen.

Gynäkomastie

Das Auftreten einer ein- oder beidseitigen Gynäkomastie führt zu einer Reihe differentialdiagnostischer Überlegungen. Die Gynäkomastie kann physiologisch bei Neugeborenen, in der Pubertät und im Klimakterium virile auftreten, durch eine Veränderung des Testosteron/Östradiolquotienten oder möglicherweise durch ein unterschiedliches Ansprechen von Rezeptoren auf einen östrogenen Stimulus (dies ist vielleicht auch die Erklärung für die oft einseitige Gynäkomastie).

Bei Hungerzuständen (mangelnde Testosteronproduktion?), aber auch in der Wiederaufbauphase (vermehrte Gonadotropinproduktion?) und bei Lebererkrankungen (mangelnde Eliminierung von Östrogenen durch die geschädigte Leber) wurde Gynäkomastie beobachtet.

Gynäkomastie kann bei Leukämie, Syringomyelie, Querschnittslähmung (diese führt über die Hodenatrophie zur Gynäkomastie), bei Diabetes mellitus, Hyperthyreose, Morbus Cushing, Hormontherapie bei Prostatakarzinom, bei Digitalisierung (durch die steroidähnliche Struktur des Digitalis?), durch Marihuana, INH, Vinylchlorid, Cimetidin, östrogenhaltige Haarwässer, Spironolacton, Ketokonazol und Retinoidgabe (extrem selten) vorkommen. Bekannt ist die Gynäkomastie bei Tumoren (Prolaktinom) oder Hyperprolaktinämie, z.B. durch Chlorpromazin (hier durch kompetitive Bindung an Dopaminrezeptoren und Inhibition der Hypothalamusfunktion) oder Reserpin, weiter bei Tumoren der Nebennierenrinde, Hypophyse, Mamma und beim paraneoplastischen Cushing-Syndrom, insbesondere beim kleinzelligen Bronchialkarzinom.

Recht häufig ist die Gynäkomastie bei chromosomalen Aberrationen (z.B. beim Klinefelter-Syndrom in 35%) und idiopathisch ohne erkennbare Ursache.

Zusammenfassung

Die Gynäkomastie ist ein polyätiologisches Syndrom; bei entsprechendem Verdacht müssen Hormonanalysen, Mammographie und internistische Durchuntersuchung erfolgen, evtl. auch eine Chromosomenanalyse.

Literatur

1. Ausführliche, handbuchmäßige Darstellungen

Braun-Falco, O., G. Plewig, H. H. Wolff: Dermatologie und Venerologie. Springer, Berlin 1984

Fitzpatrick, Th. B., et al.: Dermatology in General Medicine, 3rd ed. McGraw-Hill, New York 1987

Hornstein, O. P., E. Nürnberg: Externe Therapie von Hautkrankheiten. Thieme, Stuttgart 1985

Korting, G. W.: Dermatologie in Praxis und Klinik, Bd. I–IV. Thieme, Stuttgart 1979–1981

Korting, G. W.: Krankheiten bei Kindern und Jugendlichen, 3. Aufl. Schattauer, Stuttgart 1982

Moschella, S. L., H. J. Hurley: Dermatology, Vol. I–II, Saunders, Philadelphia 1985

Rook, A., D. S. Wilkinson, F. J. G. Ebling: Textbook of Dermatology, 4th ed. Blackwell, Oxford 1986

2. Referate

Zentralblatt für Haut- und Geschlechtskrankheiten

3. Ergänzende Monographien neben den zahlreichen Lehrbüchern der Dermatologie

Bahmer, F. A.: Tropische Hautkrankheiten. Perimed, Erlangen 1983

Bandmann, H.-J., S. Fregert: Epicutantestung. Springer, Berlin 1982

Bickers, D. R., P. G. Hazen, W. S. Lynch: Clinical Pharmacology of Skin Disease. Churchill-Livingstone, New York 1984

Burg, G., O. Braun-Falco: Cutaneous Lymphomas. Springer, Berlin 1983

Fischer, A. A.: Contact Dermatitis, 3rd ed. Lea & Febiger, Philadelphia 1986

Fregert, S.: Kontaktdermatitis. Thieme, Stuttgart 1982

Gloor, N.: Pharmakologie dermatologischer Externa. Springer, Berlin 1982

Goldsmith, L. A.: Biochemistry and Physiology of the Skin. Oxford University Press, Oxford 1983

Gschnait, F.: Orale Photochemotherapie. Springer, Berlin 1982

Hansen, H., F. Stelzner: Proktologie. Springer, Berlin 1981

Hornstein, O. P.: Das Spermiocytogramm. Perimed, Erlangen 1986

Korting, G. W.: Praktische Dermatologie der Genitalregion. Stuttgart 1980

Leiber, D., G. Olbrich: Die klinischen Syndrome. Urban & Schwarzenberg, München 1982

Lischka, G., E. G. Jung: Lichtkrankheiten der Haut. Perimed, Erlangen 1982

Luger, A.: Genitale Kontaktinfektionen. Thieme, Stuttgart 1982

Mahrle, G., H. Ippen: Dermatologische Therapie. Perimed, Erlangen 1985

Male, O.: Medizinische Mykologie für die Praxis. Thieme, Stuttgart 1981

Meinhof, W.: Acne vulgaris. Prodermed, Erlangen 1978

Mumcuoglu, Y., Th. Rufli: Dermatologische Entomologie. Perimed, Erlangen 1982

Nasemann, Th., M. Jänner, B. Schütte: Histopathologie der Hautkrankheiten. Springer, Berlin 1982

Niebauer, G., H. G. Bardach: Urlaubsdermatosen. Thieme, Stuttgart 1982

Nolting, K. S., K.-J. Fegeler: Pyodermien – bakterielle Hautinfektionen. Perimed, Erlangen 1981

Nolting, K. S., K.-J. Fegeler: Medizinische Mykologie. Perimed, Erlangen 1982

Orfanos, C. E.: Haar und Haarkrankheiten. Fischer, Stuttgart 1979

Pullmann, H., H. Tronnier: Praxis der Phototherapie. Grosse, Berlin 1982

Roschke, W.: Die proktologische Sprechstunde, 5. Aufl. Urban & Schwarzenberg, München 1983

Schirren, C.: Praktische Andrologie. Karger, Basel 1982

Schmoeckel, Ch.: Diagnostisches und Differentialdiagnostisches Lexikon der Dermatologie und Venerologie. CITA, Bonn 1986

Schnyder, U. W.: Haut und Anhangsgebilde. Spezielle Histopathologie, 2. Aufl., Bd. I. Springer, Berlin 1978, Bd. II, 1979

Schuermann, H., A. Greither, O. Hornstein: Krankheiten der Mundschleimhaut und der Lippen. Urban & Schwarzenberg, München 1966

Seeliger, H. P. R., Th. Heymer: Diagnostik pathogener Pilze des Menschen und seiner Umwelt. Thieme, Stuttgart 1981

Steigleder, G. K.: Taschenatlas der Dermatologie, 2. Aufl. Thieme, Stuttgart 1984

Steigleder, G. K. (Hrsg.): AIDS, Neuere Erkenntnisse. Bericht 1, Grosse, Berlin 1985; Bericht 2, Grosse, Berlin 1986

Steigleder, G. K.: Haut, Hautanhangsgebilde. In Eder, M., P. Gedigk: Lehrbuch der Allgemeinen und Pathologischen Anatomie, 32. Aufl. Springer, Berlin 1986 (S. 766–798) (histologische Ergänzung zu diesem Taschenbuch)

Steigleder, G. K.: Therapie der Hautkrankheiten mit Hinweisen zur Differentialdiagnose, 3. Aufl. Thieme, Stuttgart 1986

Stüttgen, G.: Ulcus molle. Grosse, Berlin 1981

Stüttgen, G., F. Mittelbach, K. Rudolph: Umweltdermatosen. Springer, Berlin 1982

Wienert, V.: Die Beinveneninsuffizienz. Schattauer, Stuttgart 1984

Zaias, N., S. Nolting: Atlas der Nagelerkrankungen. Pharmazeutische Verlagsgesellschaft, Stuttgart 1982

Zaun, H.: Krankhafte Veränderungen des Nagels. Perimed, Erlangen 1980

Prüfungsfragen

Falls bei den Fragen nicht anders angegeben, bezeichnen Sie die Antworten, die richtig sind und die falsch sind.

1. Die Epidermis enthält folgende Zellarten

1. Keratinozyten
2. Melanozyten
3. Langhanssche Riesenzellen
4. Langerhans-Zellen
5. Merkel-Zellen

2. Eine bandartige Ablagerung von Immunglobulinen unter der Epidermis findet man bei

1. Psoriasis
2. Lupus erythematodes chronicus
3. Pemphigoid
4. allergisch bedingtem Kontaktekzem

3. Der Fettspiegel auf der Hautoberfläche ist niedrig

1. beim Neugeborenen
2. beim Kind
3. beim Jugendlichen nach der Pubertät
4. bei der alternden Frau

4. Folgende Hormone hemmen die Funktion der Talgdrüsen

1. Androgene
2. Östrogen
3. Antiandrogene

5. Das Sézary-Syndrom hat

1. besondere Zellen im Infiltrat und Blut
2. Ähnlichkeit mit der Adulten-T-Zell-Leukämie
3. ein der Psoriasis ähnliches Erscheinungsbild
4. tritt bei mit HIV-Infizierten gehäuft auf

6. Primäre Effloreszenzen sind

1. Makeln
2. Papeln
3. Erosionen
4. Atrophien
5. Plaques
6. Pusteln

7. Folgende Dermatosen sind durch Sonnenstrahlen provozierbar

1. Chromatekzeme
2. Rosazea
3. erythropoetische Porphyrie
4. Mollusca contagiosa

8. Folgende Stoffe führen zu Photosensibilisierungen

1. Steinkohlenteer
2. Quecksilberpräparate

3. Tetracycline
4. Sulfonamide
5. Furocumarine

9. Strahlenfolgen nach Kernreaktionen (Kernwaffen) sind

1. Verbrennungen
2. Haarausfall
3. Ulzerationen der Mundhöhle
4. Lichen ruber
5. Hautatrophien

10. Folgende Krankheiten führen zu Muskelveränderungen

1. Sklerodermie
2. Psoriasis
3. Lupus erythematodes
4. Ekzem
5. Pityriasis rosea

11. Bei der Porphyria cutanea tarda findet sich

1. Blasenbildung auf den Handrükken
2. eine leichte Verletzlichkeit der Haut
3. eine Hypertrichose
4. eine sklerodermieartige Verhärtung der Haut
5. kann mit der erworbenen Epidermolysis bullosa verwechselt werden
6. ein Anfallsleiden

12. Folgende Tumoren der Haut führen zu Absiedlungen

1. blaue Nävi
2. zellreiche Fibrome
3. Lentigo maligna
4. Carcinoma spinocellulare
5. Adnexkarzinome
6. juvenile Xanthogranulome

13. Vorzugslokalisationen der Psoriasis

1. Ellbeugen und Kniekehlen
2. seitlicher behaarter Kopf
3. Perianalregion
4. Sakralregion

14. Die Psoriasis kann man behandeln mit

1. Dithranol (Cignolin)
2. Retinoiden
3. UV-Bestrahlung
4. fluorierten Glucocorticoiden
5. Teerpräparaten

15. Zur Psoriasis

1. führt eine Summation genetischer Faktoren
2. bei der Psoriasis gibt es eine genotypische Psoriasis

3. eine subklinische Psoriasis
4. eine phänotypische Psoriasis
5. eine Psoriasis vom chronisch-statischen Typ
6. eine Psoriasis vom eruptiv-exanthematischen Typ
7. eine pustulöse Form der Psoriasis
8. eine blasige Form der Psoriasis

16. *Welche Angaben treffen für die Psoriasis arthropathica (P), welche für das Reiter-Syndrom (S) zu?*
   1. Prostatitis häufig
   2. fast immer Polyarthritis
   3. Bevorzugung der großen Gelenke
   4. Befall der Wirbelsäule 10–25 %
   5. Balanitis bei 20–50 %

17. *Welche Angaben treffen für die Psoriasis arthropathica (P) zu und welche für die rheumatoide Arthritis (A)?*
   1. Häufigkeitsmaximum 3. und 4. Lebensjahrzehnt
   2. Symmetrie der Polyarthritis in Frühstadien
   3. Beteiligung der Wirbelsäule relativ häufig
   4. subkutane Knoten vorhanden

18. *Die Vitiligo*
   1. ist überdurchschnittlich häufig bei Kranken mit Vitamin-B_{12}-Resorptionsstörung
   2. steht öfter in Zusammenhang mit Störungen der Schilddrüse
   3. wird häufiger von chronischer Gastritis begleitet
   4. wird durch Resochin ausgelöst

19. *Eine Depigmentierung provozieren*
   1. Phenolcatechole
   2. Thioverbindungen
   3. Vitamin B_{12}

20. *Ein Chloasma ist bedingt durch*
   1. Schwangerschaft
   2. hormonelle Antikonzipienzien
   3. parfümierte Körperpflegemittel
   4. Hydantoine
   5. Tetracycline

21. *Bei welcher Form der Ichthyosis ist an Neoplasien im Körperinneren zu denken?*
   1. autosomal rezessive Ichthyosis
   2. rezessiv vererbliche, geschlechtsgebundene Ichthyosis
   3. dominant vererbliche Ichthyosis
   4. erworbene Ichthyosis

22. *Beim systemischen Lupus erythematodes werden gefunden*

1. Gelenkveränderungen
2. Veränderungen im Sinne eines Raynaud-Syndroms
3. gestörte periphere Zirkulation
4. Pernionen
5. Zunahme der γ-Globuline
6. Leukopenie
7. biologisch falsch-positive Seroreaktion auf Syphilis

23. *Für den diskoiden (chronischen) Lupus erythematodes ist kennzeichnend*

1. eine Drei-Zonen-Anordnung der Hautveränderung
2. eine lokale Berührungsempfindlichkeit
3. Autoantikörper unter der Basalmembran
4. Teleangiektasien

24. *Die Dermatomyositis*

1. verläuft ohne entsprechende Therapie bei 60–70% der Patienten letal
2. unterscheidet sich von der Trichinosis durch den positiven Nachweis des LE-Zellphänomens

25. *Die systemische Sklerose*

1. führt zu Kalkeinlagerungen
2. heilt unter Glucocorticoiden rasch ab
3. führt zu einer Verdickung des Zungenbändchens
4. geht mit Schluckbeschwerden einher
5. ruft angioide Streifenbildung durch Risse der Membrana elastica chorioidea hervor

26. *Teleangiektasien sind Symptom folgender Veränderungen*

1. Altershaut
2. Röntgenhaut
3. Sklerodermie
4. Acrodermatitis atrophicans
5. Lupus erythematodes
6. Basaliom
7. Glucocorticoidhaut
8. Louis-Bar-Syndrom

27. *Ein Raynaud-Phänomen findet man bei*

1. progressiver Sklerodermie
2. Panarteriitis nodosa
3. Dermatomyositis

4. Zervikobrachialsyndrom
5. Kryoglobulinämie – Kälteagglutininkrankheit
6. Schwermetallintoxikationen
7. berufsbedingt
8. bei systemischen Kandidainfektionen

28. *Ein Erythema nodosum findet man*
1. auf der Streckseite der Extremitäten
2. provoziert durch hormonelle Kontrazeptiva
3. bei Sarkoidose Boeck
4. bei Lepra lepromatosa
5. Kokzidioidomykose

29. *Die oberflächliche Thrombophlebitis wird behandelt*
1. durch Stichinzision mit Entfernung des Thrombus
2. durch Verödung
3. durch Unterbindung der Vene
4. mit Antiphlogistika

30. *Ein prätibiales umschriebenes Myxödem findet sich*
1. bei Hypothyreose
2. bei Hyperthyreose
3. nach Entfernung der Schilddrüse
4. bei Skleromyxödem
5. bei Necrobiosis lipoidica

31. *Kokardenartige Effloreszenzen findet man bei*
1. Pemphigus
2. AIDS
3. Stevens-Johnson-Syndrom
4. Erythema exsudativum multiforme

32. *Einen positiven Tzanck-Test (Blasengrundausstrich) findet man*
1. beim Pemphigus vulgaris
2. beim zikatrisierenden Pemphigoid
3. beim Herpes gestationis
4. beim Pemphigoid
5. bei der subkornealen Pustulosis

33. *Bei folgenden Krankheiten spielen Reagine eine Rolle*
1. Kontaktekzem
2. Heuschnupfen
3. Asthma
4. endogenes Ekzem
5. Urtikaria

34. Eine Pigmentpurpura wird durch folgendes Medikament hervorgerufen

1. Acidum acetylosalicylicum
2. Carbromal
3. Jod
4. Penicillin

35. Eine Nesselsucht kann verursacht oder ausgelöst werden durch

1. Druck
2. Kälte
3. elektromagnetische Wellen
4. Genuß von Pfefferminzbonbons

36. Häufige Ursachen eines Ekzems bei Maurern sind

1. Zement
2. Chromate
3. Reinigungsmittel
4. Nickel
5. Berührung mit Stahlteilen

37. Eine Entzündung der Haut unter Heftpflaster kann bedingt sein

1. mechanisch
2. durch Mazeration
3. durch Kandida
4. durch eine Kontaktallergie

38. Das endogene Ekzem

1. tritt immer in den ersten Lebenswochen auf
2. ist häufig mit Asthma gekoppelt
3. kommt gemeinsam mit Heuschnupfen vor
4. geht mit einer Störung der zellulären Immunität einher
5. prädisponiert zu Karzinomen

39. Folgende Symptome sprechen beim Erwachsenen für eine Skabies

1. Vorkommen von Nissen an den Körperhaaren
2. nächtlicher Juckreiz
3. Auftreten von Effloreszenzen im Gesicht
4. Erkrankungen von Kontaktpersonen

40. Filzläuse kommen niemals vor

1. in den Wimpern
2. auf dem Kopfhaar
3. bei Patienten mit Taches bleues
4. gemeinsam mit Geschlechtskrankheiten

41. Die kutane Leishmaniase (Orientbeule)

1. ruft Knoten in der Haut hervor
2. imitiert eine Hauttuberkulose
3. heilt mit Narben ab
4. wird durch Phlebotomen übertragen

5. wird durch den Erregernachweis im Granulom gesichert
6. wird nur durch eine Komplementbindungsreaktion nachgewiesen

42. *Die Manifestationen einer Infektion mit Candida albicans weist hin*
1. auf eine HIV-Infektion
2. auf mangelnde Körperpflege
3. auf Diabetes
4. auf die Einnahme von Antibiotika
5. auf die Einnahme von Steroiden
6. auf die Einnahme von Zytostatika

43. *Die Pityriasis versicolor verursacht*
1. eine Depigmentierung der Haut
2. Entzündung des Haarfollikels
3. Änderungen der Hautfluoreszenz
4. Nagelveränderungen
5. Allgemeinsymptome

44. *Mikrosporien*
1. treten nur bei Kindern auf
2. nur auf dem behaarten Kopf
3. werden von Tieren übertragen
4. sind mit Griseofulvin zu behandeln

45. *Fadenpilze (Dermatophyten) können mit folgendem Medikament nicht behandelt werden:*
1. Griseofulvin
2. Nystatin
3. Jodtinktur
4. Ketokonazol

46. *Mykide sind*
1. Streuherde
2. Folge von Pilzinfektionen
3. Ausgangspunkt von Pilzinfektionen
4. allergisch bedingt

47. *Plantarwarzen sind bedingt oder mitbedingt durch*
1. Viren
2. mangelhafte Durchblutung der Extremitäten
3. Hyperhidrose
4. falsche Belastung des Fußes
5. Infektionen im Schwimmbad

48. *Mollusca contagiosa*
1. sind virusbedingt
2. enthalten Einschlußkörperchen
3. bilden sich nach Monaten oder Jahren spontan zurück

4. machen gelegentlich Bläschen
5. befallen ausschließlich Kinder

49. Die Stomatitis aphthosa

1. ist identisch mit den konstitutionellen Aphthen
2. eine Variante der Vulvovaginitis herpetica
3. eine Form der Erstinfektion mit Herpesvirus
4. kann auch durch andere Virusinfektionen hervorgerufen werden

50. Das feingewebliche Bild des Herpes

1. besteht in spongiotischen Bläschen
2. Bläschen mit ballonierender Degeneration
3. ist durch das Auftreten von Riesenzellen gekennzeichnet
4. entspricht dem Zosterbläschen

51. Herpesvirus Typ 2

1. befällt vornehmlich die Genitoanalregion
2. wird beim Geschlechtsverkehr übertragen
3. ruft Bläschen hervor, die sich im Gegensatz zu den durch Herpesviren Typ 1 hervorgerufenen Vesikeln leicht unterdrücken lassen

52. Der Zoster

1. kann Symptome eines Herzinfarktes vortäuschen
2. führt zu Neuralgien
3. befällt zuweilen die Mundschleimhaut
4. kann mit Liquorveränderungen einhergehen

53. Nicht pockengeimpft werden sollen Patienten mit

1. Psoriasis
2. endogenem Ekzem
3. Basaliomen
4. nichtgeimpften Familienmitgliedern

54. Das Erysipel

1. ist meist bedingt durch Streptokokken
2. durch Staphylokokken
3. virusbedingt
4. klingt meist spontan ab
5. kann zu einer Gangrän führen

6. ruft eine Lymphstauung mit Elephantiasis hervor

55. Das Erysipeloid

1. findet sich bei Fischern
2. nur bei Metzgern
3. nach Verletzungen an Hühnerknochen
4. führt bei etwa 10% der Patienten zu Allgemeinsymptomen
5. führt nur selten zu Blasenbildung
6. führt zu Hauttumoren

56. Das Erythrasma

1. kommt nur bei Männern vor
2. bei Frauen unter den Mammae
3. sitzt gelegentlich auf dem behaarten Kopf
4. kann innerlich durch Antibiotika behandelt werden
5. fluoresziert rot unter UV-Strahlen von 365 nm

57. Die Diagnose „Hauttuberkulose" wird gesichert

1. durch den Sondentest
2. durch das histologische Bild
3. durch den Erregernachweis in der Kultur
4. durch Störungen der Hautsensibilität im befallenen Bereich

58. Der tuberkulöse Primäraffekt an der Haut besteht

1. in einer ulzerierenden Papel
2. in einer Lymphangitis
3. in einer Lymphadenitis
4. in den Symptomen 1–3
5. zusätzlich in einer Fistelbildung

59. Im Anschluß an eine BCG-Impfung findet man

1. figurierte Erytheme
2. ein Granuloma anulare
3. ein Erythema nodosum
4. urtikarielle Exantheme
5. Kontaktekzeme
6. Fisteln

60. Die Sarkoidose Boeck führt zu

1. Nagelveränderungen
2. Knoten in der Haut
3. Papeln auf der Haut
4. Epitheloidzellknötchen mit Langhans-Riesenzellen
5. einer Aufhebung oder Abschwächung von Immunreaktionen vom Spättyp

6. Tuberkelbazillen lassen sich leicht nachweisen
7. der Kveim-Test ist positiv

61. Die Lepra äußert sich unter folgenden Formen

1. Lepra lepromatosa
2. tuberkuloide Lepra
3. dimorphe Lepra
4. Borderline-Typ
5. Lepra indeterminata

62. Bei welcher der vorstehenden Lepraformen lassen sich nur selten Leprabakterien nachweisen?

63. Das Leukoderm der Lepra unterscheidet sich von der Vitiligo durch

1. einen roten Rand
2. deutliche Sensibilitätsstörungen
3. einen positiven Lepromin-Test
4. histologisch nachweisbare Veränderungen in den Nerven

64. Das Treponema pallidum

1. läßt sich leicht züchten
2. ist gut färbbar
3. läßt sich im Dunkelfeld nachweisen
4. teilt sich alle 30–35 Stunden
5. wurde 1905 von Schaudinn und Hoffmann entdeckt
6. war schon Fracastoro bekannt

65. Unbehandelt führt die Syphilis

1. immer zum Tode
2. immer zu neurologischen Veränderungen
3. manchmal zu Ulzerationen der Haut
4. zur Vererbung auf die Kinder

66. Der Primäraffekt der Syphilis sitzt

1. immer im Bereich der Genitalorgane
2. auch an den Lippen
3. an der Portio
4. an den Tonsillen
5. am Analring
6. führt zu einem indurierenden Ödem
7. hinterläßt immer Narben
8. kann bei Auftreten des 2. Stadiums der Syphilis noch bestehen

67. Die Syphilis III ruft hervor

1. papulosquamös-serpiginöse Veränderungen

2. ulzerokrustös-serpiginöse Veränderungen
3. Gummata
4. Granulome, reich an Treponemen
5. Erreger sind schwierig nachzuweisen

68. *Neurologische Komplikationen bei der Syphilis sind*

1. Veränderungen im Liquor cerebrospinalis im Frühstadium
2. im Spätstadium
3. Atrophie des N. opticus
4. ziehende Schmerzen
5. Fehlen der Patellarsehnenreflexe

69. *Bei der konnatalen Syphilis erfolgt die Übertragung*

1. nach dem 5. Schwangerschaftsmonat
2. im 3. Schwangerschaftsmonat
3. über den fetalen Kreislauf
4. nur bei syphilitischer Infektion der Mutter

70. *Symptome der konnatalen Syphilis sind*

1. Nagelablösung
2. Paronychie
3. Blasenbildung
4. plattenartige Infiltrate
5. Schnupfen

71. *Spätsymptome einer konnatalen Syphilis sind*

1. Olympierstirn
2. Verbreiterung der medialen Enden der Klavikula
3. Tonnenzähne
4. Labyrinth-Taubheit
5. Netzhautablösung

72. *Die Behandlung der Syphilis ist möglich*

1. mit einer einmaligen Injektion mit Benzathin-Penicillin
2. mit organischen Arsenpräparaten
3. mit Antibiotika der Tetracyclingruppe
4. mit Erythromycin
5. mit peroralen Gaben von Penicillin

73. *Die stärkste Wirkung bei der Behandlung der Syphilis entfalten*

1. Penicillin
2. manche Tetracycline
3. Erythromycin

74. *Die Jarisch-Herxheimer-Reaktion*

1. wird nur durch Penicillin ausgelöst
2. ist ein Phänomen, das nur bei der Syphilis vorkommt
3. ist eine Reaktion nur auf Antibiotika
4. beruht auf einer Arzneiallergie
5. läßt sich durch Glucocorticoide unterdrücken

75. *Für eine Reinfektion mit Syphilis spricht am ehesten*

1. ein erneuter Primäraffekt
2. ein kontinuierlicher Anstieg des Titers der VDRL-Reaktion
3. eine Verschlechterung des Liquorbefundes

76. *Bei einer Gonorrhö finden sich Erreger*

1. ausschließlich im Ausstrich von der Harnröhre
2. im Ausstrich von der Konjunktiva
3. vom Rachen
4. vom Rektum
5. im Punktat bei Kniegelenkschwellungen

77. *Komplikationen der Gonorrhö sind*

1. Epididymitis
2. Bartholinitis
3. Prostatitis
4. Monarthritis
5. akute abdominale Symptome
6. Pusteln an der Haut

78. *Die Gonorrhö*

1. wird bei Koitus mit einem Kranken in 100% der Fälle übertragen
2. hat eine Inkubationszeit von 2–8 Tagen
3. verläuft bei 8–12% der infizierten Männer asymptomatisch
4. verläuft bei Frauen häufig asymptomatisch
5. führt unbehandelt öfter zur Sterilität des Mannes
6. tritt häufiger zusammen mit einer Chlamydieninfektion auf
7. schließt eine Infektion mit Treponema pallidum aus

79. *Der sichere Nachweis der Neisseria gonorrhoeae erfolgt durch*
1. Gramfärbung
2. Silbertechnik
3. Züchtung in der Kultur
4. Prüfung von Vergärbarkeit von Zuckern durch den Erreger
5. Nachweisverfahren mit fluoreszierenden Antikörpern

80. *Einen Fluor aus der Harnröhre rufen hervor*
1. Chlamydien
2. Herpesviren
3. Kolibakterien
4. Candida albicans
5. Trichomonaden
6. Arzneimittel
7. Keime der Gruppe Acinetobacter

81. *Das Ulcus molle*
1. führt zu phagedänischen Ulzerationen
2. die Lymphknoten sind geschwollen
3. schmerzhaft
4. verbacken
5. neigen zu Ulzerationen
6. der Erreger ist im Eiter leicht nachweisbar
7. die Empfindlichkeit gegen Sonnenstrahlen ist erhöht

82. *Das Lymphogranuloma inguinale ist nachweisbar*
1. mit einer Komplementbindungsreaktion
2. mit dem Intrakutantest nach Frei
3. durch Einschlüsse in Riesenzellen
4. durch eine Schnellprobe im Urin

83. *Milien treten auf*
1. unter dem Einfluß von Rasierseifenschaum
2. chlorierter Kohlenwasserstoffe
3. im Anschluß an Blasenbildung
4. als paraneoplastisches Syndrom

84. *Trichilemmzysten können verwechselt werden mit*
1. Lipomen
2. Melanomen
3. Plattenepithelkarzinomen
4. Basaliomen
5. Kaposi-Sarkomen

85. *Epidermale Nävi sind differentialdiagnostisch abzutrennen von*
1. der Acanthosis nigricans
2. den seborrhoischen Warzen (Keratosen)
3. Basalzellpapillomen
4. Talgdrüsennävi

86. *Naevi flammei*
1. sind keine Tumoren
2. bestehen in Gefäßerweiterungen
3. treten ausschließlich asymmetrisch auf
4. sind bei Asymmetrie mit anderen Störungen verbunden
5. kommen mit arteriovenösen Anastomosen vor

87. *Folgende Krankheitsbilder gehören zu den Phakomatosen*
1. von-Recklinghausen-Krankheit
2. Morbus Bourneville-Pringle
3. Sturge-Weber-Syndrom
4. CRST-Syndrom

88. *Der Naevus flammeus des Nakkens (Naevus Unna) ist*
1. mit Störungen des Auges verbunden
2. eine harmlose Fehlbildung
3. eine Erscheinung der Altershaut

89. *Kavernöse Hämangiome*
1. können im Hautniveau liegen
2. täuschen gelegentlich Naevi flammei vor
3. heilen spontan ab
4. lassen sich mit Glucocorticoiden zur vorübergehenden Rückbildung bringen
5. entarten häufig maligne
6. sind häufig mit anderen Fehlbildungen verbunden

90. *Senile (papulöse) Angiome*
1. treten bereits im 3. Lebensjahrzehnt auf
2. niemals vor dem 50. Lebensjahr
3. sind identisch mit dem Granuloma teleangiectaticum
4. sind eine paraneoplastische Erkrankung

91. *Die Elephantiasis*
1. ist, wenn erblich bedingt, von Geburt an vorhanden
2. tritt, obwohl erblich bedingt, zuweilen erst mit der Pubertät auf

3. wird durch sekundäre äußere Einflüsse hervorgerufen
4. ist eine Folge rezidivierender Erysipele
5. ist eine Folge parasitärer Erkrankungen

92. *Maligne Melanome entwickeln sich*

1. auf Pigmentzellennävi vom Junktionstyp
2. immer aus Pigmentzellennävi
3. auf Tierfellnävi
4. aus Café-au-lait-Flecken

93. *Dermatofibrome sind*

1. Fibrome der Haut, über denen sich eine Epidermiswucherung ausbilden kann
2. hämosiderinspeichernde Tumoren
3. fettspeichernde Tumoren
4. ein Symptom der Polyarthrose
5. identisch mit Fingerknöchelpolstern
6. einc Form der Melkerschwiele
7. treten nach Insektenstichen auf

94. *Zu den Präkanzerosen gehören*

1. Acanthosis nigricans
2. Pemphigoid
3. Morbus Bowen
4. Erythroplasie Queyrat
5. Cheilitis glandularis
6. Craurosis vulvae
7. Chondrodermatitis nodularis helicis

95. *Keratosen werden hervorgerufen durch*

1. Teer
2. Arsen
3. Quecksilber
4. Sonnenstrahlen, im besonderen beim Xeroderma pigmentosum

96. *Die Leukoplakie ist zu verwechseln mit*

1. Soor
2. ektopischen Talgdrüsen
3. Lingua geographica
4. Schleimhautschwielen
5. erblichen Keratosen
6. Lichen planus der Mundschleimhaut
7. Dermatitis herpetiformis Duhring

97. Der Morbus Paget der Mamille kann verwechselt werden mit

1. einem Ekzem
2. einer Mykose
3. dem Erysipelas carcinomatoides
4. dem Cancer en cuirasse
5. oberflächlich spreitenden malignen Melanomen

98. Das toxische Schocksyndrom

1. geht mit scharlachähnlichen Ausschlägen einher
2. wird durch Streptokokken hervorgerufen
3. wird durch Staphylokokken hervorgerufen
4. führt zu einer Himbeerzunge
5. führt zu einer Konjunktivitis
6. kann die Lungenfunktion beeinträchtigen
7. tritt nur bei Frauen auf, die während der Menstruation einen Tampon verwenden
8. kann auch von Hautverletzungen ausgehen

99. Das Keratoakanthom ist zu verwechseln

1. mit Plattenepithelkarzinomen
2. intermediären Karzinomen
3. Basaliomen
4. Pyodermien

100. Welche der im folgenden genannten Krankheitsbilder können mit der oberflächlichen Form des Basalioms verwechselt werden?

1. Melanom
2. umschriebene Sklerodermie
3. Psoriasis
4. Morbus Bowen
5. Morbus Paget

101. Basaliome sind am häufigsten zu finden

1. an den Extremitäten
2. am Genitale
3. am Hals
4. im Gesicht

102. Plattenepithelkarzinome

1. führen zu Metastasen
2. nur dann zu Metastasen, wenn sie bereits lange Zeit existieren
3. kommen besonders an den Körperöffnungen vor
4. verbergen sich unter einem Cornu cutaneum

103. *Frühformen der Mycosis fungoides können verwechselt werden*
1. mit einer Parapsoriasis en plaques
2. mit Ekzemen
3. mit Mykiden
4. mit psoriatischen Herden

104. *Erythrodermien treten auf im Zusammenhang mit*
1. Kontaktekzemen
2. endogenen Ekzemen (Neurodermitis constitutionalis, atopische Dermatitis)
3. Psoriasis
4. Arzneiexanthemen
5. malignen Lymphomen
6. Urtikaria

105. *Welche ist die beste Definition des Trichogramms?*
1. Haarwurzelstatus
2. Haarwachstumsmuster
3. Haardickenmessung
4. Feststellung der Fettmenge am Haar

106. *Eine übermäßige Behaarung kann bedingt sein durch*
1. anabole Steroide
2. Progesteron
3. Diphenylhydantoin
4. virilisierende Tumoren
5. anlagemäßig

107. *Haarausfall bei Säuglingen*
1. ist Ausdruck eines physiologischen Haarwechsels
2. kann auf eine ernste Stoffwechselstörung hinweisen
3. weist auf Pili anulati hin
4. ist Symptom einer Trichorrhexis nodosa

108. *Folgende Medikamente oder Faktoren führen zu Haarausfall*
1. Zytostatika
2. Heparinoide
3. Quecksilber
4. Pflanzenschutzpräparate
5. Eisenmangel

109. *Die Alopecia areata*
1. ist immer örtlich begrenzt
2. führt niemals zur Narbenbildung
3. kann den ganzen Körper befallen
4. führt zur Bildung von Kadaverhaaren
5. führt zu einer Depigmentierung der Haare

6. ist durch falsch-positive Seroreaktionen auf Syphilis gekennzeichnet

110. Folgende Medikamente rufen gelegentlich akneartige Effloreszenzen hervor

1. Vitamin B_6
2. Glucocorticoide
3. Antibiotika
4. brom- und jodhaltige Präparate
5. Salben

111. Die Akne wird behandelt mit

1. Isotretinoin innerlich
2. Benzoylperoxidpräparaten
3. intensiver Hautreinigung
4. Tetracyclinen
5. Tretinoin
6. Nystatin innerlich

112. Welche Akneformen kommen außerhalb der Pubertät vor?

1. Acne venenata
2. Acne neonatorum
3. Acne necroticans
4. Acne conglobata

113. Von der Acne conglobata sind bei Befall der Glutäalregion differentialdiagnostisch abzugrenzen

1. Sporotrichose
2. Fisteln bei Enteritis regionalis
3. Fisteln bei Colitis ulcerosa
4. Lymphogranuloma inguinale
5. Syphilis III
6. Ulcus molle

114. Die Rosazea

1. befällt niemals den Stamm
2. befällt das Auge
3. gelegentlich halbseitig das Gesicht
4. ist stets mit einem Rhinophym vergesellschaftet
5. kann nach Absetzen einer Behandlung mit stark wirksamen Glucocorticoiden exazerbieren
6. wird lokal mit Metronidazol behandelt

115. Zu einer Hypohidrose führen

1. die Therapie mit Antimalariamitteln
2. Metallvergiftungen
3. Schädigung des ZNS
4. Psoriasis
5. Alopecia areata

116. *Grübchen in den Nägeln finden wir bei folgenden Erkrankungen*
1. Psoriasis
2. Lupus erythematodes
3. Alopecia areata
4. Miliartuberkulose
5. bei Sarkoidose
6. bei Onychogrypose

117. *Folgende Erkrankungen befallen häufiger die Mundschleimhaut*
1. Lichen ruber planus
2. Pemphigus vulgaris
3. Pemphigoid
4. Zoster
5. Syphilis
6. Erythema exsudativum multiforme
7. Psoriasis
8. die Behçetsche Krankheit

118. *Die beste Behandlung der perianalen Thrombose besteht in*
1. Verordnung von Hämorrhoidenzäpfchen
2. Stichinzision und Entfernung des Thrombus
3. Hämorrhoidensklerosierung
4. Entfernung der betroffenen Mariske

119. *Eine Fertilitätsstörung des Mannes kann beruhen auf*
1. einer Leberzirrhose
2. einem Hypogonadismus
3. der Einnahme bestimmter Medikamente
4. einer Gonorrhö
5. einer Psoriasis
6. einer retrograden Ejakulation
7. einer Varikozele

120. *Welche Angaben treffen für den normalen menschlichen Samen zu?*
1. Normalmenge über 6,5 ml
2. pH-Wert 7–8
3. Normozoospermie 20–150 Mill.
4. Beweglichkeit über 80 %
5. normal geformte Spermien mindestens 90 %
6. Fructosegehalt unter 1000 µg pro ml

121. *Bei gestörter Leberfunktion findet man*
1. Sternchenangiome
2. Palmarerytheme
3. Bauchglatze
4. Fibrome
5. Hodenatrophie

6. Lacklippen
7. Blutungsneigung
8. Pruritus
9. Nagelwachstumsstörungen (Uhrglasnägel, Leukonychie)
10. Ödeme
11. Varizenbildung
12. Hyperpigmentierung
13. glatte, rote Zunge

122. Gestörte Nierenfunktion kann vorhanden sein bei

1. Pruritus
2. systemischem Lupus erythematodes
3. progressiver Sklerodermie
4. Xanthomen
5. Einlagerungen von Calciumsalzen
6. blasser Haut
7. Glossitis uraemica
8. Nagelveränderungen
9. Urhidrosis faciei
10. Melanoderm

Antworten

1. 1, 2, 4, 5
2. 2, 3
3. 2, 4
4. 2, 3
5. 1–3
6. 1, 2, 5, 6
7. 1–3
8. 1, 3–5
9. 1–3, 5
10. 1–3
11. 1–5
12. 1, 4–6
13. 2–4
14. 1–5
15. 1–7
16. P = 2, 4
S = 1, 3, 5
17. A = 2, 4
P = 1, 3
18. 1–3
19. 1, 2
20. 1–4
21. 4
22. 1–7
23. 1–4
24. 1
25. 1, 3, 4
26. 1–8
27. 1–7
28. 1–5
29. 1, 4
30. 2, 3
31. 3, 4
32. 1
33. 2–5
34. 2
35. 1–4
36. 1, 2
37. 1–4
38. 2, 3, 4
39. 2, 4
40. –
41. 1–5
42. 1, 3–6
43. 1, 3
44. 3, 4
45. 2
46. 1, 2, 4
47. 1–5
48. 1–3
49. 2–4
50. 2–4
51. 1–2
52. 1–4
53. 2, 4
54. 1, 4, 5, 6
55. 1, 3–5
56. 2–5
57. 3
58. 1
59. 1–4, 6
60. 1–5, 7
61. 1–5
62. bei (61) 2
63. 2–4
64. 3–5
65. 3
66. 2–6, 8
67. 1–3, 5
68. 1–5
69. 1, 3–4
70. 1–5
71. 1–4
72. 1–5
73. 1
74. 5
75. 1
76. 2–5
77. 1–6
78. 2–6
79. 4, 5
80. 1–7
81. 1–5
82. 1–3
83. 1–3
84. 1–4
85. 1–4
86. 1, 2, 4, 5
87. 1–3
88. 2
89. 1–4
90. 1
91. 2–5
92. 1, 3
93. 1–3, 7
94. 3–6
95. 1, 2, 4
96. 1–6
97. 1–5
98. 1, 3–6, 8
99. 1, 3
100. 1–5
101. 4
102. 1, 3, 4
103. 1, 2, 4
104. 1–5
105. 1
106. 1–5
107. 1, 2
108. 1–5
109. 2–5
110. 1–5
111. 1–5
112. 1–4
113. 1–4
114. 2, 3, 5, 6
115. 1–4
116. 1, 3
117. 1, 2, 4–6, 8
118. 2
119. 1–4, 6, 7
120. 2, 3
121. 1–3, 5–13
122. 1–10

Sachverzeichnis

Halbfette Seitenzahlen verweisen auf ausführliche Darstellungen

C

D

H

L

M

N

O

P

Q

R